U0289639

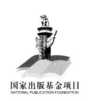

国家出版基金项目
NATIONAL PUBLICATION FOUNDATION

"十三五"國家重點出版物出版規劃項目

本草綱目研究集成

總主編　張志斌　鄭金生

本草綱目引文溯源

一　圖例百病主治水火土金石部

鄭金生　張志斌　主編

科學出版社
龍門書局
北京

内 容 简 介

　　本書是"本草綱目研究集成"叢書的子書之一。書中正文充分汲取《本草綱目影校對照》的校勘成果，盡力存《本草綱目》原貌之真。注文（隨文見注）則全面追溯《本草綱目》引文來源（注明原書名、卷次、篇目），并摘録相對應的原文，以存原文之真。"溯源"之舉旨在映襯李時珍"翦繁去複"的深厚功力，彌補《本草綱目》引據欠明的某些不足，從而使本書能輔翼《本草綱目》，方便讀者參閱。從這個意義上來說，本書是當今《本草綱目》家族後續著作中唯一能同時展示引文與原文之真的新作，可供讀者直接窺知李時珍所引資料的原貌。

　　本書適合中醫藥研究與臨床人員、文獻研究者參閱使用。

圖書在版編目（CIP）數據

本草綱目引文溯源. 一，圖例百病主治水火土金石部 / 鄭金生，張志斌主編. — 北京：龍門書局，2019.4
　（本草綱目研究集成）
　國家出版基金項目　　"十三五"國家重點出版物出版規劃項目
　ISBN 978-7-5088-5572-1

　Ⅰ. ①本…　Ⅱ. ①鄭…　②張…　Ⅲ. ①《本草綱目》- 研究
Ⅳ. ①R281.3

中國版本圖書館CIP數據核字（2019）第088188號

責任編輯：鮑　燕　曹麗英 / 責任校對：張鳳琴
責任印製：肖　興 / 封面設計：黄華斌

科 学 出 版 社
龍 門 書 局　出版
北京東黄城根北街16號
郵政編碼：100717
http://www.sciencep.com

北京匯瑞嘉合文化發展有限公司 印刷
科學出版社發行　各地新華書店經銷
*
2019年4月第 一 版　　開本：787×1092 1/16
2019年4月第一次印刷　　印張：48
字數：1 222 000
定價：280.00圓
（如有印裝質量問題，我社負責調换）

本草綱目研究集成

學術指導委員會

主　　任　王永炎

委　　員　曹洪欣　黃璐琦　呂愛平
　　　　　謝雁鳴　王燕平

本草綱目研究集成

編輯委員會

總　主　編　　張志斌　　鄭金生

常　　　委　　王家葵　　鄔家林　　王咪咪

　　　　　　　華林甫　　汪惟剛

編　　　委　　趙中振　　郝近大　　曹　　暉

　　　　　　　李鍾文　　梅全喜　　于大猛

　　　　　　　侯酉娟

學術秘書　　于大猛

本草綱目引文溯源

編輯委員會

主　　編　鄭金生　張志斌

副 主 編　汪惟剛　侯酉娟

助　　理　李　科　甄　艷　劉　悦

　　進入 21 世紀,面向高概念時代,科學、人文互補互動,整體論、還原論朝向融通共
進。中醫學人更應重視傳承,并在傳承基礎上創新。對享譽全球的重大古醫籍做認
真系統的梳理、完善、發掘、升華,而正本清源,以提高學術影響力。晚近,雖有運用多
基因網絡開展證候、方劑組學研究,其成果用現代科技語言表述,對醫療保健具有一
定意義。然而積學以啓真,述學以爲道,系統化、規範化、多方位、高層次的文獻研究,
當是一切中醫藥研究項目的本底,確是基礎的基礎,必須有清醒的認識,至關重要。

　　中醫千年古籍,貴爲今用。然古籍之所以能爲今用,端賴世代傳承,多方詮釋,始
能溝通古今,勵行繼承創新。深思中醫學的發展史,實乃歷代醫家與時俱進,結合實
踐,對前輩賢哲大家之醫籍、理論、概念、學說進行詮釋的歷史。而詮釋的任務在於傳
達、翻譯、解釋、闡明與創新。詮釋就是要在客體(即被詮釋的文本)框架上,賦予時代
的精神,增添時代的價值。無疑,詮釋也是創新。

　　明代李時珍好學敏思,勤於實踐,治學沉潛敦厚。博求百家而不倦,確係聞名古
今之偉大醫藥科學家,備受中外各界人士景仰。明代著名學者王世貞稱其爲"真北斗
以南一人",莫斯科大學將其敬列爲世界史上最偉大的六十名科學家之一(其中僅有
兩位中國科學家)。其巨著《本草綱目》博而不繁,詳而知要,求性理之精微,乃格物
之通典。英國著名生物學家達爾文稱之爲"中國古代百科全書"。2011 年《本草綱
目》被聯合國教科文組織列入"世界記憶名錄"(同時被列入僅兩部中醫藥古籍),實
爲中國傳統文化之優秀代表。欲使這樣一部不朽的寶典惠澤醫林,流傳後世,廣播世
界,更當努力詮釋,整理發揚。此乃"本草綱目研究集成"叢書之所由作也。

　　中國中醫科學院成立 60 年以來,前輩學者名醫於坎坷中篳路藍縷,負重前行,啓
迪後學,篤志薪火傳承。志斌張教授、金生鄭教授,出自前輩經緯李教授、繼興馬教授
之門下,致力醫史文獻研究數十年,勤勉精進,研究成果纍累。2008 年歲末,志斌、金
生二位學長,聯袂應邀赴德國洪堡大學,參與《本草綱目》研究國際合作課題。歷時三

年餘,所獲甚豐。2012 年兩位教授歸國後,向我提出開展《本草綱目》系列研究的建議,令我敬佩。這是具有現實意義的大事,旋即與二位共議籌謀,欲編纂成就一部大型叢書,命其名曰"本草綱目研究集成"。課題開始之初,得到中醫臨床基礎醫學研究所領導的支持,立項開展前期準備工作。2015 年《本草綱目研究集成》項目獲得國家出版基金資助,此爲課題順利開展的良好機遇與條件。

中醫藥學是將科學技術與人文精神融合得最好的學科,而《本草綱目》則是最能體現科學百科精神的古代本草學著作,除了豐富的醫藥學知識之外,也飽含語言文字學、古代哲學、儒釋道學、地理學、歷史學等社會科學内容與生物學、礦物學、博物學等自然科學内容,真可謂是"博大精深"。要做好、做深、做精《本草綱目》的詮釋研究,實非易事。在志斌、金生二教授具體組織下,聯合國内中醫、中藥、植物、歷史地理、語言文字、出版規範等方面專家,組成研究團隊。該團隊成員曾完成《中華大典》下屬之《藥學分典》《衛生學分典》《醫學分典·婦科總部》,以及《海外中醫珍善本古籍叢刊》《溫病大成》《中醫養生大成》等多項大型課題與巨著編纂。如此多學科整合之團隊,不惟多領域知識兼備,且組織及編纂經驗豐富,已然積累衆多海内外珍稀古醫籍資料,是爲"本草綱目研究集成"編纂之堅實基礎。

李時珍生於明正德十三年(1518)。他窮畢生之智慧財力,殫精竭慮,嘔心瀝血,經三次大修,終於明萬曆六年(1578)編成《本草綱目》。至公元 2018 年,乃時珍誕辰 500 週年,亦恰逢《本草綱目》成書 440 週年。志斌、金生兩位教授及其團隊各位學者能團結一心,與科學出版社精誠合作,潛心數年,將我國古代名著《本草綱目》研究推向一個高峰!此志當勉,此誠可嘉,此舉堪贊!我國中醫事業有這樣一批不受浮躁世風之影響,矢志不渝於"自由之思想,獨立之精神"的學者,令我備受鼓舞。冀望書成之時培育一輩新知,壯大團隊。感慨之餘,聊撰數語,樂觀厥成。

中央文史研究館館員
中國工程院院士　　王永炎

丙申年元月初六

　　"本草綱目研究集成"是本着重視傳承,并在傳承基礎上創新之目的,圍繞明代李時珍《本草綱目》(此下簡稱《綱目》)進行系統化、規範化,多方位、高層次整理研究而撰著的一套學術叢書。

　　《綱目》不僅是中華民族傳統文化的寶典,也是進入"世界記憶名録"、符合世界意義的文獻遺産。欲使這樣一部寶典惠澤當代,流芳後世,廣播世界,更當努力詮注闡釋,整理發揚。本叢書針對《綱目》之形制與内涵,以"存真、便用、完善、提高、發揚"爲宗旨,多方位進行系統深入研究,撰成多種專著,總稱爲"本草綱目研究集成"。

　　我國偉大的醫藥學家李時珍,深明天地品物生滅無窮,古今用藥隱顯有异;亦熟諳本草不可輕言,名不核則誤取,性不核則誤施,動關人命。故其奮編摩之志,窮畢生精力,編成《綱目》巨著。至公元 2018 年,乃李時珍誕辰 500 週年,亦恰逢《綱目》成書 440 週年。當此之際,我們選擇《綱目》系列研究作爲一項重點研究課題,希望能通過這樣一項純學術性的研究,來紀念偉大的醫藥學家李時珍。

　　爲集思廣益,本課題成員曾反復討論應從何處着手進行具有創新意義的研究。《綱目》問世 400 餘年間,以其爲資料淵藪,經節編、類纂、增删、續補、闡釋之後續本草多至數百。中、外基於《綱目》而形成的研究專著、簡體標點、注釋語譯、外文譯註等書,亦不下數百。至於相關研究文章則數以千計。盡管如此,至今《綱目》研究仍存在巨大的空間。諸如《綱目》文本之失真,嚴格意義現代標點本之缺如,系統追溯《綱目》所引原始文獻之空白,《綱目》藥物及藥圖全面研究之未備,書中涉及各種術語源流含義研究之貧乏,乃至《綱目》未收及後出本草資料尚未得到拾遺匯編等,都有待完善與彌補。

　　在明確了《綱目》研究尚存在的差距與空間之後,我們決定以"存真、便用、完善、提高、發揚"爲宗旨,編撰下列 10 種學術研究著作。

　　1.《本草綱目導讀》:此爲整個叢書之"序曲"。該書重點任務是引導讀者進入

《綱目》這座宏偉的"金谷園"。

2.《本草綱目影校對照》:將珍貴的《綱目》金陵本原刻影印,並結合校點文字及校記脚注,采用單雙頁對照形式,以繁體字竪排的版式配以現代標點,並首次標注書名綫、專名綫。這樣的影印與校點相結合方式,在《綱目》研究中尚屬首創。此舉旨在最大程度地保存《本草綱目》原刻及文本之真,且又便於現代讀者閱讀。

3.《本草綱目詳注》:全面注釋書中疑難詞彙術語,尤注重藥、病、書、人、地等名稱。此書名爲"詳注",力求選詞全面,切忌避難就易。注釋簡明有據,體現中外現代相關研究成果與中醫特色,以求便於現代運用,兼補《綱目》語焉不詳之憾。

4.《本草綱目引文溯源》:《綱目》"引文溯源"方式亦爲該叢書首創。《綱目》引文宏富,且經李時珍删繁汰蕪,萃取精華,故文多精簡,更切實用。然明人好改前人書,李時珍亦未能免俗,其删改之引文利弊兼存。此外,《綱目》雖能標注引文出處,却多有引而不確、注而不明之弊。本書追溯時珍引文之原文,旨在既顯現李時珍錘煉引文之功力,又保存《綱目》所引原文之真、落實文獻出處,提高該書之可信度,以便讀者更爲準確地理解《綱目》文義。

5.《本草綱目圖考》:書名"圖考",乃"考圖"之意。該書將《本草綱目》"一祖三系"之金陵本、江西本、錢(蔚起)本、張(紹棠)本這四大版本藥圖(各千餘幅)逐一進行比較,考其異同及與其前後諸藥圖之繼承關係,盡可能分析其異同之原委,以利考證藥物品種之本真,彌補《綱目》初始藥圖簡陋之不足。

6.《本草綱目藥物古今圖鑒》:以《綱目》所載藥物爲單元,彙聚古代傳統本草遺存之兩萬餘幅藥圖(含刻本墨綫圖及手繪彩圖),配以現代藥物基原精良攝影,并結合現代研究成果,逐一考察諸圖所示藥物基原。該書藥物雖基於《綱目》,然所鑒之圖涉及古今,其便用、提高之益,又非局促於《綱目》一書。

7.《本草綱目辭典》:此書之名雖非首創,然編纂三原則却係獨有:不避難藏拙、不鈔襲敷衍、立足時珍本意。堅持此三原則,旨在體現專書辭典特色,以别於此前之同名書。所收詞目涉及藥、病、書、人、地、方劑、炮製等術語,以及冷僻字詞典故。每一詞條將遵循史源學原則,追溯詞源,展示詞証,保証釋義之原創性。此書不惟有益於閱讀《綱目》,亦可有裨於閱讀其他中醫古籍。

8.《本草綱目續編》:該書雖非詮釋《綱目》,却屬繼承時珍遺志,發揚《綱目》傳統之新書。該書從時珍未見之本草古籍及時珍身後涌現之古代傳統醫藥書(截止於1911年)中遴選資料,擷粹删重,釋疑辨誤,仿《綱目》體例,編纂成書。該書是繼《綱目》之後,對傳統本草知識又一次彙編總結。

9.《本草綱目研究札記》:這是一部體裁靈活、文風多樣、内容廣泛的著作。目的在於展示上述諸書在校勘、注釋、溯源、考釋圖文等研究中之思路與依據。《綱目》被譽爲"中國古代的百科全書"，凡屬上述諸書尚未能窮盡之《綱目》相關研究，例如《綱目》相關的文化思考與文字研究等，都可以"研究札記"形式進入本書。因此，該書既可爲本叢書上述子書研究之總"後臺"，亦可爲《綱目》其他研究之新"舞臺"，庶幾可免遺珠之憾。

10. 全標原版本草綱目：屬本草綱目校點本，此分冊是應讀者需求、經編委會討論增加的，目的是為適應讀者購閱需求。將本草綱目影校對照的影印頁予以刪除，再次重訂全部校勘內容，保留"全標"（即全式標點，在現代標點符號之外，標注書名線、專名線）、"原版"（以多種金陵本原刻為校勘底本、繁體豎排）的特色，而成此書。故在本草綱目書名前冠以"全標原版"以明此本特點。

最後需要說明的是，由於項目設計的高度、難度及廣度，需要更多的研究時間。而且，在研究過程中，我們為了適應廣大讀者的強烈要求，在原計劃八種書的基礎上又增加了兩種。為了保證按時結項，我們對研究計畫進行再次調整，決定還是按完成八種書來結項，而將《本草綱目辭典》《本草綱目詳注》兩書移到稍後期再行完成。

本叢書學術指導委員會主任王永炎院士對詮釋學有一個引人入勝的理解，他認爲，詮釋學的任務在於傳達、解釋、闡明和創新，需要獨立之精神，自由之思想。本書的設計，正是基於這樣的一種精神。我們希望通過這樣可以單獨存在的各種子書，相互緊密關聯形成一個有機的整體，以期更好地存《綱目》真，使詮釋更爲合理，闡明更爲清晰，寓創新於其中。通過這樣的研究，使《綱目》這一不朽之作在我們這一代的手中，注入時代的血肉，體現學術的靈魂，插上創新的翅膀。

當然，我們也深知，《綱目》研究的諸多空白與短板，并非本叢書能一次全部解決。在《綱目》整理研究方面，我們不敢説能做到完美，但希望我們的努力，能使《綱目》研究朝着更爲完美的方向邁進一大步。

張志斌　鄭金生

2018 年 12 月 12 日

　　《本草綱目引文溯源》(以下簡稱《溯源》)是"本草綱目研究集成"所含子書之一。
該書與《本草綱目影校對照》(以下簡稱《影校對照》)爲掎角之勢,共同發揮"存真"
"便用"的作用。《影校對照》重在保存符合李時珍本意的《本草綱目》真面。《溯源》
重在保存《本草綱目》引文之原貌。二者合力,發揮方便現代讀者閱讀理解及使用
《本草綱目》(以下簡稱《綱目》)的作用。

　　對《綱目》的引文"溯源",是爲該書量身而設的一種整理方式。此法既能映襯體
察李時珍"博極群書""翦繁去複"之偉績,又能彌補《綱目》某些引而不確、注而不明
的缺憾。《綱目》問世已 400 餘年,時珍當年所見的部分古籍已流散海外,或深藏民
間,難以得見;又有若干時珍當年未能得見的珍善醫書版本或罕見書種也在近現代出
土或浮現。因此,收集遺佚,追本溯源,就是編纂本書的全部工作。

　　溯源與校勘有何不同? 這關係到《溯源》與《影校對照》兩書的差異,也涉及整理
古籍的兩種不同方法。

　　校勘要解決原著中文字"訛、脱、衍、倒",以保證原著文字準確。但《綱目》有其特
殊之處,影響到校勘的施行。《綱目》不像宋代唐慎微的《證類本草》,只引録補遺而不
加評述。《綱目》引文雖極爲廣博,但却是一部引證、評説俱備的論著。該書主要致力于
遴選精論、驗方,以符實用,因此其引文多須"翦繁去複,繩謬訂訛"。對這樣的引文,如
何去判定删改後的引文哪些屬於"訛脱"? 哪些是作者有意而爲? 若逢異必正,以還引
文之原,豈非有悖李時珍編纂《綱目》之初衷? 正是爲了存時珍《綱目》之真,《影校對照·
凡例》規定:"《綱目》引文或有化裁、增减,只要不悖原意、文理通順者,一般不改不注。"

　　但僅有爲存《綱目》之真的校勘,也會留下遺憾。讀者若想深究或轉引《綱目》所
引的原書文字,無法依靠傳統的校勘。那麼,有無兩全之策呢? 現有的《綱目》校點本
中,確實有過某些局部的嘗試。例如對某方的症狀、劑量、製法、服法等,不厭其煩在
校語中指示引文與原文的差異之處,甚至予以校改。這樣的校勘,已超出了校勘"訛、

脱、衍、倒"的職責範圍,又無益于讀者深究、引用原方之需求。更重要的是,《綱目》所引的古籍,出處欠明的非常之多。例如《綱目》所引的部分"好古"之言,在今存的王好古多種書中很難直接找到。更遑論《綱目》還引有二手材料、佚書等,查找起來更加困難。面對這樣的引文,若避而不言,忽而不校,則難免有避難藏拙之嫌。

直面這樣的兩難局面,我們只有另闢蹊徑。在古代,《本草綱目》的學術創新與藥物考辯等方面已臻登峰造極,其資料的宏富也遠勝宋代唐慎微的《證類本草》。但《綱目》對原文的剪裁訂正,以及文獻標示欠嚴謹等原因,使《綱目》的引文無法像《證類》那樣可供讀者直接引用,這是一大遺憾。既要存《綱目》之真,又要提高《綱目》的文獻價值,我們能想到的辦法就是將文字校勘與引文溯源剥離開來,另纂《溯源》一書,從而輔翼《綱目》,使之也能方便讀者直接參引《綱目》的原始文獻。

《溯源》是在《影校對照》的基礎上,全面追溯引文所在的原書,并展示相關的未經删改的原文。從版式来看,《溯源》同樣分正文與脚注兩部分。但《溯源》的脚注并非校正一字一詞,而是展示所引某家的原文。引文和原文比較,才能讓讀者深切了解李時珍引證之廣博,爬梳抉剔之深入,才能確切展示李時珍"翦繁去複"的深厚功力與標示出處的不足之處,還能讓讀者了解《綱目》引文的確切來源與原文全貌。引文的確切真實來源即其所在原書(含轉引之書)及位置(卷篇等)。明確引文之源是縷清相關學術源流的基本條件。這就是《溯源》與一般校勘書的不同之處。

毋庸諱言的是,世易時移,後人實際上已不可能將《綱目》引文全部還原。但設立此書,却能促使我們盡力追根窮源。即便有的引文未能溯到源頭,我們也將如實註明,以俟來者。也許熟知《綱目》的讀者會説:《綱目》"書考八百餘種",卷一又列舉了引據的各類書目,據此溯源,何難之有? 不錯,《綱目》卷一的引據書目確實是我們溯源的起點。但沿此書目逐一考察,就會發現種種問題。

《綱目》"引據古今醫家書目""引據古今經史百家書目"兩節中,均區分"舊本"與"時珍所引"兩部分。所謂"舊本",指唐宋諸家本草。"舊本"所載醫書 84 家,引用經史百家書 151 家,共 235 家。在《綱目》之前,《政和證類本草》書前的《證類本草所引經史方書》對此有初步總結。這份書目是元代刻書家晦明軒主人張存惠所爲,不過是將《證類本草》引文標題摘録匯編而已。其中遺漏甚多,且部分名目并非書名。例如"崔魏公傳",見《證類本草・生薑》附方,内容是"唐崔魏公"夜暴亡的故事。爲醒目起見,《證類本草》將"唐崔魏公"四字用大字作標題,實則并無此書名。查找此故事的來源,實出五代末孫光憲的《北夢瑣言》。此類問題在"舊本"書目中多達數十處,可見這份書目很不嚴謹,無法單憑它來找書溯源。

李時珍自己所引醫書 276 家,經史百家書 440 家,共計 716 家。論質量,時珍所出書目比《證類本草所引經史方書》高出一截,没有將引文標題當作書名之類的錯誤,且多數著録書目是比較完整準確的。但囿於時代條件等限制，其新增書目里仍存在較多的不規範問題。所謂不規範，是指其所引"書目"無一定之規。例如無一手、二手資料之分，書名、篇名、方名、詩名等混雜而列，諸書著録項目(作者、書名)或有不全等。

在李時珍新引用的 700 多家書中，明顯可考屬轉引的二手醫書最少有 36 種，經史百家書則至少有 84 種。某些唐宋及其以前的佚散醫書大多屬於轉引(如《三十六黄方》《神醫普救方》《海上名方》《梁氏總要》《究原方》等)。經史書中的宋代及其以前的緯書(如《春秋題辭》《春秋元命包》《春秋考異郵》《禮斗威儀》《周易通卦驗》等)、地誌(如《蜀地志》《荆南志》《齊地記》《鄴中記》《臨川記》等)也大多屬於轉引。這些早已佚散的書目或篇目，只有通過李時珍曾引用過的類書(如《初學記》《藝文類聚》《太平御覽》等)，或文獻價值較高的某些著作(如《水經注》《齊民要術》《外臺秘要》《證類本草》《婦人良方》《幼幼新書》《普濟方》等)，才有可能搜索到其佚文。

書目著録不規範，甚或錯誤，會嚴重影響引文的溯源。其中同名異書、異名同書，在《綱目》引據書目多次出現。例如所引的"某氏方"，多數都不是來自《某氏方》爲名的書，而是轉引他書中記載的某某人所傳方。例如胡氏方、葉氏方等，最後溯源所得，居然是來自不同的幾種書。而那些名爲《經驗方》《經驗良方》的書，同樣皆非特指。著名的《御藥院方》，實際上包括宋、元時的兩種書。對這樣的問題，必須一條一條引文去搜索其來源。《綱目》書名中的漏字、錯字、隨意簡稱、以篇名作書名等問題，也給溯源帶來很大的困難。例如《綱目》所出的《宣政録》一書，若查史志書目，可知是明代張錦所撰。但如果追溯《綱目》所引《宣政録》的文字，則發現其源頭是南宋江萬里的《宣政雜録》。又如《綱目》引據書目有《洽聞説》，不載作者名。遍查古代書志無此書。《綱目》正文未再引此書名，但却轉引了《本草圖經》中的《洽聞記》。《洽聞記》是唐代鄭遂(一作鄭常)撰，未入時珍的引據書目。"洽""治"形似，故書目的《治聞説》實爲《洽聞記》之筆誤。時珍標記引文時，或用書名，或用人名，無一定之規。例如金元醫家多標其名(杲、元素、好古、丹溪等)，不言出何書。要查找這些醫家的言論所出，則必須搜尋他們的所有著作，甚至包括託名之書。有時一名之下，糅合此人幾種書籍之論，以致引文出處似是而非。追溯此類引文之難，有時難過尋找罕見之書。由此可見，《綱目》雖然列出了引據書目，但這僅僅是最初級的綫索。真正要溯到每條引文之源，必須依據《綱目》所引之文，逐一坐實它們的出處。

在這方面，劉衡如、劉山永父子已經做了大量的工作。人衛校點本《本草綱目》、華夏校注本《本草綱目》已經指出了很多《綱目》引用書目及引文出書標記的錯誤，這給我們溯源提供了很多便利。但劉氏父子這些工作，是爲校勘而做，故未展示引文原貌，也無須提示哪些是尚未尋得源頭的引文。他們能憑藉私家之力，廣校深勘，艱苦卓絶，不能奢望他們能親自滿世界去尋找可供溯源的原書。因此，劉氏父子校勘後所遺的溯源空間還很大,有待我們在前賢工作的基礎上進一步廣搜博集。

《綱目》所引的古籍,多數還留存到今,這是我們敢於溯源的基礎。但也有少數古籍散佚在外,或深藏未露,是爲溯源的難點之一。慶幸的是,我國的前輩學者對散佚在國外的古漢籍一貫十分關注。清末民初有識之士從日本已經回歸了大批散佚古醫籍。近二十年來,我們又開展了搶救回歸海外散佚古醫籍的課題,東渡日本,西赴歐美,複製回歸了 400 多種珍善本中醫古籍,編纂出版了《海外中醫珍善本古籍叢刊》。其中有《綱目》引用過的《日用本草》《儒醫精要》《醫宗三法》《黎居士簡易方論》《方氏編類家藏集要方》《選奇方後集》等數十種醫藥書,爲本書溯源發揮了巨大的作用,解決了很多疑難問題。例如元代吳瑞的《日用本草》,今國内所藏同名古籍實際上是一僞書。《綱目》所引的該書原本今國内早已佚散,殘存在日本龍谷大學圖書館。又如《綱目》引用的“禹講師經驗方”,遍查古今書目均無所得,後在複製回歸的明代胡文焕校《華佗内照圖》之末,找到了題爲“新添長葛禹講師益之”等人的醫方(見《海外中醫珍善本古籍叢刊》,北京:中華書局,2016),最終確定了此書的源頭。可見海外所藏珍稀中醫古籍在本次溯源中發揮了巨大的作用。

此外,我們還通過各種途徑,關注網絡或民間新浮現的有關古籍。例如《綱目》著錄的《太和山志》,史志著錄了兩種同名的《大嶽太和山志》,一是明代洪熙、宣德間道士任自垣撰,一爲嘉靖間太監王佐始創,萬曆癸未(1583)宦官田玉增廣。後者成書太晚,前者未見《中國地方志聯合目錄》等書記載,存佚不明。藉助網絡,我們尋得該書的明宣德六年(1431)序刊本(存《道藏補》),并購得其 PDF 档,又爲溯源增添一種原書。

《綱目》中引文所注出處,即便找到原書,也不等於成功,還必須在原書中找到所引的文字才算了結。因爲《綱目》的引文出處也有很多筆誤或張冠李戴等錯誤,必須一條一條加以核實。因此,《綱目》的引書雖不到千種,但需要落實的引文却數以萬計。尤其是轉引的條文,要根據其引文的時代、性質,鎖定最可能被引用的古籍,再耐心地一書一書反復搜查、核定。例如《綱目》卷 23“蜀黍”附方,有治小便不通的“紅秫散”一方,注出“張文叔方”。此名没有進入引據書目,綫索全無。鑒於劉氏父子校勘時已經提供了此方見《普濟方》引用的信息,且云《普濟方》注明該方“出朱氏集驗方”。《朱氏集驗方》即宋代朱佐的《類編朱氏集驗醫方》,此書尚存。我們反復搜索該書而不得此方。是《普濟方》誤載? 抑或今存朱氏書遺漏? 對此必須進一步查實。又經搜索方名有關工具書、文獻價值較高的其他醫書,終於在元代羅天益《衛生寶鑒》搜到“紅秫散”。該方下亦注明“張文叔传。大妙”。但此張文叔是否是元代人,必須有佐證。經查《衛生寶鑒》引張文叔方 5 次,且在“續命丹”之下,載有“張文叔傳此二方。戊辰春,中書左丞張仲謙患半身不遂麻木,太醫劉子益與服之,汗大出,一服而愈。故録之”。再查張仲謙,確實爲元大臣,《元史》有名。又《衛生寶鑒》卷 23 記載羅天益曾治張仲謙風證。有了這些旁證,方可確定張文叔確是元初人,其名不可能見於宋代的《朱氏集驗方》,《普濟方》誤載也。查到這裡,此方才算找到了真實的源頭。《綱目》中類似這樣注而不明、引而不確的問題很多。又因《綱目》名氣很大,流傳甚廣,後世諸家往往不加核定即轉引其中引文,於是以訛傳訛、積重難返,不可避免地影響到學術源流的考鏡。

必須坦承的是,時光已過去了400多年,要全部還原《綱目》的引文原貌是不可能的,總會有些難以溯源的引文。這類引文主要有李時珍及其父親的未刊著作,還有幾十種來源不明或原著已佚、唯《綱目》存其佚文者。李時珍未刊著作主要有《瀕湖集簡方》《瀕湖醫案》。其父李言聞未刊醫書有《人參傳》《艾葉傳》(一名《蘄艾傳》)《痘疹證治》,這些書雖然見於《綱目》引用,但難窺全豹。李時珍引用、但今已佚散的書籍約有60餘種,其中包括明代汪機《本草會編》、鄧筆峰《衛生雜興》、董炳《集驗方》、《戴古渝經驗方》、王英《杏林摘要》、談野翁《試驗方》、張氏《瀂江切要》、李知先《活人書括》、陸氏《積德堂經驗方》、葉夢得《水雲錄》、《奚囊備急方》《孫一松試效方》《唐瑤經驗方》《試效錄驗方》《藺氏經驗方》《阮氏經驗方》等。這類書籍目前還無法尋得其原著,難以溯源。對此,我們只能在《綱目》所引出處後加註予以説明。《素問》有云:"有者求之,無者求之。"本書溯源亦本此原則,凡能溯源者展示之,無法溯源者注明之,以便讀者了解引文所涉諸書的存佚狀況,且便於日後不斷尋覓,日臻完善。

將《綱目》一書的引文全面系統溯源的過程,宛如再走一次李時珍走過的編書之路,加深了我們對李時珍所歷艱辛的認識。如何將溯源結果與《綱目》引文對照,我們也曾設計過多種方案。最終我們確立在《影校對照》正文的基礎上,對每一出處加注,展示溯源結果。此舉既不傷《綱目》之真,又展示引文原貌。其中的技術處理細節,詳見本書凡例。由於我們的知識範圍有限,許多醫藥之外的文獻不很熟悉,故溯源所得文史資料可能缺陷更多。《溯源》所用之法,在《綱目》研究中尚屬首次。篳路藍縷,經驗不足,難免會在本書中留下種種不足之處,敬請海內外各界友人、廣大讀者予以批評指正。

鄭金生　張志斌

2018 年 4 月 7 日

一、本書"溯源",系追溯《本草綱目》引文之源。通過在引文出處之後加脚注,將引文與溯源所得相應文字對照。

二、《本草綱目》引文有直接引文與間接引文之分。間接引文即所引諸家書中的二級引文,一般不再追溯其源。"時珍曰"之下亦常引文,但引文常夾敘夾議,不如其他直接引文規範。此類引文一般視同《本草綱目》直接引文,盡量予以溯源。若僅屬時珍敘事中提及的人名、書名,且引文易查易得者,則不再溯源。凡未注出處的醫方,若能溯及其源則加注説明。暫時無法溯及其源者則不加注。凡本書加注説明未能溯及其源者,乃初步意見,非定論也,有待今後再加考索。

三、若溯源所得之文過於冗長,則節取能覆蓋《本草綱目》引文或有助於理解原文的部分,其餘則省略之。省略部分加省略號"……"。若時珍引文已糅合多種書,或予提要概括者,則加注説明。

四、若一條引文有多個源頭,一般僅選取李時珍最有可能引用之文。其餘則酌情在文後括注本書編者意見。若有必要,亦可同時列舉多個源頭。

五、爲盡量不割裂所引原著文字,一般在某藥正名的最早出典之後,展示原著全文。其後若多次引用此書之文,則注以參前某注。藥物正名以後按引文順序,羅列溯源之文。若原書條文被《本草綱目》割裂、多處引用者,一般在首次出現該書時列舉其全文,後之再引處則注出參見前注序号,不再重復列舉。若原書條文甚長(如《圖經》之文),不在此例,可按實際溯源之文分別出注。

六、本書溯源結果采用脚注方式展現。注文角碼標在引文出處之後。注文則于原出處之後,依次列舉溯源所得之書名或簡稱、卷次、篇目(以上字體加粗)、原文。若屬轉引,則首列原書名,次列轉引書名、卷次、篇目。如:"《集注》見《證類》卷4'石膏'。"對溯源之文的校勘或其他説明,則在其末加"**按**"表述。

七、無須溯源之引文(如李時珍《瀕湖易簡方》、李言聞《人參傳》等),不加注説。

無法溯源之引文,加注説明原因。

八、《本草綱目》引文全同原書者,注文僅列原書相關信息(書名、卷次、篇目),不重複列舉原文。

九、脚注溯源文字中的小字,其前後加圓括號"( )"。其中《證類本草》中的《本經》《別録》文字,依原著分別采用陰文(黑底白字)、陽文(即無括號宋體字)表示。其後的古《藥對》七情文字原爲小字,則其前後照上例加圓括號。

十、本書溯源系用《本草綱目影校對照》正文爲工作本,故文本標點、用字取捨法、業經校改的文字皆從此本。但對工作本爲存李時珍《本草綱目》原意之真,僅加注指誤的某些誤字、衍字,或依據所引原書校改的某些重要文字,仍酌情保留或恢復金陵本原字,加圓括號爲標記。相對應的正字、補字則用六角括號"〔 〕"爲標記。如"周(憲)〔定〕王"等。由於以上原因,《本草綱目》正文的圓括號用法與注文不同,正文僅標示誤字與衍文,注文主要用以標示小字。

十一、本書帶有頁碼的目録爲新編目録,與《本草綱目》正文保持一致。但《本草綱目》各卷前的分目録,其標題或與正文不一致。今將卷前分目録視爲專篇,可以改誤,却不求分目録與正文標題保持一致。

十二、本書文末附有"參考文獻",列舉注文所引全部原書及轉引之書的簡稱、全稱、朝代、作者、版本等有關信息。"藥物正名索引",爲本書藥物正名索引。

本草綱目引文溯源

三　穀菜果木服器部

四　蟲鱗介禽獸人部

參考文獻

藥物正名索引

一 圖例百病主治水火土金石部

一

圖例百病主治水火土金石部

本草綱目序

紀稱望龍光知古劍，覘寶氣辨明珠。故萍實、商羊，非天明莫洞。厥後博物稱華，辯字稱康，析寶玉稱倚頓，亦僅僅晨星耳。楚蘄陽李君東璧，一日過予弇山園謁予，留飲數日。予窺其人，睟然貌也，癯然身也，津津然譚議也，真北斗以南一人。解其裝，無長物，有《本草綱目》數十卷。謂予曰：時珍，荊楚鄙人也。幼多羸疾，質成鈍椎。長耽典籍，若啖蔗飴。遂漁獵羣書，搜羅百氏。凡子史經傳，聲韻農圃，醫卜星相，樂府諸家，稍有得處，輒著數言。古有《本草》一書，自炎皇及漢、梁、唐、宋，下迨國朝，註解群氏舊矣。第其中舛繆差譌遺漏，不可枚數，廼敢奮編摩之志，僭纂述之權。歲歷三十稔，書考八百餘家，稿凡三易。複者芟之，闕者緝之，譌者繩之。舊本一千五百一十八種，今增藥三百七十四種，分爲一十六部，著成五十二卷。雖非集成，亦粗大備，僭名曰《本草綱目》，願乞一言，以托不朽。予開卷細玩，每藥標正名爲綱，附釋名爲目，正始也。次以集解、辯疑、正誤，詳其土產形狀也。次以氣味、主治、附方，著其體用也。上自墳典，下及傳奇，凡有相關，靡不備采。如入金谷之園，種色奪目；如登龍君之宮，寶藏悉陳。如對冰壺玉鑑，毛髮可指數也。博而不繁，詳而有要，綜核究竟，直窺淵海。茲豈禁以醫書觀哉，寔性理之精微，格物之通典，帝王之秘籙，臣民之重寶也。李君用心加惠何勤哉。噫！碔玉莫剖，朱紫相傾，弊也久矣。故辯專車之骨，必竢魯儒；博支機之石，必訪賣卜。予方著《弇州卮言》，恚博古如《丹鈆》《卮言》後乏人也，何幸睹茲集哉。茲集也，藏之深山石室無當，盍鍥之，以共天下後世味《太玄》如子雲者。

　　　　　　　　　　　　　時萬曆歲庚寅春上元日
　　　　　　　　　　　　　弇州山人鳳洲王世貞拜撰

本草綱目引文溯源　一　圖例百病主治水火土金石部

輯書姓氏

| 敕封文林郎四川蓬溪縣知縣 | 蘄州 | 李時珍 | 編輯 |

| 雲南永昌府通判 | 男 | 李建中 | 校正 |
| 黃州府儒學生員 | 男 | 李建元 | |

| 應天府儒學生員 | | 黃　申 | 同閱 |
| | | 高　第 | |

| 太醫醫院醫士 | 男 | 李建方 | 重訂 |
| 蘄州儒學生員 | 男 | 李建木 | |

	生員	孫	李樹宗	
	生員	孫	李樹聲	次卷
	生員	孫	李樹勳	

| 荊州府引禮生 | 孫 | 李樹本 | 楷書 |

| 金　陵　後　學 | | 胡承龍 | 梓行 |

本草綱目附圖① 卷之上

階文林郎蓬溪知縣　男　李建中　辑

府學生　男　李建元　圖

州學生　孫　李樹宗　校

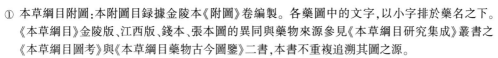

① 本草綱目附圖：本附圖目錄據金陵本《附圖》卷編製。各藥圖中的文字，以小字排於藥名之下。
《本草綱目》金陵版、江西版、錢本、張本圖的異同與藥物來源參見《本草綱目研究集成》叢書之
《本草綱目圖考》與《本草綱目藥物古今圖鑒》二書，本書不重複追溯其圖之源。

② 石類目錄：原無。本圖卷分類名或有或無。以下凡無分類名者，均據《本草綱目》正文之分類補，
不另注。

草部隰草類下附圖

草部毒草類附圖

本草綱目附圖卷之下

階文林郎蓬溪知縣　男　李建中　輯

州學生　男　李建木　圖

州學生　孫　李樹聲　校

本草綱目附圖卷之下

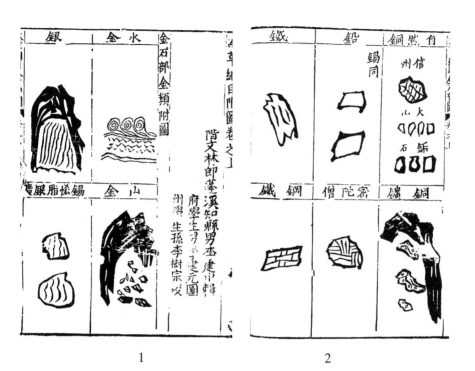

金石部金類附圖

水金　銀

金山　錫　胭脂

階文林郎蓬溪知縣男李建元輯
府學生曾孫李建元圖
洲學生孫李樹宗校

銅然月　鉛　鐵
信州　錫同
大山　石鉐
銅礦　密陀僧　鋼鐵

1　2

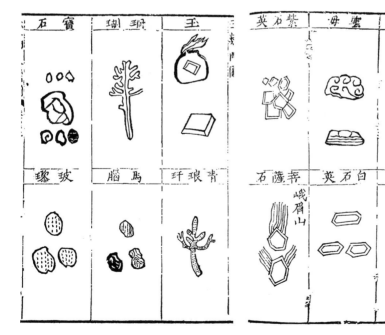

玉　珊瑚　寶石
青琅玕　馬腦　玻璨

水精　雲母　紫石英
玩瑚　白石英　菩薩石峨眉山

3　4

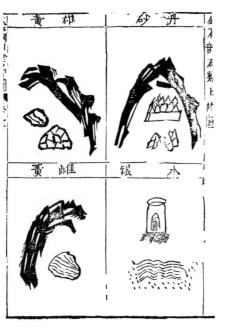

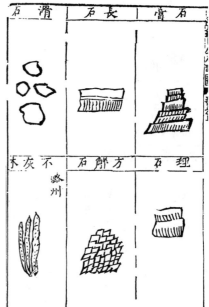

5　　　　　　6

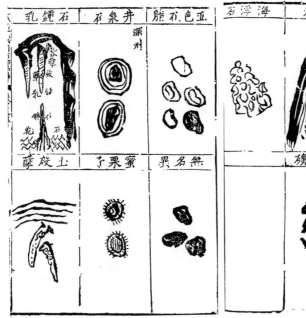

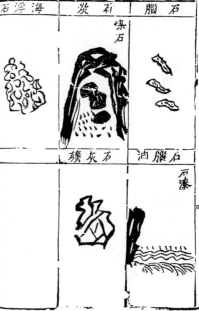

7　　　　　　8

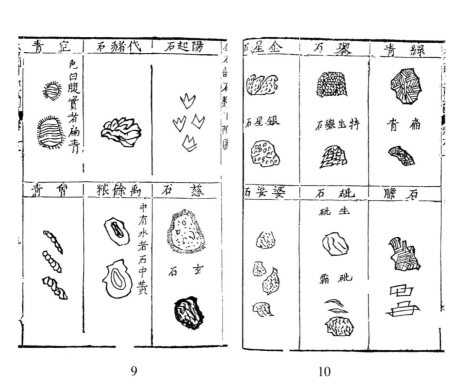

9

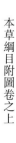

10

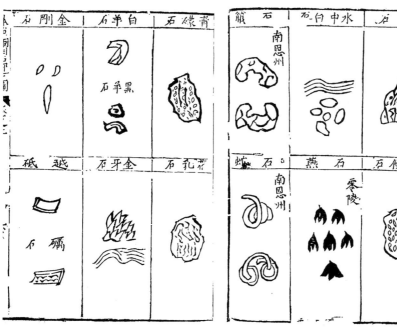

11

12

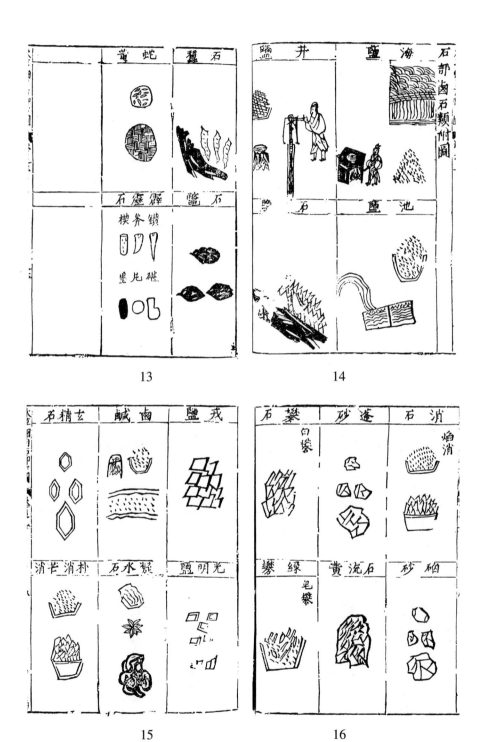

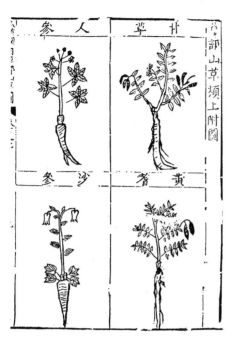

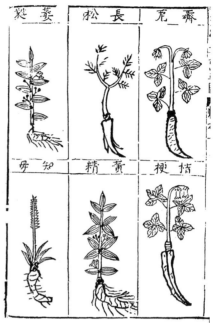

17　　　　　18

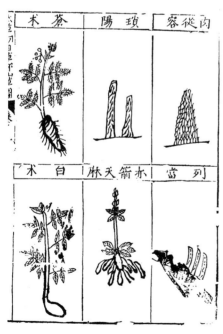

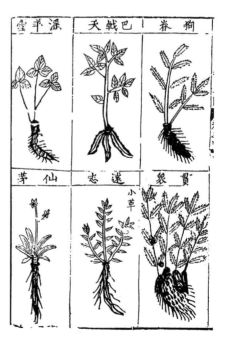

19　　　　　20

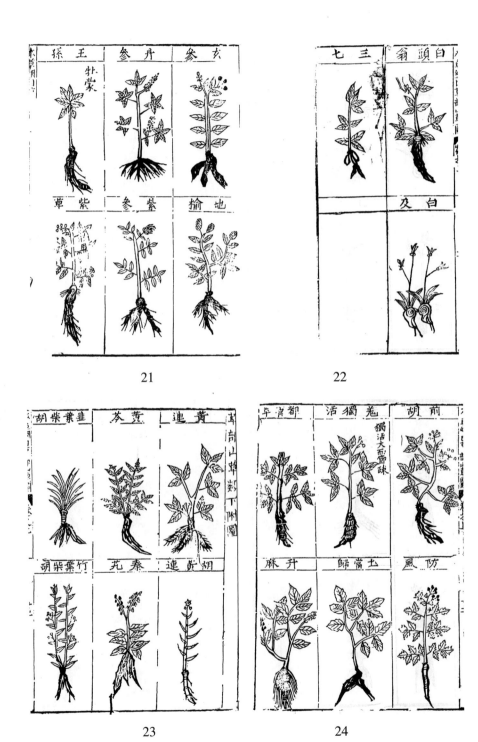

21　　22

23　　24

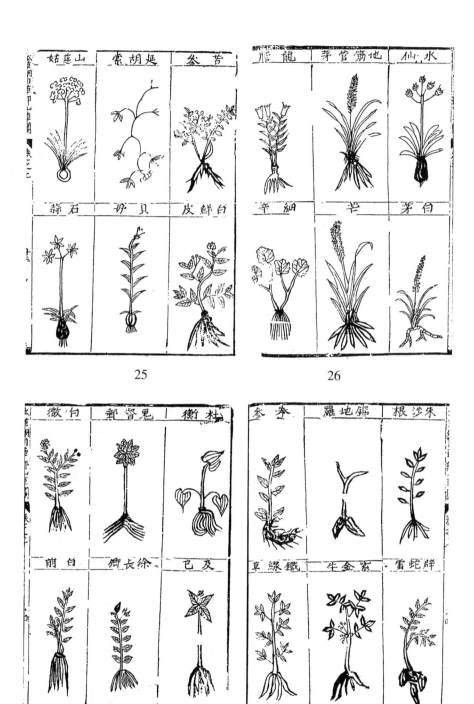

25　　　　　26

27　　　　　28

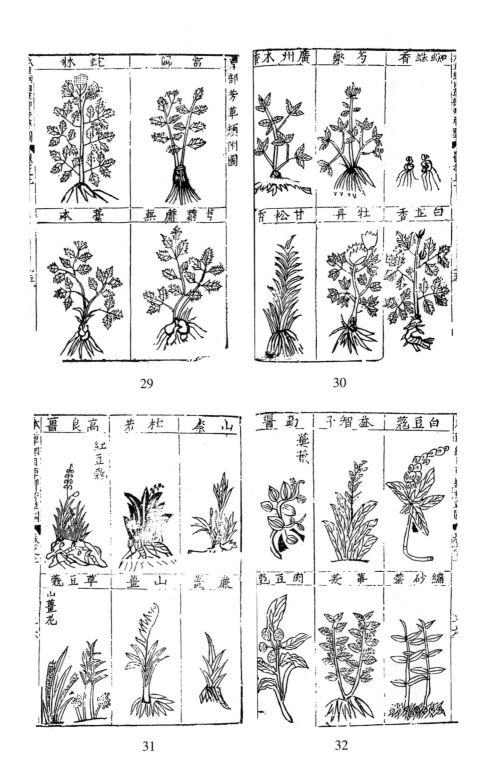

29　　30

31　　32

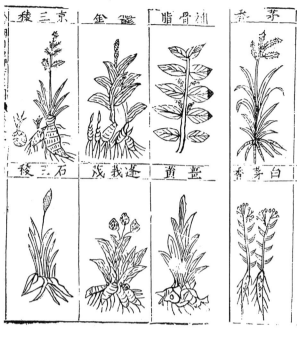

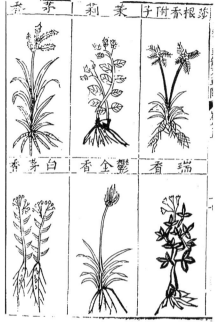

33

34

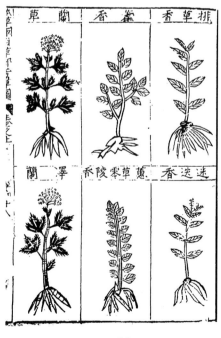

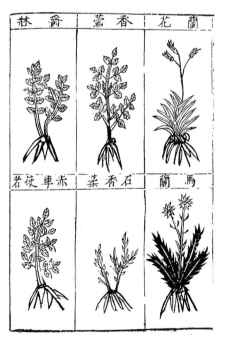

35

36

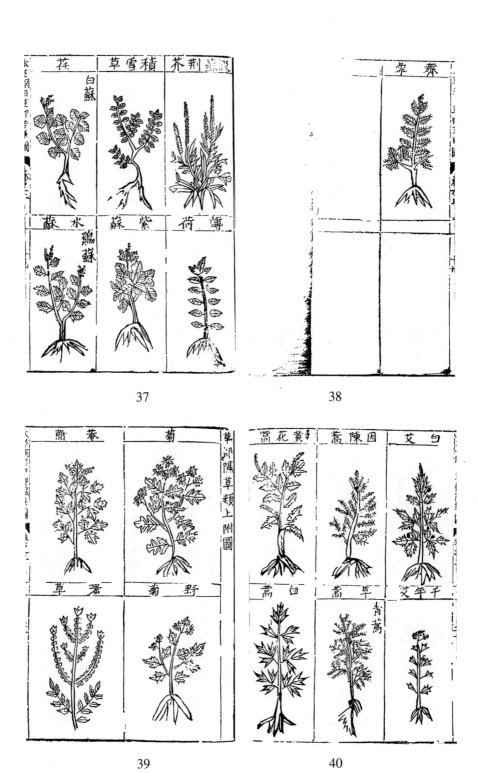

37

38

39

40

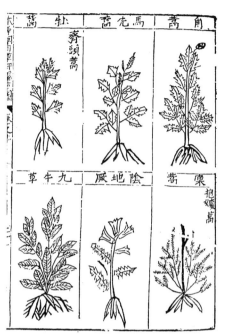

41

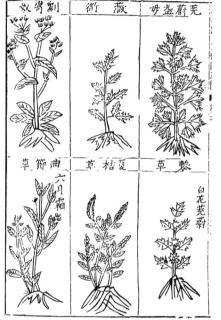

42

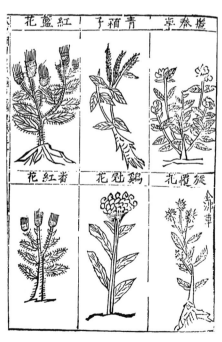

43

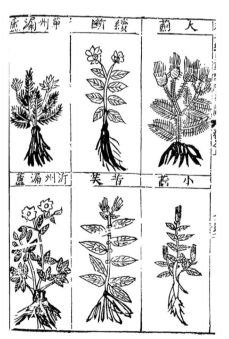

44

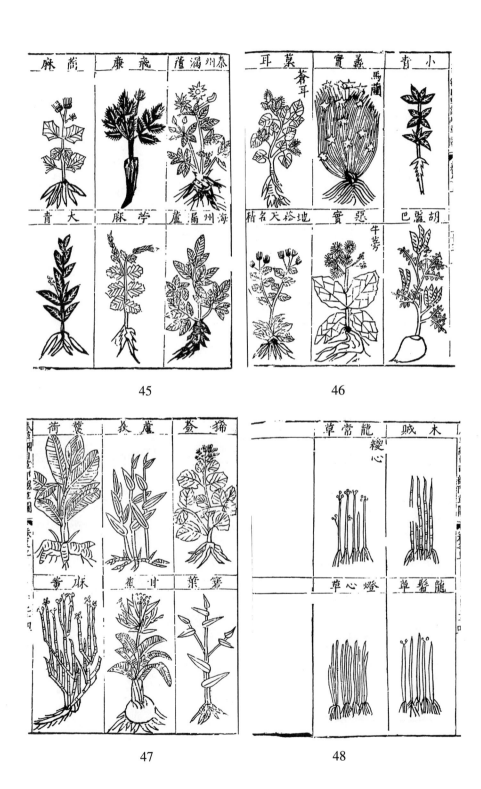

45

46

47

48

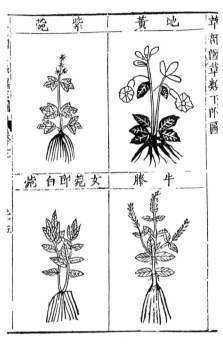

紫菀　　地黃

草蒿隰草類下附圖

女菀即白菀　　牛膝

49

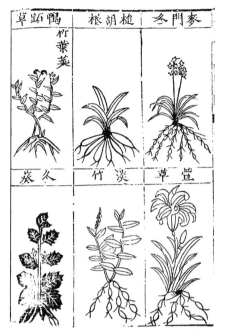

鴨跖草　　枸杞根　　麥門冬

竹葉英

冬葵　　淡竹　　萱草

50

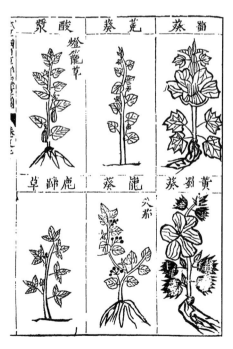

酸漿　　蜀葵　　蜀葵

燈籠草

鹿蹄草　　龍葵　　黃蜀葵

六莪

51

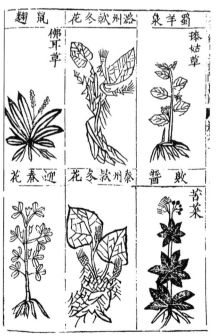

鼠翹　　滁州欵冬花　　蜀羊泉

佛耳草　　　　　　　　琇姑草

迎春花　　泰州欵冬花　　敗醬

苦菜

52

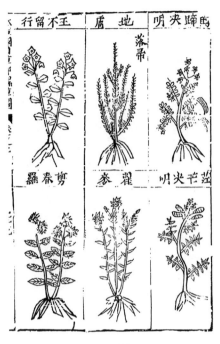

53

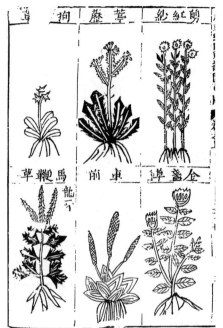

54

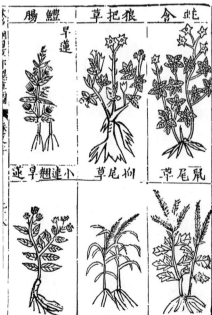

55

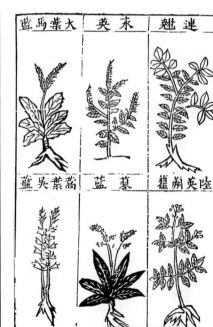

56

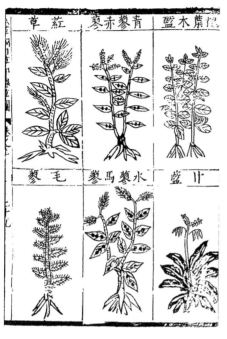

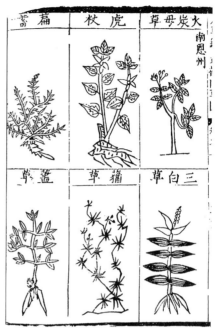

57

58

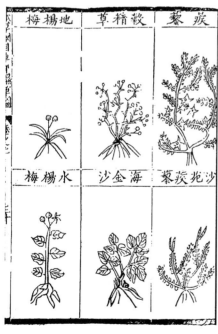

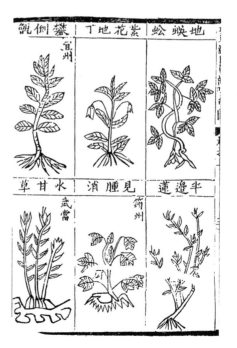

59

60

29

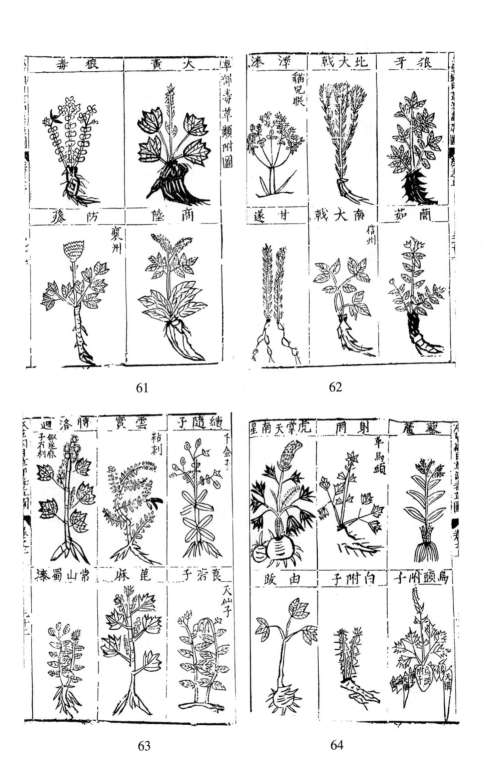

61　　62

63　　64

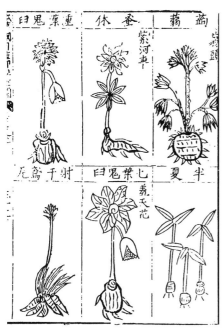

65

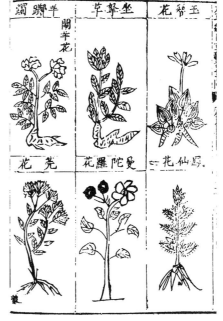

66

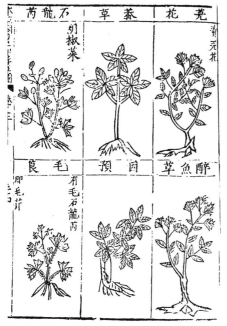

67

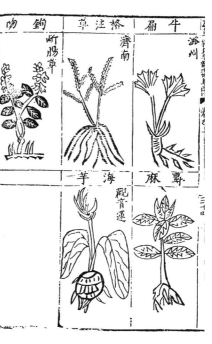

68

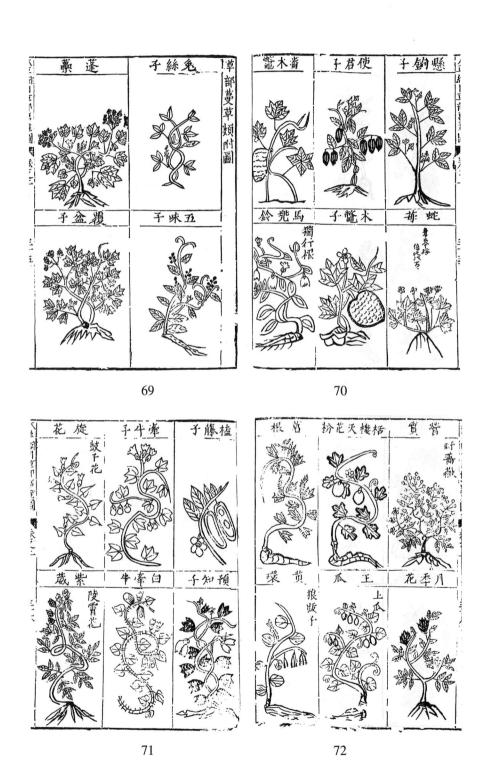

69　　　　　　70

71　　　　　　72

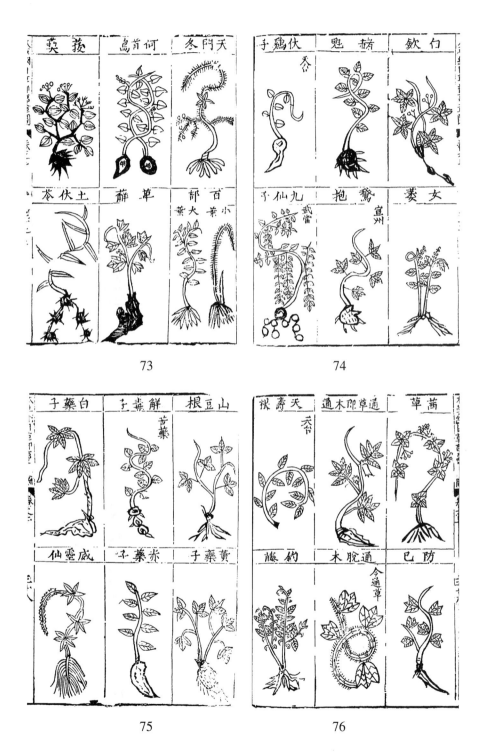

73

74

75

76

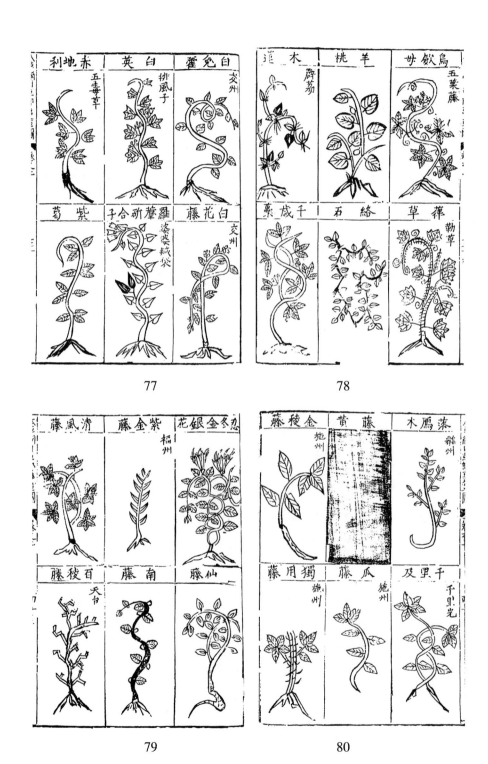

77　　78

79　　80

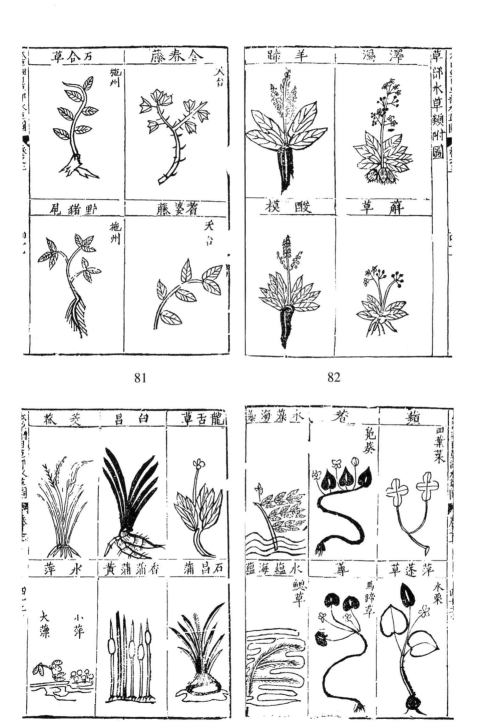

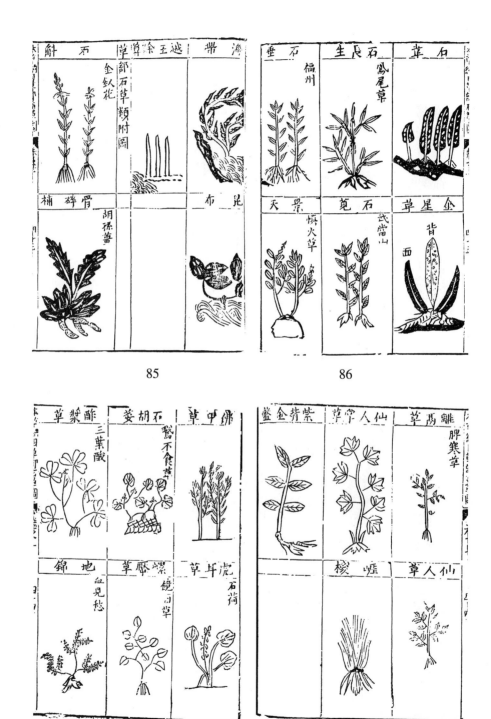

85　　　　　86

87　　　　　88

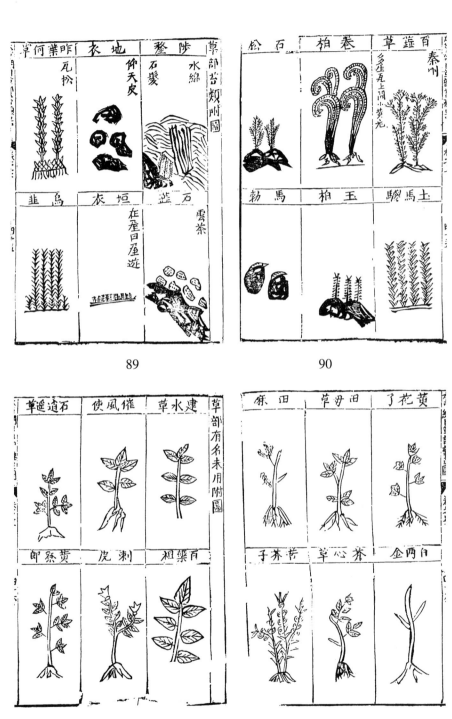

89

90

91

92

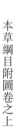

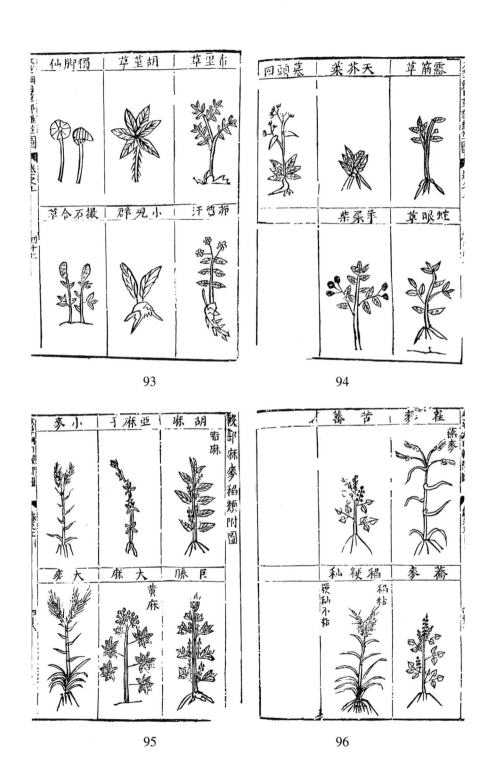

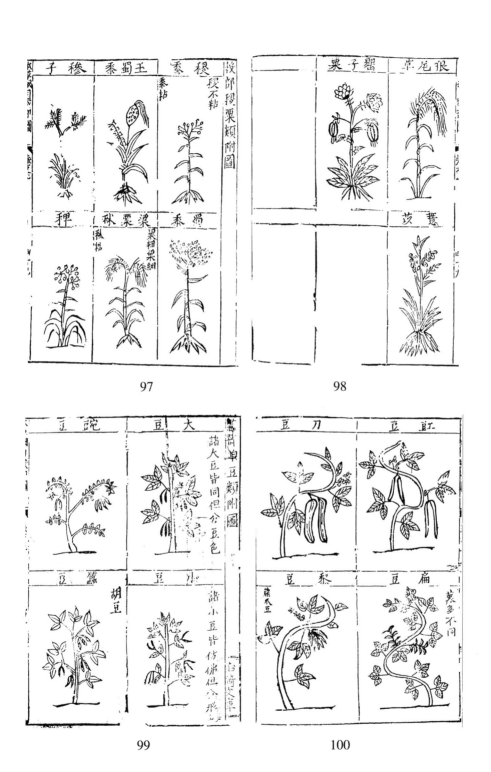

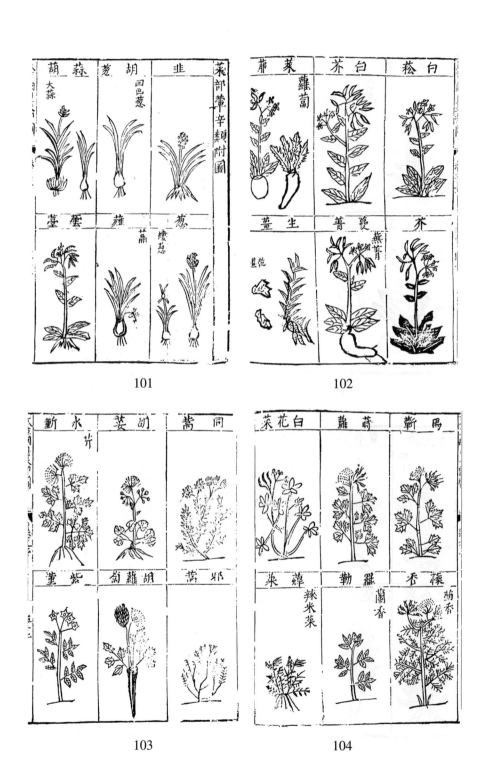

101

102

103

104

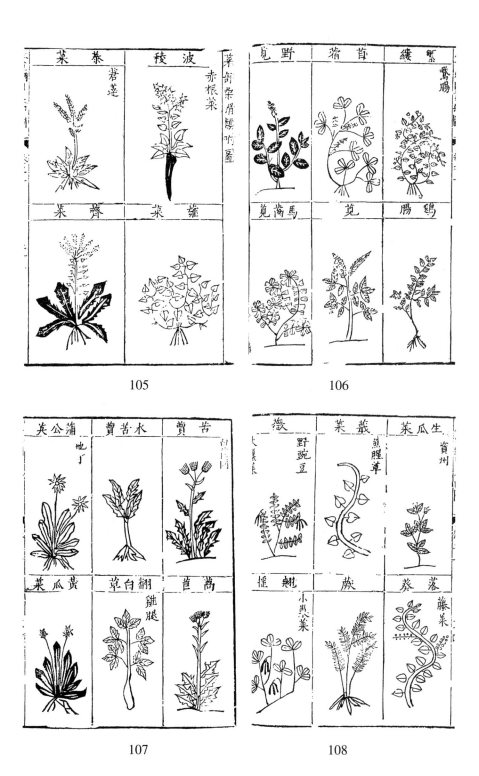

105　　　106

107　　　108

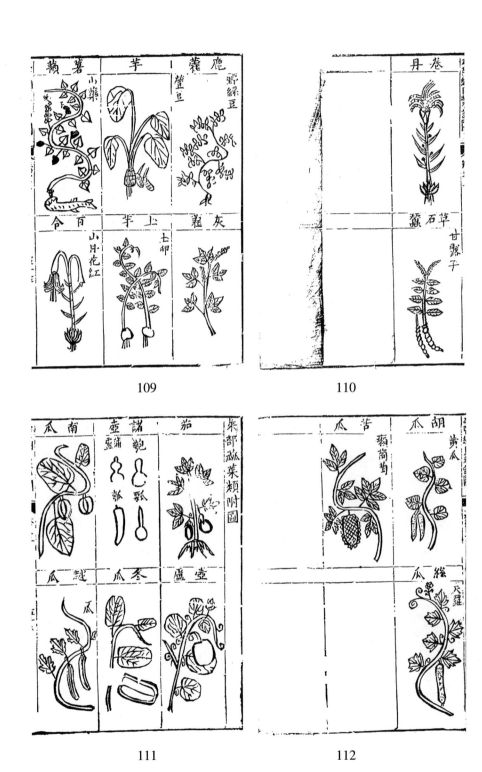

109

110

111

112

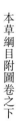

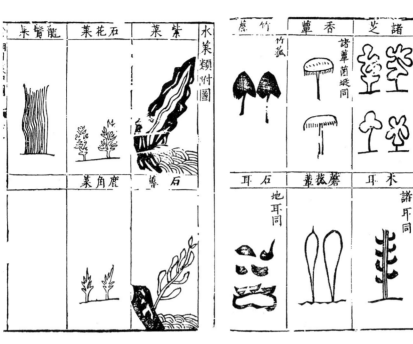

水菜類附圖

紫菜　石花菜　龍鬚菜

石蓴　鹿角菜

113

諸芝栭類附圖

諸芝　香蕈（諸蕈蘭城同）　竹蓐（竹菰）

木耳（諸耳同）　蘑菰蕈　石耳（地耳同）

114

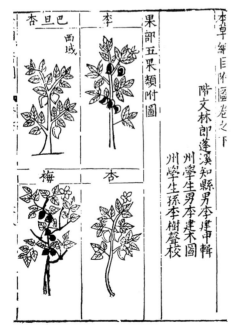

果部五果類附圖

巴旦杏（西域）　李

梅　杏

本草綱目附圖卷之下

階文林郎蓬溪知縣男李建申輯
州學生男李建木圖
州學生孫李樹聲校

115

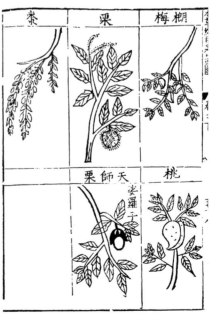

榠楂　柰　柰

天師栗（娑羅子）　桃

116

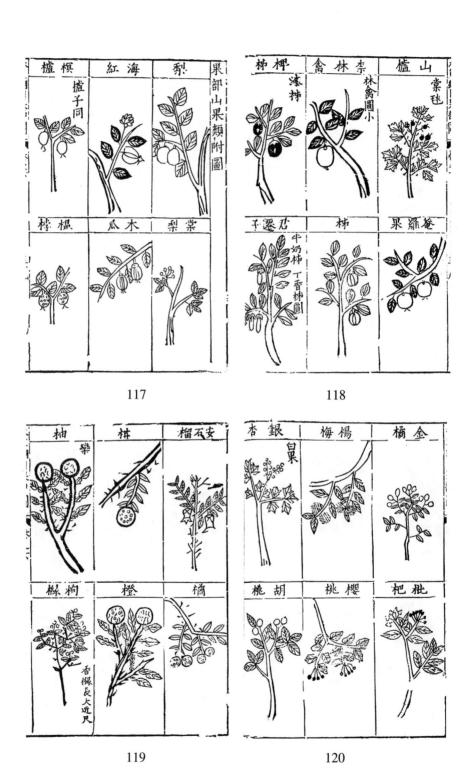

117

118

119

120

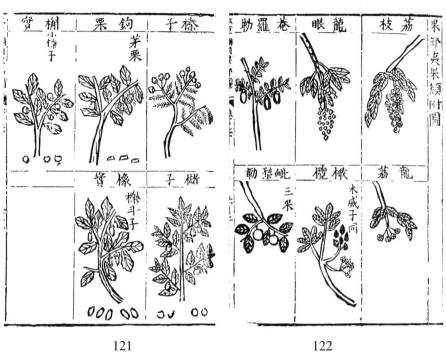

果部夷果類附圖

121

122

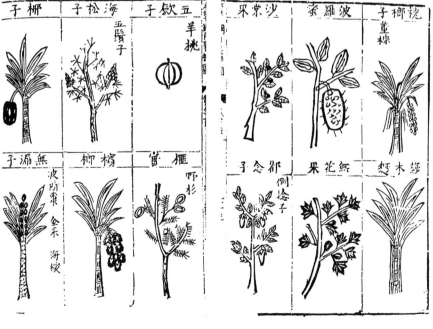

123　　124

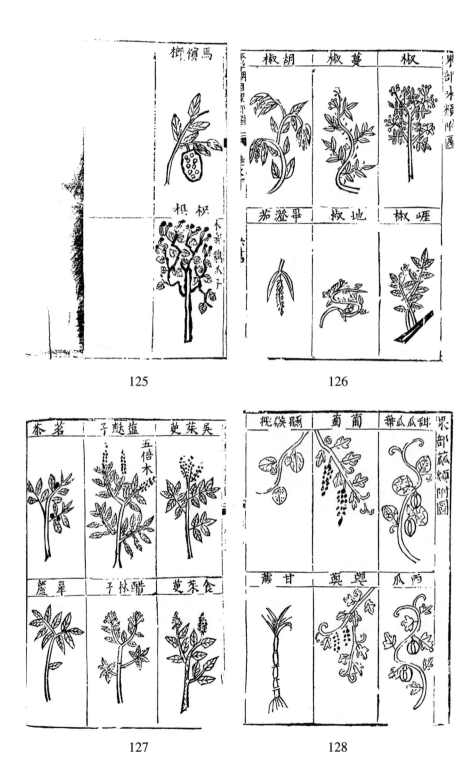

125

126

127

128

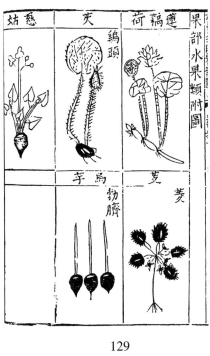

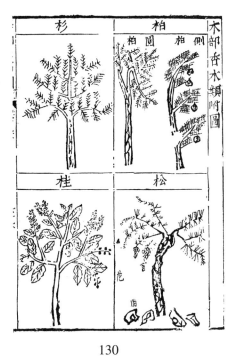

129

130

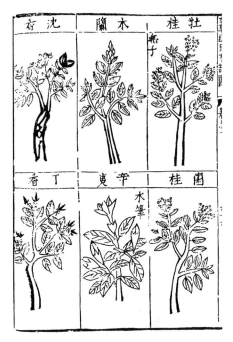

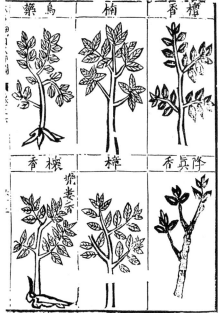

131

132

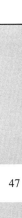

本草綱目附圖卷之下

47

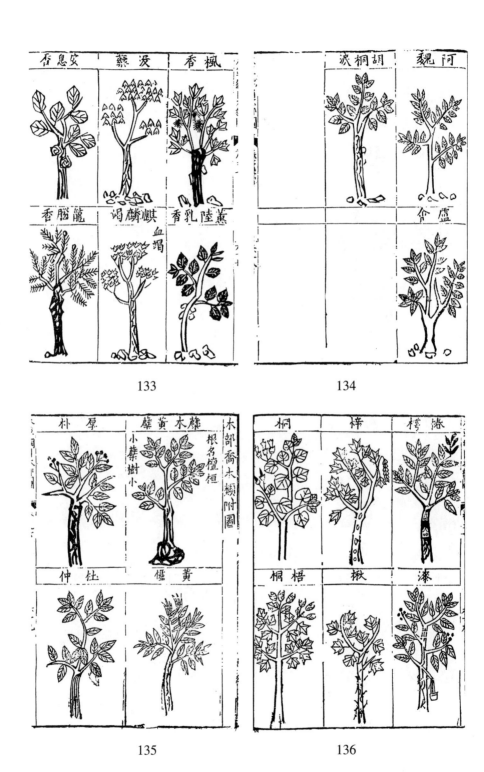

133

134

135

136

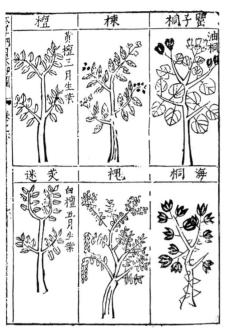

137

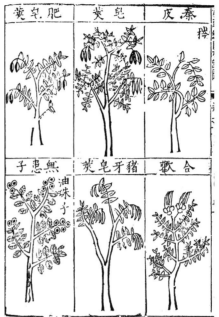

138

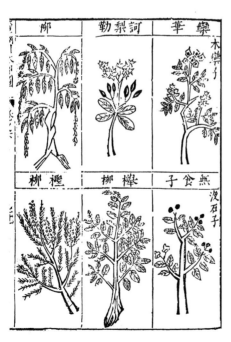

139

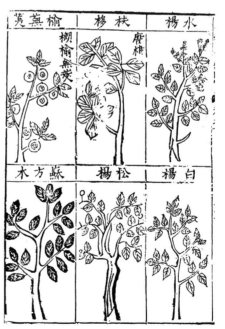

140

49

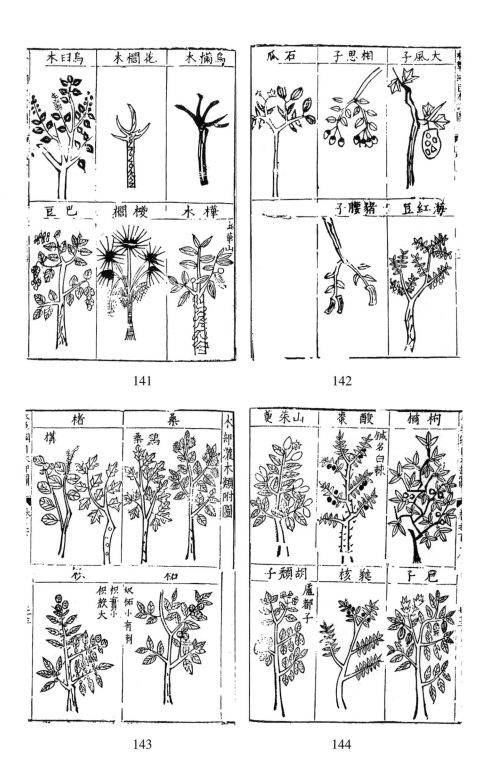

141　　142

143　　144

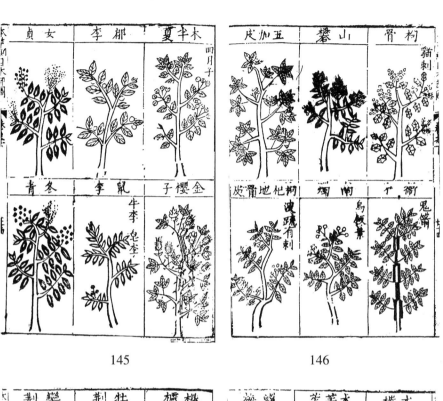

145

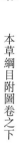

146

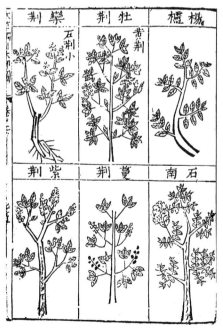

147

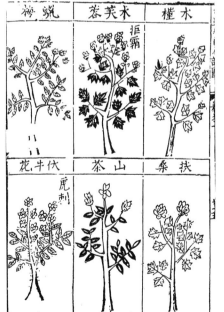

148

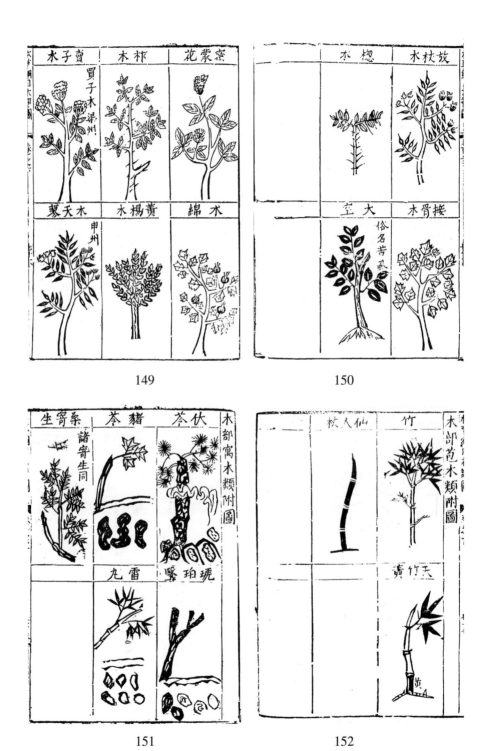

149　　150

151　　152

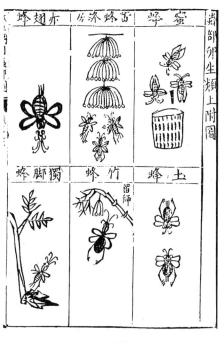

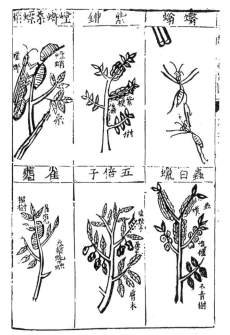

153

154

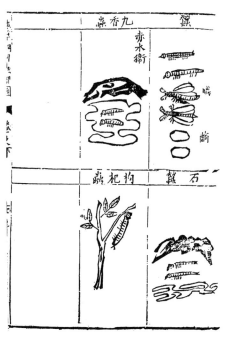

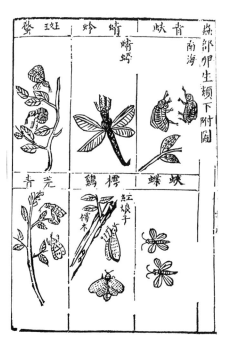

155

156

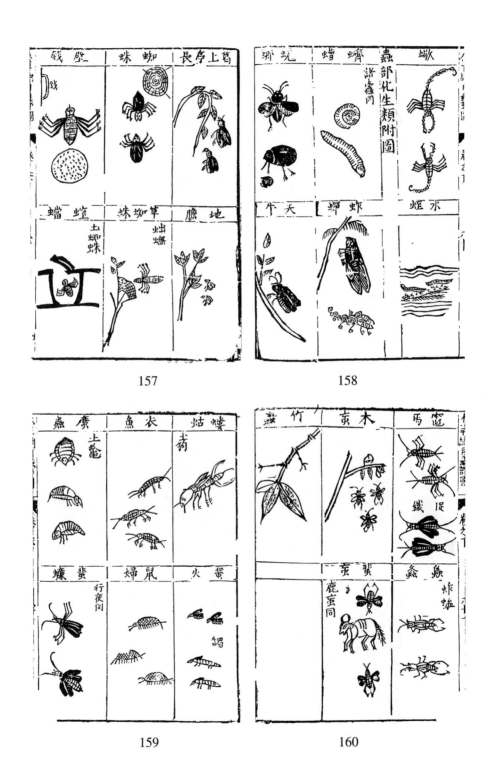

157

158

159

160

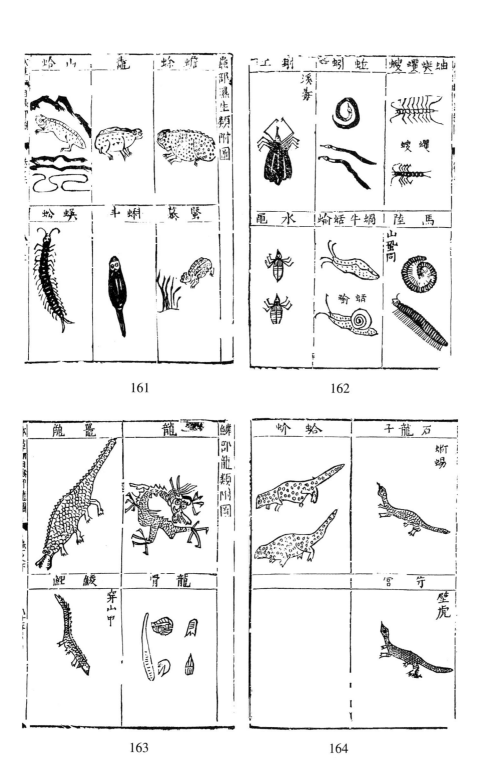

161

162

163

164

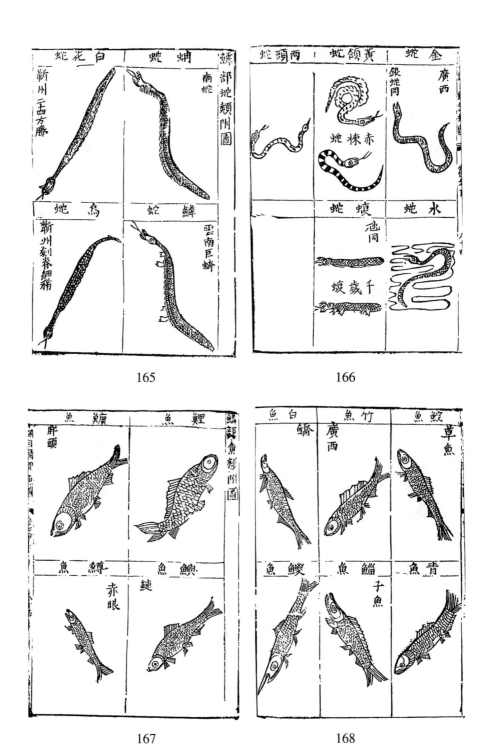

165　　　　　166

167　　　　　168

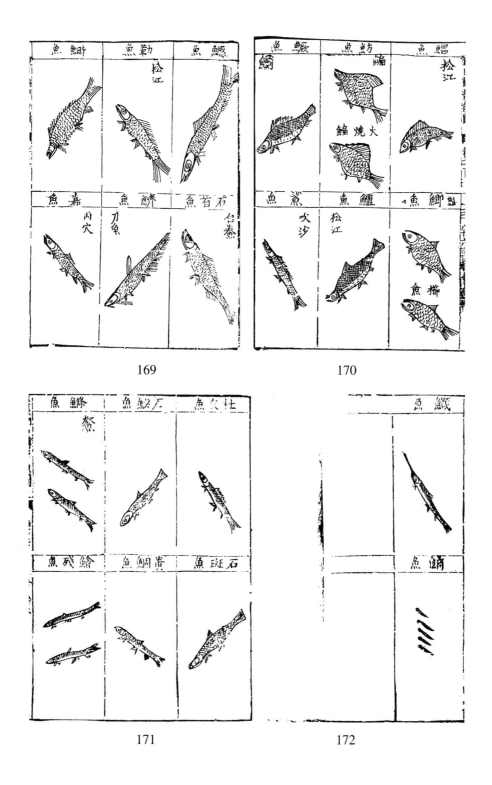

本草綱目附圖卷之下

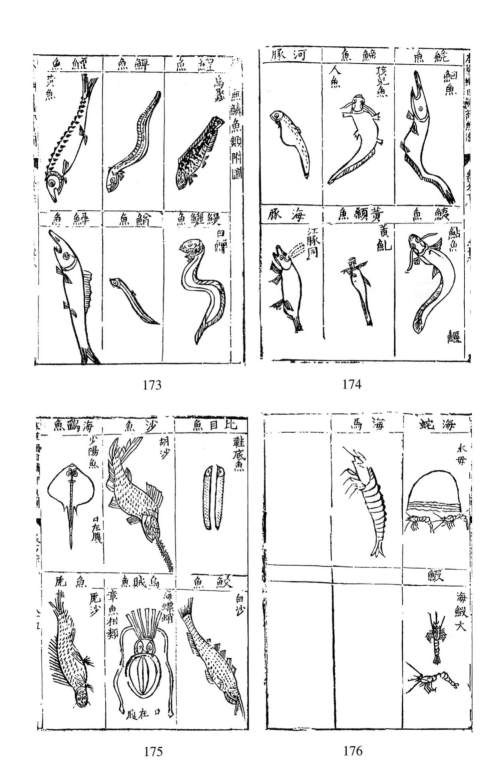

173

174

175

176

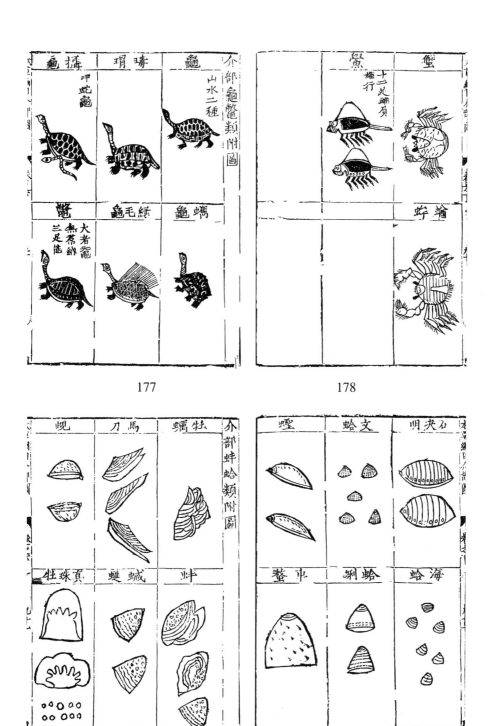

177

178

179

180

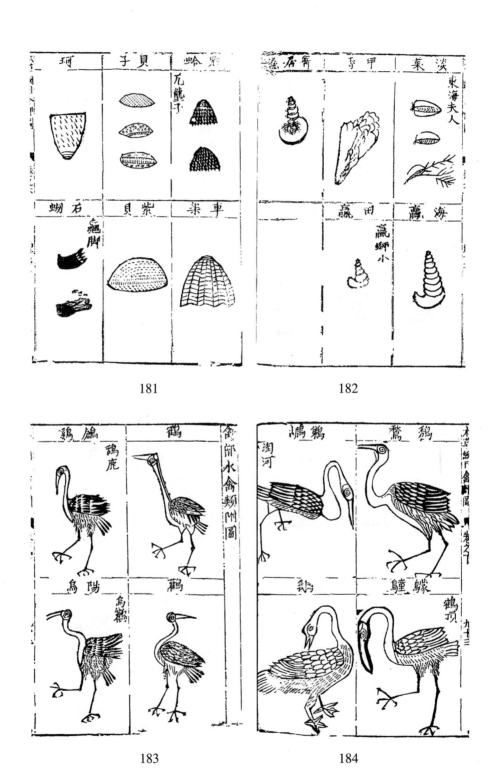

181　　　182

183　　　184

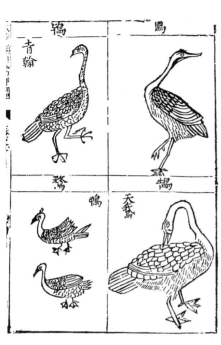

185

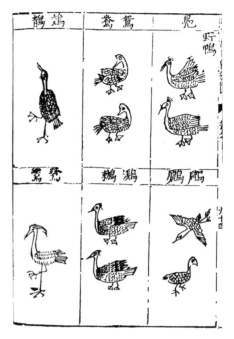

186

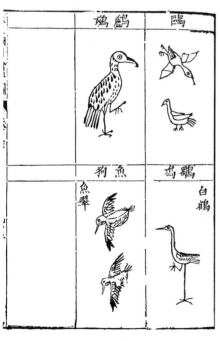

187

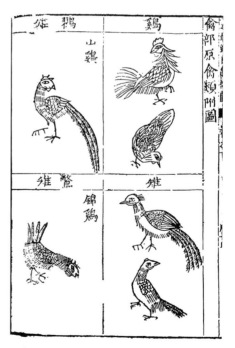

188

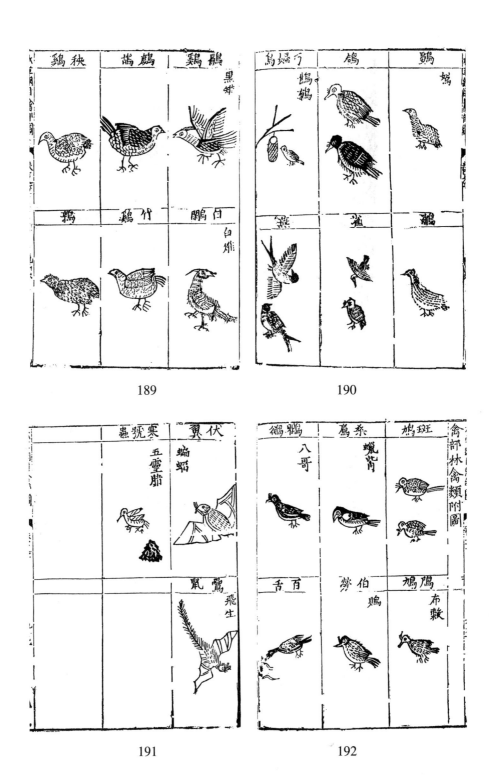

189

190

191

192

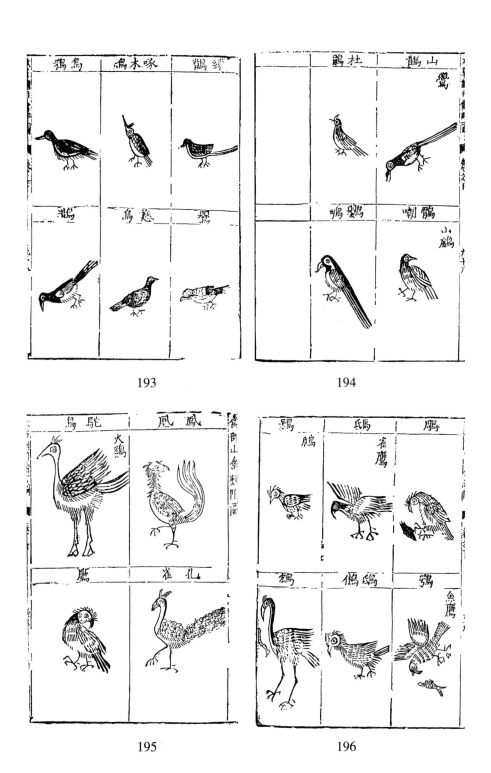

193

194

195

196

63

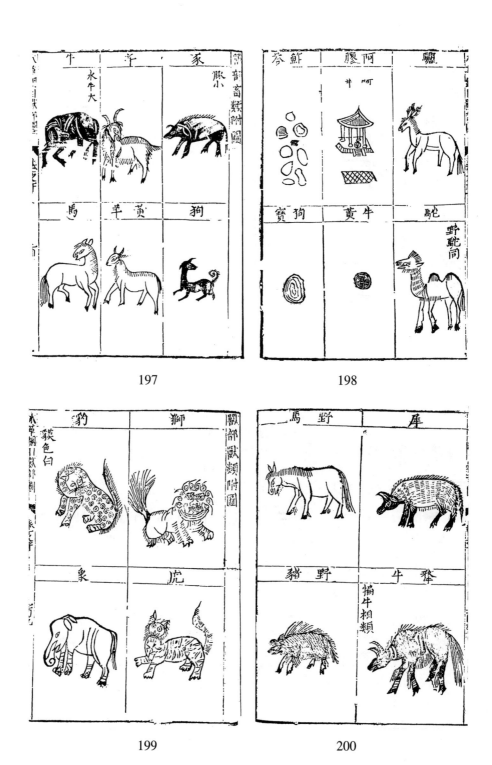

197　　198

199　　200

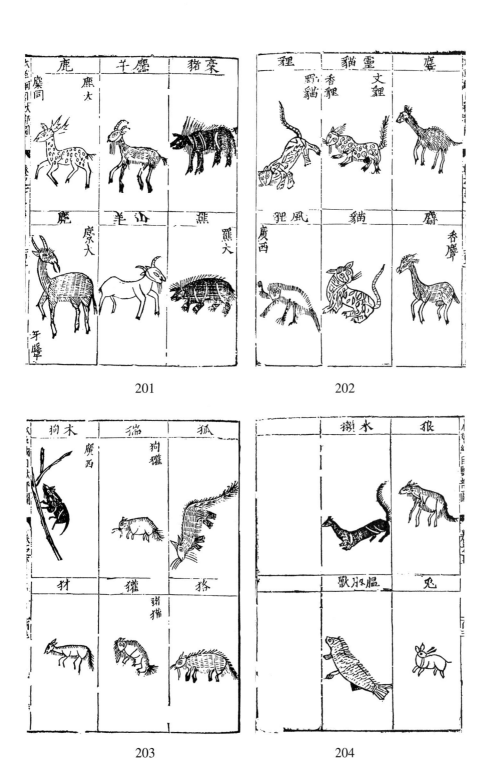

201

202

203

204

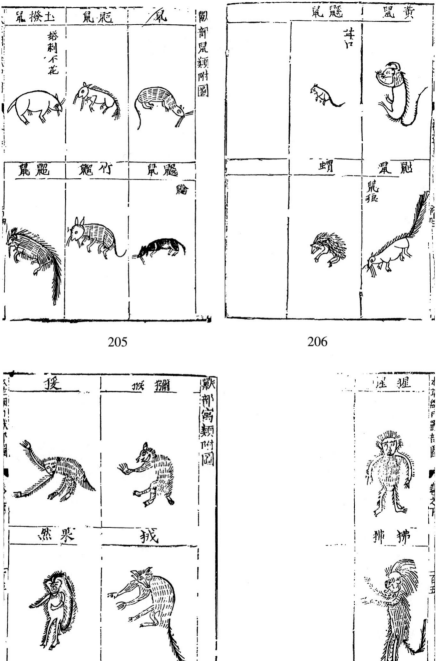

205

206

207

208

本草綱目總目

右通計一十六部,六十類,一千八百九十二種。

凡　例

一《神農本草》三卷，三百六十〔五〕種，分上、中、下三品。梁陶弘景增藥一倍，隨品附入。唐、宋重修，各有增附，或併或退，品目雖存，舊額淆混，義意俱失。今通列一十六部爲綱，六十類爲目，各以類從。三品、書名，俱註各藥之下，一覽可知，免尋索也。

一舊本玉、石、水、土混同，諸蟲、鱗、介不別，或蟲入木部，或木入草部。今各列爲部，首以水、火，次之以土。水、火爲萬物之先，土爲萬物母也。次之以金、石，從土也。次之以草、穀、菜、果、木，從微至巨也。次之以服器，從草木也。次之以蟲、鱗、介、禽、獸，終之以人，從賤至貴也。

一藥有數名，今古不同，但標正名爲綱，餘皆附于釋名之下，正始也。仍註各本草名目，紀原也。

一唐、宋增入藥品，或一物再出、三出，或二物、三物混註。今俱考正，分別歸併，但標其綱，而附列其目。如標龍爲綱，而齒、角、骨、腦、胎、涎，皆列爲目；標粱爲綱，而赤、黃粱米，皆列爲目之類。

一諸(因)〔品〕首以“釋名”，正名也。次以“集解”，解其出産、形狀、采取也。次以“辨疑”、“正誤”，辨其可疑，正其謬誤也。次以“修制”，謹炮炙也。次以“氣味”，明性也。次以“主治”，録功也。次以“發明”，疏義也。次以“附方”，著用也。或欲去方，是有體無用矣。舊本附方二千九百三十五，今增八千一百六十一。

一唐、宋以朱墨圈蓋分別古今，經久訛謬。今既板刻，但直書諸家本草名目于藥名、主治之下，便覽也。

一諸家本草，重複者删去，疑誤者辨正。采其精粹，各以人名書于諸款之下，不没其實，且是非有歸也。

一諸物有相類而無功用宜參考者，或有功用而人卒未識者，俱附録之。無可附者，附于各部之末。蓋有隱于古而顯于今者，如莎根即香附子，陶氏不識而今則盛行；辟虺雷昔人罕言而今充方物之類，雖冷僻不可遺也。

一唐、宋本所無，金元、我明諸醫所用者，增入三十九種。時珍續補三百七十四種。雖曰醫家藥品，其攷釋性理，實吾儒格物之學，可裨《爾雅》《詩疏》之缺。

一舊本序例重繁，今止取《神農》爲正，而旁采《別録》諸家附於下，益以張、李諸家用藥之例。

　　一古本百病主治藥略而不切，王氏《集要》、（祝）〔陸〕氏《證治》亦約而不純。今分病原列之，以便施用，雖繁不紊也。

　　一《神農》舊目及《宋本》總目，附于例後，存古也。

本草綱目第一卷目録

本草綱目第一卷

序例上

歷代諸家本草①

《神農本草經》　【掌禹錫②曰】舊説《本草經》三卷,神農所作,而不經見,《漢書·藝文志》亦無録焉。《漢平帝紀》云:元始五年,舉天下通知方術、本草者,所在輶轉,遣詣京師。《樓護傳》稱:護少誦醫經、本草、方術數十萬言。本草之名蓋見於此。唐·李世勣等以梁《七録》載"《神農本草》三卷",推以爲始。又疑所載郡縣有後漢地名,似張機、華佗輩所爲。皆不然也。按《淮南子》云:神農嘗百草之滋味,一日而七十毒,由是醫方興焉。蓋上世未著文字,師學相傳,謂之本草。兩漢以來,名醫益衆,張、華輩始因古學附以新説,通爲編述,本草縣是見于經録也。【寇宗奭③曰】《漢

---

① 歷代諸家本草:(按:此爲《綱目》所用歷代諸家本草書目及解題。本草書前列舉所用本草書,以北宋·掌禹錫《嘉祐本草·補註所引書傳》爲最早。此書傳今存《證類》卷一"序例上",列援引最多之本草書16家,每家簡述撰人名氏及義例内容。此後南宋·陳衍《寶慶本草折衷》仿其體例,於卷20設《群賢著述年辰》,列兩宋本草及醫書所附本草篇21家。元代左斗元《風科本草治風藥品》卷首列"古今醫經本草",采嘉祐《補註所引書傳》,略補數書。以上諸書,時珍僅見《補註所引書傳》,且仿其體例,撰成此篇。)

② 掌禹錫:《嘉祐補注總敘》見《證類》卷1"序例上"　舊説《本草經》神農所作,而不經見,《漢書·藝文志》亦無録焉。《平帝紀》云:元始五年,舉天下通知方術、本草者,在所爲駕一封,輶傳遣詣京師。《樓護傳》稱:護少誦醫經、本草、方術數十萬言。本草之名,蓋見於此。而英公李世勣等注引班固敘《黃帝内外經》云:本草石之寒温,原疾病之深淺。此乃論經方之語,而無本草之名。惟梁《七録》載《神農本草》三卷,推以爲始,斯爲失矣。或疑其間所載生出郡縣,有後漢地名者,以爲似張仲景、華佗輩所爲,是又不然也。《淮南子》云:神農嘗百草之滋味,一日而七十毒,由是醫方興焉。蓋上世未著文字,師學相傳,謂之本草。兩漢以來,名醫益衆,張機、華佗輩,始因古學,附以新説,通爲編述,本草縣是見於經録……

③ 寇宗奭:《衍義》卷1"衍義總敘"　本草之名,自黃帝、歧伯始。其《補注·總敘》言,舊説《本草經》者,神農之所作,而不經乎。《帝紀》元始五年,舉天下通知方術本草者,所在輶傳,遣詣京師,此但見本草之名,終不能斷自何代而作。又《樓護傳》稱,護少誦醫經、本草、方術,數十萬言。本草之名,蓋見於此。是尤不然也。《世本》曰:神農嘗百草以和藥濟人,然亦不著本草之名。皆未臻厥理。嘗讀《帝王世紀》曰:黃帝使歧伯嘗味草木,定《本草經》,造醫方,以療衆疾,則知本草之名,自黃帝、歧伯始。其《淮南子》之言,神農嘗百草之滋味,一日七十毒,亦無本草之説。是知此書乃上古聖賢具生知之智,故能辨天下品物之性味,合世人疾病之所宜。後之賢智之士,從而和之者,又增廣其品……

書》雖言本草,不能斷自何代而作。《世本》《淮南子》雖言神農嘗百草以和藥,亦無本草之名。惟《帝王世紀》云:黄帝使岐伯嘗味草木,定《本草經》,造醫方以療衆疾。乃知本草之名,自黄帝始。蓋上古聖賢,具生知之智,故能辨天下品物之性味,合世人疾病之所宜。後世賢智之士,從而和之,又增其品焉。【韓保昇①曰】藥有玉石、草、木、蟲、獸,而云"本草"者,爲諸藥中草類最多也。

《名醫别録》 【李時珍曰】《神農本草》藥分三品,計三百六十五種,以應周天之數。梁·陶弘景復增漢、魏以下名醫所用藥三百六十五種,謂之《名醫别録》②,凡七卷。首叙藥性之源,論病名之診,次分玉石一品,草一品,木一品,果菜一品,米食一品,有名未用三品。以朱書《神農》,墨書《别録》,進上梁武帝。弘景字通明,宋末爲諸王侍讀,歸隱勾曲山,號華陽隱居,武帝每咨訪之,年八十五卒,謚貞白先生。其書頗有裨補,亦多謬誤。【《弘景自序》③曰】隱居先生在乎茅山之上,以吐納餘暇,遊意方技,覽《本草》藥性,以爲盡聖人之心,故譔而論之。舊稱《神農本經》,予以爲信然。昔神農氏之王天下也,畫八卦以通鬼神之情,造耕種以省殺生之弊,宣藥療疾,以拯夭傷之命。此三道者,歷衆聖而滋彰。文王、孔子,彖象繇辭,幽贊人天。后稷、伊尹,播厥百穀,惠被群生。岐、黄、彭、扁,振揚輔導,恩流含氣。歲逾三千,民到于今賴之。但軒轅已前,文字未傳,藥性所主,當以識識相因,不爾,何由得聞。至于桐、雷,乃著在編簡。此書應與《素問》同類,但後人多更修飾之爾。秦皇所焚,醫方、卜術不預,故猶得全録。而遭漢獻遷徙,晉懷奔进,文籍焚糜,十不遺一。今之所存,有此三卷。其所出郡縣乃後漢時制,疑仲景、元化等所記。又有《桐君采藥録》,説其花葉形色。《藥對》四卷,論其佐使相須。魏、晉以來,吳普、李當之等更復

---

① 韓保昇:《證類》卷1"序例上" 韓保昇云:按藥有玉石、木、蟲、獸,直云"本草"者,爲諸藥中草類最多也。

② 名醫别録:(按:陶弘景所撰爲《本草經集注》,據下文"弘景自序",弘景將魏晉以來吳普等名醫在《神農本經》基礎上"更復損益"的藥物内容稱爲"名醫副品"或"名醫别録"。故"名醫别録"只是魏晉名醫添補内容之總稱,非實有此書。陶弘景《本草經集注》整合《神農本經》與"名醫别録",再加註解,今存此書卷子本殘卷。)

③ 弘景自序:"梁陶隱居序"見《證類》卷1"序例上" 隱居先生在乎茅山巖嶺之上,以吐納餘暇,頗遊意方技,覽本草藥性,以爲盡聖人之心,故撰而論之。舊説皆稱《神農本經》,余以爲信然。昔神農氏之王天下也,畫八卦以通鬼神之情,造耕種以省殺生之弊。宣藥療疾,以拯夭傷之命。此三道者,歷衆聖而滋彰。文王、孔子,彖象繇辭,幽贊人天。後稷、伊尹,播厥百穀,惠被群生。岐、黄、彭、扁,振楊輔導,恩流含氣。並歲踰三千,民到於今賴之。但軒轅以前,文字未傳,如六爻指垂,畫象稼穡,即事成迹。至於藥性所主,當以識識相因,不爾,何由得聞。至于桐、雷,乃著在於編簡,此書應與《素問》同類,但後人多更修飾之爾。秦皇所焚,醫方、卜術不預,故猶得全録。而遭漢獻遷徙,晉懷奔进,文籍焚糜,千不遺一。今之所存,有此四卷,是其《本經》。所出郡縣乃後漢時制,疑仲景、元化等所記。又云有《桐君採藥録》,説其花葉形色。《藥對》四卷,論其佐使相須。魏、晉已來,吳普等更復損益。或五百九十五,或四百四十一,或三百一十九;或三品混糅,冷、熱舛錯,草、石不分,蟲獸無辨;且所主治,互有得失。醫家不能備見,則識智有淺深。今輒苞綜諸經,研括煩省,以《神農本經》三品,合三百六十五爲主,又進名醫副品,亦三百六十五,合七百三十種。精麤皆取,無復遺落,分别科條,區畛(音軫)物類,兼注銘(音暝)時用,土地所出,及仙經道術所須,并此序録,合爲七卷。雖未足追踵前良,蓋亦一家撰製。吾去世之後,可貽諸知音爾。

損益。或五百九十五，或四百四十一，或三百一十九，或三品混糅，冷熱舛錯，草石不分，蟲獸無辨，且所主治，互有得失。醫家不能備見，則智識有淺深。今輒苞綜諸經，研括煩省，以《神農本經》三品合三百六十五爲主，又進《名醫》別品亦三百六十五，合七百三十種。精粗皆取，無復遺落，分別科條，區畛物類，兼注諸時用、土地所出，及仙經道術所須，并此序，合爲七卷。雖未足追踵前良，蓋亦二家譔製。吾去世之後，可貽諸知音爾。

《桐君采藥録》 【時珍曰】桐君，黄帝時臣也。書凡二卷，紀其花葉形色，今已不傳。後人又有《四時采藥》《太常采藥時月》等書。

《雷公藥對》 【禹錫①曰】北齊·徐之才撰。以衆藥名品、君臣、性毒、相反及所主疾病，分類記之。凡二卷。【時珍曰】陶氏前已有此書，《吳氏本草》所引雷公是也。蓋黄帝時雷公所著，之才增飾之爾。之才，丹陽人，博識善醫，歷事北齊諸帝得寵，仕終尚書左僕射，年八十卒，贈司徒，封西陽郡王，謚文明。《北史》有傳。

《李氏藥録》 【保昇②曰】魏·李當之，華佗弟子。修《神農本草》三卷，而世少行。【時珍曰】其書散見吳氏、陶氏《本草》中，頗有發明。

《吳氏本草》 【保昇③曰】魏·吳普，廣陵人，華佗弟子。凡一卷。【時珍曰】其書分記神農、黄帝、岐伯、桐君、雷公、扁鵲、華佗、李氏所説，性味甚詳，今亦失傳。

《雷公炮炙論》 【時珍曰】劉宋時雷斆所著，非黄帝時雷公也。自稱内究守國安正公，或是官名也。胡洽居士重加定述。藥凡三百種，爲上中下三卷。其性味、炮炙、熬煮、修事之法多古奥，文亦古質，別是一家，多本于乾寧晏先生。其首序論述物理，亦甚幽玄，録載于後。乾寧先生名晏封，著制伏草石論六卷，蓋丹石家書也。

《唐本草》 【時珍曰】唐高宗命司空英國公李勣等修陶隱居所註神農本草經，增爲七卷。世謂之《英公唐本草》，頗有增益。顯慶中，右監門長史蘇恭重加訂註，表請修定。帝復命太尉趙國公長孫無忌等二十二人與恭詳定。增藥一百一十四種，分爲玉石、草、木、人、獸、禽、蟲魚、果、米穀、菜、有名未用十一部，凡二十卷，目録一卷，別爲《藥圖》二十五卷，《圖經》七卷，共五十三卷，世謂之《唐新本草④》。蘇恭

① 禹錫：《嘉祐·補注所引書傳》見《證類》卷 1"序例上" 《藥對》：北齊尚書令、西陽王徐之才撰。以衆藥名品、君臣佐使、性毒相反，及所主疾病，分類而記之，凡二卷。舊本草多引以爲據，其言治病用藥最詳。
② 保昇：《蜀本草》見《證類》卷 1"序例上·梁陶隱居序" ……李當之（臣禹錫等謹按《蜀本》注云：華佗弟子。修神農舊經，而世少行用。）
③ 保昇：《蜀本草》見《證類》卷 1"序例上·梁陶隱居序" ……吳普（臣禹錫等謹按《蜀本》注云：普，廣陵人也，華佗弟子。撰《本草》一卷。）
④ 唐新本草：《嘉祐·補注所引書傳》見《證類》卷 1"序例上" 《唐新修本草》：唐司空英國公李勣等奉敕修。初，陶隱居因《神農本經》三卷，增修爲七卷。顯慶中，監門府長史蘇恭表請修定，因命太尉趙國公長孫無忌、尚藥奉御許孝崇與恭等二十二人重廣定爲二十卷。今謂之《唐本草》。（按：據上溯《補注所引書傳》文，時珍將《英公唐本草》與《唐新本草》視爲二書，實誤。）

所釋雖明,亦多駁誤。禮部郎中孔志約序①曰:天地之大德曰生,運陰陽以播物;含靈之所保曰命,資亨育以盡年。蟄穴棲巢,感物之情蓋寡;範金揉木,逐欲之道方滋。而五味或爽,時昧甘辛之節;六氣斯沴,易愆寒燠之宜。中外交侵,形神分戰。飲食伺釁,成腸胃之眚;風濕候隙,搆手足之災。機纏膚腠,莫之救止,漸固膏肓,期於夭折。暨炎暉紀物,識藥石之功;雲瑞名官,窮診候之術。草木咸得其性,鬼神無所遁情。剟麝剚犀,驅洩邪惡;飛丹煉石,引納清和。大庇蒼生,普濟黔首,功侔造凡,恩邁裁成。日用不知,于今是賴。岐、和、彭、緩,騰絕軌於前;李、華、張、吳,振英聲於後。昔秦政煨燔,兹經不預;永嘉喪亂,斯道尚存。梁·陶弘景雅好攝生,研精藥術,以爲《本草經》者,神農之所作,不刊之書也。惜其年代浸遠,簡編殘蠹,與桐、雷衆記,頗或踳駮。興言撰緝,勒成一家,亦以瑚琢經方,潤色醫業。然而時鍾鼎峙,聞見闕於殊方;事非僉議,詮釋拘於獨學。至如重建平之防己,弃槐里之半夏。秋采榆仁,冬收雲實。謬粱米之黃白,混荊子之牡蔓。異繁縷於雞腸,合由跋於鳶尾。防葵狼毒,妄曰同根;鉤吻黃精,引爲連類。鉛錫莫辨,橙柚不分。凡此比例,蓋亦多矣。自時厥後,以迄于今,雖方技分鑣,名醫繼軌,更相祖述,罕能釐正。乃復採杜衡于及己,求忍冬于絡石。捨陟釐而取莴藤,退飛廉而用馬薊。承疑行妄,曾無有覺。疾療多殆,良深慨嘆。既而朝議郎行右監門府長史騎都尉臣蘇恭,摭陶氏之乖違,辨俗用之紕紊。遂表請修定,深副聖懷。乃詔太尉揚州都督監修國史上柱國趙國公臣无忌、大中大夫行尚藥奉御臣許孝崇等二十二人,與蘇恭詳撰。竊以動植形生,因方舛性;春秋節變,感氣殊功。離其本土,則質同而效異;乖于采摘,乃物是而時

---

① 孔志約序:《唐本序》(禮部郎中孔志約撰)見《證類》卷1"序例上"　蓋聞天地之大德曰生,運陰陽以播物;含靈之所保曰命,資亨育以盡年。蟄穴棲巢,感物之情蓋寡;範金揉木,逐欲之道方滋。而五味或爽,時昧甘辛之節;六氣斯沴,易愆寒燠之宜。中外交侵,形神分戰。飲食伺釁,成腸胃之眚;風濕候隙,搆手足之災。機(當作幾)纏膚腠,莫知救止;漸固膏肓,期於夭折。暨炎暉紀物,識藥石之功;雲端名官,窮診候之術。草木咸得其性,鬼神無所遁情。剟麝剚犀,驅洩邪惡;飛丹煉石,引納清和。大庇蒼生,普濟黔首;功侔造化,恩邁財成。日用不知,於今是賴。岐、和、彭、緩,騰絕軌於前;李、華、張、吳,振英聲於後。昔秦政煨燔,兹經不預;永嘉喪亂,斯道尚存。梁·陶景雅好攝生,研精藥術,以爲《本草經》者,神農之所作,不刊之書也。惜其年代浸遠,簡編殘蠹,與桐、雷衆記,頗或踳駮,興言撰緝,勒成一家,亦以瑚琢經方,潤色醫業。然而時鍾鼎峙,聞見闕於殊方;事非僉議,詮釋拘於獨學。至如重建平之防己,棄槐里之半夏。秋采榆人,冬收雲實。謬粱米之黃、白,混荊子之牡、蔓;異繁蔓於雞腸,合由跋於鳶尾。防葵、狼毒,妄曰同根;鉤吻、黃精,引爲連類。鉛錫莫辨,橙柚不分。凡此比例,蓋亦多矣。自時厥後,以迄于今。雖方技分鑣,名醫繼軌,更相祖述,罕能釐正。乃復采杜蘅於及已,求忍冬於絡石;捨陟釐而取莴藤,退飛廉而用馬薊。承疑行妄,曾無有覺;疾療多殆,良深慨歎。既而朝議郎行右監門府長史騎都尉臣蘇恭,摭陶氏之乖違,辨俗用之紕紊,遂表請修定,深副聖懷。乃詔太尉揚州都督監修國史上柱國趙國公臣無忌、太中大夫行尚藥奉御臣許孝崇等二十二人,與蘇恭詳撰。竊以動植形生,因方舛性;春秋節變,感氣殊功。離其本土,則質同而效異;乖於採摘,乃物是而時非。名實既爽,寒溫多謬。用之凡庶,其欺已甚;施之君父,逆莫大焉。於是上稟神規,下詢衆議,普頒天下,營求藥物。羽、毛、鱗、介,無遠不臻;根、莖、花、實,有名咸萃。遂乃詳探秘要,博綜方術。《本經》雖闕,有驗必書;《別錄》雖存,無稽必正。考其同異,擇其去取。鉛翰昭章,定群言之得失;丹青綺煥,備庶物之形容。撰《本草》並《圖經》、目錄等,凡成五十四卷。庶以網羅今古,開滌耳目,盡醫方之妙極,拯生靈之性命,傳萬祀而無昧,懸百王而不朽。

非。名實既爽,寒温多謬。用之凡庶,其欺已甚;施之君父,逆莫大焉。於是上稟神規,下詢衆議,普頒天下,營求藥物。羽毛鱗介,無遠不臻;根莖花實,有名咸萃。遂乃詳探秘要,博綜方術。《本經》雖缺,有驗必書;《別録》雖存,無稽必正。考其同異,擇其去取。鉛翰昭章,定群言之得失;丹青綺焕,備庶物之形容。撰《本草》並《圖經》、目録等,凡成五十四卷。庶以網羅今古,開滌耳目。盡醫方之妙極,拯生靈之性命。傳萬祀而無昧,懸百工而不朽。

《藥總訣》 【禹錫①曰】梁·陶隱居撰,凡二卷,論藥品五味寒熱之性、主療疾病及采蓄時月之法。一本題曰《藥象口訣》,不著譔人名也。

《藥性本草》 【禹錫②曰】《藥性論》凡四卷,不著譔人名氏。分藥品之性味,君臣佐使、主病之效。一本云陶隱居撰。然其藥性之功,有與《本草》相戾者,疑非隱居書也。【時珍曰】《藥性論》即《藥性本草》,乃唐·甄權所著也。權,扶溝人,仕隋爲秘省正字。唐太宗時,年百二十歲,帝幸其第,訪以藥性,因上此書,授朝散大夫,其書論主治亦詳。又著《脉經》《明堂人形圖》各一卷。詳見《唐史》③。

《千金食治》 【時珍曰】唐·孫思邈譔《千金備急方》三十卷,采摭《素問》、扁鵲、華佗、徐之才等所論補養諸説,及《本草》關于食用者,分米穀、果、菜、鳥獸、蟲魚爲食治附之,亦頗明悉。思邈隱于太白山,隋、唐徵拜皆不就,年百餘歲卒。所著有《千金翼方》《枕中素書》《攝生真録》《福禄論》《三教論》《老子》《莊子注》諸書。

《食療本草》 【禹錫④曰】唐·同州刺史孟詵譔。張鼎又補其不足者八十九種,并舊爲二百二十七條,凡三卷。【時珍曰】詵,梁人也。武后時舉進士,累遷鳳閣舍人,出爲台州司馬,轉同州刺史。睿宗召用,固辭。卒年九十。因《周禮》食醫之義,著此書,多有增益。又譔《必效方》十卷,《補養方》三卷。《唐史⑤》有傳。

---

① 禹錫:《嘉祐·補注所引書傳》見《證類本草》卷1"序例上" 《藥總訣》:梁·陶隱居撰,論次藥品五味、寒熱之性,主療疾病,及採畜時月之法,凡二卷。一本題云《藥像馱訣》,不著譔人名氏,文字並相類。

② 禹錫:《嘉祐·補注所引書傳》見《證類本草》卷1"序例上" 《藥性論》:不著譔人名氏,集衆藥品類,分其性味、君臣、主病之效,凡四卷。一本題曰陶隱居撰。然所記藥性、功狀,與本草有相戾者,疑非隱居所爲。

③ 唐史:《舊唐書·甄權傳》 甄權,許州扶溝人也……貞觀十七年,權年一百三歲。太宗幸其家,視其飲食,訪以藥性,因授朝散大夫,賜几杖衣服。其年卒。撰《脉經》《鍼方》《明堂人形圖》各一卷。(按:《舊唐書》并無甄權"因上此書,授朝散大夫"事,時珍引述有誤。)

④ 禹錫:《嘉祐·補注所引書傳》見《證類本草》卷1"序例上" 《食療本草》:唐同州刺史孟詵撰。張鼎又補其不足者八十九種,并舊爲二百二十七條,凡三卷。

⑤ 唐史:《舊唐書·孟詵傳》 孟詵,汝州梁人也。舉進士,垂拱初,累遷鳳閣舍人……因事出爲台州司馬,後累遷春官侍郎。睿宗在藩,召充侍讀。長安中,爲同州刺史,加銀青光禄大夫。神龍初致仕,歸伊陽之山第,以藥餌爲事……開元初,河南尹畢構以詵有古人之風,改其所居爲子平里。尋卒,年九十三。詵所居官,好勾剥爲政,雖繁而理,撰《家〔禮〕》《祭禮》各一卷,《喪服要》二卷,《補養方》《必效方》各三卷。

《本草拾遺》 【禹錫①曰】唐·開元中三原縣尉陳藏器譔。以《神農本經》雖有陶、蘇補集之説，然遺沉尚多，故別爲《序例》一卷，《拾遺》六卷，《解紛》三卷，總曰《本草拾遺》。【時珍曰】藏器，四明人。其所著述，博極群書，精覈物類，訂繩謬誤，搜羅幽隱，自本草以來，一人而已。膚譾之士，不察其該詳，惟誚其僻怪。宋人亦多删削。豈知天地品物無窮，古今隱顯亦異，用舍有時，名稱或變，豈可以一隅之見而遽譏多聞哉。如辟虺雷、海馬、胡豆之類，皆隱于昔而用于今；仰天皮、燈花、敗扇之類，皆(万)〔方〕家所用者。若非此書收載，何從稽考？此本草之書，所以不厭詳悉也。

《海藥本草》 【禹錫②曰】《南海藥譜》二卷，不著譔人名氏，雜記南方藥物所産郡縣及療疾之功，頗無倫次。【時珍曰】此即《海藥本草》也，凡六卷，唐人李珣所譔。珣，蓋蕭、代時人，收采海藥亦頗詳明。又鄭虔有《胡本草》七卷，皆胡中藥物。今不傳。

《四聲本草》 【禹錫③曰】唐·蘭陵處士蕭炳譔。取《本草》藥名上一字，以平、上、去、入四聲相從，以便討閲，無所發明，凡五卷。進士王收序之。

《删繁本草》 【禹錫④曰】唐·潤州醫博士兼節度隨軍楊損之譔。删去本草不急及有名未用之類，爲五卷。開元以後人也。無所發明。

《本草音義》 【時珍曰】凡二卷，唐·李含光譔。又甄立言、殷子嚴皆有《音義》。

《本草性事類》 【禹錫⑤曰】京兆醫工杜善方譔。不詳何代人。凡一卷。以《本草》藥名隨類解釋，附以諸藥制使、畏惡、相反、相宜、解毒者。

---

① 禹錫：《嘉祐·補注所引書傳》見《證類本草》卷1"序例上" 《本草拾遺》：唐開元中京兆府三原縣尉陳藏器撰。以《神農本經》雖有陶、蘇補集之説，然遺逸尚多，故別爲《序例》一卷，《拾遺》六卷，《解紛》三卷，總曰《本草拾遺》，共十卷。
② 禹錫：《嘉祐·補注所引書傳》見《證類本草》卷1"序例上" 《南海藥譜》：不著撰人名氏，雜記南方藥所産郡縣及療疾之驗，頗無倫次。似唐末人所作，凡二卷。（按：時珍將掌禹錫解説《南海藥譜》之詞列于《海藥本草》之下，謂二名同爲一書。考此二書同見《崇文總目》《通志藝文略》著錄。掌禹錫引《南海藥譜》，唐慎微引《海藥本草》。《證類》檳榔、龍腦、象牙下皆引此二書，内容各異，無交叉重疊。時珍誤二書爲一矣。）
③ 禹錫：《嘉祐·補注所引書傳》見《證類本草》卷1"序例上" 《四聲本草》：唐蘭陵處士蕭炳撰。取本草藥名每上一字，以四聲相從，以便討閲，凡五卷。前進士王收撰序。
④ 禹錫：《嘉祐·補注所引書傳》見《證類本草》卷1"序例上" 《删繁本草》：唐潤州醫博士兼節度隨軍楊損之撰。以本草諸書所載藥類頗繁，難於看檢，删去其不急，并有名未用之類，爲五卷。不著年代，疑開元後人。
⑤ 禹錫：《嘉祐·補注所引書傳》見《證類本草》卷1"序例上" 《本草性事類》：京兆醫工杜善方撰。不詳何代人，以本草藥名隨類解釋，删去重復，又附以諸藥制使、畏惡、解毒、相反、相宜者爲一類，共一卷。

《食性本草》　【禹錫①曰】南唐陪戎副尉劍州醫學助教陳士良譔。取神農、陶隱居、蘇恭、孟詵、陳藏器諸家藥關于飲食者類之，附以食醫諸方，及五時調養臟腑之法。【時珍曰】書凡十卷，總集舊説，無甚新義。古有淮南王《食經》一百二十卷，崔浩《食經》九卷，竺暄《食經》十卷，《膳饈養療》二十卷，昝殷《食醫心》鑑三卷，婁居中《食治通説》一卷，陳直《奉親養老書》二卷，並有食治諸方，皆祖食醫之意也。

《蜀本草》　【時珍曰】蜀主孟昶命翰林學士韓保昇等與諸醫士，取《唐本草》參校增補註釋，別爲《圖經》，凡二十卷，昶自爲序，世謂之《蜀本草》。其圖説藥物形狀頗詳于陶、蘇也。

《開寶本草》　【時珍曰】宋太祖開寶六年，命尚藥奉御劉翰、道士馬志等九人，取《唐》《蜀本草》詳校，仍取陳藏器《拾遺》諸書相參，刊正別名，增藥一百三十三種，馬志爲之註解，翰林學士盧多遜等刊正。七年，復詔志等重定，學士李昉等看詳。凡《神農》者白字，名醫所傳者墨字別之，并目録共二十一卷。序②曰：《三墳》之書，神農預其一。百藥既辨，《本草》存其録。舊經三卷，世所流傳。《名醫別録》，互爲編纂。至梁·正白先生陶弘景，乃以《別録》參其《本經》，朱墨雜書，時謂明白，而又煗彼功用，爲之註釋，列爲七卷，南國行焉。逮乎有唐，別加參校，增藥餘八百味，添註爲二十一卷，本經漏功則補之，陶氏誤説則證之。然而載歷年祀，又踰四百。朱字墨字，無本得同；舊註新註，其文互缺。非聖主撫大同之運，永無疆之休，其何以改而正之哉。乃命盡考傳誤，刊爲定本。類例非允，從而革焉。至于筆頭灰，兔毫也，而在草部，今移附兔頭骨之下；半天河、地漿，皆水也，亦在草部，今移附玉石類之間。敗鼓皮移附于獸皮，胡桐淚改從于木類。紫鑛，亦木也，自玉石品而取焉；伏翼，實禽也，由蟲魚部而移焉。橘柚附于果實，食鹽附於光鹽。生薑、乾薑，同歸一説。至于雞腸、繁（縷）〔蔞〕，陸英、蒴藋，以類相似，從而附之。仍采陳藏器《拾遺》、李含光《音義》，或討源於于別本，或傳效于醫家，參而較之，辨其臧否。至于突厥白，舊説灰類也，今是木根；天麻根，解以赤箭，今又全異。去非取是，特立新條。自餘刊正，不可悉數。下采衆議，定爲印板。乃以白字爲神農所説，墨字爲名醫所傳。"唐附"、"今附"，各加顯註。詳其解釋，審其形性。證謬誤而辨之者，署爲"今註"；考文記而述之者，又爲"今按"。義既刊定，理亦詳明。又以新舊藥合九百八十三種，并目録二十一卷，廣頒天下，傳而行焉。

《嘉祐補註本草》　【時珍曰】宋仁宗嘉祐二年，詔光禄卿直秘閣掌禹錫、尚書祠部郎中秘閣校理林億等，同諸醫官重修本草。新補八十二種，新定一十七種，通計一千八十二條，謂之《嘉

---

① 禹錫：《嘉祐·補注所引書傳》見《證類本草》卷1"序例上" 《食性本草》：僞唐陪戎副尉劍州醫學助教陳士良撰。以古有食醫之官，因食養以治百病，故取《神農本經》，泊陶隱居、蘇恭、孟詵、陳藏器諸藥關於飲食者類之，附以已説。又載食醫諸方，及五時調養藏腑之術。集賢殿學士徐鍇爲之序。

② 序：《開寶》見《證類本草》卷1"序例上" 《開寶重定序》：（**按**：引文除"繁蔞"作"繁縷"，"今按"作"令按"及個別異體字外，餘文均同。時珍所言《開寶》成書事，取自下文《嘉祐補注總敘》。）

祐補註本草》,共二十卷。其書雖有校修,無大發明。其序①略云:《神農本草經》三卷,藥止三百六十五種。至陶隱居又進《名醫別錄》,亦三百六十五種,因而註釋,分爲七卷。唐·蘇恭等又增一百一十四種,廣爲二十卷,謂之《唐本草》。國朝開寶中,兩詔醫工劉翰、道士馬志等修,增一百三十三種,爲《開寶本草》。僞蜀·孟昶,亦(常)〔嘗〕命其學士韓保昇等稍有增廣,謂之《蜀本草》。嘉祐二年八月,詔臣禹錫、臣億等再加校正。臣等被命,遂更研覈。竊謂前世醫工,原診用藥,隨效輒記,遂至增多。概見諸書,浩博難究。雖屢加刪定,而去取非一。或本經已載而所述粗略;或俚俗常用而太醫未聞。嚮非因事詳著,則遺散多矣。乃請因其疏捂,更爲補註。因諸家醫書、藥譜所載物品功用,並從採掇。惟名近迂僻,類乎怪誕,則所不取。自餘經史百家,雖非方餌之急,其間或有參説

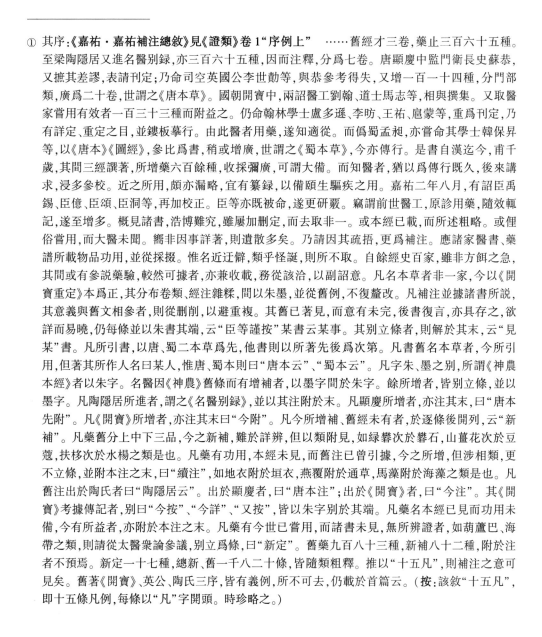

① **其序:《嘉祐·嘉祐補注總敘》見《證類》卷 1"序例上"** ⋯⋯舊經才三卷,藥止三百六十五種。至梁陶隱居又進名醫別錄,亦三百六十五種,因而注釋,分爲七卷。唐顯慶中監門衛長史蘇恭,又摭其差謬,表請刊定;乃命司空英國公李世勣等,與恭參考得失,又增一百一十四種,分門部類,廣爲二十卷,世謂之《唐本草》。國朝開寶中,兩詔醫工劉翰、道士馬志等,相與撰集。又取醫家嘗用有效者一百三十三種而附益之。仍命翰林學士盧多遜、李昉、王祐、扈蒙等,重爲刊定,乃有詳定、重定之目,並鏤板摹行。由此醫者用藥,遂知適從。而僞蜀孟昶,亦嘗命其學士韓保昇等,以《唐本》《圖經》,參比爲書,稍或增廣,世謂之《蜀本草》,今亦傳行。是書自漢迄今,甫千歲,其間三經譔著,所增藥六百餘種,收採彌廣,可謂大備。而知醫者,猶以爲傳行既久,後來講求,浸多參校。近之所用,頗亦漏略,宜有纂錄,以備頤生驅疾之用。嘉祐二年八月,有詔臣禹錫、臣億、臣頌、臣洞等,再加校正。臣等亦既被命,遂更研覈。竊謂前世醫工,原診用藥,隨效輒記,遂至增多。概見諸書,浩博難究,雖屢加刪定,而去取非一。或本經已載,而所述粗略。或俚俗嘗用,而大醫未聞。嚮非因事詳著,則遺散多矣。乃請因其疏捂,更爲補注。應諸家醫書、藥譜所載物品功用,並從採掇。惟名近迂僻,類乎怪誕,則所不取。自餘經史百家,雖非方餌之急,其間或有參説藥驗,較然可據者,亦兼收載,務從該洽,以副詔意。凡名本草者非一家,今以《開寶重定》本爲正,其分布卷類、經注雜糅,間以墨字,並從舊例,不復釐改。凡補注並據諸書所説,其意義與舊文相參者,則從刪削,以避重複。其舊已著見,而意有未完,後書復言,亦具存之,欲詳而易曉,仍每條並以朱書其端,云"臣等謹按"某書云某事。其別立條者,則解於其末,云"見某"書。凡所引書,以唐、蜀二本草爲先,他書則以所著先後爲次第。凡書舊名本草者,今所引用,但著其所作人名曰某人,惟唐、蜀本則曰"唐本云"、"蜀本云"。凡字朱、墨之別,所謂《神農本經》者以朱字。名醫因《神農》舊條而有增補者,以墨字間於朱字。餘所增者,皆別立條,並以墨字。凡陶隱居所進者,謂之《名醫別錄》,並以其注附於末。凡顯慶所增者,亦注其末,曰"唐本先附"。凡《開寶》所增者,亦注其末曰"今附"。凡今所增補、舊經未有者,於逐條後開列,云"新補"。凡藥舊分上中下三品,今之新補,難於詳辨,但以類附見,如綠礬次於礬石,山薑花次於豆蔻,扶栘次於水楊之類是也。凡藥有功用,本經未見,而舊注已曾引據,今之所增,但涉相類,更不立條,並附本注之末,曰"續注",如地衣附於垣衣,燕覆附於通草,馬藻附於海藻之類是也。凡舊注出於陶氏者曰"陶隱居云"。出於顯慶者,曰"唐本注";出於《開寶》者,曰"今注"。其《開寶》考據傳記者,別曰"今按"、"今詳"、"又按",皆以朱字別於其端。凡藥名本經已見而功用未備,今有所益者,亦附於本注之末。凡藥有今世已嘗用,而諸書未見,無所辨證者,如葫蘆巴、海帶之類,則請從太醫衆論參議,別立爲條,曰"新定"。舊藥九百八十三種,新補八十二種,附於注者不預焉。新定一十七種,總新、舊一千二百二十條,皆隨類粗釋。推以"十五凡",則補注之意可見矣。舊著《開寶》、英公、陶氏三序,皆有義例,所不可去,仍載於首篇云。(**按**:該敘"十五凡",即十五條凡例,每條以"凡"字開頭。時珍略之。)

藥驗較然可據者,亦兼收載,務從該洽,以副詔意。凡名"本草"者非一家,今以《開寶重定本》爲正。其分布卷類,經註雜糅,間以朱墨,並從舊例,不復釐改。凡補註並據諸書所説,其意義與舊文相參者,則從删削,以避重複。其舊已著見而意有未完,後書復言,亦具存之,欲詳而易曉。仍每條並以朱書其端,云"臣等謹按"某書云某事。其別立條者,則解于其末,云見某書。凡所引書,唐、蜀二《本草》爲先,他書則以所著先後爲次第。凡書舊名"本草"者,今所引用,但著其所作人名曰某,惟唐、蜀本則曰"《唐本》云"、"《蜀本》云"。凡字朱墨之別,所謂《神農本經》者,以朱字;《名醫》因《神農》舊條而有增補者,以墨字間于朱字;餘所增者,皆別立條,並以墨字。凡陶隱居所進者,謂之《名醫別録》,並以其註附於此。凡顯慶所增者,亦註其末曰"唐本先附"。凡開寶所增者,亦註其末曰"今附"。凡今所增補,舊經未有,于逐條後開列云"新補"。凡藥舊分上中下三品,今之"新補"難于詳辨,但以類附見。如緑礬次于礬石,山薑花次于豆蔻,枎栘次于水楊之類是也。凡藥有功用,本經未見,而舊註已曾引註,今之所增,但涉相類,更不立條,並附本註之末,曰"續註"。如地衣附于垣衣,燕覆附于通草,馬藻附于海藻之類是也。凡舊註出于陶氏者,曰"陶隱居云"。出于顯慶者,曰"唐本註"。出于《開寶》者,曰"今註"。其《開寶》考據傳記者,別曰"今按"、"今詳"、"又按",皆以朱字別書于其端。凡藥名本經已見,而功用未備,今有所益者,亦附于本註之末。凡藥有今世已嘗用而諸書未見,無所辨證者,如胡盧巴、海帶之類,則請從太醫衆論參議,別立爲條,曰"新定"。舊藥九百八十三種,新補八十二種,附于註者不預焉。新定一十七種,總新舊一千八十二條,皆隨類附著之。《英公》、《陶氏》、《開寶》三序,皆有義例,所不可去,仍載于首卷云。

《圖經本草》 【時珍曰】宋仁宗既命掌禹錫等編緝本草,累年成書;又詔天下郡縣,圖上所産藥物,用唐永徽故事,專命太常博士蘇頌譔述成此書,凡二十一卷。考證詳明,頗有發揮。但圖與説異,兩不相應。或有圖無説,或有物失圖,或説是圖非。如江州菝葜乃仙遺粮,滁州青木香乃兜鈴根,俱混列圖;棠毬子即赤爪木,天花粉即栝樓根,乃重出條之類,亦其小小疏漏耳。頌,字子容,同安人。舉進士,哲宗朝位至丞相,封魏國公。

《證類本草》 【時珍曰】宋徽宗大觀二年,蜀醫唐慎微取《嘉祐補註本草》及《圖經本草》合爲一書,復拾《唐本草》《陳藏器本草》、孟詵《食療本草》舊本所遺者五百餘種,附入各部,并增五種。仍采《雷公炮炙》及《唐本》《食療》、陳藏器諸説收未盡者,附于各條之後。又采古今單方,并經史百家之書有關藥物者,亦附之。共三十一卷,名《證類本草》。上之朝廷,改名《大觀本草》。慎微貌寢陋而學該博,使諸家本草及各藥單方垂之千古,不致淪没者,皆其功也。政和中,復命醫官曹孝忠校正刊行,故又謂之《政和本草》。

《本草別説》 【時珍曰】宋哲宗元祐中,閬中醫士陳承,合《本草》及《圖經》二書爲一,間綴數語,謂之"別説"。高宗紹興末,命醫官王繼先等校正《本草》,亦有所附,皆淺俚,無高論。

《日華諸家本草》 【禹錫①曰】國初開寶中,〔四〕明人譔。不著姓氏,但云"日華子大

---

① 禹錫:《嘉祐·補注所引書傳》見《證類本草》卷1"序例上" 《日華諸家本草》:國初開寶中四明人撰。不著姓氏,但云日華子大明序。集諸家本草、近世所用藥,各以寒温、性味、華實、蟲獸爲類,其言近用,功狀甚悉,凡二十卷。

明"序。集諸家本草近世所用藥,各以寒、溫、性、味、華、實、蟲、獸爲類,其言功用甚悉,凡二十卷。【時珍曰】按《(十)〔千〕家姓》,大姓出東萊,日華子蓋姓大名明也。或云其姓田,未審然否。

《本草衍義》 【時珍曰】宋政和中,醫官通直郎寇宗奭譔。以《補註》及《圖經》二書,參考事實,覈其情理,援引辨證,發明良多,東垣、丹溪諸公亦尊信之。但以蘭花爲蘭草,卷丹爲百合,是其誤也。書及序例凡三卷。平陽張魏卿以其說分附各藥之下,合爲一書。

《潔古珍珠囊》 【時珍曰】書凡一卷,金易州明醫張元素所著。元素,字潔古,舉進士不第,去,學醫,深闡軒、岐秘奧,參悟天人幽微。言古方新病不相能,自成家法。辨藥性之氣味、陰陽、厚薄、升降、浮沉、補瀉,六氣、十二經及隨症用藥之法,立爲主治秘訣、心法要旨,謂之《珍珠囊》。大揚醫理,《靈》《素》之下,一人而已。後人翻爲韻語,以便記誦,謂之《東垣珍珠囊》,謬矣。惜乎止論百品,未及徧評。又著《病機氣宜保命集》四卷,一名《活法機要》。後人誤作河間劉(元)〔完〕素所著,僞譔序文詞調于卷首以附會之。其他潔古諸書,多是後人依托,故駁雜不倫。

《用藥法象》 【時珍曰】書凡一卷,元真定明醫李杲所著。杲,字明之,號東垣。通《春秋》《書》《易》,忠信有守,富而好施,援例爲濟源監稅官。受業于潔古老人,盡得其學,益加闡發,人稱神醫。祖《潔古珍珠囊》,增以《用藥凡例》《諸經嚮導》《綱要活法》,著爲此書。謂世人惑于内傷外感,混同施治,乃辨其脉證、元氣陰火、飲食勞倦、有餘不足,著《辨惑論》三卷、《脾胃論》三卷。推明《素問》《難經》《本草》《脉訣》及雜病方論,著《醫學發明》九卷、《蘭室秘藏》五卷。辨析經絡脉法,分比傷寒六經之則,著《此事難知》二卷。別有癰疽、眼目諸書及《試效方》,皆其門人所集述者也。

《湯液本草》 【時珍曰】書凡二卷,元醫學教授古趙王好古撰。好古,字進之,號海藏,東垣高弟,醫之儒者也。取《本草》及張仲景、成無己、張潔古、李東垣之書,間附己意,集而爲此。別著《湯液大法》四卷、《醫壘元戎》十卷《陰證略例》《癍論萃英》《錢氏補遺》各一卷。

《日用本草》 【時珍曰】書凡八卷,元海寧醫士吳瑞,取本草之切于飲食者,分爲八門,間增數品而已。瑞,字瑞卿,元文宗時人。

《本草歌括》 【時珍曰】元瑞州路醫學教授胡仕可,取本草藥性圖形作歌,以便童蒙者。我明劉純、熊宗立、傅滋葷,皆有歌括及藥性賦,以授初學記誦。

《本草衍義補遺》 【時珍曰】元末朱震亨所著。震亨,義烏人,字彦修,從許白雲講道,世稱丹溪先生。嘗從羅太無學醫,遂得劉、張、李三家之旨而推廣之,爲醫家宗主。此書蓋因寇氏《衍義》之義而推衍之,近二百種,多所發明。但蘭草之爲蘭花,胡粉之爲錫粉,未免泥于舊説。而以諸藥分配五行,失之牽强耳。所著有《格致餘論》《局方發揮》《傷寒辨疑》《外科精要新論》《風木問答》諸書。

《本草發揮》 【時珍曰】書凡三卷,洪武時丹溪弟子山陰徐彦純用誠所集。取張潔古、李東垣、王海藏、朱丹溪、成無己數家之説,合成一書爾,別無增益。

《救荒本草》 【時珍曰】洪武初,周(憲)〔定〕王因念旱澇民飢,咨訪野老田夫,得草木之根、苗、花、實可備荒者四百四十種,圖其形狀,著其出産、苗葉、花子、性味、食法,凡四卷,亦頗詳明可據。近人翻刻,削其大半。雖其見淺,亦書之一厄也。王(號誠齋①),性質聰敏,集《普濟方》一百六十八卷、《袖珍方》四卷、詩文樂府等書。嘉靖中,高郵王磐著《野菜譜》一卷,繪形綴語,以告救荒,略而不詳。

《庚辛玉册》 【時珍曰】宣德中,寧獻王取崔昉《外丹本草》、土宿真君《造化指南》、獨孤滔《丹房鑑源》《軒轅述寶藏論》、青霞子《丹臺録》諸書所載金、石、草、木可備丹爐者,以成此書。分爲金石部、靈苗部、靈植部、羽毛部、鱗甲部、飲饌部、鼎器部,通計二卷,凡五百四十一品。所説出産形狀,分別陰陽,亦可考據焉。王號臞仙,該通百家,所著醫卜、農圃、琴棋、仙學、詩家諸書,凡數百卷。《造化指南》三十三篇,載靈草五十三種,云是土宿昆元真君所説,抱朴子注解,蓋亦宋、元時方士假託者爾。古有《太清草木方》《太清服食經》《太清丹藥録》《黄白秘法》《三十六水法》《伏制草石論》諸書,皆此類也。

《本草集要》 【時珍曰】弘治中,禮部郎中慈溪王綸,取本草常用藥品,及潔古、東垣、丹溪所論序例,略節爲八卷。別無增益,斤斤泥古者也。綸,字汝言,號節齋,舉進士,仕至都御史。

《食物本草》 【時珍曰】正德時,九江知府江陵汪穎撰。東陽盧和,字廉夫,嘗取本草之繫于食品者編次此書。穎得其稿,釐爲二卷,分爲水、穀、菜、果、禽、獸、魚、味八類云。

《食鑑本草》 【時珍曰】嘉靖時,京口寧原所編。取可食之物,略載數語,無所發明。

《本草會編》 【時珍曰】嘉靖中,祁門醫士汪機所編。機,字省之。懲王氏《本草集要》不收草木形狀,乃削去本草上、中、下三品,以類相從,菜穀通爲草部,果品通爲木部,并諸家序例共二十卷。其書撮約,似乎簡便,而混同反難檢閲。冠之以薺,識陋可知。掩去諸家,更覺零碎。臆度疑似,殊無實見,僅有數條自得可取爾。

《本草蒙筌》 【時珍曰】書凡十二卷,祁門醫士陳嘉謨撰。謨,字廷采。嘉靖末,依王氏《集要》部次集成。每品具氣味産采、治療方法,創成對語,以便記誦。間附己意于後,頗有發明。便于初學,名曰《蒙筌》,誠稱其實。

《本草綱目》 明楚府奉祠敕封文林郎蓬溪知縣蘄州李時珍東璧撰。蒐羅百氏,訪采四方。始于嘉靖壬子,終于萬曆戊寅,稿凡三易。分爲五十二卷,列爲一十六部,部各分類,類凡六十。標名爲綱,列事爲目。增藥三百七十四種,方八千一百六十。

---

① 誠齋:(**按**:即周憲王朱有燉之號。朱有燉爲周定王朱橚之子。此下内容實指朱橚,非周憲王也。)

引據古今醫家書目①

【時珍曰】自陶弘景以下,唐、宋諸本草引用醫書凡八十四家,而唐慎微居多。時珍今所引,除舊本外,凡二百七十六家。

《黃帝素問》王冰註　　　　　　　唐玄宗《開元廣濟方》

《天寶單方圖》　　　　　　　　　唐德宗《貞元廣利方》

《太倉公方》　　　　　　　　　　宋太宗《太平聖惠方》

《扁鵲方》三卷　　　　　　　　　張仲景《金匱玉函方》

《華佗方》十卷　　　　　　　　　張仲景《傷寒論》成無己註

《支太醫方》　　　　　　　　　　張文仲《隨身備急方》

《徐文伯方》　　　　　　　　　　(初虞世)〔甄權〕《古今錄驗方》

《秦承祖方》　　　　　　　　　　王燾《外臺秘要方》

華佗《中藏經》　　　　　　　　　姚和衆《延齡至寶方》范汪《東陽方》

孫真人《千金備急方》　　　　　　《孫真人食忌》

孫真人《千金翼方》　　　　　　　孫真人《枕中記》

《席延賞方》　　　　　　　　　　孫真人《千金髓方》

葉天師《枕中記》　　　　　　　　《篋中秘寶方》

許孝宗《篋中方》　　　　　　　　《錢氏篋中方》

劉禹錫《傳信方》　　　　　　　　王紹顔《續傳信方》

《延年秘録》　　　　　　　　　　柳州《救三死方》

李絳《兵部手集方》　　　　　　　《御藥院方》

崔行功《纂要方》　　　　　　　　《劉涓子鬼遺方》

乘閒《集效方》　　　　　　　　　陳延之《小品方》

葛洪《肘後百一方》　　　　　　　《服氣精義方》

謝士泰《刪繁方》　　　　　　　　胡洽居士《百病方》

孫兆《口訣》　　　　　　　　　　梅師《集驗方》

---

① 引據古今醫家書目:古籍列舉引據書目,可見於北宋《太平御覽》等書。南宋醫藥書亦有列舉引用書目者,如《十便良方》卷首"古今方論總目"、《幼幼新書》卷40"近世方書"等。本草書則有《證類本草所出經史方書》,見於《重修政和經史證類備用本草》卷首。該書目載經史醫藥書247目。時珍仿此,以《證類本草所出經史方書》爲舊本,再予擴充而成《引據古今醫家書目》及《引據經史百家書目》二篇。

崔元亮《海上集驗方》

姚僧坦《集驗方》

孟詵《必效方》

《斗門方》

王玟《傷寒身驗方》

文潞公《藥準》

《塞上方》

沈存中《靈苑方》

張（路）〔潞〕"大效方"

《近效方》

陳氏《經驗後方》

《十全博救方》

《必用方》

楊氏《產乳集驗方》

《譚氏小兒方》

《萬全方》

李翶《何首烏傳》

《神仙服食方》

《寒食散方》

賈誠《馬經》已上八十四家,係舊本所引

王冰《玄珠密語》

《黃帝書》

李濂《醫史》

《聖濟總錄》

皇甫謐《甲乙經》

劉克用《藥性賦》

張仲景《金匱要略》

巢元方《病原論》

《神仙服食經》

魏武帝《食制》

深師《脚氣論》即梅師

《孫氏集驗方》

平堯卿《傷寒類要》

韋宙《獨行方》

《勝金方》

周應《簡要濟衆方》

王袞《博濟方》

《救急方》

崔知悌《勞瘵方》

陳抃《經驗方》

《蘇沈良方》東坡、存中

咎殷《食醫心鏡》

張傑《子母秘録》

咎殷《產寶》

《小兒宮氣方》

《太清草木方》

《普救方》

嵩陽子《威靈仙傳》

賈相公《牛經》

《靈樞經》

張杲《醫說》

《褚氏遺書》

秦越人《難經》

劉氏《病機賦》

宋徽宗《聖濟經》

王叔和《脉經》

《彭祖服食經》

《神農食忌》

宋俠《經心録》

《李氏食經》

王執中《資生經》 婁居中《食治通説》

《飲膳正要》 劉河間《原病式》

《太清靈寶方》 《玄明粉方》

劉河間《宣明方》 戴起宗《脉訣刊誤》

吳猛《服椒訣》 許洪《本草指南》

黃氏《本草權度》 （祝）〔陸〕氏《證治本草》

土宿真君《造化指南》 《醫餘録》

《月池人參傳》李言聞 胡演《升煉丹藥秘訣》

《名醫録》 《月池艾葉傳》

張子和《儒門事親》 張潔古《醫〔學〕啓源》

《菖蒲傳》 《醫鑑》龔氏

《活法機要》 楊天惠《附子傳》

《潔古家珍》 李東垣《醫學發明》

東垣《辨惑論》 東垣《脾胃論》

東垣《蘭室秘藏》 東垣《試效方》

王海藏《醫家大法》 海藏《醫壘元戎》

海藏《此事難知》 海藏《陰證發明》

羅天益《衛生寶鑑》 丹溪《格致餘論》

丹溪《局方發揮》 盧和《丹溪纂要》

《丹溪醫案》 楊珣《丹溪心法》

方廣《丹溪心法附餘》 《丹溪活套》

程充《丹溪心法》 滑伯仁《（櫻）〔攖〕寧心要》

《惠民和劑局方》 陳言《三因方》

孫真人《千金月令方》 嚴用和《濟生方》

王氏《易簡方》王碩 楊子建《萬全護命方》

繼洪《澹寮方》 《（是齋）〔全生〕指迷方》王貺

楊士瀛《仁齋直指方》 余居士《選奇方》

《黎居士易簡方》 《楊氏家藏方》楊倓

《濟生拔萃方》杜思敬 胡瀅《衛生易簡方》

朱端章《衛生家寶方》 許學士《本事方》許叔微

《雞峰備急方》張銳

王隱君《養生主論》

趙士(衍)〔紓〕《九籥衛生方》

《嶺南衛生方》

周(憲)〔定〕王《普濟方》一百七十卷

李仲南《永類鈐方》

傅滋《醫學集成》

王履《溯洄集》

萬表《積善堂經驗方》

《醫學綱目》

戴原禮《金匱鉤玄》

楊氏《頤真堂經驗方》

《醫學切問》

劉純《醫經小學》

《德生堂經驗方》

饒氏《醫林正宗》

朧僎《乾坤生意》

劉松篁《保壽堂經驗方》

楊拱《醫方摘要》

《梁氏總要》

《王仲勉經驗方》

方賢《奇效良方》

吳球《諸證辨疑》

《禹講師經驗方》

孫天仁《集效方》

《瀕湖醫案》

《龔氏經驗方》

《經驗濟世方》

楊起《簡便方》

《阮氏經驗方》

孫用和《傳家秘寶方》

真西山《衛生歌》

王方慶《嶺南方》

初虞世《養生必用方》

虞摶《醫學正傳》

周(憲)〔定〕王《袖珍方》

薩謙齋《瑞竹堂經驗方》

葉氏《醫學統旨》

戴原禮《證治要訣》

孫氏《仁存堂經驗方》

《醫學指南》

劉純《玉機微義》

陸氏《積德堂經驗方》

王璽《醫林集要》

朧僎《乾坤秘韞》

《法生堂經驗方》

周(良)〔文〕采《醫方選要》

窺玄子《法天生意》

陳日華《經驗方》

《醫方大成》

吳球《活人心統》

劉長春《經驗方》

閻孝忠《集效方》

趙氏《儒醫(集)〔精〕要》

《戴古渝經驗方》

《試效録驗方》

《瀕湖集簡方》

《藺氏經驗方》

《孫一松試效方》

坦僊《皆效方》

董炳《集驗方》　　　　　　　　《趙氏經驗方》

《危氏得效方》危亦林　　　　　朱(端章)〔佐〕《集驗方》

《楊氏經驗方》　　　　　　　　《居家必用方》

《經驗良方》　　　　　　　　　《唐瑶經驗方》

鄧筆峰《衛生雜興》　　　　　　《救急易方》

《張氏經驗方》　　　　　　　　王英《杏林摘要》

《急救良方》　　　　　　　　　《龔氏經驗方》

白飛霞《韓氏醫通》　　　　　　白飛霞《方外奇方》

《徐氏家傳方》　　　　　　　　《張三丰仙傳方》

温隱居《海上方》　　　　　　　《鄭氏家傳方》

《王氏奇方》　　　　　　　　　《海上仙方》

談野翁《試驗方》　　　　　　　丘玉峰《群書日抄》

《海上名方》　　　　　　　　　包會《應驗方》

何子元《群書續抄》　　　　　　《十便良方》

孟氏《詵詵方》　　　　　　　　張氏《灊江切要》

李樓《怪證奇方》　　　　　　　《生生編》

邵真人《青囊雜纂》　　　　　　夏子益《奇疾方》

《摘玄方》　　　　　　　　　　趙宜真《濟急仙方》

《纂要奇方》　　　　　　　　　《端效方》

王永輔《惠濟方》　　　　　　　《奚囊備急方》

史堪《指南方》　　　　　　　　王璆《百一選方》

臞仙《壽域神方》　　　　　　　陳直《奉親養老書》

《世醫通變要法》　　　　　　　吳旻《扶壽精方》

李(廷)〔鵬〕飛《三元延壽書》　何大英《發明證治》

王氏《醫方捷徑》　　　　　　　《保慶集》

《保生餘録》　　　　　　　　　《神醫普救方》

楊炎《南行方》　　　　　　　　彭用光《體仁彙編》

《傳信適用方》　　　　　　　　(王)〔張〕氏《究原方》

王節齋《明醫雜著》　　　　　　《攝生妙用方》

艾元英《如宜方》　　　　　　　《濟生秘覽》

《王氏手集》　　　　　　　　《蕭静觀方》

《錦囊秘覽》　　　　　　　　《唐仲舉方》

《楊堯輔方》　　　　　　　　《金匱名方》

《嚴月軒方》　　　　　　　　《鄭師甫方》

《芝隱方》　　　　　　　　　《通妙真人方》

《三十六黄方》　　　　　　　葛可久《十藥神書》

蘇(遒)〔游〕《玄感傳尸論》　《上清紫庭追勞方》

朱肱《南陽活人書》　　　　　韓祗和《傷寒書》

龐安時《傷寒總病論》　　　　吳綬《傷寒蘊要》

趙嗣真《傷寒論》　　　　　　成無己《傷寒明理論》

劉河間《傷寒直格》　　　　　陶華《傷寒十書》

李知先《活人書括》　　　　　陳自明《婦人良方》

郭稽中《婦人方》　　　　　　熊氏《婦人良方補遺》

《胡氏濟陰方》　　　　　　　《婦人明理論》

《婦人千金家藏方》　　　　　《便産須知》

《二難寶鑑》　　　　　　　　《婦人經驗方》

錢乙《小兒直訣》　　　　　　劉昉《幼幼新書》

《幼科類萃》　　　　　　　　《陳文中小兒方》

曾世榮《活幼心書》　　　　　徐用宣《袖珍小兒方》

張(焕)〔渙〕《小兒方》　　　寇衡〔美〕《全幼心鑑》

演山《活幼口議》　　　　　　《阮氏小兒方》

魯伯嗣《嬰童百問》　　　　　《活幼全書》

《鄭氏小兒方》　　　　　　　湯衡《嬰孩寶(鑑)〔書〕》

《衛生總微論》即《保幼大全》　《鮑氏小兒方》

湯衡《嬰孩妙訣》　　　　　　姚和衆《童子秘訣》

《全嬰方》　　　　　　　　　王日新《小兒方》

《小兒宮氣集》　　　　　　　魏直《博愛心鑒》

高武《痘疹管見》又名《正宗》　李言聞《痘疹證治》《痘疹要訣》

李實《痘疹淵源》　　　　　　聞人規《痘疹》八十一論

張清川《痘疹便覽》　　　　　陳自明《外科精要》

薛己《外科心法》　　　　　《外科通玄論》

齊德之《外科精義》　　　　薛己《外科發揮》

薛己《外科經驗方》　　　　楊清叟《外科秘傳》

李迅《癰疽方論》　　　　　周(亮)〔文〕采《外科集驗方》

《眼科龍木論》　　　　　　《飛鴻集》

倪(惟)〔維〕德《原機啓微集》　　《明目經驗方》

《宣明眼科》　　　　　　　《眼科針鉤方》

《咽喉口齒方》已上二百七十六家,時珍所引者。

引據古今經史百家書目

【時珍曰】自陶弘景、唐、宋已下所引用者,凡一百五十一家。時珍所引用者,除舊本外,凡四百四十家。

《易經注疏》王弼　　　　　　《詩經注疏》孔穎達、毛萇

《爾雅注疏》李巡、邢昺、郭璞　　《尚書注疏》孔安國

《春秋左傳注疏》杜預　　　　《孔子家語》

《禮記注疏》鄭玄　　　　　　《周禮注疏》

張湛注《列子》　　　　　　郭象注《莊子》

楊倞注《荀子》　　　　　　《淮南子鴻烈解》

《呂氏春秋》　　　　　　　葛洪《抱朴子》

《戰國策》　　　　　　　　司馬遷《史記》

班固《漢書》　　　　　　　范曄《後漢書》

陳壽《三國志》　　　　　　王隱《晉書》

沈約《宋書》　　　　　　　蕭顯明《梁史》

李延壽《北史》　　　　　　魏徵《隋書》

歐陽修《唐書》　　　　　　王瓘《軒轅本紀》

《穆天子傳》　　　　　　　《秦穆公傳》

《蜀王本紀》　　　　　　　《魯定公傳》

《漢武故事》　　　　　　　《漢武內傳》

《壺居士傳》　　　　　　　《崔魏公傳》

《李寶臣傳》　　　　　　　《何君謨傳》

《李孝伯傳》　　　　　　　《李司封傳》

《柳宗元傳》　　　　　　《梁四公(子)記》

《唐武后別傳》　　　　　《南岳魏夫人傳》

《三茅真君傳》　　　　　葛洪《神仙傳》

干寶《搜神記》　　　　　《紫靈元君傳》

劉向《列仙傳》　　　　　徐鉉《稽神録》

《玄中記》　　　　　　　《洞微志》

郭憲《洞冥記》　　　　　(樂史)〔戴君孚〕《廣異記》

劉敬叔《異苑》　　　　　《王子年拾遺記》

《太平廣記》　　　　　　吳均《續齊諧記》

段成式《酉陽雜俎》　　　《異術》

《(王)建平〔王〕》《典術》　杜佑《通典》

《異類》　　　　　　　　何承天《纂文》

張華《博物志》　　　　　《魏略》

東方朔《神異經》　　　　盛弘之《荆州記》

郭璞注《山海經》　　　　何晏《九州記》

宗懍《荆楚歲時記》　　　《華山記》

顧微《廣州記》　　　　　徐表《南州記》

《嵩山記》　　　　　　　裴淵《廣州記》

萬震《南州異物志》　　　《南蠻記》

楊孚《異物志》　　　　　房千里《南方異物志》

《太原地志》　　　　　　劉恂《嶺表録〔異〕》

孟琯《嶺南異物志》　　　《永嘉記》

朱應《扶南記》　　　　　張氏《燕吳行(紀)〔役記〕》

《南(城)〔越〕志》　　　《五溪記》

王氏《番禺記》　　　　　《白澤圖》

《軒轅述寶藏論》　　　　青霞子《丹臺録》

《斗門經》　　　　　　　獨孤滔《丹房鑑源》

《東華真人煮石法》　　　《房室(圖)〔經〕》

《太清草木記》　　　　　《神仙芝草經》

《異魚圖》　　　　　　　《太清石璧記》

《靈芝瑞草經》

《魏王花木志》

《四時纂要》

《三洞要録》

氾勝之《種植書》

崔豹《古今注》

《八帝玄變經》

陸羽《茶經》

李畋該聞録

《神仙秘旨》

《開元天寶遺事》

《宣政〔雜〕録》

(穎)〔潁〕陽子《修真秘訣》

孫光憲《北夢瑣言》

《廣五行記》

陶隱居《登真隱訣》

沈括《夢溪筆談》

《龍魚河圖》

韓終《采藥詩》

黃休復《茆亭客話》

《顏氏家訓》

《宋齊丘化書》

李善注《文選》

《本事詩》

宋·王微讚

陳子(昂)〔昂〕集

梁簡文帝《勸醫文》已上一百五十家,舊本所引者。

吕忱《字林》

周(弼)〔伯琦〕《説文字原》

趙古則《六書本義》

《狐剛子粉圖》

《夏禹神仙經》

賈思勰音叶《齊民要術》

郭義恭《廣志》

《八帝聖化經》

丁謂《天香傳》

陸機《詩義疏》

《神仙感應篇》

張鷟《朝野僉載》

楊億《談苑》

《修真秘旨》

鄭氏《明皇雜録》

《〔雜〕五行書》

《左慈秘訣》

歐陽公《歸田録》

《遁甲書》

耳珠先生訣

景焕《野人閑話》

王充《論衡》

《(全)〔金〕光明經》

《范子計然》

《楚辭》

《張恊賦》

《江淹集》

《庾肩吾集》

陸龜蒙詩

許慎《説文解字》

周(弼)〔伯琦〕《六書正譌》

王安石《字説》

顧野王《玉篇》

孫愐《唐韻》

《倉頡解詁》

黄公(武)〔紹〕《古今韻會》

陰氏《韻府群玉》

《急就章》

孫炎《爾雅正義》

曹憲《博雅》

楊雄《方言》

《埤雅廣要》

司馬光《名苑》

師曠《禽經》

淮南八公《相鶴經》

王元之《蜂記》

《龜經》

鍾毓《果然賦》

傅肱《蟹譜》

韓彥直《橘(譜)〔録〕》

唐蒙《博物志》

蔡宗顔《茶對》

歐陽修《牡丹譜》

贊寧《物類相感志》

范成大《菊譜》

劉蒙(泉)《菊譜》

王佐《格古論》

沈立《海棠(譜)〔記〕》

陳仁玉《菌譜》

穆修靖《靈芝記》

葉庭珪《香譜》

僧贊寧《竹譜》

周敘《洛陽花木記》

魏子才《六書精蘊》

丁度《集韻》

《洪武正韻》

包氏《續韻府群玉》

張揖《廣雅》

孔鮒《小爾雅》

羅願《爾雅翼》

陸佃《埤雅》

劉熙《釋名》

陸機《鳥獸草木蟲魚疏》

袁達《禽蟲述》

黄省曾《獸經》

朱仲相《貝經》

(張世南)《質龜論》

《馬經》

李石《續博物志》

毛文錫《茶譜》

蔡襄《荔枝譜》

張華《感應類從志》

劉貢父《芍藥譜》

范成大《梅譜》

楊泉《物理論》

史正志《菊譜》

陳翥《桐譜》

《天玄主物簿》

王西樓《野菜譜》

戴凱之《竹譜》

李德裕《平泉草木記》

洪駒父《香譜》

蘇易簡《紙譜》

蘇氏《筆譜》　　　　　　　　《洛陽名園記》

蘇氏《硯譜》　　　　　　　　蘇氏《墨譜》

張(杲)〔果〕《丹砂(秘)〔要〕訣》　　杜季陽《雲林石譜》

《九鼎神丹秘訣》　　　　　　張(杲)〔果〕《玉洞要訣》

李德裕《黃冶論》　　　　　　昇玄子《伏汞圖》

桓(譚)〔寬〕《鹽鐵論》　　　《大明一統志》

韋述《兩京記》　　　　　　　《寶貨辨疑》

《太平寰宇記》　　　　　　　祝穆《方輿(要)〔勝〕覽》

嵇含《南方草木狀》　　　　　《逸周書》

酈道元注《水經》　　　　　　沈瑩《臨海水土記》

《汲冢竹書》　　　　　　　　陸禋《續水經》

《臨海異物志》　　　　　　　左氏《國語》

《三輔黃圖》　　　　　　　　陳祈暢《異物志》

謝承《續漢書》　　　　　　　《三輔故事》

曹叔雅《異物志》　　　　　　法盛《晉中興書》

張勃《吳錄》　　　　　　　　薛氏《荆揚異物志》

《後魏書》　　　　　　　　　環氏《吳紀》

萬震《涼州異物志》　　　　　《南齊書》

《(東觀)〔漢東園〕秘記》　　劉欣期《交州記》

《唐會要》　　　　　　　　　劉義慶《世說》

范成大《桂海虞衡志》　　　　《五代史》

《世本》　　　　　　　　　　東方朔《林邑記》

《南唐書》　　　　　　　　　《類編》

東方朔《十洲記》　　　　　　《宋史》

《逸史》　　　　　　　　　　任豫《益州記》

《遼史》　　　　　　　　　　《野史》

宋祁《劍南方物贊》　　　　　《元史》

費信《星槎勝覽》　　　　　　周達觀《真臘記》

《吾學編》　　　　　　　　　顧(玠)〔岕〕《海槎錄》

劉鬱《出使西域記》　　　　　《大明會典》

朱輔(山)《溪蠻叢笑》

《太平御覽》

《永昌(志)〔郡傳〕》

《江(南)〔淮〕異(聞)〔人〕錄》

《集事淵海》

《華陽國志》

《楚國先賢傳》

《白孔六帖》

《太和山志》

周密《齊東野語》

祝穆《事文類聚》

《荊南(記)〔志〕》

周密《浩然齋日鈔》

鄭樵《通志》

《南裔(記)〔志〕》

羅大經《鶴林玉露》

虞世南《北堂書鈔》

田(九)〔汝〕成《西湖志》

葉盛《水東日記》

徐堅《初學記》

伏(深)〔琛〕《齊地記》

邵桂子《甕天〔脞〕語》

《錦繡萬花谷》

《鄴中記》

蘇子《仇池筆記》

《淮南萬畢術》

辛氏《三秦記》

《松窗雜(記)〔錄〕》

《伏(候)〔侯〕中華古今注》

周處《風土記》

袁滋《雲南記》

陳彭年《江南別錄》

《册府元龜》

《蜀地志》

李肇《國史補》

馬端臨《文獻通考》

《茅山記》

葛洪《西京雜記》

《古今事類合璧》

《(西)凉〔州〕記》

周密《癸辛雜(志)〔識〕》

歐陽詢《藝文類聚》

《永州記》

周密《志雅堂雜鈔》

陶九成《說郛》

竺法真《羅浮山疏》

陶九成《輟耕錄》

賈似道《悅生隨鈔》

《南郡記》

徐氏《總龜對類》

《文苑英華》

《郡國志》

毛直方《詩學大成》

洪邁《夷堅志》

《廉州記》

鮮于樞《鉤玄》

高氏《事物紀原》

《金門記》

杜寶《大業拾遺錄》

應劭《風俗通》

蘇鶚《杜陽編》
班固《白虎通》
《襄沔記》
《方鎮編年録》
顏師古《刊謬正俗》
《方國志》
劉績《霏雪録》
《河圖玉版》
洪(邁)〔皓〕《松漠紀聞》
孫柔之《瑞應圖記》
《春秋題辭》
王安貧《武陵記》
《夏小正》
《春秋元命包》
張匡(業)〔鄴〕《行程記》
《月令通纂》
《禮斗威儀》
張師正《倦游録》
王旻《山居録》
《周易通卦驗》
胡嶠《陷(盧)〔虜〕記》
《居家必用》
劉向《洪範五行傳》
《玉策記》
劉伯温《多能鄙事》
南宮從《岣嶁神書》
任昉《述異記》
《務本新書》
《性理大全》
薛用弱《集異記》

《嵩高記》
方勺《泊宅編》
服虔《通俗文》
鄧(顯)〔德〕明《南康記》
楊慎《丹鉛録》
杜臺卿《玉燭寶典》
荀伯子《臨川記》
葉夢得《水雲録》
《河圖括地象》
《江湖紀聞》
許善心《符瑞記》
《春秋運斗樞》
趙(蔡)〔葵〕《行營雜(記)〔録〕》
崔寔《四(時)〔民〕月令》
《春秋考異郵》
金幼孜《北征録》
王(楨)〔禎〕《農書》
《孝經援神契》
段公路《北戶録》
《山居四要》
京房《易占》
《(惰)〔隋〕煬帝開河記》
《便民圖纂》
《遁甲開山圖》
《述征記》
瞿仙《神隱書》
《皇極經世書》
祖冲之《述異記》
俞宗本《種樹書》
《五經大全》

《起居雜記》

《通鑑綱目》

《神異記》

林洪《山家清供》

《朱子大全》

《録異記》

陳元靚《事林廣記》

《鶡冠子》

《異聞記》

《萬寶事山》

《墨子》

陶氏《續搜神記》

《三洞珠囊》

《董子》

《太上玄科》

《西樵野記》

《韓詩外傳》

魯至剛《俊靈機要》

(姚福)〔陸粲〕《庚己編》

杜恕《篤論》

《五雷經》

景焕《牧竪閑談》

王叡《炙轂子》

《乾象占》

《葦航(细)〔紀〕談》

梁元帝《金樓子》

《演禽書》

龐元英《談藪》

王浚川《雅述》

謝道人《天(空)〔竺〕經》

陳翱《卓異記》

《洞天保生録》

《程氏遺書》

李元《獨異志》

《閨閣事宜》

《老子》

戴祚《甄異傳》

《事海文山》

《管子》

祖台之《志怪》

《奚囊雜纂》

《晏子春秋》

楊氏《洛陽伽藍記》

陶隱居《雜録》

賈誼《新書》

《太清外術》

《琅琊漫鈔》

劉向《説苑》

《地鏡圖》

王〔明〕清(明)《揮麈餘話》

盧諶《祭法》

《雷書》

陳霆《兩山墨談》

葉世傑《草木子》

《列星圖》

《孫升談圃》

蔡邕《獨斷》

《吐納經》

《愛竹談藪》

章俊卿《山堂考索》

彭乘《墨客揮犀》

洪邁《容齋隨筆》

蕭了真《金丹大成》

侯延(賞)〔慶〕《退(齊)〔齋〕閑覽》

《翰墨全書》

陶弘景《真誥》

顧文薦《負暄〔雜〕録》

朱子《離騷辨證》

《太上玄變經》

王(性之)〔明清〕《揮麈録》

黃震《慈溪日鈔》

《八草靈變篇》

葉石林《避暑録》

吳淑《事類賦》

《造化指南》

姚(亮)〔寬〕《西溪叢話》

葛洪《遐觀賦》

《周顛仙碑》

胡仔《漁隱叢話》

綦母《錢神論》

《法華經》

王濟《日詢手(記)〔鏡〕》

王之綱《通微集》

《圓覺經》

周必大《陰德録》

《文字指歸》

《變化論》

《解頤新語》

潘塤《楮記室》

劉義慶《幽明録》

魏伯陽《參同契》

蔡條《鐵圍山叢(話)〔談〕》

《百川學海》

《許真君書》

《遯齋閑覽》

《(文)〔史〕系》

《朱真人靈驗篇》

陸文量《菽園雜記》

何孟春《餘冬録》

李筌《太白〔陰〕經(注)》

趙與時《賓退録》

《類説》

《鶴頂新書》

《劉禹錫嘉話録》

左思《三都賦》

《修真指南》

俞琰《席上腐談》

魯褒《錢神論》

《劉根別傳》

熊太古《冀越集》

(稽)〔嵇〕康《養生論》

《涅槃經》

李氏《仕學類鈔》

儲(詠)〔泳〕《祛疑説》

《楞嚴經》

《翰苑叢記》

《造化權輿》

《自然論》

趙溍《養疴漫筆》

仇遠《稗史》

《江鄰幾雜志》

《魏武帝集》

《海録碎事》

唐小説

《曹子建集》

《(治)〔洽〕聞(説)〔記〕》

《晁以道客(話)〔語〕》

《柳子厚文集》

《(靈)〔雲〕仙録》

康譽之《昨夢録》

《三蘇文集》

《異説》

《蘇黄手簡》

高氏《蓼花洲閑録》

何(遠)〔薳〕《春渚紀聞》

《李太白集》

吳澄《草廬集》

《黄山谷集》

《王維詩集》

楊維(禎)〔楨〕《鐵厓集》

王元之集

《錢起詩集》

方孝孺《遜志齋集》

王荆公《臨川集》

元積《長慶集》

《陳白沙集》

《周必大集》

《張籍詩集》

《張東海集》

范成大《石湖集》

《百感録》

張耒《明道雜志》

《魏文帝集》

《瑣碎録》

《林氏小説》

《韓文公集》

《龍江録》

劉跂《暇日記》

《歐陽公文集》

《白獺髓》

《(邢)坦齋筆衡》

《宛委(録)〔餘編〕》

張世南《游宦紀聞》

《山谷刀筆》

畢氏《幕府燕閑録》

《東坡詩集》

《杜子美集》

吳萊《淵穎集》

宋徽宗詩

《岑參詩集》

宋景濂《潛溪集》

《梅堯臣(詩)〔集〕》

白樂天《長慶集》

吳玉《崑山小稿》

《邵堯夫集》

《劉禹錫集》

《何仲默集》

楊萬里《誠齋集》

李紳文集

《楊升菴集》

《李義山集》　　　　　　　　《陸放翁集》

《唐荆川集》　　　　　　　　《左貴嬪集》

《陳止齋集》　　　　　　　　焦希程集

《王梅溪集》　　　　　　　　《張宛丘集》

《方虛谷集》　　　　　　　　葛氏《韻語陽秋》

《蔡氏詩話》　　　　　　　　《古今詩話》

《錦囊詩對》已上四百四十家，時珍所引者。

采集諸家本草藥品總數

《神農本草經》三百四十七種。除併入一十八種外，草部一百六十四種，穀部七種，菜部一十三種，果部一十一種，木部四十四種，土部二種，金石部四十一種，蟲部二十九種，介部八種，鱗部七種，禽部五種，獸部一十五種，人部一種。

陶弘景《名醫別錄》三百六種。除併入五十九種外，草部一百三十種，穀部一十九種，菜部一十七種，果部一十七種，木部二十三種，服器部三種，水部二種，土部三種，金石部三十二種，蟲部一十七種，介部五種，鱗部十種，禽部一十一種，獸一十二種，人部五種。

《李當之藥錄》一種。草部。

《吳普本草》一種。草部。

雷斆《炮炙論》一種。獸部。

蘇恭《唐本草》一百一十一種。草部三十四種，穀部二種，菜部七種，果部一十一種，木部二十二種，服器部三種，土部三種，金石部一十四種，蟲部一種，介部二種，鱗部一種，禽部二種，獸部八種，人部一種。

甄權《藥性本草》四種。草部一種，穀部一種，服器部一種，金石部一種。

孫思邈《千金食治》二種。菜部。

孟詵《食療本草》一十七種。草部二種，穀部三種，菜部三種，果部一種，鱗部六種，禽部二種。

陳藏器《本草拾遺》三百六十九種。草部六十八種，穀部一十一種，菜部一十三種，果部二十種，木部三十九種，服器部三十五種，火部一種，水部二十六種，土部二十八種，金石部一十七種，蟲部二十四種，介部一十種，鱗部二十八種，禽部二十六種，獸部一十五種，人部八種。

李珣《海藥本草》一十四種。草部四種，穀部一種，果部一種，木部五種，蟲部一種，介部二種。

蕭炳《四聲本草》二種。草部一種，服器部一種。

陳士良《食性本草》二種。菜部一種，果部一種。

韓保昇《蜀本草》五種。菜部二種,木部一種,介部一種,獸部一種。

馬志《開寶本草》一百一十一種。草部三十七種,穀部二種,菜部六種,果部一十九種,木部一十五種,服器部一種,土部一種,金石部九種,蟲部二種,介部二種,鱗部一十一種,禽部一種,獸部四種,人部一種。

掌禹錫《嘉祐本草》七十八種。草部一十七種,穀部三種,菜部十種,果部二種,木部六種,服器部一種,水部四種,金石部八種,介部八種,禽部一十三種,獸部一種,人部四種。

蘇頌《圖經本草》七十四種。草部五十四種,穀部二種,菜部四種,果部五種,木部一種,金石部三種,蟲部二種,介部一種,禽部一種,獸部一種。

大明《日華本草》二十五種。草部七種,菜部二種,果部二種,木部一種,金石部八種,蟲部一種,鱗部一種,禽部一種,人部一種。

唐慎微《證類本草》八種。菜部一種,木部一種,土部一種,金石部一種,蟲部二種,獸部一種,人部一種。

寇宗奭《本草衍義》一種。獸部。

李杲《用藥法象》一種。草部。

朱震亨《本草補遺》三種。草部一種,穀部一種,木部一種。

吳瑞《日用本草》七種。穀部一種,菜部三種,果部二種,獸部一種。

周(憲)〔定〕王《救荒本草》二種。穀部一種,菜部一種。

汪穎《食物本草》一十七種。穀部三種,菜部二種,果部一種,禽部十種,獸部一種。

寧原《食鑑本草》四種。穀部一種,菜部一種,鱗部一種,獸部一種。

汪機《本草會編》三種。草部一種,果部一種,蟲部一種。

陳嘉謨《本草蒙筌》二種。介部一種,人部一種。

李時珍《本草綱目》三百七十四種。草部八十六種,穀部一十五種,菜部一十七種,果部三十四種,木部二十一種,服器部三十五種,火部十種,水部十一種,土部二十一種,金石部(三)〔二〕十六種,蟲部二十六種,介部五種,鱗部二十八種,禽部五種,獸部二十三種,人部一十一種。

神農本經名例①

上藥一百二十種爲君,主養命以應天,無毒,多服久服不傷人。欲輕身

---

① 神農本經名例:(按:即《神農本草經》藥學總論部分。本節大字即其原文。《綱目》基本照錄《證類》卷一“序例上”白大字《本經》文,今不重複列入。異體字、古今字、通假字一般不改,或加注說明。個別含義有差之文字,用圓括號示誤,六角括號示正。)

益氣，不老延年者，本上經。

中藥一百二十種爲臣，主養性以應人，無毒有毒，斟酌其宜。欲遏病補虛羸者，本中經。

下藥一百二十五種爲佐使，主治病以應地，多毒，不可久服。欲除寒熱邪氣，破積聚愈疾者，本下經。

三品合三百六十五種，法三百六十五度，一度應一日，以成一歲。倍其數，合七百三十名也。【陶弘景①曰】今按上品藥性，亦能遣疾，但勢力和厚，不爲速效。歲月常服，必獲大益。病既愈矣，命亦兼申。天道仁育，故曰"應天"。一百二十種者，當謂寅、卯、辰、巳之月，法萬物生榮時也。中品藥性，療病之辭漸深，輕身之説稍薄。祛患爲速，延齡爲緩。人懷性情，故曰"應人"。一百二十種，當謂午、未、申、酉之月，法萬物成熟時也。下品藥性，專主攻擊，毒烈之氣，傾損中和，不可常服，疾愈即止。地體收殺，故曰"應地"。一百二十五種者，當謂戌、亥、子、丑之月，法萬物枯藏時也，兼以閏之盈數焉。若單服或配隸，自隨人患，參而行之，不必偏執也。【掌禹錫②曰】《陶氏本草》例，《神農》以朱書，《別錄》以墨書。《本經》藥止三百六十五種。今此言倍其數，合七百三十名，是併《別錄》副品而言，此一節乃《別錄》之文。傳寫既久，錯亂所致，遂令後世捃摭此類，以爲非神農之書，率以此故也。【時珍曰】《神農本草》藥分三品。陶氏《別錄》倍增藥品，始分部類。唐、宋諸家大加增補，兼或退出。雖有朱、墨之別，三品之名，而實已紊矣。或一藥而分數條，或二物而同一處；或木居草部，或蟲入木部。水土共居，蟲魚雜處；淄澠罔辨，玉砆不分。名已難尋，實何由覓。今則通合古今諸家之藥，析爲十六部。當分者分，當併者併，當移者移，當增者增。不分三品，惟逐各部。物以類從，目隨綱舉。每藥標一總名，正大綱也。大書氣味、主治，正小綱也。分註釋名、集解、發明，詳其目也。而辨疑、正誤、附錄附之，備其體也。單方又附於其末，詳其用也。大綱之下，明注本草及三品，所以原始也。小綱之下，明注各家之名，所以著實也。分注則各書人名，一則古今之出處不没，一則各家之是非有歸。雖舊章似乎剖析，而支脈更覺分明。非敢僭越，實便討尋爾。

藥有君臣佐使，以相宣攝。合和宜一君、二臣、三佐、五使，又可一君、

---

① 陶弘景：《集注》見《證類》卷1"序例上"　右本説如此。今按上品藥性，亦皆能遣疾，但其勢力和厚，不爲倉卒之效，然而歲月常服，必獲大益。病既愈矣，命亦兼申。天道仁育，故云"應天"。一百二十種者，當謂寅、卯、辰、巳之月，法萬物生榮時也。/中品藥性，療病之辭漸深，輕身之説稍薄。於服之者，祛患當速，而延齡爲緩。人懷性情，故云"應人"。一百二十種者，當謂午、未、申、酉之月，法萬物成熟時也。/下品藥性，專主攻擊，毒烈之氣，傾損中和，不可常服，疾愈即止。地體收殺，故云"應地"。一百二十五種者，當謂戌、亥、子、丑之月，法萬物枯藏時也。兼以閏之，盈數加之。/凡合和之體，不必偏用之，自隨人患，參而共行。但君臣配隸，依後所説，若單服之者，所不論爾。

② 掌禹錫：《嘉祐》見《證類》卷1"序例上"　臣禹錫等謹按：《本草》例，《神農本經》以朱書，《名醫別錄》以墨書。《神農本經》藥三百六十五種，今此言倍其數，合七百三十名，是併《名醫別錄》副品而言也。則此一節，《別錄》之文也，當作墨書矣。蓋傳寫浸久，朱、墨錯亂之所致耳。遂令後世覽之者，捃摭此類，以謂非神農之書，乃後人附託之文者，率以此故也。

本草綱目第一卷

103

三臣、九佐使也。【弘景①曰】用藥猶如立人之制,若多君少臣,多臣少佐,則氣力不周也。然檢仙經世俗諸方,亦不必皆爾。大抵養命之藥多君,養性之藥多臣,療病之藥多佐,猶依本性所主,而復斟酌之。上品君中,復有貴賤;臣佐之中,亦復如之。所以門冬、遠志,別有君臣。甘草國老,大黃將軍,明其優劣。皆不同秩也。【岐伯②曰】方制君臣者,主病之謂君,佐君之謂臣,應臣之謂使,非上、中、下三品之謂也,所以明善惡之殊貫也。【張元素③曰】爲君者最多,爲臣者次之,佐者又次之。藥之于證,所主同者,則各等分。或云力大者爲君。【李杲④曰】凡藥之所用,皆以氣味爲主。補瀉在味,隨時換氣,主病爲君;假令治風,防風爲君;治寒,附子爲君;治濕,防己爲君;治上焦熱,黃芩爲君;中焦熱,黃連爲君。兼見何證,以佐使藥分治之,此制方之要也。《本草》上品爲君之説,各從其宜爾。

　　藥有陰陽配合,子母兄弟。【韓保昇⑤曰】凡天地萬物,皆有陰陽、大小,各有色類,並有法象。故羽毛之類,皆生于陽而屬于陰;鱗介之類,皆生于陰而屬于陽。所以空青法木,故色青而主肝;丹砂法火,故色赤而主心;雲母法金,故色白而主肺;雌黃法土,故色黃而主脾;磁石法水,故色黑而主腎。餘皆以此例推之。子母兄弟,若榆皮爲母,厚朴爲子之類是也。

　　根莖花實,(苗皮)〔草石〕骨肉。【元素⑥曰】凡藥根之在土中者,中半已上,氣脉之上行也,以生苗者爲根;中半已下,氣脉之下行也,以入土者爲稍。病在中焦與上焦者用根,在下焦者用稍,根升稍降。人之身半已上,天之陽也,用頭;中焦用身;身半已下,地之陰也,用稍。乃述類象形者也。【時珍曰】草木有單使一件者,如羌活之根、木通之莖、款冬之花、葶藶之實、敗醬之苗、

① 弘景:《集注》見《證類》卷1"序例上"　右本説如此。今按用藥猶如立人之制,若多君少臣,多臣少佐,則氣力不周也。而檢仙經、世俗諸方,亦不必皆爾。大抵養命之藥則多君,養性之藥則多臣,療病之藥則多佐;猶依本性所主,而兼復斟酌。詳用此者,益當爲善。又恐上品君中,復各有貴賤;譬如列國諸侯,雖並得稱制,而猶歸宗周;臣佐之中,亦當如此。所以門冬、遠志,別有君臣;甘草國老,大黃將軍,明其優劣,皆不同秩。自非農、岐之徒,孰敢詮正,正應領略輕重,爲其分劑也。

② 岐伯:《素問·至真要大論》　帝曰:善。方制君臣何謂也?岐伯曰:主病之謂君,佐君之謂臣,應臣之謂使,非上下三品之謂也。帝曰:三品何謂?岐伯曰:所以明善惡之殊貫也。

③ 张元素:《醫學啓源》卷下"用藥備旨·用藥各定分兩"　爲君最多,臣次之,佐使又次之。藥之於證,所主停者,則各等分也。

④ 李杲:《湯液本草》卷1"東垣先生用藥心法·君臣佐使法"　凡藥之所用者,皆以氣味爲主。補瀉在味,隨時換氣。主病者爲君,假令治風者,防風爲君。治上焦熱,黃芩爲君。治中焦熱,黃連爲君。治濕,防己爲君。治寒,附子之類爲君。兼見何證,以佐使藥分治之,此制方之要也。《本草》説上品藥爲君,各從其宜也。

⑤ 韓保昇:《蜀本草》見《證類》卷1"序例上"　《蜀本》注云:凡天地萬物,皆有陰陽、大小,各有色類。尋究其理,並有法象。故毛羽之類皆生於陽而屬於陰,鱗介之類皆生於陰而屬於陽。所以空青法木,故色青而主肝;丹砂法火,故色赤而主心;雲母法金,故色白而主肺;雌黃法土,故色黃而主脾;磁石法水,故色黑而主腎。餘皆以此推之,例可知也。/《蜀本》注云:若榆皮爲母,厚朴爲子也。

⑥ 元素:《醫學啓源》卷下"用藥備旨·藥用根梢法"　凡根之在上者,中半已上,氣脉上行,以生苗者爲根。中半已下,氣脉下行,入土者爲梢。當知病在中焦用身,上焦用根,下焦用梢。《經》曰:根升梢降。(按:《綱目》所引"人之身半已上"及其下之文,乃揉入《湯液本草》卷1"東垣先生用藥心法·用藥根梢身例"文:"大凡藥有上、中、下,人身半已上,天之陽也,用頭。在中焦用身。在身半已下,地之陰也,用梢。述類象形者也。")

大青之葉、大腹之皮、郁李之核、蘗木之皮、沉香之節、蘇木之肌、胡桐之淚、龍腦之膏是也。有兼用者,遠志、小草,蜀漆、常山之類是也。有全用者,枸杞、甘菊之類是也。有一物兩用者,當歸頭、尾,麻黃根、節,赤、白伏苓,牛膝春夏用苗、秋冬用根之類是也。羽毛、鱗介、玉石、水火之屬,往往皆然,不可一律論也。

　　有單行者,有相須者,有相使者,有相畏者,有相惡者,有相反者,有相殺者。凡此七情,合和視之,當用相須、相使者良,勿用相惡、相反者。若有毒宜制,可用相畏、相殺者。不爾,勿合用也。【保昇①曰】《本經》三百六十五種中,〔有〕單行者七十一種,相須者十二種,相使者九十種,相畏者七十八種,相惡者六十種,相反者十八種,相殺者三十六種。凡此七情,合和視之。【弘景②曰】今檢舊方用藥,亦有相惡、相反者。如仙方甘草丸有防己、細辛,俗方玉石散用栝樓、乾薑之類,服之乃不爲害。或有制持之者,譬如寇、賈輔漢,程、周佐吳,大體既正,不得以私情爲害。雖爾,不如不用尤良。半夏有毒,須用生薑,取其相畏相制也。【宗奭③曰】相反爲害深于相惡者,謂彼雖惡我,我無忿心。猶如牛黃惡龍骨,而龍骨得牛黃更良,此有以制伏故也。相反者,則彼我交仇,必不和合。今畫家用雌黃、胡粉相近,便自黯妬,可證矣。【時珍曰】藥有七情:獨行者,單方不用輔也。相須者,同類不可離也,如人參、甘草,黃蘗、知母之類。相使者,我之佐使也。相惡者,奪我之能也。相畏者,受彼之制也。相反者,兩不相合也。相殺者,制彼之毒也。古方多有用相惡、相反者。蓋相須、相使同用者,帝道也;相畏、相殺同用者,王道也;相惡、相反同用者,霸道也。有經有權,在用者識悟爾。

　　藥有酸、鹹、甘、苦、辛五味,又有寒、熱、溫、涼四氣。【宗奭④曰】凡稱氣者,是香臭之氣。其寒、熱、溫、涼,是藥之性。且如鵝白脂,性冷,不可言氣冷也。四氣則是香、臭、腥、臊。如蒜、阿魏、鮑魚、汗襪,則其氣臭;雞、魚、鴨、蛇,則其氣腥;狐狸、白馬莖、人中白,則其氣臊;沉、檀、龍、麝,則其氣香是也。則"氣"字當改爲"性"字,于義方允。【時珍曰】寇氏言寒、熱、溫、涼

---

① 保昇:《蜀本草》見《證類》卷1"序例上"　引"《蜀本》注云"(按:《綱目》所引除將"凡"字改作"《本經》"外,其餘皆同。)

② 弘景:《集注》見《證類》卷1"序例上"　……今檢舊方用藥,亦有相惡、相反者,服之乃不爲害。或能有制持之者,猶如寇、賈輔漢、程、周佐吳,大體既正,不得以私情爲害。雖爾,恐不如不用。今仙方甘草丸,有防己、細辛,俗方玉石散,用栝樓、乾薑,略舉大體如此。其餘復有數十條,別注在後。半夏有毒,用之必須生薑,此是取其所畏,以相制爾……

③ 宗奭:《集注》見《證類》卷2"序例下"　……相反爲害,深於相惡。相惡者,謂彼雖惡我,我無忿心,猶如牛黃惡龍骨,而龍骨得牛黃更良,此有以制伏故也。相反者,則彼我交讎,必不宜合。今畫家用雌黃、胡粉相近,便自黯妬。粉得黃即黑,黃得粉亦變,此蓋相反之證也……(按:此乃《集注》文,《綱目》誤作寇宗奭《衍義》文。)

④ 宗奭:《衍義》卷1"序例上"　今詳之:凡稱氣者,即是香臭之氣;其寒、熱、溫、涼,則是藥之性。且如鵝條中云:白鵝脂性冷,不可言其氣冷也,況自有藥性,論其四氣,則是香、臭、臊、腥,故不可以寒、熱、溫、涼配之。如蒜、阿魏、鮑魚、汗襪,則其氣臭;雞、魚、鴨、蛇,則其氣腥;腎、狐狸、白馬莖、裩近隱處、人中白,則其氣臊;沉、檀、龍、麝,則其氣香。如此則方可以氣言之。其序例中"氣"字,恐後世誤書,當改爲"性"字,則于義方允。

是性,香、臭、腥、臊是氣,其説與《禮記》文合。但自《素問》以來,只以氣味言,卒難改易,姑從舊爾。【好古①曰】味有五,氣有四。五味之中,各有四氣。如辛則有石膏之寒,桂、附之熱,半夏之溫,薄荷之涼是也。氣者,天也;味者,地也。溫熱者,天之陽;寒涼者,天之陰。辛甘者,地之陽;鹹苦者,地之陰。本草五味不言淡,四氣不言涼,只言溫、大溫、熱、大熱、寒、大寒、微寒、平、小毒、大毒、有毒、無毒,何也? 淡附于甘,微寒即涼也。

及有毒無毒。【岐伯②曰】病有久新,方有大小,有毒無毒,固宜常制。大毒治病,十去其六;常毒治病,十去其七;小毒治病,十去其八;無毒治病,十去其九。穀、肉、果、菜,食養盡之,無使過之,傷其正也。【又曰】耐毒者以厚藥,不勝毒者以薄藥。【王冰③云】藥氣有偏勝,則臟氣有偏絶,故十分去其六、七、八、九而止也。

陰乾暴乾,採造④時月生熟。【弘景⑤曰】凡採藥時月,皆是建寅歲首,則從漢太初後所記也。其根物多以二月八月採者,謂春初津潤始萌,未充枝葉,勢力淳濃也。至秋枝葉乾枯,津潤歸流於下也。大抵春寧宜早,秋寧宜晚。花、實、莖、葉,各隨其成熟爾。歲月亦有早晏,不必都依本文也。所謂陰乾者,就六甲陰中乾之也。又依遁甲法,甲子旬陰中在癸酉,以藥著酉地也。實不必然,但露暴于陰影處乾之爾。若可兩用,益當爲善。【孫思邈⑥曰】古之醫者,自解採取,陰乾、暴乾皆如法,用藥必依土地,所以治病十愈八九。今之醫者,不知採取時節,至于出産土地,新陳虛實,所

---

① 好古:《湯液大法》卷 2"四氣"　藥味之辛、甘、酸、苦、鹹,味也。寒、熱、溫、涼,氣也。味則五,氣則四。五味之中,每一味各有四氣,如辛之屬,則有硝石、石膏、乾薑、桂、附、半夏、細辛、薄荷、荆芥之類。……大抵五味之中皆有四氣也。/卷 2"用藥氣味"　夫氣者,天也。味者,地也。溫熱者,天之陽也。寒涼者,天之陰也。陽則升,陰則降。辛甘者,地之陽也。鹹苦者,地之陰也。陽則浮,陰則沉……本草只言辛鹹苦酸,不言淡。只言溫、大溫,熱、大熱,寒、大寒,微寒,平,小毒、大毒、有毒、無毒,不言涼,如何? 是味淡氣涼,七情相制,四氣相合,其變不可度。有如仲景五石散,石與草木相使,有石先發,有草木先發,變不可度,此言所以不敢輕用也。(**按**:《綱目》所引"淡附于甘,微寒即涼也",不見於《湯液大法》。)
② 岐伯:《素問·五常政大論》　……能毒者以厚藥,不勝毒者以薄藥……帝曰:有毒無毒,服有約乎? 岐伯曰:病有久新,方有大小,有毒無毒,固宜常制矣。大毒治病,十去其六,常毒治病,十去其七,小毒治病,十去其八,無毒治病,十去其九。穀肉果菜,食養盡之,無使過之,傷其正也。
③ 王冰:《素問·五常政大論》王冰注　……然無毒之藥,性雖平和,久而多之,則氣有偏勝,則有偏絶。久攻之,則藏氣偏弱。既弱且困,不可長也,故十去其九而止……
④ 造:(**按**:《集注》卷子本、《真本千金方》作"治"。此二書均保留唐高宗李治以前面貌。此後傳本均因避李治諱,將此處之"治"改爲"造"。)
⑤ 弘景:《集注》見《證類》卷 1"序例上"　凡採藥時月,皆是建寅歲首,則從漢太初後所記也。其根物多以二月、八月採者,謂春初津潤始萌,未衝枝葉,勢力淳濃故也。至秋枝葉乾枯,津潤歸流於下。今即事驗之,春寧宜早,秋寧宜晚,華、實、莖、葉,乃各隨其成熟爾。歲月亦有早晏,不必都依本文也。《經》説陰乾者,謂就六甲陰中乾之。又依遁甲法,甲子旬陰中在癸酉,以藥著酉地也。實謂不必然,正是不露日暴,於陰影處乾之爾。所以亦有云暴乾故也。若幸可兩用,益當爲善。
⑥ 孫思邈:《千金方》卷 1"論用藥第六"　又古之醫有自將採取,陰乾、暴乾,皆悉如法,用藥必依土地,所以治十得九。今之醫者,但知診脉處方,不委採藥時節,至於出處土地、新陳虛實,皆不悉,所以治十不得五六者,實由於此。

以治病十不得五也。【馬志①曰】今按法陰乾者多惡，如鹿茸陰乾悉爛，火乾且良。草木根苗，九月以前採者，悉宜日乾；十月以後採者，陰乾乃好。【時珍曰】生產有南北，節氣有早遲，根苗異收采，制造異法度。故市之地黃以鍋煮熟，大黃用火焙乾，松黃和蒲黃，樟腦雜龍腦，皆失制作偽者也。孔志約②云：動植形生，因地舛性；春秋節變，感氣殊功。離其本土，則質同而效異；乖于採取，則物是而時非。名實既虛，寒溫多謬。施于君父，逆莫大焉。【嘉謨③曰】醫藥貿易多在市家。諺云：賣藥者兩眼，用藥者一眼，服藥者無眼。非虛語也。古壙灰云死龍骨，苦蓿根爲土黃耆。麝香搗荔核攙，藿香采茄葉雜。煮半夏爲玄胡索，鹽松稍爲肉蓯蓉。草仁充草豆蔻，西呆代南木香。熬廣膠入蕎麵作阿膠，煮雞子及魚枕爲琥珀。枇杷蕊代款冬，驢脚脛作虎骨。松脂混麒麟竭，番硝和龍腦香。巧詐百般，甘受其侮。甚致殺人，歸咎用藥。乃大關係，非比尋常，不可不慎也。

　　土地所出，真偽陳新，並各有法。【弘景④曰】諸藥所生，皆的有境界。秦、漢已前，當言列國。今郡縣之名，後人所增爾。江東以來，小小雜藥，多出近道，氣力性理，不及本邦。假令

---

① 馬志：《開寶》見《證類》卷1"序例上"　今按：本草採藥，陰乾者皆多惡。至如鹿茸，經稱陰乾，皆悉爛令壞。今火乾易得且良。草木根苗，陰之皆惡。九月已前採者，悉宜日乾；十月已後採者，陰乾乃好。

② 孔志約：見77頁注①。

③ 嘉謨：《蒙筌·總論》"貿易辨真假"　醫藥貿易，多在市家。辨認未精，差錯難免。諺云："賣藥者兩隻眼，用藥者一隻眼，服藥者全無眼。"非虛語也。許多欺罔，略舉數端。鐘乳令白醋煎，細辛使直水漬，當歸酒灑取潤，枸杞蜜伴爲甜，螵蛸膠于桑枝，蜈蚣硃其足赤。此將歹作好，仍以假亂真。薺苨指人參，木通混防己。古壙灰云死龍骨，苦蓿根謂土黃耆。麝香搗荔(枝)〔核〕攙，藿香採茄葉雜。研石膏和輕粉，收苦薏當菊花。薑黃言鬱金，土當稱獨滑。小半夏煮黃爲玄胡索，嫩松稍鹽潤爲肉蓯蓉(金蓮草根鹽潤亦能假充)。草豆蔻將草仁充，南木香以西呆抵。煮雞子及鯖魚枕造琥珀，熬廣膠入蕎麥面(炒黑)作阿膠。枇杷蕊代款冬，驢脚骨捏虎骨。松脂攪麒麟竭，番硝插龍腦香。桑根白皮，株幹者豈真？牡丹根皮，枝梗者安是？如斯之類，巧詐百般。明者竟叱其非，庸下甘受其侮。本資却病，反致殺人。雖上天責報於冥冥中，然倉卒不能察實，或誤歸咎於用藥者之錯，亦常有也。此誠大關緊要，非比小節尋常。務考究精詳，辯認的實，修製治療，庶免乖違。

④ 弘景：《集注》見《證類》卷1"序例上"　按諸藥所生，皆的有境界。秦、漢已前，當言列國。今郡縣之名，後人所改爾。江東已來，小小雜藥，多出近道，氣力性理，不及本邦。假令荊、益不通，則全用歷陽當歸，錢塘三建，豈得相似？所以療病不及往人，亦當緣此故也。蜀藥及北藥，雖有去來，亦非復精者。且市人不解藥性，惟尚形飾。上黨人參，世不復售；華陰細辛，棄之如芥。且各隨俗相競，〔順方切須〕，不能多備，諸族故往往遺漏。今之所存，二百許種爾。衆醫都不識藥，惟聽市人；市人又不辨究，皆委採送之家。採送之家，傳習造作，真偽好惡，並皆莫測。所以鐘乳醋煮令白，細辛水漬使直，黃耆蜜蒸爲甜，當歸酒灑取潤，螵蛸膠著桑枝，蜈蚣朱足令赤。諸有此等，皆非事實，俗用既久，轉以成法，非復可改，末如之何。又依方分藥，不量剝除。只如遠志、牡丹，才不收半；地黃、門冬，三分耗一。凡去皮、除心之屬，分兩皆不復相應。病家惟依此用，不知更秤取足。又王公貴勝，合藥之日，悉付群下。其中好藥貴石，無不竊換。乃有紫石英、丹砂，吞出洗取，一片動經十數過賣。諸有此例，巧偽百端。雖復監檢，終不能覺。以此療病，固難即效。如斯並是藥家之盈虛，不得咎醫人之淺拙也。(按：卷子本《集注》與《證類》大同小異。個別補入《證類》之缺文，前後用括號。其餘避諱、異體等，不復標識。)

荆、益不通，則全用歷陽當歸、錢唐三建，豈得相似？所以療病不及往人，亦當緣此。又且醫不識藥，惟聽市人。市人又不辨究，皆委採送之家。傳習造作，真偽好惡，並皆莫測。所以鍾乳醋煮令白，細辛水漬使直。黃耆蜜蒸爲甜，當歸酒洒取潤。蜈蚣朱足令赤，蠮螉膠于桑枝。以虺牀當靡蕪，以薺苨亂人參。此等既非事實，合藥不量剝除。只如遠志、牡丹，纔不收半；地黃、門冬，三分耗一。凡去皮、除心之屬，分兩不應，不知取足。王公貴勝合藥之日，群下竊換好藥，終不能覺。以此療病，固難責效。【宗奭①曰】凡用藥，必須擇土地所宜者則真，用之有據。如上黨人參、川西當歸、齊州半夏、華州細辛。東壁土、冬月灰、半天河水、熱湯、漿水之類，其物至微，其用至廣，蓋亦有理。若不推究厥理，治病徒費其功。【杲②曰】《陶隱居本草》言狼毒、枳實、橘皮、半夏、麻黃、吳茱萸皆須陳久者良，其餘須精新也。然大黃、木賊、荆芥、芫花、槐花之類，亦宜陳久，不獨六陳也。凡藥味須要專精。至元庚辰六月，許伯威年五十四，中氣本弱，病傷寒八九日，熱甚，醫以涼藥下之。又食梨，冷傷脾胃，四肢逆冷，時發昏憒，心下悸動，吃噫不止，面色青黃，目不欲開。其脉動中有止，時自還，乃結脉也。用仲景復脉湯。加人參、肉桂，急扶正氣；生地黃減半，恐傷陽氣。服二劑，病不退。再爲診之，脉證相對。因念莫非藥欠專精，陳腐耶？再市新藥與服，其證減半，又服而安。凡諸草、木、昆蟲，產之有地；根、葉、花、實，採之有時。失其地則性味少異，失其時則氣味不全。又況新陳之不同，精粗之不等。倘不擇而用之，其不效者，醫之過也。唐耿湋詩③云"老醫迷舊疾，朽藥誤新方"是矣。○"歲物專精"見後。

　　藥性有宜丸者，宜散者，宜水煮者，宜酒漬者，宜膏煎者，亦有一物兼宜者，亦有不可入湯酒者，並隨藥性，不得違越。【弘景④曰】又按病有宜服丸、服散、服

---

① 宗奭：《衍義》卷2"序例中"　凡用藥，必須擇州土所宜者，則藥力具，用之有據。如上黨人參、川蜀當歸、齊州半夏、華州細辛；又如東壁土、冬月灰、半天河水、熱湯、漿水之類，其物至微，其用至廣，蓋亦有理。若不推究厥理，治病徒費其功，終亦不能活人。聖賢之意不易盡知，然捨理何求哉？

② 杲：《湯液本草》卷2"東垣先生用藥心法·藥味專精"　至元庚辰六月，許伯威年五十四，中氣本弱，病傷寒八九日，醫者見其熱甚，以涼藥下之，又食梨三四枚，痛傷脾胃，四肢冷，時發昏憒。予診其脉，動而中止，有時自還，乃結脉也。心亦悸動，吃噫不絕，色變青黃，精神減少，目不欲開，倦卧，惡人語笑，以炙甘草湯治之。成無己云：補可去弱。人參、大棗之甘，以補不足之氣。桂枝、生薑之辛，以益正氣。五臟痿弱，榮衞涸流，濕劑所以潤之，麻仁、阿膠、麥門冬、地黃之甘，潤經益血，復脉通心是也。加以人參、桂枝，急扶正氣，生地黃減半，恐傷陽氣。剉一兩劑，服之不效。予再候之，脉證相對，莫非藥有陳腐者，致不效乎？再市藥之氣味厚者煎服，其證減半，再服而安。/凡藥之昆蟲、草木，產之有地。根葉花實，採之有時。失其地則性味少異矣。失其時則性味不全矣。又況新陳之不同，精麤之不等，倘不擇而用之，其不效者，醫之過也。《內經》曰：司歲備物，氣味之精專也。修合之際，宜加謹焉。（**按**：《綱目》所引"至元庚辰"文，未能溯得其源。此許伯威案亦見元·羅天益《衞生寶鑒》卷21"藥味專精"，然未言出自李杲。）

③ 耿湋詩：《古今事文類聚前集》卷38"技藝部·醫者"　詩句：老醫迷舊疾，朽藥誤新方。耿湋。（**按**：此詩句亦見《唐百家詩選》卷9"耿湋六首"，其中"大曆中爲右拾遺秋晚卧疾寄司空拾遺曙盧少府綸"一首有此聯。）

④ 弘景：《集注》見《證類》卷1"序例上"　又按：病有宜服丸者，服散者，服湯者，服酒者，服膏煎者，亦兼參用，察病之源，以爲其制也。

湯、服酒、服膏煎者，亦兼參用，以爲其制。【華佗①曰】病有宜湯、宜丸者，宜散者，宜下者，宜吐者，宜汗者。湯可以蕩滌臟腑，開通經絡，調品陰陽。丸可以逐風冷，破堅積，進飲食。散可以去風寒暑濕之邪，散五藏之結伏，開腸利胃。可下而不下，使人心腹脹滿煩亂。可汗而不汗，使人毛孔閉塞，悶絕而終。可吐而不吐，使人結胸上喘，水食不入而死。【杲②曰】湯者，蕩也，去大病用之。散者，散也，去急病用之。丸者，緩也，舒緩而治之也。㕮咀者，古制也。古無鐵刀，以口咬細，煎汁飲之，則易升易散而行經絡也。凡治至高之病加酒煎，去濕以生薑，補元氣以大棗，發散風寒以葱白，去膈上痰以蜜。細末者，不循經絡，止去胃中及藏府之積。氣味厚者，白湯調；氣味薄者，煎之和滓服。去下部之痰，其丸極大而光且圓。治中焦者次之，治上焦者極小。稠麵糊取其遲化，直至中下。或酒或醋，取其散之意。犯半夏、南星，欲去濕者，丸以薑汁稀糊，取其易化也。水浸宿炊餅，又易化；滴水丸，又易化。煉蜜丸者，取其遲化而氣循經絡也。蠟丸，取其難化而旋旋取效，或毒藥不傷脾胃也。【元素③曰】病在頭面及皮膚者，藥須酒炒；在咽下臍上者，酒洗之；在下者，生用。寒藥須酒浸曝乾，恐傷胃也。當歸酒浸，助發散之用也。【嘉謨④曰】製藥貴在適中，不及則功效難求，太過

① 華佗：《中藏經》卷1"論諸病治療交錯致於死候" 夫病者，有宜湯者，有宜圓者，有宜散者，有宜下者，有宜吐者，有宜汗者……且湯可以蕩滌臟腑，開通經絡，調品陰陽，祛分邪惡，潤澤枯朽，悅養皮膚，益充氣力，扶助困竭，莫離於湯也。圓可以逐風冷，破堅癥，消積聚，進飲食，舒榮衛，開關竅，緩緩然參合，無出於圓也。散者，能祛風寒暑濕之氣，攄寒濕穢毒之邪，發揚四肢之壅滯，除剪五臟之結伏，開腸和胃，行脉通經，莫過於散也……若實而不下，則使人心腹脹滿、煩亂、鼓腫……可汗而不汗，則使人毛孔關塞，悶絕而終。合吐而不吐，則使人結胸上喘，水食不入而死。

② 杲：《湯液本草》卷2"東垣先生用藥心法·用圓散藥例" 仲景言：到如麻豆大，與㕮咀同意。夫㕮咀，古之制也。古者無鐵刀，以口咬細，令如麻豆，爲粗藥，煎之，使藥水清，飲於腹中則易升易散也，此所謂㕮咀也。今人以刀器到如麻豆大，此㕮咀之易成也。若一概爲細末，不分清濁矣。《經》云：清陽發腠理，濁陰走五臟，果何謂也？又曰：清陽實四肢，濁陰歸六腑。㕮咀之藥，取汁易行經絡也。若治至高之病，加酒煎。去濕以生薑，補元氣以大棗，發散風寒以葱白，去膈上痰以蜜。細末者，不循經絡，止去胃中及臟腑之積。氣味厚者白湯調，氣味薄者煎之，和相服。去下部之疾，其圓極大而光且圓。治中焦者次之，治上焦者極小。稠麵糊取其遲化，直至下焦。或酒、或醋，取其收且散之意也。犯半夏、南星欲去濕者，以生薑汁。稀糊爲圓，取其易化也。水浸宿炊餅，又易化。滴水圓，又易化。煉蜜丸者，取其遲化而氣循經絡也。蠟圓者，取其難化，而旋旋取效也。大抵湯者蕩也，去大病用之。散者散也，去急病用之。圓者緩也，不能速去之，其用藥之舒緩而治之意也。

③ 元素：《醫學啓源》卷下"用藥備旨·藥性生熟用法" 黃連、黃芩、知母、黃蘗，治病在頭面及手梢皮膚者，須酒炒之，借酒力上升也。咽之下，臍之上者，須酒洗之。在下者，生用。凡熟升生降也。大黃須煨，恐寒傷胃氣；至於烏頭、附子，須炮去其毒也。用上焦藥，須酒洗曝乾。黃蘗、知母等，寒藥也，久弱之人，須合之者，酒浸曝乾，恐寒傷胃氣也。熟地黃酒洗亦然。當歸酒浸，助發散之用也。

④ 嘉謨：《蒙筌·總論》"製造資水火" 凡藥製造，貴在適中，不及則功效難求，太過則氣味反失。火製四：有煅、有炮、有炙、有炒之不同。水製三：或漬、或泡、或洗之弗等。水火共製者，若蒸、若煮而有二焉。餘外製雖多端，總不離此二者。匪故弄巧，各有意存。酒製升提，薑製發散。入鹽走腎臟，仍使軟堅；用醋注肝經，且資住痛。童便製，除劣性炊下；米泔製，去燥性和中。乳製滋潤回枯，助生陰血；蜜製甘緩難化，益增元陽。陳壁土製，竊真氣驟補中焦；麥麩皮製，抑酷性勿傷上膈。烏豆湯、甘草湯漬曝，并解毒致令平和；羊酥油、豬脂油塗燒，咸滲骨容易脆斷。有剜去穰免脹，有抽去心除煩。大概具陳，初學熟玩。

則氣味反失。火製四：煅、炮、炙、炒也。水製三：漬、泡、洗也。水火共製，蒸、煮二者焉。法造雖多，不離于此。酒製升提，薑製發散。入鹽走腎而軟堅，用醋注肝而住痛。童便製，除劣性而降下；米泔製，去燥性而和中。乳製潤枯生血，蜜製甘緩益元。陳壁土製，竊真氣補中焦；麥麸皮製，抑酷性勿傷上膈。烏豆湯、甘草湯漬曝，並解毒致令平和；羊酥油、豬脂油塗燒，咸滲骨容易脆斷。去穰者免脹，抽心者除煩。大概具陳，初學熟玩。

　　欲療①病先察其源，先候病機。五藏未虛，六府未竭，血脉未亂，精神未散，服藥必活。若病已成，可得半愈。病勢已過，（愈）〔命〕將難全。【弘景②曰】自非明醫聽聲、察色、診脉，孰能知未病之病乎？且未病之人，亦無肯自療。故齊侯怠于皮膚之微，以致骨髓之痼。非但識悟之爲難，亦乃信受之弗易。倉公有言：信巫不信醫，死不治也。【時珍曰】《素問③》云：上古作湯液，故爲而弗服。中古道德稍衰，邪氣時至，服之萬全。當今之世，必齊毒藥攻其中，鑱石針艾治其外。又曰：中古治病，至而治之湯液。十日不已，治以草蘇荄枝，本末爲助，標本已得，（神）〔邪〕氣乃服。暮世之病，不本四時，不知日月，不審逆從，病形已成，以爲可救，故病未已，新病復起。淳于意④曰：病有六不治：驕恣不論于理，一不治；輕身重財，二不治；衣食不適，三不治；陰陽臟氣不定，四不治；形羸不能服藥，五不治；信巫不信醫，六不治。六者有一，則難治也。【宗奭⑤曰】病有六失：失于不審，失于不信，失于過時，失于不擇醫，失于不識病，〔失于不知藥〕。六失有一，即爲難治。又有八要：一曰虛，二曰實，三曰冷，四曰熱，五曰邪，六曰正，七曰內，八

---

① 療：（按：《集注》卷子本、《真本千金方》作“治”。因避唐高宗李治名諱，改“治”爲“療”，下同。參本節前“造”字注。）

② 弘景：《集注》見《證類》卷1“序例上”　按今自非明醫，聽聲察色，至乎診脉，孰能知未病之病乎？且未病之人，亦無肯自療。故桓侯怠於皮膚之微，以致骨髓之痼。今非但識悟之爲難，亦乃信受之弗易。倉公有言曰：“病不肯服藥，一死也；信巫不信醫，二死也；輕身薄命，不能將慎，三死也。”

③ 素問：《素問·湯液醪醴論》　夫上古作湯液，故爲而弗服也。中古之世，道德稍衰，邪氣時至，服之萬全……當今之世，必齊毒藥攻其中，鑱石鍼艾治其外也……/《素問·移精變氣論》　中古之治病，至而治之，湯液十日，以去八風五痹之病。十日不已，治以草蘇草荄之枝。本末爲助，標本已得，邪氣乃服。暮世之治病也則不然，治不本四時，不知日月，不審逆從，病形已成，乃欲微鍼治其外，湯液治其內。粗工兇兇，以爲可攻，故病未已，新病復起。

④ 淳于意：《史記·扁鵲倉公列傳》　故病有六不治：驕恣不論於理，一不治也。輕身重財，二不治也。衣食不能適，三不治也。陰陽并、藏氣不定，四不治也。形羸不能服藥，五不治也。信巫不信醫，六不治也。有此一者，則重難治也。

⑤ 宗奭：《衍義》卷1“序例上”　夫治病有八要……一曰虛……二曰實……三曰冷……四曰熱……五曰邪……六曰正……七曰內……八曰外……夫不可治者有六失：失於不審，失於不信，失於過時，失於不擇醫，失於不識病，失於不知藥。六失之中，有一於此，即爲難治。/卷3“序例下”　今豪足之家，居奧室之中，處帷幔之內，復以帛幪手臂，既不能行望色之神，又不能彈切脉之巧，四者有二闕焉。黃帝有言曰：凡治病，察其形氣色澤……又曰：診病之道，觀人勇怯、骨肉、皮膚，能知其情，以爲診法。若患人脉病不相應，既不得見其形，醫人止據脉供藥，其可得乎……醫者不免盡理質問。病家見所問繁，還爲醫業不精，往往得藥不肯服……嗚呼！可謂難也已！

曰外也。《素問》言：凡治病，察其形氣色澤，觀人勇怯、骨肉、皮膚，能知其情，以爲診法。若患人脉病不相應，既不得見其形，醫止據脉供藥，其可得乎？今豪富之家，婦人居帷幔之内，復以帛幪手臂，既無望色之神，聽聲之聖，又不能盡切脉之巧，未免詳問。病家厭繁，以爲術疏，往往得藥不服。是四診之術，不得其一矣，可謂難也。嗚呼！

若用毒藥療病，先起如黍粟，病去即止，不去倍之，不去十之，取去爲度。【弘景①曰】今藥中單行一兩種有毒，只如巴豆、甘遂，將軍，不可便令盡劑。如經所云：一物一毒，服一丸如細麻；二物一毒，服二丸如大麻；三物一毒，服三丸如胡豆；四物一毒，服四丸如小豆；五物一毒，服五丸如大豆；六物一毒，服六丸如梧子。從此至十，皆以梧子爲數。其中又有輕重，且如狼毒、鉤吻，豈如附子、芫花輩耶？此類皆須量宜。【宗奭②曰】雖有此例，更合論人老少虛實，病之新久，藥之多毒少毒，斟量之，不可執爲定法。

療寒以熱藥，療熱以寒藥，飲食不消以吐下藥，鬼疰蠱毒以毒藥，癰腫瘡瘤以瘡藥，風濕以風濕藥，各隨其所宜。【弘景③曰】藥性一物兼主十餘病者，取其偏長爲本。復觀人之虛實補瀉，男女老少，苦樂榮悴，鄉壤風俗，並各不同。褚澄療寡婦尼僧，異乎妻妾，此是達其性懷之所致也。【時珍曰】氣味有厚薄，性用有躁静，治體有多少，力化有淺深。正者正治，反者反治。用熱遠熱，用寒遠寒，用凉遠凉，用温遠温。發表不遠熱，攻裏不遠寒。不遠熱則熱病至，不遠寒則寒病至。治熱以寒，温而行之；治寒以熱，凉而行之；治温以清，冷而行之；治清以温，熱而行之。木鬱達之，火鬱發之，土鬱奪之，金鬱泄之，水鬱折之。氣之勝也，微者隨之，甚者制之；氣之復也，和者平之，暴者奪之。高者抑之，下者舉之，有餘折之，不足補之，堅者削之，客者除之，勞者温之，結者散之，留者行之，燥者濡之，急者緩之，散者收之，損者益之，逸者行之，驚者平之。吐之、汗之、下之、補之、瀉之，久新同法。又曰：逆者正治，從者反治。反治者，熱因寒用，寒因熱用，塞因塞用，通因通用。必伏其所主，而先其所因。其始則同，其終則異。可使破積，可使潰堅，可使氣和，可使必已。又曰：諸寒之而熱者取之陰，熱之而寒者取之陽，所謂求其屬以衰之也。此皆約取《素問》之粹言。

---

① 弘景：《集注》見《證類》卷1“序例上” 按今藥中單行一兩種有毒物，只如巴豆、甘遂之輩，不可便令至劑爾。如經所言：一物一毒，服一丸如細麻；二物一毒，服二丸如大麻；三物一毒，服三丸如胡豆；四物一毒，服四丸如小豆；五物一毒，服五丸如大豆；六物一毒，服六丸如梧子；從此至十，皆如梧子，以數爲丸。而毒中又有輕重，且如狼毒、鉤吻，豈同附子、芫花輩邪？凡此之類，皆須量宜。

② 宗奭：《衍義》卷1“序例上” 雖有所説……之例，今更合別論。緣人氣有虛實，年有老少，病有新久，藥有多毒少毒，更在逐事斟量……豈可執以爲定法。

③ 弘景：《集注》見《證類》卷1“序例上” 又按藥性，一物兼主十餘病者，取其偏長爲本，復應觀人之虛實補瀉，男女老少，苦樂榮悴，鄉壤風俗，並各不同。褚澄療寡婦、尼僧，異乎妻妾，此是達其性懷之所致也。

　　病在胸膈已上者，先食後服藥；病在心腹已下者，先服藥而後食。病在四肢血脉者，宜空腹而在旦；病在骨髓者，宜飽滿而在夜。【弘景①曰】今方家先食後食，蓋此義也。又有須酒服者、飲服者、冷服者、熱服者。服湯則有疏有數，煮湯則有生有熟。各有法用，並宜詳審。【杲②曰】古人服藥活法：病在上者，不厭頻而少；病在下者，不厭頓而多。少服則滋榮于上，多服則峻補于下。凡云分再服、三服者，要令勢力相及，并視人之强弱，病之輕重，以爲進退增減，不必泥法。

　　夫大病之主，有中風傷寒，寒熱溫瘧，中惡霍亂，大腹水腫，腸澼下痢，大小便不通，奔豚上氣，欬逆嘔吐，黃疸消渴，留飲癖食，堅積癥瘕，癲邪驚癇鬼疰，喉痺齒痛，耳聾目盲，金瘡踒折，癰腫惡瘡，痔瘻癭瘤。男子五勞七傷，虚乏羸瘦；女子帶下崩中，血閉陰蝕。蟲蛇蠱毒所傷。此大略宗兆，其間變動枝葉，各宜依端緒以（收）〔取〕之。【弘景③曰】藥之所主，止説病之一名。假令中風，乃有數十種。傷寒證候亦有二十餘條。更復就中求其類例，大體歸其始終，以本性爲根宗，然後配證以合藥爾。病之變狀，不可一概言之。所以醫方千卷，猶未盡其理。春秋已前及和、緩之書蔑聞，而道經略載扁鵲數法，其用藥猶是本草家意。至漢淳于意及華佗等方，今時有存者，亦皆條理藥性。惟張仲景一部，最爲衆方之祖，又悉依《本草》。但其善診脉，明氣候，以意消息之爾。至于剖腸剖臆，刮骨續筋之法，乃别術所得，非神農家事。自晉代以來，有張苗、宮泰、劉德、史脱、靳邵、趙泉、李子豫等，一代良醫。其貴勝阮德如、張茂先、（輩）〔裴〕逸民、皇甫士安及江左葛洪、蔡謨、殷仲堪諸名人等，並研精藥術。宋有羊欣、（元徽）〔王微〕、胡洽、秦承祖，齊有尚書褚澄、徐文伯、嗣伯群從兄弟，療病亦十愈八九。凡此諸人，各有所撰用方。觀其指趣，莫非《本草》者。或時

① 弘景：《集注》見《證類》卷1"序例上"　……今方家所云"先食"、"後食"，蓋此義也。又有須酒服者、飲服者、冷服者、暖服者。服湯則有疏、有數，煮湯則有生、有熟，各有法用，並宜審詳爾。

② 杲：《湯液本草》卷2"東垣先生《用藥心法·古人服藥活法》"　在上不厭頻而少，在下不厭頓而多。少服則滋榮於上，多服則峻補於下。/《集注》見《證類》卷1"序例上"　凡云分再服、三服者，要令勢力相及，并視人之强羸，病之輕重，以爲進退增減之，不必悉依方説也。（按：《綱目》引《集注》之文，漏列出處。）

③ 弘景：《集注》見《證類》卷1"序例上"　按今（按：此下文同所引，略）顏光禄亦云：詮三品藥性，以本草爲主。道經、仙方、服食、斷穀、延年、却老，乃至飛丹煉石之奇，雲騰羽化之妙，莫不以藥道爲先。用藥之理，一同本草，但制禦之途，小異世法。猶如梁、肉，主於濟命，華夷禽獸，皆共仰資。其爲主理即同，其爲性靈則異爾。大略所用不多，遠至二十餘物，或單行數種，便致大益，是其服食歲月深積。即本草所云久服之效，不如俗人微覺便止，故能臻其所極，以致遐齡，豈但充體愈疾而已哉。今庸醫處療，皆恥看本草，或倚約舊方，或聞人傳説，或遇其所憶，便攬筆疏之，俄然戴面，以此表奇。其畏惡相反，故自寡昧，而藥類違僻，分兩參差，亦不以爲疑脱。或偶爾值差，則自信方驗；若旬月未瘳，則言病源深結。了不反求諸已，詳思得失，虚構聲稱，多納金帛，非惟在顯宜責，固將居幽貽譴矣。其《五經》四部，軍國禮服，若詳用乖越者，猶可矣，止於事迹非宜爾。至於湯藥，一物有謬，便性命及之。千乘之君，百金之長，何不深思戒慎邪？

用別藥,亦循其性度,非相踰越。《范汪方》百餘卷及葛洪《肘後》,其中有細碎單行經用者,或田舍試驗之法,或殊域異識之術。如藕皮散血,起自庖人;牽牛逐水,近出野老。麵店蒜齏,乃是下蛇之藥;路邊地菘,而爲金瘡所秘。此蓋天地間物,莫不爲天地間用。觸遇則會,非其主對矣。顏光祿亦云:道經仙方,服食斷穀,延年却老。乃至飛丹錬石之奇,雲騰羽化之妙,莫不以藥道爲先。用藥之理,一同《本草》,但制御之途,小異世法。所用不多,遠至二十餘物,或單行數種。歲月深積,便致大益,即《本草》所云久服之效,不如俗人微覺便止。今庸醫處療,皆恥看《本草》。或倚約舊方,或聞人傳說,便攬筆疏之,以此表奇。其畏惡相反,故自寡昧,而藥類(遠)〔違〕僻,分兩參差,不以爲疑。偶爾值瘥,則自信方驗。旬月未瘥,則言病源深結。了不反求諸己,虛搆聲稱,自應貽譴矣。其《五經》四部,軍國禮服,少有乖越,止于事迹非宜爾。至于湯藥,一物有謬,便性命及之。千乘之君,百金之長,可不深思戒慎耶。【宗奭①曰】人有貴賤少長,病當別論;病有新久虛實,理當別藥。蓋人心如面,各各不同。惟其心不同,藏府亦異。欲以一藥通治衆人之病,其可得乎?張仲景曰:有土地高下不同,物性剛柔,食居亦異。是故黃帝興四方之問,岐伯舉四治之能。且如貴豪之家,形樂志苦者也。衣食足則形樂而外實,思慮多則志苦而內虛,故病生於脉,與貧下異,當因人而治。後世醫者,委此不行,所失甚矣。又凡人少、長、老,其氣血有盛、壯、衰三等。故岐伯曰:少火之氣壯,壯火之氣衰。蓋少火生氣,壯火散氣,況衰火乎。故治法亦當分三等。其少日服餌之藥,于壯老之時,皆須別處,決不可忽。○又云②:人以氣血爲本。世有童男室女,積想在心,思慮過當,多致勞損。男則神色先散,女則月水先閉。蓋憂愁思慮則傷心,心傷則血逆竭,故神色先散而月水先閉也。火既受病,不能營養其子,故不嗜食。脾既虛則金氣虧,故發嗽。嗽既作,水氣絕,故四肢乾。木氣不充,故多怒,鬢髮焦,筋痿。俟五藏傳遍,故卒不能死,然終死矣。此于諸勞最爲難治。或能改易心

---

① 宗奭:《衍義》卷2"序例中" 夫人有貴賤少長,病當別論;病有新久虛實,理當別藥。蓋人心如面,各各不同,惟其心不同,臟腑亦異。臟腑既異,乃以一藥治衆人之病,其可得乎?故張仲景曰:又有土地高下不同,物性剛柔,餐居亦異。是故黃帝興四方之問,歧伯舉四治之能,臨病之功,宜須兩審。如是則依方合藥,一概而用,亦以疏矣。且如貴豪之家,形樂志苦者也。衣食足則形樂,心慮多則志苦。歧伯曰:病生於脉。形樂則外實,志苦則内虛,故病生於脉。所養既與貧下異,憂樂思慮不同,當各逐其人而治之。後世醫者,直委此一節,閉絕不行,所失甚矣。/卷2"序例中" 凡人少、長、老,其氣血有盛、壯、衰三等。故歧伯曰:少火之氣壯,壯火之氣衰。蓋少火生氣,壯火散氣,況復衰火,不可不知也。故治法亦當分三等。其少日服餌之藥,於壯老之時,皆須別處之,決不可忽也。世有不留心於此者,往往不信,遂致困危,哀哉!

② 又云:《衍義》卷1"序例上" 夫人之生,以氣血爲本,人之病,未有不先傷其氣血者。世有童男室女,積想在心,思慮過當,多致勞損,男則神色先散,女則月水先閉。何以然?蓋愁憂思慮則傷心,心傷則血逆竭,血逆竭,故神色先散,而月水先閉也。火既受病,不能榮養其子,故不嗜食。脾既虛,則金氣虧,故發嗽,嗽既作,水氣絕,故四肢乾。木氣不充,故多怒。鬢髮焦,筋痿。俟五臟傳遍,故卒不能死,然終死矣。此一種于諸勞中最爲難治,蓋病起於五臟之中,無有已期,藥力不可及也。若或自能改易心志,用藥扶接,如此則可得九死一生……

志，用藥扶接，間得九死一生耳。○①有人病久嗽，肺虛生寒熱。以款冬花焚三兩芽，俟烟出，以筆管吸其烟，滿口則嚥之，至倦乃已。日作五七次，遂瘥。○有人病瘧月餘，又以藥吐下之，氣遂弱。觀其脉病，乃夏傷暑，秋又傷風。因與柴胡湯一劑安。後又飲食不節，寒熱復作，吐逆不食，脇下急痛，此名痰瘧。以十棗湯一服，下痰水數升，服理中散二錢，遂愈。○有婦人病吐逆，大小便不通，煩亂，四肢冷，漸無脉，凡一日半。與大承氣湯二劑，至夜半大便漸通，脉漸生，（翼）〔翌〕日乃安。此關格之病，極難治。《經》曰：關則吐逆，格則不得小便。亦有不得大便者。○有人苦風痰頭痛，顛掉吐逆，飲食減。醫以爲傷冷物，溫之不愈，又以丸下之，遂厥。復與金液丹後，譫言吐逆，顛掉，不省人，狂若見鬼，循衣摸床，手足冷，脉伏。此胃中有結熱，故昏瞀不省人。以陽氣不能布于外，陰氣不持于内，即顛掉而厥。遂與大承氣湯，至一劑，乃愈。○有婦人病溫，已十二日。診其脉，六七至而澀，寸稍大，尺稍小，發寒熱，頰赤口乾，不了了，耳聾。問之，病後數日，經水乃行。此屬少陽熱入血室，治不對病，必死。乃與小柴胡湯二日，又加桂枝乾薑湯一日，寒熱止。但云：我臍下急痛。與抵（党）〔當〕丸，微利，痛止身凉，尚不了了，復與小柴胡湯。次日云：我胸中熱燥，口鼻乾。又少與調胃承氣湯，不利。與大陷胸丸半服，利三行。次日虛煩不寧，妄有所見，狂言。知有燥屎，以其極虛，不敢攻之，與竹葉湯，去其煩熱，其大便自通，中有燥屎數枚。狂煩盡解，惟咳嗽唾沫，此肺虛也，

① ○：《衍義》卷3“序例下” 有人病久嗽，肺虛生寒熱，以款冬花焚三兩芽，俟煙出，以筆管吸其煙，滿口則咽之，至倦則已。凡數日之間五七作，差。／有人病瘧月餘日，又以藥吐下之，氣遂弱，疾未愈。觀其病與脉，乃夏傷暑，秋又傷風，乃與柴胡湯一劑。安後，又飲食不節，寒熱復作。此蓋前以傷暑，今以飲食不慎，遂致吐逆不食，脅下牽急而痛，寒熱無時，病名痰瘧。以十棗湯一服，下痰水數升，明日又與理中散二錢，遂愈。／有婦人病吐逆，大小便不通，煩亂、四肢冷，漸無脉，凡一日半，與大承氣湯兩劑，至夜半漸得大便通，脉漸生，翌日乃安。此關格之病，極難治，醫者當審謹也。《經》曰：關則吐逆，格則不得小便。如此亦有不得大便者。／有人苦風痰頭痛，顛掉吐逆，飲食減，醫以爲傷冷物，遂以藥溫之，不愈。又以丸藥下之，遂厥。復與金液丹後，譫言，吐逆，顛掉，不省人，狂若見鬼，循衣摸床，手足冷，脉伏。此胃中有結熱，故昏瞀不省人。以陽氣不能布于外，陰氣不持於内，即顛掉而厥。遂與大承氣湯，至一劑，乃愈。方見仲景。後服金箔丸，方見《刪繁》。／又婦人病溫已十二日，診之，其脉六七至而澀，寸稍大，尺稍小，發寒熱，頰赤，口乾，不了了，耳聾。問之，病後數日，經水乃行，此屬少陽熱入血室也。若治不對病，則必死。乃按其證，與小柴胡湯服之。二日，又與小柴胡湯加桂枝乾薑湯，一日，寒熱遂已。又云：我臍下急痛，又與抵黨丸，微利，臍下痛痊。身漸凉和，脉漸匀，尚不了了，乃復與小柴胡湯。次日云：我但胸中熱燥，口鼻乾。又少與調胃承氣湯，不得利。次日又云：心下痛。又與大陷胸丸半服，利三行。而次日虛煩不寧，時妄有所見，時復狂言。雖知其尚有燥屎，以其極虛，不敢攻之。遂與竹葉湯，去其煩熱。其夜大便自通，至曉兩次，中有燥屎數枚，而狂言虛煩盡解。但咳嗽唾沫，此肺虛也。若不治，恐乘虛而成肺痿，遂與小柴胡去人參、大棗、生薑，加乾薑、五味子湯。一日咳減，二日而病悉愈。已上皆用張仲景方。／有男子年六十一，脚腫生瘡，忽食豬肉，不安。醫以藥利之，稍愈。時出外，中風，汗出後，頭面暴腫起，紫黑色，多睡，耳輪上有浮泡小瘡，黃汁出。乃與小續命湯中加羌活一倍，服之遂愈。／有人年五十四，素羸，多中寒，近服菟絲有效。小年常服生硫黃數斤，脉左上二部、右下二部弦緊有力。五七年來，病右手足筋急拘攣，言語稍遲，遂與仲景小續命湯，加薏苡人一兩，以治筋急。減黃芩、人參、芍藥各半，以避中寒，杏人只用一百五枚。後云尚覺大冷，因令盡去人參、芍藥、黃芩三物，却加當歸一兩半，遂安。今人用小續命湯者，比比皆是，既不能逐證加減，遂至危殆，人亦不知。今小續命湯，世所須也。故舉以爲例，可不謹哉！

不治,恐乘虚作肺痿。以小柴胡去人参、薑、棗,加乾薑五味子湯,一日欬減,二日悉瘥。○有人年六十,腳腫生瘡,忽食猪肉,不安。醫以藥下之,稍愈。時出外,中風汗出,頭面暴腫,起紫黑色,多睡,耳輪上有浮泡小瘡,黄汁出,乃與小續命湯倍加羌活,服之遂愈。○有人年五十四,素羸,多中寒,小年常服生硫黄數斤,近服兔絲有效。脉左上二部、右下二部弦緊有力。五七年來,病右手足筋急拘攣,言語稍遲。遂與仲景小續命湯,加薏苡仁一兩,以治筋急;減黄芩、人参、芍藥各半,以避中寒。杏仁只用一百五枚。後云尚覺大冷,因盡去人参、芩、芍,加當歸一兩半,遂安。小續命湯今人多用,不能逐證加減,遂至危殆,故舉以爲例。

陶隱居名醫別録合藥分劑法則①

　　古秤惟有銖兩而無分名。今則以十黍爲一銖,六銖爲一分,四分成一兩,十六兩爲一斤。雖有子穀秬黍之制,從來均之已久,〔正爾〕依此用之。【蘇恭②曰】古秤皆複,今南秤是也。後漢以來,分一斤爲二斤,一兩爲二兩。古方惟張仲景,而已涉今秤。若用古秤,則水爲殊少矣。【杲③曰】六銖爲一分,即二錢半也。二十四銖爲一兩。古云三兩,即之一兩;云二兩,即今之六錢半也。【時珍曰】蠶初吐絲曰忽,十忽曰絲,十絲曰毫,四毫曰絫,音壘。十毫曰分,四絫曰字,二分半也。十絫曰銖,四分也。四字曰錢,十分也。六銖曰一分,去聲,二錢半也。四分曰兩,二十四銖也。八兩曰錙,二錙曰斤。二十四兩曰鎰,一斤半也,准官秤十二兩。三十斤曰鈞。四鈞曰石,一百二十斤也。方中有曰少許者,些子也。今古異制,古之一兩,今用一錢可也。

　　今方家云等分者,非分兩之分,謂諸藥斤兩多少皆同爾④,多是丸散用之。

　　(丸)〔凡〕散云刀圭者,十分方寸匕之一,准如梧桐子大也。方寸匕者,作匕正方一寸,抄散取不落爲度。〔錢〕五匕者,(即)今五銖錢邊五字

---

① 陶隱居名醫別録合藥分劑法則:(**按**:此節節選自《集註》卷1"序録"、《證類》卷1"序例上"。《證類》所録,其文自"今按諸藥採造之法,既並用見成,非能自採,不復具論其事,惟合藥須解節度,例之左",至"右合藥分劑料理法則"止,皆黑大字。本節大字即其文,然行文順序多已改變。以下若引文與原文同,則略而不注。若有訛脱,則按凡例所言予以標記。若引文改動較大,則加注出示原文,冠以"原作"二字。)

② 蘇恭:《集注》(卷子本)"序録" 但古秤皆複,今南秤是也。晉秤始後漢末已來,分一斤爲二斤耳,一兩爲二兩耳。金銀絲綿,並與藥同,無輕重矣。古方唯有仲景,而已涉今秤。若用古秤作湯,則水爲殊少,故知非複秤,悉用今者爾。(**按**:《嘉祐》將此條誤注出"蘇恭"《唐本草》。)

③ 杲:《湯液本草》卷2"東垣先生用藥心法・升合分兩" 古之方劑,錙銖分兩,與今不同。謂如㕮咀者,即今剉如麻豆大是也。云一升者,即今之大白盞也。云銖者,六銖爲一分,即二錢半也。二十四銖爲一兩也。云三兩者,即之一兩。云二兩,即之六錢半也。料例大者,只合三分之一足矣。

④ 皆同爾:(**按**:此下《集注》原作:"先視病之大小輕重所須,乃以意裁之。凡此之類,皆是丸散;丸散竟依節度用之,湯酒之中無等分也。")

者，〔以〕抄之〔亦令〕不落爲度。一撮者，四刀圭也。ヒ即匙也。

藥以升合分者，謂藥有虛實輕重，不得用斤兩，則以升平之。十撮爲一勺，十勺爲一合，十合爲一升。升方作，上徑一寸，下徑六分，深八分。內散藥，（物）〔勿〕按抑之，正爾微動，令平爾①。【時珍曰】古之一升，即今之二合半也。量之所起爲圭，四圭爲撮，十撮爲勺，十勺爲合，十合爲升，十升爲斗，五斗曰斛，二斛曰石。

凡湯酒膏藥云㕮咀者，謂秤畢擣之如大豆，又吹去細末。藥有易碎難碎，多末少末，今皆細切如㕮咀也②。【恭③曰】㕮咀，商量斟酌之也。【宗奭④曰】㕮咀有含味之意，如人以口齒咀齧，雖破而不塵。古方多言㕮咀，此義也。【杲⑤曰】㕮咀，古制也。古無鐵刃，以口咬細，令如麻豆，煎之。今人以刀剉細爾。

凡丸藥云如細麻者，即胡麻也，不必扁扁，略相稱爾。黍粟亦然。云如大麻子者，准三細麻也。如胡豆者，即今青斑豆也，以二大麻准之。如小豆者，今赤小豆也，以三大麻准之。如大豆者，以二小豆准之。如梧子者，以二大豆准之。如彈丸及雞子黃者，以四十梧子准之⑥。【宗奭⑦曰】今人用古方多不效者，何也？不知古人之意爾。如仲景治胸痹，心中痞堅，逆氣搶心，用治中湯。人參、术、乾薑、甘草四物，共一十二兩，水八升，煮取三升，每服一升，日三服，以知爲度。或作丸，須雞子黃大，皆奇效。今人以一丸如楊梅許服之，病既不去，乃曰藥不神。非藥之罪，用藥者之罪也。

---

① 藥以升……令平爾：原作"十撮爲一勺，十勺爲一合。以藥升分之者，謂藥有虛實輕重，不得用斤兩，則以升平之。藥升方作上徑一寸，下徑六分，深八分，內散藥，勿按抑之，正爾微動，令平調爾。"

② 凡湯酒……㕮咀也：原作"凡湯酒膏藥，舊方皆云㕮咀者，謂秤畢擣之如大豆，又使吹去細末。此於事殊不允當。藥有易碎、難碎，多末、少末，秤兩則不復均平。今皆細切之，較略令如㕮咀者，乃得無末，而又粒片調和也。"

③ 恭：《唐本》見《證類》卷1"序例上" 《唐本》注：云㕮咀，正謂商量斟酌之，餘解皆理外生情爾。

④ 宗奭：《衍義》卷2"序例中" 又說：㕮咀兩字……儒家以謂有含味之意，如人以口齒咀嚙，雖破而不塵，但使含味耳。張仲景方多言㕮咀，其義如此。

⑤ 杲：《湯液本草》卷2"東垣先生用藥心法·用圓散藥例" ……夫㕮咀，古之制也。古者無鐵刃，以口咬細，令如麻豆，爲粗藥，煎之使藥水清，飲於腹中則易升易散也，此所謂㕮咀也。今人以刀器剉如麻豆大，此㕮咀之易成也。若一概爲細末，不分清濁矣。

⑥ 凡丸藥……准之：原作"凡丸藥，有云如細麻者，即胡麻也，不必扁扁，但令較略大小相稱爾。如黍粟亦然，以十六黍爲一大豆也。如大麻子者，准三細麻也。如胡豆者，即今青斑豆是也，以二大麻子准之。如小豆者，今赤小豆也。粒有大小，以三大麻子准之。如大豆者，以二小豆准之。如梧子者，以二大豆准之。一方寸匕散，蜜和得如梧子，准十丸爲度。如彈丸及雞子黃者，以十梧子准之。"

⑦ 宗奭：《衍義》卷2"序例中" 今人使理中湯、丸，倉卒之間多不效者，何也？是不知仲景之意，爲必效藥，蓋用藥之人有差殊耳。如治胸痹，心中痞堅，氣結胸滿，脅下逆氣搶心，治中湯主之。人參、术、乾薑、甘草四物等，共一十二兩，水八升，煮取三升，每服一升，日三服，以知爲度。或作丸，須雞子黃大，皆奇效。今人以一丸如楊梅許，服之病既不去，乃曰藥不神；非藥之罪也，用藥者之罪也。今引以爲例，他可倣此。然年高及素虛寒人，當逐宜減甘草。

凡方云巴豆若干枚者，粒有大小，當〔先〕去心皮〔乃〕秤之，以一分准十六枚。附子、烏頭若干枚者，去皮畢，以半兩准一枚。枳實若干枚者，去穰畢，以一分准二枚。橘皮一分准三枚。棗〔有〕大小，三枚准一兩。乾薑一累者，以〔重〕一兩爲正。

凡方云半夏一升者，洗畢秤，五兩爲正。蜀椒一升〔者〕，三兩爲正。吳茱萸一升〔者〕，五兩爲正。兔絲子一升，九兩爲正。菴藺子一升，四兩爲正。蛇牀子一升，三兩半爲正。地膚子一升，四兩爲正①。其子各有虛實輕重，不可秤准者，取平升爲正。

凡方云用桂一尺者，削去皮〔畢〕，重半兩爲正。甘草一尺者，〔重〕二兩爲正。云某草一束者，〔以重〕三兩爲正。云一把者，〔重〕二兩爲正。

（凡方）云蜜一斤者，有七合。豬膏一斤者，有一升二合也。

凡丸散藥，亦先切細暴燥乃擣之。有各擣者，有合擣者，並隨方。其潤濕藥，如天門冬、地黃輩，皆先增分兩切暴。獨擣碎，更暴。若逢陰雨，微火烘之，既燥，停冷擣之。【時珍曰】凡諸草木藥及滋補藥，並忌鐵器，金性剋木之生發之氣，肝腎受傷也。惟宜銅刀、竹刀修治乃佳。亦有忌銅器者，並宜如法。丸散須用青石碾、石磨、石臼，其砂石者不良。

凡篩丸散，用重密絹，各篩畢，更合于臼中，擣數百遍，色理和同，乃佳也。巴豆、杏仁、胡麻諸膏膩藥，皆先熬黃，擣合如膏。指撼莫結切。視泯泯，乃稍稍入散中。合研擣散，以輕疏絹篩度之，再合擣勻②。

凡煮湯，欲微火令小沸。其水〔數〕依方〔多少〕，大略二十兩藥，用水一斗，煮取四升，以此爲准。然利湯③欲生，少水而多取汁；補湯欲熟，多水而少取汁。不得令水多少。用新布，兩人以尺木絞之，澄去垽濁，紙覆令

① 四兩爲正：此下原作"此其不同也。云某子一升者，其子各有虛實輕重，不可通以秤准，皆取平升爲正。"

② 凡篩散……再合擣勻：原作"凡篩丸藥，用重蜜絹……凡篩丸散藥畢，皆更合於臼中，以杵擣之數百過，視其色理和同爲佳也。／凡丸散用巴豆、杏人、桃人、葶藶、胡麻諸有膏膩藥皆先熬黃黑，別擣令如膏，指撼視泯泯爾，乃以向成散，稍稍下臼中，合研，擣令消散，仍復都以輕疏絹篩度之，須盡，又内臼中，依法擣數百杵也。"

③ 然利湯：此下原作"然則利湯欲生，少水而多取；補湯欲熟，多水而少取。好詳視之，不得令水多少。用新布，兩人以尺木絞之，澄去垽濁，紙覆令密。溫湯勿令鎗器……服湯寧令小沸，熱易下，冷則嘔湧"。（**按**：末句據《集注》卷子本作"服湯家小熱易下，冷則嘔涌"。義長。）

本草綱目第一卷

117

密。溫湯勿用鐵器。服湯家小熱則易下,冷則嘔涌。【之才①曰】湯中用酒,須臨熟乃下之。【時珍曰】陶氏所説,乃古法也。今之小小湯劑,每一兩用水二甌爲准,多則加,少則減之。如劑多水少,則藥味不出;劑少水多,又煎耗藥力也。凡煎藥並忌銅鐵器,宜用銀器、瓦罐,洗淨封固,令小心者看守。須識火候,不可太過不及。火用木炭、蘆葦爲佳。其水須新汲味甘者,流水、井水、沸湯等,各依方。詳見水部。若發汗藥,必用緊火,熱服。攻下藥,亦用緊火煎熟,下消、黄再煎,溫服。補中藥,宜慢火,溫服。陰寒急病,亦宜緊火急煎服之。又有陰寒煩躁及暑月伏陰在内者,宜水中沉冷服。

凡漬藥酒,皆須細切,生絹袋盛,入酒密封,隨寒暑日數,漉出。滓可暴燥,微擣更漬,亦可爲散服②。【時珍曰】別有釀酒者,或以藥煮汁和飯,或以藥袋安置酒中,或煮物和飯同釀,皆隨方法。又有煮酒者,以生絹袋藥入罈密封,置大鍋中,水煮一日,埋土中七日,出火毒乃飲。

凡建中、腎瀝諸補湯,滓合兩劑,加水煮,竭飲之,亦敵一劑③,皆先暴燥。【陳藏器④曰】凡湯中用麝香、牛黄、犀角、羚羊角、蒲黄、丹砂、芒消、阿膠輩,須細末如粉,臨時納湯中,攪和服之。

凡合膏,初以苦酒漬,令淹浹,不用多汁,密覆勿洩。云晬時者,周時也,從今旦至明旦。亦有止一宿者。煮膏,當三上三下,以泄其熱勢,令藥味得出。上之使匝匝沸乃下之,使沸静良久乃止。〔寧欲小小生。其〕中有薤白者,以兩頭微焦黄爲候。有白芷、附子者,(以)〔亦令〕小黄色爲度⑤。以新布絞去滓,滓亦可酒煮飲之。摩膏滓可傅病上。膏中有雄黄、朱砂、麝香輩,皆別擣如麪,絞膏畢乃投中疾攪,勿使沉聚在下。有水銀、胡粉者,於凝膏中研令消散。【時珍曰】凡熬貼癰疽、風濕諸病膏者,先以藥浸油中三日乃煎之。煎至藥枯,以絹濾淨,煎熱下黄丹,或胡粉,或密陀僧,三上三下,煎至滴水成珠不散,傾入器中,

---

① 之才:《千金方》卷1"合和第七" 諸湯用酒者,皆臨熟下之。(按:時珍誤將《嘉祐》附列之《千金方》作徐之才《藥對》。)

② 凡漬藥……爲散服:原作"凡漬藥酒,皆須細切,生絹袋盛之,乃入酒密封。隨寒暑日數,視其濃烈,便可漉出,不必待至酒盡也。滓可暴燥,微擣,更漬飲之,亦可散服"。

③ 一劑:此下原作"新藥,貧人可當依此用。皆應先暴令燥"。

④ 陳藏器:《嘉祐》見《證類》卷1"序例上" 凡湯中用麝香、犀角、鹿角、羚羊角、牛黄、蒲黄、丹砂,須熟末如粉,臨服内湯中,攪令調和服之。(按:此條《嘉祐》引《千金方》,時珍誤注出"陳藏器"。)

⑤ 爲度:此下原作"猪肪皆勿令經水,臘月者彌佳。絞膏亦以新布絞之。若是可服之膏,膏滓亦可酒煮飲。可摩之膏,膏滓則宜以傅病上,此蓋欲兼盡其藥力故也。/凡膏中有雄黄、朱砂輩,皆別擣細研如麪,須絞膏畢乃投中,以物疾攪,至於凝强,勿使沉聚在下不調也。有水銀者,於凝膏中研令消散。胡粉亦爾。"

以水浸三日，去火毒用。若用松脂者，煎至成絲，傾入水中，拔扯數百遍乃止。俱宜謹守火候，勿令太過不及也。其有朱砂、雄黃、龍腦、麝香、血竭、乳香、没藥等料者，並待膏成時投之。黄丹、胡粉、密陀僧並須水飛瓦炒過。松脂須煉數遍乃良。

凡丸中用蠟，皆烊，投少蜜中攪調以和藥。【杲①曰】丸藥用蠟，取其固護藥之氣味勢力，以過關膈而作效也。若投以蜜，下咽亦易散化，如何得到臟中？若有毒藥，反又害之，非用蠟之本意也。

凡用蜜，皆先(大)〔火〕煎，掠去其沫，令色微黄，則丸(藥)經久不壞。【雷斆②曰】凡煉蜜，每一斤止得十二兩半是數，火少、火過並不得用也。修合丸藥，用蜜只用蜜，用錫只用錫，用糖只用糖，勿交雜用，必瀉人也。

采藥分六氣歲物

岐伯③曰：厥陰司天爲風化，在泉爲酸化，清毒不生。少陰司天爲熱化，在泉爲苦化，寒毒不生。太陰司天爲濕化，在泉爲甘化，燥毒不生。少陽司天爲火化，在泉爲苦化，寒毒不生。陽明司天爲燥化，在泉爲辛化，濕毒不生。太陽司天爲寒化，在泉爲鹹化，熱毒不生。治病者，必明六化分治、五味所生、五臟所宜，乃可言盈虛病生之緒。本乎天者，天之氣；本乎地者，地之氣。謹候氣宜，無失病機。司歲備物，則無遺主矣。歲物者，天地之專精也。非司歲物則氣散，質同而異等也。氣味有厚薄，性用有躁靜，治

---

① 杲：《衍義》卷1"序例上"　且如丸藥中用蠟，取其能固護藥之氣味，勢力全備，以過關鬲而作效也。今若投之蜜相和，雖易爲丸劑，然下嚥亦易散化，如何得到臟中？若其間更有毒藥，則便與人作病，豈徒無益而又害之？全非用蠟之本意。（按：據引文所示，當出《衍義》，時珍誤注出處。）

② 雷斆：《炮炙論》見《證類》卷1"雷公炮炙論序"　凡方煉蜜，每一斤祇煉得十二兩半，或一分是數。若火少，若火過，並用不得也……凡修合丸藥，用蜜祇用蜜；用錫祇用錫；用糖祇用糖。勿交雜用，必宣瀉人也。

③ 岐伯：《素問·至真要大論》　帝曰：善。歲主奈何？岐伯曰：厥陰司天爲風化，在泉爲酸化……少陰司天爲熱化，在泉爲苦化……太陰司天爲濕化，在泉爲甘化……少陽司天爲火化，在泉爲苦化……陽明司天爲燥化，在泉爲辛化……太陽司天爲寒化，在泉爲鹹化……故治病者，必明六化分治，五味五色所生，五藏所宜，乃可以言盈虛病生之緒也……本乎天者，天之氣也；本乎地者，地之氣也……謹候氣宜，無失病機……司歲備物，則無遺主矣。帝曰：先歲物何也？岐伯曰：天地之專精也……帝曰：非司歲物何謂也？岐伯曰：散也，故質同而異等也。氣味有薄厚，性用有躁靜，治保有多少，力化有淺深，此之謂也……帝曰：治之奈何？岐伯曰：上淫於下，所勝平之；外淫於内，所勝治之。（按：以上《綱目》所選六氣司天條文中，已略去"司氣"、"間氣"之化，但補入《五常政大論》中同氣在泉"毒不生"内容，如"厥陰在泉，清毒不生"，則將"清毒不生"補入《至真要大論》的"厥陰司天爲風化，在泉爲酸化"之後。餘此類推。）

保有多少，力化有淺深。上淫于下，所勝平之；外淫于内，所勝治之。【王冰①曰】化于天者爲天氣，化于地者爲地氣。五毒皆五行之氣所爲，故所勝者不生，惟司天在泉之所生者其味正。故藥工專司歲氣，所收藥物，則所主無遺略矣。五運有餘，則專精之氣，藥物肥濃，使用當其正氣味也。不足則藥不專精而氣散，物不純，形質雖同，力用則異矣。故天氣淫于下，地氣淫于内者，皆以所勝平治之。如風勝濕，酸勝甘之類是也。

七方

岐伯②曰：氣有多少，形有盛衰，治有緩急，方有大小。又曰：病有遠近，證有中外，治有輕重。近者奇之，遠者偶之。汗不以奇，下不以偶。補上治上（治）〔制〕以緩，補下治下制以急。近而奇偶，制小其服；遠而奇偶，制大其服。大則數少，小則數多。多則九之，少則（一）〔二〕之。奇之不去則偶之，偶之不去則反佐以取之，所謂寒熱溫凉，反從其病也。【王冰③曰】臟位有高下，腑氣有遠近，病證有表裏，藥用有輕重。單方爲奇，複方爲偶。心肺爲近，肝腎爲遠，脾胃居中。三腸膲胞膽，亦有遠近。識見高遠，權以合宜。方奇而分兩偶，方偶而分兩奇。近而偶制，多數服之；遠而奇制，少數服之。則肺服九，心服七，脾服五，肝服三，腎服一，爲常制也。方與其重也

---

① 王冰：《素問・至真要大論》王冰注　化于天者爲天氣，化于地者爲地氣……謹候司天地所生化者，則其味正當其歲也。故彼藥工，專司歲氣，所收藥物，則一歲二歲，其所主用無遺略也。／專精之氣，藥物肥濃，又予使用，當其正氣味也……五運主歲者，有餘不足，比之歲物……非專精而散氣，散氣則物不純也。／形質雖同，力用則異，故不尚之。／淫，謂行所不勝己者也。上淫于下，天之氣也。外淫于内，地之氣也。隨所制勝而以平治之也。（**按**：以上王冰注，始自《至真要大論》“本乎地者，地之氣也”一句之後。然《綱目》所引“五毒皆五行之氣所爲，故所勝者不生”一句，則爲《五常政大論》“少陽在泉，寒毒不生”之注。原文作：“夫毒者，皆五行標盛暴烈之氣所爲也。”又《綱目》所引“如風勝濕，酸勝甘之類是也”，乃依據《五運行大論》之文而例舉也。）

② 岐伯：《素問・至真要大論》　帝曰：氣有多少，病有盛衰，治有緩急，方有大小，願聞其約奈何？岐伯曰：氣有高下，病有遠近，證有中外，治有輕重，適其至所爲故也……近者奇之，遠者偶之；汗者不以奇，下者不以偶；補上治上制以緩，補下治下制以急……是故平氣之道，近而奇偶，制小其服；遠而奇偶，制大其服也；大則數少，小則數多，多則九之，少則二之。奇之不去則偶之，是謂重方；偶之不去則反佐以取之，所謂寒熱溫凉，反從其病也。

③ 王冰：《素問・至真要大論》王冰注　藏位有高下，府氣有遠近，病證有表裏，藥用有輕重……／奇謂古之單方，偶謂古之複方也……／心肺爲近，腎肝爲遠，脾胃居中，三陽、胞膲、膽，亦有遠近，身三分之上爲近，下爲遠也。或識見高遠，權以合宜。方奇而分兩偶，方偶而分兩奇。如是者近而偶制，多數服之。遠而奇制，少數服之。則肺服九，心服七，脾服五，肝服三，腎服二，爲常制矣。故曰小則數多，大則數少。／方與其重也寧輕，與其毒也寧善，與其大也寧小。是以奇方不去，偶方主之。偶方病在則反一，佐以同病之氣而取之也。夫熱與寒，背寒與熱，違微小之熱，爲寒所折，微小之冷爲熱。所消甚大，寒熱則必能與違性者爭雄，能與異氣者相格。聲不同不相應，氣不同不相合……是以聖人反其佐以同其氣，令聲氣應合，復令寒熱參合，使其終異始同，燥潤而敗，堅剛必折，柔脆自消爾。（**按**：以上乃前引《素問》正文之注。）

寧輕，與其毒也寧善，與其大也寧小。是以奇方不去，偶方主之；偶方不去，則反佐以同病之氣而取之。夫微小之熱，折之以寒；微小之冷，消之以熱。甚大寒熱，則必能與異氣相格。聲不同不相應，氣不同不相合。是以反其佐以同其氣，復令寒熱參合，使其始同終異也。【時珍曰】逆者正治，從者反治。反佐即從治也。謂熱在下而上有寒邪拒格，則寒藥中入熱藥爲佐，下膈之後，熱氣既散，寒性隨發也。寒在下而上有浮火拒格，則熱藥中入寒藥爲佐，下膈之後，寒氣既消，熱性隨發也。此寒因熱用，熱因寒用之妙也。溫涼倣此。【完素①曰】流變在乎病，主病在乎方，制方在乎人。方有七：大、小、緩、急、奇、偶、複也。制方之體，本于氣味。寒、熱、溫、涼，四氣生于天；酸、苦、辛、鹹、甘、淡，六味成于地。是以有形爲味，無形爲氣。氣爲陽，味爲陰。辛甘發散爲陽，酸苦涌泄爲陰；鹹味涌泄爲陰，淡味滲泄爲陽。或收或散，或緩或急，或燥或潤，或耎或堅，各隨臟腑之證，而施藥之品味，乃分七方之制也。故奇、偶、複者，三方也。大、小、緩、急者，四制之法也。故曰：治有緩急，方有大小。

大方。【岐伯②曰】君一臣二佐九，制之大也。君一臣三佐五，制之中也。君一臣二，制之小也。又曰：遠而奇偶，制大其服；近而奇偶，制小其服。大則數少，小則數多。多則九之，少則二之。【完素③曰】身表爲遠，裏爲近。大小者，制奇偶之法也。假如小承氣湯、調胃承氣湯，奇之小方也；大承氣湯、抵當湯，奇之大方也。所謂因其攻裏而用之也。桂枝、麻黃，偶之小方也；葛根、青龍，偶之大方也，所謂因其發表而用之也。故曰：汗不以奇，下不以偶。【張從正④曰】大方有二：有君一臣三佐九之大方，病有兼證而邪不一，不可以一二味治者宜之；有分兩大而頓服之大方，肝腎及下部之

---

① 完素：《保命集》卷上"本草論第九"　論曰：流變在乎病，主治在乎物，制方在乎人，三者並明，則可以語七方十劑。宣、通、補、瀉、輕、重、澀、滑、燥、濕，是十劑也。大、小、緩、急、奇、偶、復，是七方也。是以制方之體，欲成七方十劑之用者，必本于氣味生成而成方焉。其寒熱溫涼四氣者生乎天，酸苦辛鹹甘淡六味者成乎地。氣味生成，而陰陽造化之機存焉。是以一物之中，氣味兼有，一藥之內，理性不無。故有形者謂之味，無形者謂之氣。……故陽爲氣，陰爲味……辛甘發散爲陽，酸苦湧泄爲陰，故辛散、酸收、甘緩、苦堅、鹹軟，隨五臟之病證，旋藥性之品味，然後分奇、偶、大、小、緩、急之制也。故奇偶者，七方四制之法，四制者，大小緩急也。《經》謂氣有多少，病有盛衰，治有緩急，方有大小。
② 岐伯：《素問·至真要大論》　是故平氣之道，近而奇偶，制小其服也；遠而奇偶，制大其服也；大則數少，小則數多，多則九之，少則二之……帝曰：請言其制。岐伯曰：君一臣二，制之小也；君一臣三佐五，制之中也，君一臣三佐九，制之大也。
③ 完素：《保命集》卷上"本草論第九"　假令小承氣、調胃承氣爲奇之小方也，大承氣、抵錄湯爲奇之大方也，所謂因其攻下而爲之用者如此。桂枝、麻黃爲偶之小方，葛根、青龍爲偶之大方，所謂因其發而用之者如此。《經》所謂近者奇之，遠者偶之。身之表者爲遠，身之裏者爲近。汗者不以奇，下之不以偶。不以者，不用也。
④ 張從正：《儒門事親》卷1"七方十劑繩墨訂一"　夫大方之說有二，有君一臣三佐九之大方，有分兩大而頓服之大方。蓋治肝及在下而遠者，宜頓服而數少之大方。病有兼證而邪不專，不可以一二味治者，宜君一臣三佐九之大方。王太僕以人之身三折之，上爲近，下爲遠。近爲心肺，遠爲腎肝，中爲脾胃。胞脂膽亦有遠近。以予觀之，身半以上，其氣三，天之分也。身半以下，其氣三，地之分也。中脘，人之分也。（**按**：《綱目》所引"劉河間以身表爲遠，身裏爲近"語，見《保命集》卷上"本草論第九"，原文爲"《經》所謂近者奇之，遠者偶之。身之表者爲遠，身之裏者爲近"。）

病道遠者宜之。王太僕以心肺爲近，腎肝爲遠，脾胃爲中。劉河間以身表爲遠，身裏爲近。以予觀之，身半以上其氣三，天之分也。身半以下其氣三，地之分也。中脘，人之分也。

小方。【從正①曰】小方有二：有君一臣二之小方，病無兼證，邪氣專一，可一二味治者宜之；有分兩少而頻服之小方，心肺及在上之病者宜之，徐徐細呷是也。【完素②曰】肝腎位遠，數多則其氣緩，不能速達于下，必大劑而數少，取其迅急下走也。心肺位近，數（多）〔少〕則其氣急，下走不能升發于上，必小劑而數多，取其易散而上行也。王氏所謂肺服九、心服七、脾服五、肝服三、腎服一，乃五臟生成之數也。

緩方。【岐伯③曰】補上治上制以緩，補下治下制以急。急則氣味厚，緩則氣味薄，適其〔所至〕。病所遠而中道氣味之者，食而過之，無越其制度也。【王冰④曰】假如病在腎而心氣不足，服藥宜急過之，不以氣味飼心。腎藥凌心，心復益衰矣。餘上下遠近例同。【完素⑤曰】聖人治上不犯下，治下不犯上。治中，上下俱無犯。故曰：誅伐無過，命曰大惑。【好古⑥曰】治上必妨下，治表必連裏。用黃芩以治肺必妨脾，用蓯蓉以治腎必妨心，服乾薑以治中必僭上，服附子以補火必涸水。【從正⑦曰】緩方有五：有甘以緩之之方，甘草、糖、蜜之屬是也。病在胸膈，取其留戀也。有丸以緩之之方，比之湯散，其行遲慢也。有品件衆多之緩方，藥衆則遞相拘制，不得各騁其性也。有無毒治病之緩方，無毒則性純功緩也。有氣味俱薄之緩方，氣味薄則長于補上治上。比至其下，藥力已衰矣。

---

① 從正：《儒門事親》卷1“七方十劑繩墨訂一”　小方之説亦有二，有君一臣二之小方，有分兩微而頻服之小方。蓋治心肺及在上而近者，宜分兩微而少服而頻之小方，徐徐而呷之是也。病無兼證，邪氣專，可一二味而治者，宜君一臣二之小方。

② 完素：《保命集》卷上“本草論第九”　……故腎肝位遠，數多則其氣緩，不能速達於下，必大劑而數少，取其迅急，可以走下也。心肺位近，數少則其氣急，不能發散於上，必小劑而數多，取其氣宜散，可以補上也。王注曰：肺服九，心服七，脾服五，肝服三，腎服一，乃五臟生成之常數也。

③ 岐伯：《素問·至真要大論》　補上治上制以緩，補下治下制以急。急則氣味厚，緩則氣味薄，適其所至，此之謂也。病所遠而中道氣味之者，食而過之，無越其制度也。

④ 王冰：《素問·至真要大論》王冰注　假如病在腎而心之氣味，飼而令〔守〕足，仍急過之，不飼以氣味，腎藥凌心，心復益衰。餘上下遠近例同。（按：“心之氣味”句，“新校正”疑“之”爲“乏”之誤，故時珍徑改作“心氣不足”。）

⑤ 完素：《保命集》卷上“本草論第九”　……是以聖人治上不犯下，治不犯上，和中上下俱無犯。故《經》所謂誅伐無過，命曰大惑，此之謂也。

⑥ 好古：《湯液大法》卷2“治上必妨下，治下必妨上”　（叔和《脉經》：用藥治脾必連其胃，治表必連其裏，治上必連其下，治下必及其上。至於手足之經，亦是必各相連及而不遺。但主病者多，而連及者少，理所當然也。）用黃芩以治肺必妨脾，服乾薑以治中必僭上，用蓯蓉以治腎必妨心，服附子以補火必涸水。

⑦ 從正：《儒門事親》卷1“七方十劑繩墨訂一”　緩方之説有五：有甘以緩之之緩方，糖、蜜、棗、葵、甘草之屬是也。蓋病在胸膈，取甘能戀也。有丸以緩之之緩方，蓋丸之比湯散，其氣力宜行遲故也。有品件群衆之緩方，蓋藥味衆，則各不得騁其性也，如萬病丸，七八十味遞相拘制也。有無毒治病之緩方，蓋性無毒則功自緩矣。有氣味薄藥之緩方，蓋藥氣味薄，則長於補上治上，比至其下，藥力已衰，故補上治上，制之以緩，緩則氣味薄也

急方。【完素①曰】味厚者爲陰,味薄者爲陰中之陽。故味厚則下泄,味薄則通氣。氣厚者爲陽,氣薄爲陽中之陰。故氣厚則發熱,氣薄則發汗是也。【好古②曰】治主宜緩,緩則治其本也;治客宜急,急則治其標也。表裏汗下,皆有所當緩、所當急。【從正③曰】急方有四:有急病急攻之急方,中風關格之病是也。有湯散蕩滌之急方,下咽易散而行速也。有毒藥之急方,毒性能上涌下泄以奪病勢也。有氣味俱厚之急方,氣味俱厚,直趨于下而力不衰也。

奇方。【王冰④曰】單方也。【從正⑤曰】奇方有二:有獨用一物之奇方,病在上而近者宜之;有藥合陽數一、三、五、七、九之奇方,宜下不宜汗。【完素⑥曰】假如小承氣,奇之小方也;大承氣、抵當湯,奇之大方也。所謂因其攻下而爲之也。桂枝、麻黃,偶之小方也;葛根、青龍,偶之大方也。所謂因其發散而用之也。

偶方。【從正⑦曰】偶方有三:有兩味相配之偶方;有古之二方相合之偶方,古謂之複方,皆病在下而遠者宜之;有藥合(陽)〔陰〕數二、四、六、八、十之偶方,宜汗不宜下。王太僕言:“汗藥不以偶,則氣不足以外發;下藥不以奇,則藥毒攻而致過。”意者下本易行,故單行則力孤而微;汗或難出,故併行則力齊而大乎。而仲景制方,桂枝汗藥,反以五味爲奇;大承氣下藥,反以四味爲偶。何也? 豈臨事制宜,復有增損乎?

---

① 完素:《保命集》卷上“本草論第九” ……故味厚者爲陰,薄爲陰之陽,爲味不純粹者也。故味所厚,則泄之以下。味所薄,則通氣者也。王注曰:味厚則泄,薄則通。氣厚者爲陽,薄爲陽之陰……故氣厚則發熱。味薄爲陰少,故通泄。氣薄爲陽少,故汗出。

② 好古:《湯液大法》卷2“七方大略” 緩:治主當緩,補上治上制以緩,表裏汗下皆有所當緩。急:治客當急,補下治下制以急,表裏汗下皆有所當急。

③ 從正:《儒門事親》卷1“七方十劑繩墨訂一” 急方之説有四:有急病急攻之急方,如心腹暴痛,兩陰溲便閉塞不通,借備急丹以攻之。此藥用不宜恒,蓋病不容俟也。又如中風牙關緊急,漿粥不入,用急風散之屬亦是也。有湯散蕩滌之急方,蓋湯散之比丸下嚥易散而施用速也。有藥性有毒之急方,蓋有毒之藥,能上湧下泄,可以奪病之大勢也。有氣味厚藥之急方,藥之氣味厚者,直趣於下而氣力不衰也。

④ 王冰:《素問·至真要大論》王冰注 奇,謂古之單方。

⑤ 從正:《儒門事親》卷1“七方十劑繩墨訂一” 奇方之説有二:有古之單方之奇方,獨用一物是也。病在上而近者,宜奇方也。有數合陽數之奇方,謂一、三、五、七、九,皆陽之數也,以藥味之數皆單也。君一臣三,君三臣五,亦合陽之數也。故奇方宜下不宜汗。

⑥ 完素:《保命集》卷上“本草論第九” 假令小承氣、調胃承氣,爲奇之小方也,大承氣、抵當湯爲奇之大方也,所謂因其攻下而爲之用者如此。桂枝、麻黃爲偶之小方,葛根、青龍爲偶之大方,所謂因其發而用之者如此。

⑦ 從正:《儒門事親》卷1“七方十劑繩墨訂一” 偶方之説有三:有二味相配之偶方,有古之複方之偶方,蓋方之相合者是也。病在下而遠者,宜偶方也。有數合陰陽之偶方,謂二、四、六、八、十也,皆陰之數也。君二臣四,君四臣六,亦合陰之數也。故偶方宜汗不宜下。/複方之説……及觀仲景之制方,桂枝湯,汗藥也,反以三味爲奇。大承氣湯,下藥也,反以四味爲偶,何也? 豈臨事制宜,復有增損者乎? 考其大旨,王太僕所謂汗藥如不以偶,則氣不足以外發,下藥如不以奇,則藥毒攻而致過。必如此言,是奇則單行,偶則並行之謂也。意者下本易行,故宜單。汗或難出,故宜並。蓋單行則力孤而微,並行則力齊而大,此王太僕之意也。

複方。【岐伯①曰】奇之不去則偶（方）〔之〕，是謂重方。【好古②曰】奇之不去複以偶，偶之不去複以奇，故曰複。複者，再也，重也。所謂十補一泄，數泄一補也。又傷寒見風脉，傷風得寒脉，爲脉證不相應，宜以複方主之。【從正③曰】複方有三：有二方、三方及數方相合之複方，如桂枝二越婢一湯、五積散之屬是也。有本方之外別加餘藥，如調胃承氣加連翹、薄荷、黄芩、卮子爲凉膈散之屬是也。有分兩均齊之複方，如胃風湯各等分之屬是也。王太僕以偶爲複方，今七方有偶又有複，豈非偶乃二方相合，複乃數方相合之謂乎？

十劑

徐之才④曰：藥有宣、通、補、洩、輕、重、澀、滑、燥、濕十種，是藥之大體，而《本經》不言，後人未述。凡用藥者，審而詳之，則靡所遺失矣。

宣劑。【之才⑤曰】宣可去壅，生薑、橘皮之屬是也。【杲⑥曰】外感六淫之邪，欲傳入裏，三陰實而不受，逆于胸中，天分、氣分室塞不通，而或噦、或嘔，所謂壅也。三陰者，脾也。故必破氣藥，

---

① 岐伯：見《素問·至真要大論》（按：文同。唯《綱目》所引誤將"偶之"作"偶方"。）

② 好古：《湯液大法》卷2"七方大略"　復：奇之不去復以偶，偶之不去復以奇，故曰復。復者，再也，重也。潔古法十補一泄，數泄一補，所以使不失通塞之道也……所以有傷寒得傷風脉，傷風得傷寒脉，海藏云：此所以脉證不相應也。前所以爲奇之不去復以偶，偶之不去復以奇，乃證脉不相應也。復方蓋出於此。

③ 從正：《儒門事親》卷1"七方十劑繩墨訂一"　複方之説有二。方有二方三方相合之複方，如桂枝二越婢一湯。如調胃承氣湯方，芒硝、甘草、大黄，外參以連翹、薄荷、黄芩、梔子以爲凉膈散。是本方之外，別加餘味者，皆是也。有分兩均劑之複方。如胃風湯各等分是也……然太僕又以奇方爲古之單方，偶爲複方，今此七方之中，已有偶又有複者，何也？豈有偶方者，二方相合之謂也。複方者，二方四方相合方歟！不然，何以偶方之外，又有複方者歟？此"複"字非"重複"之複，乃"反覆"之複。

④ 徐之才：《拾遺》見《證類》卷1"序例上"　諸藥有宣、通、補、泄、輕、重、澀、滑、燥、濕，此十種者，是藥之大體，而《本經》都不言之，後人亦所未述，遂令調合湯丸，有昧於此者。至如宣可去壅，即薑、橘之屬是也。通可去滯，即通草、防己之屬是也。補可去弱，即人參、羊肉之屬是也。泄可去閉，即葶藶、大黄之屬是也。輕可去實，即麻黄、葛根之屬是也。重可去怯，即磁石、鐵粉之屬是也。澀可去脱，即牡蠣、龍骨之屬是也。滑可去著，即冬葵、榆皮之屬是也。燥可去濕，即桑白皮、赤小豆之屬是也。濕可去枯，即紫石英、白石英之屬是也。只如此體，皆有所屬。凡用藥者，審而詳之，則靡所遺失矣。（按：本節原爲《嘉祐》所引，云"徐之才《藥對》、孫思邈《千金方》、陳藏器《本草拾遺·序例》如後"。考其行文，本節在《千金方》文之後，故當出陳藏器《拾遺》，時珍誤注出"徐之才"。）

⑤ 之才：見上注。

⑥ 杲：《醫學發明》卷2"本草十劑·宣可去壅薑橘之屬"　蓋外感六淫之邪，欲傳入裏，三陰尚實而不受逆，邪氣干胸中，窒塞不通，而或噦或嘔，所謂壅也……三陰者，脾也。故單用生薑宣散必愈。若嘔者有聲而有物，邪在胃系，未深入胃中，以生薑、橘皮治之。或以藿香、丁香、半夏，亦此之類，投之必愈。此天分氣分虚，無處一無所受，今乃窒塞。仲景謂：膈之上屬上焦，悉屬於表，或有形之物，因而越之則可，若氣壅則不可（越者，吐也，亦無下之理）。破氣藥也（辛瀉氣）。

如薑、橘、藿香、半夏之類,瀉其壅塞。【從正①曰】俚人以宣爲瀉,又以宣爲通,不知十劑之中已有瀉與通矣。仲景曰"春病在頭,大法宜吐",是宣劑即涌劑也。《經》曰:高者因而越之,木鬱則達之。宣者,升而上也,以君召臣曰宣是矣。凡風癎中風,胸中諸實,痰飲寒結,胸中熱鬱,上而不下,久則嗽喘滿脹,水腫之病生焉,非宣劑莫能愈也。吐中有汗,如引涎、追淚、嚏鼻,凡上行者,皆吐法也。【完素②曰】鬱而不散爲壅,必宣以散之,如痞滿不通之類是矣。攻其裏,則宣者上也,泄者下也。涌劑則瓜蒂、戹子之屬是矣。發汗通表亦同。【好古③曰】《經》有五鬱:木鬱達之、火鬱發之、土鬱奪之、金鬱泄之、水鬱折之,皆宣也。教曰宣,揚制曰宣朗,君召臣曰宣喚,臣奉君命宣布上意,皆宣之意。【時珍曰】壅者,塞也;宣者,布也,散也。鬱塞之病,不升不降,傳化失常。或鬱久生病,或病久生鬱。必藥以宣布敷散之,如承流宣化之意,不獨涌越爲宣也。是以氣鬱有餘,則香附、撫芎之屬以開之,不足則補中益氣以運之。火鬱微則山戹、青黛以散之,甚則升陽解肌以發之。濕鬱則蒼术、白芷之屬以燥之,甚則風藥以勝之。痰鬱微則南星、橘皮之屬以化之,甚則瓜蒂、藜蘆之屬以涌之。血鬱微則桃仁、紅花以行之,甚則或吐或利以逐之。食鬱微則山樝、神麴以消之,甚則上涌下利以去之。皆宣劑也。

通劑。【之才④曰】通可去滯,通草、防己之屬是也。【完素⑤曰】留而不行,必通以行之,如水病爲痰澼之類,以木通、防己之屬。攻其內則留者行也,滑石、茯苓、芫花、甘遂、大戟、牽牛之類是也。【從正⑥曰】通者,流通也。前後不得溲便,宜木通、海金沙、琥珀、大黃之屬通之。痹痛鬱滯,經隧不利,亦宜通之。【時珍曰】滯,留滯也。濕熱之邪留于氣分而爲痛痹癃閉者,宜淡味之藥上助肺氣下降,通其小便,而洩氣中之滯,木通、豬苓之類是也。濕熱之邪留于血分而爲痹痛腫注、二便不通者,宜苦寒之藥下引,通其前後,而洩血中之滯,防己之類是也。《經》曰"味薄者通",故淡味之藥謂之通劑。

---

① 從正:《儒門事親》卷1"七方十劑繩墨訂一" 所謂宣劑者,俚人皆以宣爲瀉劑,抑不知十劑之中,已有瀉劑。又有言宣爲通者,抑不知十劑之中,已有通劑。舉世皆曰:春宜宣,以爲下奪之藥,抑不知仲景,大法春宜吐,以春則人病在頭故也。況十劑之中,獨不見湧劑,豈非宣劑,即所謂湧劑者乎!《內經》曰:高者因而越之,木鬱則達之。宣者,升而上也,以君召臣曰宣,義或同此。……故風癎中風,胸中諸實痰飲,寒結胸中,熱蔚化上,上而不下,久則嗽喘滿脹,水腫之病生焉,非宣劑莫能愈也。/卷2"汗吐下三法該盡治病詮十三" 所謂三法可以兼衆法者,如引涎、漉涎、嚏氣、追淚。凡上行者,皆吐法也。
② 完素:《保命集》卷上"本草論第九" 宣者,宣鬱。鬱而不散爲壅,必宣劑以散之,如痞滿不通之類是也……攻其裏則宣者,上也。泄者,下也。湧劑則瓜蒂、梔豉之類是也。發汗通表亦同。
③ 好古:《湯液大法》卷2"十劑大略" 《經》有五鬱,達、發、奪、清、折皆宣也。教曰:宣揚制曰朗宣,君召臣曰宣喚,臣奉君命受命,開喻群情,啓布上意,翕受敷旋,遍及五服,通及四海,宣之意也。
④ 之才:見124頁注④。
⑤ 完素:《保命集》卷上"本草論第九" 通:留而不行爲滯,必通劑以行之,如水病、痰癖之類也。《本草》曰:通可去滯,通草、防己之屬。攻其內則通者,行也,甘遂、滑石、茯苓、芫花、大戟、牽牛、木通之類是也。
⑥ 從正:《儒門事親》卷1"七方十劑繩墨訂一" 所謂通劑者,流通之謂也。前後不得溲便,宜木通、海金沙、大黃、琥珀、八正散之屬……凡痹麻蔚滯,經隧不流,非通劑莫能愈也。

補劑。【之才①曰】補可去弱,人參、羊肉之屬是也。【杲②曰】人參甘溫,能補氣虛;羊肉甘熱,能補血虛。羊肉補形,人參補氣,凡氣味與二藥同者皆是也。【從正③曰】五臟各有補瀉,五味各補其臟,有表虛、裏虛、上虛、下虛、陰虛、陽虛,氣虛、血虛。《經》曰:精不足者補之以味,形不足者補之以氣。五穀、五菜、五果、五肉,皆補養之物也。【時珍曰】《經》云:不足者補之。又云:虛則補其母。生薑之辛補肝,炒鹽之鹹補心,甘草之甘補脾,五味子之酸補肺,黃蘗之苦補腎。又如,伏神之補心氣,生地黃之補心血;人參之補脾氣,白芍藥之補脾血;黃芪之補肺氣,阿膠之補肺血;杜仲之補腎氣,熟地黃之補腎血;芎藭之補肝氣,當歸之補肝血之類,皆補劑。不特人參、羊肉爲補也。

洩劑。【之才④曰】洩可去閉,葶藶、大黃之屬是也。【杲⑤曰】葶藶苦寒,氣味俱厚,不減大黃,能洩肺中之閉,又泄大腸。大黃走而不守,能洩血閉、腸胃渣穢之物。一洩氣閉,利小便;一洩血閉,利大便。凡與二藥同者皆然。【從正⑥曰】實則瀉之。諸痛爲實,痛隨利減。芒硝、大黃、牽牛、甘遂、巴豆之屬,皆瀉劑也。其催生下乳,磨積逐水,破經洩氣,凡下行者,皆下法也。【時珍曰】"去閉"當作"去實"。《經》云"實者瀉之"、"實則瀉其子"是矣。五臟五味皆有瀉,不獨葶藶、大黃也。肝實瀉以芍藥之酸,心實瀉以甘草之甘,脾實瀉以黃連之苦,肺實瀉以石膏之辛,腎實瀉以澤瀉之鹹,是矣。

輕劑。【之才⑦曰】輕可去實,麻黃、葛根之屬是也。【從正⑧曰】風寒之邪,始客皮膚,頭痛身熱,宜解其表,《內經》所謂"輕而揚之"也。癰瘡疥痤,俱宜解表,汗以泄之,毒以薰之,皆輕劑也。凡薰洗蒸炙,熨烙刺砭,導引按摩,皆汗法也。【時珍曰】當作"輕可去閉"。有表閉,裏閉,上閉,下閉。表閉者,風寒傷營,腠理閉密,陽氣怫鬱,不能外出,而爲發熱惡寒,頭痛脊强諸病,宜輕揚之劑

---

① 之才:見 124 頁注④。

② 杲:《醫學發明》卷 2"本草十劑"　補,可以去弱,人參、羊肉之屬是也。夫人參之甘溫,能補氣之虛。羊肉之甘熱,能補血之虛。羊肉,有形之物也,能補有形肌肉之氣。凡氣味與人參、羊肉同者,皆可以補之,故云屬也,人參補氣,羊肉補形。

③ 從正:《儒門事親》卷 1"七方十劑繩墨訂一"　況五臟各有補瀉……大率虛有六:表虛、裏虛、上虛、下虛、陰虛、陽虛……豈知酸苦甘辛鹹各補其臟。《內經》曰:精不足者補之以味。善用藥者,使病者而進五穀者,真得補之道也。(**按**:《綱目》本條末句綜合《素問·藏氣法時論》所云五穀、五果、五菜、五畜等補精益氣內容。)

④ 之才:見 124 頁注④。

⑤ 杲:《醫學發明》卷 2"本草十劑"　泄,可以去閉,葶藶、大黃之屬是也。此二味皆大苦寒,氣味俱厚,葶藶不減大黃,又勝過於諸藥,以泄陽分肺中之閉也。亦能泄大便,爲體輕象陽故也。大黃之苦寒,能走而不守,泄血閉也……一則治血病,泄大便。一則泄氣閉,利小便。

⑥ 從正:《儒門事親》卷 1"七方十劑繩墨訂一"　所謂瀉劑者,泄瀉之謂也。諸痛爲實,痛隨利減……大黃、甘遂、巴豆之屬,皆瀉劑也。／卷 2"汗吐下三法該盡治病詮十三"　催生下乳,磨積逐水,破經泄氣,凡下行者,皆下法也。

⑦ 之才:見 124 頁注④。

⑧ 從正:《儒門事親》卷 1"七方十劑繩墨訂一"　所謂輕劑者,風寒之邪始客皮膚,頭痛身熱,宜輕劑消風散,升麻、葛根之屬也。故《內經》曰:因其輕而揚之。發揚所謂解表也。疥癬痤痱宜解表,汗以泄之,毒以薰之,皆輕劑也。／卷 2"汗吐下三法該盡治病詮十三"　所謂三法可以兼衆法者^炙、蒸、熏、渫、洗、熨、烙、針刺、砭射、導引、按摩,凡解表者,皆汗法也。

發其汗，而表自解也。裏閉者，火熱鬱抑，津液不行，皮膚乾閉，而爲肌熱煩熱，頭痛目腫，昏瞀瘡瘍諸病，宜輕揚之劑以解其肌，而火自散也。上閉有二。一則外寒內熱，上焦氣閉，發爲咽喉閉痛之證，宜辛涼之劑以揚散之，則閉自開。一則飲食寒冷，抑遏陽氣在下，發爲胸膈痞滿閉塞之證，宜揚其清而抑其濁，則痞自泰也。下閉亦有二。有陽氣陷下，發爲裏急後重，數至圊而不行之證，但升其陽而大便自順，所謂下者舉之也。有燥熱傷肺，金氣䐜鬱，竅閉于上，而膀胱閉于下，爲小便不利之證，以升麻之類探而吐之，上竅通而小便自利矣，所謂病在下取之上也。

重劑。【之才①曰】重可去怯，磁石、鐵粉之屬是也。【從正②曰】重者，鎮縋之謂也。怯則氣浮，如喪神守而驚悸氣上，朱砂、水銀、沉香、黃丹、寒水石之倫，皆體重也。久病咳嗽，涎潮于上，形羸不可攻者，以此縋之。《經》云：重者因而減之。貴其漸也。【時珍曰】重劑凡四。有驚則氣亂而魂氣飛揚，如喪神守者。有怒則氣逆而肝火激烈、病狂善怒者，並鐵粉、雄黃之類以平其肝。有神不守舍而多驚健忘，迷惑不寧者，宜朱砂、紫石英之類以鎮其心。有恐則氣下，精志失守而畏如人將捕者，宜磁石、沉香之類以安其腎。大抵重劑壓浮火而墜痰涎，不獨治怯也。故諸風掉眩及驚癇痰喘之病，吐逆不止及反胃之病，皆浮火痰涎爲害，俱宜重劑以墜之。

滑劑。【之才③曰】滑可去著，冬葵子、榆白皮之屬是也。【完素④曰】濇則氣著，必滑劑以利之。滑能養竅，故潤利也。【從正⑤曰】大便燥結，宜麻仁、郁李之類；小便淋瀝，宜葵子、滑石之類。前後不通，兩陰俱閉也，名曰三焦約。約者，束也。宜先以滑劑潤養其燥，然後攻之。【時珍曰】著者，有形之邪，留著于經絡臟腑之間也，便尿、濁帶、痰涎、胞胎、癰腫之類是矣，皆宜滑藥以引去其留著之物。此與木通、豬苓通以去滯相類而不同。木通、豬苓，淡洩之物，去濕熱無形之邪；葵子、榆皮，甘滑之類，去濕熱有形之邪。故彼曰滯，此曰著也。大便濇者，波稜、牽牛之屬；小便濇者，車前、榆皮之屬；精竅濇者，黃蘗、葵花之屬；胞胎濇者，黃葵子、王不留行之屬；引痰涎自小便去者，則半夏、伏苓之屬；引瘡毒自小便去者，則五葉藤、萱草根之屬，皆滑滑劑也。半夏、南星皆辛而涎滑，能洩濕氣，通大便。蓋辛能潤，能走氣，能化液也。或以爲燥物，謬矣。濕去則土燥，非二物性燥也。

濇劑。【之才⑥曰】濇可去脫，牡蠣、龍骨之屬是也。【完素⑦曰】滑則氣脫，如開腸洞泄，便

---

① 之才：見 124 頁注④。
② 從正：《儒門事親》卷 1 "七方十劑繩墨訂一"　所謂重劑，鎮縋之謂也。其藥則朱砂、水銀、沉香、水石、黃丹之倫，以其體重故也。久病咳嗽，涎潮於上，咽喉不利，形羸不可峻攻，以此縋之。故《內經》曰：重者，因而減之，貴其漸也。（按：《綱目》揉入之"怯則氣浮，如喪神守，而驚悸氣上"一句，乃取自《保命集》卷上"本草論第九"之"重"劑下。）
③ 之才：見 124 頁注④。
④ 完素：《保命集》卷上 "本草論第九"　滑：濇則氣著，欲其利也。如便難、內閉，必滑劑以利之……滑能養竅，故潤利也。
⑤ 從正：《儒門事親》卷 1 "七方十劑繩墨訂一"　大便燥結，小便淋瀝，皆宜滑劑。燥結者，其麻仁、郁李之類乎。淋瀝者，其葵子、滑石之類乎。前後不通者，前後兩陰俱閉也，此名曰三焦約也。約，猶束也。先以滑劑潤養其燥，然後攻之，則無失矣。
⑥ 之才：見 124 頁注④。
⑦ 完素：《保命集》卷上 "本草論第九"　濇：滑則氣脫，欲其收斂也。如開腸洞泄、便溺遺失，必濇劑以收之。

溺遺失之類,必澀劑以收斂之。【從正①曰】寢汗不禁,澀以麻黃根、防風。滑泄不已,澀以豆蔻、枯礬、木賊、罌粟殼。喘嗽上奔,澀以烏梅、訶子。凡酸味同乎澀者,收斂之義也。然此種皆宜先攻其本,而後收之可也。【時珍曰】脫者,氣脫也,血脫也,精脫也,神脫也。脫則散而不收,故用酸澀溫平之藥,以斂其耗散。汗出亡陽,精滑不禁,泄痢不止,大便不固,小便自遺,久嗽亡津,皆氣脫也。下血不已,崩中暴下,諸大亡血,皆血脫也。牡蠣、龍骨、海螵蛸、五倍子、五味子、烏梅、榴皮、訶黎勒、罌粟殼、蓮房、椶灰、赤石脂、麻黃根之類,皆澀藥也。氣脫兼以氣藥,血脫兼以血藥及兼氣藥,氣者血之帥也。脫陽者見鬼,脫陰者目盲,此神脫也,非澀藥所能收也。

燥劑。【之才②曰】燥可去濕,桑白皮、赤小豆之屬是也。【完素③曰】濕氣淫勝,腫滿脾濕,必燥劑以除之,桑皮之屬。濕勝于上,以苦吐之,以淡滲之也。【從正④曰】積寒久冷,吐利腥穢,上下所出水液澄澈清冷,此大寒之病,宜薑、附、胡椒輩以燥之。若病濕氣,則白术、陳皮、木香、蒼术之屬除之,亦燥劑也。而黃連、黃蘗、卮子、大黃,其味皆苦,苦屬火,皆能燥濕,此《內經》之本旨也,豈獨薑、附之儔為燥劑乎。【好古⑤曰】濕有在上、在中、在下、在經、在皮、在裏。【時珍曰】濕有外感,有內傷。外感之濕,雨露嵐霧,地氣水濕,襲于皮肉筋骨經絡之間;內傷之濕,生于水飲酒食及脾弱腎強,固不可一例言也。故風藥可以勝濕,燥藥可以除濕,淡藥可以滲濕,洩小便可以引濕,利大便可以逐濕,吐痰涎可以袪濕。濕而有熱,苦寒之劑燥之;濕而有寒,辛熱之劑燥之,不獨桑皮、小豆為燥劑也。濕去則燥,故謂之燥。

潤劑。【之才⑥曰】濕可去枯,白石英、紫石英之屬是也。【從正⑦曰】濕者,潤濕也。雖與滑類,少有不同。《經》云"辛以潤之",辛主走氣、主化液故也。鹽、消味雖鹹,屬真陰之水,誠濡枯之

---

① 從正:《儒門事親》卷1"七方十劑繩墨訂一"　所謂澀劑者,寢汗不禁,澀以麻黃根、防己,滑泄不已,澀以豆蔻、枯白礬、木賊、烏魚骨、罌粟殼。凡酸味亦同乎澀者,收斂之意也。喘嗽上奔,以薑汁、烏梅煎寧肺者,皆酸澀劑也。然此數種,當先論其本,以攻去其邪,不可執一以澀,便為萬全也。

② 之才:見124頁注④。

③ 完素:《保命集》卷上"本草論第九"　燥氣淫勝,腫滿脾濕,必燥劑以除之。《本草》曰:燥可去濕,即桑白皮、赤小豆之屬。所謂濕甚於上,以苦泄之,以淡滲之也。

④ 從正:《儒門事親》卷1"七方十劑繩墨訂一"　所謂燥劑者,積寒久冷,食已不饑,吐利腥穢,屈伸不便,上下所出水液,澄徹清冷,此為大寒之故,宜用乾薑、附子、胡椒輩以燥之。非積寒之病,不可用也……若病濕者,則白术、陳皮、木香、防己、蒼术等,皆能除濕,亦燥之平劑也。若黃連、黃柏、梔子、大黃,其味皆苦。苦屬火,皆能燥濕,此《內經》之本旨也。而世相違久矣。嗚呼!豈獨薑附之儔方為燥劑乎?

⑤ 好古:《湯液大法》卷2"十劑大略"　燥……有濕在上,有濕在中,有濕在下,有濕在經,有濕在皮,有濕在裏。

⑥ 之才:見124頁注④。

⑦ 從正:《儒門事親》卷1"七方十劑繩墨訂一"　所謂濕劑者,潤濕之謂也。雖與滑相類,其間少有不同。《內經》曰:辛以潤之。蓋辛能走氣,能化液故也。若夫硝性雖鹹,本屬真陰之水,誠濡枯之上藥也。人有枯涸皺揭之病,非獨金化為然。蓋有火以乘之,非濕劑莫能愈也。

上藥也。人有枯涸皴揭之病，非獨金化，蓋有火以乘之，故非濕劑不能愈。【完素①曰】津耗爲枯。五臟痿弱，榮衛涸流，必濕劑以潤之。【好古②曰】有減氣而枯，有減血而枯。【時珍曰】濕劑當作潤劑。枯者燥也。陽明燥金之化，秋令也。風熱怫甚，則血液枯涸而爲燥病。上燥則渴，下燥則結，筋燥則强，皮燥則揭，肉燥則裂，骨燥則枯，肺燥則痿，腎燥則消。凡麻仁、阿膠膏潤之屬，皆潤劑也。養血則當歸、地黃之屬，生津則麥門冬、栝樓根之屬，益精則蓯蓉、枸杞之屬。若但以石英爲潤藥則偏矣，古人以服石爲滋補故爾。

劉完素③曰：制方之體，欲成七方十劑之用者，必本于氣味也。寒、熱、溫、涼，四氣生于天；酸、苦、辛、鹹、甘、淡，六味成乎地。是以有形爲味，無形爲氣。氣爲陽，味爲陰。陽氣出上竅，陰味出下竅。氣化則精生，味化則形長。故地産養形，形不足者溫之以氣；天産養精，精不足者補之以味。辛甘發散爲陽，酸苦涌泄爲陰；鹹味涌泄爲陰，淡味滲洩爲陽。辛散、酸收、甘緩、苦堅、鹹奭，各隨五臟之病，而制藥性之品味。故方有七，劑有十。方不七，不足以盡方之變；劑不十，不足以盡劑之用。方不對證，非方也；劑不蠲疾，非劑也。此乃太古先師，設繩墨而取曲直；叔世方士，乃出規矩以爲方圓。夫物各有性，制而用之，變而通之，施于品劑，其功用豈有窮哉。（如）〔於〕是有因其性爲用者，有因其所勝而爲制者，有氣同則相求者，有氣相剋則相制者，有氣有餘而補不足者，有氣相感則以意使者，有質同而性異者，有名異而實同者。故蛇之性（上）竄而引藥，蟬之性（外）脫而退翳，虻飲血而用以治血，鼠善穿而用以治漏，所謂因其性而爲用者如此。弩牙速産，以機發而不括也；杵糠下噎，以杵築下也。所謂因其用而爲使者如此。（浮）萍不沉水，可以勝酒；獨活不搖風，可以治風。所謂因其所勝而爲〔之

① 完素：《保命集》卷上"本草論第九"　　濕：津液爲枯。五臟痿弱，榮衛涸流，必濕劑以潤之。
② 好古：《湯液大法》卷2"十劑大略"　　濕……有減氣而枯，有減血而枯。
③ 劉完素：《保命集》卷上"本草論第九"　　論曰……是以制方之體，欲成七方十劑之用者，必本于氣味生成而成方焉。其寒、熱、溫、涼四氣者生乎天，酸、苦、辛、鹹、甘、淡六味者成乎地……故有形者爲之味，無形者謂之氣……《經》所謂陰味出下竅，陽氣出上竅，王注曰：味有質，故下流於便瀉之竅。氣無形，故上出於呼吸之門。故陽爲氣，陰爲味……王注曰：氣化則精生，味和則形長。是以有生之大形，精爲本。故地産養形，形不足者溫之以氣。天産養精，精不足者補之以味……辛甘發散爲陽，酸苦湧泄爲陰。故辛散、酸收、甘緩、苦堅、鹹軟，隨五臟之病證，施藥性之品味……方有七，劑有十，故方不七，不足以盡方之變。劑不十，不足以盡劑之用。方不對病，非方也。劑不蠲疾，非劑也……故此十劑七方者，乃太古先師設繩墨而取曲直，何叔世方士出規矩以爲方圓……是以物各有性，以謂物之性有盡也。制而用之，將使之無盡。物之用有窮也，變而通之，將使之無窮……（**按**：此下自"於是有因其性而爲用者"至"未之有也"，除個別文字有異，其餘引文與原文同。）

用〕制也如此。麻，木穀而治風；豆，水穀而治水。所謂氣相同則相求者如此。牛，土畜，乳可以止渴疾；豕，水畜，心可以鎮恍惚。所謂因其氣相剋則相制也如此。熊肉振羸，兔肝明視，所謂〔因〕其氣有餘補不足也如此。鯉之治水，鶩之利水，所謂因其氣相感則以意使者如此。蜜〔本〕成於蜂，蜜溫而蜂寒；油〔本〕生於麻，麻溫而油寒。茲同質而異性也。蘼蕪生於芎藭，蓬蘽生於覆盆，茲名異而實同者也。所以如此之類，不可勝舉。故天地賦形，不離陰陽；形色自然，皆有法象。毛羽之類，生於陽而屬於陰；鱗甲之類，生於陰而屬於陽。空青法木，色青而主肝；丹砂法火，色赤而主心；雲母法金，色白而主肺；磁石法水，色黑而主腎；黃石脂法土，色黃而主脾。故觸類而長之，莫不有自然之理也。欲爲醫者，上知天文，下知地理，中知人事，三者俱明，然後可以（語）〔愈〕人之疾病。不然，則如無目夜遊，無足登涉，動致顛殞，而欲愈疾者，未之有也。

　　雷斅《炮炙論·序①》曰：若夫世人使藥，豈知自有君臣。既辨君臣，寧分相制。秖如枕毛今鹽草也。沾溺，立銷班腫之毒；象膽揮黏，乃知藥有情異。鮭魚插樹，立便乾枯。用狗塗之，以犬膽灌之，插魚處立如故也。却當榮盛。無名無名異形似玉柳（面）〔石〕，又如石（灰）〔炭〕，味別。止楚，截指而似去甲毛；聖石開盲，明目而如雲離日。當歸止血破血，頭尾效各不同。頭止血，尾破血。蓤子熟、生，足睡、不眠立據。弊（箅）〔算〕淡鹵，常使者甑中（箅）〔算〕，能淡鹽味，如酒霑交。今蜜（祝）〔枳〕繳枝，又云交加枝。鐵遇神砂，如泥似粉。石經鶴糞，化作塵飛。枕見橘，花似髓。斷絃折劍，遇鸞血而如初；以鸞血（燒）〔煉〕作膠，粘折處，鐵物永不斷。海竭江枯，投游波燕子是也。而立泛。令鉛拒火，須仗修天；今呼爲補天石。如要形堅，豈忘紫背。有紫背天葵，如常食葵菜，只是背紫面青，能堅鉛形。留砒住鼎，全賴宗心。別有宗心草，今呼石竹，不是食者穄心，恐誤。其草出歙州，生處多蟲獸。雌得芹花，其草名爲立起，其形如芎藥，花色青，可長三尺已來，葉上黃班色，味苦澀，堪用煮雌黃，立住火。立便成（庚）〔庚〕；硇遇赤鬚，其草名赤鬚，今呼爲虎鬚草是，用煮硇砂即生火〔驗〕。水留金鼎。水中生火，非猾髓而莫能；海中有獸名曰猾，以髓入在油中，〔其油〕粘水，水中火生，不可救之，用酒噴之即止。勿於屋下收。長齒生牙，賴雄鼠之骨末。其齒若〔折〕，年多不生者，取雄鼠脊骨作末，揩折處，齒立生如故。髮眉墮落，塗半夏而立

130

―――――――――

① 炮炙論·序：《雷公炮炙論·序》見《證類》卷1"序例上"。（**按**：《綱目》所引此序，除極少數訛脫字外，餘皆同原文，不煩引錄，僅按例標示訛脫文字。）

生；眉髮墮落者，以生半夏莖（杵）〔揀〕之取涎，塗髮落處立生。目辟眼瞤，有五花而自正。五加皮，其葉有雄雌，三葉爲雄，五葉爲雌，須使五葉者。作末酒浸飲之，其目瞤者正。脚生肉枕，裩繫若根；脚有肉枕者，取莨若根於裩帶上繫之，感應永不痛。囊皺溲多，夜煎竹木。多小便者，夜煎草薢一（片）〔件〕服之，永不夜起也。體寒腹大，全賴鸕鶿；若患腹大如鼓，米飲調鸕鶿末服，立枯如故也。血泛經過，飲調瓜子。甜瓜子内仁搗作末，去油，飲調服之，立絕。咳逆數數，酒服熟雄；天雄炮過，以酒調一錢服，立定也。遍體癜風，冷調生側。附子旁生者爲側子，作末冷酒服，立差也。腸虛瀉痢，須假草零；搗五倍子作末，以熟水下之，立止也。久渴心煩，宜投竹瀝。除癥去塊，全仗硝、硇；硝、硇即硇砂、硝石二味，於乳鉢中研作粉，同煅了，酒服，神效也。益食加觴，須煎（盧）〔蘆〕、朴。不食者，并飲酒少者，煎逆水蘆根并厚朴二味湯服。强筋健骨，須是蓯、鱣。蓯蓉并鱣魚二味，作末，以黃精汁丸服之，可力倍常〔十〕也。出《乾寧記》中。駐色延年，精蒸神錦。黃精自然汁拌細研神錦，於柳木甑中蒸七日了，以木蜜丸服，顏貌可如幼女之容色也。知瘡所在，口點陰膠。陰膠即〔是〕甑中氣垢，少許於口中，可知臟腑所起，直至住處。知痛，（乃）〔足〕可醫也。産後肌浮，甘皮酒服。産後肌浮，酒服甘皮立愈。口瘡舌拆，立愈黃蘇。口瘡舌拆，以根黃塗蘇炙作末，含之立差。腦痛欲亡，鼻投硝末。頭痛者，以硝石作末内鼻中，立止。心痛欲死，速覓延胡。以延胡索作散，酒服之立愈。如斯百種，是藥之功。某忝遇明時，謬看醫理，雖尋〔聖〕法，難可窮微。略陳藥餌之功能，豈溺仙人之要術。其制藥炮、熬、煮、炙，不能記年月哉。欲審元由，須看海集。某不量短見，直錄炮、熬、煮、炙，列藥制方，分爲上、中、下三卷，有三百件名，具陳于後。

氣味陰陽

《陰陽應象論①》曰：積陽爲天，積陰爲地。陰静陽躁，陽生陰長，陽殺

---

① 陰陽應象論：《素問·陰陽應象大論》 故積陽爲天，積陰爲地。陰静陽燥，陽生陰長，陽殺陰藏，陽化氣，陰成形。……清陽發腠理，濁陰走五臟；清陽實四肢，濁陰歸六腑。水爲陰，火爲陽；陽爲氣，陰爲味。味歸形，形歸氣，氣歸精，精歸化，精食氣，形食味，化生精，氣生形。味傷形，氣傷精；精化爲氣，氣傷於味。陰味出下竅；陽氣出上竅。味厚者爲陰，薄爲陰之陽。氣厚者爲陽，薄爲陽之陰。味厚則泄，薄則通。氣薄則發泄，厚則發熱。／……辛甘發散爲陽，酸苦湧泄爲陰，鹹味湧泄爲陰，淡味滲泄爲陽。六者或收或散，或緩或急，或燥或潤或軟或堅，以所利而行之，調其氣使其平也。（按：此條後部之文乃出《陰陽應象大論》，《綱目》漏標出處。）

陰藏。陽化氣,陰成形。陽爲氣,陰爲味。味歸形,形歸氣,氣歸精,精歸
化。精食氣,形食味,化生精,氣生形。味傷形,氣傷精,精化爲氣,氣傷於
味。陰味出下竅,陽氣出上竅。清陽發腠理,濁陰走五臟;清陽實四肢,濁
陰歸六腑。味厚者爲陰,薄者爲陰中之陽。氣厚者爲陽,薄者爲陽中之陰。
味厚則泄,薄則通;氣薄則發泄,厚則發熱。辛甘發散爲陽,酸苦涌泄爲陰;
鹹味涌泄爲陰,淡味滲洩爲陽。六者或收,或散,或緩,或急,或潤,或燥,或
輭,或堅,以所利而行之,調其氣,使之平也。【元素①曰】清之清者發腠理,清之濁者
實四肢;濁之濁者歸六腑,濁之清者走五臟。附子氣厚,爲陽中之陽;大黃味厚,爲陰中之陰。茯苓
氣薄,爲陽中之陰,所以利小便,入手太陽,不離陽之體也;麻黃味薄,爲陰中之陽,所以發汗,入手太
陰,不離陰之體也。凡同氣之物必有諸味,同味之物必有諸氣。氣味各有厚薄,故性用不等。【杲②
曰】味之薄者則通,酸苦鹹平是也。味之厚者則泄,鹹苦酸寒是也。氣之厚者發熱,辛甘温熱是也。
氣之薄者滲泄,甘淡平凉是也。滲謂小汗,泄謂利小便也。【宗奭③曰】天地既判,生萬物者,五氣
耳。五氣定位,則五味生。故曰生物者氣也,成之者味也。以奇生則成而耦,以耦生則成而奇。寒
氣堅,故其味可用以輭;熱氣輭,故其味可用以堅;風氣散,故其味可用以收;燥氣收,故其味可用以
散。土者,冲氣之所生,冲氣則無所不和,故其味可用以緩。氣堅則壯,故苦可以養氣。脉輭則和,
故鹹可以養脉。骨收則强,故酸可以養骨。筋散則不攣,故辛可以養筋。肉緩則不壅,故甘可以養
肉。堅之而後可以輭,收之而後可以散。欲緩則用甘,不欲則弗用。用之不可太過,太過亦病矣。
古之養生治疾者,必先通乎此,〔不通乎此〕,(否則)〔而〕能已人之疾者蓋寡矣。

---

① 元素:《醫學啓源》卷下“用藥備旨·氣味厚薄寒熱陰陽升降之圖” ……茯苓淡,爲天之陽。陽
也,陽當上行,何謂利水而泄下?《經》云:氣之薄者,陽中之陰,所以茯苓利水而泄下,亦不離乎
陽之體,故入手太陽也。麻黃苦,爲地之陰,陰也,陰當下行,何謂發汗而升上?《經》曰:味之薄
者,陰中之陽,所以麻黃發汗而升上,亦不離乎陰之體,故入手太陰也。附子,氣之厚者,乃陽中
之陽,故《經》云發熱。大黃,味之厚者,乃陰中之陰,所以利小便也。茶苦,爲陰中之陽,所以清
頭目也。清陽發腠理,清之清者也。清陽實四肢,清之濁者也。濁陰歸六腑,濁之濁者也。濁陰
走五臟,濁之清者也。/卷下“用藥備旨·制方法” ……凡同氣之物,必有諸味。同味之物,必
有諸氣。互相氣味,各有厚薄,性用不等……

② 杲:《東垣試效方》卷1“藥象門·用藥法象” ……味之薄者爲陰中之陽,味薄則通,酸苦鹹平是
也。味之厚者爲陰中之陰,味厚則泄,酸苦鹹寒是也。氣之厚者爲陽中之陽,氣厚則發熱,辛甘温
熱是也。氣之薄者爲陽中之陰,氣薄則發泄,辛甘淡平寒凉是也。(按:末句釋“滲泄”,或爲時珍
所增也。)

③ 宗奭:《衍義》卷1“序例上” 夫天地既判,生萬物者惟五氣爾。五氣定位,則五味生。五味生,
則千變萬化,至於不可窮已。故曰生物者氣也,成之者味也。(按:此下引文與原文多同,不煩引
錄。末句稍有差異,按例標示訛脱之文。)

李杲①曰：夫藥有溫、涼、寒、熱之氣，辛、甘、淡、酸、苦、鹹之味也。升、降、浮、沉之相互，厚、薄、陰、陽之不同。一物之內，氣味兼有；一藥之中，理性具焉。或氣一而味殊，或味同而氣異。氣象天，溫熱者天之陽，涼寒者天之陰。天有陰陽，風、寒、暑、濕、燥、火，三陰、三陽上奉之也。味象地，辛、甘、淡者地之陽，酸、苦、鹹者地之陰；地有陰陽，金、木、水、火、土，生、長、化、收、藏下應之。氣味薄者，輕清成象，本乎天者親上也；氣味厚者，重濁成形，本乎地者親下也。【好古②曰】本草之味有五，氣有四。然一味之中有四氣，如辛味則石膏寒，桂、附熱，半夏溫，薄荷涼之類是也。夫氣者天也，溫熱天之陽，寒涼天之陰。陽則升，陰則降。味者地也，辛、甘、淡地之陽，酸、苦、鹹地之陰。陽則浮，陰則沉。有使氣者，使味者，氣味俱使者，先使氣而後使味者，先使味而後使氣者。有一物一味者，一物三味者；一物一氣者，一物二氣者。或生熟異氣味，或根苗異氣味。或溫多而成熱，或涼多而成寒，或寒熱各半而成溫。或熱者多，寒者少，寒不爲之寒；或寒者多，熱者少，熱不爲之熱，不可一途而取也。或寒熱各半，晝服則從熱之屬而升，夜服則從寒之屬而降。或晴則從熱，陰則從寒。變化不一如此，況四時六位不同，五運六氣各異，可以輕用爲哉。

《六節臟象論③》云：天食人以五氣，地食人以五味。五氣入鼻，藏於心

本草綱目第一卷

133

① 李杲：《珍珠囊·諸品藥性陰陽論》（《醫要集覽》本）　夫藥有寒熱溫涼之性，酸苦辛鹹甘淡之味，升降浮沉之能。互相氣味厚薄不同，輕重不等，寒熱相雜，陰陽相混。或氣一而味殊，或味同而氣異……/《脾胃論》卷上"君臣佐使法"　一物之內，氣味兼有。一藥之中，理性具焉。/《湯液本草》卷1"東垣先生藥類法象·用藥法象"　天有陰陽，風寒暑濕燥火，三陰、三陽上奉之。溫涼寒熱，四氣是也，皆象於天。溫、熱者，天之陽也。涼、寒者，天之陰也。此乃天之陰陽也。/地有陰陽，金木水火土，生長化收藏下應之。/辛甘淡酸苦鹹，五味是也，皆象於地。辛甘淡者，地之陽也。酸苦鹹者，地之陰也。此乃地之陰陽也。/輕清成象（味薄，茶之類）本乎天者親上。/重濁成形（味厚，大黃之類）本乎地者親下。（按：《綱目》引文糅合多書而成。）

② 好古：《湯液大法》卷2"四氣"　藥味之辛、甘、酸、苦、鹹，味也。寒、熱、（濕）〔溫〕、涼，氣也。味則五，氣則四。五味之中，每一味各有四氣，如辛之屬，則硝石、石膏、乾薑、桂、附、半夏、細辛、薄荷、荊芥之類……此雖不足盡舉，大抵五味之中，皆有四氣也。/卷2"用藥氣味"　夫氣者，天也。味者，地也。（濕）〔溫〕熱者，天之陽也。寒涼者，天之陰也。陽則升，陰則降。辛甘者，地之陽也。鹹苦者，地之陰也。陽則浮，陰則沉。有使氣，有使味者，有氣味俱使者。有先使氣，後使味者。有先使味，後使氣者。所用之不一也。有一藥而一味者，或三味者。或一氣者，或二氣者。熱者多，寒者少，寒不爲之寒。寒者多，熱者少，熱不爲之熱。或寒熱各半而成溫，或溫多而成熱。或涼多而成寒，不可一途而取也。或寒熱各半，晝服之則從熱之屬而升，夜服之則從寒之屬而降。至於晴則從熱，陰則從寒，所從來類變化不一，況四時六位之非一，五運六氣之相召，主客勝復之莫測，太過不及之難量，可以輕用爲哉。（按：《綱目》此段引文中，尚有"或生熟異氣味，或根苗異氣味"未能溯及其源。）

③ 六節臟象論：《素問·六節藏象論》　天食人以五氣，地食人以五味。五氣入鼻，藏於心肺，上使五色修明，音聲能彰。五味入口，藏於腸胃，味有所藏，以養五氣，氣和而生，津液相成，神乃自生。/《素問·陰陽應象大論》　形不足者，溫之以氣；精不足，補之以味。

肺,上使五色修明,音聲能彰。五味入口,藏于腸胃。味有所藏,以養五氣。氣和而生,津液相成,神乃自生。又曰:形不足者,溫之以氣;精不足者,補之以味。【王冰①曰】五氣者,臊氣湊肝,焦氣湊心,香氣湊脾,腥氣湊肺,腐氣湊腎也。心榮色,肺主音,故氣藏于〔心〕肺而明色彰聲也。氣爲水之母,故味藏于腸胃而養五氣。【孫思邈②曰】精以食氣,氣養精以榮色;形以食味,味養形以生力。精順五氣以靈,形受五味以成。若食氣相反則傷精,食味不調則損形。是以聖人先用食禁以存生,後制藥物以防命。氣味溫補,以存精形。

五味宜忌

岐伯③曰:木生酸,火生苦,土生甘,金生辛,水生鹹。辛散,酸收,甘緩,苦堅,鹹瑌。毒藥攻邪,五穀爲養,五果爲助,五畜爲益,五菜爲充,氣〔味〕合而服之,以補精益氣。此五味各有所利,四時五臟,病隨所宜也。又曰:陰之所生,本在五味;陰之五宮,傷在五味。骨正筋柔,氣血以流,腠理以密,骨氣以清,長有天命。又曰:聖人春夏養陽,秋冬養陰,以從其根,二氣常存。春食涼,夏食寒,以養陽;秋食溫,冬食熱,以養陰。

五欲④。肝欲酸,心欲苦,脾欲甘,肺欲辛,腎欲鹹,此五味合五臟之氣也。

五宜⑤。青色宜酸,肝病宜食麻、犬、李、韭。赤色宜苦,心病宜食麥、羊、杏、薤。黃色宜甘,

---

① 王冰:《素問·六節藏象論》王冰注　天以五氣食人者,臊氣湊肝,焦氣湊心,香氣湊脾,腥氣湊肺,腐氣湊腎也……心榮面色,肺主音聲,故氣藏於心肺,上使五色脩潔分明,音聲彰著。氣爲水母,故味藏於腸胃,內養五氣。

② 孫思邈:《千金方》卷26"序論第一"　……精以食氣,氣養精以榮色;形以食味,味養形以生力,此之謂也……精順五氣以爲靈也,若食氣相惡則傷精也。形受味以成也,若食味不調則損形也。是以聖人先用食禁以存性,後制藥以防命也。故形不足者溫之以氣,精不足者補之以味,氣味溫補以存形精。

③ 岐伯:《素問·五運行大論》　木生酸……火生苦……土生甘……金生辛……水生鹹。/《素問·藏氣法時論》　……辛散,酸收,甘緩,苦堅,鹹瑌。毒藥攻邪,五穀爲食,五果爲助,五畜爲益,五菜爲充。氣味合而服之,以補精益氣。此五者,有辛、酸、甘、苦、鹹,各有所利,或散,或收,或緩、或急、或堅、或瑌。四時五藏,病隨五味所宜也。《素問·生氣通天論》　……陰之所生,本在五味;陰之五宮,傷在五味……是故謹和五味,骨正筋柔,氣血以流,腠理以密,如是則骨氣以精,謹道如法,長有天命。/《素問·四氣調神大論》　夫四時陰陽者,萬物之根本也。所以聖人春夏養陽,秋冬養陰,以從其根。(春食涼,夏食寒,以養於陽。秋食溫,冬食熱,以養於陰……二氣常存,蓋由根固。)(按:《綱目》引此節,糅合《素問》數篇之文,且或將王冰注作爲正文。)

④ 五欲:《素問·五藏生成》　故心欲苦,肺欲辛,肝欲酸,脾欲甘,腎欲鹹,此五味之所合也。

⑤ 五宜:《靈樞·五味》　……五色:黃色宜甘,青色宜酸,黑色宜鹹,赤色宜苦,白色宜辛。凡此五者,各有所宜。五宜所言五色者,脾病者,宜食秔米飯,牛肉、棗、葵;心病者,宜食麥、羊肉、杏、薤;腎病者,宜食大豆黃卷、豬肉、栗、藿;肝病者,宜食麻、犬肉、李、韭;肺病者,宜食黃黍、雞肉、桃、葱。

脾病宜食粳、牛、棗、葵。白色宜辛,肺病宜食黃黍、雞、桃、葱。黑色宜鹹,腎病宜食大豆黃卷、豬、栗、藿。

五禁①。肝病禁辛,宜食甘,粳、牛、棗、葵。心病禁鹹,宜食酸,麻、犬、李、韭。脾病禁酸,宜食鹹,大豆、豕、栗、藿。肺病禁苦,宜食麥、羊、杏、薤。腎病禁甘,宜食辛,黃黍、雞、桃、葱。【思邈②曰】春宜省酸增甘以養脾,夏宜省苦增辛以養肺,秋宜省辛增酸以養肝,冬宜省鹹增苦以養心,四季宜省甘增鹹以養腎。【時珍曰】五欲者,五味入胃,喜歸本臟,有餘之病,宜本味以通之。五禁者,五臟不足之病,畏其所勝,而宜其所不勝也。

五走③。酸走筋,筋病毋多食酸,多食令人癃。酸氣澀收,胞得酸而縮卷,故水道不通也。苦走骨,骨病毋多食苦,多食令人變嘔。苦入下脘,三焦皆閉,故變嘔也。甘走肉,肉病毋多食甘,多食令人悗心。甘氣柔潤,胃柔則緩,緩則蟲動,故悗心也。辛走氣,氣病毋多食辛,多食令人洞心。辛走上焦,與氣俱行,久留心下,故洞心也。鹹走血,血病毋多食鹹,多食令人渴。血與鹹相得則凝,〔凝〕則胃汁注之,故咽路焦而舌本乾。○《九針論》作:鹹走骨,骨病毋多食鹹。苦走血,血病毋多食苦。

五傷④。酸傷筋,辛勝酸。苦傷氣,鹹勝苦。甘傷肉,酸勝甘。辛傷皮毛,苦勝辛。鹹傷血,甘勝鹹。

---

① 五禁:《靈樞・五味》 五禁:肝病禁辛,心病禁鹹,脾病禁酸,腎病禁甘,肺病禁苦。肝色青,宜食甘,秔米飯、牛肉、棗、葵皆甘。心色赤,宜食酸,犬肉、麻、李、韭皆酸。脾黃色,宜食鹹,大豆、豬肉、栗、藿皆鹹。肺白色,宜食苦,麥、羊肉、杏、薤皆苦。腎色黑,宜食辛,黃黍、雞肉、桃、葱皆辛。

② 思邈:《千金方》卷26"序論第一" 春七十二日省酸增甘以養脾氣;夏七十二日省苦增辛以養肺氣;秋七十二日省辛增酸以養肝氣;冬七十二日省鹹增苦以養心氣;季月各十八日省甘增鹹以養腎氣。

③ 五走:《靈樞・五味》 黃帝問于少俞曰:五味入於口也,各有所走,各有所病。酸走筋,多食之,令人癃。鹹走血,多食之,令人渴。辛走氣,多食之,令人洞心。苦走骨,多食之,令人變嘔。甘走肉,多食之,令人悗心。余知其然也,不知其何由,願聞其故。少俞答曰:酸入於胃,其氣澀以收,上之兩焦,弗能出入也,不出即留於胃中,胃中和温,則下注膀胱,膀胱之胞薄以懦,得酸則縮綣,約而不通,水道不行,故癃。陰者,積筋之所終也,故酸入而走筋矣。黃帝曰:鹹走血,多食之,令人渴,何也?少俞曰:鹹入於胃,其氣上走中焦,注於脉,則血氣走之,血與鹹相得則凝,凝則胃中汁注之,注之則胃中竭,竭則咽路焦,故舌本乾而善渴。血脉者,中焦之道也,故鹹入而走血矣。黃帝曰:辛走氣,多食之令人洞心,何也?少俞曰:辛入於胃,其氣走于上焦,上焦者,受氣而營諸陽者也,薑、韭之氣熏之,營衛之氣,不時受之,久留心下,故洞心。辛與氣俱行,故辛入而與汗俱出。黃帝曰:苦走骨,多食之令人變嘔,何也?少俞曰:苦入於胃,五穀之氣,皆不能勝苦,苦入下脘,三焦之道皆閉而不通,故變嘔。齒者,骨之所終也,故苦入而走骨,故入而復出,知其走骨也。黃帝曰:甘走肉,多食之令人悗心,何也?少俞曰:甘入於胃,其氣弱小,不能上至於上焦,而與穀留於胃中者,令人柔潤者也。胃柔則緩,緩則蟲動,蟲動則令人悗心。其氣外通於肉,故甘走肉。/《靈樞・九針》 五走:酸走筋,辛走氣,苦走血,鹹走骨,甘走肉,是謂五走也。

④ 五傷:《素問・五運行大論》 酸傷筋,辛勝酸……苦傷氣,鹹勝苦……甘傷肉,酸勝甘……辛傷皮毛,苦勝辛……鹹傷血,甘勝鹹。

　　五過①。味過于酸，肝氣以津，脾氣乃絶，肉胝傷膃而唇揭。味過于苦，脾氣不濡，胃氣乃厚，皮稿而毛拔。味過于甘，心氣喘滿，色黑，腎氣不平，骨痛而髮落。味過于辛，筋脉沮絶，精神乃失，筋急而爪枯。味過于鹹，大骨氣勞，短〔肌〕，心氣抑，脉凝澀而變色。【時珍曰】五走五傷者，本臟之味自傷也，即陰之五宫，傷在五味也。五過者，本臟之味伐其所勝也，即臟氣偏勝也。

五味偏勝

　　岐伯②曰：五味入胃，各歸所喜。酸先入肝，苦先入心，甘先入脾，辛先入肺，鹹先入腎。久而增氣，物化之常。氣增而久，夭之由也。【王冰③曰】入肝爲温，入心爲熱，入肺爲清，入腎爲寒，入脾爲至陰而四氣兼之，皆爲增其味而益其氣。故各從本臟之氣，久則從化。故久服黄連、苦參反熱，從苦化也。餘味倣此。氣增不已，則臟氣偏勝，必有偏絶。臟有偏絶，必有暴夭。是以藥不具五味，不備四氣，而久服之，雖暫獲勝，久必致夭。故絶粒服餌者不暴亡，無五味資助也。【杲④曰】一陰一陽之謂道，偏陰偏陽之謂疾。陽劑剛勝，積若燎原，爲消狂癰疽之屬，則天癸竭而榮涸。陰劑柔勝，積若凝冰，爲洞泄寒中之病，則真火微而衛散。故大寒大熱之藥，當從權用之，氣平而止。有所偏助，令人臟氣不平，夭之由也。

---

① 五過：《素問・生氣通天論》　是故味過於酸，肝氣以津，脾氣乃絶。味過於鹹，大骨氣勞，短肌，心氣抑。味過於甘，心氣喘滿，色黑，腎氣不衡。味過於苦，脾氣不濡，胃氣乃厚。味過於辛，筋脉沮弛，精神乃央。/《素問・五藏生成》　是故多食鹹，則脉凝泣而變色；多食苦，則皮稿而毛拔；多食辛，則筋急而爪枯；多食酸，則肉胝膃而唇揭；多食甘，則骨痛而髮落，此五味之所傷也。（按：此段時珍糅合二篇之文。）

② 岐伯：《素問・至真要大論》　夫五味入胃，各歸所喜。故酸先入肝，苦先入心，甘先入脾，辛先入肺，鹹先入腎，久而增氣，物化之常也。氣增而久，夭之由也。

③ 王冰：《素問・至真要大論》王冰注　夫入肝爲温，入心爲熱，入肺爲清，入腎爲寒，入脾爲至陰而四氣兼之，皆爲增其味而益其氣，故各從本藏之氣用爾。故久服黄連、苦參而反熱者，此其類也。餘味皆然。但人疎忽不能精候矣，故曰久而增氣，物化之常也。氣增不已。益以歲年則藏氣偏勝，氣有偏勝則有偏絶，藏有偏絶則有暴夭者。故曰氣增而久夭之由也，是以……藥不具五味，不備四氣，而久服之，雖且獲勝，益久必致暴夭，此之謂也。絶粒服餌則不暴夭，斯何由哉？無五穀味資助故也。

④ 杲：《普濟方》卷5"方脉藥性・用藥偏勝論"　《經》云：一陰一陽謂之道，偏陰偏陽謂之疾。《聖濟經》曰：陽劑剛勝，積熱燎原，爲消狂癰疽之屬，則天癸竭而榮涸。陰劑柔勝，積若凝冰，爲洞泄寒中之屬，則真火微而衛散。故大寒大熱之藥，當從權用之，以氣平而止。如執而有所偏助，令藏氣不平。嗚呼！死生之機，捷若影響，殆不可忽。（按：《綱目》誤注出"杲曰"。原引《聖濟經》之文，出該書卷1"精神內守章第二"。）

標本陰陽

李杲[①]曰:夫治病者,當知標本。以身論之,外爲標,内爲本,陽爲標,陰爲本。故六腑屬陽爲標,五臟屬陰爲本。臟腑在内爲本,十二經絡在外爲標。而臟腑、陰陽、氣血、經絡又各有標本焉。以病論之,先受爲本,後傳爲標。故百病必先治其本,後治其標。否則邪氣滋甚,其病益蓄。縱先生輕病,後生重病,亦先治其輕,後治其重,則邪氣乃伏。有中滿及病大小便不利,則無問先後標本,必先治滿及大小便,爲其急也。故曰,緩則治其本,急則治其標。又從前來者爲實邪,後來者爲虚邪。實則瀉其子,虚則補其母。假如肝受心火,爲前來實邪,當於肝經刺滎穴以瀉心火,爲先治其本。於心經刺滎穴以瀉心火,爲後治其標。用藥則入肝之藥爲引,用瀉心之藥爲君。《經》云"本而標之,先治其本,後治其標"是也。又如肝受腎水爲虚邪,當於腎經刺井穴以補肝木,爲先治其標。後于肝經刺合穴以瀉腎水,爲後治其本。用藥則入腎之藥爲引,補肝之藥爲君。《經》云"標而本之,先治其標,後治其本"是也。

① 李杲:《東垣試效方》卷1"藥象門·標本陰陽論" 夫治病者,當知標本。以身論之,則外爲標,内爲本;陽爲標,陰爲本。故六腑屬陽爲標,五臟屬陰爲本,此臟腑之標本也。又五臟六腑在内爲本,各臟腑之經絡在外爲標,此臟腑經絡之標本也。更人身之臟腑、陰陽、氣血、經絡,各有標本也。以病論之,先受病爲本,後傳流病爲標。凡治病者,必先治其本,後治其標。若先治其標,後治其本,邪氣滋甚,其病益畜。若先治其本,後治其標,雖病有十數證,皆去矣。謂如先生輕病,後滋生重病,亦先治輕病,後治重病,如是則邪氣乃伏,蓋先治本之故也。若有中滿,無問標本,先治中滿,謂其急也。若中滿後,有大小便不利,亦無問標本,先利大小便,次治中滿,謂尤急也。除大小便不利及中滿三者外,皆治其本,不可不慎也。/從前來者爲實邪,從後來者爲虚邪,此子能令母實,母能令子虚是也。治法云:虚則補其母,實則瀉其子。假令肝受心火之邪,是從前來者,爲實邪,當瀉其子火也。然非直瀉其火,十二經中各有金、水、木、火、土,當木之分,瀉其火也。故《標本論》云:本而標之,先治其本,後治其標。即肝受火邪,先於肝經五穴中瀉滎心行間穴是也。後治其標者,於心經五穴内,瀉滎火少府穴是也。以藥論之,入肝經藥爲之引,用瀉心火藥爲君,是治實邪之病也。假令肝受腎邪,是從後來者,爲虚邪,虚則補其母。故《標本論》云:標而本之,先治其標,後治其本。即肝受水邪,當先於腎經湧泉穴中補木,是先治其標。後於肝經曲泉穴中瀉水,是後治其本。此先治其標者,推其至理,亦是先治其本也。以藥論之,入腎經藥爲引,用補經藥爲君是也。(**按**:此篇亦見於《湯液本草》卷1"東垣先生藥類法像·標本陰陽論"。)

李杲①曰：藥有升降浮沉化，生長收藏成，以配四時。春升夏浮，秋收冬藏，土居中化。是以味薄者升而生，氣薄者降而收，氣厚者浮而長，味厚者沉而藏，氣味平者化而成。但言補之以辛、甘、溫、熱及氣味之薄者，即助春夏之升浮，便是瀉秋冬收藏之藥也。在人之身，肝心是矣。但言補之以酸、苦、鹹、寒及氣味之厚者，即助秋冬之降沉，便是瀉春夏生長之藥也。在人之身，肺腎是矣。淡味之藥，滲即爲升，泄即爲降，佐使諸藥者也。用藥者，循此則生，逆此則死，縱令不死，亦危困矣。○王好古②曰：升而使之降，須知抑也；沉而使之浮，須知載也。辛，散也，而行之也橫；甘，發也，而行之也上；苦，泄也，而行之也下。酸，收也，其性縮；鹹，㪍也，其性舒。其不同如此。鼓掌成聲，沃火成沸，二物相合，象在其間矣。五味相制，四氣相和，其變可輕用哉。本草不言淡味、涼氣，亦缺文也。

味薄者升：甘平、辛平、辛微溫、微苦平之藥是也。氣薄者降：甘寒、甘涼、甘淡寒涼、酸溫、酸平、鹹平之藥是也。

氣厚者浮：甘熱、辛熱之藥是也。

味厚者沉：苦寒、鹹寒之藥是也。

氣味平者，兼四氣四味：甘平、甘溫、甘涼、甘辛平、甘微苦平之藥是也。

李時珍曰：酸鹹無升，甘辛無降。寒無浮，熱無沉，其性然也。而升者引之以鹹寒，則沉而直達下焦。沉者引之以酒，則浮而上至顛頂。此非窺

① 李杲：《内外傷辨惑論》卷下"説形氣有餘不足當補當瀉之理" 凡用藥，若不本四時，以順爲逆。四時者，是春升，夏浮，秋降，冬沉，乃天地之升浮化降沉化者，脾土中造化也。是爲四時之宜也。但言補之以辛甘溫熱之劑，乃味之薄者，諸風藥是也，此助春夏之升浮者，此便是瀉秋收冬藏之藥也。在人之身，乃肝心也。但言瀉之以酸苦寒涼之劑，並淡味滲泄之藥，此助秋冬之降沉者也，在人之身，是肺腎也。用藥者宜用此法度，慎毋忽焉。（**按**：此文亦見《本草發揮》卷4"論用藥必本四時"，惟末句作"用藥者因此法度則生，逆之則死，縱令不死，危困必矣"。此似更接近《綱目》所引。然因《本草發揮》未言其文出東垣，故仍以《内外傷辨惑論》爲主。）

② 王好古：《湯液大法》卷2"用藥氣味" 夫升而使之降，須知抑也。沉而使之浮，須知載也。辛，散也，其行之也橫。甘，發也，其行之也上。苦，泄也，其行之也下。酸，收也，其性縮。鹹，軟也，其性舒……鼓掌成聲，沃火成沸，二物相合，象在其間也。七情相制，四氣相和，其變可輕用爲哉？／……《本草》只言辛、鹹、苦、酸，不言淡。只言溫、大溫、熱、大溫、寒、大寒、微寒、平、小毒、大毒、無毒，不言涼，如何是？（**按**：《綱目》所引自"味薄者升"及其以下未能溯得其源。待考。）

天地之奧而達造化之權者，不能至此。一物之中，有根升梢降，生升熟降，是升降在物亦在人也。

四時用藥例

李時珍曰：《經》云：必先歲氣，毋伐天和。又曰：升降浮沉則順之，寒熱溫涼則逆之。故春月宜加辛溫之藥，薄荷、荆芥之類，以順春升之氣。夏月宜加辛熱之藥，香薷、生薑之類，以順夏浮之氣。長夏宜加甘苦辛溫之藥，人參、白术、蒼术、黃蘗之類，以順化成之氣。秋月宜加酸溫之藥，芍藥、烏梅之類，以順秋降之氣。冬月宜加苦寒之藥，黃芩、知母之類，以順冬沉之氣。所謂順時氣而養天和也。《經》又云：春省酸增甘以養脾氣，夏省苦增辛以養肺氣，長夏省甘增鹹以養腎氣，秋省辛增酸以養（肺）〔肝〕氣，冬省鹹增苦以養（腎）〔心〕氣。此則既不伐天和，而又防其太過，所以體天地之大德也。昧者捨本從標，春用辛涼以伐木，夏用鹹寒以抑火，秋用苦溫以泄金，冬用辛熱以涸水，謂之時藥，殊背《素問》逆順之理。以夏月伏陰，冬月伏陽，推之可知矣。雖然月有四時，日有四時，或春得秋病，夏得冬病，神而明之，機而行之，變通權宜，又不可泥一也。○王好古[①]曰：四時總以芍藥為脾劑，蒼术為胃劑，柴胡為時劑。十一臟皆取決于少陽，為發生之始故也。凡用純寒純熱之藥，及寒熱相雜，並宜用甘草以調和之，惟中滿者禁用甘爾。

五運六淫用藥式[②]

厥陰司天，巳亥年。風淫所勝，平以辛涼，佐以苦甘，以甘緩之，以酸瀉

---

① 王好古：《湯液大法》卷2“時藥無論寒熱虛實增損加減不可離”　……四時總以芍藥為脾劑，以蒼术為胃劑……又云：十一藏皆取決於膽，少陽為嫩陽，發生之始，陽始生，初於地之皮甲之萌也，故取決於膽，而以柴胡為時劑。/《湯液本草》卷2“東垣先生用藥心法·隨證治病藥品”　凡用純寒、純熱藥，必用甘草，以緩其力也。寒熱相雜，亦用甘草，調和其性也。中滿者禁用。《經》云：中滿者勿食甘。（按：《湯液本草》所載東垣《用藥心法》之論，亦可見於張元素《醫學啓源》卷上“主治心法·隨證治病用藥”。）

② 五運六淫用藥式：《素問·至真要大論》　諸氣在泉，風淫於內，治以辛涼，佐以苦，以甘緩之，以辛散之。（風性喜溫而惡清，故治之涼，是以勝氣治之也。佐以苦，隨其所利也。木苦急，則以甘緩之，苦抑，則以辛散之……）熱淫於內，治以鹹寒，佐以苦甘，以酸收之，以苦發之。（熱性惡寒，故治以寒也。熱之大盛甚於表者，以苦發之。不盡，復寒制之。寒制不盡，復苦發之，以酸收之。甚者再方，微者一方可使必已。時發時止，亦以酸收之。）濕淫於內，治以苦熱，佐以酸淡，（轉下頁注）

之。王注云：厥陰氣未爲盛熱，故以涼藥平之。○清反勝之，治以酸溫，佐以甘苦。

少陰司天，子午年。熱淫所勝，平以鹹寒，佐以苦甘，以酸收之。○寒反勝之，治以甘溫，佐以苦酸辛。

太陰司天，丑未年。濕淫所勝，平以苦熱，佐以酸辛，以苦燥之，以淡泄之。○濕上甚而熱，治以苦溫，佐以甘辛，以汗爲故。身半以上，濕氣有餘，火氣復鬱，則宜解表流汗而祛之也。○熱反勝之，治以苦寒，佐以苦酸。少陽司天，（子午）〔寅申〕年。火淫所勝，平以酸冷，佐以苦甘，以酸收之，以苦發之，以酸復之。熱氣已退時發動者，是爲心虛。氣散不斂，以酸收之，仍兼寒助，乃能除根。熱見太甚，則以苦發之。汗已便涼，是邪氣盡。汗已猶熱，是邪未盡，則以酸收之。已汗又熱，又汗復熱，是臟虛也，則補其心可也。○寒反勝之，治以甘熱，佐以苦辛。

陽明司天，卯酉年。燥淫所勝，平以苦溫，佐以酸辛，以苦下之。制燥之法以苦溫。宜下必以苦，宜補必以酸，宜瀉必以辛。○熱反勝之，治以辛寒，佐以苦甘。

太陽司天，辰戌年。寒淫所勝，平以辛熱，佐以苦甘，以鹹寫之。○熱反

（接上頁注）以苦燥之，以淡泄之。（濕與燥反，故治以苦熱，佐以酸淡也。燥除濕，故以苦燥其濕也。淡利竅，故以淡滲泄也……）火淫于內，治以鹹冷，佐以苦辛，以酸收之，以苦發之。（火氣大行心腹，心怒之所生也。鹹性柔耎，故以治之，以酸收之。大法候其須汗者，以辛佐之……）燥淫于內，治以苦溫，佐以甘辛，以苦下之。（溫利涼性，故以苦治之……）寒淫于內，治以甘熱，佐以苦辛，以鹹寫之，以辛潤之，以苦堅之。（以熱治寒，是爲摧勝，折其氣用，令不滋繁也……）司天之氣，風淫所勝，平以辛涼，佐以苦甘，以甘緩之，以酸寫之。（厥陰之氣未爲盛熱，故曰涼藥平之……）熱淫所勝，平以鹹寒，佐以苦甘，以酸收之。濕淫所勝，平以苦熱，佐以酸辛，以苦燥之，以淡泄之……濕上甚而熱，治以苦溫，佐以甘辛，以汗爲故而止。（身半以上，濕氣餘，火氣復鬱，鬱濕相薄，則以苦溫甘辛之藥解表，流汗而祛之，故云以汗爲除病之故而已也。）火淫所勝，平以酸冷，佐以苦甘，以酸收之，以苦發之，以酸復之……燥淫所勝，平以苦濕，佐以酸辛，以苦下之。（制燥之勝，必以苦濕，是以火之氣味也，宜下必以苦，宜補必以酸，宜寫必以辛……）寒淫所勝，平以辛熱，佐以甘苦，以鹹寫之……帝曰：善。邪氣反勝，治之柰何？歧伯曰：風司于地，清反勝之，治以酸溫，佐以苦甘，以辛平之。熱司于地，寒反勝之，治以甘熱，佐以苦辛，以鹹平之。濕司于地，熱反勝之，治以苦冷，佐以鹹甘，以苦平之。火司于地，寒反勝之，治以甘熱，佐以苦辛，以鹹平之。燥司于地，熱反勝之，治以平寒，佐以苦甘，以酸平之，以和爲利。寒司于地，熱反勝之，治以鹹冷，佐以甘辛，以苦平之。帝曰：其司天邪勝，何如？歧伯曰：風化於天，清反勝之，治以酸溫，佐以甘苦。（亥巳歲也。）熱化於天，寒反勝之，治以甘溫，佐以苦酸辛。（子午歲也。）濕化於天，熱反勝之，治以苦寒，佐以苦酸。（丑未歲也。）火化於天，寒反勝之，治以甘熱，佐以苦辛。（寅申歲也。）燥化於天，熱反勝之，治以辛寒，佐以苦甘。（卯酉歲也。）寒化於天，熱反勝之，治以鹹冷，佐以苦辛。（辰戌歲也。）（**按**：《素問》六淫用藥表述次序是：諸氣在泉六淫主治、諸氣司天六淫主治、在泉邪氣反勝之治、司天邪氣反勝之治。《綱目》則調整次序爲：諸氣司天六淫主治、諸氣在泉六淫主治。且將邪氣反勝治法節錄于各相應的司天、在泉六淫主治條文之後。）

勝之,治以鹹冷,佐以苦辛。

厥陰在泉,_{寅申年。}風淫于內,治以辛涼,佐以苦,以甘緩之,以辛散之。_{風喜溫而惡清,故以辛涼勝之,〔佐〕以苦,隨所利也。木苦急,以甘緩之。木苦抑,以辛散之。}○清反勝之,治以酸溫,佐以苦甘,以辛平之。

少陰在泉,_{卯酉年。}熱淫于內,治以鹹寒,佐以甘苦,以酸收之,以苦發之。_{熱性惡寒,故以鹹寒。熱甚于表,以苦發之。不盡,復寒制之。寒制不盡,復苦發之,以酸收之。甚者再方,微者一方,可使必已。時發時止,亦以酸收之。}○寒反勝之,治以甘熱,佐以苦辛,以鹹平之。

太陰在泉,_{辰戌年。}濕淫于內,治以苦熱,佐以酸淡,以苦燥之,以淡泄之。_{濕與燥反,故以苦熱,佐以酸淡,利竅也。}○熱反勝之,治以苦冷,佐以鹹甘,以苦平之。

少陽在泉,_{巳亥年。}火淫于內,治以鹹冷,佐以苦辛,以酸收之,以苦發之。_{火氣大行于心腹,鹹性柔耎以制之,以酸收其散氣。大法須汗者,以辛佐之。}○寒反勝之,治以甘熱,佐以辛苦,以鹹平之。

陽明在泉,_{子午年。}燥淫于內,治以〔苦溫,佐以〕甘辛,以苦下之。_{溫利涼性,故以苦下之。}○熱反勝之,治以辛寒,佐以苦甘,以酸平之,以和爲利。

太陽在泉,_{丑未年。}寒淫于內,治以甘熱,佐以苦辛,以鹹瀉之,以辛潤之,以苦堅之。_{以熱治寒,是爲摧勝,折其氣也。}○熱反勝之,治以鹹冷,佐以甘辛,以苦平之。

李時珍曰:司天主上半年,天氣司之,故六淫謂之所勝,上淫于下也,故曰平之。在泉主下半年,地氣司之,故六淫謂之于內,外淫于內也,故曰治之。當其時而反得勝己之氣者,謂之反勝。六氣之勝,何以徵之?燥甚則地乾,暑勝則地熱,風勝則地動,濕勝則地泥,寒勝則地裂,火勝則地涸是也。其六氣勝復主客、證治、病機甚詳,見《素問·至真要大論》,文多不載。

六腑六臟用藥氣味補瀉

肝膽　　_{溫補涼瀉,辛補酸瀉。}

心小腸　　_{熱補寒瀉,鹹補甘瀉。}

肺大腸　　_{涼補溫瀉,酸補辛瀉。}

腎膀胱　寒補熱瀉,苦補鹹瀉。

脾胃　溫熱補,寒涼瀉,各從其宜。甘補苦瀉。

三焦命門　同心。

張元素[①]曰:五臟更相平也。一臟不平,所勝平之。故云:安穀則昌,絕穀則亡。水去則營散,穀消則衛亡。神無所居。故血不可不養,衛不可不溫。血溫氣和,營衛乃行,常有天命。

五臟五味補瀉[②]

肝:苦急,急食甘以緩之,甘草。以酸瀉之,赤芍藥。實則瀉子。甘草。

欲散,急食辛以散之,川芎。以辛補之,細辛。虛則補母。地黃、黃蘗。

心:苦緩,急食酸以收之,五味子。以甘瀉之,甘草、參、芪。實則瀉子。甘草。

欲耎,急食鹹以耎之,芒消。以鹹補之,澤瀉。虛則補母。生薑。

脾:苦濕,急食苦以燥之,白朮。以苦瀉之,黃連。實則瀉子。桑白皮。

欲緩,急食甘以緩之,炙甘草。以甘補之,人參。虛則補母。炒鹽。

肺:苦氣逆,急食苦以泄之,訶子。以辛瀉之,桑白皮。實則瀉子。澤瀉。

欲收,急食酸以收之,白芍藥。以酸補之,五味子。虛則補母。五味子。

腎:苦燥,急食辛以潤之,黃蘗、知母。以鹹瀉之,澤瀉。實則瀉子。芍藥。

欲堅,急食苦以堅之,知母。以苦補之,黃蘗。虛則補母。五味子。

---

① 張元素:《醫學啓源》卷下"用藥備旨·用藥升降浮沉補瀉法"　五臟更相平也。一臟不平,所勝平之,此之謂也。故云:安穀則昌,絕穀則亡。水去則營散,穀消則衛亡,榮散衛亡,神無所居。又仲景云:水入於經,其血乃成。穀入於胃,脉道乃行。故血不可不養,衛不可不溫。血溫衛和,營衛乃行,常有天命。

② 五臟五味補瀉:《醫學啓源》卷下"用藥備旨·五臟補瀉法"　肝苦急,急食甘以緩之,甘草。/心苦緩,急食酸以收之,五味子。/脾苦濕,急食苦以燥之,白朮。/肺苦氣上逆,急食苦以泄之,黃芩。/腎苦燥,急食辛以潤之,黃柏、知母。/(注云:開腠理,致津液,通氣血也。)/肝欲散,急食辛以散之,川芎。以辛補之,細辛。以酸瀉之,白芍藥。/心欲軟,急食鹹以軟之,芒硝。以〔鹹〕補之,澤瀉。以甘〔瀉〕之,黃耆、甘草、人參。/脾欲緩,急食甘以緩之,甘草。以甘補之,人參。以苦瀉之,黃連。/肺欲收,急食酸以收之,白芍藥。以酸補之,五味子。以辛瀉之,桑白皮。/腎欲堅,急食苦以堅之,知母。以苦補之,黃柏。以〔鹹〕瀉之,澤瀉。/(注云:此五者,有酸、辛、甘、苦、鹹,各有所利,或散、或收、或緩、或軟、或堅,四時五臟病,隨五味〔所〕宜也。)(**按**:此段雖未標明出處,但明顯是取自《醫學啓源》。《醫學啓源》乃萃取《素問·藏氣法時論篇》之論。時珍轉引時稍加調整。)

張元素[①]曰：凡藥之五味，隨五臟所入而爲補瀉，亦不過因其性而調之。酸入肝，苦入心，甘入脾，辛入(腑)〔肺〕，鹹入腎。辛主散，酸主收，甘主緩，苦主堅，鹹主耎。辛能散結潤燥，致津液，通氣。酸能收緩斂散。甘能緩急調中。苦能燥濕堅耎。鹹能耎堅。淡能利竅。○李時珍曰：甘緩、酸收、苦燥、辛散、鹹耎、淡滲，五味之本性，一定而不變者也。其或補或瀉，則因五臟四時而迭相施用者也。溫、涼、寒、熱，四氣之本性也，其于五臟補瀉亦迭相施用也。此特潔古張氏因《素問》飲食補瀉之義，舉數藥以爲例耳，學者宜因意而充之。

臟腑虛實標本用藥式[②]

肝：藏血，屬木，膽火寄于中。主血，主目，主筋，主呼，主怒。

---

① 張元素：《素問入式運氣論奧》卷下"論治法第三十" 其藥之五味，大抵不過於五藏所入之味而爲補寫，甘入脾，酸入肝，鹹入腎，入心，辛入肺。而所入之味，亦不過因其性而調治之。辛主散，酸主散，酸主收，甘主緩，苦主堅，鹹主耎。辛甘發散爲陽，酸苦湧泄爲陰，淡味滲泄爲陽，此用藥之大法也。(按：上文不見於張元素諸書，恐誤注出處。《綱目》自"鹹主軟"以下文，或參《素問·藏氣法時論篇》等書綜合而成。)

② 臟腑虛實標本用藥式：(按：此篇原無出處。清·周學海《周氏醫學叢書》(1891–19119)始將其更名《臟腑標本藥式》，作爲專書，題金·張元素著。周氏云："此編無單行本，世亦絕少知之者。止見李東壁《本草綱目》前載之。而高郵趙雙湖收入《醫學指歸》中。"趙氏《醫學指歸》(1848)卷上列"本草臟腑虛實標本用藥式"一篇。篇中大字取自《綱目》此篇，趙氏于本篇原文後加小字注并串解，未題張元素著。然自《周氏醫學叢書》之後，題張元素著之《臟腑標本藥式》遂行于世。《中醫大辭典》雖正其誤，《張元素醫學全書》等仍將此篇視作張元素真作。考此篇未見《綱目》及其以前書志著錄。張元素《醫學啓源》卷上"主治心法·五臟補瀉法"與此篇迥異。《綱目》之前諸本草無此篇相似内容。醫書中以臟腑爲綱，分虛實論病列方者，有題爲陶隱居所撰《輔行訣五臟用藥法》，按五臟虛實設方，其書時珍未能得見。唐《千金要方》亦按臟腑虛實列病出方。宋·錢乙《小兒藥證直訣》依臟腑虛實辨證用方。然以上諸書均不言標本及立法用藥。與《綱目》此篇立意相近者，惟有題元·王好古《伊尹湯液仲景廣爲大法》。該書卷三以臟腑爲單元，首述醫經論說，次辨有餘、不足、寒熱虛實用藥、標本用方。如肺臟："有餘爲寒：氣(人參、生薑、半夏、丁香、藿香、陳皮、桔梗。)/血(五味子、烏梅、木瓜)。
不足爲熱：氣(石膏、知母、粳米、甘草、寒水石、乾生薑、黃芩、二門冬。)/血(梔子、黃芩、葶藶)。
實則泄：(杏仁、桑白皮、知母、桃仁、厚朴、粳米、枳殼、枳實、葶藶)
虛則補：(人參、黃芪、阿膠、粳米、白豆蔻、縮砂、藿香、紫菀)
仲景：標：(麻黃湯、桂枝湯、大青龍湯。實麻黃/桂枝麻黃各半湯、小青龍湯。虛桂枝。)
本：(三黃湯、石膏湯即竹葉石膏湯。實杏仁，虛人參。)……"
以上首出臟腑功能屬性，次列病之標本，區分有餘、不足、寒熱補瀉，且列成簡易對照表。此與《綱目·臟腑虛實標本用藥式》之立意、格式、憑法用藥之主旨均相吻合。故《綱目》此篇，或得王好古《伊尹湯液仲景廣爲大法》之啓迪，創設此篇，增擴臟腑虛實標本辨證用藥表内容，實與張元素無關。)

本病:諸風眩運,僵仆强直,驚癇,兩脇腫痛,胸肋滿痛,嘔血,小腹疝痛疝瘕,女人經病。

標病:寒熱瘧,頭痛吐涎,目赤面青,多怒,耳閉頰腫,筋攣卵縮,丈夫癩疝,女人少腹腫痛陰病。

【有餘瀉之】

瀉子。甘草。

行氣。香附、芎藭、瞿麥、牽牛、青橘皮。

行血。紅花、鱉甲、桃仁、莪茷、京三棱、穿山甲、大黃、水蛭、䖟蟲、蘇木、牡丹皮。

鎮驚。雄黃、金薄、鐵落、真珠、代赭石、夜明砂、胡粉、銀薄、鉛丹、龍骨、石決明。

搜風。羌活、荊芥、薄荷、槐子、蔓荆子、白花蛇、獨活、防風、皂莢、烏頭、白附子、僵蠶、蟬蜕。

【不足補之】

補母。枸杞、杜仲、狗脊、熟地黃、苦參、萆薢、阿膠、兔絲子。

補血。當歸、牛膝、續斷、白芍藥、血竭、沒藥、芎藭。

補氣。天麻、柏子仁、白术、菊花、細辛、密蒙花、決明、穀精草、生薑。

【本熱寒之】

瀉木。芍藥、烏梅、澤瀉。

瀉火。黃連、龍膽草、黃芩、苦茶、豬膽。

攻裏。大黃。

【標熱發之】

和解。柴胡、半夏。

解肌。桂枝、麻黃。

心:藏神,爲君火,包絡爲相火,代君行令。主血,主言,主汗,主笑。

本病:諸熱瞀瘛,驚惑譫妄煩亂,啼笑罵詈,怔忡健忘,自汗,諸痛痒瘡瘍。

標病:肌熱,畏寒戰慄,舌不能言,面赤目黃,手心煩熱,胸脇滿痛,引腰背肩胛肘臂。

【火實瀉之】

瀉子。黃連、大黃。

氣。甘草、人參、赤伏苓、木通、黃蘗。

血。丹參、牡丹、生地黃、玄參。

鎮驚。朱砂、牛黃、紫石英。

【神虛補之】

補母。細辛、烏梅、酸棗仁、生薑、陳皮。

氣。桂心、澤瀉、白伏苓、伏神、遠志、石菖蒲。

血。當歸、乳香、熟地黃、沒藥。

【本熱寒之】

瀉火。黃芩、竹葉、麥門冬、芒消、炒鹽。

涼血。地黃、卮子、天竺黃。

【標熱發之】

散火。甘草、獨活、麻黃、柴胡、龍腦。

脾：藏智，屬土，爲萬物之母。主營衛，主味，主肌肉，主四肢。

本病：諸濕腫脹，痞滿噫氣，大小便閉，黃疸痰飲，吐瀉霍亂，心腹痛，飲食不化。

標病：身體胕腫，重困嗜臥，四肢不舉，舌本強痛，足大趾不用，九竅不通。諸痙項強。

【土實瀉之】

瀉子。訶子、防風、桑白皮、葶藶。

吐。豆豉、卮子、蘿蔔子、常山、瓜蒂、鬱金、薑汁、藜蘆、苦參、赤小豆、鹽湯、苦茶。

下。大黃、芒消、青礞石、大戟、甘遂、續隨子、芫花。

【土虛補之】

補母。桂心、伏苓。

氣。人參、黃芪、升麻、葛根、甘草、陳橘皮、藿香、葳蕤、縮砂仁、木香、扁豆。

血。白术、蒼术、白芍藥、膠飴、大棗、乾薑、木瓜、烏梅、蜂蜜。

【本濕除之】

燥中宮。白术、蒼术、橘皮、半夏、吳茱萸、南星、草豆蔻、白芥子。

潔淨府。木通、赤伏苓、猪苓、藿香。

【標濕滲之】

開鬼門。葛根、蒼术、麻黃、獨活。

肺：藏魄，屬金，總攝一身元氣。主聞，主哭，主皮毛。

本病：諸氣膹鬱，諸痿喘嘔，氣短，咳嗽上逆，咳唾膿血，不得臥，小便數而欠,遺失不禁。

標病:洒淅寒熱,傷風自汗,肩背痛冷,臑臂前廉痛。

【氣實瀉之】

瀉子。澤瀉、葶藶、桑白皮、地骨皮。

除濕。半夏、白礬、白伏苓、薏苡仁、木瓜、橘皮。

瀉火。粳米、石膏、寒水石、知母、訶子。

通滯。枳殼、薄荷、乾生薑、木香、厚朴、杏仁、皂莢、桔梗、紫蘇梗。

【氣虛補之】

補母。甘草、人參、升麻、黃芪、山藥。

潤燥。蛤蚧、阿膠、麥門冬、貝母、百合、天花粉、天門冬。

斂肺。烏梅、粟殼、五味子、芍藥、五倍子。

【本熱清之】

清金。黃芩、知母、麥門冬、巵子、沙參、紫苑、天門冬。

【本寒溫之】

溫肺。丁香、藿香、款冬花、檀香、白豆蔻、益智、縮砂、糯米、百部。

【標寒散之】

解表。麻黃、葱白、紫蘇。

腎:藏志,屬水,爲天一之源。主聽,主骨,主二陰。

本病:諸寒厥逆,骨痿腰痛,腰冷如冰,足胕腫寒,少腹滿急,疝瘕,大便閉泄,吐利腥穢,水液澄徹清冷不禁,消渴引飲。

標病:發熱不惡熱,頭眩頭痛,咽痛舌燥,脊股後廉痛。

【水強瀉之】

瀉子。大戟、牽牛。

瀉腑。澤瀉、猪苓、車前子、防己、伏苓。

【水弱補之】

補母。人參、山藥。

氣。知母、玄參、補骨脂、砂仁、苦參。

血。黃檗、枸杞、熟地黃、瑣陽、肉蓯蓉、山茱萸、阿膠、五味子。

【本熱攻之】

下。傷寒少陰證,口燥咽乾,大承氣湯。

【本寒温之】

温裏。_{附子、乾薑、官桂、蜀椒、白术。}

【標寒解之】

解表。_{麻黄、細辛、獨活、桂枝。}

【標熱凉之】

清熱。_{玄參、連翹、甘草、豬膚。}

命門：爲相火之原，天地之始，藏精生血。降則爲漏，升則爲鉛。主三焦元氣。

本病：前後癃閉，氣逆裏急，疝痛奔豚，消渴膏淋，精漏精寒，赤白濁，溺血，崩中帶漏。

【火强瀉之】

瀉相火。_{黄蘖、知母、牡丹皮、地骨皮、生地黄、伏苓、玄參、寒水石。}

【火弱補之】

益陽。_{附子、肉桂、益智子、破故紙、沉香、川烏頭、硫黄、天雄、烏藥、陽起石、舶茴香、胡桃、巴戟天、丹砂、當歸、蛤蚧、覆盆。}

【精脱固之】

澀滑。_{牡蠣、芡實、金櫻子、五味子、遠志、山茱萸、蛤粉、五味。}

三焦：爲相火之用，分布命門元氣，主升降出入，遊行天地之間，總領五臟六腑、營衛經絡、内外上下左右之氣，號中清之府。上主納，中主化，下主出。

本病：諸熱瞀瘛，暴病、暴死、暴瘖，躁擾狂越，譫妄驚駭，諸血溢血泄，諸氣逆衝上，諸瘡瘍痘疹瘤核。

上熱則喘滿，諸嘔吐酸，胸痞脇痛，食飲不消，頭上出汗。

中熱則善飢而瘦，解㑊中滿，諸脹腹大，諸病有聲，鼓之如鼓，上下關格不通，霍亂吐利。

下熱則暴注下迫，水液渾濁，下部腫滿，小便淋瀝或不通，大便閉結下痢。

上寒則吐飲食痰水，胸痹，前後引痛，食已還出。

中寒則飲食不化，寒脹，反胃吐水，濕瀉不渴。

下寒則二便不禁，臍腹冷，疝痛。

標病:惡寒戰慄,如喪神守,耳鳴耳聾,嗌腫喉痺,諸病胕腫,疼酸驚駭,手小指、次指不用。

【實火瀉之】

汗。麻黃、柴胡、葛根、荊芥、升麻、薄荷、羌活、石膏。

吐。瓜蒂、滄鹽、薑汁。

下。大黃、芒消。

【虛火補之】

上。人參、天雄、桂心。

中。人參、黃芪、丁香、木香、草果。

下。附子、桂心、硫黃、人參、沉香、烏藥、破故紙。

【本熱寒之】

上。黃芩、連翹、梔子、知母、玄參、石膏、生地黃。

中。黃連、連翹、生芐、石膏。

下。黃檗、知母、生芐、石膏、牡丹、地骨皮。

【標熱散之】

解表。柴胡、細辛、荊芥、羌活、葛根、石膏。

膽:屬木,爲少陽相火,發生萬物,爲決斷之官,十一臟之主。主同肝。

本病:口苦,嘔苦汁,善太息,澹澹如人將捕狀,目昏不眠。

標病:寒熱往來,痁瘧,胸脇痛,頭額痛,耳痛鳴聾,瘰癧結核馬刀,足小指、次指不用。

【實火瀉之】

瀉膽。龍膽、牛膽、豬膽、生蕤仁、生酸棗仁、黃連、苦茶。

【虛火補之】

溫膽。人參、細辛、半夏、炒蕤仁、炒酸棗仁、當歸、地黃。

【本熱平之】

降火。黃芩、黃連、芍藥、連翹、甘草。

鎮驚。黑鉛、水銀。

【標熱和之】

和解。柴胡、芍藥、黃芩、半夏、甘草。

胃:屬土,主容受,爲水穀之海。主同脾。

本病：噎膈反胃，中滿腫脹，嘔吐瀉痢，霍亂腹痛，消中善飢，不消食，傷飲食，胃管當心痛，支兩脇。

標病：發熱蒸蒸，身前熱，身前寒，發狂譫語，咽痺，上齒痛，口眼喎斜，鼻痛鼽衄，赤瘑。

【胃實瀉之】

濕熱。大黃、芒消。

飲食。巴豆、神麴、山查、阿魏、硇砂、鬱金、三稜、輕粉。

【胃虛補之】

濕熱。蒼术、白术、半夏、伏苓、橘皮、生薑。

寒濕。乾薑、附子、草果、官桂、丁香、肉豆蔲、人參、黃芪。

【本熱寒之】

降火。石膏、地黃、犀角、黃連。

【標熱解之】

解肌。升麻、葛根、豆豉。

大腸：屬金，主變化，爲傳送之官。

本病：大便閉結，泄痢下血，裏急後重，痔痔脫肛，腸鳴而痛。

標病：齒痛喉痺，頸腫口乾，咽中如核，鼽衄目黃，手大指、次指痛，宿食，發熱寒慄。

【腸實瀉之】

熱。大黃、芒消、桃花、牽牛、巴豆、郁李仁、石膏。

氣。枳殼、木香、橘皮、檳榔。

【腸虛補之】

氣。皂莢。

燥。桃仁、麻仁、杏仁、地黃、乳香、松子、當歸、肉蓯蓉。

濕。白术、蒼术、半夏、硫黃。

陷。升麻、葛根。

脫。龍骨、白堊、訶子、粟殼、烏梅、白礬、赤石脂、禹餘糧、石榴皮。

【本熱寒之】

清熱。秦艽、槐角、地黃、黃芩。

【本寒溫之】

温裏。乾薑、附子、肉豆蔻。

【標熱散之】

解肌。石膏、白芷、升麻、葛根。

小腸:主分泌水穀,爲受盛之官。

本病:大便水穀利,小便短,小便閉,小便血,小便自利,大便後血,小腸氣痛,宿食,夜熱旦止。

標病:身熱惡寒,嗌痛頷腫,口糜耳聾。

【實熱瀉之】

氣。木通、豬苓、滑石、瞿麥、澤瀉、燈草。

血。地黄、蒲黄、赤伏苓、巵子、牡丹皮。

【虛寒補之】

氣。白术、楝實、茴香、砂仁、神麯、扁豆。

血。桂心、玄胡索。

【本熱寒之】

降火。黄蘗、黄芩、黄連、連翹、巵子。

【標熱散之】

解肌。藁本、羌活、防風、蔓荆。

膀胱:主津液,爲胞之府,氣化乃能出,號州都之官,諸病皆干之。

本病:小便淋瀝,或短數,或黄赤,或白,或遺失,或氣痛。

標病:發熱惡寒,頭痛,腰脊强,鼻窒,足小指不用。

【實熱瀉之】

泄火。滑石、豬苓、澤瀉、伏苓。

【下虛補之】

熱。黄蘗、知母。

寒。桔梗、升麻、益智、烏藥、山茱萸。

【本熱利之】

降火。地黄、巵子、因蔯、黄蘗、牡丹皮、地骨皮。

【標寒發之】

發表。麻黄、桂枝、羌活、蒼术、防己、黄芪、木賊。

引經報使《潔古珍珠囊①》

手少陰心。黃連、細辛。　手太陽小腸。藁本、黃蘗。

足少陰腎。獨活、桂、知母、細辛。　足太陽膀胱。羌活。

手太陰肺。桔梗、升麻、葱白、白芷。　手陽明大腸。白芷、升麻、石膏。

足太陰脾。升麻、蒼术、葛根、白芍藥。　足陽明胃。白芷、升麻、石膏、葛根。

手厥陰心主。柴胡、牡丹皮。　（手）〔足〕少陽膽。柴胡、青皮

足厥陰肝。青皮、吳茱萸、川芎、柴胡。　（足）〔手〕少陽三焦。連翹、柴胡。上地骨皮、中青皮、下附子。

---

① 潔古珍珠囊：《珍珠囊》（濟生拔萃本）　足太陽膀胱經：羌活、藁本。足少陽膽經：柴胡。足陽明胃經：升麻、葛根、白芷。足太陰脾經：芍藥（白者補，赤破經）。足少陰腎經：獨活。足厥陰肝經：柴胡。手太陽小腸經：羌活、藁本。手少陽三焦經：柴胡。手陽明大腸經：白芷。手太陰肺經：白芷、升麻，加葱白亦能走經。手少陰心經：獨活。手厥陰心包絡：柴胡。

本草綱目第二卷目録

序例下

本草綱目第二卷

序例下

藥名同異①

【五物同名】獨搖草_{羌活}、鬼臼、鬼督郵、天麻、薇銜。

【四物同名】菫_{菫菜}、蒴藋、烏頭、石龍芮。　　苦菜_{貝母}、龍葵、苦苣、敗醬。

鬼目_{白英}、羊蹄、紫葳、麀目。　　紅豆_{赤小豆}、紅豆蔻、相思子、海紅豆。

白藥_{桔梗}、白藥子、栝樓、會州白藥。　　豚耳_{猪耳}、葒菜、馬齒莧、車前。

【三物同名】美草_{甘草}、旋花、山薑。　　山薑_{美草}、蒼术、杜若。

蜜香_{木香}、多香木、沉香。　　女萎_{萎蕤}、蔓楚、紫葳。

鬼督郵_{徐長卿}、赤箭、獨搖草。　　(土)〔王〕孫_{黃芪}、猴猻、牡蒙。

百枝_{草薢}、防風、狗脊。　　接骨草_{山蒴藋}、續斷、攀倒甑。

虎鬚_{款冬花}、沙參、燈心草。　鹿腸_{敗醬}、玄參、斑龍腸。　解毒子_{苦藥子}、鬼臼、山豆根。

羊乳_{牸羊乳}、沙參、枸杞。　豕首_{猪頭}、蠡實、天門冬。　山石榴_{金罌子}、小蘗、杜鵑花。

狗骨_{犬骨}、鬼箭、猫兒刺木。　苦蘵_{敗醬}、苦參、酸漿草。　仙人杖_{枸杞}、仙人草、立死竹。

木蓮_{木饅頭}、木蘭、木芙蓉。　白幕_{天雄}、白英、白薇。　立制石_{理石}、礜石、石膽。

守田_{半夏}、莔草、狼尾草。　水玉_{半夏}、玻璨、水精石。　芑_{地黃}、薏苡、白黍。

黃牙_金、流黃、金牙石。　　石花_{礦枝菜}、烏韭、鍾乳石汁。

淡竹葉_{水竹葉}、碎骨子、鴨跖草。　牛舌_{牛之舌}、車前、羊蹄。

虎膏_{虎脂}、稀薟、天南星。　　酸漿_{米漿水}、燈籠草、三葉酸草。

---

① 藥名同異:古本草藥條下多出該藥異名。唐·梅彪《石藥爾雅》首設"釋諸藥隱名"專篇。此皆針對一物數名而言。據南宋·陳衍《寶慶本草折衷》記載,北宋·初虞世《養生必用方》卷首曾立例辨藥名異同。南宋《縉雲纂類本草》再加增廣。《寶慶本草折衷》卷二《序例萃英》列"敘名異實同之説"、"敘名同實異"兩章,集中介紹本草中同名異物、異名同物現象。尤其是"敘名同實異",列舉200餘數藥同名條,其中有多達六物同名者。《寶慶本草折衷》流傳極少,時珍未能得見,故《藥名同異》仍屬時珍創設,對後世產生實際影響。該篇下列"五物同名"、"四物同名"、"三物同名"、"二物同名"、"比類隱名"5節,以便查檢。

石龍蜥蝪、茳草、絡石。

【二物同名】

黑三稜京三稜、烏芋。

龍街蛇含、黃精。

神草人參、赤箭。

仙茅長松、婆羅門參。

千兩金淫羊藿、續隨子。

逐馬玄參、丹參。

香菜香薷、羅勒。

杜蘅杜若、馬蹄香。

孩兒菊蘭草、澤蘭。

地血紫草、茜草。

蔄根蘭草、防風。

黃昏合歡、王孫。

甘露子地蠶、甘蔗子。

龍珠赤珠、石龍芻。

烏韭石髮、麥門冬。

伏兔飛廉、伏苓。

馬肝石何首烏、烏鬚石。

益明茺蔚、地膚。

香茅鼠麴草、〔茅香〕。

旱蓮鱧腸、連翹。

羊婆奶沙參、蘿藦子。

鬼鍼鬼釵草、鬼齒爛竹。

地椒野小椒、水楊梅。

鹿葱萱草、藜蘆。

鳳尾草金星草、貫眾。

妓女萱草、地膚苗。

天豆雲實、石龍芮。

羊腸羊之腸、羊桃。

燕尾草蘭草、慈姑。

木蜜大棗、蜜香、枳椇。

淫羊藿仙靈脾、天門冬。

知母蝭母、沙參。

金釵股釵子股、忍冬藤。

芰草黃芪、菱。

水香蘭草、澤蘭。

墙蘼蛇牀、營實。

百兩金牡丹、百兩金草。

地筋白茅根、菅茅根。

香蘇爵牀、水蘇。

漏蘆飛廉、鬼油麻。

木芍藥牡丹、赤芍藥。

藥實貝母、黃藥子。

夜合合歡、何首烏。

雷丸竹苓、菟葵。

不死草卷柏、麥門冬。

地葵蒼耳、地膚子。

草蒿青蒿、青葙子。

火枚茺蔚、狶薟。

千金藤解毒之草、陳思岌。

麗春罌粟、仙女蒿。

石髮烏韭、陟釐。

大蓼茳草、馬蓼。

血見愁茜草、地錦。

斑杖虎杖、攀倒甑。

地節葳蕤、枸杞。

扁竹扁蓄、射干。

紫金牛草，根似巴戟；射干。

重臺蚤休、玄參。

白草白斂、白英。

白昌商陸、水菖蒲。

石蜜乳糖、櫻桃、蜂蜜。

黃芝芝草、黃精。

地精人參、何首烏。

薺苨桔梗、杏葉沙參。

長生草羌活、紅茂草。

兒草知母、芫花。

香草蘭草、零陵草。

牡蒙紫參、(土)〔王〕孫。

都梁香蘭草、澤蘭。

鼠姑牡丹、鼠婦蟲。

蘭根蘭草、白茅。

白及連及、黃精。

夏枯草乃東草、芫蔚。

戴椹黃芪、旋覆花。

馬薊朮、大薊。

苦薏野菊、蓮子心。

紫河車蚤休、人胞衣。

黃蒿鼠麴、黃花蒿。

露葵葵菜、蓴。

忍冬金銀藤、麥門冬。

仙人掌〔仙人掌〕草、射干。

蘭華蘭草、連翹。

石衣烏韭、陟釐。

山葱茖葱、藜蘆。

雞腸草蘩縷之類、鵝不食草。

芒草芭茅、莽草。

莞草白芷、茵芋。

通草木通、通脫木。

臙脂菜藜、落葵。

更生菊、〔雀翹〕。

臭草雲實、茺蔚。

（地）〔蛇〕芮草、赤地利。 　紅內消紫荊皮、何首烏。 　龍鬚席草、海菜。

水萍浮萍、慈姑。 　林蘭石斛、木蘭。 　承露仙人肝藤、伏雞子根。

象膽象之膽、蘆薈。 　水葵水蓉、蓴。 　杜蘭石斛、木蘭。

冬葵子葵菜、姑活。 　馬尾馬之尾、商陸。 　水芝芡實、冬瓜。

屏風防風、水蓉。 　三白草候農之草、牽牛。 　鴉臼烏柏木、鵃鳩鳥。

天葵兔葵、落葵。 　赤葛何首烏、烏斂（母）〔莓〕。 　猢猻頭鱧腸、地錦。

鹿藿野綠豆、葛苗。 　水花浮萍、浮石。 　酸母酸模、酢漿草。

菩提子薏苡、無患子。 　景天慎火草、螢火蟲。 　山芋山藥、旱芋。

鬼蓋。人參、地菌。 　相思子木紅豆、郎君子蟲。 　王瓜土瓜、菝葜。

石南風藥、南藤。 　蘿藦雀瓢、百合①。 　雞骨香沉香、降真香。

黃瓜胡瓜、栝樓。 　胡菜胡荾、芸薹。 　甜藤甘藤、忍冬。

白馬骨獸之骨，又木名。 　金罌金櫻子、安石榴。 　胡豆䜴豆、豌豆。

杬子山查、楊梅。 　金盞銀臺水仙花、王不留行。 　木綿古貝、杜仲。

水栗芰實、萍蓬草根。 　陽桃獼猴桃、五斂子。 　胡王使者羌活、白頭翁。

獐頭獐首、土菌。 　獨搖白楊、枎栘。 　薪蕢大薊、白棘。

桑上寄生桑耳。 　鼠矢鼠糞、山茱萸。 　苦心知母、沙參。

日及木槿、扶桑。 　茇葟、烏頭。 　烏犀犀角、皂莢。

棳木桂，又木名。 　大青大青草、扁青石。 　茆蓴、〔女菀〕。

文蛤海蛤、五倍子。 　樺木樺皮、木芙蓉。 　終石草、石②。

榛榛子、厚朴。 　果蠃蠮螉、栝樓。 　風藥石南、澤蘭。

將軍大黃、流黃。 　椑鼠李、漆柿。 　石鯪絡石藤、穿山甲。

冬青凍青、女貞。 　石芝芝草、石腦。 　櫬梧桐、木槿。

鉛華胡粉、黃丹。 　處石慈石、玄石。 　石腦石芝、太一餘粮。

寒水石石膏、凝水石。 　石綠綠青、綠鹽。 　石英紫石英、水晶。

石鹽礜石、光明鹽。 　蜃車螯、蜃蛟。 　石蠶沙虱、甘露子。

占斯樟寄生、雀甕蟲。 　鷸田間小鳥、魚狗鳥。 　地蠶蟛蟹、甘露子。

地雞土菌、〔鼠婦〕。 　沙虱水蟲、石蠶。 　鵙伯勞、杜鵑。

---

① 蘿藦雀瓢百合：卷二十七"百合"釋名"一名摩羅"，非蘿藦。《寶慶本草折衷》卷2《敘名實異同之分》載"蘿藦子女青皆名雀瓢"，核之無誤。故本條當爲："雀瓢（蘿藦子、女青）"。

② 終石草石：終石見卷十一"附錄諸石"，無同名者。"終"字類"絡"。考地錦爲草，附石而生之絡石亦名地錦。故此條或指地錦與絡石同名。

青蚨蚨蟬、銅錢。　　螻蛄蟬、螻蛄。　　鼦鼠螻蛄、䖟鼠。

飛生飛生蟲、鼯鼠。　　蝸蠃蝸牛、螺螄。　　負蠜鼠負、蟲蟊。

負盤蜚蠊、行夜。　　黃頰魚鱤魚、黃顙魚。　　土龍蚯蚓、鼉龍。

白魚鰷魚、衣魚。　　魚師有毒之魚、魚狗鳥。　　魚虎土奴魚、魚狗鳥。

人魚鯑魚、鯢魚。　　鯊魚吹沙魚、鮫魚。　　天狗玃、魚狗鳥。

水狗獺、魚狗鳥。　　山雞翟雉、鷩雉。　　扶老禿鶖、靈壽木。

鬼鳥姑獲鳥、鬼車鳥。　　醴泉瑞水名、人口中津。　　無心薇銜、鼠麴草。

朝開暮落花木槿、狗溺臺。

【比類隱名】

鬼油麻漏蘆	土青木香馬兜鈴	野天麻茺蔚
草續斷石龍芻	甜桔梗薺苨	山牛蒡大薊
甜葶藶葶藶	杜牛膝天名精	野脂麻玄參
草甘遂蚤休	木羊乳丹參	天蔓菁天名精
野雞冠青葙子	黃芫花蕘花	杏葉沙參薺苨
胡薄荷積雪草	山莧菜牛膝	黃大戟芫花
野紅花大戟	龍腦薄荷水蘇	青蛤粉青黛
野胡蘿蔔	竹園荽海金沙	野園荽鵝不食草
野甜瓜土瓜	草鴟頭貫眾	野茴香馬芹
黑狗脊貫眾	野萱花射干	野天門冬百部
土細辛杜衡	草血竭地錦	水巴戟香附
草天雄草如蘭狀	獐耳細辛及己	草鳶頭鳶尾
木藜蘆鹿驪	草附子香附	土附子草烏頭
鬼蒟蒻天南星	山蕎麥赤地利	金蕎麥羊蹄
土萆薢土伏苓	山大黃酸模	牛舌大黃羊蹄
赤薜荔赤地利	刺豬苓土伏苓	白菝葜萆薢
便牽牛牛蒡	龍鱗薜荔常春藤	夜牽牛紫菀
木甘草	山甘草紫金藤	水甘草
草鍾乳韭菜	草雲母雲實	草流黃芡實
羞天草海芋	草鼈甲乾茄	山地栗土伏苓
茅質汗	羞天花鬼臼	土質汗茺蔚
木芙蓉拒霜	野蘭漏蘆	木天蓼
	木蓮蓬木饅頭	胡韭子補骨脂

野槐_{苦參}　　草麝香_{鬱金香}　　　石菴藺_{骨碎補}

硬石膏_{長石}　　白靈砂_{粉霜}　　　野茄_{蒼耳}

木半夏　　　　野生薑_{黃精}

相須相使相畏相惡諸藥①_{出徐之才《藥對》②，今益以諸家本草續增者。}

甘草_{术、苦參、乾漆爲之使。惡遠志。忌豬肉。}

黃耆_{伏苓爲之使。惡白鮮、龜甲。}

人參_{伏苓、馬藺爲之使。惡鹵鹹、溲疏。畏五靈脂。}

沙參_{惡防己。}

桔梗_{節皮爲之使。畏白及、龍膽、龍眼。忌豬肉。伏砒。}

黃精_{忌梅實。}

葳蕤_{畏鹵鹹。}

知母_{得黃蘗及酒良。伏蓬砂、鹽。}

术_{防風、地榆爲之使。忌桃、李、雀肉、菘菜、青魚。}

狗脊_{萆薢爲之使。惡莎草、敗醬。}

貫眾_{藋菌、赤小〔豆〕爲之使。伏石鍾乳。}

巴戟天_{覆盆子爲之使。惡雷丸、丹參、朝生。}

遠志_{得茯苓、龍骨、冬葵子良。畏真珠、飛廉、藜蘆、齊蛤。}淫羊霍_{薯蕷、紫芝爲之使。得酒良。}

玄參_{惡黃耆、乾薑、大棗、山茱萸。}

---

① 相須相使相畏相惡諸藥：（**按**：此標題爲《綱目》首出。該篇與下“相反諸藥”均以集中記載諸藥
　　的“七情”（相須、相使、相畏、相惡、相殺、相反、單行）爲主旨，故現代本草界習稱此二篇爲“七情
　　表”。此表最早見梁·陶弘景《本草經集注·序錄》，表前有陶弘景小引，論藥物配伍七情。其中
　　提到“又《神農本經》相使止各一種，兼以《藥對》參之，乃有兩三”。說明陶氏所見《本經》藥條
　　中，已記載了“相使”藥，但比較簡單。陶氏見《藥對》記載更詳，遂參補而成此專表，載藥約 200
　　種左右，按玉石、草木、蟲獸分類，各類又分上中下三品。陶氏生活年代早於徐之才，故其所引
　　《藥對》當爲古本《雷公藥對》。時珍言此篇“出徐之才《藥對》”，誤也。古本《藥對》七情內容多
　　見於《本經》正文各藥條之末，爲小字注。《嘉祐本草》轉載陶氏“七情表”時，又補入徐之才《藥
　　對》所增，及《唐本草》《藥性論》《日華子》《蜀本草》、蕭炳等七情內容，共載藥 231 種，其中《嘉
　　祐》續添 34 種，分作玉石、草藥、木藥、獸、蟲魚、果、菜、米 8 類，各類再分上中下 3 部（但果無中
　　部、菜、米無下部）。此表對考察藥物七情，以及古本草三品分類、《本經》《別錄》藥數等均有重
　　要價值。《綱目》沿襲前人所列此表，但將“相反諸藥”單獨成篇。“相須相使相畏相惡諸藥”一
　　篇中，亦不再按《證類》所存“七情表”原順序，重新分爲草、木、果、穀、菜、金石、蟲、鱗、介 9 部，其
　　中草、木、金石等又再分數類。此篇內容多與《證類》同，然又有續增。
② 徐之才藥對：參上注。

地榆_{得髮良。惡麥門冬。伏丹砂、雄黃、流黃。}

丹參_{畏鹹水。}

紫參_{畏辛夷。}

白頭翁_{蠡實爲之使。得酒良。}

白及_{紫石英爲之使。惡理石。畏杏仁、李核仁。}

【右草之一】

黃連_{黃芩、龍骨、理石爲之使。忌猪肉。畏牛膝、款冬。惡冷水、菊花、玄參、白殭蠶、白鮮、}
_{芫花。}

胡黃連_{忌猪肉。惡菊花、玄參、白鮮。}

黃芩_{龍骨、山茱萸爲之使。惡葱實。畏丹砂、牡丹、藜蘆。}

秦芄_{菖蒲爲之使。畏牛乳。}

柴胡_{半夏爲之使。惡皂莢。畏女菀、藜蘆。}

前胡_{半夏爲之使。惡皂莢。畏藜蘆。}

防風_{畏萆薢。惡乾薑、藜蘆、白斂、芫花。}

羌獨活_{蠡實爲之使。}

苦參_{玄參爲之使。惡貝母、漏蘆、兔絲子。伏汞、雌黃、焰消。}

白鮮_{惡桔梗、茯苓、萆薢、螵蛸。}

貝母_{厚朴、白微爲之使。惡桃花。畏秦芄、莽草、礜石。}

龍膽_{貫衆、赤小豆爲之使。惡地黃、防葵。}

細辛_{曾青、棗根爲之使。忌生菜、狸肉。惡黃芪、狼毒、山茱萸。畏滑石、消石。}

白微_{惡黃耆、乾薑、大棗、山茱萸、大黃、大戟、乾漆。}

【右草之二】

當歸_{惡藺茹、濕麪。制雄黃。畏昌蒲、生薑、海藻、牡蒙。}

芎藭_{白芷爲之使。畏黃連。伏雌黃。}

蛇牀_{惡牡丹、貝母、巴豆。}

藁本_{惡藺茹。畏青葙子。}

白芷_{當歸爲之使。惡旋復花。制雄黃、流黃。}

牡丹_{忌蒜、胡荽。伏砒。畏兔絲子、貝母、大黃。}

芍藥_{須丸、烏藥、没藥爲之使。惡石斛、芒消。畏消石、鱉甲、小薊。}

杜若_{得辛夷、細辛良。惡柴胡、前胡。}

補骨脂_{得胡桃、胡麻良。惡甘草。忌諸血、芸薹。}

縮砂蜜_{白檀香、豆蔻、人參、益智、黃蘗、伏苓、赤白石脂爲之使。得訶子、鼈甲、白蕪荑良。}

蓬莪茂_{得酒、醋良。}

香附子_{得芎藭、蒼术、醋、童子小便良。}

零陵香_{伏三黃、朱砂。}

澤蘭_{防己爲之使。}

積雪草_{伏流黃。}

香薷_{忌(山)白〔山〕桃。}

【右草之三】

菊花_{术、枸杞根、桑根白皮、青襄葉爲之使。}

菴藺_{荊子、薏苡爲之使。}

艾葉_{苦酒、香附爲之使。}

茺蔚_{制三黃、砒石。}

薇銜_{得秦皮良。}

夏枯草_{土瓜爲之使。伏汞、砂。}

紅藍花_{得酒良。}

續斷_{地黃爲之使。惡雷丸。}

漏蘆_{連翹爲之使。}

飛廉_{得烏頭良。忌麻黃。}

菓耳_{忌豬肉、馬肉、米泔。}

天名精_{垣衣、地黃爲之使。}

蘆笋_{忌巴豆。}

麻黃_{厚朴、白微爲之使。惡辛夷、石韋。}

【右草之四】

地黃_{得酒、麥門冬、薑汁、縮砂良。惡貝母。畏蕪黃。忌葱、蒜、〔蘿蔔〕、諸血。}

牛膝_{惡螢火、龜甲、陸英。畏白前。忌牛肉。}

紫菀_{款冬爲之使。惡天雄、藁本、雷丸、遠志、瞿麥。畏茵蔯。}

女菀_{畏鹵鹹。}

冬葵子_{黃芩爲之使。}

麥門冬_{地黃、車前爲之使。惡款冬、苦芺、苦瓠。畏苦參、青襄、木耳。伏石鍾乳。}

款冬花_{杏仁爲之使。得紫菀良。惡玄參、皂莢、消石。畏貝母、麻黃、辛夷、黄芩、黃芪、連}翹、青葙。

佛耳草_{款冬爲之使。}

決明子_{蓍實爲之使。惡大麻子。}

瞿麥_{牡丹、蘘草爲之使。惡螵蛸。伏丹砂。}

葶藶_{榆皮爲之使。得酒、大棗良。惡白殭蠶、石龍芮。}

車前子_{常山爲之使。}

女青_{蛇銜爲之使。}

蓋草_{畏鼠負。}

蒺藜_{烏頭爲之使。}

【右草之五】

大黃_{黃芩爲之使。惡乾漆。忌冷水。}

商陸_{得大蒜良。忌犬肉。伏硇砂、砒石、雌黃。}

狼毒_{大豆爲之使。惡麥句薑。畏醋、占斯、密陀僧。}

狼牙_{蕪荑爲之使。惡地榆、棗肌。}

藺茹_{甘草爲之使。惡麥門冬。}

大戟_{小豆爲之使。得棗良。惡薯蕷。畏昌蒲、蘆葦、鼠屎。}

澤漆_{小豆爲之使。惡薯蕷。}

甘遂_{瓜蒂爲之使。惡遠志。}

莨菪_{畏蟹、犀角、甘草、升麻、綠豆。}

蓖麻_{忌炒豆。伏丹砂、粉霜。}

常山_{畏玉札。忌葱、菘菜。伏砒石。}

藜蘆_{黃連爲之使。惡大黃。畏葱白。}

附子_{地膽爲之使。得蜀椒、食鹽，下達命門。惡蜈蚣、致汁。畏防風、甘草、人參、黃耆、綠}豆、烏韭、童溲、犀角。

天雄_{遠志爲之使。惡腐婢、致汁。}

白附子_{得火良。}

烏頭_{遠志、莽草爲之使。惡藜蘆、致汁。畏飴糖、黑豆、冷水。伏丹砂、砒石。}

天南星_{蜀漆爲之使。得火、牛膽良。惡莽草。畏附子、乾薑、防風、生薑。伏雄黃、丹砂、}焰消。

半夏_{射干、柴胡爲之使。惡皂莢。〔忌〕海藻、飴糖、羊血。畏生薑、乾薑、秦皮、龜甲、雄黃。}

鬼臼_{畏垣衣。}

羊躑躅_{畏厄子。惡諸石及麪。伏丹砂、硇砂、雌黃。}

芫花_{決明爲之使。得醋良。}

莽草_{畏黑豆、紫河車。}

石龍芮_{巴戟爲之使。畏蛇蛻皮、吳茱萸。}

蕁麻_{畏人溺。}

鉤吻_{半夏爲之使。惡黃芩。}

【右草之六】

菟絲子_{薯蕷、松脂爲之使，得酒良，惡藋菌。}

五味子_{蓯蓉爲之使，惡葳蕤，勝烏頭。}

牽牛子_{得乾薑、青木香良。}

紫葳_{畏鹵鹹。}

栝樓根_{枸杞爲之使，惡乾薑，畏牛膝、乾漆。}

黃環_{鳶尾爲之使，惡伏苓、防己、乾薑。}

天門冬_{地黃、貝母、垣衣爲之使，忌鯉魚，畏曾青、浮萍，制雄黃、硇砂。}

何首烏_{伏苓爲之使，忌葱、蒜、蘿蔔、諸血、無鱗魚。}

萆薢_{薏苡爲之使，畏前胡、柴胡、牡蠣、大黃、葵根。}

土茯苓_{忌茶。}

白斂_{代赭爲之使。}

威靈仙_{忌茶、麪湯。}

茜根_{畏鼠姑。制雄黃。}

防己_{殷孽爲之使。惡細辛。畏萆薢、女菀、鹵鹹。殺雄黃、硝石毒。}

絡石_{杜仲、牡丹爲之使。惡鐵落。畏貝母、昌蒲。殺〔殷〕孽毒。}

【右草之七】

澤瀉_{畏海蛤、文蛤。}

石菖蒲_{秦皮、秦艽爲之使。惡麻黃、地膽。忌飴糖、羊肉、鐵器。}

石斛_{陸英爲之使。惡凝水石、巴豆。畏雷丸、僵蠶。}

石韋_{滑石、杏仁、射干爲之使。得昌蒲良。制丹砂、礜石。}

烏韭_{垣衣爲之使。}

【右草之八】

柏葉、柏實瓜子、桂心、牡蠣爲之使。畏菊花、羊蹄、諸石及麪麴。

桂得人參、甘草、麥門冬、大黃、黃芩，調中益氣。得柴胡、紫石英、乾地黃，療吐逆。畏生葱、石脂。

辛夷芎藭爲之使。惡五石脂。畏昌蒲、黃連、蒲黃、石膏、黃環。

沉香、檀香忌見火。

騏驎竭得密陀僧良。

丁香畏鬱金。忌火。

【右木之一】

黃蘗木惡乾漆。伏硫黃。

厚朴乾薑爲之使。惡澤瀉、消石、寒水石。忌豆。

杜仲惡玄參、蛇蛻皮。

乾漆半夏爲之使。畏雞子、紫蘇、杉木、漆姑草、蟹。忌猪脂。

桐油畏酒。忌烟。

楝實茴香爲之使。

槐實景天爲之使。

秦皮苦瓠、防葵、大戟爲之使。惡吳茱萸。

皂莢柏實爲之使。惡麥門冬。畏人參、苦參、空青。伏丹砂、粉霜、硫黃、碙砂。

巴豆芫花爲之使。得火良。惡蘘草、牽牛。畏大黃、藜蘆、黃連、蘆笋、醬、豉、豆汁、冷水。

欒華決明爲之使。

【右木之二】

桑根白皮桂心、續斷、麻子爲之使。

酸棗惡防己。

山茱萸蓼實爲之使。惡桔梗、防風、防己。

五加皮遠志爲之使。畏玄參，蛇皮。

溲疏漏蘆爲之使。

牡荆實防己爲之使。惡石膏。

蔓荆子惡烏頭、石膏。

欒荆子決明爲之使。惡石膏。

石南五加皮爲之使。惡小薊。

【右木之三】

伏苓、伏神馬間爲之使。得甘草、防風、芍藥、麥門冬、紫石英,療五臟。惡白斂、米醋、酸物。畏地榆、秦芃、牡蒙、龜甲、雄黃。

雷丸厚朴、芫花、蓄根、荔實爲之使。惡葛根。

桑寄生忌火。

竹瀝薑汁爲之使。

占斯茱萸爲之使。

【右木之四】

杏仁得火良。惡黃芩、黃耆、葛根。畏蘘草。

桃仁香附爲之使

榧實殼反綠豆,殺人。

秦椒惡栝樓、防葵。畏雌黃。

蜀椒杏仁爲之使。得鹽良。畏款冬花、防風、附子、雄黃、囊吾、冷水、麻仁、漿。

吳茱萸蓼實爲之使。惡丹參、消石、白堊。畏紫石英。

食茱萸畏紫石英。

石蓮子得伏苓、山藥、白术、枸杞子良。

蓮蕊鬚忌地黃、葱、蒜。

荷葉畏桐油。

【右果部】

麻花蝱蟲爲之使。

麻仁畏伏苓、牡蠣、白微。

小麥麪畏漢椒、蘿蔔。

大麥石蜜爲之使。

罌粟殼得醋、烏梅、橘皮良。

大豆得前胡、杏仁、牡蠣、烏喙、諸膽汁良。惡五參、龍膽、豬肉。

大豆黃卷得前胡、杏子、牡蠣、天雄、烏喙、鼠屎、石蜜良。惡海藻、龍膽。

諸豆粉畏杏仁。

【右穀部】

生薑秦椒爲之使。惡黃芩、黃連、天鼠糞。殺半夏、南星、莨菪毒。

乾薑同。

藒香得酒良。

蘹蕒子得荊實、細辛良。惡乾薑、苦參。

薯蕷紫芝爲之使。惡甘遂。

蓲菌得酒良。畏雞子。

六芝並薯蕷爲之使。得髮良。得麻子仁、牡桂、白瓜子，益人。畏扁青、茵蔯蒿。

【右菜部】

金惡錫。畏水銀、翡翠石、餘甘子、鱷馬脂。

朱砂銀畏石亭脂、慈石、鐵。忌諸血。

生銀惡錫。畏石亭脂、慈石、荷（果）〔葉〕、藋灰、羚羊角、烏賊骨、黃連、甘草、飛廉、鼠尾、龜甲、生薑、地黃、羊脂、蘇子油。惡羊血、馬目毒公。

赤銅畏蒼术、巴豆、乳香、胡桃、慈姑、牛脂。

黑鉛畏紫背天葵。

胡粉惡雌黃。

錫畏五靈脂、伏龍肝、殺羊角、馬鞭草、地黃、巴豆、蓖麻、薑汁、砒石、硇砂。

諸鐵制石亭脂。畏慈石、皂莢、乳香、灰炭、朴消、硇砂、鹽滷、猪犬脂、荔枝。

【右金石之一】

玉屑惡鹿角。畏蟾肪。

玉泉畏款冬花、青竹。

青琅玕得水銀良。殺錫毒。畏雞骨。

白石英惡馬目毒公。

紫石英長石爲之使。得伏苓、人參、芍藥，主心中結氣。得天雄、昌蒲，主霍亂。惡鮀甲、黃連、麥句薑。畏扁青、附子及酒。

雲母澤瀉爲之使。惡徐長卿。忌羊血。畏鮀甲、礬石、東流水、百草上露、茅屋漏水。制汞。伏丹砂。

丹砂惡慈石。畏鹹水、車前、石韋、皂莢、決明、瞿麥、南星、烏頭、地榆、桑椹、紫河車、地丁、馬鞭草、地骨皮、陰地厥、白附子。忌諸血。

水銀畏慈石、砒石、黑鉛、硫黃、大棗、蜀椒、紫河車、松脂、松葉、荷葉、穀精草、金星草、萱草、夏枯草、茛菪子、雁來紅、馬蹄香、獨脚蓮、水慈姑、瓦松、忍冬。

汞粉畏慈石、石黃、黑鉛、鐵漿、陳醬、黃連、土伏苓。忌一切血。

粉霜畏硫黃、蕎麥稈灰。

【右石之二】

雄黄畏南星、地黄、萵苣、地榆、黄芩、白芷、當歸、地錦、苦參、五加皮、紫河車、五葉藤、鵝腸草、雞腸草、鵝不食草、圓桑葉、猬脂。

雌黄畏黑鉛、胡粉、芎藭、地黄、獨帚、益母、羊不食草、地榆、瓦松、五加皮、冬瓜汁。

石膏雞子爲之使。畏鐵。惡莽草、巴豆、馬目毒公。

理石滑石爲之使。惡麻黄。

方解石惡巴豆。

滑石石韋爲之使。惡曾青。制雄黄。

不灰木制三黄、水銀。

五色石脂畏黄芩、大黄、官桂。

赤石脂惡大黄、松脂。畏芫花、豉汁。

白石脂燕屎爲之使。惡松脂。畏黄芩、黄連、甘草、飛廉、毒公。

黄石脂曾青爲之使。惡細辛。畏蜚蠊、黄連、甘草。忌卵味。

孔公蘖木蘭爲之使。惡术、細辛。忌羊血。

石鍾乳蛇牀爲之使。惡牡丹、玄石、牡蒙、人參、术。忌羊血。畏紫石英、蘘草、韭實、獨蒜、胡葱、胡荽、麥門冬、猫兒眼草。

殷孽惡防己。畏术。

【右石之三】

陽起石桑螵蛸爲之使。惡澤瀉、雷丸、菌桂、石葵、蛇蛻皮。畏兔絲子。忌羊血。

慈石柴胡爲之使。惡牡丹、莽草。畏黄石脂。殺鐵毒。消金。伏丹砂。養水銀。

玄石畏松脂、柏實、菌桂。

代赭石乾薑爲之使。畏天雄、附子。

禹餘糧牡丹爲之使。制五金、三黄。

太一餘糧杜仲爲之使。畏貝母、昌蒲、鐵落。

空青、曾青畏兔絲子。

石膽水英爲之使。畏牡桂、菌桂、辛夷、白微、芫花。

礜石得火良。鉛丹、棘鍼爲之使。畏水。惡馬目毒公、虎掌、細辛、鶩屎。忌羊血。

砒石畏冷水、綠豆、醋、青鹽、蒜、消石、水蓼、常山、益母、獨帚、菖蒲、木律、菠薐、萵苣、鶴頂草、三角酸、鵝不食草。

礞石得焰消良。

【右石之四】

大鹽漏蘆爲之使。

朴消石韋爲之使。畏麥句薑、京三稜。

凝水石畏地榆。

消石火爲之使。惡曾青、苦參、苦菜。畏女菀、杏仁、竹葉、粥。

硇砂制五金、八石。忌羊血。畏一切酸漿水、醋、烏梅、牡蠣、卷柏、蘿蔔、獨帚、羊蹄、商陸、冬瓜、蒼耳、礜沙、海螵蛸、羊膿骨、羊躑躅、魚腥草、河豚、魚膠。

蓬砂畏知母、蕓薹、紫蘇、瓿帶、何首烏、鵝不食草。

石流黃曾青、石亭脂爲之使。畏細辛、朴消、鐵、醋、黑錫、豬肉、鴨汁、餘甘子、桑灰、益母、天鹽、車前、黃蘗、石韋、蕎麥、獨帚、地骨皮、地榆、蛇牀、蓖麻、兔絲、礜沙、紫荷、波稜、桑白皮、馬鞭草。

礬石甘草爲之使。惡牡蠣。畏麻黃、紅心灰藋。

綠礬畏醋。

【右石之五】

蜜蠟惡芫花、齊蛤。

蜂子畏黃芩、芍藥、白前、牡蠣、紫蘇、生薑、冬瓜、苦蕒。

露蜂房惡乾薑、丹參、黃芩、芍藥、牡蠣。

桑螵蛸得龍骨，止精。畏旋覆花、戴椹。

白殭蠶惡桔梗、伏苓、伏神、萆薢、桑螵蛸。

晚蠶沙制硇砂、焰消、粉霜。

斑蝥馬刀爲之使。得糯米、小麻子良。惡膚青、豆花、甘草。畏巴豆、丹參、空青、黃連、黑豆、靛汁、葱、茶、醋。

芫青、地膽、葛上亭長並同斑蝥。

蜘蛛畏蔓菁、雄黃。

水蛭畏石灰、食鹽。

蟅蟲䖸蠊爲之使。惡附子。

蜚蝱畏石膏、羊角、羊肉。

衣魚畏芸草、莽草、蕳苣。

蘆蟲畏皂莢、昌蒲、屋遊。

蜚蝱惡麻黃。

蜈蚣畏蛞蝓、蜘蛛、白鹽、雞屎、桑白皮。

蚯蚓_{畏葱、鹽。}

蝸牛、蛞蝓_{畏鹽。}

【右蟲部】

龍骨、龍齒_{得人參、牛黄、黑豆良。畏石膏、鐵器。忌魚。}

龍角_{畏蜀椒、理石、乾漆。}

鼉甲_{蜀漆爲之使。畏芫花、甘遂、狗膽。}

蜥蜴_{惡硫黄、斑蝥、蕪荑。}

蛇蛻_{得火良。畏慈石及酒。}

白花蛇、烏蛇_{得酒良。}

鯉魚膽_{蜀漆爲之使。}

烏賊魚骨_{惡白及、白斂、附子。}

河豚魚_{畏橄欖、甘蔗、蘆根、糞汁、魚茗木、烏藍草根。}

【右鱗部】

龜甲_{惡沙參、蜚蠊。畏狗膽。}

鱉甲_{惡礬石、理石。}

牡蠣_{貝母爲之使。得甘草、牛膝、遠志、蛇牀子良。惡麻黄、吳茱萸、辛夷。伏砒砂。}

蚌粉_{制石亭脂、流黄。}

馬刀_{得火良。}

海蛤_{蜀漆爲之使。畏狗膽、甘遂、芫花。}

【右介部】

伏翼_{莧實、雲實爲之使。}

夜明沙_{惡白斂、白微。}

五靈脂_{惡人參。}

【右禽部】

羖羊角_{兔絲子爲之使。}

羊脛骨_{伏砒砂。}

羖羊屎_{制粉霜。}

牛乳_{制秦艽、不灰木。}

馬脂、駝脂_{柔五金。}

阿膠_{得火良。薯蕷爲之使。畏大黄。}

牛黄人參爲之使。得牡丹、昌蒲,利耳目。惡龍骨、龍膽、地黄、常山、䖟蟲。畏牛膝、乾漆。

犀角松脂、升麻爲之使。惡雷丸、藋菌、烏頭、烏喙。

熊膽惡防己、地黄。

鹿茸麻勃爲之使。

鹿角杜仲爲之使。

鹿角膠得火良。畏大黄。

麋脂忌桃、李。畏大黄。

麝香忌大蒜。

猬皮得酒良。畏桔梗、麥門冬。

猬脂制五金、八石。伏雄黄。

【右獸部】

相反諸藥凡三十六種

甘草反大戟、芫花、甘遂、海藻。

大戟反芫花、海藻。

烏頭反貝母、栝樓、半夏、白斂、白及。

藜蘆反人參、沙參、丹參、玄參、苦參、細辛、芍藥、狸肉。

河豚反煤焰、荆芥、防風、菊花、桔梗、甘草、烏頭、附子。

蜜反生葱。

柿反蟹。

服藥食忌①

甘草忌豬肉、菘菜、海菜。

黄連、胡黄連忌豬肉、冷水。

蒼耳忌豬肉、馬肉、米泔。

桔梗、烏梅忌豬肉。

仙茅忌牛肉、牛乳。

---

① 服藥食忌:(按:此篇目最早見梁·陶弘景《本草經集注·序録》,載 15 條食忌,名之爲"服藥忌食"。《嘉祐本草》將該篇更名"服藥食忌例",再經合併、增補,歸納爲 17 條。《綱目》又在《嘉祐》此篇條文基礎上,略改體例,合併、增補爲 31 條。)

半夏、昌蒲_{忌羊肉、羊血、飴糖。}

牛膝_{忌牛肉。}

陽起石、雲母、鍾乳、硇砂、礬石_{並忌羊血。}

商陸_{忌犬肉。}

丹砂、空青、輕粉_{並忌一切血。}

吳茱萸_{忌豬心、豬肉。}

地黃、何首烏_{忌一切血、葱、蒜、蘿蔔。}

補骨脂_{忌豬血、芸薹。}

細辛、藜蘆_{忌狸肉、生菜。}

荊芥_{忌驢肉。反河豚、一切無鱗魚、蟹。}

紫蘇、天門冬、丹砂、龍骨_{忌鯉魚。}

巴豆_{忌野豬肉、菰笋、蘆笋、醬、豉、冷水。}

蒼朮、白朮_{忌雀肉、青魚、菘菜、桃、李。}

薄荷_{忌鼈肉。}

麥門冬_{忌鯽魚。}

常山_{忌生葱、生菜。}

附子、烏頭、天雄_{忌豉汁、稷米。}

牡丹_{忌蒜、胡荽。}

厚朴、蓖麻_{忌炒豆。}

鼈甲_{忌莧菜。}

威靈仙、土伏苓_{忌麪湯、茶。}

當歸_{忌濕麪。}

丹參、伏苓、伏神_{忌醋及一切酸。}

凡服藥,不可雜食肥豬犬肉、油膩羹鱠、腥臊陳臭諸物。

凡服藥,不可多食生蒜、胡荽、生葱、諸果、諸滑滯之物。

凡服藥,不可見死尸、産婦、淹穢等事。

妊娠禁忌①

烏頭　附子　天雄　烏喙　側子　野葛　羊躑躅　桂　南星　半
夏　巴豆　大戟　芫花　藜蘆　薏苡仁　薇銜　牛膝　皂莢　牽牛　厚
朴　槐子　桃仁　牡丹皮　檞根　茜根　茅根　乾漆　瞿麥　蘭茹　赤
箭　草三棱　莿草　鬼箭　通草　紅花　蘇木　麥（蘗）〔蘗〕　葵子　代
赭石　常山　水銀　錫粉　硇砂　砒石　芒消　硫黄　石鹽　雄黄　水
蛭　䖟蟲　芫青　斑蝥　地膽　蜘蛛　螻蛄　葛上亭長　蜈蚣　衣魚
蛇蛻　蜥蜴　飛生　䗪蟲　樗雞　蚱蟬　蠐螬　猬皮　牛黄　麝香　雌
黄　兔肉　蟹爪甲　犬肉　馬肉　驢肉　羊肝　鯉魚　蝦蟆　鱓鱉　龜
鱉　蟹　生薑　小蒜　雀肉　馬刀

飲食禁忌②

豬肉忌生薑、蕎麥、葵菜、胡荽、梅子、炒豆、牛肉、馬肉、羊肝、麋鹿、龜、鱉、鵪鶉、驢肉。

豬肝忌魚鱠、鵪鶉、鯉魚腸子。

豬心肺忌飴、白花菜、吳茱萸。

羊肉忌梅子、小豆、豆醬、蕎麥、魚鱠、豬肉、醋、酪、鮓。

羊心肝忌梅、小豆、生椒、苦笋。

白狗血忌羊、雞。

犬肉忌菱角、蒜、牛腸、鯉魚、鱓魚。

驢肉忌鳧茈、荆芥茶、豬肉。

牛肉忌黍米、韭、薤、生薑、豬肉、犬肉、栗子。

牛肝忌鮎魚。

牛乳忌生魚、酸物。

馬肉忌倉米、生薑、蒼耳、粳米、豬肉、鹿肉。

---

① 妊娠禁忌：(**按**：本草書中列此篇目以《綱目》為最早。此前類似專篇有宋·朱端章《衛生家寶產科備要》卷5"產前所忌藥物"，其中收周鼎所撰歌訣一首，提及70種藥物及食物。嗣後宋·陳自明《婦人大全良方》卷11"食忌論"，列述受孕之後不可食之物16條。元·忽思慧《飲膳正要》卷1"妊娠食忌"因襲之。《綱目》此篇在宋·周鼎歌訣基礎上，擴充藥食至84種。)

② 飲食禁忌：(**按**：《綱目》此篇未示出處。宋以前諸本草及方書均未見有不同飲食共食禁忌專篇。元·忽思慧《飲膳正要》卷1"食物相反"列不可共食之物55條。《綱目》仿其意而未照錄其文，共得飲食禁忌63條，涉及食物百餘種。)

兔肉忌_{生薑、橘皮、芥末、雞肉、鹿肉、獺肉。}

麞肉忌_{梅、李、生菜、（鴿）〔鵠〕、蝦。}

麋鹿忌_{生菜、菰蒲、雞、鮑魚、雉、蝦。}

雞肉忌_{胡蒜、芥末、生葱、糯米、李子、魚汁、犬肉、鯉魚、兔肉、獺肉、鱉肉、野雞。}

雞子忌_{同雞。}

雉肉忌_{蕎麥、木耳、蘑菰、胡桃、鯽魚、豬肝、鮎魚、鹿肉。}

野鴨忌_{胡桃、木耳。}

鴨子忌_{李子、鱉肉。}

鵪鶉忌_{菌子、木耳。}

雀肉忌_{李子、醬、生肝。}

鯉魚忌_{豬肝、葵菜、犬肉、雞肉。}

鯽魚忌_{芥末、蒜、糖、豬肝、雞、雉、鹿肉、猴肉。}

青魚忌_{豆藿。}

魚鮓忌_{豆藿、麥醬、蒜、葵、綠豆。}

黃魚忌_{蕎麥。}

鱸魚忌_{乳酪。}

鱘魚忌_{乾笋。}

鮰魚忌_{野豬、野雞。}

鮎魚忌_{牛肝、鹿肉、野豬。}

鰍、鱓忌_{犬肉。桑柴煮。}

鱉肉忌_{莧菜、薄荷、芥末、桃子、雞子、鴨肉、豬肉、兔肉。}

螃蟹忌_{荊芥、柿子、橘子、軟棗。}

蝦子忌_{豬肉、雞肉。}

李子忌_{蜜、漿水、鴨、雀肉、雞、獐。}

橙、橘忌_{檳榔、獺肉。}

桃子忌_{鱉肉。}

棗子忌_{葱、魚。}

枇杷忌_{熱麪。}

楊梅忌_{生葱。}

銀杏忌_{鰻鱺。}

慈姑忌_{茱萸}。

諸瓜忌_{油餅}。

沙糖忌_{鯽魚、笋、葵菜}。

蕎麥忌_{豬肉、羊肉、雉肉、黃魚}。

黍米忌_{葵菜、蜜、牛肉}。

緑豆忌_{榧子，殺人。鯉魚鮓}。

炒豆忌_{豬肉}。

生葱忌_{蜜、雞、棗、犬肉、楊梅}。

韭、薤忌_{蜜、牛肉}。

胡荽忌_{豬肉}。

胡蒜忌_{魚鱠、魚鮓、鯽魚、犬肉、雞}。

莧菜忌_{蕨、鱉}。

白花菜忌_{豬心肺}。

梅子忌_{豬肉、羊肉、獐肉}。

薍苴忌_{騾肉}。

生薑忌_{豬肉、牛肉、馬肉、兔肉}。

芥末忌_{鯽魚、兔肉、雞肉、鱉}。

乾筍忌_{沙糖、鱘魚、羊心肝}。

木耳忌_{雉肉、野鴨、鵪鶉}。

胡桃忌_{野鴨、酒、雉}。

栗子忌_{牛肉}。

李東垣隨證用藥凡例①

風中六府_{手足不遂}，先發其表，羌活、防風爲君，隨證加藥。然後行經養血，當歸、秦艽、獨活之類，隨經用之。

---

① 李東垣隨證用藥凡例：《湯液本草》卷 2"東垣先生《用藥心法·隨證治病藥品》"　如頭痛，須用川芎。如不愈，各加引經藥：太陽，川芎；陽明，白芷；少陽，柴胡；太陰，蒼朮；少陰，細辛；厥陰，吴茱萸。／如頂巔痛，須用藁本，去川芎。／如肢節痛，須用羌活，去風濕亦宜用之。／如腹痛，須用芍藥，惡寒而痛加桂，惡熱而痛加黃蘗。／如心下痞，須用枳實、黃連。／如肌熱及去痰者，須用黃芩。肌熱，亦用黃芪。／如腹脹，用薑製厚朴（一本有芍藥）。／如虚熱，須用黃芪，止虚汗亦用。／如脅下痛，往來潮熱，日晡潮熱，須用柴胡。／如脾胃受濕，沉困無力，怠惰好卧，去痰，（轉下頁注）

風中五臟_{耳聾目瞀}，先疏其裏，三化湯。然後行經，獨活、防風、柴胡、白芷、川芎，隨經用之。

破傷中風_{脉浮在表，汗之；脉沉在裏，下之。背搐，羌活、防風；前搐，升麻、白芷；兩傍搐，柴}胡、防風；右搐，加白芷。

傷風惡風_{防風爲君，麻黃、甘草佐之。}

傷寒惡寒_{麻黃爲君，防風、甘草佐之。}

六經頭痛_{須用川芎，加引經藥。太陽，蔓荆；陽明，白芷；太陰，半夏；少陰，細辛；厥陰，吳茱}萸；巔頂，藁本。

眉棱骨痛_{羌活、白芷、黄芩。}

風濕身痛_{羌活。}

（接上頁注）用白朮。/如破滯氣，用枳殼，高者用之。夫枳殼者，損胸中至高之氣，二三服而已。/如破滯血，用桃仁、蘇木。/如去痰，須用半夏。熱痰加黃芩，風痰加南星，胸中寒痰痞塞用陳皮、白朮，多用則瀉脾胃。/如腹中窄狹，須用蒼朮。/如調氣，須用木香。/如補氣，須用人參。/如和血須用當歸，凡血受病者，皆當用當歸也。如去下焦濕腫及痛，并膀胱有火邪者，必須酒洗防己、草龍膽、黃蘗、知母。/如去上焦濕及熱，須用黃芩，瀉肺火故也。/如去中焦濕與痛熱，用黃連，能瀉心火故也。/如去滯氣用青皮，勿多服，多則瀉人真氣。/如渴者，用乾葛、茯苓，禁半夏。/如嗽者，用五味子。/如喘者，用阿膠。/如宿食不消，須用黃連、枳實。/如胸中煩熱，須用梔子仁。/如水瀉，須用白朮、茯苓、芍藥。/如氣刺痛，用枳殼，看何部分，以引經藥導使之行則可。/如血刺痛，用當歸，詳上下，用根梢。/如瘡痛不可忍者，用寒苦藥，如黃蘗、黃芩，詳上下，用根梢，及引經藥則可。/如眼痛不可忍者，用黃連、當歸身，以酒浸煎。/如小便黃者，用黃蘗；數者、澀者，或加澤瀉。/如腹中實熱，用大黃、芒硝。/如小腹痛，用青皮。/如莖中痛，用生甘草梢。/如驚悸恍惚，用茯神。/如飲水多，致傷脾，用白朮、茯苓、猪苓。/如胃脘痛，用草豆蔻。/凡用純寒、純熱藥，必用甘草，以緩其力也。寒熱相雜，亦用甘草，調和其性也。中滿者禁用。經云：(滿者勿入甘)〔中滿者勿食甘〕。**卷2"東垣先生《用藥心法·用藥凡例》"** 凡解利傷風，以防風爲君，甘草、白朮爲佐。《經》云：辛甘發散爲陽。風宜辛散，防風味辛及治風通用，故防風爲君，甘草、白朮爲佐。/凡解利傷寒，以甘草爲君，防風、白朮爲佐，是寒宜甘發也。或有別證，於前隨證治病藥內選用，分兩以君臣論。/凡眼暴發赤腫，以防風、黃芩爲君以瀉火，以黃連、當歸身和血爲佐，兼以各經藥用之。/凡眼久病昏暗，以熟地黃、當歸身爲君，以羌活、防風爲臣，甘草、甘菊之類爲佐。/凡痢疾腹痛，以白芍藥、甘草爲君，當歸、白朮爲佐。下血先後，以三焦熱論。/凡水瀉，以茯苓、白朮爲君，芍藥、甘草爲佐。/凡諸風，以防風爲君，隨治病爲佐。/凡嗽，以五味子爲君，有痰者以半夏爲佐，喘者以阿膠爲佐，有熱、無熱，以黃芩爲佐，但分兩多寡不同耳。/凡小便不利，黃蘗、知母爲君，茯苓、澤〔瀉〕爲佐。/凡下焦有濕，草龍膽、防己爲君，甘草、黃蘗爲佐。/凡痔漏，以蒼朮、防風爲君，甘草、芍藥爲佐。詳別證加減。/凡諸瘡，以黃連、當歸爲君，甘草、黃芩爲佐。/凡瘧，以柴胡爲君，隨所發時所屬經，分用引經藥佐之。/以上，皆用藥之大要。更詳別證，於前隨證治病藥內，逐旋加減用之。（**按**：《綱目》此篇之主體，源于李東垣《用藥心法》"隨證治病藥品"及"用藥凡例"。此二篇與張元素《醫學啓源》卷上"主治心法"同名篇內容相同。張元素、李東垣乃師弟關係，學術思想一脉相承。《醫學啓源》在此二篇之後，還有解利外感、目疾、瀉痢水泄、中風、瘡瘍、婦人、小兒等篇，時珍亦取其中用藥法，重加編排而成此篇，非僅摘録而已。）

嗌痛頷腫黃芩、鼠粘子、甘草、桔梗。

肢節腫痛羌活。

眼暴赤腫防風、芩、連、瀉火，當歸佐之，酒煎服。

眼久昏暗熟芐、當歸爲君，羌、防爲臣，甘草、甘菊之類佐之。

風熱牙疼喜冷惡熱，生芐、當歸、升麻、黃連、牡丹皮、防風。

腎虛牙疼桔梗、升麻、細辛、吳茱萸。

風濕諸病須用羌活、白术。

風冷諸病須用川烏。

一切痰飲須用半夏。風加南星，熱加黃芩，濕加白术、陳皮，寒加乾薑。

風熱諸病須用荊芥、薄荷。

諸欬嗽病五味爲君，痰用半夏，喘加阿膠佐之。不拘有熱無熱，少加黃芩。春加川芎、芍藥，夏加巵子、知母，秋加防風，冬加麻黃、桂枝之類。

諸嗽有痰半夏、白术、五味、防風、枳殼、甘草。

欬嗽無痰五味、杏仁、貝母、生薑、防風。

有聲有痰半夏、白术、五味、防風。

寒喘痰急麻黃、杏仁。

熱喘欬嗽桑白皮、黃芩、訶子。

水飲濕喘白礬、皂莢、葶藶。

熱喘燥喘阿膠、五味、麥門冬。

氣短虛喘人參、黃芪、五味。

諸瘧寒熱柴胡爲君。

脾胃困倦參、芪、蒼术。

不思飲食木香、藿香。

脾胃有濕嗜臥有痰，白术、蒼术、伏苓、豬苓、半夏、防風。

上焦濕熱黃芩瀉肺火。

中焦濕熱黃連瀉心火。

下焦濕熱酒洗黃蘗、知母、防己。

下焦濕腫酒洗漢防己、龍膽草爲君，甘草、黃蘗爲佐。

腹中脹滿須用薑制厚朴、木香。

腹中窄狹須用蒼术。

腹中實熱_{大黃、芒硝。}

過傷飲食熱物_{大黃爲君。冷物，巴豆爲丸散。}

宿食不消_{須用黃連、枳實。}

胸中煩熱_{須用卮子仁、伏苓。}

胸中痞塞_{實用厚朴、枳實，虛用芍藥、陳皮，痰熱用黃連、半夏，寒用附子、乾薑。}

六鬱痞滿_{香附、撫芎。濕加蒼术，痰加陳皮，熱加卮子，食加神麴，血加桃仁。}

諸氣刺痛_{枳殼、香附，加引經藥。}

諸血刺痛_{須加當歸，詳上下用根稍。}

脇痛寒熱_{須用柴胡。}

胃脘寒痛_{須加草豆蔻、吳茱萸。}

少腹疝痛_{須加青皮、川楝子。}

臍腹疼痛_{加熟芐、烏藥。}

諸痢腹痛_{下後，白芍、甘草爲君，當歸、白术佐之。○先痢後便，黃蘗爲君，地榆佐之。○先便後痢，黃芩爲君，當歸佐之。○裏急，消、黃下之。後重，加木香、藿香、檳榔和之。○腹痛用芍藥，惡寒加桂，惡熱加黃芩，不痛芍藥減半。}

水瀉不止_{須用白术、伏苓爲君，芍藥、甘草佐之。穀不化，加防風。}

小便黃澀_{黃蘗、澤瀉。}

小便不利_{黃蘗、知母爲君，伏苓、澤瀉爲使。}

心煩口渴_{乾薑、茯苓、天花粉、烏梅。禁半夏、葛根。}

小便餘瀝_{黃蘗、杜仲。}

莖中刺痛_{生甘草稍。}

肌熱有痰_{須用黃芩。}

虛熱有汗_{須用黃芪、地骨皮、知母。}

虛熱無汗_{用牡丹皮、地骨皮。}

潮熱有時_{黃芩。午加黃連，未加石膏，申加柴胡，酉加升麻，辰、戌加羌活，夜加當歸。}

自汗盜汗_{須用黃芪、麻黃根。}

驚悸恍惚_{須用伏神。}

一切氣痛_{調胃，香附、木香。破滯氣，青皮、枳殼。泄氣，牽牛、蘿蔔子。助氣，木香、藿香。補氣，人參、黃芪。冷氣，草蔻、丁香。}

一切血痛_{活血補血，當歸、阿膠、川芎、甘草。凉血，生地黃。破血，桃仁、紅花、蘇木、茜根、玄胡索、郁李仁。止血，髮灰、棕灰。}

上部見血_{須用防風、牡丹皮、剪草、天麥門冬爲使。}

中部見血須用黃連、芍藥爲使。

下部見血須用地榆使。

新血紅色生地黃、炒卮子。

陳血瘀色熟地黃。

諸瘡痛甚苦寒爲君,黃芩、黃連。佐以甘草,詳上下用根稍及引經藥。○十二經皆用連翹。○知母、生地黃酒洗爲用。○參、芪、甘草、當歸,瀉心火,助元氣,止痛。○解結,用連翹、當歸、藁本。○活血去血,用蘇木、紅花、牡丹皮。○脉沉病在裏,宜加大黃利之。○脉浮爲表,宜行經,芩、連、當歸、人參、木香、檳榔、黃蘗、澤瀉。○自腰已上至頭者,加枳殼引至瘡所。○加鼠粘子,出毒消腫。加肉桂,入心引血化膿。○堅不潰者,加王瓜根、黃藥子、三稜、莪茂、昆布。

上身有瘡須用黃芩、防風、羌活、桔梗。上截,黃連。下身,黃蘗、知母、防風,用酒〔水〕各半煎。○引藥入瘡,用皂角針。

下部痔漏蒼术、防風爲君,甘草、芍藥佐之。詳證加減。

婦人胎前有病,以黃芩、白术安胎,然後用治病藥。發熱及肌熱者,芩、連、參、芪。腹痛者,白芍、甘草。

產後諸病忌柴胡、黃連、芍藥。渴去半夏加白茯苓,喘嗽去人參,腹脹去甘草,血痛加當歸、桃仁。

小兒驚搐與破傷風同。

心熱搖頭、咬牙、額黃,黃連、甘草、導赤散。

肝熱目眩,柴胡、防風、甘草、瀉青丸。

脾熱鼻上紅,瀉黃散。

肺熱右腮紅,瀉白散。

腎熱額上紅,知母、黃蘗、甘草。

陳藏器諸虛用藥凡例[①]

夫衆病積聚,皆起於虛也,虛生百病。積者,五臟之所積;聚者,六腑之

[①] 陳藏器諸虛用藥凡例:**徐之才《藥對》見《證類》卷1"序例上"** 夫衆病積聚,皆起於虛也。虛生百病。積者,五藏之所積;聚者,六腑之所聚。如斯等疾,多從舊方,不假增損。虛而勞者,其弊萬端,宜應隨病增減。古之善爲醫者,皆自採藥,審其體性所主,取其時節早晚;早則藥勢未成,晚則盛勢已歇。今之爲醫,不自採藥,且不委節氣早晚,又不知冷熱消息,分兩多少;徒有療病之名,永無必愈之效,此實浮惑,聊復審其冷熱,記增損之主爾。虛勞而頭面復熱,加枸杞、萎蕤。虛而欲吐,加人參。虛而不安,亦加人參。虛而多夢紛紜,加龍骨。虛而多熱,加地黃、牡蠣、地膚子、甘草。虛而冷,加當歸、芎藭、乾薑。虛而損,加鍾乳、棘刺、蓯蓉、巴戟天。虛而大熱,加黃芩、天門冬。虛而多忘,加茯神、遠志。虛而驚悸不安,加龍齒、沙參、紫石英、小草,若冷,則用紫石英、小草;若客熱,即用沙參、龍齒;不冷不熱皆用之。虛而口乾,加麥門冬、知母。虛而吸吸,加胡麻、覆盆子、柏子人。虛而多氣兼微欬,加五味子、大棗。虛而身强,腰中不利,加磁石、杜仲。虛而多冷,加桂心、吳茱萸、附子、烏頭。虛而勞,小便赤,加黃芩。虛而客熱,加地骨皮、白水黃耆(白水,地(轉下頁注)

所聚。如斯等疾,多從舊方,不假增損。虛而勞者,其弊萬端,宜應隨病增減。古之善爲醫者,皆自採藥,審其體性所主,取其時節早晚。早則藥勢未成,晚則盛勢已(欺)〔歇〕。今之爲醫,不自採藥,且不委節氣早晚,又不知冷熱消息、分兩多少,徒有療病之名,永無必愈之效,此實浮惑。聊復審其冷熱,記增損之主爾。

虛勞頭痛復熱,加枸杞、萎蕤。

虛而欲吐,加人參。

虛而不安,亦加人參。

虛而多夢紛紜,加龍骨。

虛而多熱,加地黃、牡蠣、地膚子、甘草。

虛而冷,加當歸、芎藭、乾薑。

虛而損,加鍾乳、棘刺、蓯蓉、巴戟天。

虛而大熱,加黃芩、天門冬。

虛而多忘,加茯神、遠志。

虛而口乾,加麥門冬、知母。

虛而吸吸,加胡麻、覆盆子、柏子仁。

虛而多氣兼微欬,加五味子、大棗。

虛而驚悸不安,加龍齒、沙參、紫石英、小草。若冷,則用紫石英、小草;若客熱,即用沙參、龍齒;不冷不熱,皆用之。

虛而身强,腰中不利,加磁石、杜仲。

虛而多冷,加桂心、吳茱萸、附子、烏頭。

虛而勞,小便赤,加黃芩。

虛而客熱,加地骨皮、白水黃耆。白水,地名。

虛而冷,加隴西黃耆。

虛而痰,復有氣,加生薑、半夏、枳實。

虛而小腸利,加桑螵蛸、龍骨、雞䏶胵。

177

(接上頁注)名)。虛而冷,用隴西黃耆。虛而痰、復有氣,用生薑、半夏、枳實。虛而小腸利,加桑螵蛸、龍骨、雞䏶胵。虛而小腸不利,加茯苓、澤瀉。虛而損、溺白,加厚朴。諸藥無有一一歷而用之,但據體性冷熱,的相主對,聊敘增損之一隅。夫處方者宜準此。(**按**:據《證類》卷1所載,此篇當屬徐之才《藥對》,非陳藏器文,亦無"諸虛用藥凡例"之名。《綱目》所引此篇,自"髓竭不足"及其以下八條,乃時珍所增。)

虚而小腸不利,加茯苓、澤瀉。

虚而損,溺白,加厚朴。

髓竭不足,加生地黄、當歸。

肺氣不足,加天門冬、麥門冬、五味子。

心氣不足,加上黨參、茯神、菖蒲。

肝氣不足,加天麻、川芎藭。

脾氣不足,加白术、白芍藥、益智。

腎氣不足,加熟地黄、遠志、牡丹皮。

膽氣不足,加細辛、酸棗仁、地榆。

神昏不足,加朱砂、預知子、茯神。

張子和汗吐下三法①

人身不過表裏,氣血不過虚實。良工先治其實,後治其虚。粗工或治

---

① 張子和汗吐下三法:《儒門事親》卷2"汗吐下三法該盡治病詮十三" 人身不過表裏,氣血不過虚實。表實者裏必虚,裏實者表必虚。經實者絡必虚,絡實者經必虚,病之常也。良工之治病者,先治其實,後治其虚,亦有不治其虚時。粗工之治病,或治其虚,或治其實,有時而幸中,有時而不中。謬工之治病,實實虚虚,其誤人之迹常著,故可得而罪也。惟庸工之治病,純補其虚,不敢治其實,舉世皆曰平穩,誤人而不見其迹……今余著此吐汗下三法之詮,所以該治病之法也,庶幾來者有所憑藉耳。夫病之一物,非人身素有之也。或自外而入,或由内而生,皆邪氣也。邪氣加諸身,速攻之可也,速去之可也,攬而留之何乎? 雖愚夫愚婦,皆知其不可也……夫邪之中人,輕則傳久而自盡,頗甚則傳久而難已,更甚則暴死。若先論固其元氣,以補劑補之,真氣未勝,而邪已交馳橫騖而不可制矣。惟脉脱下虚、無邪無積之人,始可議補;其餘有邪積之人而議補者,皆鯀湮洪水之徒也。今予論吐、汗、下三法,先論攻其邪,邪去而元氣自複也……天之六氣,風、暑、火、濕、燥、寒。地之六氣,霧、露、雨、雹、冰、泥。人之六味,酸、苦、甘、辛、鹹、淡。故天邪發病,多在乎上。地邪發病,多在乎下。人邪發病,多在乎中。此爲發病之三也。處之者三,出之者亦三也。諸風寒之邪,結搏皮膚之間,藏於經絡之内,留而不去,或發疼痛走注,麻痺不仁,及四支腫痒拘攣,可汗而出之。風痰宿食在膈或上脘,可湧而出之。寒濕固冷,熱客下焦,在下之病,可泄而出之……《至真要大論》等數篇言運氣所生諸病,各斷以酸苦甘辛鹹淡以總括之。其言補,時見一二。然其補非今之所謂補也,文具于補論條下,如辛補肝,鹹補心,甘補腎,酸補脾,苦補肺。若此之補,乃所以發腠理,致津液,通血氣。至其統論諸藥,則曰辛甘淡三味爲陽,酸苦鹹三味爲陰。辛甘發散,淡滲泄。酸苦鹹湧泄。發散者歸於汗,湧者歸於吐,泄者歸於下。滲爲解表,歸於汗,泄爲利小溲,歸於下。殊不言補。乃知聖人止有三法,無第四法也。然則聖人不言補乎? 曰:蓋汗下吐,以若草木治病者也。補者,以穀肉果菜養口體者也。夫穀肉果菜之屬,猶君之德教也;汗下吐之屬,猶君之刑罰也。故曰:德教,升平之粱肉;刑罰,治亂之藥石。若人無病,粱肉而已;及其有病,當先誅伐有(轉下頁注)

實，或治虛。謬工則實實虛虛。惟庸工能補其虛，不敢治其實。舉世不省其誤，此余所以著三法也。夫病，非人身素有之物，或自外入，或自内生，皆邪氣也。邪氣中人，去之可也，攬而留之，可乎？留之輕則久而自盡，甚則久而不已，更甚則暴死矣。若不去邪而先以補劑，是盜未出門而先修室宇，真氣未勝而邪已橫騖矣。惟脉脫下虛，無邪無積之人，始可議補爾。他病惟先用三法，攻去邪氣，而元氣自復也。《素問》一書，言辛甘發散、淡滲泄爲陽，酸苦鹹涌泄爲陰。發散歸于汗，涌歸于吐，泄歸于下。滲爲解表同于汗，洩爲利小便同于下，殊不言補。所謂補者，辛補肝、鹹補心、甘補腎、酸補脾、苦補肺。更相君臣佐使，皆以發腠理、致津液、通氣血而已，非今人所用温燥邪僻之補也。蓋草木皆以治病，病去則五穀、果、菜、肉皆補物也。猶當辨其五藏所宜，毋使偏傾可也。若以藥爲補，雖甘草、苦參，久服必有偏勝增氣而夭之慮，況大毒有毒乎。是故三法猶刑罰也，梁肉猶德教也。治亂用刑，治治用德，理也。余用三法，常兼衆法。有按有蹻，有揃有導，有減增，有續止。醫者不得余法而反誣之，哀哉！如引涎、漉涎、取嚏、追淚，凡上行者，皆吐法也。薰蒸、渫洗、熨烙、針刺、砭射、導引、按摩，凡解表者，皆汗法也。催生、下乳、磨積、逐水、破經、洩氣，凡下行者，皆下法也。天之六氣，風、寒、暑、濕、燥、火，發病多在上；地之六氣，霧、露、雨、雪、水、泥，發病多在乎下；人之六味，酸、苦、甘、辛、鹹、淡，發病多在乎中。發病者三，出病者亦三。風寒之邪，結搏于皮膚之間，滯于經絡之内，留而不去，或發痛注麻痹，腫痒拘攣，皆可汗而出之。痰飲宿食在胸膈爲諸病，皆可涌而出之。寒濕、固冷、火熱，客下焦發爲諸病，皆可泄而出之。吐中有汗，下中有補。《經》云“知其要者，一言而終”，是之謂也。

（接上頁注）過。病之去也，梁肉補之，如世已治矣，刑措而不用。豈可以藥石爲補哉……且予之三法能兼衆法，用藥之時，有按有蹻，有揃有導，有減有增，有續有止。今之醫者，不得予之法……既不得其術，從而誣之，予固難與之苦辯，故作此詮。所謂三法可以兼衆法者，如引涎、漉涎、嚏氣、追淚，凡上行者，皆吐法也；灸、蒸、熏、渫、洗、熨、烙、針刺、砭射、導引、按摩，凡解表者，皆汗法也；催生下乳、磨積逐水、破經洩、泄氣，凡下行者，皆下法也……《内經》曰：知其要者，一言而終。是之謂也。（**按**：爲便於對照，以下吐、汗、下三法分段溯源。）

吐法①。凡病在胸膈中脘已上者,皆宜吐之。考之本草:吐藥之苦寒者,瓜蒂、厄子、茶末、豆豉、黃連、苦參、大黃、黃芩。辛苦而寒者,常山、藜蘆、鬱金。甘而寒者,桐油。甘而温者,牛肉。甘苦而寒者,地黃、人參蘆。苦而温者,青木香、桔梗蘆、遠志、厚朴。辛苦而温者,薄荷、芫花、松蘿。辛而温者,蘿蔔子、穀精草、葱根鬚、杜衡、皂莢。辛而寒者,膽礬、石綠、石青。辛而温者,蝎稍、烏梅、烏頭、附子尖、輕粉。酸而寒者,晉礬、綠礬、虀汁。酸而平者,銅綠。甘酸而平者,赤小豆。酸而温者,飯漿。鹹而寒者,青鹽、滄鹽、白米飲。甘而寒者,牙硝。辛而熱者,砒石。諸藥惟常山、膽礬、瓜蒂有小毒,藜蘆、芫花、烏、附、砒石有大毒,他皆吐藥之無毒者。凡用法,先宜少服,不涌漸加之,仍以雞羽撩之。不出,以虀投之,不吐再投,且投且探,無不吐者。吐至瞑眩,慎勿驚疑,但飲冰水、新水立解。強者可一吐而安,弱者作三次吐之。吐之次日,有頓快者,有轉甚者,引之未盡也,俟數日再吐之。吐後不禁物,惟忌飽食酸鹹、硬物乾物、油肥之物。吐後心火既降,陰道必強,大禁房室、悲憂。病人既不自責,必歸罪于吐法也。不可吐者有八:性剛暴好怒喜淫者,病勢已危老弱氣衰者,自吐不止者,陽敗血虛者,吐血、咯血、衄血、嗽血、崩血、溺血者,病人粗知醫書不辨邪正者,病人無正性反復不定者,左右多嘈雜之言者,皆不可吐。吐則轉生他病,反起謗端。雖懇切求之,不可強從也。

汗法②。風寒暑濕之邪入于皮膚之間而未深,欲速去之,莫如發汗,所以開玄府而逐邪氣也。然有數法:有温熱發汗,寒涼發汗,薰漬發汗,導引發汗,皆所以開玄府而逐邪氣也。以本草校之:荊芥、薄荷、白芷、陳皮、半夏、細辛、蒼术、天麻、生薑、葱白,皆辛而温也。蜀椒、胡椒、茱萸、大

---

① 吐法:《儒門事親》卷2"凡在上者皆可吐式十四"　……然自胸以上大滿大實,病如膠粥,微丸微散,皆兒戲也。非吐,病安能出……以《本草》考之,吐藥之苦寒者有豆豉、瓜蒂、茶末、梔子、黃連、苦參、大黃、黃芩。辛苦而寒者有郁金、常山、藜蘆。甘苦而寒者有地黃汁。苦而温者有木香、遠志、厚朴。辛苦而温者有薄荷、芫花。辛而温者有穀精草、葱根須。辛而寒者有輕粉。辛甘而温者有烏頭、附子尖。酸而寒者有晉礬、綠礬、虀汁。酸而平者有銅綠。甘酸而平者有赤小豆。酸而温者有飯漿。酸辛而寒者有膽礬。酸而寒者有青鹽、白米飲。辛咸而温者有皂角。甚鹹而寒者有滄鹽。甘而寒者有牙硝。甘而微温且寒者有參蘆頭。甘辛而熱者有蝎梢。凡此三十六味,惟常山、膽礬、瓜蒂有小毒,藜蘆、芫花、輕粉、烏附尖有大毒,外二十六味,皆吐藥之無毒者。各對證擢而用之。此法宜先小服,不滿,積漸加之。/余之撩痰者,以釵股、雞羽探引,不出,以虀投之,投之不吐,再投之,且投且探,無不出者。吐至昏眩,慎勿驚疑。《書》曰:若藥不瞑眩,厥疾弗瘳。如發頭眩,可飲冰水立解。如無冰時,新汲水亦可。強者可一吐而安,弱者可作三次吐之,庶無損也。吐之次日,有頓快者,有轉甚者,蓋飲之而吐未平也。俟數日,當再湧之。如覺渴者,冰水、新水、瓜、梨、柿及涼物,皆不禁,惟禁貪食過飽硬物、乾脯難化之物。心火既降,中脘冲和,陰道必強,大禁房勞、大憂、悲思。病人既不自責,眾議因而噪之,歸罪於吐法,起謗其由此也。故性行剛暴,好怒喜淫之人,不可吐。左右多嘈雜之言,不可吐。病人頗讀醫書,實非深解者,不可吐。主病者不能辨邪正之說,不可吐。病人無正性,妄言妄從,反復不定者,不可吐。病勢巇危,老弱氣衰者,不可吐。自吐不止,亡陽血虛者,不可吐。諸吐血、嘔血、咯血、衄血、嗽血、崩血、失血者,皆不可吐。吐則轉生他病,浸成不救,反起謗端。雖懇切求,慎勿強從,恐有一失……

② 汗法:《儒門事親》卷2"凡在表者皆可汗式十五"　風、寒、暑、濕之氣,入於皮膚之間而未深,欲速去之,莫如發汗。聖人之刺熱五十九刺,爲無藥而設也,皆所以開玄府而逐邪氣,與汗同。然不若以藥發之,使一毛一竅,無不啓發之爲速也。然發汗亦有數種。世俗止知惟温熱者爲汗藥,豈知寒涼亦能汗也。亦有薰漬而爲汗者,亦有導引而爲汗者……以《本草》校之,荊(轉下頁注)

蒜,皆辛而熱者也。青皮、防己、秦芁,其辛而平者乎。麻黃、人參、大棗,其甘而溫者乎。葛根、赤伏苓,其甘而平者乎。桑白皮,其甘而寒者乎。防風、當歸,其甘辛而溫者乎。官桂、桂枝,其甘辛而大熱者乎。厚朴、桔梗,其苦而溫者乎。黃芩、知母、枳實、苦參、地骨皮、柴胡、前胡,其苦而寒者乎。羌活、獨活,其苦辛而微溫者乎。升麻,其苦甘且平者乎。芍藥,其酸而微寒者乎。浮萍,其辛酸而寒者乎。凡此皆發散之屬也。善擇者,當熱而熱,當寒而寒。不善擇者反此,則病有變也。發汗中病則止,不必盡劑。凡破傷風、小兒驚風、飧泄不止、酒病火病,皆宜汗之,所謂火鬱則發之也。

　　下法[①]。積聚陳莝于中,留結寒熱于內,必用下之。陳(莝)〔莝〕去而腸胃潔,癥瘕盡而營衛通。下之者,所以補之也。庸工妄投,當寒反熱,當熱反寒,故謂下爲害也。考以本草:下之寒者,戎鹽之鹹,犀角之酸鹹,滄鹽、澤瀉之甘鹹,枳實之苦酸,膩粉之辛,澤漆之苦辛,杏人之苦甘。下之微寒者,豬膽之苦。下之大寒者,牙硝之甘,大黃、牽牛、瓜蒂、苦瓠、牛膽、藍汁、羊蹄根苗之苦,大戟、甘遂之苦甘,朴硝、芒硝之苦鹹。下之溫者,檳榔之辛,芫花之苦辛,石蜜之甘,皂角之辛鹹。下之熱者,巴豆之辛。下之涼者,豬、羊血之鹹。下之平者,郁李仁之酸,桃花之苦。皆下藥也。惟巴豆性熱,非寒積不可輕用,妄下則使人津液涸竭,留毒不去,胸熱口燥,轉生他病也。其不可下者凡

(接上頁注)芥、香白芷、陳皮、半夏、細辛、蒼术,其辛而溫者乎。蜀椒、胡椒、茱萸、大蒜,其辛而大熱者乎。生薑,其辛而微溫者乎。天麻、葱白,其辛而平者乎。青皮、薄荷,其辛苦而溫者乎。防己、秦芁,其辛而且苦者乎。麻黃、人參、大棗,其甘而溫者乎。葛根、赤茯苓,其甘而平者乎。桑白皮,其甘而寒者乎。防風、當歸,其甘辛而溫者乎。附子,其甘辛而大熱者乎。官桂、桂枝,其甘辛而大熱者乎。厚朴,其苦而溫者乎。桔梗,其苦而微溫者乎。黃芩、知母、枳實、地骨皮,其苦而寒者乎。前胡、柴胡,其苦而微寒者乎。羌活,其苦辛而微溫者乎。升麻,其苦甘且平者乎。芍藥,其酸而微寒者乎。浮萍,其辛酸而寒者乎。凡此四十味,皆發散之屬也。惟不善擇者,當寒而反熱,當熱而反寒,此病之所以變也……凡發汗,中病則止,不必盡劑。(按:此下舉宜汗之病例,如飧泄不止、破傷風、小兒驚風搐搦、酒病、熱狂等,文略。)《內經》曰:火郁發之。发为汗之,令其疏散也……

[①] 下法:《儒門事親》卷2"凡在下者皆可下式十六" 下之攻病,人亦所惡聞也。然積聚陳莝於中,留結寒熱於內,留之則是耶? 逐之則是耶?《內經》一書,惟以氣血通流爲貴。世俗庸工,惟以閉塞爲貴。又止知下之爲瀉,又豈知《內經》之所謂下者,乃所謂補也。陳莝去而腸胃潔,癥瘕盡而榮衛昌。不補之中,有真補者存焉。然俗不信下之爲補者,蓋庸工妄投下藥,當寒反熱,當熱反寒,未見微功,轉成大害……以《本草》考之:下之寒者,有戎鹽之鹹,犀角之酸鹹,滄鹽、澤瀉之甘鹹,枳實之苦酸,膩粉之辛,澤漆之苦辛,杏仁之苦甘。下之微寒者,有豬膽之苦。下之大寒者,有牙硝之甘,大黃、瓜蒂、牽牛、苦瓠子、藍汁、牛膽、羊蹄苗根之苦,大戟、甘遂之苦甘,朴硝、芒硝之苦辛。下之溫者,有檳榔之辛,芫花之苦辛,石蜜之甘,皂角之辛鹹。下之熱者,有巴豆之辛。下之辛涼者,有豬、羊血之鹹。下之平者,有郁李仁之酸,桃花萼之苦……豈知諸毒中,惟巴豆爲甚,去油匱之蠟猶能下後使人津液涸竭,留毒不去,胸熱口燥,他病轉生,故下藥以巴豆爲禁……然諸洞泄寒中者不可下,俗謂休息痢也。傷寒脈浮者不可下,表裏俱虛者不宜下。《內經》中五痞心證不宜下。厥而唇青,手足冷,內熱深者宜下,寒者不宜下,以脈別之。小兒內瀉,轉生慢驚,及兩目直視,角口出氣者,亦不宜下。若十二經敗甚,亦不宜下,止宜調養,溫以和之,如下則必誤人病耳。若其餘大積大聚,大病大秘,大涸大堅,下藥乃補藥也。余嘗曰:瀉法兼補法,良以此夫。(按:以上張子和《儒門事親》汗吐下三法之文,時珍或刪或改,或調整文序,或增文以暢其義,然均不失本意。)

四:洞泄寒中者,表裏俱虛者,厥而唇青手足冷者,小兒病後慢驚者,誤下必致殺人。其餘大積大聚、大㿉大秘、大燥大堅,非下不可。但須寒熱積氣用之,中病則止,不必盡劑也。

病有八要六失六不治 註見《神農名例》

藥對歲物藥品①

立冬之日,菊、卷柏先生〔時〕,爲陽起石、桑螵蛸凡十物使,主二百草爲之長。○立春之日,木蘭、射干〔先生〕,爲柴胡、半夏使,主頭痛四十五節。○立夏之日,蜚蠊先生,爲人參、伏苓使,主腹中七節,保神守中。○夏至之日,豕首、茱萸先生,爲牡蠣、烏喙使,主四肢三十二節。○立秋之日,白芷、防風先生,爲細辛、蜀漆使,主胸背二十四節。【禹錫②曰】五條出《藥對》中,義旨淵深,非俗所究,而是主統之本,故載之。【時珍曰】此亦《素問》歲物之意,出上古《雷公藥對》中,而義不傳爾。按楊愼《卮言》云:白字《本草》,相傳出自神農。今觀其中,如腸鳴幽幽,勞極洒洒,髮髮仍自還神化,及此五條,文近《素問》,決非後世醫所能爲也。此文以立冬日爲始,則上古以建子爲正也。

神農本草經目録③

【時珍曰】《神農古本草》凡三卷,三品共三百六十五種,首有"名例"數條。至陶氏作《別録》,乃拆分各部,而三品亦移改,又拆出青蘘、赤小豆二條,故有三百六十七種。逮乎唐、宋,屢經變易,舊制莫考。今又併入已多,故存此目,以備考古云耳。

上品藥一百二十種

丹砂	雲母	玉泉	石鍾乳	礬石	消石	朴消	滑石
空青	曾青	禹餘糧	太一餘糧	白石英	紫石英	五色石脂	菖蒲
菊花	人參	天門冬	甘草	乾地黃	术	兔絲子	牛膝
茺蔚子	女萎	防葵	麥門冬	獨活	車前子	木香	薯蕷

---

① 藥對歲物藥品:**古本《藥對》見《證類》卷 2"序例下"** 文同。(**按**:此段文乃梁·陶弘景之前古本草中遺留之用藥理論,至陶弘景之時已不爲人所能理解,故存此備考。)

② 禹錫:**《集注》見《證類》卷 2"序例下"** 右此五條出《藥對》中,義旨淵深,非俗所究,雖莫可遵用,而是主統之本,故亦載之。(**按**:此陶弘景之言。時珍誤作掌禹錫《嘉祐》之文。)

③ 神農本草經目録:(**按**:據梁·陶弘景《本草經集注》序,《神農本草經》古本經魏晉名醫損益,至陶氏所見,有藥數不同(595、441、319)之傳本數種。唐代整理本草以《本草經集注》爲底本,宋代又依據《唐本草》,未言依據《本經》古本。故時珍所言"神農古本草"未必是陶弘景未見之古本,更遑論有藥數恰好爲 365 種之《本經》古本。此目録所出《本經》365 種藥名,與《證類》各卷所載白字《本經》藥名完全相同。另有"青蘘"、"赤小豆"二藥,乃《唐本草》分別從"胡麻"、"大豆黃卷"條分出。故此目録當據《證類》編成。)

薏苡仁	澤瀉	遠志	龍膽	細辛	石斛	巴戟天	白英
白蒿	赤箭	菴䕡子	蒺藜子	蓍實	赤芝	黑芝	青芝
白芝	黃芝	紫芝	卷柏	藍實	蘼蕪	黃連	絡石
蒺藜子	黃耆	肉蓯蓉	防風	蒲黃	香蒲	續斷	漏蘆
天名精	決明子	丹參	飛廉	五味子	旋花	蘭草	蛇牀子
地膚子	景天	茵蔯蒿	杜若	沙參	徐長卿	石龍芻	雲實
王不留行	牡桂	菌桂	松脂	槐實	枸杞	橘柚	柏實
伏苓	榆皮	酸棗	乾漆	蔓荊實	辛夷	杜仲	桑上寄生
女貞實	蕤核	藕實莖	大棗	葡萄	蓬虆	雞頭實	胡麻
麻蕡	冬葵子	莧實	白(冬)〔瓜〕子	苦菜	龍骨	麝香	熊脂
白膠	阿膠	石蜜	蜂子	蜜蠟	牡蠣	龜甲	桑螵蛸

中品藥一百二十種

雄黃	雌黃	石硫黃	水銀	石膏	磁石	凝水石	陽起石
理石	長石	石膽	白青	扁青	膚青	乾薑	莫耳實
葛根	栝樓	苦參	茈胡	芎藭	當歸	麻黃	通草
芍藥	蠡實	瞿麥	玄參	秦艽	百合	知母	貝母
白芷	淫羊藿	黃芩	石龍芮	茅根	紫菀	紫草	茜根
敗醬	白鮮皮	酸漿	紫參	藁本	狗脊	萆薢	白兔藿
營實	白薇	薇銜	翹根	水萍	王瓜	地榆	海藻
澤蘭	防己	牡丹	款冬花	石韋	馬先蒿	積雪草	女菀
王孫	蜀羊泉	爵牀	厄子	竹葉	蘗木	吳茱萸	桑根白皮
蕪荑	枳實	厚朴	秦皮	秦椒	山茱萸	紫葳	豬苓
白棘	龍眼	木蘭	五加皮	衛矛	合歡	(披)〔彼〕子	梅實
桃核仁	杏核仁	蓼實	葱實	薤	假蘇	水蘇	水蘄
髮髲	白馬莖	鹿茸	牛角䚡	羖羊角	牡狗陰莖	羚羊角	犀角
牛黃	豚卵	麋脂	丹雄雞	雁肪	鼈甲	鮀魚甲	蠡魚
鯉魚膽	烏賊魚骨	海蛤	文蛤	石龍子	露蜂房	蚱蟬	白殭蠶

下品藥一百二十五種

孔公孽	殷孽	鐵(粉)〔精〕	鐵落	鐵	鉛丹	粉錫	錫鏡鼻
代赭	戎鹽	大鹽	鹵鹹	青琅玕	礜石	石灰	白堊
冬灰	附子	烏頭	天雄	半夏	虎掌	鳶尾	大黃
葶藶	桔梗	莨菪子	草蒿	旋覆花	藜蘆	鉤吻	射干
蛇含	常山	蜀漆	甘遂	白斂	青葙子	雚菌	白及
大戟	澤漆	茵芋	貫眾	蕘花	牙子	羊躑躅	芫花
姑活	別羈	商陸	羊蹄	萹蓄	狼毒	鬼臼	白頭翁

羊桃	女青	連翹	石下長卿	蕳茹	烏韭	鹿藿	蚤休
石長生	陸英	蓋草	牛扁	夏枯草	屈草	巴豆	蜀椒
皂莢	柳華	棟實	郁李仁	莽草	雷丸	梓白皮	桐葉
石南	黃環	溲疏	鼠李	松蘿	藥實根	蔓椒	欒華
淮木	大豆黃卷腐婢	瓜蒂	苦瓠	六畜毛蹄甲	燕屎	天鼠屎
鼺鼠	伏翼	蝦蟇	馬刀	蟹	蛇蛻	猬皮	蠮螉
蜣螂	蛞蝓	白頸蚯蚓	蠐螬	石蠶	雀甕	樗雞	斑猫
螻蛄	蜈蚣	馬陸	地膽	螢火	衣魚	鼠婦	水蛭
木宝	蜚虻	蜚蠊	䗪蟲	貝子			

宋本草舊目録

〔時珍曰〕舊目不録可也。録之所以存古迹也，又以見三品之混亂，不必泥古也。

新舊藥合一千八十二種

三百六十種《神農本經》。白字。

一百八十二種《名醫別録》。墨字。

一百一十四種《唐本》先附。

一百三十三種今附。《開寶》所附。

一百九十四種有名未用。

八十二種新補。

一十七種新定。已上皆宋《嘉祐本草》所定者。

四百八十八種陳藏器餘。

二種《唐本》餘。

一十三種《海藥》餘。

八種《食療》餘。

一百種《圖經》外類。已上皆唐慎微續收補入者。

玉石部上品七十三種，中品八十七種，下品九十三種。

草部上品之上八十七種，上品之下五十三種，中品之上六十二種，中品之下七十八種，下品之上六十二種，下品之下一百五種。

木部上品七十二種，中品九十二種，下品九十九種。

人部三品二十五種。

獸部上品二十種，中品一十七種，下品二十一種。

禽部_{三品五十六種。}

蟲魚部_{上品五十種，中品五十六種，下品八十一種。}

果部_{三品五十三種。}

米穀部_{上品七種，中品二十三種，下品一十八種。}

菜部_{上品三十種，中品一十三種，下品二十二種。}

有名未用_{一百九十四種。}

《圖經》外類_{一百種。}

本草綱目第三卷目録

百病主治藥上

本草綱目第三卷

百病主治藥①上

諸風有中臟、中腑、中經、中氣、痰厥、痛風、破傷風、麻痺。

【吹鼻】皂莢末、細辛末、半夏末、梁上塵。葱莖插鼻、耳。

【熏鼻】巴豆烟、蓖麻烟、黃芪湯。

【擦牙】白梅肉、南星末、蜈蚣末、蘇合丸、白礬鹽、龍腦。南星。

【吐痰】藜蘆、或煎，或散。皂莢末、酒服。食鹽、煎湯。人參蘆、或煎，或散。瓜蒂、赤小豆、薑汁調服。萊菔子、擂汁。桐油、掃入。桔梗蘆、爲末，湯服二錢。牙皂、萊菔子、爲末，煎灌。附子尖、研末，茶服。牛蒡子末、羌活酒服。常山末、水煎。醋、蜜、和服。膽礬末、醋調，灌。牙皂、晉礬末、水服。大鰕、煮熟，食鰕飲汁，探吐。苦茗茶、探吐。石綠、醋糊爲丸，每化一丸。砒霜、研末，湯服少許。地松、搗汁。豨薟、搗汁。離鬲草、汁。芭蕉油、汁。石胡荽、汁。三白草、汁。蘇方木、煎酒，調乳香末二錢服，治男女中風口噤，立吐惡物出。橘紅。一斤，熬逆流水一碗服，乃吐痰聖藥也。

【貼喎】南星末、薑汁調貼。蓖麻仁、搗貼。炒石灰、醋調貼。烏頭末、龜血調貼。雞冠血、蝸牛、搗貼。生鹿肉、切貼。鮎魚尾、切貼。皂莢末、醋調貼。伏龍

---

① 百病主治藥：(**按**：本篇名爲《綱目》首出，然其以病爲綱、類列所用藥物之形式則源於梁·陶弘景《本草經集注》之"通用藥"表。該表最早見於《本草經集註·序錄》"合藥分劑料治"之後，未題名目。首有小敘云："又案諸藥，一種雖主數病，而性理亦有偏著。立方之日，或致疑混，復恐單行徑用，赴急抄撮，不必皆得研究。今宜指抄病源所主藥名，仍可於此處治，若欲的尋，亦兼易解。其甘苦之味可略，有毒無毒易知，惟冷熱須明。今以朱點爲熱，墨點爲冷，無點者是平，以省於煩注也。其有不入湯酒者，今亦條於後也。"此後列病名83個。首爲"治風通用"，下列藥名及藥性，故後世或用"諸病通用藥"、"通用藥"代稱此表。此後《唐本草》《開寶本草》均存此表。《嘉祐本草》《證類本草》又各自增補病名、藥名及藥性。時珍受此啓迪，設"百病主治藥"兩卷，以病爲大綱，下分子病若干，再或按子病及病因、或依治則治法，按自然分類法羅列藥物及簡單用藥法，然不記藥性。該篇分上下兩部，體例嚴密，內容豐富。其用藥資料取自《綱目》卷5至卷52諸藥條下所載。)

肝、鱉血調貼。鱣魚血、蛞蝓、搗貼。寒食麵、醋貼。桂末、水調貼。馬膏、桂酒、大麥麵、栝樓汁調。蟹膏、貼。衣魚、摩之。蜘蛛、向火摩之。牛角䚡、炙熨。水牛鼻、火炙熨之。大蒜膏、貼合谷穴。巴豆。貼手掌心。

【各經主治】藁本、手太陽。羌活、足太陽。白芷、手陽明。葛根、足陽明。黃芪、手少陽。柴胡、足少陽。防風、手太陰。升麻、足太陰。細辛、手少陰。獨活、足少陰。芎藭。手足厥陰。

【發散】麻黃、發散賊風、風寒、風熱、風濕、身熱、麻痺不仁。熬膏服之，治風病取汗。荊芥、散風熱，祛表邪，清頭目，行瘀血。主賊風、頑痺、喎斜。同薄荷熬膏服，治偏風。研末、童尿、酒服，治產後中風，神效。薄荷、治賊風，散風熱風寒，利關節，發毒汗，爲小兒風涎要藥。葛根、發散肌表風寒風熱，止渴。白芷、解利陽明及肺經風寒風熱，皮膚風痺瘙痒，利九竅，表汗不可缺之。升麻、發散陽明風邪。葱白、散風寒、風熱、風濕、身痛。生薑、散風寒風濕。桂枝、治一切風冷風濕，骨節攣痛，解肌，開腠理，抑肝氣，扶脾土，熨陰痺。黃荊根、治肢體諸風，心風頭風，解肌發汗。鐵線草、治男女諸風，產後風，發出粘汗。水萍。治熱毒風濕麻痺，左癱右瘓，三十六風，蜜丸，酒服，取汗。治風熱瘙痒，煎水，浴，取汗。

【風寒風濕】【草部】羌活、一切風寒風濕，不問久新，透關利節，爲太陽厥陰少陰要藥。防風、三十六般風，去上焦風邪，頭目滯氣，經絡留濕，一身骨節痛。除風去濕仙藥。藁本、一百六十惡風，頭面身體風濕，手足軃曳。石菖蒲、浸酒服，治三十六風，一十二痺，主骨痿。丸服，治中風濕痺，不能屈申。豨薟、治肝腎風氣，麻痺癱緩諸病，九蒸九晒，丸服。蒼耳、大風濕痺，毒在骨髓，爲末水服，或丸服，百日病出，如丹如疥，如駁起皮。亦可釀酒。牛蒡根、風毒緩弱，浸酒服。○老人中風，口目瞤動，風濕久痺，筋攣骨痛，一二十年風疾病。茵陳蒿、風濕攣縮，釀酒服。○浴風痺。白术、逐風濕，舌木強，消痰益胃。蒼术、大風頑痺，筋骨軟弱，散風除濕解鬱。○汁釀酒，治一切風濕筋骨痛。車前子、水蓼、陸英、飛廉、忍冬、坐拏草、蒴藋、伏牛花、石南藤、百靈藤、酒。青藤、酒。鉤吻、並主風邪濕痺，骨痛拘攣。防己、中風濕，不語拘攣，口目喎斜，瀉血中濕熱。茵芋、年久風濕痺痛，拘急軟弱。艾葉、灸諸風口噤。○浴風濕麻痺。白附子、諸風冷氣失音，頭面遊風，足弱無力。○風喎，同殭蠶、全蝎研末，酒服。附子、烏頭、天雄並主風濕痰氣麻痺，拘攣不遂。通經絡，開氣道，燥濕痰。草烏頭、惡風冷痰癱緩，年久麻痺。芫花、毒風冷痰，四肢拘攣。羊躑躅、賊風走皮中淫淫痛。○風濕痺痛，不遂言蹇，酒蒸爲末，牛乳酒服，亦效。蓖麻子油、酒煮日服，治偏風不遂。○作膏，通關，拔風邪出外。【穀菜】大豆、炒焦投酒中，飲，主風痺癱緩，口噤口喎，破傷中風，產後風痙，頭風。○煮食，治濕痺膝痛。○醋蒸，臥，治四肢攣縮。豆豉、浸酒，治膝攣不遂，骨痛。大豆黃卷、巨勝、釀酒,治風痺痛。**麻仁**、骨髓風毒,痛不能動,炒香浸酒飲。**麻勃**、一百二十種惡風,黑色遍身,苦痺攣。**麥麩**、醋蒸,熨風濕痺痛。**薏苡**、久風濕痺,筋急拘攣,亦煮酒服。**茄子**、腰脚風血積冷,筋攣痛。煎汁熬膏,入粟粉、麝香、朱砂,丸服。【果木】**秦椒**、治風濕痺。**蜀椒**、大風,肉枯生蟲,遊走痺痛,死肌寒熱,腰脚不遂,散寒除濕,爲丸。**吳茱萸**、煎酒,治頑風痺痒。○同薑、豉煎酒,冷服取汗,治賊風口喎不語。**柏葉**、釀酒。**松節**、酒。**秦皮**、風寒濕痺。**五加皮**、名追風使,治一切風濕,痿痺攣急,宜釀酒。**皂莢**、通關節,搜肝風,瀉肝氣。**蔓荊實**、除賊風,搜肝氣,筋骨間寒濕痺,頭旋腦鳴。**欒荆子**、大風,諸風不遂。【蟲部】**蠶沙**、風緩頑痺不隨,炒浸酒服,亦蒸熨。**蝎**、半身不遂,抽掣,口目喎斜,研,入麝香,酒服。**竹虱**、半身不遂,同麝香浸酒服,出汗。【鱗介】**守宮**、中風癱緩,同諸藥煎服。**鯪鯉甲**、中風癱緩,寒熱風痺及風濕强直,痛不可忍。**烏蛇**、酒。**白花蛇**、酒。**蚺蛇**、酒。○並主賊風,頑痺痛痒,大風,瘑癬有蟲。**鱓魚**、逐十二風邪濕氣,作臛取汗。**水龜**、釀酒,主大風,緩急拘攣。煮食,除風痺痛。【禽部】**雞屎白**、炒研,豆淋酒服,主風寒濕痺,口噤,不省人事。**五靈脂**、散血活血,引經有功。○癱緩,熱酒服二錢。○風冷痺痛,同乳、没、川烏,丸服。**雁肪**、**鵜鶘油**、主風痺,透經絡,引藥氣入內。【獸部】**羊脂**、賊風痿痺腫痛,徹毒氣,引藥入內。**熊脂**、風痺。**青羖羊角**、炒研,酒服,治風痰恍惚,悶絶復甦。**驢毛**、骨中一切風,炒黃,浸酒服,取汗。**狸骨**、一切遊風。**羊脛骨**、酒。**虎脛骨**、酒。並主諸風注痛。【金石】**雄黃**、除百節中大風,搜肝氣。**金牙石**、一切腰脚不遂,火煅,酒淬飲。**河砂**、風濕頑痺,冷風癱緩,晒熱坐之,冷即易,取汗。**鼠壤土**。蒸熨中風冷痺,偏枯死肌。

【風熱濕熱】
【草部】**甘草**、瀉火,利九竅百脉。**黃芩**、**黃連**、**菊花**、**秦艽**、並治風熱濕熱。**玄參**、**大青**、**苦參**、**白鮮皮**、**白頭翁**、**白英**、**青葙子**、**敗醬**、**桔梗**、並治風熱。**大黃**、蕩滌濕熱,下一切風熱。**柴胡**、治濕痺拘攣,平肝膽、三焦、包絡相火,少陽寒熱必用之藥。**升麻**、去皮膚肌肉風熱。**白微**、暴中風,身熱腹滿,忽忽不知人。**龍葵**、治風消熱,令人少睡。**麥門冬**、清肺火,止煩熱。**天門冬**、風濕偏痺及熱中風。**牡丹皮**、寒熱,中風瘈瘲,驚癇煩熱,手足少陰、厥陰四經伏火。**釣藤**、肝風心熱,大人頭眩,小兒十二驚癇。**紫葳及莖葉**、熱風,遊風,風刺。**蒺藜**、諸風瘙痒,大便結。【穀果】**胡麻**、久食不生風熱,風病人宜食之。**綠豆**、浮風風疹。**白扁豆**、行風氣,除濕熱。**茶茗**、中風,昏憒多睡。**梨汁**、除風熱不語。○葉亦作煎。【木部】**槐實**、氣熱煩悶。**枝**、釀酒,治大風痿痺。**白皮**、治中風,皮膚不仁,身直不得屈申,煎酒及水服。**膠**、一切風熱,口噤筋攣,四肢不收,頑痺,周身如蟲行。**側柏葉**、凡中風不省,口噤,手足瘲曳,便取一握,同葱白搗酒,煎服,能退風和氣,不成廢人。**花桑枝**、炒香煎飲,治風氣拘攣,身體風疹。久服,終身不患偏風。**葉**、煎酒,治一切風。○蒸罨風痛,出汗。**白楊皮**、毒風緩弱，〔毒〕氣在皮膚中，浸酒服。皂莢子、疏導五臟風熱。丸服，治腰脚風痛不能行。厄子、去熱毒風。除煩悶。黃檗皮、腎經風熱。地骨皮、腎家風濕痺。樫葉、遠近一切風，煎汁，和竹瀝服。荊瀝、除風熱，開經絡，導痰涎，日飲之。竹瀝、暴中風痺，大熱煩悶，失音不語，子冒風痙，破傷風噤，養血清痰，並宜同薑汁飲之。竹葉、痰熱，中風不語，煩熱。天竹黃、諸風熱痰涎，失音不語。【蟲獸】蟬花、一切風熱瘙痒。犀角、大熱風毒，尫羸煩悶，中風失音。羚羊角、一切熱、毒、風、濕注伏在骨間，及毒風卒死，子癇痙疾。【金石】石膏、風熱煩躁。鐵華粉、平肝，除風熱。鐵落、勞鐵、赤銅。並除賊風反折，燒赤，浸酒飲。

　　【痰氣】【草部】天南星、中風、中氣、痰厥，不省人事，同木香煎服。○諸風口噤，同蘇葉、生薑煎服。半夏、消痰除濕。○痰厥中風，同甘草、防風煎服。前胡、化痰熱，下氣散風。旋覆花、風氣濕痺，胸上痰結留飲。○中風壅滯，蜜丸服。香附子、心肺虛氣客熱，行肝氣，升降諸氣。○煎湯，浴風疹。木香、中氣不省人事，研末服之，行肝氣，調諸氣。藿香、升降諸氣。蘇葉、散風寒，行氣利肺。蘇子、治腰脚中濕氣風結，治風順氣化痰，利膈寬腸。煮粥食，治風寒濕痺，四肢攣急，不能踐地。玄胡索、除風治氣，活血通經絡。蘭葉、浴風痛，俗名風藥。大戟、甘遂、並治經絡痰飲留滯，麻痺隱痛，牽引走注。威靈仙、治諸風，宣通五臟，去冷滯痰水，利腰膝。牽牛子、除風毒，下一切壅滯。【果木】杏仁、頭面風氣，往來煩熱，散風降氣化痰。○逐日生吞，治偏風不遂，失音不語，肺中風熱。陳橘皮、理氣除濕痰。枳實、枳殼、大風在皮膚中如麻豆，苦痒麻木，破氣勝濕化痰。枳茹、漬酒服，治中風身直及口僻目斜。檳榔、除一切風、一切氣，宣利臟腑。烏藥、治中風中氣，氣順則風散，氣降則痰下。龍腦香、入骨治骨痛，散經絡壅滯。蘇合香、安息香、通諸竅臟腑，〔辟〕一切不正之氣。【蟲獸】麝香、入肉，治風在骨髓。○中風不省，香油灌二錢。白殭蠶、散風痰。酒服七枚，治口噤，發汗，並一切風瘡、風疹。【金石】鉛霜、墜中風痰濕。礬石、除風消痰。

　　【血滯】【草部】當歸、芎藭、並主一切風，一切氣，一切虛。破惡血，養新血。○蜜丸服，治風痰，行氣解鬱。丹參、除風邪留熱，骨節痛，四肢不遂。破宿血，生新血。○漬酒飲，治風毒足軟，名奔馬草。芍藥、治風，除血痺，瀉肝，安脾肺。○風毒在骨髓，痛，同虎骨浸酒飲。地黃、逐血痺，填骨髓。茺蔚子、治風解熱。○莖葉，治血風痛。地榆、汁釀酒，治風痺，補腦。虎杖、煮酒，治風在骨節間。薑黃、止暴風痛，除風熱，理血中之氣。紅藍花、治六十二種風及血氣痛。○子煎服，治女子中風煩渴。【穀菜】麻仁、中風出汗，下氣，逐一切風，利血脉。韭汁、肥白人中風失音。【果木】桃仁、血滯風痺，大便結。○酒浸作丸，治偏風。蘇方木、男女中風口噤，同乳香服。乳香、中風口噤，燒烟熏口目喎斜，活血止痛。【蟲獸】蜜蠟、暴風身冷如癱，化貼，并裹手足。阿膠、男女一切風病，骨節痛不隨。醍醐、酒服，治中風煩熱。野駝脂。一切風疾，皮膚急痺,酒服,并摩之。

【風虛】〔草部〕天麻、主肝氣不足,風虛內作,頭運目旋,麻痺不仁,語言不遂,爲定風神藥。黃芪、風虛自汗。逐五臟惡血,瀉陰火,去虛熱。無汗則發,有汗則止。人參、補元氣,定魂魄,止煩躁,生津液,消痰。沙參、去皮肌浮風,宣五臟風氣,養肝氣。長松、煮酒,治一切風虛。黃精、補中,除風濕。葳蕤、治中風暴熱,不能動搖,虛風濕毒,風溫,自汗灼熱,一切虛乏。牛膝、寒濕痿痺,拘攣膝痛,強筋,補肝臟風虛。石龍芮、骨碎補、巴戟天、狗脊、萆解、菝葜、土伏苓、何首烏、並主風虛風濕,痺痛軟弱,補肝腎,利關節。列當、煮酒,去風血,補腰腎。白及、(腎)〔胃〕中邪氣,風痱不收,補肺腎氣。仙茅、一切風氣,腰脚風冷,攣痺不能行,九蒸九晒,浸酒服。淫羊藿、一切冷風,攣急不仁,老人昏耄。○浸酒服,治偏風。蛇牀子、男女風虛,濕痺毒風,腰胯酸痛。○浴大風身痒。補骨脂、風虛冷痺,骨髓傷敗,一切風氣痛,作丸服。兔絲子、補肝風虛,利腰脚。覆盆子、勞損風虛,補肝明目。石斛、脚膝軟弱,久冷風痺。○酥浸蒸,服至一鎰,永不骨痛。絡石、木蓮葉、扶芳藤、並主風血,暖腰脚,一切冷氣,浸酒飲。〔菜果〕薯蕷、去冷風,頭面遊風,強筋骨,壯脾胃。栗、腎虛腰脚無力,日食十顆。○栗楔,治筋骨風痛。松子、諸風,骨節風。〔木部〕松葉、風痛脚痺,浸酒服,出汗。松節、風虛久痺,骨節痛,能燥血中之濕。杜仲、海桐皮、山茱萸、枸杞子、並主風虛,腰脚痛。冬青子、浸酒,去風虛。神木、治周痺,偏風,毒風不語。石南、逐諸風脚弱。南燭、熬膏,治一切風,強筋益氣。不彫木、浸酒,去風氣補虛。放杖木、爲風痺腎弱要藥。木天蓼、釀酒,治風勞虛冷有奇效。〔石部〕磁石、周痺風濕,肢節中痛,男女風虛,同白石英浸水,煮粥食。白石英、風虛冷痺,諸陽不足,燒淬酒飲。孔公孽、風冷膝痺,同石斛浸酒飲。石腦、石鍾乳、陽起石、代赭石、禹餘粮、石硫黃、並主風冷濕痺。雲母粉、中風寒熱,如在舟車。海鹽、諸風冷氣虛勞。烏雞、中風舌強,煩熱麻痺,酒煮食。練鵲、浸酒飲,治風。麋角。風虛冷痺,暖腰膝,壯陽。

痙風 即痙病,屬太陽、督脉二經。其證發熱,口噤如癇,身體強直,角弓反張,甚則搐(弱)〔搦〕。傷風有汗者,爲柔痙。傷寒濕無汗者,爲剛痙。○金瘡,折傷,癰疽,產後,俱有破傷風濕發痙之證。

【風寒風濕】〔草部〕麻黃、桂枝、术、並主風寒風濕痙。羌活、風寒風濕傷金瘡,癇痙。○產後中風,口噤不知人,酒水煎服。葛根、金瘡中風寒,發痙欲死,煮汁服。乾者爲末。荊芥、散風濕風熱。○產後中風口噤,四肢強直,角弓反張,或搐搦欲死,爲末,豆淋酒服,入童尿尤妙。防風、主金瘡中風濕,內痙。天南星、打撲傷損,金瘡破傷風及傷濕,牙關緊急,角弓反張,同防風,末,熱酒、小便調服,名玉真散,三服即甦。○南星、半夏等分,爲末,薑汁、竹瀝灌服一錢。

仍灸印堂。○口噤,生研,同薑汁或龍腦,搽牙,名開關散。薇銜、小兒破傷風,口噤,同白附子,末,薄荷酒服一字。細辛、督脉爲病,脊强而厥。防己、除風濕,手足攣急。芍藥、芎藭、一切風氣。當歸、客血内(寒)〔塞〕,中風痙,汗不出。○産後中風不省,吐涎瘈瘲,同荆芥,末,童尿、酒服,下咽即有生意。附子、陰痙自汗。草烏、破傷風病,同白芷、葱白,煎酒,取汗。威靈仙、破傷風病,同獨蒜、香油擂服,取汗。【菜穀】大蒜、産後中風,角弓反張,不語,煎酒服,取汗。或煎水服。黑大豆、破傷風濕,炒半熟,研蒸,以酒淋汁服。取汗,仍傅瘡上。○亦同朱砂,末,酒服。【石部】雄黃、破傷中風,同白芷煎酒服,取汗。【鱗介】白花蛇、破傷中風,項强身直,同烏蛇、蜈蚣,末服。土虺蛇、破傷中風,口噤目斜,同地龍、南星,丸服,取汗。守宮、破傷風病,同南星、膩粉,丸服,取汗。龍齒、主諸痙。鱘膠、破傷風搐强直,燒研,同麝香、蘇木,酒服,仍封瘡口。○有表症,同蜈蚣,末,煎羌活、防風、川芎湯服。○産後搐搦,乃風入子臟,與破傷風同,炒研,蟬蛻湯服三錢。牡蠣、破傷濕病,口噤强直,酒服二錢,并傅之。【蟲】蜜蠟、破傷風濕,如瘧,以熱酒化一塊服,與玉真散對用立效。蠍、破傷中風,同天麻、蟾酥,爲丸,豆淋酒服,取汗。仍同麝香貼之。蟾蜍、破傷風病,剁爛入花椒,同酒炒熟,再入酒熱服,取汗。蜈蚣、破傷中風,同蝎梢、附子、烏頭,末,熱酒服一字,仍貼瘡上,取汗。○研末摻牙,立甦。殭蠶、口噤,發汗。【禽獸】雞子、癇痙。雞屎白、破傷中風,産後中風,小兒臍風,口噤反張,强直瘈瘲,以黑豆同炒黃,用酒沃之,少頃温服,取汗。或入竹瀝。野鴿屎、破傷風病傳入裏,炒研,同江鱘、白殭蠶、雄黃,末,蒸餅丸服。雀屎、破傷風,瘡作白痂無血者,殺人最急,研末,酒服五分。鴨涎、小兒痙風反張,滴之。黃明膠、破傷風,燒研酒服,取汗。狐目、同上,神效無比。狐肝、狼屎中骨、破傷風,同蟬蛻、桑花,末,米飲服。六畜毛蹄甲、癇痙。【人】手足爪甲、破傷中風,油炒,熱酒服,取汗便愈。○手足顫掉,加南星。

【風熱濕熱】【石部】鐵落、炒熱,淬酒飲,主賊風痙。【草】黃連、破傷風,煎酒,入黃蠟化服。地黃、産後風痙,取汁,同薑汁交浸焙研,酒服。【果木】杏仁、金瘡及破傷中風,角弓反張,杵蒸,絞汁服。并塗瘡上,仍以燭火灸之取效。槐膠、桑瀝、破傷中風,和酒飲至醉。簟葉、痙風。竹瀝、去痰熱,子冒風痙。○金瘡中風,破傷中風,産後中風,小兒中風,發痙口禁,反張欲死,飲一二升,或入薑汁。欒荆、狂痙。蘇方木、破傷中風,産後中風,爲末,酒服三錢,立效。【蟲獸】蟬蛻、破傷風病,發熱,炒研,酒服一錢。仍以葱涎調塗,去惡汁。○小兒臍風口禁,入全蝎、輕粉。羚羊角、子癇痙疾。牛黃、熱痙。烏牛尿、刺傷中水,熱飲一升。【人】人尿、痙風及産後風痙,入酒飲。髮髮灰。大人痙,小兒驚。

【外傅】貝母、茅花、並金瘡傷風。劉寄奴、麥麪、同燒鹽。白芋、炒鹽、鷺頭灰、鼠灰、亂髮灰、並傅風入瘡中,腫痛。胡粉、主瘡入水濕,腫痛,同炭灰傅。煨葱、傅金瘡傷水。同乾薑、黃檗煎水,洗諸瘡中風寒及水濕,腫痛,擣烘封之,冷即易,或加灸,至水出。箭笴漆、刮塗。鯉魚目、灰。鮎魚目、灰。並主刺瘡傷風及水。傅取汁出。猪肉、乘熱貼之,連易三次,立消。人耳塞。破傷中風或水,痛不可忍,封之一夕,水盡即安。【洗浸】雞腸草、手足瘡傷水。桑灰汁、瘡傷風水,入腹殺人。自己尿。金瘡中風,日洗數次。【熨灸】商陸、瘡傷水濕,擣灸,熨之,冷即易。蜀椒、諸瘡中風,腫痛,和麪煨熨。槐白皮、安瘡上,灸百壯。桑枝、刺傷瘡,犯露水,腫痛,多殺人,炮熱烙之,冷即易。黍穰、青布、牛屎、白馬通、騾屎。並主諸瘡傷風及水,腫痛欲死者,單燒熏,令水出盡愈。

項强

【風濕】防風、凡腰痛項强,不可回頭,乃手足太陽症,必須用此。荆芥、秋後作枕及鋪床下,立春去之。羌活、白芷、藁本、薄荷、菊花、貝母。

癲癇 有風熱、驚邪,皆兼虛與痰。

【吐痰】瓜蒂、藜蘆、烏頭尖、附子尖、石膽、石綠、並吐癲癇暗風痰涎。芭蕉油、暗風癇疾,眩運仆倒,飲之取吐。白梅、擦牙追涎,或加白礬。皂莢。水浸,挼汁熬膏,入射攤晒,每以一片化漿水,灌鼻取涎。

【風熱驚痰】【草木】羌活、防風、荆芥、薄荷、細辛、龍膽、防己、藁本、升麻、青黛、白鮮皮、並主風熱驚癇。百合、鴨跖草、並主癲邪,狂叫身熱。釣藤、卒癇,同甘草,煎服。防葵、癲癇狂走者,研末,酒服。莨菪子、癲狂風癇,浸酒煎,丸服。蛇含、紫菀、半夏、並主寒熱驚癇瘈瘲。天南星、風癇痰迷,九蒸九晒,薑汁丸服。鬱金、失心風癲,痰血絡聚心竅,同明礬丸。甘遂、心風顛癇,痰迷心竅,猪心煮食。黃連、泄心肝火,去心竅惡血。苦參、童尿煎汁,釀酒飲,主三十年癇。天門冬、風顛發則作吐,耳鳴引脅痛,爲末酒服。紫河車、驚癇顛疾,搖頭弄舌,熱在腹中。薇銜、驚癇吐舌。附子、暗風癇疾,同五靈脂,末,猪心血丸服。蒼耳、大風癇疾。艾葉、癲癇諸風,灸穀道正門當中,隨年壯。伏神、琥珀、雷丸、莽草、蔓荆子、木蘭皮、並主風癲,驚邪狂走。苦竹笋、竹葉、竹瀝、天竹黃、並主風熱痰涎發顛狂癇疾。蘆薈、小兒癲癇。蘇合香、癇痓邪氣。皂莢、搜肝通肺,風癇五種,燒研,同蒼耳、密陀僧,丸服。蓖麻仁、五種風癇,用黃連、石膏,煮食。桑白皮、驚癇客忤,瀉肺氣。桂心、伐肝扶脾。莔藘、小兒蟲癇,發則惡症昏搐,同漆灰水服。紫葳花根葉、久近風癇,酒服三錢,後梳髮,漱水四十九口,愈。震燒木、大驚失心,煮汁服。【金石】丹砂、猪心煮過,同伏神丸服。黃丹、同白礬,末服。黑鉛、同水銀、南星,丸服。密陀僧、金屑、銀屑、生銀、生鐵、鐵粉、鐵落、鐵精、鐵華粉、鐵漿、古鏡、珊瑚、紫石英、菩薩石、雄黄、同丹砂研末，丸服。雌黄、同黄丹、射香丸服。礬石、同細茶丸服。慈石、玄石、石青、消石、青蒙石、代赭石、已上二十五味，並主風熱痰涎顛癇。水銀、失心風，同藕節炒，丸服。蛇黄、暗風癇疾，火煅醋淬，末服。伏龍肝、狂顛風邪不識人，爲末，水服。天子藉田三推犁下土、驚悸顛邪，安神定魄。【蟲部】蜂房、雀甕、蚯蚓、全蝎、蜈蚣、蛻蜋、白殭蠶、並主癲癇發搐。蠶退紙、顛狂亂走，悲泣妄言及風癇病，燒灰酒服。蚱蟬、顛病寒熱，小兒癇絕不能言。衣魚、小兒癇，同竹瀝，煎酒服。【鱗介】龍角、龍骨、龍齒、顛疾狂走，五驚十二癇。白花蛇、烏蛇、定癇搐。蛇蛻、蛇癇，顛疾瘈瘲，搖頭弄舌。玳瑁、熱癇。【禽部】鴨涎、癲癇發搐。雁毛、小兒佩之辟癇。啄木鳥、久年風癇，同荊芥煅服。烏鴉、暗風癇疾，煅研，入朱砂服，不過十日愈。○又煅研，同蒼耳子、胡桃服。鴟頭、顛癇眩冒瘈瘲，同黄丹爲丸服。○肉亦可食。鴉肉、食之主風癇。鳳凰臺、雞癇，顛癇發狂，水磨服。【獸部】狗齒及糞中骨、白狗血、並狗癇。豚卵、豬屎、並豬癇。羊齒、羊頭骨、羊癇。羖羊角、風癇，燒灰，酒服。牛齒、牛屎中豆、牛拳木、並牛癇。馬齒、馬目、馬懸蹄、馬繩索、野馬肉、並馬癇。驢乳、心熱氣癇。驢脂、酒服，主狂顛不能語，不識人。六畜毛蹄甲、驚癇顛痓。牡鼠、煎油，主驚癇。羚羊角、犀角、犛牛角、象牙、牛黄、鮓荅、野豬黄及膽、熊膽、並主風熱癲癇。麝香、虎睛鼻、狐肝、狐肉、並主顛癇，恍惚歌笑。猴頭骨、顛癇口噤。人髮、癇痓。人胞、煮食，治久癲失志，亦和藥作丸服。人魄。磨水服，定顛狂。

　　【風虛】【草部】人參、消胸中痰，治驚癇。○小兒風癇，同辰砂、蛤粉，末，豬心血丸服。石菖蒲、開心孔，通九竅，出音聲。爲末，豬心湯日服，治癲癇風疾。遠志、安心志。天麻、小兒風癇，善驚失志，補肝定風。蛇牀子、芍藥、牡丹、女萎、並主驚癇，寒熱瘈瘲。當歸、芎藭、地黄、並養血。縮砂、桔梗、香附、並驚癇邪氣。萆薢、（緩）關節老血，頭旋風癇。【果木】酸石榴、小兒癇，釀蝎五枚，泥煅，研，乳服五分。柏實、定癇養血。【蟲禽】蜂蜜、雞子、並癇痓。白雄雞及腦。顛邪狂妄。

　　　　卒厥 有尸厥、氣厥、火厥、痰厥、血厥、中惡、魘死、驚死。

　　【外治】半夏、菖蒲、皂角、雄黄、梁上塵、並主卒死，尸厥魘死，客忤中惡，爲末，吹鼻。葱黄、插入鼻中七八寸及納下部。薤汁、韭汁、並灌鼻。醋、鬼擊卒死，灌少許入鼻。酒、驚怖卒死，灌之，并吹兩鼻。乳香、安息香、樟木、並燒烟熏之。雞冠血、寢死，中惡卒死，塗面及心，并納口鼻。東門上雞頭、爲末，酒服。犬肉、搨心上。青牛蹄、魘死，安頭上即甦。牛黄、麝香、水服。熱湯、忤惡卒死，隔衣熨腹，冷即易。井底泥、臥忽不寤，勿以火照，但痛齧足母趾甲際，多唾其面，以泥塗目，令人垂頭于井中呼之，即甦。瓦甌、魘死不寤，覆面打破之。鞋履、臥時一仰一覆，則不魘。人尿、中惡不醒，尿其面上即甦。燒人灰。置枕中，辟魘寐。

【内治】女青、諸卒死，擣末酒灌，立活。昌蒲汁、蠡實根汁、並灌之。南星、木香、附子、同木香煎服。陳粟米、卒得鬼打，擂水服。白微、婦人無故汗多，卒厥不省人事，名血厥。同當歸、人參、甘草煎服。巴豆、鬼擊，同杏仁汁服，取利。常山、小兒驚忤，中惡卒死，同牡蠣煎服，吐痰。鹽膽水、吐痰厥。燒尸場上土、尸厥，泡湯灌。食鹽、卒鬼擊，水灌并噀之。鍋底土、魘寐死，末，灌二錢，并吹鼻。白鴨血、白犬血、猪心血、尾血、并灌之。犀角、中惡鬼氣，卒死厥逆，口鼻出清血，須臾不救，似乎尸厥，但腹不鳴，心下暖，同麝香、朱砂，末，服二錢，即甦。羚羊角、熱毒風攻注，中惡毒氣，卒不識人。狐膽、人卒暴亡，即取溫水化灌，入喉即活，移時者無及。馬屎、卒中惡死，絞汁灌之。白馬夜眼、卒死尸厥，同尾燒，丸服。裩襠、汗衫、並中鬼昏厥，口鼻出血，燒灰，湯服。鐵錐柄、鬼打鬼排中惡，和桃奴、鬼箭，丸服。刀鞘。鬼打，燒灰，水服。

傷寒熱病寒乃標，熱乃本。春爲溫，夏爲熱，
秋爲瘴，冬爲寒，四時天行爲疫癘。

【發表】【草部】麻黃、羌活、太陽、少陰。葛根、升麻、白芷、陽明，太陰。細辛、少陰。蒼术、太陰。荊芥、薄荷、紫蘇、並發四時傷寒不正之汗。香薷、四時傷寒不正之氣，爲末，熱酒服，取汗。香附、散時氣寒疫。艾葉、時氣溫疫，煎服取汗。蒼耳葉、發風寒頭痛汗。浮萍、夾驚傷寒，同犀角、鈎藤，末服，取汗。天仙藤、治傷寒，同麻黃，發汗。牛蒡根、擣汁服，發天行時疾汗。【穀菜】豆豉、治數種傷寒，同葱白，發汗通關節。○汗後不解，同鹽，吐之。胡麻、煎酒，發汗。生薑、小蒜、葱白、【果木】茗茶、並發汗。杏仁、同酢煎，發時行溫病汗。桃葉、蒸臥，發傷寒汗。胡桃、同葱、薑擂茶服，發汗。桂枝、太陽解肌。皂莢、傷寒初起，燒赤，水服取汗。○研汁，和薑、蜜服，取汗。【水石】百沸湯、多飲取汗。丹砂、傷寒時氣，始得一二日，煮服取汗。○塗身向火亦出汗。石膏、陽明發熱，解肌出汗。代赭石。傷寒無汗，同乾薑，末，熱醋調塗掌心，合定，暖臥取汗。

【攻裏】【草部】大黃、陽明、太陰、少陰、厥陰、燥熱滿痢諸證。栝樓實、利熱實結胸。甘遂、寒實結胸。葶藶、結胸狂躁。大戟、芫花、脅下水飲。蕘花、行水。蜀漆、行水。千里及、主天下疫氣，煮汁吐利。【果木】桃仁、下瘀血。巴豆、寒熱結胸。【蟲石】水蛭、虻蟲、下瘀血。芒消。下痞滿躁結。

【和解】【草部】柴胡、少陽寒熱諸證。○傷寒餘熱，同甘草煎服。半夏、黃芩、芍藥、

牡丹、貝母、甘草、並主寒熱。白术、葳蕤、白微、白鮮皮、防風、防己、並主風溫、風濕。澤瀉、秦艽、海金沙、木通、海藻、並主濕熱。黃連、大青、黃藥、白藥、薺苨、船底苔、阤釐、並主天行熱毒狂煩。知母、玄參、連軺、天門冬、麥門冬、栝樓根、並主熱病煩渴。前胡、惡實、射干、桔梗、並主痰熱咽痛。蕙草、白頭翁、熱痢。五味子、欬嗽。苦參、熱病狂邪，不避水火，蜜丸服。龍膽草、傷寒發狂，末服二錢。青黛、陽毒發斑及天行頭痛寒熱，水研服。地黃、溫毒發斑，熬黑膏服。○同薄荷汁服，主熱瘴昏迷。青葙苗、搗汁服，大治溫癘。蘘荷、溫病初得，頭痛壯熱，搗汁服。蘆根、傷寒內熱，時疾煩悶，煮汁服。葎草、汗後虛熱，杵汁服。蛇莓、傷寒大熱，杵汁服。番木鱉、熱病，磨汁服。虎杖、時疫流毒攻手足，腫痛欲斷，煮汁漬之。含水藤、天行時氣煩渴。【穀部】黑大豆、疫癘發腫，炒熟，同甘草，煎服。豆豉、傷寒頭痛，寒熱瘴氣及汗後不解，身熱懊憹，同巵子煎服。○餘毒攻手足，煎酒服。○暴痢，同薤白煎服。赤小豆、除濕熱。薏苡仁、風濕痛。粳米、煩熱。餳、建中。麻子、脾約秘結。【菜部】百合、百合病。葱白、少陰下利。乾薑、痞濕及下利。茄子、溫疾。蕓菜汁、解時行壯熱。生瓜菜汁、解陽毒壯熱頭痛。【果部】大棗、和營衛。杏仁、利肺氣。桃仁、行血。烏梅、煩渴及蚘厥。橘皮、嘔噦痰氣。檳榔、傷寒痞滿結胸，末服。馬檳榔、傷寒熱病，每嚼數枚，水吞。梨汁、熱毒煩渴。○木皮，傷寒溫病，同甘草、秫米、鍋煤服。芰實、傷寒積熱。吳茱萸、厥陰頭痛，多涎。蜀椒、陰毒時氣及蚘厥。鹽麩子、天行寒熱。【木部】巵子、煩熱懊憹。黃蘗、熱毒下利及吐血。厚朴、滿痞頭痛。枳殼、痞滿。枳實、滿實。竹葉、煩熱。竹茹、溫氣寒熱。秦皮、熱痢。梓白皮、時行溫病，壯熱發黃，煎服。桐木皮、傷寒發狂，煎服，取吐下。欅木皮、時行頭痛，熱結在腸胃。柳葉、天行熱病。楝實、溫疾傷寒，大熱煩狂。李根白皮、奔豚。伏苓、行濕利小便。豬苓、熱渴水逆，小便不利。【水土】臘雪、解傷寒、時氣、溫疾大熱。冬霜、解傷寒內熱。夏冰、陽毒熱盛，置于膻中。涼水、陽毒，浸青布貼胸中。蚯蚓糞、譫語狂亂，涼水服。蜣蜋轉丸、時氣煩熱，絞汁服。梁上塵、釜底墨、並主陽毒發狂斑。【金石】黑鉛、傷寒毒氣。鉛丹、火劫驚邪。古文錢、時氣欲死，煮汁，入麝香服，取吐或下。鐵粉、陽毒發狂，同龍膽草、磨刀水服。鐵鏵、小兒百日傷寒壯熱，燒赤，淬水服。石膏、傷寒頭痛如裂，壯熱如火，解肌發汗，陽明潮熱大渴。○同黃連煎服，治傷寒發狂。滑石、解利四時一切傷寒，同甘草，末服。凝水石、時氣熱盛。雄黃、傷寒欬逆，煎酒服。○燒烟熏狐惑。食鹽、傷寒寒熱。赤石脂、禹餘粮、少陰下利。石蟹、天時熱疾。【鱗介】龍骨、火劫驚邪。○下利不止。鱉甲、陰毒。玳瑁、熱結狂言，磨水服。牡蠣、傷寒寒熱及自汗水結。海蛤、傷寒血結，同芒硝、滑石、甘草服。文蛤、傷寒大汗，煩熱口渴，末服。貝子、傷寒狂熱。【禽部】雞子、傷寒發斑下痢。○生吞一枚，治傷寒發狂煩躁。○打破煮渾，入漿啜之，治天行不解。○井中浸冷，吞七枚，治妊娠時疾，安胎。**雞屎白**、傷寒寒熱。【獸部】**猪膽**、少陽證熱渴，又導大便不通。**猪膏**、傷寒時氣，溫水服一彈丸，日三。**猪膚**、少陰咽痛。**犀角**、傷寒熱毒，發狂發斑，吐血下血。**牛黃**、天行熱病。**羚羊角**、傷寒熱在肌膚。**牛角**、時氣寒熱頭痛。**馬屎、羊屎、羊尿**、傷寒手足疼欲脫，並洗之。**阿膠**、熱毒下痢。**人尿**、少陰下痢，入白通湯。**人屎**、大熱狂走，水漬服。**人中黃**、研水。**胞衣水**。並主熱病發狂，飲之。

【**溫經**】【草部】**人參**、傷寒厥逆發躁，脉沉，以半兩煎湯，調牛膽南星末服。○壞證不省人事，一兩煎服，脉復即甦。○夾陰傷寒，小腹痛，嘔吐厥逆，脉伏，同薑、附煎服，即回陽。**附子**、治三陰經證及陰毒傷寒、陰陽易病。**蓼子**、女勞復，卵縮入腹絞痛，煮汁服。**草烏頭**、陰毒，插入穀道中。【穀菜】**黑大豆**、陰毒，炒焦投酒，熱服取汗。**乾薑**、陰毒，同附子用，補中有發。**韭根**、陰陽易病。**葱白**、陰毒，炒熱熨臍。**芥子**、陰毒，貼臍，發汗。【果部】**蜀椒**、陰毒，入湯液用。**胡椒**、陰毒，同葱白、麝香，和蠟作梃，插入莖內，出汗愈。**吳茱萸**、陰毒，酒拌蒸熨足心。【木部】**松節**、炒焦投酒服，治陰毒。**烏藥子**、陰毒，炒黑，水煎服，取汗。**青竹皮**、女勞復，外腎腫，腹中絞痛，水煎服。**皂莢仁**、陰毒。【石禽】**雄黃**、陰毒，入湯藥。**消石、石硫黃**、陰毒，二味爲末，服三錢，取汗。○硫黃同巴豆丸服，治陰陽二毒。**太陰玄精石**、陰毒，正陽丹用之。**雞屎白**、陰毒，同黑豆、亂髮、地膚子，炒焦入酒服，取汗。**鴿屎**、陰毒，炒焦酒服，取汗。【獸人】**鼠屎**、陰易腹痛，同韭根，煮汁服，取汗。**豚卵**、陰陽易病，小腹急痛，熱酒吞二枚。**麝香**、陰毒。（父母）〔手足〕**爪甲**、陰陽易病，同中衣襠燒灰，酒服。**婦人陰毛**、陰陽易病，卵縮欲死，燒灰，以洗陰水服。【服器】**褌襠**、女勞復及陰陽易，燒灰水服。○下裳帶燒服，病免勞復。**月經衣**。燒末，水服。

【**食復勞復**】【草部】**麥門冬**、傷寒後小勞，復作發熱，同甘草、竹葉、粳米，煎服。**胡黃連**、勞復，同巵子丸服。**蘆根**、勞復、食復，煮汁服。【穀果】**飯**、傷寒多食，復作發熱，燒末，飲服。**麴**、食復，煮服。**橘皮**、食復，水煎服。【木石】**枳殼**、勞復發熱，同巵子、豉、漿水，煎服。**巵子**、食復發熱，上方加大黃。○勞復發熱，同枳殼、貒鼠屎、葱白，煎服。**胡粉**、食復、勞復，水服少許。**凝水石**、解傷寒勞復。**鱉甲**、食復、勞復，燒研，水服。**抱出雞子殼**、勞復，炒研，湯服一合，取汗。**馬屎**、勞復，燒末，冷酒服。**貒鼠屎、人屎**、勞復，燒灰，酒服。**頭垢**、勞復，含棗許，水下。**洗手足水**、食復、勞復，飲一合。**頭巾**、勞復口渴，浸汁服。**繳腳布**、勞復，洗汁服。**砧上垢**、食復、勞復，同病人足下土、鼠屎，煎服。**飯籮**。食復，燒灰，水服。

瘟疫

【**辟禳**】【草部】**蒼术**、山嵐瘴氣，溫疾惡氣，弭灾沴。○燒烟熏，去鬼邪。**升麻**、吐溫疫、時氣、毒癘。蒼耳、為末，水服，避惡邪，不染疫疾。虎耳、擂酒服，治瘟疫。木香、辟尰雷、徐長卿、鬼督郵、藁本、女青、山奈、菝葜、葎草、並辟毒疫、温鬼邪氣。白茅香、茅香、蘭草、並煎湯浴，辟疫氣。艾納香、兜納香、蜘蛛香、【木部】沉香、蜜香、檀香、降真香、蘇合香、安息香、詹糖香、樟腦、返魂香、兜木香、皂莢、古厠木、並燒之辟疫。釣樟葉、置門上。烏藥、預知子、阿魏、乳香、臘月二十四日五更，取初汲水，浸至元旦五更，人嚼一塊，飲水三呷，一年無疫。松葉、細切，酒服，日三，能辟五年瘟。柏葉、時氣瘟疫，社中東南枝，為末，日服。桃枝、桃橛、桃符、並辟疫。桃仁、茱萸、青鹽炒過，每嚼一二十枚，預辟瘟癘。三歲陳棗核中仁、常服，百邪不干。【穀菜】椒柏酒、屠蘇酒、元旦飲之，辟瘟癘。黑豆、布袋一斗，納井中一夜，取出，每服七粒，辟禳時氣。赤小豆、除夕正月朔望投井中，辟瘟病。○正月七日，囊盛置井中，三日取出，男吞七粒，女吞二七，一年無病。○元旦向東吞三七粒，一年無疫。○立秋日面西吞七粒，不病痢。豉、和白术，浸酒常飲，除瘟疫病。麻子仁、除夜同小豆投井中，辟疫。穄米、為末，水服，不染瘟疫。蒜、時氣温病，擣汁服。○立春、元旦，作五辛盤食，辟温疫。蔓菁、立春後庚子日，飲汁，一年免時疾。馬齒莧、元旦食之，解疫氣。生薑、辟邪。淡竹葉、解疫。【服器】初病人衣、蒸過，則一家不染。草繩、度所住户中壁，屈結之，則不染。【水土】半天河水、飲之辟疫。東壁土、塚上土石、五月五日取，埋户外，一家不患時氣。【石部】丹砂、蜜丸，太歲日平旦，各吞三七丸，永無疫疾。陽起石、解温疫冷氣。婆娑石、瘴疫，熱悶頭痛。【鱗介】蚦蛇肉、鱣魚、鮵魚、牛魚、鮑魚頭灰、賁龜、珠鱉、蜆肉、並食辟疫。【禽獸】雄雞、冬至作臘，立春食之，辟疫。東門上雞頭、辟疫禳惡。雄鵲、冬至埋圍前，辟時疾温氣。石燕肉、炒，浸酒飲，辟温疫嵐瘴。五靈脂、辟疫。獺肉、煮服，主疫氣温病及牛馬疫。狸肉、温鬼毒氣，皮中如針刺。麝香、靈貓陰、雄狐屎、燒之辟疫。馬骨及蹄、佩之辟疫。貘皮。寢之避瘟。

【瘴癘】【草部】升麻、吐。釵子股、吐。葛根、草犀、大黄、温瘴。附子、冷瘴。恒山、吐。芫花、下。金絲草、錦地羅、千金藤、伏雞子根、解毒子、含水藤、千里及、肉豆蔻、蒼术、【菜穀】葱、茖葱、蒜、白蕥、苦茄、豉、紅麴、燒酒、【果木】茶、鹽麩子、檳榔、烏梅、大腹皮、安息香、蘇合香、阿魏、相思子、吐。【石部】丹砂、雄黄、砒石、婆娑石、【鱗部】蚦蛇肉、鮵鯉甲、海豚魚、作脯。海鷂魚、燒服。【獸部】豬血、豬屎、羖羊角、山羊肉、羚羊角、犀角、麝香、果然肉、猴頭骨及肉、【人部】天靈蓋。

暑有受暑中暍，受涼中暑。

【中暍】【草穀】水蓼、煮汁灌。胡麻、炒黑，井水擂，灌。寒食麵、井水灌。【菜果】

大蒜、同道中熱土擣，水澄服。瓜蒂、吐之即省。【水土】熱湯、布蘸熨心即甦，仍徐灌之。地漿、灌。道中熱土、壅臍上，令人溺于中，即甦。車輦土、澄水服。仰天皮、新水調灌。熱瓦。互熨心上。

【清暑】【草部】香薷、解暑利小便，有徹上徹下之功。夏月解表之藥，能發越陽氣，消散畜水。黃連、酒煮，丸服，主伏暑在心脾，發熱，吐瀉痢渴諸病。石香薷、紫蘇葉、蒼术、白术、木通、車前、澤瀉、半夏、藿香、縮砂、【穀菜】白扁豆、薏苡仁、稷米、大蒜、【果木】木瓜、枇杷葉、赤伏苓、厚朴、猪苓、並主傷暑有濕熱諸病。桂心、大解暑毒，同伏苓，丸服。○同蜜，作渴水飲。黃蘗、去濕熱，瀉陰火，滋腎水，去痿弱。【水石】雪水、夏冰、滑石、石膏、朱砂、解渴。雄黃、暑毒在脾，濕氣連脚，或吐或痛，或痢或瘧，煉過，丸服。消石、硫黃、二味結砂，主外傷暑熱，内傷生冷，發爲頭痛寒熱，吐瀉霍亂，心腹痛諸病。○三伏吞硫黃百粒，去積滯，甚妙。玄精石。解暑消積。

【瀉火益元】【草部】黃芪、傷暑自汗，喘促肌熱。人參、暑傷元氣，大汗痿躄，同麥門冬、五味子，煎服，大瀉陰火，補元氣，助金水。甘草、生瀉火，熟補火，與參、芪同爲瀉火益氣之藥。麥門冬、清肺金，降心火，止煩渴欬嗽。黃芩、知母、瀉肺火，滋腎水。虎杖、同甘草煎飲，壓一切暑毒煩渴，利小便。【果木】苦茗、同薑煎飲，或醋同飲，主傷暑瀉痢。石南葉、煎服，解暑。烏梅、生津止渴。西瓜、甜瓜、椰子漿。解暑毒。

濕有風濕、寒濕、濕熱。

【風濕】【草部】羌獨活、防風、細辛、麻黃、木賊、浮萍、藁本、芎藭、蛇牀子、黃芪、黃精、葳蕤、秦艽、昌蒲、漏蘆、菊花、馬先蒿、白蒿、菴䕡、旋覆、豨薟、蒼耳、薇銜、蒴藋、石龍芮、茵預、防己、茜根、忍冬、蘇子、南星、草薢、土伏苓、龍常、葱白、薏苡、胡麻、大豆、秦椒、蔓椒、蜀椒紅、柏實、松葉、沈香、龍腦、蔓荆、皂莢、枸杞、五加皮、桂枝、伏牛花、厚朴、與蒼术、橘皮，同除濕病。【石部】慈石、白石英、【蟲鱗】蝎、風淫濕痺，炒研，入麝香，酒服。鱓魚。濕風惡氣，作臛食。

【寒濕】【草部】蒼术、除上、中、下三焦濕，發汗，利小便，逐水功最大。濕氣身重作痛，熬膏服。○諸方詳見本條。草烏頭、除風濕，燥脾胃，同蒼术制煮，作丸服。附子、烏頭、芫花、王孫、狗脊、牛膝、山奈、紅豆蔻、草果、蠡實、艾葉、木香、杜若、山薑、廉薑、【穀菜】葡萄酒、燒酒、豆黃、生薑、乾薑、芥子、蒜葫、蘹香、【果木】吳茱萸、胡椒、欑子、蓮實、桂心、丁香、樟腦、烏藥、山茱萸、【獸部】貚皮、木狗皮、諸獸毛皮氈、火鍼。

【濕熱】[草部]山茵陳、黃芩、黃連、防己、連翹、白术、柴胡、苦參、龍膽草、車前、木通、澤瀉、通草、白鮮、蘹草、半夏、海金沙、地黃、甘遂、大戟、萱草、牽牛，氣分。大黃，血分。營實根、夏枯草、[穀菜]赤小豆、大豆黃卷、薏苡仁、旱芹，丸服。乾薑、生薑、[木部]椿白皮、伏苓、猪苓、酸棗、柳葉、木槿、榆皮、[介石]蜆子、下濕熱氣。滑石、石膏、礬石、綠礬。

火熱有鬱火、實火、虛火、氣分熱、血分熱、五臟熱、十二經熱。

【升散】[草部]柴胡、平肝膽、三焦、包絡相火，除肌熱潮熱，寒熱往來，小兒骨熱、疳熱，婦人產前產後熱。○虛勞發熱，同人參，煎服。升麻、解肌肉熱，散鬱火。葛根、解陽明煩熱，止渴散鬱火。羌活、散火鬱發熱。白芷、散風寒身熱，浴小兒熱。薄荷汁、骨蒸勞熱。水萍、暴熱身痒，能發汗。香附。散心腹客熱氣鬱。

【瀉火】[草部]黃連、瀉肝膽心脾火，退客熱。黃芩、瀉肺及大腸火，肌肉骨蒸諸熱。○肺熱如火燎，煩躁欬嗽引飲，一味煎服。胡黃連、骨蒸勞熱，小兒疳熱，婦人胎蒸。秦艽、陽明濕熱，勞熱，潮熱骨蒸。沙參、清肺熱。桔梗、肺熱。龍膽、肝膽火，胃中伏熱。青黛、五臟鬱火。蛇莓、白鮮皮、大青、並主時行，腹中大熱。連翹、少陽、陽明、三焦氣分之火。青蒿、熱在骨間。惡實、食前接吞三枚，散諸結節筋骨煩熱毒。燈籠草、骨熱、肺熱。積雪草、暴熱，小兒熱。虎杖、壓一切熱毒。因陳、去濕熱。景天、身熱，小兒驚熱。鉤藤、平心肝火，利小便。○同甘草、滑石服，治小兒驚熱。酸漿、防己、木通、通草、燈心、澤瀉、車前、地膚、石韋、瞿麥、並利小便，洩火熱。烏韭、熱在腸胃。屋遊、熱在皮膚。土馬駿、骨熱煩敗。大黃、瀉諸實熱不通，足太陰、手足陽明、厥陰五經血分藥。[菜果]菖蓮子、李葉、桃葉、棗葉、[木部]楮葉、楝實、羊桃、秦皮、梓白皮、並浴小兒身熱。巵子、心肺胃小腸火，解鬱，利小便。鼠李根皮、身皮熱毒。木蘭皮、身熱面皰。桑白皮、虛勞肺火。地骨皮、瀉肺火、腎火、胞中火，補正氣，去骨間有汗之蒸，同防風、甘草，煎服。溲疏、皮膚熱，胃中熱。竹葉、竹茹、竹瀝、並主煩熱有痰。荊瀝、熱痰。[水石]雪水、冰水、井水、並除大熱。石膏、除三焦、肺胃、大腸火，解肌發汗退熱，潮熱骨蒸發熱，爲丸、散服。○食積痰火，爲丸服。○小兒壯熱，同青黛，丸服。長石、胃中熱，四肢寒。理石、營衛中大熱煩毒。方解石、胸中留熱。玄精石、風熱。凝水石、身熱，皮中如火燒，煩滿，水飲之，涼血降火。食鹽、鹵鹼、除大熱。消石、五臟積熱。朴消、胃中結熱。○紫雪、碧雪、紅雪、金石凌，皆解熱結藥也。玄明粉、胃中實熱，腸中宿垢。[蟲介]白頸蚯蚓、解熱毒狂煩。雪蛆、玳瑁、涼心解毒。[獸部]犀角、瀉肝涼心清胃，解大熱諸毒氣。牛黃、涼心肝。羚羊角、風熱寒熱。

象牙、骨蒸熱。牛膽、豬膽、熊膽、並除肝火。白馬脛骨、煅過,降火,可代芩、連。【人部】人中白、降三焦、膀胱、肝經相火。人溺、滋降火甚速。人屎。大解五臟實熱,骨蒸勞熱。

【緩火】【草部】甘草、生用,瀉三焦五臟六腑火。黃芪、瀉陰火,補元氣,去虛熱。無汗則發,有汗則止。人參、與黃芪、甘草三味,爲益氣瀉火、除肌熱躁熱之聖藥,甘溫除大熱也。麥門冬、降心火,清肺熱,虛勞客熱,止渴。五味子、與人參、麥門冬三味,爲清金滋水、瀉火止渴、止汗生脉之劑。天門冬、肺勞風熱,丸服。○陰虛火動,有痰熱,同五味子,丸服。○婦人骨蒸,同生地黃,丸服。葳蕤、五勞七傷虛熱。○煎服,治發熱口乾,小便少。白术、除胃中熱、肌熱,止汗。○婦人血虛發熱,小兒脾虛骨蒸,同伏苓、甘草、芍藥,煎服。茅根、地筋、客熱在腸胃。甘蕉根、菰根、蘆根、天花粉、並主大熱煩渴。栝樓根、潤肺降火化痰。○飲酒發熱,同青黛、薑汁,丸服。○婦人月經不調,夜熱痰嗽,同青黛、香附,末服。【菜穀】山藥、除煩熱,凉而補。小麥、客熱煩渴,凉心。粱米、脾胃客熱。麻仁、虛勞客熱,水煎服。【果部】梨、消痰降火,凉心肺。柿、凉肺,壓胃熱。李、曝食,去骨間勞熱。烏梅、下氣除熱。馬檳榔、熱病,嚼食。蕉子、凉心。甘蔗、解熱。【介禽】鼈肉、同柴胡諸藥,丸服,治骨蒸。鴨肉、鴿肉、並解熱。【獸人】兔肉、凉補。豪豬肉、豬肉、肥熱人宜食之。豬乳、酥酪、醍醐、人乳。

【滋陰】【草部】生地黃、諸經血熱,滋陰退陽。○蜜丸服,治女人發熱成勞。○蜜煎服,治小兒壯熱,煩渴昏沉。熟地黃、血虛勞熱,產後虛熱,老人虛燥。同生地黃,爲末,薑汁糊丸,治婦人勞熱。玄參、煩躁骨蒸,滋陰降火,與地黃同功。治胸中氤氳之氣,無根之火,爲聖劑。同大黃、黃連,丸服,治三焦積熱。當歸、血虛〔發〕熱,困渴引飲,目赤面紅,日夜不退,脉洪如白虎證者,同黃芪,煎服。丹參、冷熱勞,風邪留熱。同鼠屎,末服,主小兒中風,身熱拘急。牡丹、治少陰厥陰血分伏火,退無汗之骨蒸。知母、心煩,骨熱勞往來,產後蓐勞,熱勞。瀉肺命火,滋腎水。【木部】黃蘗。下焦濕熱,滋陰降火。

【各經火藥】肝,氣,柴胡;血,黃芩。心,氣,麥門冬;血,黃連。脾,氣,白芍藥;血,生地黃。肺,氣,石膏;血,㖸子。腎,氣,知母;血,黃蘗。膽,氣,連翹;血,柴胡。小腸,氣,赤伏苓;血,木通。大腸,氣,黃芩;血,大黃。膀胱,氣,滑石;血,黃蘗。胃,氣,葛根;血,大黃。三焦,氣,連翹;血,地骨。包絡。氣,麥門冬;血,牡丹皮。

【各經發熱藥】肝,氣,柴胡;血,當歸。心,氣,黃連,血,生地黃。脾,氣,芍藥;血,木瓜。肺,氣,石膏;血,桑白皮。腎,氣,知母;血,地黃。膽,氣,柴胡;血,栝樓。小腸,氣,赤伏苓;血,木通。大腸,氣,芒硝,血,大黃。膀胱,氣,滑石;血,澤瀉。胃,氣;石膏;血,芒硝。三焦,氣,石膏;血,竹葉。包絡。氣,麥門冬;血,牡丹皮。

諸氣 怒則氣逆，喜則氣散，悲則氣消，恐則氣下，驚則氣亂，
勞則氣耗，思則氣結，寒則氣收，炅則氣泄。

【鬱氣】【草部】香附、心腹膀胱連脇下氣妨，常日憂愁，總解一切氣鬱，行十二經氣分，有補有瀉，有升有降。蒼术、消氣塊，解氣鬱。撫芎、與香附、蒼术，總解諸鬱。木香、心腹一切滯氣。和胃氣，泄肺氣，行肝氣，凡氣鬱而不舒者，宜用之。衝脉爲病，逆氣裏急。同補藥則補，同瀉藥則瀉。○中氣，竹瀝、薑汁調灌。○氣脹，同訶子，丸服。○一切走注，酒磨服。藿香、快氣。雞蘇、紫蘇、順氣。薄荷、去憤氣。【穀菜】赤小豆、縮氣，散氣。萊菔子、練五臟惡氣，化積滯。葱白、除肝中邪氣，通上下陽氣。胡荽、熱氣結滯，經年數發，煎飲。萵苣、白苣、開胸膈壅氣。馬齒莧、諸氣不調，煮粥食。黃瓜菜、通結氣。【果木】杏仁下氣結，同桂枝、橘皮、訶黎勒，丸服。青橘皮、疏肝散滯，同茴香、甘草，末服。檳榔、宣利五臟六腑壅滯，破胸中一切氣，性如鐵石。大腹皮、下一切氣。厄子、五藏結氣，炒黑，煎服。梨木灰、氣積鬱冒。橄欖、毗黎勒、開胃下氣。榆莢仁、消心腹惡氣，令人能食。【石獸】鐵落、胸膈熱氣，食不下。長石、脇肋肺間邪氣。麝香、靈貓陰、【人部】人尿。一切氣塊，煎苦參，釀酒飲。

【痰氣】【草部】半夏、消心腹胸脇痰熱結氣。貝母、散心胸鬱結之氣，消痰。桔梗、前胡、白前、蘇子、並主消痰，一切逆氣。射干、散胸中痰結熱氣。芫花、諸般氣痛，醋炒，同玄胡索服。威靈仙、宣通五臟，去心腹冷滯，推陳致新。○男婦氣痛，同韭根、烏藥、雞子，煮酒服。牽牛、利一切氣壅滯。○三焦壅滯，涕唾痰涎，昏眩不爽，皂角汁丸服。○氣築奔衝，同檳榔，末服。【穀菜】蕎麥、消氣寬腸。黑大豆、調中下氣。生薑、心胸冷熱氣。○暴逆氣上，嚼數（升）〔片〕即止。萊菔子、白芥子、消痰下氣。【果部】山樝、行結氣。橘皮、痰隔氣脹，水煎服。○下焦冷氣，蜜丸服。橙皮、消痰下氣，同生薑、檀香、甘草，作餅服。柚皮、消痰下氣及憤懣之痰，酒煮，蜜拌服。枸櫞皮、除痰，止心下氣痛。金橘、下氣快膈。枇杷葉、下氣止嘔。楊梅、除憤憒惡氣。【木部】枳實、枳殼、伏苓、破結氣，逐痰水。桑白皮、下氣消痰。皂莢、一切痰氣，燒研，同蘿蔔子、薑汁，蜜丸服。【介部】龜甲、抑結氣不散，酒炙，同柏葉、香附，丸服。牡蠣、驚恚怒氣，結氣老血。擔羅。同昆布作羹，消結氣。

【血氣】【草部】當歸、氣中之血。芎藭、血中之氣。蓬莪茂、氣中之血。薑黃、血中之氣。三稜、血中之氣。鬱金、血氣。玄胡索、【木部】乳香、沒藥、騏驎竭、安息香。並活血散氣。

【冷氣】【草部】艾葉、心腹一切冷氣惡氣，搗汁服。附子、升降諸氣，煎汁，入沉香服。烏頭、一切冷氣，童尿浸，作丸服。肉豆蔻、草豆蔻、紅豆蔻、高凉薑、益智子、蓽茇、畢勃沒、縮砂、補骨脂、胡盧巴、蒟醬、並破冷氣。五味子、奔豚冷氣，心腹氣脹。

【菜】蒜、葫、芸薹、蔓菁、芥、乾薑、蕹菜、秦狄梨、馬芹、並破冷氣。茴香、腎邪冷氣,同附子制,爲末服。白芥子、腹中冷氣,微炒,爲丸服。【果木】蜀椒、解鬱結,其性下行,通三焦。凡人食飽氣上,生吞一二十枚即散。秦椒、胡椒、畢澄茄、吳茱萸、食茱萸、桂、沉香、丁香、丁皮、檀香、烏藥、樟腦、蘇合香、阿魏、龍腦樹子、並破冷氣,下惡氣。厚朴、男女氣脹,飲食不下,冷熱相攻,薑汁炙,研末,飲服。訶黎勒、一切氣疾,宿食不消,每夜嚼咽。【金石】金屑、破冷氣。黑鉛、腎臟氣發,同石亭脂、木香、射香,丸服。銅器、炙熨冷氣痛。車轄、冷氣走痛,燒,淬水服。白石英、心胃中冷氣。紫石英、寒熱邪氣,補心氣,養肺氣。靈砂、治冷氣,升降陰陽,既濟水火。玄精石、砒石、硇砂、元臟虛冷氣痛,同桃仁,丸服。○又同川烏頭,丸服。硫黄、一切冷氣積痛,同青鹽,丸服。○同消石、青皮、陳皮,丸服。【魚禽】鱧魚、下一切氣,同胡椒、大蒜、小豆、葱,水煮食。黄雌雞、烏雌雞、並治冷氣著床。

痰飲 痰有六:濕、熱、風、寒、食、氣也。飲有五:支、留、伏、溢、懸也。皆生于濕。

【風寒濕鬱】【草】半夏、行濕下氣,濕去則涎燥,氣下則痰降,乃痰飲主藥。法制半夏可咀嚼。○胸膈痰壅,薑汁作餅,煎服。○停痰冷飲,同橘皮,煎服。○中焦痰涎,同枯礬,丸服。○結痰不出,同桂心、草烏頭,丸服。○支飲作嘔,同生薑、伏苓,煎服。○風痰濕痰,清壺丸。○風痰,辰砂化痰丸。○氣痰,三仙丸。○驚痰,辰砂半夏丸。○老人風痰,半夏硝石丸。○小兒痰熱,同南星,入牛膽陰乾,丸服。天南星、除痰燥濕。○壯人風痰,同木香、生薑,煎服。○痰迷心竅,壽星丸。○小兒風痰,抱龍丸。蒼术、消痰水,解濕鬱,治痰夾淤血成囊。白术、消痰水,燥脾胃。○心下有水,同澤瀉,煎服。○五飲酒癖,同薑、桂,丸服。旋覆花、胸上痰結,唾如膠漆及膀胱留飲,焙研,蜜丸服。威靈仙、心膈痰水,宿膿久積。○停痰宿飲,喘欬嘔逆,同半夏、皂角,水丸。麻黃、散肺經火鬱,止好唾痰喘。細辛、破痰利水,開胸中滯結。薄荷、小兒風涎要藥。蘇子、治風順氣消痰。佛耳草、除痰,壓時氣。附子、胃冷濕痰嘔吐,同半夏、生薑,丸服。烏頭、天雄、白附子、並主風痰濕痰。草烏頭、胸上冷痰,食不下,心腹冷痰作痛。紫金牛、風痰。百兩金、風涎。艾葉、口吐清水,煎服。防己、膈間支飲喘滿,木防己湯。葶藶、胸中痰飲結氣。人參、胸中痰,變酸水,逆黄。肉豆蔻、冷氣嘔沫,同半夏、木香,丸。益智子、上膈客寒,吐沫。草豆蔻、高凉薑、廉薑、蓽茇、紅豆蔻、蒟醬、狼毒、【菜穀】乾薑、並主冷痰,燥濕温中。生薑、除濕去痰下氣。○痰厥卒風,同附子,煎服。芥及子、白芥子、痰在脅下及皮裏膜外,非此莫除。○同白术,丸服。○同蘇子、萊菔子,丸,下痰氣。米醋、燒酒、【果木】木瓜、樝子、榅桲、橙皮、柚皮、並去濕痰水唾。橘皮、除濕痰留飲,嘔噦反胃。○二陳湯。○潤下丸。○寬中丸。○痰膈胸中熱脹,水煎服。○嘈雜吐清水,爲末舐之。○下焦冷痰,丸服。檳榔、消穀下氣,逐水除痰濕,爲末湯服。○嘔吐痰水,同橘皮煎或末服。大腹皮、都念子、都咸子、蜀椒、温中除濕,心腹留飲。○椒目,同巴豆,丸服,治留飲腹痛。吳茱萸、厥陰痰涎。胡椒、畢澄茄、厚朴、消痰温中。○痰壅嘔逆,薑汁制,末服。沉香、冷痰虛熱,同附子,煎服。杉材、肺壅痰滯。皂莢、胸中痰結,挼汁熬膏,丸服。○一切痰氣,燒研,同萊菔子,丸服。○釣痰丸,同半夏、白礬,丸含。○子及木皮,並治風痰。白楊皮、浸酒,化痰癖。槐膠、一切風涎。【石蟲】礬石、痰涎飲澼。赤石脂、飲水成澼,吐水不止,末服一斤,良。白殭蠶、散痰結核。○一切風痰,研末,薑汁服。桂蠹。寒澼。

【濕熱火鬱】【草】栝樓、降火清金,滌痰結。○清痰利膈,同半夏,熬膏服。○胸痺痰嗽,取子,同薤白煎服。○飲酒痰澼,脅脹,嘔吐腹鳴,同神麴,末服。貝母、化痰降氣,解鬱潤肺。○痰脹,同厚朴,丸服。前胡、柴胡、黃芩、桔梗、知母、白前、紫菀、麥門冬、燈籠草、鴨跖草、懸鉤子、解毒子、辟虺雷、草犀、澤瀉、舵菜、山藥、竹筍、【果木】烏梅、林檎、白柿、鹽麩子、甘蔗汁、梨汁、藕汁、茗、皋蘆葉、蕤核、枳實、枳殼、胸脅痰澼,停水痞脹,爲末服。桑白皮、上焦痰氣。荊瀝、煩熱痰唾,瀽瀽欲吐。竹瀝、去煩熱,清痰養血。痰在經絡四肢及皮裏膜外,非此不達不行。竹茹、竹葉、痰熱嘔逆。木槿花、風痰壅逆,研末,湯服。伏苓、膈中痰水,淡滲濕熱。訶黎勒、降火消痰。○葉亦下氣消痰。天竹黃、【金石】鈆、鈆霜、鈆丹、胡粉、鐵華粉、並墜風熱驚痰。密陀僧、痰結胸中不散,醋水煮過,爲末,〔每〕酒水煎二錢飲。靈砂、上盛下虛,痰涎壅逆。水銀、小兒驚熱風涎。蓬砂、浮石、【蟲鱗】五倍子、並化頑痰,解熱毒。百藥煎、清金化痰,同細茶、海螵蛸,丸服。海螵蛸、【介獸】海蛤、文蛤、蛤粉、牡蠣、並化濕痰、熱痰、老痰。爛蜆殼、心胸痰水吞酸,燒服。牛黃、化熱痰。阿膠。潤肺化痰,利小便。

【氣滯食積】【草部】香附子、散氣鬱,消飲食痰飲,利胸膈。○停痰宿(食)〔飲〕,同半夏、白礬、皂角,水丸服。雞蘇、消穀,除酸水。蘇葉、【穀菜】麴、神麴、麥蘖、並消食積痰飲,下氣。醋、萊菔及子、消食下痰,有推墻倒壁之功。仙人杖菜、去冷痰澼。蓴菜消食,豁冷痰。桑耳、癖飲積聚。○留飲宿食,同巴豆,蒸過丸服。蘑菰、茼蒿、【果石】山樝、並消食積痰。鹽楊梅、消食去痰,作屑服。銀杏、生食降痰。杏仁、雄黃、粉霜、輕粉、金星石、青礞石、硇砂、綠礬、並消痰涎積癖。銀朱、痰氣結胸,同礬石,丸服,有聲自散。石膏、食積痰火,煅研,醋糊丸服。【介禽】馬刀、牡蠣、魁蛤、痰積。蚌粉、痰涎結于胸膈,心腹痛日夜不止,或乾嘔,以巴豆炒赤,去豆,醋糊丸服。鬼眼睛、痰飲積及濕痰心腹痛,燒研,酒服。五靈脂。痰血凝結,同半夏、薑汁丸服。

【宣吐】人參蘆、桔梗蘆、藜蘆、三白草、汁。恒山、蜀漆、鬱金、同藜蘆末。杜衡、石蒚、石胡荽、汁。離鬲草、汁。附子尖、土瓜根、及己、苦參、地松、豨蔹、羊躑躅、紫河車、虎耳草、芭蕉油、蘿葡子、苦瓠、瓜蒂、苦茗、烏梅、酸榴皮、梨汁、桐油、皂莢、巵子、相思子、松蘿、熱湯、薑水、鹽鹵水、石綠、石青、石膽、白青、砒石、密陀僧、礬石、大鹽、蝦汁。

【蕩滌】甘遂、直達水氣所結之處。芫花、胸中痰水，脅下飲澼。蕘花、腸胃留澼。大戟、濕熱水澼。續隨子、痰飲宿滯。牽牛、痰飲宿膿。大黃、射干、桃花、宿水痰飲積滯，爲末，水服，或作餅食，取利。接骨木、下水飲。巴豆、寒澼宿食，大便閉，酒煮三日夜，煎丸，水下。○風痰濕病，安掌心取汗。芒消、朴消。

脾胃有勞倦內傷。○有飲食內傷。○有濕熱。○有虛寒。

【勞倦】【草部】甘草、補脾胃，除邪熱，益三焦元氣，養陰血。人參、勞倦內傷，補中氣，瀉邪火。○煎膏，合薑、蜜服。黃芪、益脾胃，實皮毛，去肌熱，止自汗。黃精、葳蕤、補中益氣。白术、熬膏服良。蒼术、安脾除濕，熬膏，作丸散，有四制、八制、坎離、交感諸丸。柴胡、平肝，引清氣自左而上。升麻、入胃，引清氣自右而上。芍藥、瀉肝，安脾肺，收胃氣。石斛、厚脾胃，長肌肉。使君子、健脾胃，除虛熱。連翹、脾胃濕熱。木香、甘松香、藿香、縮砂蜜、白豆蔻、紫蘇、【菜穀】羅勒、蒔蘿、馬芹、並理元氣。蘹香、同生薑炒黃，丸服，開胃進食。同蒿、薺菜、苜蓿、蒸菜、仙人杖草、草豉、胡蘿葡、芋、山藥、石耳、蘑菇、雞堫、五芝、胡麻、小麥、大麥、雀麥、糯、粳、秈、稷、黍、蜀秫、粱、粟、秫穄子、稗子、稂、東廧、彫胡、蓬子、水粟、蒳草米、蕎草米、薏苡、罌子粟、黑大豆、赤小豆、綠豆、白豆、豌豆、蠶豆、豇豆、藕豆、刀豆、豆豉、豆腐、豆黃、壯氣潤肌。以豬脂和丸，每服百丸，即易肥健，甚驗。○脾弱不食，同麻子熬香，研，日服。陳廩米、青精飯、諸米粥、飴糖、酒、糟、【果木】大棗、同薑末點服。仲思棗、木瓜、柰、白柿、橘皮、鉤栗、橡子、榛子、龍眼、橄欖、椔子、檳榔、大腹皮、桄榔麪、莎木麪、波羅蜜、無花果、摩厨子、芡實、蓮實、藕、甘蔗、沙糖、梟茈、清明柳枝、脾弱，食不化似翻胃，煎湯煮小米，滾麪晒收，每用烹食。沉香、檀香、訶黎勒、厚朴、伏苓、【水石】潦水、甘爛水、立春清明水、太一餘粮、白石脂、石麪、代赭石、【蟲部】蜂蜜、蠶蛹、乳蟲、【鱗介】龍齒、鱒、鯔、鯨、鱣、鮑、鯽、魴、鯉、鱸、鱖、鯧、鯊、白鮝、鱠殘魚、比目魚、鰕、鼈、淡菜、海蛇、【禽獸】雞、雉、鸛雉、英雞、鳧、鶷鸙、鷺、鷃、雀、突厥雀、鳩、青鶴、桑鳸、鶯、鶻嘲、豬脾舌、狗肉、羊肉、牛肉、牛腁、虎肉、兔肉。

【虛寒】【草部】附子、草豆蔻、高凉薑、山薑、廉薑、益智子、蓽茇、蒟醬、肉豆蔻、【菜穀】乾薑、生薑、蒜、韭、薤、芥、蕪菁、糯米、秫、燒酒、【果木】胡椒、畢澄茄、秦椒、蜀椒、吳茱萸、食茱萸、丁香、桂。

【食滯】【草部】大黃、蕩滌宿食，推陳致新。地黃、去胃中宿食。香附、三稜、蓬茂、木香、柴胡、消穀。荊芥、薄荷、蘇、荏、水蘇、並消魚鱠。青黛、越王餘筭、海藻、肉豆蔻、草果、縮砂、蒟醬、紅豆蔻、仙茅、【穀菜】大麥、蕎麥、豆黃、蒸餅、女麴、黃蒸、麴、神麴、同蒼朮，丸服。紅麴、蘗米、麥蘗、飴糖、醬、醋、酒、糟、蒜、葱、胡葱、胡荽、白菘、萊菔、蕪菁、薑、【果木】杏仁、停食，用巴豆炒過，末服。橘皮、爲末，煎飲代茶。青皮、鹽、醋、酒、湯四制，爲末，煎服。柑皮、橙皮、柚皮、木瓜、榲桲、山樝、消肉。柰子、楊梅、銀杏、生食。檳榔、大腹子、榧子、無漏子、茶、枲耳、蜀椒、胡椒、畢澄茄、茱萸、巴豆、一切生冷硬物。阿魏、消肉。皂莢、楸白皮、厚朴、烏藥、樟材、檀香、桂、食果腹脹，飯丸，吞七枚。訶黎勒、枳實、郁李仁、【水土】齏水、吐。漿水、消。生熟湯、消。百草霜、梁上塵、【金石】朴消、食飲熱結。青礞石、食積宿滯，同巴豆等，丸服。水中白石、食鱠成癥，燒，淬水服七次，利下。食鹽、酒肉過多脹悶，擦牙漱下，如湯沃雪。硇砂、消肉。蓬砂、孔公蘖、【介禽】鼈甲、淡菜、海月、白鯗、並消宿食。鱧頭、燒服，去痞癥，食不消。鳧、雞屎白、鷹屎白、雀屎白、鴿屎、五靈脂。

【酒毒】【草部】葛花、葛根汁、白茅根汁、水萍、菰笋、秦艽、苦參、地榆、菊花、酒醉不語，爲末酒服。懸鉤子、木鼈子、醋磨。天南星、同朱砂，丸服，解酒毒積毒。五味子、山薑花、高涼薑、紅豆蔻、縮砂、白豆蔻、蒟醬、肉豆蔻、蠡實、蕉子、【穀菜】麥苗汁、丹黍米、飲酒不醉。黑大豆、赤小豆、腐婢、綠豆、蠶豆苗、煮食。扁豆、豆腐、燒酒醉死，切片貼身。豉、同葱白煎。麴、蘿蔔、蔓菁、大醉不堪，煮粥，飲汁。○根蒸三次，研末，酒後水服二錢，不作酒氣。白菘、解酒醉不醒，研子一合，井水服。水芹、苦苣、白苣、苦竹笋、酸笋、越瓜、甜瓜、【果木】橘皮、柑皮、橙皮、柚皮、金橘、楊梅、乾屑服之，止嘔吐酒。烏梅、榹梅、梨、樝子、榲桲、柿、椑柿、銀杏、橄欖、檳榔、波羅蜜、都桷子、枳椇子、鹽麩子、醋林子、甘蔗、沙糖、石蜜、藕、芰、西瓜、丁香、長壽仙人柳、酒病，爲末，酒服。河邊木、端午投酒中飲之，令人不醉。桑椹汁、苦竹葉、【水石】新汲水、燒酒醉死，浸髮及手足，仍少灌之。食鹽、擦牙漱嚥，解酒毒。先食一匙，飲酒不醉。蓬砂、服之，飲酒不醉。雄黃、飲酒成癖，遇酒即吐，同巴豆、蝎梢，白麴丸服。石灰、酒毒下痢，泥煅，醋糊丸服。鉛霜、【蟲魚】五倍子、鮧魚、黃顙魚、【介部】蚌、蠣黃、蛤蜊、車螯、田嬴、蝸嬴、海月、【禽獸】雞內金、消酒積，同豆粉，丸服。

五靈脂、酒積黃腫，入麝，丸服。猳豬項肉、酒積黃胖，同甘遂服，取下酒布袋。猪腎、酒積，摻葛粉炙食。牛腽、狐膽、麝香、並解酒毒。鹿茸、飲酒成泄。（室女白帶），衝任虛寒，同狗脊、白(飲)〔斂〕丸服。驢蹄底。飲酒過度，欲至穿腸，水煮濃汁，冷飲。

吞酸嘈雜有痰食熱證。○有陽氣下陷虛證。

【痰食】【草部】蒼术、香附、黃連、蓬莪茂、縮砂仁、半夏、雞蘇、生食。薺薴、生食，去腸間酸水。旋覆花、【菜穀】蘿葡、食物作酸，生食即止。米醋、破結氣，心中酸水痰飲。神麴、麥蘗、【果木】橘皮、木瓜、樝子、檳榔、榅桲、山樝、並除心間酸水，止惡心。胡桃、食物醋心，以乾薑同嚼下，立止。檳榔、醋心吐水，同橘皮，末服。大腹皮、痰隔醋心，同疎氣藥，鹽、薑煎服。厚朴、吐酸水，溫胃氣。樟材、宿食不消，常吐酸臭水，煎湯服。皂莢子心、嚼食，治膈痰吞酸。巵子、【蟲獸】蜆殼、吞酸心痛，燒服。羊屎、煎酒服。頭垢。噫吐酸漿，以漿水煎服一盃。

【陽陷】【草部】人參、消胸中痰變酸水。○妊娠吐水，心酸痛，不能飲食，同乾薑，丸服。柴胡、除痰熱。升麻、葛根、凡胃弱傷冷，鬱遏陽氣者，宜三味升發之。蓽茇、胃冷口酸流清水，心連臍痛，同厚朴，末，鯽魚肉丸服。蘦薑、胃口冷，吐清水。草豆蔻、益智子、紅豆蔻、高良薑、【木鱗】吳茱萸、醋心甚者，煎服。有人服之，二十年不發也。魚鱠。心下酸水。

噎膈噎病在咽嗌，主于氣，有痰有積。膈病在膈膜，主于(氣)〔血〕，
有挾積、挾飲澼、挾瘀血及蟲者。

【利氣化痰】【草部】半夏、噎膈反胃，大便結者，同白麵、輕粉作丸，煮食取利。山豆根、研末，橘皮湯下。昆布、氣噎，咽中如有物，吞吐不出，以小麥煮過，含嚥。栝樓、胸痺咽塞，同薤白、白酒，煮服。蘆根、五噎吐逆，煎服。天南星、前胡、桔梗、貝母、香附子、紫蘇子、木香、藿香、澤瀉、縮砂、茴香、高涼薑、紅豆蔻、草果、白豆蔻、生薑、咽中有物，吞吐不出，含之一月，愈。○噎氣，薑入廁内浸過，漂晒研末，入甘草末服。橘皮、卒氣噎，去白焙研，水煎服。○胸痺咽塞，習習如痒，唾沫，同枳實、生薑，煎服。檳榔、五膈五噎，同杏仁，以童尿煎服。青橘皮、厚朴、伏苓、沉香、膈氣，同木香、烏藥、枳殼，爲末，鹽湯下。檀香、蘇合香、丁香、枳殼、枳實。

【開結消積】【草部】三棱、治氣脹，破積氣。○反胃，同丁香，末服。蓬莪茂、破積氣，治吐酸水。鬱金、破惡血，止痛。阿魏、五噎膈氣，同五靈脂，丸服。威靈仙、噎膈氣。同蜜煎服，吐痰。鳳仙子、噎食不下，酒浸晒研，酒丸服。馬蹄香、噎食膈氣，爲末，酒熬膏服。紫金牛、治噎膈。板藍汁、治噎膈，殺蟲，頻飲。紅藍花、噎膈拒食，同血竭，浸酒服。蕘花、

甘遂、梅核氣,同木香,末服。大黃、食已即吐,大便結,同甘草,煎服。【穀菜】杵頭糠、膈氣噎塞,蜜丸噙嚥。○卒噎,噙之嚥汁,或煎飲。蕎麥稭灰、淋取鹼,入蓬砂服,治噎食。韭汁、去胃脘血。入鹽,治噎膈。入薑汁,牛乳,治反胃。【果木】烏芋、主五噎膈氣。烏梅、杏仁、山楂、桃仁、桑霜、消噎食積塊。巴豆霜、【水石】糧罌中水、飲之,主噎疾,殺蟲。浸藍水、主噎疾,溫飲一盃,殺蟲。梁上塵、主噎膈食積。硇砂、噎膈吐食,有積癥,用之神效。○蕎麪包煅,同檳榔、丁香,末,燒酒服。○同人言、黃丹,各升打過,同桑霜,末,燒酒服。○同平胃散,末,點服三錢,當吐黑物如石。黑鉛、膈氣,同水銀、人言,結砂,入阿魏,丸服。○灰,同醋熬膏,蒸餅和丸服。綠礬、麪包泥固煅研,棗肉丸服。○鯽魚留膽去腸,釀煅,末服。白礬、治噎膈,化痰澼,蒸餅丸服。○或同硫黃炒過,入朱砂,丸服。雄黃、輕粉、石鹼、蓬砂、砒石、並化積垢,通噎膈。【服器】寡婦木梳、燒灰,鑰匙湯下。【蟲鱗】蛇含、蝦蟆、煅研,酒服。蜣螂、同地牛兒用,治噎膈。壁虎、噎膈反胃,炒焦,入藥用。鯽魚、膈氣,釀大蒜,泥包煨焦,和平胃散,丸服。【禽獸】鳩、食之不噎。巧婦窠、噎膈,燒研,酒服,神驗。鵰雛、煅研,酒服。五靈脂、噎膈,痰涎夾血。鸕鷀頭、燒研,酒服。鷹糞、食哽,燒灰,水服。白鵝尾毛、噎食,燒灰,飲服。雞嗉、噎氣不通,燒研,入木香、沈香、丁香、紅棗,丸服。狼喉結、噎疾,晒研,以五分入飯食。白水牛喉、噎膈,結腸不通,醋炙五次,爲末,每服一錢,飲下,立效。狗寶、噎食病,每用一分,以威靈仙、食鹽浸水服,日三服,三日愈。黃狗膽、和五靈脂末,丸服。狗屎中粟、噎膈吐食,淘淨煮粥,入薤白、沈香,末食。狸骨、噎病,不通飲食,炒研,白湯服。羚羊角、噎塞不通,研末,飲服二錢,日三。野人糞、治噎膈,同阿魏,末,以薑片蘸食。人溺、秋石、噎病,每服一錢。人淋石、治噎食,俗名澀飯病,磨汁服。人癖石、消堅,治噎膈。天靈蓋、噎膈,用七個,同黑豆,煅研,酒服一錢。人膽、噎膈病,盛糯米陰乾,取黑色者,每服十五粒,通草湯下。胞衣水、膈氣反胃,飲一鍾,當有蟲出。頭垢、主噎疾,以酸漿煎膏用之,立愈。人屎。燒服。

反胃 主于虛,有兼氣、兼血、兼火、兼寒、兼痰、兼積者,病在中、下二焦。食不能入,是有火;食入反出,是無火。

【溫中開結】【草部】附子、溫中破積。○反胃不下食,以石灰泡熱,薑汁淬三次,同丁香、粟米煎服,或爲末舐,或爲丸噙。○或包丁香,以薑汁煮,焙,丸服。白豆蔻、脾虛反胃,同丁香、縮砂、陳廩米,薑汁丸服。白芷、血風反胃,豬血蘸食。木香、同丁香煎服,治反胃關格。王瓜、反胃,燒研,酒服。或入平胃散末。木鱉子、三十個,去皮油,牛涎、蜂蜜各半斤,石器慢熬乾,研,日取一匙,入粥食。火枕草、焙末,蜜丸。蓽茇、草豆蔻、紅豆蔻、高涼薑、肉豆蔻、藿香、撫芎、蘇子、前胡、香附、半夏、並溫中消食止吐。三稜、同丁香,末服。益智子、客寒犯胃,多唾沫。【穀菜】乾餳糟、同薑擣餅,焙研,入甘草、食鹽服。韭菜、煠熟,鹽

〔醋〕噢十頓，治噎膈反胃。生薑、汁煮粥食。○麻油煎，研，軟柿蘸食。白芥子、酒服二錢。紫芥子、大蒜、乾薑、蘭香、作餅。蒔蘿、茴香、杵頭糠、蘿蔔、蜜煎細嚼。薤白、【果木】檳榔、青皮、橘皮、西壁土炒，薑、棗煎服。胡椒、醋浸七次，酒糊丸服，或加半夏，或同煨薑，煎服。畢澄茄、吐出黑汁者，米糊丸服。枇杷葉、同人參、丁香，煎服。栗子殼、煮汁。松節、煎酒。千槌花、煮汁。丁香、鹽梅丸嚥。○薑、蔗汁丸服。○木香同煎服。桂心、沈香、檀香、伏苓、厚朴、枳實、【金石】雄黃、雌黃、同甘草，丸服。鉛灰、醋熬，蒸餅丸服。鉛丹、墜痰消積，同白礬、石亭脂，煅研，丸服。水銀、同鉛結砂，入硫〔黃〕、官桂，爲末，薑汁服，清鎮反胃。靈砂、鎮墜反胃，神丹也。赤石脂、蜜丸服。砒石、同巴豆、附子，黃蠟丸服。白礬、丹砂、釜煤、朴消、蓬砂、輕粉、硇砂、【鱗介】爛蛤、燒服。蚌粉、薑汁服。○同田螺殼灰、烏梅燒研，人參湯服。鯽魚、釀綠礬，煅，研服。鯉魚、童尿浸煨，研末，入粥食。【禽獸】抱出雞子殼、酒服。雞腺脛皮、燒研，酒服。鵜鶘皮毛、燒研，酒服。五靈脂、狗膽汁丸，熱薑酒磨服。○或加沈香、木香、阿魏。猫〔胞〕衣、煅研，入朱砂，噙。虎肚、煅研，入平胃散末服。虎脂、切塊，麻油浸收，每以酒一鍾，和油一盃服。不問久近皆效。猬皮、煮汁服，或炙食，或燒灰酒服。白馬尿、熱飲。驢尿、已上並能殺蟲。驢屎、羊屎、五錢，童尿煎服。牛齝草、同杵頭糠、糯米粉，牛乳和丸，煮食。羊胲子。煅研，入棗肉、平胃散末，沸湯點服。

【和胃潤燥】【草部】人參、止反胃吐食，煎飲，或煮粥食，或同半夏、生薑，蜜煎服。白术、芍藥、蘆根、止反胃五噎吐逆，去膈間客熱，煮汁服。茅根、反胃上氣，除客熱在胃，同蘆根煎汁飲。【穀菜】山藥、粟米、作丸，醋煮吞。罌粟、同人參、山藥，煮食。陳倉米、水煎服，或炊焙爲末，入沉香末服。馬齒莧、飲汁。柳蕈、煎服。蕈心、麻仁、胡麻油、【果木】杏仁、桃仁、梨、插丁香十五粒，煨食，止反胃。棠梨葉、炒研酒服，止反胃。甘蔗汁、同薑汁飲，治反胃。乾柿、連蒂搗，酒服，止反胃，開胃化痰。乾棗葉、同丁香、藿香煎服，止反胃。石蓮、入少肉豆蔻末，蜜湯服，止反胃。烏芋、主五噎膈氣。梓白皮、主反胃。淡竹茹、竹瀝、醴泉、井華水、並主反胃。螺螄泥、每火酒服一錢，止反胃。地龍屎、同木香、大黃，末，水服，止反胃。白善土、醋煅。西壁土、竈中土、米飲服三錢。蠶繭、反胃吐食，煎汁，煮雞子食之。繰絲湯、煮粟米粥食，止反胃。牛羊乳、反胃燥結，時時噙之，或入湯劑。牛涎、噎膈反胃，以水服二匙，或入蜜，或入麝香，或和糯米粉作丸，煮食。羊肉、蒜、薤作生食。羊胃、作羹食。烏雄雞、虛冷反胃，入胡荽子煮，食二隻愈。烏雌雞、炒香，投酒中一夜，飲。反毛雞。同人參、當歸煮食。

嘔吐有痰熱,有虛寒,有積滯。

【痰熱】【草穀】葛根、大熱嘔吐,小兒嘔吐,盪粉食。澤瀉、行水止吐。香附、妊娠惡阻,同藿香、甘草煎服。黃連、苦耽、勞乏嘔逆。麥門冬、止嘔吐燥渴。前胡、化痰止吐。蘆根、主嘔逆不食,除膈間客熱,水煮服,或入童尿。乾苔、煮汁。赤小豆、豌豆、止嘔逆。綠豆粉、薛草子、【果木】茯苓、猪苓、巵子、楸白皮、梓白皮、止嘔逆,下氣。蘇方木、人常嘔吐,用水煎服。楊梅、止嘔吐,除煩憒。枇杷、止吐下氣。木白皮、止嘔逆,煮服大佳。葉、止嘔吐不止。【水石】黃丹、止吐逆。胡粉、水銀、鈆、滑石、暴得吐逆,湯服二錢。石膏、胃火吐逆。陰陽水、飲數口即定。【蟲獸】蟬蛻、胃熱吐食,同滑石,末,水服。蘆蠹蟲、小兒乳後吐逆,二枚,煮汁服。羊屎、嘔吐酸水,以十枚煎酒服。牛乳、小兒吐乳,入葱、薑煎服。兔頭骨、天行吐不止,燒研,飲服。人乳。小兒初生吐乳,同蓬簍篾、鹽少許,煎汁,入牛黃服。

【虛寒】【草部】細辛、虛寒嘔吐,同丁香,末服。蒼术、暖胃消穀,止嘔吐。白术、胃虛嘔逆及産後嘔吐。人參、止嘔吐,胃虛有痰,煎汁,入薑汁、竹瀝服。○胃寒,同丁香、藿香、橘皮,煎服。○妊娠吐水,同乾薑,丸服。艾葉、口吐清水,煎服。半夏、嘔逆厥冷,內有寒痰,同麯作彈丸,煮吞之。○妊娠嘔吐,同人參、乾薑,丸服。○小兒痰吐,同麯包丁香煨熟,丸服。南星、除痰下氣止嘔。旋覆花、止嘔逆不下食,消痰下氣。蘇子、止吐。香薷、傷暑嘔吐。藿香、脾胃吐逆爲要藥。木香、當歸、溫中,止嘔逆。茅香、溫胃止吐。白豆蔻、止吐逆,散冷氣,胃冷忽惡心,嚼數枚,酒下。○小兒胃寒吐乳,同縮砂、甘草,末,飲服。生附子、胃寒有痰,同半夏、生薑,煎服。縮砂仁、廉薑、白芷、紅豆蔻、高涼薑、溫中下氣消食。○忽嘔清水,含嚥即平。肉豆蔻、溫中〔下氣〕止吐,及小兒乳霍。益智子、胃冷。【穀菜】糯米、虛寒吐逆。燒酒、白扁豆、豇豆、乾薑、生薑、煎醋食。○又同半夏煎服,去痰下氣,殺蟲,止嘔吐。芥子、胃寒吐食。白芥子、【果木】橘皮、止吐消痰溫中。○嘈雜吐清水,去白研末,時舐之。蜀椒、止吐殺蟲。胡椒、去胃中寒痰,食已即吐水,甚驗。畢澄茄、吳茱萸、食茱萸、並止冷吐。檳榔、止吐水,同橘皮煎服。沈香、檀香、丁香、治吐,同陳皮煎服,小兒丸服,或同半夏,丸服。厚朴、痰壅嘔逆不食,薑汁炙,研,米飲服。○主胃冷,吐不止。訶黎勒、止嘔吐不食,消痰下氣,炒研,糊丸服。【石獸】赤石脂、飲食冷過多,成澼吐水,每酒服方寸匕,盡一斤,終身不吐痰水。流黃、諸般吐逆,同水銀研,薑汁糊丸服。鹿髓、主嘔吐。熊脂。飲食嘔吐。

【積滯】【草穀】香附子、止嘔吐,下氣消食。縮砂蔤、溫中消食止吐。大黃、口中常嘔淡泔,煎服。續隨子、痰飲不下食,嘔吐。牽牛、神麯、麥蘗、【木禽】巴豆、五靈脂。治嘔吐湯藥不能下者,狗膽丸服。

噦啘有痰熱，有虛寒。

【痰熱】蘆根、客熱嘔噦，煮汁服。茅根、溫病熱噦，同葛根煎服。○溫病冷噦，同枇杷葉煎服。蘇葉、卒啘不止，濃煎呷。葛根汁、乾嘔不止，呷之。前胡、胡麻、嘔啘不止，合清油煎服。大麻仁、止嘔逆，炒研，水絞汁服。小麥、小麥麪、嘔噦不止，醋作彈丸，煮熟，熱茶吞之。未定再作。赤小豆、止嘔逆。生薑、乾嘔厥逆，時嚼之，亦同半夏煎服，乃嘔家聖藥。蘿蔔、蔓菁子、【果木】枇杷、止吐逆。○葉，下氣消痰。啘噦不止，煮汁或嚼汁嚥。楊梅、止嘔噦，去痰。枳椇、止嘔噦，解酒毒。甘蔗、止嘔噦不息，入薑汁服。茯苓、豬苓、淡竹茹、仙人杖、噦氣嘔逆，煮汁服。【水石】陰陽水、古磚、煮汁。滑石、【蟲鱗】蠮螉、黃蜂子、乾嘔。蟬蛻、胃熱嘔逆。蘆蠹蟲、海蛤、蛤粉、白蜆殼、並止嘔啘。蛇蛻、止嘔。【禽獸】雞子、天行嘔逆，水煮，浸冷吞之。雞卵黃、鍊汁服。雁肪、治結熱嘔逆。水牛肉。主啘。

【虛寒】【草部】細辛、虛寒嘔噦，同丁香，柿蒂湯服。半夏、傷寒乾啘，爲末，薑湯服。○胃寒噦逆，停痰留飲，同藿香、丁皮，煎服。○支飲作嘔，噦逆欲死，同生薑煎服。燕蓐草、燒服，止嘔噦。白朮、產後嘔噦，同生薑煎服。草豆蔻、胃弱嘔逆，同高凉薑煎汁，和麪煮食。高凉薑、止胃寒嘔噦。蓽茇、冷痰惡心，末服。○胃冷，流清水，心腹痛，同厚朴、鯽魚和丸服。白豆蔻、胃冷，忽惡心，嚼之酒下。益智子、麻黃、並止客寒犯胃多唾。桔梗、止寒嘔。木香、藿香、旋覆花、紅豆蔻、肉豆蔻、附子、烏頭、蒟醬、蒼朮、【穀菜】糯米、糟筍中酒、止噦氣嘔逆，或加人參及牛乳。燒酒、白扁豆、乾薑、止乾嘔。薤、止乾嘔，煮服。芥、蘭香、啘嘔，取汁服。【果部】橘皮、除濕消痰止嘔。凡嘔清水者，去白研末，時舐之。橙皮、止惡心，下氣消痰。木瓜、止嘔逆，心膈痰嘔。榠樝、止惡心，去胸中酸水。樝子、同。山樝、葡萄藤葉、蘡薁藤、並主嘔啘厥逆，煮汁飲。五子實、柿蒂、煮汁飲，止欬逆噦氣。○同丁香、生薑煎服。寒加良薑、甘草，痰加半夏，虛加人參，氣加陳皮、青皮。檳榔、蓽澄茄、止寒嘔。吳茱萸、【木石】梓白皮、溫病感寒，變爲胃啘，煮汁服。丁香、胃寒欬逆噦氣，煮汁服。訶黎勒、嘔逆不食，炒研，糊丸服。厚朴、痰壅嘔噦。黃丹、代赭石、流黃、【鱗獸】鱣魚、食之已嘔。鯽魚、石首魚、鼈肉、羊乳、大人乾嘔，小兒噦啘，時時呷之。青羊肝、病後嘔逆，作生淡食，不過三次。牛腦、鹿角、食後喜嘔，燒研，同人參末，薑湯服。○小兒噦痰，同大豆末，塗乳飲之。獺骨。嘔噦不止，煮汁飲。

呃逆呃，音噎，不平也。有寒有熱，有虛有實。其氣自臍下衝上，作呃呃聲，
乃衝脉之病。世亦呼爲欬逆，與古之欬嗽氣急之欬逆不同。
朱肱以噦爲欬逆，王履以欬嗽爲欬逆，皆非也。

【虛寒】【草穀菜部】半夏、傷寒呃逆，危證也，以一兩，同生薑煎服。紫蘇、欬逆短氣，同

人參煎服。烏頭、陰毒欬逆，同乾薑等分，研炒色變，煎服。縮砂、同薑皮衝酒服。麻黃、燒烟嗅之立止。細辛、卒客忤逆，口不能言，同桂安口中。旋覆花、心痞噫不息，同代赭石服。高涼薑、蒟醬、蘇子、荏子、紫菀、女菀、肉豆蔻、刀豆、病後呃逆，連殼燒服。薑汁、久患欬噫，連至四五十聲，以汁和蜜，煎服，三次立效。○亦擦背。蘭香葉、欬噫，以二兩同生薑四兩，搗，入麪四兩，椒鹽作燒餅，煨熟食。【果木】橘皮、呃逆，二兩去白，煎服，或加丁香。荔枝、呃噫，七個燒末，湯下立止。胡椒、傷寒欬逆，日夜不止，寒氣攻胃也，入麝，煎酒服。畢澄茄、治上證，同高涼薑，末，煎，入少醋服。吳茱萸、止欬逆。○腎氣上築于咽喉，逆氣連屬不能出，或至數十聲，上下不得喘息，乃寒傷胃脘，腎虛氣逆，上乘于胃，與氣相併也，同橘皮、附子，丸服。蜀椒、呃噫，炒研，糊丸，醋湯下。梨木灰、三十年結氣欬逆，氣從臍旁起，上衝，胸滿，氣促鬱冒，同麻黃諸藥，丸服。石蓮子、胃虛呃逆，炒，末，水服。○一加丁香、伏苓。檳子、丁香、傷寒呃逆及噦逆，同柿蒂，末，人參湯下。沉香、胃冷久呃，同紫蘇、白豆蔻，末，湯服。乳香、陰證呃逆，同硫黃燒烟熏之，或煎酒嗅。桂心、【土石】伏龍肝、產後欬逆，同丁香、白豆蔻，末，桃仁、茱萸煎湯下。代赭石、心痞噫逆。流黃、【蟲】黃蠟、陰病打呃，燒烟熏之。

【濕熱】【草果】大黃、傷寒陽證呃逆便閉者，下之，或蜜兌導之。人參蘆、因氣昏瞀呃噫者，吐之。人參、吐利後胃虛膈熱而欬逆者，同甘草、陳皮、竹茹煎服。乾柿、產後欬逆心煩，水煮呷。柿蒂、煮服，止欬逆噦氣。青橘皮、傷寒呃逆，末服。【木石】枳殼、傷寒呃噫，同木香，末，白湯服。淡竹葉、竹茹、牡荊子、滑石。病後呃噫，參、朮煎服益元散。

霍亂有濕熱、寒濕，並七情內傷，六氣外感。

【濕熱】【草部】香薷、霍亂轉筋腹痛，水煮汁服。石香薷、朮、建胃安脾，除濕熱，止霍亂吐下。蓼子、霍亂煩渴，同香薷煎服。前胡、桔梗、並下氣，止霍亂轉筋。蘇子、紫蘇、水煮服，止霍亂脹滿。薄荷、雞蘇、扁竹、霍亂吐利，入豉，煮羹食。蘆根莖葉、霍亂煩悶，水煮汁服。脹痛加薑、橘。蓬蔂、煮汁服。蘡薁藤汁、通草、防己、同白芷，末服。木通、澤瀉、芍藥、霍亂轉筋。乾苔、霍亂不止，煮汁服。麕舌、女菀、水菫、海根。【穀菜】黃倉米、粟米、丹黍米、蜀黍、黃白粱米、並主霍亂，大渴殺人，煮汁，或水研絞汁飲。粟米泔、粳米、霍亂煩渴，水研汁，入竹瀝、薑汁飲。白扁豆、霍亂吐利不止，研末，醋服。○花、葉皆可絞汁，入醋服。○同香薷、厚朴煎服。豌豆、同香薷煎服。豇豆、大豆、霍亂腹脹痛，生研水服。綠豆葉、絞汁，入醋服。綠豆粉、新水調服。水芹、止小兒吐瀉。【果木】木瓜、霍亂大吐下，轉筋不止，水煎，或酒煎服。○核及枝、葉、皮、根皆可用。榠樝、樝子、並同。梨葉、煮汁服。棠梨枝葉、同木瓜煎服。梅葉、煮汁服。烏梅、止吐逆霍亂，下氣消痰止渴。

鹽梅、煎汁呷。藕汁、入薑汁同飲。蓮薏、止霍亂。卮子、霍亂轉筋,燒研,湯服。桑葉、煎飲。桑白皮、止霍亂吐瀉。荊葉、煎飲。柏木、洗轉筋。槐葉、同桑葉、甘草煎飲。蘇枋木、煎飲。楓皮、【服器】厕籌、中惡霍亂轉筋,燒烟牀下熏之。厕戶簾、燒灰酒服,主小兒霍亂。尿桶板、煎服。敗木梳、霍亂轉筋,一枚,燒灰,酒服。寡婦薦、三七莖,煮汁,止小兒霍亂疾。頭繪、霍亂吐利,本人者,泡汁呷之。故麻鞋底、霍亂轉筋,燒,投酒中飲。路旁草鞋、洗淨煎飲。綿絮、霍亂轉筋,酒煮裹之。青布、浸汁,和薑汁服,止霍亂。【水土】東流水、井泉水、飲之,仍浸兩足。山岩泉水、多飲令飽,名洗腸。醴水、熱湯、轉筋,器盛熨之。生熟湯、飲之即定。酸漿水、煎乾薑屑,呷。地漿、乾霍亂欲死,飲之即愈。東壁土、煮汁飲。釜臍墨、泡湯,飲一二口即止。倒掛塵、泡湯飲。土蜂窠、小兒吐瀉,炙研服。蜣蜋轉丸、燒研,酒服。【金石】鉛丹、主霍亂。黑鉛、同水銀結砂,作丸服。水銀、不拘冷熱吐瀉霍亂,同流黄,研末服,亦丸服。古文錢、霍亂轉筋,以七枚,同木瓜、烏梅煎服。朱砂、霍亂轉筋已死,心下微温者,以二兩,和蠟三兩,燒烟熏,令汗出而甦。石膏、小兒傷熱,吐瀉黄色,同寒水石、甘草,末服。滑石、伏暑吐瀉,同藿香、丁香,末服。玄精石、冷熱霍亂,同流黄、半夏,丸服。消石、同流黄、滑石、礬石、白麪丸服,治暑月吐瀉諸病。白礬、沸湯服二錢。【蟲獸】蜜蠟、霍亂吐利,酒化一彈丸服。牛涎、小兒霍亂,入鹽少許服。牛齝草、霍亂,同人參、生薑,漿水煎服。烏牛尿、黄牛屎、絞汁服。白狗屎、絞汁服。人尿。小兒霍亂,抹乳上乳之。

【寒濕】【草部】藿香、霍亂,腹痛垂死,同橘皮煎服。○暑月同丁香、滑石,末服。木香、霍亂轉筋,爲末酒服。香附子、附子、霍亂吐下,爲末四錢,鹽半錢,水煎服。○小兒吐瀉,小便白,熟附子、白石脂、龍骨,丸服。南星、吐瀉厥逆,不省人事,爲末,薑、棗同煎服,仍以醋調貼足心。半夏、霍亂腹滿,同桂,末服。人參、止霍亂吐利,煎汁,入雞子白服,或加丁香,或加桂心。縮砂蔤、蓽茇、蒟醬、山薑、杜若、山奈、劉寄奴、蘹車香、並溫中下氣消食,止霍亂。肉豆蔻、溫中消食,霍亂脹痛,爲末,薑湯服。白豆蔻、散冷滯,理脾胃。草豆蔻、溫中消食下氣,霍亂煩渴,同黄連、烏豆,煎飲。高良薑、溫中消食下氣。霍亂腹痛,炙香煮酒,或水煎冷服。蓬莪茂、霍亂冷氣。艾葉、霍亂轉筋,煎服。水蓼、霍亂轉筋,煎飲,并抒脚。【穀菜】糯米、止霍亂後吐逆不止,水研汁服。糯米泔、止霍亂煩渴。燒酒、和新汲水飲。醋、霍亂吐利,或不得吐利,煎服。○轉筋,綿蘸揾之。葱白、霍亂轉筋,同棗煎服。薤、霍亂乾嘔,煮食數次。小蒜、煮汁飲,并貼臍,炙七壯。胡蒜、轉筋,擣貼足心。芥子、擣末傳臍。白芥子、蔓菁子、煮汁服。乾薑、霍亂轉筋,茶服一錢。生薑、煎酒服。蒔蘿、茴香、【果木】橘皮、除濕痰霍亂,但有一點胃氣者,服之回生,同藿香煎服,不省者灌之。檳榔、大腹皮、椰子皮、煮汁飲。桃葉、止霍亂腹痛,煮汁服。胡椒、二七粒吞之,或同綠豆研服。蓽澄茄、吳茱萸、煮服，或入乾薑。○葉亦可。食茱萸、丁香、末服。丁皮、桂心、沈香、白檀香、磨汁。乳香、安息香、蘇合香、樟腦、樟材、楠材、釣樟、磨汁。烏藥、並主中惡霍亂，心腹痛。烏木屑、酒服。訶黎勒、風痰霍亂，爲末，酒服，小兒湯服。皂莢、霍亂轉筋，吹鼻。厚朴、霍亂脹滿腹痛，爲末服。○或加桂心、枳實、生薑，煎服。海桐皮、中惡霍亂，煎服。【金石】流黃、伏暑傷冷吐瀉，同消石炒成砂，糯糊丸服。○或同水銀研，黑薑汁服。○暑月吐瀉，同滑石末，米飲服。陽起石、不灰木、霍亂厥逆，同陽起石、阿魏、巴豆，丸服。炒鹽、霍亂腹痛，熨之。○轉筋欲死者，填臍灸之。銅器。霍亂轉筋腹痛，炙熱熨之。

【積滯】【草穀】大黃、同巴豆、鬱金，丸服，治乾霍亂。陳倉米、吐泄，同麥芽、黃連煎服。穬麥糵、神麴、【木部】巴豆、伏暑傷冷，同黃丹，蠟丸服。樟木、乾霍亂不吐不利，煎服取吐。【石部】食鹽、吐乾霍亂。【器部】屠砧上垢、乾霍亂，酒服一團，取吐。【禽部】雄雀糞、乾霍亂，脹悶欲死，取三七枚研，酒服。【人部】百齒霜。小兒霍亂，水服少許。

泄瀉有濕熱、寒濕、風暑、積滯、驚痰、虛陷。

【濕熱】【草部】白术、除濕熱，健脾胃。○濕泄，同車前子，末服。○虛泄，同肉豆蔻、白芍藥，丸服。○久泄，同伏苓、糯米，丸服。○小兒久泄，同半夏、丁香，丸服。○老人脾泄，同蒼术、伏苓，丸服。○老小滑泄，同山藥，丸服。蒼术、濕泄如注，同芍藥、黃芩、桂心，煎服。○暑月暴泄，同神麴，丸服。車前子、暑月暴泄，炒研服。苧葉、驟然水泄，陰乾研服。秦艽、暴泄引飲，同甘草煎。黃連、濕熱脾泄，同生薑，末服。○食積脾泄，同大蒜，丸服。胡黃連、疳瀉。澤瀉、木通、地膚子、燈心、【穀菜】粟米、並除濕熱，利小便，止煩渴，燥脾胃。青粱米、丹黍米、山藥、濕泄，同蒼术，丸服。薏苡仁、【木石】巵子、食物直出，十個微炒，煎服。黃蘗、小兒熱瀉，焙研，米湯服，去下焦濕熱。伏苓、豬苓、石膏、水泄，腹鳴如雷，煅研，飯丸，服二十丸，二服愈。雄黃、暑毒泄痢，蒸过丸服。滑石、【獸部】豬膽。入白通湯，止少陰下利。

【虛寒】【草部】甘草、人參、黃芪、白芍藥、平肝補脾，同白术，丸服。防風、藁本、治風泄，風勝濕。火枕草、風氣行于腸胃，泄瀉，醋糊丸服。蘼蕪、濕泄，作飲服。升麻、葛根、柴胡、並主虛泄風泄，陽氣下陷作泄。半夏、濕痰泄，同棗煎服。五味子、五更腎泄，同茱萸，丸服。補骨脂、水泄日久，同粟殼，丸服。○脾胃虛泄，同豆蔻，丸服。肉豆蔻、溫中消食，固腸止泄。○熱泄，同滑石，丸服。○冷泄，同附子，丸服。○滑泄，同粟殼，丸服。○久泄，同木香，丸服。○老人虛泄，同乳香，丸服。木香、煨熱，實大腸，和胃氣。縮砂、虛勞冷泄，宿食。草豆蔻、暑月傷冷泄。益智子、腹脹忽泄，日夜不止，諸藥不效，元氣脫也，濃煎二兩服。蓽茇、暴泄身冷，自汗脉微，同乾薑、肉桂、高凉薑，丸服，名已寒丸。附子、少陰下利厥逆，同乾薑、甘草，煎服。○臟寒脾泄，同肉豆蔻，丸服。○大棗煮丸服。○暴泄脫陽，久泄亡陽，同人參、木香、伏苓,煎服。○老人虛泄,同赤石脂,丸服。草烏頭、水泄寒利,半生半炒,丸服。艾葉、泄瀉,同吳茱萸煎服。○同薑煎服。莨菪子久泄,同大棗,燒服。菝葜、【穀菜】陳廩米、澀腸胃,暖脾。糯米粉、同山藥、沙糖食,止久痢泄。燒酒、寒濕泄。黃米粉、乾麨、乾糕、並止老人久泄。罌粟殼、水泄不止,宜澀之,同烏梅、大棗,煎服。神麴、白扁豆、薏苡仁、乾薑、中寒水泄,炮研,飲服。葫蒜、薤白、韭白、【果木】栗子、煨食,止冷泄如注。烏梅、澀腸止渴。酸榴皮、一二十年久泄,焙研,米飲服,便止。石蓮、除寒濕,脾泄腸滑,炒研,米飲服。胡椒、夏月冷泄,丸服。蜀椒、老人濕泄,小兒水泄,醋煮丸服。○久泄餐泄不化穀,同蒼朮,丸服。吳茱萸、老人脾冷泄,水煎,入鹽服。橡斗子、大棗、木瓜、榲桲、都桷、櫧子、訶黎勒、止泄實腸。○久泄,煨研,入粥食。○同肉豆蔻,末服。○長服方,同厚朴、橘皮,丸服。厚朴、止泄厚腸溫胃,治腹中鳴吼。丁香、冷泄虛滑,水穀不消。乳香、洩澼腹痛。桂心、沒石子、毗黎勒、【石蟲鱗介】白堊土、水泄,同乾薑、楮葉,丸服。石灰、水泄,同伏苓,丸服。赤石脂、滑泄疳泄,煅研,米飲服。○大腸寒泄遺精,同乾薑、胡椒,丸服。白石脂、滑泄,同乾薑,丸服。○同龍骨,丸服。白礬、止滑泄水泄,醋糊丸服,老人加訶子。消石、伏暑泄瀉,同硫黃,炒,丸服。○同硫黃、白礬、滑石、飛麪,水丸服。硫黃、元臟冷泄,黃蠟丸服。久泄加青鹽。○脾虛下白涕,同炒麪,丸服。○氣虛暴泄,同枯礬,丸服。○伏暑傷冷,同滑石,末服。或同胡椒,丸服。禹餘粮、冷勞腸泄不止,同烏頭,丸服。陽起石、虛寒滑泄,厥逆精滑,同鍾乳、附子,丸服。鍾乳粉、大腸冷滑,同肉豆蔻,丸服。霹靂碪、止驚泄。五倍子、久泄,丸服。○水泄,加枯礬。龍骨、滑泄,同赤石脂,丸服。龜甲、久泄。【禽獸】烏雞骨、脾虛久泄,同肉豆蔻、草果,煮食。黃雌雞、羖羊角灰、久泄,同礬,丸服。鹿茸、飲酒即泄,同蓯蓉,丸服。猪腎、冷利久泄,摻骨碎補末,煨食。猪腸、臟寒久泄,同吳茱萸,蒸丸服。猪肝、冷勞虛泄。牛髓。洩利。

【積滯】神麴、麥蘗、蕎麥粉、脾積泄,沙糖水服三錢。蔏蔯、氣泄久不止,小兒疳泄,同豆蔻、訶子,丸服。楮葉、止一切泄利,同巴豆皮炒,研,蠟丸服。巴豆、積滯泄瀉,可以通腸,可以止泄。○夏月水泄,及小兒吐瀉下痢,燈上燒,蠟丸水服。黃丹、百草霜。並治積泄。

【外治】田螺、傅臍。木鱉子、同丁香、麝香,貼臍上,虛泄。蛇牀子、同熟艾各一兩,木鱉子四個,研勻,綿包安臍上,熨斗熨之。蓖麻仁、七箇,同熟艾半兩,硫黃二錢,如上法用。猪苓、同地龍、針砂末,葱汁和,貼臍。椒紅、小兒泄,酥和貼顖。蓖麻九個貼顖亦可。巴豆紙、小兒泄,剪作花,貼眉心。大蒜、貼兩足心,亦可貼臍。赤小豆。酒調,貼足心。

痢有積滯、濕熱、暑毒、虛滑、冷積、蠱毒。

【積滯】大黃、諸痢初起,浸酒服,或同當歸煎服。巴豆、治積痢,同杏仁,丸服。小兒用百草霜同化蠟丸服。巴豆皮、同楮葉燒,丸服,治一切瀉痢。藜蘆、主洩痢。紫莧、馬莧、和蜜食,主產後痢。萊菔、汁和蜜服,乾者嚼之,止噤口痢。萊菔子、下痢後重。青木香、下痢腹痛,氣滯裏急,實大腸。山櫨、煮服,止痢。麴、消穀止痢。一日百起,同馬藺子,爲散服。蒸餅、捻頭、湯調地榆末服,止血痢。檳榔、消食下氣,治下痢後重,如神。枳實、枳殼、止痢順氣。蕎麥粉、消積垢。雞子白丸服,主噤口痢。百草霜、消食積。同黃連末服,止熱痢。膩粉、消積滯。同定粉,丸服,止血痢。定粉、止久積痢,雞子白和炙,研服。黃丹、消積痢,同蒜服。又同黃連,丸服。蜜陀僧、煅研,醋湯服。硇砂、一切積痢,同巴豆、朱砂,蠟丸服。砒霜、積痢休息,同黃丹、末,蠟丸服。紅礬、止積痢。雞內金。焙服,主小兒痢。

【濕熱】【草部】黃連、熱毒赤痢,水煎,露一夜,熱服。小兒入蜜,或炒焦,同當歸、末,麝香、米湯服。○下痢腹痛,酒煎服。○傷寒痢,同艾,水煎服。○暴痢,同黃芩,煎服。○氣痢後重,同乾薑、末服。○赤白日久,同鹽梅,燒末服。○雞子白,丸服。○諸痢脾泄,入豬腸煮,丸。○濕痢,同吳茱萸炒,丸服。○香連丸加減,通治諸痢。○四治黃連丸,治五疳八痢。胡黃連、熱痢,飯丸服。○血痢,同烏梅、竈下土、末,茶服。白頭翁、一切毒痢,水煎服。○赤痢咽腫,同黃連、木香,煎服。○赤痢下重,同黃連、黃蘗、秦皮,煎服。柴胡、積熱痢,同黃芩,半水半酒煎服。大青、熱病下痢困篤者,同甘草、膠、豉、赤石脂,煎服。龍牙草、熱痢,同陳茶煎服。○根爲末,米飲服。青蒿、冷熱久痢,同艾葉、豆豉作餅,煎服。白蒿、夏月暴水痢,爲末服。地榆、冷熱痢,煮汁熬服,止久痢疳痢。青黛、疳痢,末服。益母草、同米煮粥,止疳痢。同鹽梅燒服,止雜痢。菓耳、熬膏。荊芥、燒末。蛇含、水煎,並主產後痢。山蘇、末服,止休息痢。黃芩、下痢腹痛日久,同芍藥、甘草用。地黃、止下痢腹痛。○汁,主蠱痢。蘘荷汁、蠱痢。葛穀、十年赤白痢。馬藺子、水痢,同麫服。雞腸草、汁,和蜜服。車前汁、和蜜服。蒲根、同粟米煎服。鴨跖草、煎。牛膝、龍膽、赤地利、煎。女葳、王瓜子、炒服。風延母、甘藤、陟釐、水藻、十三味,並主熱痢。菰手、小兒水痢。冬葵子、同末茶服。劉寄奴、同烏梅、白薑煎。地膚子、同地榆、黃芩、末服。苗、葉用汁。千里及、同小青煎。山漆、米泔服。旱蓮、末服。苦參、炒焦,水服。楒藤子、燒灰。狼牙、水煎。貫眾、酒煎。地錦、末服。山豆根、丸。忍冬、煎。藍汁、紫參、同甘草煎服。桔梗、白及、蒲黃、昨葉何草、【穀菜】綠豆、火麻汁煮。○皮蒸食,二三年赤痢。赤小豆、合蠟煎服。黑豆、二十一味,並主血痢。胡麻、和蜜食。麻子仁、炒研。豆豉、炒焦酒服,入口即定。小豆花、熱痢,入豉汁作羹食。○痢後氣滿不能食,煮食,一頓即愈。豇豆、豌豆、蕎根莖、燒灰,水服。白扁豆、並主赤白痢。豆腐、休息痢,醋煎服。葱白、下痢腹痛,煮粥食,又煮鯽魚鮓食。荞菜、夏月毒痢,煮粥食。黃瓜、小兒熱痢,同蜜食。冬瓜葉、積熱痢,拖麫食。絲瓜、酒痢便血,燒灰酒服。茄根莖葉、同榴皮，末，沙糖水服。胡荽、炒，末服。木耳、血痢，薑醋煮食，或燒灰，水服。○久痢，炒研，酒服。○久者加鹿角膠。芸薹汁、和蜜服。苦蕒菜、【果木】烏芋、火酒浸收用。胡桃、同枳殼、皂莢，燒服。○並治血痢。柿、止小兒秋痢血痢。柿根、荷蔕、楊梅、燒服。刺蜜、無花果、甜瓜、烏藥、燒灰，丸服。槐花、炒，研服。櫸皮、同犀角，煎服。鹽麩子及樹皮、煮服。○並止血痢。樗白皮、除濕熱殺蟲。○血痢，醋糊丸服。○臟毒下痢，爲末服。○水穀痢、小兒疳痢，並水和，作餛飩煮食。○休息痢，同木香爲丸，或加訶子、丁香。柏葉、血痢，同芍藥炒，水煎服。○血痢、蠱痢、疳痢，同黃連煎。○小兒洞痢，煎代茶。梔子、主熱痢下重。○血痢連年，同鼠尾草、薔薇汁熬丸服。黃蘗、除下焦濕熱及血痢。○同黃連，醋煎服。○孕痢，同大蒜，丸服，神驗。天蓼、末服，止氣痢。桑寄生、治毒痢，同川芎、防風、甘草，煎服。木槿花、噤口痢，煎麵食。○皮煮汁，止血痢渴。伏苓、滲濕熱。椶灰、敗船茹、並止血痢。【水土石部】新汲水、滑石、俱治熱痢。黃土、熱毒痢，水煮澄清服。雄黃、暑毒泄痢，(徑)〔蒸〕過丸服。古文錢、煮酒，止痢。白鹽、血痢，燒服，或入粥食。石綠、【鱗介蟲禽】蝸蠃、熱痢。水蛇、毒痢。貝子、五靈脂、俱血痢。白鴨血、小兒白痢如魚凍，酒泡服。白鴨通、【獸人】犀角、俱熱毒痢。豬膽、盛黑豆吞之。○犬膽、牛膽俱同。熊膽、疳痢。野豬黃、血痢，水服。童子尿。休息痢，煮杏仁、豬肝食。

【虛寒】【草部】甘草、瀉火止痛。○久痢，煎服。○又漿水炙，同生薑煎服。○同肉豆蔻，煎服。芍藥、補脾散血，止腹痛後重。人參、冷痢厥逆，同訶子、生薑，煎服。○禁口痢，同蓮肉煎呷。○老人虛痢，同鹿角，末服。當歸、止腹痛裏急後重，生血養血。○久痢，吳茱萸炒過，蜜丸服。白朮、胃虛及冷痢多年。蒼朮、久痢，同川椒，丸服。熟艾葉、止腹痛及痢後寒熱，醋煎服，或入生薑。○久痢，同橘皮，酒糊丸服。烏頭、久痢，燒研，蠟丸服。附子、休息痢，鷄子白丸服。草烏頭、寒痢，半生半燒，醋糊丸服。肉豆蔻、冷痢，醋麵包煨，研服。○氣痢，煨熟，同檳子、倉米，末服。蕙草、傷寒下痢，同當歸、黃連，煮酒服。○五色諸痢，同木香，末服。漏蘆、冷勞泄痢，同艾葉，丸服。獨用將軍、酒服，治禁口痢。玄胡索、下痢腹痛，酒服二錢。縮砂仁、赤白痢、休息痢，腹中虛痛。○同乾薑，丸服，治冷痢。草豆蔻、洩痢寒痛。蓽茇、虛痢嘔逆。○氣痢，用牛羊乳汁煎服。破故紙、久痢胃虛。黃芪、洩痢腹痛。漏籃子、休息惡痢。雲實、肉蓯蓉、艾納香、【穀菜】秫米、丹黍米、粳米、並主洩痢腸澼。火麻葉、冷痢白凍，爲末，冷水服。小豆花、痢後氣滿不能食，煮食，一頓即愈。白扁豆花、同胡椒作餛飩，煮食。糯穀、爆米花，以薑汁服，治禁口痢、虛寒痢。山藥、半生半炒，末服，治禁口痢。大蒜、禁口痢及小兒痢，同冷水服，或丸黃丹服。薤白、疳痢、久痢，煮粥、作餅、炒黃皆宜。韭白、醋炒食。生薑、久痢，同乾薑作餛飩食。浮麥、和麵作餅食。麥麵、炒焦服。小麥粉、【果木】

蜀椒、欓子、並止冷痢。胡椒、赤白痢,同綠豆,丸服。吳茱萸、燥濕熱,止瀉痢,同黃連,丸服。○同黑豆,搓熱吞之。石蓮、禁口痢,末服。沙糖、禁口痢,同烏梅,煎呷。桃膠、産痢疠痛後重,同沈香、蒲黃,末服。桂心、久痢,薑汁炙紫,同黃連等分,爲末服。肥皂莢、風濕下痢,同鹽燒,入粥食。皂莢刺、風入大腸,久痢膿血,同枳實、槐花,丸服。○子治久痢,焙研,米糊丸服。○裏急後重,子同枳殼,丸服。厚朴、止洩痢,厚腸胃。○水穀痢,同黃連煎服。乳香、虛冷腹痛。沈香、氣痢。丁香、禁口痢,同蓮肉末,米飲服。【土石】白堊、赤壁土、代赭、並止洩痢。蚯蚓泥、久痢,一升,炒烟盡,沃水半升飲。墨、赤白痢,同乾薑,醋糊丸服。鍾乳粉、冷滑不止,同肉豆蔻,棗肉丸服。石硫黃、虛冷久痢,蛤粉丸服。【蟲鱗介部】蜂蜜、赤白痢,和薑汁服。黃蠟、厚腸胃,同阿膠、當歸、黃連、黃蘗、稟米,煮服。蝮蛇骨、燒服。鱓頭、燒。鰻鱺頭、燒服,並止疳痢。鯉魚、暴痢,燒灰,飲服。鯽魚、久痢,釀五倍子,燒服。○血痢,釀白礬,燒服。○頭灰,止痢。白鮝、金魚、鼈臛、龜臛、龜甲、【禽獸】烏骨雞、並止虛痢。黃雌雞、煮汁,止噤口痢。雞卵、久痢,産痢,醋煮食。○小兒痢,和蠟煎食。○疳痢,同定粉,炒食。雞卵黃、白痢,同胡粉煅,酒服。○胎痢,同黃丹燒服。雉、虛痢,産痢,作餛飩食。阿膠、赤白虛痢。○同黃連、伏苓,丸服。乳腐、赤白痢,漿水煮食。牛乳、冷氣痢,同蓽芨,煎服。牛肝、牛脂、虛冷痢,並醋煮食。羊脂、痢痛,同阿膠煮粥食。○孕痢,煮酒服。羊腎、勞痢,作羹食。羊肝、冷滑久痢,縮砂末逐片摻上,焙研,入乾薑末等分,飯丸服。○下痢垂死,摻白礬,炙食。羊脊骨、通督脉,止痢。羊骨灰、洞泄下痢,水服。牛骨灰、水穀痢。狗骨灰、休息痢,飲服。狗頭骨灰、久痢,勞痢,同乾薑、莨菪灰,丸服。羚羊角、熱毒痢,末服。小兒痢,燒服。鹿角、小兒痢,燒,同髮灰服。鹿茸、狗肝、煮粥。豬腎、作餛飩食。山羊肉、作脯,並主虛冷久痢。猯肉、丹石毒痢。豬肉、禁口痢,作脯炙食。豬腸、熱毒酒痢,同黃連蒸,丸服。豬肝、休息痢,同杏仁,童尿煮食。猬皮灰、五色痢,酒服。虎骨、休息痢,炙,研服。○小兒洞注下痢,燒服。諸朽骨。水痢,同麪服。

【止澀】【草部】赤白花鼠尾草、赤白諸痢,濃煮作丸,或末,或煎服。狼把草、久痢、血痢、疳痢,或煎,或末服。赤白雞冠花、酒煎。木賊、煎水。菝葜、同蠟茶、白梅,丸服。營實根、疳痢,煎服。五味子、【穀果】罌粟、同殼炙,蜜丸服。粟殼、醋炙,蜜丸服。○同陳皮,末服。○同檳榔,末服。○同厚朴,末服。阿芙蓉、苦茶、熱毒痢,末服。或同醋,或同薑,煎服。○同白梅,丸服。烏梅、止渴,除冷熱痢,水煎服。○血痢,同茶、醋服。○同黃連,丸服。○休息痢,同建茶、乾薑,丸服。梅葉、煮汁,止休息〔痢〕。林檎、止痢,煮食。○小兒痢,同楮實,杵汁服。荔枝殼、同橡斗、榴皮、甘草,煎服。酸榴、擣汁,或燒服。酸榴皮及根、或煎,或散,或丸,或燒服。大棗、疳痢,和光粉,燒食。蚛棗、止小兒痢。橡實、同楮葉,末服。

槲白皮、煮汁，熬膏服。橡斗、阿月渾子、木瓜、海紅、棠梨、煨食。鹿梨、煨食。梬棗、煨食。胡頹子、毗黎勒、韶子、㮌子、生食。醋林子、李根白皮、煮。荷葉灰、

【木部】楮葉、炒研，和麵作餅食，斷痢。○小兒痢，浸水，煮木瓜服。没石子、虛滑久痢、血痢，飯丸服。○產後痢，燒研，酒服。枸橘葉、同草薢炒，研服。白楊皮、孕痢，煎服。赤松皮、三十年痢，研麵一斗，和粥食。松楊木皮、冷熱水穀痢，煮服。水楊枝葉、久痢，煮服。金櫻子、久痢，同粟殼，丸服。花、葉、子、根並可用。海桐皮、疳痢、久痢。訶子、止久痢，實大腸。楓皮、煎飲。山礬葉、城東腐木、【石服蟲部】桃花石、禹餘粮、五石脂、並止洩痢。赤石脂、末服。○冷痢，加乾薑作丸。○傷寒下痢，同乾薑、粳米，煎服。白石脂、小腸澼、便血，米飲服。○久痢，加乾薑，丸服。礬石、醋糊丸服。○冷勞痢，加羊肝。石灰、十年血痢，熬黃，澄水，日三服。○酒積下痢，水和泥裹煅研，醋糊丸服。雲母粉、米飲服。故衣帛、主胎前痢、小兒痢。五倍子、久痢，半生半燒，丸服，或加枯礬。赤痢，加烏梅。百藥煎、酒痢，同五倍子、槐花，丸服。露蜂房、蝦蟆灰、並止小兒痢。柳蠹糞、桑蠹糞、並主產後痢。蟬蛻、燒服。蜣螂、燒。蠶連、【鱗介】龍骨、澀虛痢。○傷寒痢、休息痢，煮汁服，或丸服。鯪鯉甲、久痢裏急，同蛤粉炒，研服。蚺蛇膽、止疳痢、血痢，蠱蟲爲使。鼈殼、產後痢。蚌粉、海蛤、魁蛤、爛蜆殼、牡蠣、甲香、【禽獸】豬蹄甲、馬糞灰、水服一丸。獺屎灰、並止久痢。鵜鶘觜、牛屎汁、羊屎汁、兔頭灰、狸頭灰、犰皮灰、並主疳痢。牛角䚡、冷痢、小兒痢，飲服。

【外治】木鼈子、六箇研，以熱麵餅挖孔，安一半，熱貼臍上，少頃再換，即止。芥子、同生薑擣膏，封臍。黃丹、同蒜擣，封臍，仍貼足心。水蛭、入麝擣，貼臍。田螺、入麝搗，貼臍。蓖麻、同硫黃擣，〔填〕臍。鍼砂、同官桂、枯礬，水調貼臍。

瘧

有風、寒、暑、熱、濕、食、瘴、邪八種。○五臟瘧。○六腑瘧。○勞瘧。○瘧母。

【暑熱】【草部】柴胡、少陽本經藥，通治諸瘧爲君，隨寒熱虛實，入引經佐使。黃芩、去寒熱往來，入手少陰、陽明、手足少〔陰〕〔陽〕、太陰六經。甘草、五臟六腑寒熱。黃芪、太陰瘧，寒熱自汗、虛勞。牛膝、久瘧、勞瘧，水煎日服。○莖葉，浸酒服。蒼耳子、久瘧不止，酒糊丸服。○葉擣汁。馬鞭草、久瘧，擣汁酒服。馬蘭、諸瘧寒熱，擣汁，發日早服。香薷、同青蒿，末，酒服。○暑瘧，加桂枝、麥芽。青蒿、虛瘧寒熱，擣汁服，或同桂心，煎酒服。○溫瘧，但熱不寒，同黃丹，末服。○截瘧，同常山、人參，末，酒服。人參、虛瘧食少，必同白术用。○孕瘧、產後瘧、瘴瘧，未分陰陽，一兩煎，冷服。白术、同蒼术、柴胡，爲瘧家必用之藥。升麻、邪入陰分者，

同紅花,入柴胡四物,提之。葛根、無汗者加之。○久瘧,同柴胡、二术用,一補一發。芎藭、知母、葳蕤、牛蒡根、並主勞瘧。當歸、水煎,日服。地黃、昌蒲、玄參、紫參、白及、胡黃連、女青、防己、青木香、【穀菜】麥苗、汁。胡麻、並主溫瘧。粳米、熱瘧、肺瘧,白虎湯用。秫米、肺瘧有痰,同恒山、甘草,煎服。豆豉、心瘧、腎瘧。寒食麵、熱瘧,青蒿汁丸服二錢。翻白草、煎酒。冬瓜葉、斷瘧,同青蒿、馬鞭草、官桂,糊丸服。翹搖、【果木】蜀椒、並溫瘧。甘蔗、勞瘧。竹葉、溫瘧、心瘧。地骨皮、虛瘧、熱瘧。豬苓、伏苓、【水石蟲部】冬霜、熱瘧,酒服一錢。石膏、熱甚口渴頭痛者加之。鼠負、七枚,飴糖包吞,即斷。○同豆豉,丸服。蚯蚓、熱瘧狂亂,同薄荷、薑、蜜服。○泥,同白麵丸服。蟬花、【鱗介】烏賊骨、並溫瘧。龜殼、斷瘧,燒研,酒服。鱉甲、久瘧,病在血分。○勞瘧、老瘧,醋炙,末服。牡蠣。虛瘧,寒熱自汗。○牡瘧,同麻黃、蜀漆、甘草,煎服。

【寒濕】【草部】附子、五臟氣虛,痰飲結聚發瘧,同紅棗、葱、薑,水煎冷服。○眩仆厥逆,加陳皮、甘草、訶子。○瘴瘧,同生薑,煎服。○斷瘧,同人參、丹砂,丸服,取吐。草烏頭、秋深久瘧,病氣入腹,腹高食少,同蒼术、杏仁,煎服。草豆蔻、虛瘧自汗,煨,入平胃散。○瘴瘧,同熟附子,煎服。○山嵐發瘧,同常山,浸酒飲。○一切瘧,同恒山炒焦,糊丸,冷酒服,名瞻仰丸。蒼术、麻黃、羌活、高凉薑、○脾虛,同乾薑炮研,豬膽丸服。【穀菜】火麻葉、炒,研服。生薑汁、露一夜服。○孕瘧尤效。乾薑、炒黑,發時酒服。獨蒜、燒研,酒服。薤白、韭白、【果木石部】烏梅、勞瘧,同薑、豉、甘草、柳枝,童便服。橘皮、痰瘧,以薑汁浸煮,焙研,同棗煎服。青橘皮、治瘧疏肝,當汗而不透者,須再汗之,以此佐紫蘇。○止瘧,燒研,發日早,酒服一錢,臨發再服。桂心、寒多者加之。○同青蒿,看寒熱多少,三七分爲末,薑酒服。丁香、久瘧,同常山、檳榔、烏梅,浸酒服。硫黃、朱砂等分,糊丸服。○同茶末,冷水服。雲母石、牝瘧,但寒不熱,同龍骨、蜀漆,爲散服。代赭石、【鱗禽獸部】龍骨、老瘧,煮服取汗。雞子白、久瘧。鷦鴣、煮酒飲。豬脾、虛寒瘧,同胡椒、高凉薑、吳茱萸,末,作餛飩食。牛肝、醋煮食。羊肉、黃狗肉、並作臛食,取汗。山羊肉、久瘧,作脯食。果然肉、食,去瘴瘧。○皮,亦辟瘧。驢脂、多年瘧,和烏梅丸服。鹿角。小兒瘧,生研服。

【痰食】【草部】常山、瘧多痰水飲食,非此不能破癖利水。○醋煮乾,水煎服,不吐不瀉。○雞子清丸,煮熟服。○同伏苓、甘草,浸酒服。○同草果、知母、貝母,煎酒服。○同大黃、甘草,煎水服。○同小麥、竹葉,煎水服。○同黃丹,丸服。○瘴瘧,同知母、青蒿、桃仁,煎服。○孕瘧,同烏梅、甘草、石膏,酒、水浸服。芫花、久瘧結癖在脇,同朱砂,丸服。醉魚花、鯽魚釀煨服,治久瘧成癖,并擣花貼之。大黃、瘧多敗血痰水,當下不盡者,須再下之,必此佐常山。阿魏、痰癖寒熱,同雄黃、朱砂,丸服。半夏、痰藥必用,痰多者倍加。○同白豆蔻、生薑、大棗、甘草各二十五塊如皂子大,同葱根煎一椀,露一夜,分三服,熱瘧重者極效。三棱、莪茂、【穀果】神麴、麥蘗、並治食瘧,消瘧母。檳榔、消食辟瘴。○同酒蒸常山,丸服,名勝金丸,或加穿山甲。桃仁、同黃丹,丸服,或加蒜。桃花、末服,取利。杏仁、【木石】巴豆、砒霜、爲劫痰截瘧神劑。○同硫黃、綠豆丸。○同雄黃、朱砂,白麪丸。○同綠豆、黑豆、朱砂,丸。○同恒山,丹砂作餅,麻油煤熟,研末,並冷水服。黃丹、墜痰消積。○諸瘧,蜜水調服一錢。○同青蒿,丸。○同百草霜,丸。○同獨蒜,丸。○同桃仁,丸。○同建茶,丸。○同恒山,丸,並止瘧。礜紅、食瘧,同蒜,丸服。綠礬、陰瘧,同乾薑、半夏,醋湯服。礬石、醋糊丸服。古石灰、同五靈脂、頭垢,丸服。蜜陀僧、【蟲禽】白僵蠶、痰瘧,丸服。鯪鯉甲、痎瘧,牝瘧、寒熱瘧,同乾棗,燒,研服。○同酒蒸當歸、柴胡、知母,丸服。夜明砂、五瘧不止及胎前瘧,冷茶服二錢。或加朱砂、麝香,丸服。雞腜腔黃皮、小兒瘧,燒服。雄雞屎。

【邪氣】【穀果服器】端午糉尖、丸瘧藥。桃梟、水丸服。○五種瘧,同巴豆、黑豆、朱砂,丸服。鍾馗、燒服。曆日、燒灰,丸服。故鞋底、灰。甑帶、【蟲介禽獸】蜈蚣、勒魚骨、入斷瘧藥。瘧龜、瘴瘧,燒服,或浴,或佩。鸕鶿、煤食。犬毛、燒服。白狗屎、燒服。白驢蹄、同砒霜,丸服,治鬼瘧。猴頭骨、燒,水服。黑牛尾、燒,酒服。烏猫屎、小兒病,桃仁湯下。狸屎灰、鬼瘧,發無期度。靈猫陰、【人部】頭垢、天靈蓋、小兒臍帶、燒灰,飲服。人膽。裝糯米,入麝香熏乾,青者治久瘧連年,陳皮湯下十五粒。

【吐痰】常山、蜀漆、藜蘆、煎。地菘、汁。豨薟、汁。葎草、汁。石胡荽、汁。離鬲草、汁。三白草、汁。澤漆、蕘花、豉湯、瓜蒂、相思子、擂水。逆流水、人尿。和蜜,取吐。

【外治】旱蓮、毛茛草、石龍芮、馬齒莧、小蒜、同胡椒、百草霜,杵。○同阿魏、臘脂。○同桃仁罨。蜘蛛、蝦蟇、燒人場上黑土、並繫臂。吳葵華、捼手。魚腥草、擦身,取汗。烏頭末、發時,酒調塗背上。鬼箭羽、同鯪鯉甲,末,發時嗜鼻。燕屎、泡酒,熏鼻。野狐糞、同夜明砂,醋糊丸,把嗅。野狐肝、糊丸,緋帛裹,繫中指。虎睛、虎骨、虎爪皮、麝香、狸肝、野猪頭骨、驢皮骨、牛骨、天牛、馬陸、兩頭蛇、佩。蛇蛻、塞耳。人牙、人膽。

心下痞滿痛者爲結胸、胸痹。○不痛者爲痞滿。有因下而結者,從虛及陽氣下陷;
有不因下而痞結者,從土虛及痰飲、食鬱、濕熱治之。

【濕熱氣鬱】【草部】桔梗、胸脇痛刺,同枳殼,煎。黃連、濕熱痞滿。黃芩、利胸中氣,脾經濕熱。柴胡、傷寒心下諸痰熱結實,胸中邪氣,心下痞,胸脇痛。前胡、痰滿,胸脅中痞,心腹結氣。貝母、主胸脇逆氣,散心胸鬱結之氣,薑汁炒,丸。芎藭、治一切氣、一切血,燥濕開鬱,搜肝氣。**木香**、能升降諸氣,專泄胸腹滯塞。〇陽衰,氣脹懶食,同訶子,糖和丸服。**甘松**、理元氣,去鬱病。**香附子**、利三焦,解六鬱,消飲食痰飲。〇一切氣疾,同砂仁、甘草,末服。〇同烏藥末,點服。〇同伏神,丸服。〇一味,浸酒服之。**澤瀉**、主痞滿,滲濕熱,同白术、生薑,煎服。**苟藥**、脾虛中滿,心下痞。**白豆蔻**、散肺中滯氣。**射干**、胸膈熱滿,腹脹。**大黃**、泄濕熱,心下痞滿。〇傷寒下早,心下滿而不痛,同黃連,煎服。**草豆蔻**、**吳茱萸**、濕熱痞滿,同黃連,煎服。**枳實**、除胸膈痰澼,逐停水,破結實,消脹滿,心下急,痞痛逆氣,解傷寒結胸,胃中濕熱。〇卒胸痺痛,爲末,日服。〇胸痺、結胸,同厚朴、栝樓、薤白,煎服。〇同白术,丸服。**枳殼**、**厚朴**、並泄肺消痰,除胸痞脇脹。**皂莢**、破痰囊,腹脹滿欲令瘦者,煨丸取利。**巵子**、解火鬱,行結氣。**蕤核**、破心下結痰痞氣。**伏苓**、胸脇氣逆脹滿,同人參,煎服。

【痰食】【草部】**半夏**、消痰熱滿結。〇小結胸,痛止在心下,同黃連、栝樓,煎服。**旋覆花**、汗下後,心下痞滿,噫氣不止。**縮砂**、痰氣膈脹,以蘿蔔汁浸,焙研,湯服。**澤漆**、心下伏瘕如杯,同大黃、葶藶,丸服。**栝樓**、胸痺痰結,痛徹心背,痞滿喘欬,取子,丸服。或同薤白,煎酒服。**三稜**、胸滿,破積。**牽牛**、胸(脹)〔膈〕食積,以末一兩,同巴豆霜,水丸服。【穀菜】**神麴**、同蒼术,丸服,除痞滿食氣。**麥蘖**、同神麴、白术、橘皮,丸服,利膈消食。**生薑**、心下堅痞,同半夏,煮服。**薑皮**、消痞。**白芥子**、冷痰痞滿,同白术,丸服。【果木】**橘皮**、痰熱痞滿,同白术,丸服,或煎服。**青橘皮**、胸膈氣滯,同茴香、甘草、白鹽,制末,點服。〇四制爲末,煎服,名快膈湯。**瓜蒂**、吐痰痞。**檳榔**、消水穀,下痰氣。〇傷寒痞滿不痛者,同枳實,研末,黃連湯下。〇結胸痛者,酒煎二兩服。**大腹皮**、痞滿醋心。**訶黎勒**、胸膈結氣。**巴豆**、陰證寒實結胸,大便不通,貼臍灸之。【金石】**密陀僧**、胸中痰結,醋水煎乾爲末,酒水煎服,取吐。**銀朱**、痰氣結胸,同明礬,丸服。**芒消**。

【脾虛】【草部】**人參**、主胸脇逆滿,消胸中痰,消食變酸水,瀉心肺脾胃火邪。〇心下結硬,按之無,常覺痞滿,多食則吐,氣引前後,噫呃不除,由思慮鬱結,同橘皮去白,丸服。**术**、除熱消食,消痰水。〇胸膈煩,則白术末,湯服。〇消痞强胃,同枳實,爲丸服。〇心下堅大如盤,水飲所作,腹滿脇鳴,實則失氣,虛則遺尿,名氣分,同枳實,水煎服。**蒼术**、除心下急滿,解鬱燥濕。**遠志**、去心下膈氣。**升麻**、**柴胡**、升清氣,降濁氣。**附子**、【獸部】**羊肉**。老人膈痞不下食,同橘皮、薑、麨,作臛食。

脹滿 有濕熱、寒濕、氣積、食積、血積。

【濕熱】**术**、除濕熱,益氣和中。〇脾胃不和,冷氣客之爲脹滿,同陳皮,丸服。**黃連**、去心火及中焦濕熱。**黃芩**、脾經諸濕,利胸中熱。**柴胡**、宣暢氣血,引清氣上行。**桔梗**、腹滿腸鳴,傷寒腹脹,同半夏、橘皮,煎服。**射干**、主胸脇滿,腹脹氣喘。**薄荷**、**防風**、**車前**、**澤瀉**、木通、白芍藥、去臟腑壅氣,利小便,於土中瀉木而補脾。大黃、主腸結熱,心腹脹滿。半夏、消心腹痰熱熱結,除腹脹。○小兒腹脹,以酒和丸,薑湯下。仍薑汁調,貼臍中。牽牛、除氣分濕熱,三焦壅結。○濕氣中滿,足脛微腫,小便不利,氣急欬嗽,同厚朴,末服。○水蠱脹滿,白黑牽牛末各二錢,大麥麪四兩,作餅食。○小兒腹脹,水氣流腫,小便赤少,生研一錢,青皮湯下。忍冬、治腹脹滿。澤瀉、滲濕熱。赤小豆、治熱,利小便,下腹脹滿,散氣。豌豆、利小便,腹脹滿。薺菜、子治腹脹。○根主脹滿腹大,四肢枯瘦,尿澀,以根同甜葶藶,丸服。木瓜、治腹脹、善噫。厚朴、消痰下氣,除脹滿,破宿血,化水穀,治積年冷氣雷鳴。○腹脹脉數,同枳實,大黃,煎服。○腹痛脹滿,加甘草、桂、薑、棗。○男女氣脹,冷熱相攻,久不愈,薑汁炙研,米飲日服。皂莢、主腹脹滿。○胸腹脹滿,煨研,丸服,取利甚妙。枳實、消食破積,去胃中濕熱。枳殼、逐水,消脹滿,下氣破結。○老幼氣脹,氣血凝滯,四制,丸服。伏苓、主心腹脹滿,滲濕熱。豬苓、鸕鶿、大腹鼓脹,體寒,燒研,米飲服。雞屎白、下氣,利大小便,治心腹鼓脹,消積。○雞屎醴:治鼓脹,旦食不能暮食,以袋盛半升,漬酒,日飲三次。或爲末,酒服。○欲下,則煮酒頓服。野雞、心腹脹滿,同茴香、馬芹諸料,入蒸餅,作餛飩食。豪豬肚及屎、主熱風鼓脹,燒研,酒服。豬血、中滿腹脹,旦食不能暮食,晒研,酒服,取利。牛溺、主腹脹,利小便。氣脹,空心溫服一升。○癥癖鼓脹,煎如飴,服棗許,取利。蝦蟆、鼓氣,煅研,酒服。○青蛙,入豬肚内煮食。

【寒濕】草豆蔻、除寒燥濕,開鬱破氣。縮砂蔤、治脾胃結滯不散,補肺醒脾。益智子、主客寒犯胃。○腹脹忽瀉,日夜不止,二兩煎湯服,即止。胡盧巴、治腎冷,腹脇脹滿,面色青黑。胡椒、虛脹腹大,同全蝎,丸服。附子、胃寒氣滿,不能傳化,飢不能食,同人參、生薑,末,煎服。丁香、小兒腹脹,同雞屎白,丸服。訶黎勒、主冷氣,心腹脹滿,下氣。禹餘粮。

【氣虛】甘草、除腹脹滿,下氣。人參、治心腹鼓痛,瀉心肺脾中火邪。萎蕤、主心腹結氣。青木香、主心腹一切氣,散滯氣,調諸氣。香附子、治諸氣脹滿,同縮砂、甘草,爲末服。紫蘇、治一切冷氣,心腹脹滿。萊菔子、氣脹氣蠱,取汁浸縮砂,炒七次,爲末服。生薑、下氣,消痰喘脹滿,亦納下部導之。薑皮、消脹痞,性涼。馬芹子、主心腹脹滿,開胃下氣。山藥、心腹虛脹,手足厥逆,或過服苦寒者,半生半炒,爲末,米飲服。百合、除浮腫,臚脹痞滿。敗瓢、酒炙三五(百)次,燒,〔研末〕服,治中滿鼓脹。檳榔、治腹脹,生擣末服。沉香、升降諸氣。全蝎。病轉下後,腹脹如鼓,燒灰,入麝,米飲服。

【積滯】蓬莪茂、治積聚諸氣脹。京三棱、治氣脹,破積。劉寄奴穗、血氣脹滿,爲末,酒服三錢,乃破血下脹仙藥也。馬鞭草、行血活血。○鼓脹煩渴,身乾黑瘦,剉曝,水煮服。神麴、補虛消食。○三焦滯氣,同萊菔子,煎服。○少腹堅大如盤,胸滿食不消化,湯服方寸匕。蘖米、消食下氣,去心腹脹滿。○產後腹脹,不得轉氣,坐臥不得,酒服一合,氣轉即愈。葫蒜、下氣,消穀化肉。山查、化積消食,行結氣。橘皮、下氣破癖,除痰水滯氣。胡椒、腹中虛脹,同蝎尾、萊菔子,丸服。車脂、少小腹脹,和輪下土服。胡粉、化積消脹。○小兒腹脹,鹽炒摩腹。古文錢、心腹煩滿,及胸脇痛欲死,水煮汁服。鋼鐵、主胸膈氣塞,不化食。水銀、治積滯鼓脹。黑鹽、腹脹氣滿,酒服六銖。○酒肉過多,脹滿不快,用鹽擦牙,溫水漱下,二三次即消。芒消、治腹脹,大小便不通。綠礬、消積滯,燥脾濕,除脹滿,平肝。同蒼术,丸服,名伐木丸。猪項肉。酒積,面黃腹脹,同甘遂,搗丸服,取下酒布袋也。

諸腫有風腫。○熱腫。○水腫。○濕腫。○氣腫。○虛腫。○積腫。○血腫。

【開鬼門】【草部】麻黃、主風腫、水腫,一身面目浮腫,脉浮,小便不利,同甘草煮湯服,取汗。○水腫脉沉,浮者爲風,虛腫者爲氣,皆非水也,麻黃、甘草、附子,煮湯服。羌活、療風用獨活,療水用羌活。○風水浮腫及妊娠浮腫,以蘿蔔子炒過,研末,酒服二錢,日二。防風、治風行周身及經絡中留濕,治風去濕之仙藥也。柴胡、主大腸停積水脹。浮萍、去風濕,下水氣,治腫,利小便,爲末,酒服方寸匕。鼠粘子、除膚風,利小便。○風水身腫欲裂,炒,末,每服二錢,日三。○風熱浮腫,半炒,研末酒服。○水蠱腹大,麪糊丸服。○根、莖亦主風腫,逐水效。天仙藤、妊娠浮腫,謂之子氣,乃素有風氣,勿作水治,同香附、陳皮、甘草、烏藥、紫蘇,煎服。忍冬、去寒熱身腫,風濕氣。蒺藜、洗浮腫。陸英、洗水氣虛腫。狗脊、【穀菜】黍穰、葱白根、【果木】杏葉、並洗足腫。楠材、腫自足起,同桐木,煎洗,并少飲之。桐葉、手足浮腫,同小豆,煮汁漬洗,并少飲之。柳枝及根皮。洗風腫。

【潔淨府】澤瀉、逐三焦停水,去舊水,養新水,消腫脹,滲濕熱。○水濕腫脹,同白术,末服。鴨跖草、和小豆煮食,下水。蒼耳子、大腹水腫,燒灰,同葶藶,末服。蘇子、消渴變水,同萊菔子服,水從小便出。木通、利大小便,水腫,除諸經濕熱。通脫木、利小便,除水腫。香薷、散水腫,利小便。大葉者濃煎汁熬,丸服,治水甚捷,肺金清而熱自降也。○暴水、風水、氣水,加白术,末丸,至小便利爲效。燈心草、除水腫癃閉。冬葵子、利小便,消水氣。○妊娠水腫,同伏苓,末服,小便利則愈。蜀葵子、利小便,消水腫。葶藶、利水道,下膀胱水,皮間邪水上出,面目浮腫,大降氣,與辛酸同用,以導腫氣。○通身腫滿,爲末,棗肉丸服,神驗。○或用雄雞頭擣丸。○陽水暴腫,喘渴尿澀,同防己,末,以綠頭鴨血和丸,服之效。馬鞭草、大腹水腫,同鼠尾草煮汁熬稠,丸服,神效。馬蘭、水腫尿澀,同黑豆、小麥,酒、水煎服。益母草、服汁,主浮腫,下水。旋覆花、除水腫大腹,下氣。萱草根葉、通身水腫,晒研,二錢,入席下塵,米飲服。蓼子、下水氣面浮腫。海金沙、脾胃腫滿,腹脹如鼓,喘不得臥,同白术、甘草、牽牛,爲末服。漢防己、利大小便,主水腫,通行十二經。去下焦濕腫,泄膀胱火,必用之藥。○皮水,胕腫在皮膚中,不惡風,按之不沒指,同黃芪、桂枝、伏苓、甘草,煎服。水蘋、主暴熱,下氣,利小便。海藻、下十二水腫,利小便。海帶、昆布、利水道,去面腫。越王餘算、去水腫浮氣。天蓼、主水氣。茅根、虛病後,飲水多,小便不利作腫,同赤小豆煮食,水隨小便下。蒲公英、煮服,消水腫。薇、利大小便,下浮腫。【穀部】薏苡仁、水腫喘急,以郁李仁絞汁,煮粥食。黑大豆、逐水去腫。○桑柴灰煮食,下水鼓。○《範汪方》:煮汁,入酒再煮,服,水從小便出。○《肘後方》:煮乾,爲末服。赤小豆、下水腫,利小便。○桑灰汁煮食代飯,冬灰亦可。○同薑、蒜煮食。○水蠱,腹大有聲(支)〔皮〕黑者,同白茅根煮食。○足腫,煮汁漬洗。腐婢、下水氣。綠豆、煮食,消腫下氣。○十種水氣,同附子,逐日煮食。【菜部】胡蒜、同蛤粉,丸服,消水腫。○同田螺、車前,貼臍,通小便。胡葱、浮腫,同小豆、消石,煮食。羅勒、消水氣。百合、除浮腫臚脹。冬瓜、小腹水脹,利小便。○釀赤小豆,煨熟,丸服。○瓜瓢淡煮汁飲,止水腫煩渴。胡瓜、水病,肚脹肢浮,以醋煮食,須臾水下。【果部】李核仁、下水氣,除浮腫。杏核仁、浮腫喘急,小便少,炒研,入粥食。○頭面風腫,同雞子黃,塗帛上貼之,七八次愈。烏梅、水氣滿急,同大棗煮汁,入蜜嚥之。桃白皮、水腫,同秫米,釀酒飲。椒目、治十二種水氣脹滿,行水滲濕。○炒研,酒服方寸匕。敗荷葉、陽水浮腫,燒研,水服。足腫,同藁本煎洗。【木部】木蘭皮、主水腫。柳葉、下水氣。欅皮、通身水腫,煮汁日飲。榆皮葉、消水腫,利小便。○皮末,同米煮粥食之。柯樹皮、大腹水病,煮汁,熬丸服,病從小便出也。桑白皮、去肺中水氣,水腫腹滿臚脹,利水道也。桑椹、利水氣,消腫。○水腫脹滿,以桑白皮煎水煮椹,同糯米釀酒飲。桑葉、煎飲代茶,除水腫,利大小腸。桑枝、同上。桑柴灰、淋汁,煮小豆食,下水脹。楮實、水氣蠱脹,用潔淨府。熬膏,和伏苓、白丁香,丸服,效。楮葉、通身水腫,煎汁如飴,日服。○積年水氣,面腫如水,煎汁,煮粥食。楮白皮、逐水腫氣滿,利小便。○煮汁釀酒,治水腫入腹,短氣欬嗽及婦人新産,風入臟內,腫脹短氣。○風水腫浮,同木通、猪苓、桑白皮、陳皮,煎服。○膀胱石水,肢削,小腹脹,取根皮,同桑白皮、白术,同黑豆煎汁,入酒服之,效。楮汁、天行病後,臍下如水腫,日服一盃,小便利即消。巵子、熱水腫疾,炒研,飲服。○婦人胎腫,屬濕,丸服有驗。伏苓及皮、主水腫,利水道。○皮同椒目,煎水日飲。猪苓、利水發汗,主腫脹滿急,消胎腫。皂莢、身面卒腫,炙漬酒飲。○或加黑錫。五加皮、風濕腫。枳茹、水脹暴風。【石部】滑石、利水,燥濕,除熱。白石英、石水,腹堅脹滿,煮酒服。凝水石、除胃中熱,水腫,小腹痺,瀉腎。礜石、却水。○水腫,同青礜,白䴵丸服。青礜、水腫黃病,作丸服。【蟲部】螻蛄、利大小便,治腫甚效。○十種水病,腹滿喘促,五枚焙研,湯服。○《肘後方》:每日炙食十枚。○《普濟方》:左右用,同大戟、芫花、甘遂服。○同輕粉,嚙鼻,消水病。青蛙、消水腫,同胡黃連末,入猪肚內煮食。○水蠱,腹大有聲,皮黑,酥炙,同螻蛄、苦瓠,末服。【介鱗】海蛤、治十二種水氣浮腫,利大小腸。○水癥腫病,同杏仁、防己、葶藶、棗肉丸服。○水腫發熱,同木通、猪苓、澤瀉、滑石、葵子、桑皮,煎服。○石水肢瘦腹獨大者，同防己、葶藶、伏苓、桑皮、橘皮、郁李，丸服。○氣腫，同昆布、鳧茈、海螵蛸、荔枝殼，煎飲服。**蛤粉**、清熱利濕，消浮腫，利小便。○氣虛浮腫，同大蒜，丸服。**貝子**、下水氣浮腫。**田贏**、利大小便，消手足浮腫，下水氣。○同大蒜、車前，貼臍，水從小便出。**鯉魚**、煮食，下水氣，利小便。○用醋煮食。○赤小豆煮食。○釀白礬，泥包煨，研，食粥，隨上下用。**白魚**、開胃下氣，去水氣。**鯽魚**、合小豆、商陸，煮食，消水腫。**鱸魚**、治水氣。**鱧魚**、合小豆煮食，下大水面目浮腫及妊娠水氣。入冬瓜、葱白，主十種水垂死。**鯸魚**、療水腫，利小便。**黃顙魚**、合大蒜、商陸，煮食，消水，利小便。○綠豆同煮亦可。【禽獸】**青頭鴨**、大腹水腫垂死，煮汁服，取汗，亦作粥食。**雄鴨頭**、治水腫，利小便。○搗，和漢防己末，丸服。**鳧肉**、治熱毒水腫。**鸕鶿**、利水道。**雞子**、身面腫滿，塗之頻易。**豬脂**、主水腫。**豬腎**、包甘遂煨食，下水。**羊肺**、水腫尿短，喘嗽，同葶藶子、醋、蜜丸服。**豪豬肚及屎**、水病，熱風鼓脹，燒研，酒服。**牛溺**、水腫腹脹，利小便，空腹飲之。○喘促者，入訶子皮末，熬，丸服，當下水。**水牛角䚡**、**人中白**、水氣腫滿，煎令可丸，每服一豆。**秋石**。拌食代鹽。

【逐陳莝】【草】**三白草**、水腫，服汁取吐。**蔄藿根**、渾身水腫，酒和汁服，取吐利。**蓖麻子仁**、水癥腫滿，研水服，取吐利。**商陸**、主水腫脹滿，疏五臟水氣，瀉十種水病，利大小腸。○切根，同赤小豆、粳米煮飯，日食甚效。○或同粟米煮粥食。○或取汁和酒飲，利水爲妙。○或同羊肉煮食。**大戟**、主十二水，腹滿痛，發汗，利大小便。○水腫喘急及水蠱，同乾薑，末服。○或同當歸、橘皮，煎服。○或同木香，末，酒服。○或同木香、牽牛，末，豬腎煨食。○或煮棗食。並取利水，爲神效。**澤漆**、去大腹水氣，四肢面目浮腫。○十種水氣，取汁熬膏，酒服。**甘遂**、主面目浮腫，下五水，泄十二水疾，瀉腎經及隧道水濕痰飲，直達水氣所結之處，乃泄水之聖藥。○水腫腹滿，同牽牛，煎呷。○膜外水氣，同蕎麥麪作餅食，取利。○身面浮腫，以末二錢，入豬腎煨食，取利。○正水脹急，大小便不利欲死，半生半炒，爲末，和麪作棋子煮食，取利。○小兒疳水，同青橘皮，末服。○水蠱喘脹，同大戟，煎呷，不過十服。○妊娠腫滿，白蜜丸服。**續隨子**、治肺中水氣，日服十粒，下水最速，不可多服。○一兩去油，分作七服，治七人，用酒下。○陽水腫脹，同大黃，丸服。**芫花**、主五水在五臟，皮膚及飲澼。○水蠱脹滿，同枳殼，醋煮丸服。**蕘花**、主十二水，腸中留澼。**葶藶子**、**狼毒**、破水癖。**防葵**、腫滿洪大，爲末酒服。**牽牛**、利大小便，除虛腫水病，氣分濕熱。○陰水陽水，俱同大黃，末，鍋飯丸服。○諸水飲病，同茴香，末服。○水腫氣促，坐臥不得，用二兩炒，取末，烏牛尿浸一夜，入葱白一握，平旦煎，分二服，水從小便出。○小兒腫病，二便不利，白、黑牽牛等分，水丸服。○水蠱脹滿，同大麥麪作餅燒食，降氣。**馬兜鈴**、去肺中濕氣，水腫腹大喘急，煎湯服。**羊桃根**、去五臟五水，大腹，利小便，可作浴湯。○水氣鼓，大小便澀，同桑白皮、木通、大戟，煎汁熬稠服，取利。**紫藤**、煎汁熬服，下水癥病。**大豆黃卷**、除胃中熱，消水病脹滿。○同大黃醋炒，爲末服。**蕎麥**、水腫喘急，同大戟，末，作餅食，取利。**米醋**、散水氣。**葱白**、水癥病，煮汁服，當下水。○病已困者，爛搗坐之，取氣水自下。**老絲瓜**、巴豆炒過，入陳倉米同炒，取米去豆，丸服。巴豆、十種水病。○水蠱，大腹有聲，同杏仁，丸服。○煮汁，拭身腫。郁李仁、大腹水腫，面目皆浮，酒服七七粒，能瀉結氣，利小便。○腫滿氣急，和麪作餅食，大便通即愈。烏桕木、暴水癥結，利大小便。○水氣虛腫，小便少，同木通、檳榔，末服。鼠李、下水腫腹脹。接骨木根、下水腫。樧木、煮服，下水。針砂、消積平肝。○水腫尿短，同豬苓、地龍、葱涎，貼臍。輕粉、粉霜、消積，下水。銀朱、正水病大便利者，同硫黃，丸服。

【調脾胃】【草部】白术、逐皮間風水結腫，脾胃濕熱。○四肢腫滿，每用半兩，同棗煎服。蒼术、除濕發汗，消痰飲，治水腫脹滿。黃連、濕熱水病，蜜丸，每服四五丸，日三服。黃芪、風腫自汗。香附子、利三焦，解六鬱，消胕腫。○酒腫、虛腫，醋煮，丸服。○氣虛浮腫，童尿浸焙，丸服。藿香、風水毒腫。砂仁、遍身腫滿，陰腫，同土狗一個，等分研，和老酒服。葳蕤、小兒瘢後，氣血尚虛，熱在皮膚，身面俱腫，同葵子、龍膽、伏苓、前胡，煎服。使君子、小兒虛腫，上下皆浮，蜜炙，末服。附子、脾虛濕腫，同小豆煮焙，丸服。○男女腫因積得，積去腫再作，喘滿，小便不利，醫者到此多束手，蓋中下二焦氣不升降，用生附子一個，入生薑十片，(用)〔煎〕水，入沈香汁，冷服，須數十枚乃效。烏頭、陰水腫滿，同桑白皮煮汁，熬膏服。【菜果】薑皮、消浮腫腹脹。蘿蔔、酒腫及脾虛足腫，同皂莢煮熟，去皂莢，入蒸餅，搗丸服。柑皮、產後虛浮，四肢腫，爲末，酒服。檳榔、逐水消脹。椰子漿、消水。沙棠果、食之却水病。吳茱萸、燥脾行水。蘇合香、下水腫，同水銀、白粉服。【禽獸】白雄雞、黃雌雞、並同小豆煮食，消腫。豬肝、肝虛浮腫，同葱、豉、蒜、醋，炙食。○脊肉亦可。狗肉、氣水鼓脹，尿少，蒸食。羊肉、身面浮腫，同當陸，煮臛食。水牛肉、消水除濕，頭尾皆宜。牛腽、熱氣，水氣。獺肉、水脹垂死，作羹，下水大效。獺肉、水脹熱毒，煮汁服。鼠肉。水鼓、石(鼓)〔水〕，身腫腹脹，煮粥食。

【血腫】【草部】紅藍花、搗汁服，不過三服。劉寄奴、下氣，治水脹。澤蘭、產後血虛浮腫，同防己，末，醋湯服。紫草。脹滿，通水道。

黃疸有五，皆屬熱濕。有瘀熱、脾虛、食積、瘀血、陰黃。

【濕熱】【草部】因陳、治通身黃疸，小便不利。○陽黃，同大黃用。陰黃，同附子用。○濕熱黃疸，五苓散加之。酒疸，同巵子、田螺搗爛，酒服。○癉黃如金，同白鮮皮，煎服。○同生薑，擦諸黃病。白鮮皮、主黃疸，熱黃、急黃、穀黃、勞黃、酒黃。秦艽、牛乳煎服，利大小便，療酒疸黃疸，解酒毒，治胃熱。○以一兩酒浸飲汁，治五疸。大黃、治濕熱黃疸。○傷寒瘀熱發黃者，浸水煎服，取利。栝樓根、除腸胃痼熱，八疸，身面黃。○黑疸危疾，搗汁服，小兒加蜜。○酒疸黃疸，青栝樓焙研，煎服取利。○時疾發黃，黃栝樓絞汁，入芒消服。胡黃連、小兒黃疸，同黃連，末，入黃瓜內，麪裹煨熟，搗丸服。黃連、諸熱黃疸。柴胡、濕熱黃疸，同甘草、茅根，水煎服。苦參、主黃疸，除濕熱。貝母、主時行黃疸。山慈姑、同蒼耳，搗酒服，治黃疸。茅根、利小便，解酒毒,治黃疸。○五種疸疾,用汁合豬肉作羹食。**葛根**、酒疸,煎湯服。**紫草**、火黃,身有赤點,午前即熱,同吳藍、黃連、木香煎服。**惡實**、治急黃,身熱發狂,同黃芩,煎服。**蒼耳葉**、搗,安舌下,出涎,去目黃。**麥門冬**、身重目黃。**龍膽**、除胃中伏熱,時疾熱黃,去目中黃,退肝經邪熱。○穀疸因食得,勞疸因勞得,用一兩,同苦參末二兩,牛膽汁丸服,亦效。**馬蘭**、解酒疸。**荊芥**、除濕疸。**麗春草**、療時患變成癥黃疸,采花末服,根杵汁服,取利。**大青**、主熱病發黃。**麻黃**、傷寒發黃表熱,煎酒服,取汗。**燈心根**、四兩,酒水各半,煎服。**萱草根**、治酒疸,搗汁服。**苦耽**、治熱結發黃,目黃,大小便澀,搗汁服,多效,除濕熱。**漆草**、主黃疸,杵汁,和酒服。**鬼臼**、黑疸不妨食者,搗汁服。**翹根**、治傷寒瘀熱發黃。**萹蓄**、治黃疸,利小便,搗汁頓服一斤。多年者,日再服。**紫花地丁**、黃疸內熱,酒服末三錢。**大戟**、泄天行黃病。**藜蘆**、黃疸腫疾,爲末,水服取吐。**芫花**、酒疸尿黃,同椒目,燒末,水服。**木鱉子**、酒疸脾黃,磨醋服一二盞,取利。**土瓜根**、利大小便,治酒黃病。○黃疸變黑及小兒發黃,取汁服,病從小便出。**百條根**、同糯米飯搗,罨臍上,黃腫自小便出。**雞子根**、主諸熱急黃,天行黃疸。**山豆根**、治五般急黃,水服末二錢。**茜根**、主黃疸。**木通**、主脾疸,常欲眠,心煩,利小便。**白英**、主寒熱八疸,煮汁飲。**澤瀉**、利小便。**菰筍**、除目黃,利大小便,解酒毒。**蕈**、治熱疸。**地錦**、主脾勞黃疸,同皂礬諸藥,丸服。**烏韭、垣衣**、主疸。【穀部】**胡麻**、殺五黃,下三焦熱毒氣。○傷寒發黃,烏麻油和水,攪雞子白服之。**麥苗**、消酒毒,酒疸目黃,搗汁日飲。**穀穎**、主黃病,爲末酒服。**薏苡根**、主黃疸如金,搗汁和酒服。**麗春花**、治黃病,麻油服三錢。**蔓菁子**、利小便,煮汁服。○黃疸如金,生研,水服。○急黃便結,生搗,水絞汁服,當鼻中出水及下諸物則愈。**萵苣子**、腎黃如金,水煎服。**翹搖**、杵汁服,主五種黃疾。**芹菜**、煮飲。**苦瓠**、㗜鼻,去黃水。【果部】**桃根**、黃疸如金,煎水日服。**瓜蒂**、㗜鼻取黃水,或揩牙追涎。**烏芋**、消疸。**鹽麩子**、解酒毒黃疸。○根白皮搗,米泔浸一夜,溫服一二升,治酒疸。【木部】**巵子**、解五種黃病。**黃蘗**、胃中結熱黃疸。**黃櫨**、解酒疸目黃,水煮服。**柳華**、黃疸面黑。**柳根皮**、黃疸初起,水煎服。**樺皮**、諸疸煮服。**柞木皮**、黃疸,燒末水服。**木蘭皮**、酒疸,利小便,同黃芪,末服。【石部】**滑石**、化食毒,除熱黃疸。**方解石**、熱結黃疸。**朴消**、積熱黃疸。【介部】**蟹**、濕熱黃疸,燒研,丸服。**田贏**、利大小便,去目黃。○生搗,酒服,治酒疸。【獸部】**豬脂**、五疸,日服取利。**牛脂**、走精黃,面目俱黃,舌紫面裂,同豉煎熱,綿裹烙舌上。**牛乳**、老人黃疸,煮粥食。**牛膽**、穀疸食黃,和苦參、龍膽,丸服。**牛屎**、黃疸,絞汁服。○或爲末,丸服。**豪豬屎**、燒服,治疸。【人部】**髮髲**、傷寒發黃,燒研,水服。○女勞黃疸,發熱惡寒,小腹滿,用一團,豬膏煎化服,病從小便出。**女人月經衣**、女勞黃疸,燒灰酒服。

　　【**脾胃**】【草部】**黃芪**、酒疸,心下懊痛,脛腫發斑,由大醉當風入水所致,同木蘭皮,末,酒服。白术、主疸，除濕熱，消食，利小便。○瀉血萎黃積年者，土炒，和熟地黃，丸服。蒼术亦可。遠志、面目黃。當歸、白黃色枯，舌縮，同白术，煎服。【菜果】老茄、婦人血黃，竹刀切，陰乾爲末，每服二錢，酒下。椒紅、治疸。【服、石】婦人內衣、房勞黃病，塊起若瘕，十死一生，燒灰酒服。白石英、五色石脂、【禽部】黃雌雞、時行黃疾，煮食飲汁。雞子。三十六黃，用一箇連殼燒研，醋一合，溫服。鼻中蟲出爲效，甚者不過三次，神效。○時行發黃，以酒、醋浸雞子一夜，吞白數枚。

【食積】【穀部】神麴、麥蘗、黃蒸、食黃、黃汗，每夜水浸，平旦絞汁，溫服。米醋、黃疸、黃汗。【菜木】絲瓜、食黃，連子燒研，隨所傷物煎湯，服二錢。皂莢、食氣黃腫，醋炙，同巴豆，丸服。【金石】鍼砂、消積，平肝，治黃。○脾勞黃病，醋炒七次，同乾漆、香附、平胃散，丸服。○濕熱黃疸，同百草霜、粳米，丸服。礬石、黃疸水腫，同青礬、白麪丸服。○女勞黃疸，變成黑疸，腹脹如水，同消石，丸服。○婦人黃疸，因經水時房勞所致，同橘皮，化蠟丸服。綠礬、消積燥濕，化痰除脹。○脾病黃腫，同百草霜、當歸，丸服。○同百草霜、五倍子、木香，丸服。○同平胃散，丸服。○酒黃，同平胃散、順氣散，丸服。○食勞黃，棗肉丸服。○血證黃腫，同百草霜，炒麪丸服。或同小麥、棗肉，丸服。百草霜、消積滯，治黃疸。【禽部】白丁香、急黃欲死，湯服立甦。五靈脂。酒積黃腫，入麝香，丸服。

脚氣 有風濕。○寒濕。○濕熱。○食積。

【風寒濕氣】【草部】牛蒡、脚氣風毒，浸酒飲。忍冬、脚氣，筋骨引痛，熱酒服末。木鼈子、麩炒去油，同桂，末，熱酒服，取汗。高涼薑、脚氣人晚食不消，欲作吐者，煎服即消。蘇子、風濕脚氣，同高涼薑、橘皮，丸服。丹參、風痺足軟，漬酒飲。胡盧巴、寒濕脚氣，酒浸，同破故紙，末，入木瓜蒸熟，丸服。麻黃、羌活、細辛、蒼术、白术、天麻、牡蒙、夏枯草、附子、側子、艾葉、秦艽、白蒿、菴䕡、薇銜、馬先蒿、水蘇、紫蘇、漏蘆、飛廉、青葙、蒼耳、茵蕷、馬蘭子、茜根、菊花、旋覆、昌蒲、水萍、萆薢、青藤、酒。石南藤、酒。菝葜、酒浸服。土伏苓、【穀菜】蕓薹、並主風寒濕痺脚氣。豉、患脚人常漬酒飲，以滓傅之。薏苡仁、乾濕脚氣，煮粥食，大驗。懷香、乾濕脚氣，爲末，酒服。葱白、【果木】杏仁、秦椒、蜀椒、蔓椒、大腹皮、並主風寒濕脚氣。檳榔、風濕脚氣衝心，不識人，爲末，童尿服。○沙牛尿亦可。○老人弱人脚氣脹滿，以豉汁服。吳茱萸、寒濕脚氣，利大腸壅氣。○衝心，同生薑，擂汁服。烏藥、脚氣掣痛，浸酒服。五加皮、風濕脚痛五緩，煮酒飲，或酒制，作丸服。枳椇、白楊皮、毒風脚氣緩弱，浸酒飲。松節、風虛脚痺痛，釀酒飲。松葉、十二風痺脚氣，釀酒，盡一劑，便能行遠。櫸芽、作蔬，去風毒脚氣。乳香、同血竭、木瓜，丸服，主久新脚氣。蘇合香、厚朴、皂莢子、官桂、欒荆、乾漆、石南葉、海桐皮、【金石】石亭脂、同川烏、無名異、葱汁丸服。礜石、浸酒。硫黃、牛乳煎。慈石、玄精石、白石英、【蟲鱗】晚蠶沙、浸酒。青魚、鱧魚、鰻鱺、秦龜甲、【禽獸】烏雄雞、牛酥、羊脂、麋脂、熊肉、並主風濕脚氣。豬肚、燒研，酒服。羊乳、牛乳、調硫黃末服，取汗。牛皮膠。炒研，酒服，寒濕脚氣痛立止。

【濕熱流注】【草部】木通、防己、澤瀉、香薷、荊芥、稀薟、龍常草、車前子、海金沙、海藻、大黃、商陸、合小豆、綠豆、煮飯食。甘遂、瀉腎臟風濕下(溢)〔注〕，脚氣腫痛生瘡，同木鱉子，入豬腎煨食，取利。牽牛、風毒脚氣腸秘，蜜丸日服，亦生吞之。威靈仙、脚氣入腹，脹悶喘急，爲末，酒服二錢，或爲丸服，痛減藥亦減。蒴草、濕痺脚氣尿少，同小豆煮食。三白草、脚氣風毒，擣酒服。巴戟天、飲酒人脚氣，炒過，同大黃炒研，蜜丸服。香附子、【穀菜】胡麻、腰脚痛痺，炒末，日服。至一年，永瘥。大麻仁、脚氣腹痺，浸酒服。○腫渴，研汁，煮小豆食。赤小豆、同鯉魚煮食，除濕熱脚氣。黑大豆、煮汁飲，主風毒脚氣衝心，煩悶不識人。馬齒莧、脚氣浮腫，尿澀，煮食。百合、竹笋、風熱脚氣。紫菜、【果木】木瓜、濕痺，脚氣衝心，煎服。枝、葉皆良。橘皮、脚氣衝心，同杏仁，丸服。桃仁、脚氣腰痛，爲末，酒服，一夜即消。枇杷葉、脚氣惡心。楊梅核仁、濕熱脚氣。枳殼、同甘草，末服，疏導脚氣。桑葉及枝、脚氣、水氣，濃煎汁服，利大小腸。郁李仁、脚氣腫喘，大小便不利，同薏苡，煮粥食。紫荊皮、煎酒服。伏神木、脚氣痺痛，爲末酒服。赤伏苓、豬苓、【石部】滑石、【介部】淡菜、蜆肉、【獸部】豬肝、腎、肚、作生食，治老人脚氣。烏特牛尿。熱飲，利小便，主風毒脚氣腫滿，甚妙。

【洗渫】水蓼、水荇、毛蓼、甘松、水英、陸英、曼陀羅花、螺厴草、大戟、猫兒眼睛草、苦參、落雁木、黍穰、同椒目。生葱、萊菔根、荷心、同藁本。蘇木、同忍冬。杉材、楠材、樟材、釣樟、枎栘、並煎水熏洗。白礬湯、鼈肉。同蒼朮、蒼耳、尋風藤，煮汁洗。

【敷貼】附子、薑汁調。天雄、草烏頭、薑汁調，或加大黃、木鱉子末。白芥子、同白芷，末。皂莢、同小豆，末。蓖麻仁、同蘇合香丸貼足心，痛即止。烏桕皮、脚氣生瘡有蟲，末傅，追涎。人中白、脚氣成漏孔，煅，水滴之。羊角、燒研，酒調傅之，取汗，永不發。田螺、脚氣攻注，同鹽杵，傅股上即定。木瓜、袋盛踏之。蜀椒、袋盛踏之。樟腦、柳華、治鳥巢、蘿蔔花、並藉鞋靴。木狗皮、豺皮、麂皮。並裹足。

【熨熏】麥麩、醋蒸熱熨。蠶沙、蒸熱熨。蒴藋根、酒、醋蒸熱熨。蓖麻葉、蒸裹頻易。荊葉、蒸熱臥之，取汗。○燒烟熏涌泉穴。鍼砂、同川烏末炒，包熨。食鹽、蒸熱踏之，或擦腿膝，後洗之，並良。火鍼。

痿有濕熱。○濕痰。○瘀血。○血虛屬肝腎。○氣虛屬脾肺。

【濕熱】【草部】黃芩、去脾肺濕熱，養陰退陽。秦艽、陽明濕熱，養血榮筋。知母、瀉陰火，滋腎水。生地黃、黃連、連翹、澤瀉、威靈仙、防己、木通、並除濕熱。薇銜、治痿躄，去風濕。卷柏、治痿躄，強陰。陸英、足膝寒痛，陰痿短氣。升麻、柴胡、引經。【木部】黃蘗、除濕熱，滋腎水。益氣藥中加之，使膝中氣力涌出，痿軟即去，爲痿病要藥。伏苓、猪苓、並洩濕熱。五加皮。主痿躄，賊風傷人，軟脚。

【痰濕】【草部】蒼术、除濕，消痰，健脾，治筋骨軟弱，爲治痿要藥。白术、神麴、香附子、半夏、並除濕消痰。天南星、筋痿拘緩。白附子、諸風冷氣，足弱無力。附子、天雄、風痰冷痹，軟脚毒風，爲引經藥。豨薟、類鼻、並風濕痿痹。【果木】橘皮、利氣，除濕痰。松節、釀酒，主脚弱，能燥血中之濕。桂。引經。○酒調，塗足躄筋急。

【虛燥】【草部】黃芪、益元氣，瀉陰火，逐惡血，止自汗，壯筋骨，利陰氣，補脾肺。人參、益元氣，瀉陰火，益肺胃，生津液，除痿痹，消痰生血。麥門冬、降心火，定肺氣，主痿躄，強陰益精。知母、瀉陰火，滋腎水，潤心肺。甘草、瀉火調元。山藥、補虛羸，強筋骨，助肺胃。石斛、脚膝冷疼痹弱，逐皮肌風，壯筋骨，益氣力。牛膝、痿痹，腰膝軟怯冷弱，不可屈申。或釀酒服。菟絲子、益精髓，堅筋骨，腰疼膝冷，同牛膝，丸服。何首烏、骨軟，行步不得，腰膝痛，遍身瘙痒，同牛膝，丸服。萆薢、腰脚痹軟，同杜仲，丸服。菝葜、風毒脚弱，煮汁，釀酒服。土伏苓、除風濕，利關節，治拘攣，令人健行。狗脊、男女脚弱腰痛，補腎。骨碎補、治痢後遠行，或房勞，或外感，致足痿軟，或痛，或痹，汁和酒服。昌蒲、釀酒飲，主骨痿。芎藭、芍藥、當歸、地黃、天門冬、紫菀、紫葳、並主痿躄，養血潤燥。肉蓯蓉、瑣陽、列當、五味子、覆盆子、巴戟天、淫羊藿、【木部】山茱萸、枸杞子、杜仲、【獸部】白膠、鹿茸、鹿角、麋角、膃肭臍。並強陰氣，益精血，補肝腎，潤燥養筋，治痿弱。

轉筋有風寒外束。○血熱。○濕熱吐瀉。

【內治】【草部】木香、木瓜汁入酒調服。桔梗、前胡、艾葉、紫蘇、香薷、半夏、附子、五味子、昌蒲、縮砂、高涼薑、【菜部】葱白、薤白、生薑、乾薑、【果木】木瓜、利筋脉，主轉筋筋攣諸病。○枝、葉、皮、根並同。棠梨枝葉、櫨子、槟榔、吳茱萸、炒，煎酒服，得利安。○葉同艾、醋煮之。松節、轉筋攣急，同乳香炒焦，研末，木瓜酒服。桂、霍亂轉筋。○足躄筋急，同酒塗之。沈香、止轉筋。厚朴、卮子、【器水土禽】厠籌、並霍亂轉筋。故麻鞋底、燒赤，投酒中飲。梳篦、燒灰，酒服。敗蒲席、燒服。屠机垢、酒服取吐。山岩泉水、多服令飽,名洗腸。釜底墨、酒服。古文錢、同木瓜、烏梅,煎服。雞矢白、轉筋入腹,爲末,水服。羊毛。醋煮裹脚。

【外治】蓼、洗。蒜、鹽擣敷臍,灸七壯。○擦足心,并食一瓣。柏葉、擣裹,并煎汁淋。○枝、葉亦可。楠木、洗。竹葉、熨。皂莢末、嚙鼻。熱湯、熨之。車轂中脂、塗足心。青布、綿絮、並酢煮搨之。銅器、炙,熨腎堂。朱砂、霍亂轉筋,身冷心下溫者,蠟丸,燒籠中熏之,取汗。蜜蠟。脚上轉筋,銷化貼之。

喘逆 古名欬逆上氣。○有風寒。○火鬱。○痰氣。○水濕。
○氣虛。○陰虛。○脚氣。○鰕駒。

【風寒】【草部】麻黃、風寒,欬逆上氣。羌活、諸風濕冷,奔喘逆〔氣〕。蘇葉、散風寒,行氣,消痰,利肺。○感寒上氣,同橘皮,煎服。款冬花、欬逆上氣,喘息呼吸,除煩消痰。南藤、上氣欬嗽,煮汁服。細辛、藎草、破故紙、【果木】蜀椒、並主虛寒喘嗽。松子仁、小兒寒嗽壅喘,同麻黃、百部、杏仁,丸服。桂、欬逆上氣,同乾薑、皂莢,丸服。皂莢、欬逆上氣不得臥,炙研,蜜丸,服一丸。○風痰,同半夏,煎服。○痰喘欬嗽,以三挺,分夾巴豆、杏仁、半夏,以薑汁、香油、蜜分炙,爲末,舐之。巴豆、寒痰氣喘,青皮一片,夾一粒燒研,薑汁酒服,到口便止。【鱗部】鯉魚。燒末,發汗定喘。欬嗽,入粥中食。

【痰氣】【草部】半夏、痰喘,同皂莢,煎服。○失血喘急,薑汁和麪煨研,丸服。桔梗、痰喘,爲末,童尿煎服。白前、下胸脇逆氣,呼吸欲絶。○久欬上氣不得臥,同紫菀、半夏、大戟,漬水飲。○嗄呷作聲不得眠,焙末,酒服。蓬莪茂、上氣喘急,五錢,煎酒服。○氣短不接,同金鈴子,末,入蓬砂,酒服。蘇子、消痰利氣定喘,與橘皮相宜。○上氣欬逆,研汁,煮粥食。縮砂仁、上氣欬逆,同生薑,擂酒飲。葶藶子、積年上氣欬嗽,羊肺蘸末服。葶藶、肺壅上氣喘促。○肺濕痰喘,棗肉丸服,亦可浸酒。甘遂、水氣喘促,同大戟,末,服十棗丸。○控涎丹。澤漆、肺欬上氣,煮汁,煎半夏諸藥服。大戟、水喘,同蕎麪作餅食,取利。栝樓、痰喘氣急,同白礬,末,蘿蔔蘸食。○小兒痰喘膈熱,去子,以寒食麪和餅,炙研,水服。貝母、荏子、射干、芫花、菀花、黃環、前胡、蒟醬、蕎麥粉、欬逆上氣,同茶末、生蜜水服,下氣不止即愈。芥子、並消痰下氣,定喘欬。白芥子、欬嗽支滿,上氣多唾,每酒吞七粒。○老人痰喘,同萊菔子、蘇子,煎服。萊菔子、老人氣喘,蜜丸服。○痰氣喘,同皂莢炭,蜜丸服。○久嗽痰喘,同杏仁,丸服。生薑、暴逆上氣,嚼之屢效。懷香、腎氣上衝,脇痛,喘息不得臥,擂汁,和酒服。【果木】橘皮、杏仁、欬逆,上氣喘促,炒研,蜜和,含之。○上氣喘息,同桃仁,丸服,取利。○久患喘急,童尿浸換半月,焙研,每以棗許,同薄荷、蜜,煎服,甚效。○浮腫喘急,煮粥食。桃仁、上氣欬嗽喘滿,研汁,煮粥食。檳榔、痰喘,爲末服。○四磨湯。椒目、諸喘不止,炒研,湯服二錢,劫之,乃用他藥。崖椒、肺氣喘欬,同野薑,末,酒服一錢。茗茶、風痰喘嗽不能卧,同白殭蠶,末,湯服。○子,同百合,丸服。銀杏、降痰,定喘,溫肺,煨食。瓜蒂、吐痰。柿蒂、都咸子、馬兜鈴、肺氣喘急,酥炒,同甘草,末,煎服。楸葉、上氣欬嗽,腹滿瘦弱,煎水熬膏,納入下部。訶黎勒、桑白皮、厚朴、枳實、伏苓、牡荆、【金石】青礞石、並瀉肺氣,消痰定喘。雌黄、停痰在胃,喘息欲絕,同雄黄作大丸,半夜投糯粥中食。硫黄、冷游在脅,欬逆上氣。輕粉、小兒涎喘,雞子蒸食,取吐利。金屑、玉屑、白石英、紫石英、石鹼、【介蟲】海蛤、文蛤、蛤粉、白殭蠶、【禽獸】蝙蝠、久欬上氣,燒末,飲服。猪蹄甲、久欬痰喘,入半夏、白礬,煅研,入麝香服。或同南星,煅,丸服。阿膠、肺風喘促,涎潮目竄,同紫蘇、烏梅,煎服。驢尿。卒喘,和酒服。

【火鬱】【草部】知母、久嗽氣急,同杏仁,煎服。(欠服)〔次以〕杏仁、蘿葡子,丸服。茅根、肺熱喘急,煎水服,名如神湯。藍葉、上氣欬嗽,呀呷有聲,擣汁服,後食杏仁粥。大黃、人忽喘急悶絕,涎出吐逆,齒動,名傷寒併熱〔霍亂〕,同人參煎服。天門冬、麥門冬、黃芩、沙參、前胡、薑草、蘚草、【穀菜果服】丹黍根、煮服,並主肺熱喘息。生山藥、痰喘氣急,擣爛,入蔗汁,熱服。沙糖、上氣喘嗽,同薑汁,煎嚥。桃皮、肺熱喘急欲死,客熱往來,同芫花煎湯薄胸口,數刻即止。故錦、上氣喘急,燒灰,茶服,神效。【石鱗】石膏、痰熱喘急,同寒水石,末,人參湯下。或同甘〔草〕,末服。龍骨、恚怒氣伏在心下,不得喘息,欬逆上氣。【人部】人溺。久嗽,上氣失聲。

【虛促】【草部】人參、陽虛喘息,自汗,頭運欲絕,為末,湯服。甚者,加熟附子同煎。○產後發喘,血入肺竅,危證也。蘇木湯調服五錢。五味子、欬逆上氣,以阿膠為佐,收耗散之氣。○痰嗽氣喘,同白礬,末,猪肺蘸食。馬兜鈴、肺熱喘促,連連不止,清肺補肺。○酥炒,同甘草末煎服。黃芪、紫菀、女菀、款冬花、【菜果木部】韭汁、喘息欲絕,飲一升。大棗、上氣欬嗽,酥煎含嚥。胡桃、虛寒喘嗽,潤燥化痰,同生薑嚼嚥。○老人喘嗽,同杏仁、生薑,蜜丸服。○產後氣喘,同人參,煎服。沉香、上熱下寒喘急,四磨湯。蒲頹葉、肺虛喘欬甚者,焙研,米飲服,三十年者亦愈。烏藥、【金石】石鍾乳、肺虛喘急,蠟丸服。太乙餘粮、【鱗禽】蛤蚧、虛喘面浮,同人參,蠟丸,入糯粥呷之。魚鱠、風人、脚氣人,上氣喘欬。鸛雛、五臟氣喘不得息,作臛食。雞卵白、【獸部】阿膠、虛勞喘急,久嗽經年,同人參,末,日服。猪肉、上氣欬嗽煩滿,切作饀子,猪脂煎食。猪肪、煮熟切食。猪胆、肺乾脹喘急,浸酒服。羊肺、青羊角、吐血喘急,同桂,末服。貒骨、炙研,酒服,日三。獺肝。虛勞上氣。

【騀嗣】【草部】石胡荽、寒嗣,擂酒服。醉魚草花、寒嗣,同米粉作果炙食。半邊蓮、寒嗣,同雄黃煅,丸服。石蒝、同甘草,煎服,取吐。苧根、痰嗣,煅研,豆腐蘸食。蓖麻仁、炒,取甜者食。葉,同白礬,猪肉裹,煨食。年久者,同桑葉、御米殼,丸服。馬蹄香、末。藜蘆、並吐。木虌子、小兒鹹齁，磨水飲，即吐出痰，重者三服即效。【穀菜】脂麻稭灰、小兒鹽齁，淡豆腐蘸食。淡豉、齁喘痰積，同砒霜、枯礬，丸，水服即止。萊菔子、遇厚味即發者，蒸研，蒸餅丸服。【果木】銀杏、同麻黃、甘草，煎服。○定喘湯：加半夏、蘇子、杏仁、黃芩、桑白皮、款冬花。茶子、磨米泔汁，滴鼻取涎。○喘急欬嗽，同百合，蜜丸服。苦丁香、皂莢、酥炙，蜜丸服，取利。榆白皮、陰乾，爲末煎，日二服。柏樹皮汁、小兒鹽齁，和麪作餅，烙食，取吐下。白瓷器、爲末，蘸食。【鱗介禽獸】鯽魚、人尿浸死，煨食，主小兒齁。海螵蛸、小兒痰齁，〔米〕飲服一錢。爛螺殼、小兒齁，爲末，日落時服。雞子、尿內浸三日，煮食，主年深齁。蝙蝠一二十年上氣，燒研服。貓屎灰、痰齁，沙糖水服。

欬嗽有風寒，痰濕，火熱，燥鬱。

【風寒】【草菜】麻黃、發散風寒，解肺經火鬱。細辛、去風濕，泄肺破痰。白前、風寒上氣，能保定肺氣，多以溫藥佐使。○久咳唾血，同桔梗、桑白皮、甘草，煎服。百部、止暴嗽，浸酒服。○三十年嗽，煎膏服。○小兒寒嗽，同麻黃、杏仁，丸服。款冬花、爲溫肺治嗽要藥。牛蒡根、風寒傷肺壅欬。飛廉、風邪欬嗽。佛耳草、除寒嗽。○同款冬花、地黃，燒烟吸，〔治〕久近欬嗽。縮砂、紫蘇、芥子、並主寒嗽。生薑、寒濕嗽，燒含之。○久嗽，以白餳或蜜煮食。○小兒寒嗽，煎湯浴之。乾薑、【果木】蜀椒、桂心、並主寒嗽。【土石】釜月下土、卒欬嗽，同豉，丸服。車釭、妊娠欬嗽，燒投酒中，冷飲。石灰、老小暴嗽，同蛤粉，丸服。鍾乳石、肺虛寒嗽。【蟲魚】蜂房、小兒欬嗽，燒灰服。鯽魚、燒服，止欬嗽。【禽獸】白雞、卒嗽，煮苦酒服。雞子白皮、久欬，同麻黃，末服。羊脛、遠年欬嗽，同大棗浸酒服。

【痰濕】【草部】半夏、濕痰欬嗽，同南星、白术，丸服。○氣痰欬嗽，同南星、官桂，丸服。○熱痰欬嗽，同南星、黃芩，丸服。○肺熱痰嗽，同栝樓仁，丸服。天南星、氣痰欬嗽，同半夏、橘皮，丸服。○風痰欬嗽，炮研，煎服。葶藶子、久嗽不止，煮炒，研末，同酥煮棗食。○三十年呷嗽，同木香、熏黃，燒烟吸。蓽蘆、肺壅痰嗽，同知母、貝母，棗肉丸服。芫花、卒得痰嗽，煎水，煮棗食。○有痰，入白糖，少少服。玄胡索、老小痰嗽，同枯礬，和餳食。旋覆花、白藥子、千金藤、黃環、蕘花、大戟、甘遂、草犀、蘇子、荏子、【菜穀】白芥子、蔓菁子、並主痰氣欬嗽。萊菔子、痰氣欬嗽，炒研，和糖含。○上氣痰嗽，唾膿血，煎湯服。萊菔、癆瘦欬嗽，煮食之。絲瓜、化痰止嗽，燒研，棗肉丸服。燒酒、寒痰欬嗽，同豬脂、茶末、香油、蜜，浸服。【果木】白果、榲子、海棗、㮕子、都念子、鹽麩子、並主痰嗽。香櫞、煮酒，止痰嗽。橘皮、痰嗽，同甘草，丸服。○經年氣嗽，同神麴、生薑，蒸餅丸服。枳殼、欬嗽痰滯。皂莢、欬嗽囊結。○卒寒嗽，燒研，豉湯服。○欬嗽上氣，蜜炙，丸服。○又同桂心、乾薑，丸服。淮

木、久嗽上氣。楮白皮、水氣欬嗽。桑白皮、去肺中水氣。○欬血，同糯米，末服。厚朴、
【金石】礬石、化痰止嗽，醋糊丸服。或加人參，或加建茶。○或同炒巵子，丸服。浮石、清金化
老痰，欬嗽不止，末服或丸。雌黃、久嗽，煅過，丸服。雄黃、冷痰勞嗽。蜜陀僧、礞石、硇
砂、【介蟲】馬刀、蛤蜊粉、並主痰嗽。鱟魚殼、積年欬嗽，同貝母、桔梗、牙皂，丸服。蚌
粉、痰嗽面浮，炒紅，薑水入油服。鬼眼睛、白蜆殼、卒嗽不止，爲末，酒服。海蛤、白殭
蠶。酒後痰嗽，焙研，茶服。

【痰火】【草部】黃芩、桔梗、薺苨、前胡、百合、天門冬、山豆根、白鮮皮、
馬兜鈴、並清肺熱，除痰欬。甘草、除火傷肺欬。○小兒熱嗽，豬膽汁浸炙，蜜丸服。沙參、
益肺氣，清肺火，水煎服。麥門冬、心肺虛熱，火嗽，嚼食甚妙，寒多人禁服。百部、熱欬上氣，
火炙，酒浸服。○暴欬嗽，同薑汁煎服。○三十年嗽，汁和蜜煉服。○小兒寒嗽，同麻黃、杏仁，丸
服。天花粉、虛熱欬嗽，同人參，末服。栝樓、潤肺，降火，滌痰，爲欬嗽要藥。○乾欬，汁和蜜
煉含。○痰嗽，和明礬，丸服。○痰欬不止，同五倍子，丸嚥。○熱欬不止，同薑、蜜，蒸含。○肺熱
痰嗽，同半夏，丸服。○酒痰欬嗽，同青黛，丸服。○婦人夜欬，同香附、青黛，末服。燈籠草、肺
熱欬嗽喉痛，爲末，湯服。仍傅喉外。貝母、清肺消痰止欬，沙糖丸食。又治孕嗽。○小兒痰嗽，
同甘草，丸服。知母、消痰潤肺，滋陰降火。久近痰嗽，同貝母、末，薑片蘸食。石韋、氣熱嗽，同
檳榔，薑湯服。射干、老血在心脾間，欬唾氣臭，散胸中熱氣。馬勃、肺熱久嗽，蜜丸服。桑
花、【穀菜】丹黍米、並止熱欬。百合、肺熱欬嗽，蜜蒸含之。土芋、【果木】枇杷葉、並止
熱欬。杏仁、除肺中風熱欬嗽，童尿浸，研汁熬(酒)丸，〔酒〕服。巴旦杏、梨汁、消痰降火，食
之良。○卒欬，以一盌，入椒四十粒，煎沸，入黑錫一塊，細服。○又以一枚刺孔，納椒煨食。又切
片，酥煎冷食。○又汁和酥、蜜、地黃汁，熬稠含。乾柿、潤心肺，止熱欬。○嗽血，蒸熟，摻青黛
食。柿霜、餘甘子、丹石傷肺欬嗽。甘蔗汁、虛熱欬嗽涕唾，入青粱米，煮粥食。大棗、石
蜜、刺蜜、桑葉、並主熱欬。【金石】金屑、風熱欬嗽。石膏、熱盛喘欬，同甘草，末服。○熱
嗽痰涌如泉，煅過，醋糊丸服。浮石、熱欬，丸服。不灰木、肺熱，同玄精石諸藥，末服。玄精
石、朋砂、消痰止欬。五倍子、斂肺降火，止嗽。百藥煎、清肺化痰，斂肺劫嗽，同訶子、荊
芥丸含。○化痰，同黃芩、橘皮、甘草，丸含。

【虛勞】【草】黃芪、補肺瀉火，止痰嗽自汗及欬膿血。人參、補肺氣。○肺虛久嗽，同鹿
角膠、末，煎服。○化痰止嗽，同明礬，丸服。○喘嗽有血，雞子清五更調服。○小兒喘嗽，發熱自
汗，有血，同天花粉服。五味子、收肺氣，止欬嗽，乃火熱必用之藥。○久欬肺脹，同粟殼，丸
服。○久嗽不止，同甘草、五倍子、風化硝，末嚥。○又同甘草、細茶，末嚥。紫菀、止欬膿血，消痰
益肺。○肺傷欬嗽，水煎服。○吐血欬嗽，同五味子，丸服。○久嗽，同款冬花、百部，末服。○小兒
欬嗽，同杏仁，丸服。款冬花、肺熱勞欬，連連不絕，涕唾稠粘，爲溫肺治嗽之最。○痰嗽帶血，同

百合,丸服。○以三兩燒烟,筒吸之。**仙靈脾**、勞氣,三焦欬嗽,腹滿不食,同五味子、覆盆子,丸服。**地黃**、欬嗽吐血,爲末,酒服。**柴胡**、除勞熱胸脅痛,消痰止嗽。**牛蒡子**、欬嗽傷肺。**鬼臼**、欬勞。【穀果】**罌粟殼**、久欬多汗,醋炒,同烏梅,末服。**阿芙蓉**、久勞欬,同牛黃、烏梅諸藥,丸服。○同粟殼,末服。（寒具）〔**飴糖**〕、消痰潤肺止欬。**桃仁**、急勞欬嗽,同猪肝、童尿煮,丸服。**胡桃**、潤燥化痰。久欬不止,同人參、杏仁,丸服。**金果**、補虛,除痰嗽。**仲思棗**、**烏梅**、【木石】**乾漆**、並主勞嗽。**訶梨勒**、斂肺降火,下氣消痰。○久欬,含之嚥汁。**鍾乳粉**、虛勞欬嗽。**赤石脂**、欬則遺屎,同禹餘粮煎服。【諸蟲鱗介】**蜜蠟**、虛欬,發熱聲嘶,漿水煮,丸服。**蛇含蛙**、久勞欬嗽,吐臭痰,連蛇煅,末,酒服。**鯽魚頭**、燒研服。**鼈**、骨蒸欬嗽,同柴胡諸藥,煮食。**生龜**、一二十年欬嗽,煮汁,釀酒服。**龜甲**、**蛤蚧**、【禽獸】**鸕鶿**、**鸚鵡**、並主勞欬。**慈烏**、骨蒸勞欬,酒煮食。**烏鴉**、骨蒸勞欬嗽,煅末,酒服。○心,炙食。**五靈脂**、欬嗽肺脹,同胡桃仁,丸服,名斂肺丸。**猪腎**、同椒煮食。○卒嗽,同乾薑煮食,取汗。**猪胭**、二十年嗽,浸酒飲。○同膩粉,煅,研服。**猪肺**、肺虛欬嗽,麻油炒食。**猪膽**、瘦病欬嗽,同人尿、薑汁、橘皮、訶子,煮汁服。**羊胭**、久嗽,溫肺潤燥,同大棗,浸酒服。**羊肺**、**羊肉**、**獺骨**、**獺肝**、**阿膠**、並主勞欬。**黃明膠**、久嗽,同人參,末,豉湯日服。**人尿**。虛勞欬嗽。

【外治】木鼈子、肺虛久嗽,同款冬花,燒烟,筒吸之。**榆皮**、久嗽欲死,以尺許出入喉中,吐膿血愈。**熏黃**、三十年呷嗽,同木通、莨菪子,燒烟,筒熏之。**鍾乳粉**、一切勞嗽,同雄黃、款冬花、佛耳草,燒烟吸之。**故茅屋上塵**。老嗽不止,同石黃諸藥,燒烟吸。

肺痿肺癰 有火鬱,分氣虛、血虛。

【排逐】【草穀】**雞蘇**、肺痿,吐血欬嗽,研末,米飲服。**防己**、肺痿咯血,同葶藶,末,糯米湯服。○肺痿喘欬,漿水煎呷。**桔梗**、肺癰,排膿養血,補內漏。○仲景治胸滿振寒,咽乾,吐濁唾,久久吐膿血,同甘草,煎服,吐盡膿血愈。**葦莖**、肺癰,欬嗽煩滿,心胸甲錯,同桃仁、瓜瓣、薏苡,煎服,吐膿血愈。**蘆根**、骨蒸肺痿,不能食,同麥門冬、地骨皮、伏苓、橘皮、生薑,煎服。**甘草**、去肺痿之膿血。○久欬肺痿,寒熱煩悶,多唾,每以童尿調服一錢。○肺痿吐涎沫,頭眩,小便數而不欬,肺中冷也,同乾薑,煎服。**王瓜子**、肺痿吐血,炒研服。**升麻**、**紫菀**、**貝母**、**敗醬**、並主肺癰,排膿破血。**知母**、**黃芩**、並主肺痿,欬嗽喉腥。**薏苡仁**、肺癰,欬膿血,水煎,入酒服。○煮醋服,當吐血出。【果木】**橘葉**、肺癰,搗汁一盞,服,吐出膿血愈。**栝黃**、肺癰,不問已成未成,以一兩,同百草霜二錢,糊丸,米飲服三十丸,甚捷。**夜合皮**、肺癰唾濁,水煎服。**竹瀝**、老小肺痿,欬臭膿,日服三五次。**淡竹茹**、**伏苓**、【人部】**人尿**、肺痿寒熱,氣急面赤,調甘草服。**人中白**、**天靈蓋**。熱勞肺痿。

【補益】【草部】人參、消痰,治肺痿,雞子清調服。天門冬、肺痿,欬涎不渴,擣汁,入飴、酒、紫菀末,丸含。栝樓、肺痿欬血,同烏梅、杏仁,末,豬肺蘸食。款冬花、勞欬肺痿,同百合,末服。麥門冬、肺痿、肺癰,欬唾膿血。蒺藜子、肺痿唾膿。五味子、女菀、沙參、【果石】白柿、並潤肺止欬。白石英、肺痿唾膿。【鱗獸】鯽魚、肺痿欬血,同羊肉、菜蕧,煮服。蛤蚧、久欬肺痿,肺癰咯血。羊肺、久欬肺痿,同杏仁、柿霜、豆粉、真酥、白蜜,炙食。羊脂髓、肺痿骨蒸,同生苄汁、薑汁、白蜜,煉服。豬肺、肺痿嗽血,蘸薏苡食。豬胲、和棗,浸酒服。鹿血、酒服。阿膠、醍醐、鹿角膠、黃明膠。肺痿唾血,同花桑葉,末服。

虛損<small>有氣虛、血虛、精虛、五臟虛、虛熱、虛寒。</small>

【氣虛】【草部】甘草、五勞七傷,一切虛損,補益五臟。○大人羸瘦,童尿煮服。○小兒羸瘦,炙焦,蜜丸服。人參、五勞七傷,虛而多夢者加之,補中養營。○虛勞發熱,同柴胡,煎服。○房勞吐血,獨參湯煎服。黃芪、五勞羸瘦,寒熱自汗,補氣實表。黃精、五勞七傷,益脾胃,潤心肺,九蒸九晒食。青蒿、勞熱在骨節間作寒熱,童尿熬膏。或爲末服。或入人參、麥門冬,丸服。石斛、五臟虛勞羸瘦,長肌肉,壯筋骨,鎖涎,澀丈夫元氣。酒浸酥蒸,服滿鎰,永不骨痛。骨碎補、五勞六極,手足不收,上熱下寒,腎虛。五味子、壯水鎖陽,收耗散之氣。忍冬藤、久服輕身,長年益壽,煮汁,釀酒飲。補骨脂、五勞七傷,通命門,暖丹田,脂麻炒過,丸服。○同伏苓、沒藥,丸服,補腎、養心、養血。附子、補下焦陽虛。天雄、補上焦陽虛。蛇牀子、暖男子陽氣、女子陰氣。仙茅、丸服。淫羊藿、狗脊、並主冷風虛勞。柴胡、秦芃、薄荷、並解五勞七傷虛熱。羌活、五勞七傷酸痛。蘇子、補虛勞,肥健人。青木香、氣劣不足,同補藥則補,同瀉藥則瀉。天門冬、沙參、葳蕤、白茅根、白英、地膚子、黃連、朮、薰草、石蕊、玉柏、千歲藥、【菜穀】五芝、石耳、韭白、薤白、山藥、甘藷、並補中益氣。大麻子、虛勞內熱,大小便不利,水煎服。胡麻、【果木】柿霜、藕、並補中,益元氣,厚腸。蓮實、補虛損,交心腎,固精氣,利耳目,厚腸胃,酒浸,入豬肚煮,丸服。或蒸熟,蜜丸服。仙方也。柏子仁、恍惚虛損吸吸。枸杞葉、五勞七傷,煮粥食。地骨皮、去下焦肝腎虛熱。○虛勞客熱,末服。○熱勞如燎,同柴胡,煎服。○虛勞寒熱苦渴,同麥門冬,煎服。五加皮、五勞七傷,采莖葉,末服。冬青、風熱,浸酒服。女貞實、虛損百病,同旱蓮、桑椹,丸服。柘白皮、釀酒,補虛損。厚朴、虛而尿白者加之。沈香、補脾胃命門。桂、補命門營衛。松根白皮、伏苓、白棘、桑白皮、【石蟲】雲母粉、並主五勞七傷虛損。五色石脂、補五臟。白石英、紫石英、補心氣下焦。枸杞蟲、起陽益精,同地黃,丸服。蠶蛹、炒食,治勞瘦,殺蟲。海蠶、虛勞冷氣,久服延年。【鱗介禽獸】鯽魚、鱘魚、嘉魚、石首魚、鱖魚、鱉肉、淡菜、海蛇、雞肉、白鷺、炙食。桑扈、鳩、雀、並補虚羸。犬肉、牛肉、牛肚、狐肉、作生。狢肉、猯肉、並主虚勞。狗腎、産後腎勞,如瘧體冷。猪肚、同人參、粳米、薑、椒,煮食,補虚。猴肉、風勞,釀酒。山獺、紫河車。一切男女虚勞。

【血虚】【草木】地黄、男子五勞七傷,女子傷中失血。〇同人參、茯苓,熬,璚玉膏。〇釀酒、煮粥皆良。〇麪炒研末,酒服,治男女諸虚積冷。〇同兔絲子,丸服。麥門冬、五勞七傷客熱。〇男女血虚,同地黄,熬膏服。澤蘭、婦人頻産勞瘦,丈夫面黄,丸服。黄蘗、下焦陰虚,同知母,丸服,或同糯米,丸服。當歸、芎藭、白芍藥、丹參、玄參、續斷、牛膝、杜仲、牡丹皮、【介獸】龜版、緑毛龜、鼈甲、阿膠、醍醐、酥酪、駝脂、牛骨髓、牛乳、羊乳、並補一切虚、一切血。羊肉、益産婦。羊脂、産後虚羸,地黄汁、薑汁、白蜜,煎服。羊肝、同枸杞根汁作羹食。羊胃。久病虚羸,同白术煮飲。

【精虚】【草木】肉蓯蓉、五勞七傷,莖中寒熱痛,强陰益精髓。〇同羊肉煮食。列當、瑣陽、同上。兔絲子、五勞七傷,益精補陽,同杜仲,丸服。覆盆子、益精强陰,補肝明目。〇每旦水服三錢,益男子精,女人有子。何首烏、益精血氣,久服有子,服食有方。蘿摩子、益精氣,同枸杞、五味、地黄諸藥,末服,極益房室。巴戟天、車前子、遠志、蓬蘽、百脉根、決明子、蒺藜子、五味子、旋花根、萆薢、菝葜、土伏苓、杜仲皮、【石蟲】石鍾乳、陽起石、石腦、石髓、並補益精氣,五勞七傷。慈石、養胃益精,補五臟,同白石英浸水,煮粥,日食。石硫黄、桑螵蛸、青蚨、九香蟲、牡蠣、羊脊髓、猪脊髓、並補虚勞,益精氣。羊腎、虚勞精竭,作羹食。〇五勞七傷,同肉蓯蓉,煮羹食。〇虚損勞傷,同白术,煮粥飲。鹿茸、虚勞,洒洒如瘧,四肢酸痛,腰脊痛,小便數,同當歸,丸服。〇同牛膝,丸服。白膠、同伏苓,丸服。麋茸、研末,同酒熬膏服。麋角、鹿髓、鹿血腎、麞肉骨、釀酒。膃肭臍。並補精血。

瘵疰有蟲積,尸氣。

【除邪】【草部】青蒿、骨蒸鬼氣,熬膏,入猪膽,甘草末,丸服。〇子,功同。王瓜子、傳尸勞瘵,焙研,酒服一錢。玄參、傳尸邪氣,作香燒。甘松、同玄參,熏勞瘵。茅香〔花〕、冷勞久病,同艾葉,燒,丸服。苦耽、傳尸伏連鬼氣。鬼臼、尸疰殗殜,傳尸勞瘵。天麻、鳶尾、海根、並主飛〔尸〕鬼氣殗殜,傳尸勞瘵。知母、秦艽、胡黄連、蘆根、酸漿子、百部、紫菀、甘草、桔梗、人參、黄芪、【穀菜】浮麥、並主傳尸,骨蒸勞熱,自汗。阿芙蓉、鹿角菜、小兒骨蒸熱勞。茄子、傳尸勞氣。【果木】李、去骨節間勞熱。杏核仁、男女五勞七傷,童尿煮七次,蜜蒸食。烏梅、虚勞骨蒸。冬桃、解勞熱。桃核仁、主骨蒸作熱,一百二十顆杵,爲丸,平旦井水下,飲酒令醉,任意喫水,隔日一作。〇急勞欬嗽,同猪肝、童尿煮,丸服。〇冷勞減食,茱萸炒收,日食二十粒,酒下。重者服五百粒愈。○傳尸鬼氣,欬嗽痃癖,煮汁,作粥食。○五尸鬼疰,九十九種,傳及傍人,急以桃仁五十枚研泥,水四升煮服,取吐,不盡再吐。**蜀椒**、丸服。**檳榔**、**安息香**、**蘇合香**、並殺傳尸勞瘵蟲。**樟木節**、風勞有蟲,同天靈蓋諸藥服。**乾漆**、傳尸勞瘵,五勞七傷,同柏子仁、酸棗、山茱萸,丸服。**皂莢**、卒熱勞疾,酥炙,丸服。○急勞煩熱,同刺及木皮燒灰淋煎。(嗽)〔凝〕,入麝香,以童尿浸,蒸餅丸服。**桑柴灰**、尸注鬼疰三十六種,變動九十九種,死復傳人,淋汁煮赤小豆,同羊肉,作羹食。**樗白皮**、鬼疰傳尸,童尿、豆豉煎服。**地骨皮**、骨蒸煩熱,同防風、甘草,煎服。**酸棗仁**、骨蒸勞熱,擂汁,煮粥食。**阿魏**、傳尸冷氣。**無患子皮**、飛尸。**柳葉**、**阿勒勃**、**黃蘗**、【金石】**金薄**、並主骨蒸勞熱。**石膏**、骨蒸勞熱,研粉服。**雄黃**、五尸勞病,同大蒜,丸服。○骨蒸發熱,小便研,燒石熏之。**鵝管石**、熏勞嗽。**白礬**、冷勞洩痢,同羊肝,丸服。**禹餘粮**、冷勞腸洩,同烏頭,丸服。**陽起石**、**慈石**、並主五勞七傷虛乏。**霹靂碪**、【諸蟲鱗介】**蟲白蠟**、並殺餘蟲。**石決明**、骨蒸勞極。**納鱉**、傳尸勞。**鱉甲**、冷痛勞瘦,除骨節間勞熱結實,補陰補氣。**鱉肉**、益氣補不足,去血熱。○骨蒸潮熱,欬嗽,同前胡、貝母等藥煮食,丸服。**蛤蚧**、治肺勞傳尸,欬嗽咯血。**蛇吞鼃**、勞嗽,吐臭痰,煅研,酒服。**鰻鱺魚**、傳尸疰氣,勞損骨蒸,勞瘦,酒煮服。【禽獸】**啄木鳥**、取蟲,煅研,酒服。**慈烏**、補勞治疾,止欬嗽骨蒸,五味淹食。**烏鴉**、瘦病欬嗽,骨蒸勞痰,煅研,酒服。○五勞七傷,吐血欬嗽,釀栝樓根,日煮食。**鷹矢白**、殺勞蟲。**豬脊髓**、骨蒸勞傷,同豬膽、童尿、柴胡等,煎服。**豬肝**、急勞,瘦悴寒熱,同甘草,丸服。**豬腎**、傳尸勞瘵,童尿、酒煮服。**豬肚**、骨蒸熱勞,四(侍)〔季〕宜食。**豬膽**、骨蒸勞極。**羊肉**、骨蒸久冷,同山藥,作粥食。○骨蒸傳尸,同皂莢,酒煮食,當吐蟲出。**白羊頭蹄**、五勞七傷,同胡椒、蓽茇、乾薑,煮食。**諸朽骨**、骨蒸勞熱,煮汁淋之,取汗。**貓肝**、殺勞瘵蟲,生晒研,每朔望五更酒服。**獺肝**、傳尸伏連,殗殜勞瘵,虛汗,欬嗽,發熱,殺蟲,陰乾爲末,水服,日三。**鹿茸**、**膃肭臍**、虛勞。**熊脂**、酒服,殺勞蟲,補虛損。**象牙**、骨蒸。**獺肉**、**狸骨**、**虎牙**、**鼠肉**、並殺勞蟲。【人部】**人屎**、骨蒸勞極,名伏連傳尸,同小便各一升,入新粟米飯五升,麴半餅,密封二七日,每旦服一合,午再服,並去惡氣。○人屎浸水,早服之,晚服童尿。**人尿**、滋陰降火。○男女勞證,日服二次。○骨蒸發熱,以五升煎一升,入蜜三匙,每服一碗,日二服。**人中白**、傳尸熱勞,肺痿消瘦,降火,消瘀血。**秋石**、虛勞冷疾,有服法。**人乳**、補五藏,治瘦悴。○虛損勞瘵,同麝香、木香服。或同胞衣,末服。**人牙**、燒用,治勞。**天靈蓋**、傳尸尸疰,鬼疰伏〔連〕。○肺痿,骨蒸盜汗,退邪氣,追勞蟲,炙黃,水煎服。○同麝香,丸服。○小兒骨蒸,加黃連,末服。○追蟲,有天靈蓋散。**人胞**、男女一切虛損勞極,洗煮,入伏神,丸服。○河車大造丸。**人膽**、尸疰伏〔連〕。**人肉**、療疾。

邪祟 邪氣乘虛,有痰、血、火、鬱。

【除辟】【草部】**升麻**、殺百精老物,殃鬼邪氣,中惡腹痛,鬼附啼泣。**徐長卿**、鬼疰精物邪惡氣,百精老魅注易,亡走啼哭恍惚。鬼督郵、馬目毒公、鬼臼、殺鬼疰精物,辟惡氣不祥,尸疰傳尸。忍冬、飛尸遁尸,風尸沉尸,尸疰,鬼〔擊〕。〇並煮汁服,或煎膏,化酒服。丹參、中惡,百邪鬼魅,腹痛,氣作聲音鳴吼,定精。防葵、狂邪,鬼魅精怪。白鮮皮、大熱飲水,狂走大呼。白蒺藜、卒中五尸,丸服。女青、赤箭、天麻、野葛、海根、雷丸、藍實、敗芒箔、卷柏、桔梗、知母、小草、遠志、甘松、藁本、迷迭香、白微、人參、苦參、沙參、紫菀、狼毒、草犀、白茅香、茅香、白及、商陸、木香、縮砂、藿香、瓶香、藒車香、蘭草、山柰、山薑、蒟醬、蕙草、薑黃、莪荗、鬱金香、雞蘇、菖蒲、艾葉、苦耽、雲實、蓖麻、蜀漆、艾納香、射罔、射干、鳶尾、芫花、蕘花、水堇、鉤吻、羊躑躅、海藻、蘼蕪、青蒿、石長生、獨行根、白兔藿、續隨子、蜘蛛香、屋四角茅、赤車使者、【穀菜】豌豆、煮汁。白豆、大豆、並主鬼毒邪氣疰忤。酒、醋、陳粟米、並主鬼擊。粳米、五種尸病,日煮汁服。芥子、邪惡鬼疰氣,浸酒服。白芥子、(熨)〔禦〕惡氣,飛尸遁尸,邪魅。大蒜、殺鬼去痛,同香墨、醬汁服。〇鬼毒風氣,同杏仁、雄黃服。百合、百邪鬼魅,啼泣不止。胡荽、羅勒、旱芹、【果木服器】桃梟、桃花、桃白皮、桃膠、桃毛、並主邪惡鬼疰精氣。桃仁、鬼疰,寒熱疼痛,研服。陳棗核中仁、疰忤惡氣。常服,百邪不干。榧子、蜀椒、畢澄茄、吳茱萸、柏實、鬼箭、沉香、蜜香、丁香、檀香、烏藥、必栗香、竹葉、鬼齒、並主中惡邪鬼疰氣。降真香、帶之闢邪惡氣,宅舍怪異。安息香、心腹惡氣,鬼疰魍魎,鬼胎,中惡魘寐。常燒之,去鬼來神。〇婦人夜夢鬼交,燒熏永斷。蘇合香、辟惡,殺鬼精物。詹糖香、樟腦、乳香、阿魏、樺皮脂、栟白皮、乾漆、皂莢、桑柴灰、無患子、巴豆、琥珀、並殺鬼精尸疰。卮子、五尸注病,燒研,水服。烏臼根皮、尸疰中惡,煎,入朱砂服。古厠木、鬼魅傳尸,魍魎神祟,燒之。古櫬板、鬼氣疰忤,中惡心腹痛,夢悸,常為鬼神祟撓,和桃枝,煎酒服,取吐下。死人枕、桃橛、甑帶、煮汁。銃楔、敗芒箔、【水土金石】粮罌水、並主尸疰鬼氣。半天河水、鬼疰,狂邪氣,恍惚妄言。鑄鍾黃土、鼢鼠壤土、伏龍肝、釜臍墨、京墨、黑鉛、鉛丹、並主疰忤邪氣。古鏡、銅鏡鼻、鐵落、朱砂、水銀、硫黃、石膏、生銀、雄黃、代赭、金牙石、金剛石、礞石、蛇黃、食鹽、霹靂碪、【諸蟲鱗介】露蜂房、芫菁、龍骨、龍齒、鼈甲、並主疰病鬼邪。鯪鯉、五邪驚啼悲傷,婦人鬼魅哭泣。蛤蚧、鰻鱺、鮫魚皮、海蝦、蟹爪、貝子、牡蠣、【禽獸】丹雄雞、黑雌雞、烏骨雞、雞冠血、東門雞頭、並主邪氣鬼物疰忤。雞卵白、五遁尸氣衝心,或牽腰脊,頓吞七枚。胡燕卵黃、烏鴉、鵲巢、燒服。白鴨血、並主鬼魅邪氣。鷹肉、食之,去野狐邪魅。〇觜、爪燒灰,水服。〇屎白燒灰,酒服。牛黃、野猪黃、羊脂、猪脂、白犬血、猪心血尾血、猪乳、豚卵、羖羊角、燒。羚羊角及鼻、犀角、鹿角及茸、鹿頭、麋頭骨、猴頭骨、狐頭尾、及屎燒灰,辟邪惡。〇五臟,主狐魅及人見鬼,作羹食。兔頭及皮、貓頭骨、貓肉、狸肉及骨、豹肉及鼻、虎肉及骨、取二十六種魅。〇爪、牙、皮、屎同。象牙、狼牙、熊膽、麝香、靈貓陰、獺肝、鬼疰邪魅,燒末服。膃肭臍、鬼氣尸疰狐魅。六畜毛蹄甲、馬懸蹄、馬屎、獅屎、底野迦、鼠屎、彭侯、【人部】亂髮、尸疰,燒灰服。頭垢、人尿、鬼氣疰病,日日服之。天靈蓋、尸疰鬼氣。人膽。

寒熱有外感,内傷,火鬱,虛勞,瘧,瘡,瘰癧。

【和解】【草部】甘草、五臟六腑寒熱邪氣,凡虛而多熱者加之。知母、腎勞,憎寒煩熱。丹參、虛勞寒熱。白頭翁、狂猘寒熱。胡黃連、小兒寒熱。黃芩、寒熱往來及骨蒸熱毒。柴胡、寒熱邪氣,推陳致新,去早辰潮熱,寒熱往來,婦人熱入血室。前胡、傷寒寒熱,推陳致新。白鮮皮、主壯熱惡寒。茅根、大黃、並主血閉寒熱。旋覆花、五臟間寒熱。茵預、寒熱如瘧。屋遊、浮熱在皮膚,往來寒熱。烏韭、龍膽、骨間寒熱。白微、寒熱酸疼。秦艽、當歸、芎藭、芍藥、並主虛勞寒熱。荊芥、積雪草、紫草、夏枯草、蠡實、蘆根、雲實、木通、蒲黃、吳藍、連翹、蛇含、鴨跖草、凌霄花、土瓜根、【菜果】冬瓜、泡汁飲。茄子、馬齒莧、莧實、薤白、杏花、女子傷中寒熱痹。桃毛、血瘕寒熱。【木石】厚朴、解利風寒寒熱。牡荊、蔓荊、並除骨間寒熱。冷水、服丹石,病發惡寒,冬月淋至百斛,取汗乃愈。松蘿、枳實、竹茹、雄黃、肝病寒熱。石膏、中風寒熱。滑石、胃熱寒熱。曾青、養肝膽,除寒熱。石青、石膽、食鹽、朴硝、礬石、【蟲介獸人】雀甕、龜甲、骨中寒熱,或肌體寒熱欲死,作湯良。海蛤、胸痛寒熱。蛤蜊、老癖爲寒熱。貝子、溫疰寒熱,解肌,散結熱。龍齒、大人骨間寒熱。鼉甲、伏堅寒熱。豬懸蹄甲、小兒寒熱,燒末,乳服。牛黃、人尿。

【補中清肺】【草穀】黃芪、虛疾寒熱。沙參、黃精、葳蕤、术、並除寒熱,益氣和中。桔梗、除寒熱,利肺。燈籠草、麥門冬、紫菀、旋花根、黃環、天門冬、白英、忍冬、豌豆、綠豆、赤小豆、秫、百合、山藥、【果木】吳茱萸、椒紅、桂、利肝肺氣,心腹寒熱。辛夷、五臟身體寒熱。沈香、諸虛寒熱冷痰,同附子,煎服。烏藥、解冷熱。桑葉、除寒熱,出汗。伏苓、酸棗、山茱萸、【石部】殷蘖、瘀血寒熱。陽起石、禹餘粮。【禽獸】鶩肪、風虛寒熱。猳豬頭肉、寒熱。熊脂、鹿角、麋脂。

吐血衄血有陽乘陰者,血熱妄行;陰乘陽者,血不歸經。○血行清道出于鼻,血行濁道出于口。○嘔血出于肝。○吐血出于胃。○衄血出于肺。○耳血曰衄。○眼血曰衄,○膚血曰血汗。○口鼻併出曰腦衄。○九竅俱出曰大衄。

【逐瘀散滯】【草部】大黃、下瘀血血閉。心氣不足,吐血衄血,胸脅刺脹,同芩、連煎服。亦單爲散,水煎服。甘遂、芫花、大戟、吐血痰涎血不止者,服此下行即止。杜衡、吐血有瘀,用此吐之。紅藍花、鬱金、破血。爲末,井水服,止吐血。茜根、活血行血。爲末,水煎服,止吐衄諸血。或加黑豆、甘草,丸服。○同艾葉、烏梅,丸服。剪草、一切失血,爲末,和蜜,九蒸九晒服。三七、吐衄諸血,米泔服三錢。蓖麻葉、塗油炙,熨顖上,止衄。三棱、末,醋調,塗五椎上,止衄。【穀菜】麻油、衄血,注鼻,能散血。醋、衄血,和胡粉服。仍和土,敷陰囊上。韭汁、止吐血。和童尿服,消胃脘瘀血。葱汁、散血。塞鼻,止衄。蔓菁汁、止吐血。萊菔汁、止吐血大衄,仍注鼻中。桑耳、塞鼻,止衄。【果木】栗楔、破血。燒服,止吐衄。殼亦可。荷葉、破惡血,留好血。口鼻諸血,生者擂汁服,乾者末服,或燒服,或加蒲黃。藕汁、散瘀血,止口鼻諸血。亦注鼻止衄。桃仁、破瘀血血閉。桃梟、破血,止吐血,諸藥不效,燒服。榴花、散血。爲末服,止吐衄。○同黃葵花,煎服。或爲末服。亦塞鼻止衄。乾柿、脾之果,消宿血,治吐血咯血。櫟灰、消瘀血。止吐衄諸血,水服。血竭、吹鼻,止衄。山茶、吐衄,爲末,酒入童尿服。胡頹子根、吐血,煎水服。蕤核、衄血。楓香、吐衄,爲末,水服。或加蛤粉,或加綿灰。椰子皮、止衄。蘇木、【服器】紅綿灰、水服。黃絲絹灰、水服。白紙灰、水服,止吐衄,效不可言。麻紙灰、藤紙灰、入麝香,酒服,止衄血。屏風故紙灰、酒服,止衄。敗船茹、止吐血。【土石】白堊土、衄血,水服二錢,除根。伏龍肝、水淘汁,入蜜服,止吐血。金墨、吐衄,磨汁服。鐺墨、炒過,水服二錢,止吐衄諸血。百草霜、水服,并吹鼻,止衄。白瓷器末、吐血,皂角仁湯服二錢。○衄血,吹鼻。地龍糞、吐血,水服二錢。花乳石、能化血爲水,主諸血。凡噴血出升斗者,煅研,童尿入酒服三五錢。金星石、主肺損吐血嗽血。石灰、散瘀血。凡卒吐血者,刀頭上燒研,水服三錢。白礬、吹鼻,止衄。硇砂、衄血不止,水服二錢。食鹽、散血。戎鹽、主吐血。芒消、下瘀血。珊瑚、吹鼻,止衄。【蟲鱗】蠶退紙灰、吐血不止,蜜丸,含嚥。蟫蟫、主吐血在胸腹不出。蜘蛛網、卒吐血者,米飲吞一團。露蜂房、主吐衄血。蝸牛、焙研,同烏賊骨吹鼻,止衄。虻蟲、水蛭、五倍子末、水服,并吹鼻,止衄。壁錢窠、塞鼻,止衄。龍骨、服,止吐血。吹鼻,止衄。吹耳,止衄。鯉魚鱗灰、散血。衄不止,水服二錢。烏賊骨、末服,治卒吐血。吹鼻,止衄。鰾膠、散瘀血,止嘔血。鱓血、滴鼻,止衄。膽、滴耳,止衄。【禽獸】五靈脂、吐血,同蘆薈,丸服。○同黃芪,末,水服。雞屎白、老鴟骨、駝屎灰、驢屎灰、馬懸蹄灰、牛骨灰、猬皮灰、並吹鼻,止衄。白馬通、服汁,塞鼻,並止吐衄。牛耳垢、塞鼻,止衄。黃明膠、貼山根,止衄。○炙研,同新綿灰,飲服,止吐血。【人部】髮灰、散瘀血,止上下諸血,並水服方寸匕,日三。○吹鼻,止衄。人尿、止吐衄,薑汁和服,降火散瘀血。服此者十無一死。吐出血、炒黑研末,麥門冬湯服三分,以導血歸源。衄血、接取點目角,并燒灰,水服一錢。人爪甲。刮末吹鼻,止衄妙。

【滋陰抑陽】【草部】生地黃、涼血生血,治心肺損,吐血衄血,取汁,和童尿煎,入白膠服。○心熱吐衄,取汁,和大黃末,丸服。同地(黃)〔龍〕、薄荷,末,服之。紫參、唾血衂衄。○同人參、阿膠,末服,止吐血。丹參、破宿血,生新血。地榆、止吐衄,米醋煎服。牡丹皮、和血,生血,涼血。當歸、頭止血,身和血,尾破血。○衄血不止,末服一錢。芎藭、破宿血,養新血,治吐衄諸血。芍藥、散惡血,逐賊血,平肝助脾。○太陽衂衄不止,赤芍藥爲末,服二錢。咯血,入犀角汁。黃芩、諸失血,積熱吐衄,爲末,水煎服。黃連、吐衄不止,水煎服。胡黃連、吐衄,同生地黃,豬膽汁丸服。黃藥子、涼血降火。○吐血,水煎服。○衄血,磨汁服,或末服。白藥子、燒服。蒲黃、青黛、水服。藍汁、車前汁、大小薊、汁。馬蘭、澤蘭、水蘇、煎或末。紫蘇、熬膏。薄荷、青蒿、汁。青葙、汁。馬藺子、陰地厥、鱧腸、汁。襄荷根、汁。生葛、汁。浮萍、末。桑花、末。船底苔、煎。土馬騌、並止吐血衄血。荊芥、吐血,末服。○口鼻出血,燒服。○九竅出血,酒服。茅根、汁或末。茅針、茅花、金絲草、白雞冠花、並主吐血衄血。屋上敗茅、浸酒。地菘、末。龍葵、同人參,末。螺厴草、擂酒。並止吐血。蒼耳、汁。貫眾、末。黃葵子、末。王不留行、煎。萱根、汁。決明、末。龍鱗薜荔、末。垣衣、汁。屋遊、末服。並止衄血。地膚、九竅出血,同厄子、甘草、生薑、大棗、燈草,水煎服。麥門冬、吐衄不止,杵汁,和蜜服。或同地黃,煎服,即止。馬勃、積熱吐血,沙饊丸服。妊娠吐血,米飲和服。【穀菜】小麥、止唾血。漸泔、飲,止吐血。麥麩、水服,止吐衄。粟米粉、絞汁,止衄。翻白草、吐血,煎服。【果木】蓮花、酒服末,止損血。柏葉、煎、丸、散、汁,止吐衄諸血。厄子、清胃脘血,止衄。桑葉、末。地骨皮、煎服。並主吐血。柳絮、末服,止吐咯血。槐花、末服,主吐唾咯血。同烏賊骨,吹衄血。楮葉、汁。黃檗、末。槲若、末。竹葉、竹茹、並主吐血衄血。荊葉、九竅出血,杵汁,入酒服。【金石】朱砂、同蛤粉,酒服,主諸般吐血。滑石、水服。鉛霜、水服。胡粉、炒醋。黃丹、水服。玄明粉、水服。水銀、並主熱衄。【介獸】螺螄、服汁,主黃疸吐血。蛤粉、同槐花末,水服。犬膽、並止衄血。犀角、汁,止積熱吐衄。【人部】人中白、入麝,酒服,止衄。人中黃。末服,主嘔血。燒灰,吹鼻衄。

【理氣導血】【草木】香附、童尿調末服。或同烏藥、甘草,煎服。桔梗、末。箬葉、灰。烏藥、沉香、並止吐血衄血。防風、上部見血須用。白芷、破宿血,補新血。塗山根,止衄。半夏、散瘀血。天南星、散血,末服。貝母、末。蘆荻皮、灰。栝樓、灰。梔子、末服。並主吐血。石菖蒲、肺損吐血,同劙,水服。芎藭、同香附,末服,主頭風即衄。燈心草、末。香薷、末。穀精草、末。枇杷葉、末。玄胡索、塞耳。並止衄。折弓弦。口鼻大衄,燒灰,同白礬吹之。

【調中補虛】【草穀】人參、補氣生血,吐血後,煎服一兩。○內傷,血出如涌泉,同荊芥灰、蒸柏葉、白劙,水服。黃芪、逐五臟惡血。同紫萍,末服,止吐血。甘草、養血補血,主唾膿血。白及、羊肺蘸食,主肺損吐血。水服,止衄。百合、汁,和蜜蒸食,主肺病吐血。稻米、末服,止吐衄。草薢葉、香油炒食。飴餳、白扁豆、白朮、【石、蟲】鍾乳粉、五色石脂、代赭石、並主虛勞吐血。靈砂、暴驚,九竅出血,人參湯服卅粒。鱉甲、蛤蚧、淡菜、阿膠、白狗血、熱飲。鹿角膠、並主虛損吐血。水牛腦、勞傷吐血,同杏仁、胡桃、白蜜、麻油熬乾,末服。羊血、熱飲,主衄血經月。酥酪、醍醐。灌鼻,止涕血。

【從治】附子、陽虛吐血,同地黃、山藥,丸服。益智子、熱傷心系吐血,同丹砂、青皮、射香,末服。桂心、水服。乾薑、童尿服。並主陰乘陽,吐血衄血。艾葉、服汁,止吐衄。薑汁、服汁,仍滴鼻。芥子、塗顖。葫蒜。貼足心。並主衄血。又服蒜汁,止吐血。

【外迎】冷水。耳目鼻血不止,以水浸足、貼顖、貼頂、噀面、薄胸皆宜。

齒衄有陽明風熱,濕熱,腎虛。

【除熱】防風、羌活、生苄、黃連。

【清補】人參。齒縫出血成條,同伏苓、麥門冬,煎服,奇效。○上盛下虛,服涼藥益甚者,六味地黃丸、黑錫丹。

【外治】香附、薑汁炒研,或同青鹽、百草霜。蒲黃、炒焦。苦參、同枯礬。骨碎補、炒焦。絲瓜藤、灰。寒水石、同朱砂、甘草、片腦。五倍子、燒。地龍、同礬、射。紫鉚、枯礬、百草霜、並揩摻。麥門冬、屋遊、地骨皮、苦竹葉、鹽、並煎水漱。童尿、熱漱。蜀椒、苦竹茹、並煎醋漱。蟾酥、按。鐵釘。燒烙。

血汗即肌衄,又名脉溢,血自毛孔出。心主血,又主汗,極虛有火也。

【內治】人參、氣散血虛,紅汗污衣,同歸、芪諸藥,煎服。又建中湯、辰砂妙香散皆宜。○抓傷血絡,血出不止,以一兩煎服。葎草、產婦大喜,汗出赤色污衣,喜則氣出也。擣汁一升,入醋一合,時服一盃。黃芩、灸瘡血出不止,酒炒,末下。生薑汁、毛竅節次血出,不出則皮脹如鼓,須臾口目皆脹合,名脉溢,以水和汁各半服。郁李仁、鵝梨汁調末服,止血汗。朱砂、血汗,入麝，水服。**人中白**、血從膚腠出，入麝，酒服二錢。**水銀**、毛孔出血，同朱砂、麝香服。**黃犢臍中屎**。九竅四肢指歧間血出，乃暴怒所致，燒末，水服方寸匕，日五次。

【外治】**旱蓮**、傅灸瘡血出不止。**蜣螂灰**、同上。**糞桶箍**、燒，傅搔痒血出不止。**五靈脂**、摻抓痣血出不止。**男子胎髮**、醫毛孔血出。**煮酒瓶上紙**。同上。

欬嗽血 欬血出于肺，嗽血出于脾，咯血出于心，唾血出于腎。有火鬱，有虛勞。

【火鬱】**麥門冬**、**片黃芩**、**桔梗**、**生地黃**、**金絲草**、**茅根**、**貝母**、**薑黃**、**牡丹皮**、**芎藭**、**白芍藥**、**大青**、**香附子**、**茜根**、**丹參**、**知母**、**荷葉**、末。**藕汁**、**桃仁**、**柿霜**、**乾柿**、入脾肺，消宿血，咯血、痰涎血。**杏仁**、肺熱欬血，同青黛、黃蠟作餅，乾柿夾煨，日食。**水蘇**、研末，飲服。**紫苑**、同五味子，蜜丸服，並治吐血後欬。**白前**、久欬唾血，同桔梗、甘草、桑白皮，煎服。**荊芥穗**、喉脘痰血，同甘、桔，煎服。**蒲黃**、**桑白皮**、**伏神**、**柳絮**、末。**韭**、汁，和童尿。**生薑**、蘸百草霜。**黃檗**、**槐花**、末服。**槲若**、水煎。**髮灰**、**童尿**、並主欬咯唾血。**巵子**、炒焦，清胃脘血。**訶子**、火鬱欬血。**烏鴉**、勞嗽吐血。

【虛勞】**人參**、**地黃**、**百合**、**紫苑**、**白及**、**黃芪**、**五味子**、**阿膠**、**白膠**、**酥酪**、**黃明膠**、肺損嗽血，炙研，湯服。**豬胰**、一切肺病，欬唾膿血。**豬肺**、肺虛欬血，蘸薏苡仁末食。**豬心**、心虛咯血，包沈香、半夏末，煨食。**烏賊骨**。女子血枯，傷肝唾血。

諸汗 有氣虛，血虛，風熱，濕熱。

【氣虛】**黃芪**、泄邪火，益元氣，實皮毛。**人參**、一切虛汗。○同當歸、豬腎煮食，止怔忡自汗。**白术**、末服，或同小麥，煎服，止自汗。同黃芪、石斛、牡蠣，末服，主脾虛自汗。**麻黃根**、止諸汗必用，或末，或煎，或外撲。**葳蕤**、**知母**、**地榆**、並止自汗。**附子**、亡陽自汗。**艾葉**、盜汗，同伏神、烏梅，煎服。**何首烏**、貼臍。**鬱金**、塗乳。**粳米粉**、外撲。**麻勃**、中風汗出。**糯米**、同麥麩炒，末服。**韭根**、四十九根煎服，止盜汗。【果木】**酸棗仁**、睡中汗出，同參、苓，末服。**伏神**、虛汗盜汗，烏梅湯服。○血虛心頭出汗，艾湯調服。**柏實**、養心止汗。**桂**、主表虛自汗。**杜仲**、產後虛汗，同牡蠣服。**吳茱萸**、產後盜汗惡寒。**雷丸**、同胡粉撲。【蟲獸】**五倍子**、同蕎麥粉作餅，煨食。仍以唾和，填臍中。**牡蠣粉**、氣虛盜汗，同杜仲，酒服。○虛勞盜汗，同黃芪、麻黃根，煎服。○產後盜汗，麩炒研，豬肉汁服。○陰汗，同蛇牀子、乾薑、麻黃根，撲之。**龍骨**、止夜臥驚汗。**黃雌雞**、傷寒後虛汗，同麻黃根煮汁，入肉蓯蓉、牡蠣粉，煎服。**豬肝**、脾虛，食即汗出，爲丸服。**羊胃**、作羹食。**牛羊脂**。酒服，止卒汗。

【血虛】【草獸】**當歸**、**地黃**、**白芍藥**、**豬膏**、產後虛汗，同薑汁、蜜、酒，煎服。**豬心**、心虛自汗，同參、歸，煮食。**腎**。產後汗，蓐勞，煮粥臛食。

【風熱】[草部]防風、止盜汗，同人參、芎藭，末服。○自汗，爲末，麥湯服。白芷、盜汗，同朱砂服。荊芥、冷風出汗，煮汁服。龍膽、男女小兒及傷寒一切盜汗，爲末，酒服。或加防風。黃連、降心火，止汗。胡黃連、小兒自汗。麥門冬、[穀菜]小麥、浮麥、麥麪、盜汗，作丸煮食。豉、盜汗，熬，末，酒服。蒸餅、每夜食一枚，止自汗盜汗。黃蒸、米醋、並止黃汗。胡瓜、小兒出汗，同黃連、胡黃連、黃蘗、大黃諸藥，丸服。[果木]桃梟、止盜汗，同霜梅、蔥白、燈心等，煎服。椒目、盜汗，炒研，豬脣湯服。鹽麩子、收汗。經霜桑葉、除寒熱盜汗，末服。竹瀝、產後虛汗，熱服。[服器]敗蒲扇灰、水服，并撲。甑蔽灰、水服。死人席灰、煮浴。五色帛。拭盜汗，乃棄之。

怔忡血虛，有火，有痰。

【養血清神】[草木]人參、同當歸末，豬腎煮食。當歸、地黃、黃芪、遠志、黃芩、黃連、瀉心火，去心竅惡血。巴戟天、益氣，去心痰。香附、憂愁心忪，少氣疲瘦。牡丹皮、主神不足，瀉包絡火。麥門冬、伏神、伏苓、酸棗、柏實。安魂定魄，益智寧神。

健忘心虛，兼痰，兼火。

【補虛】[草木]甘草、安魂魄，瀉火養血，主健忘。人參、開心益智，令人不忘，同豬肪煉過，酒服。遠志、定心腎氣，益智慧不忘，爲末，酒服。石菖蒲、開心孔，通九竅，久服不忘不惑，爲末，酒下。仙茅、久服通神，強記聰明。淫羊藿、益氣強志，老人昏耄，中年健忘。丹參、當歸、地黃、並養血安神定志。預知子、心氣不足，恍惚錯忘，松悸煩鬱，同人參、菖蒲、山藥、黃精等，爲丸服。[穀菜果木]麻勃、主健忘。七夕日收一升，同人參二兩，爲末，蒸熟，每臥服一刀圭，能盡知四方事。山藥、鎮心神，安魂魄，主健忘，開達心孔，多記事。龍眼、安志強魂，主思慮傷脾，健忘怔忡，自汗驚悸，歸脾湯用之。蓮實、清心寧神，末服。乳香、心神不足，水火不濟，健忘驚悸，同沉香、伏神，丸服。伏神、伏苓、柏實、酸棗、[鱗獸]白龍骨、健忘，同遠志，末，湯服。虎骨、同龍骨、遠志，末服。六畜心。心昏多忘，研末，酒服。

【痰熱】[草果]黃連、降心火，令人不忘。玄參、補腎止忘。麥門冬、牡丹皮、柴胡、木通、通利諸經脉壅塞寒熱之氣，令人不忘。商陸花、人心昏塞，多忘喜誤，爲末，夜服。夢中亦醒悟也。桃枝、作枕及刻人佩之，主健忘。[金石獸]舊鐵鏵、心虛恍惚健忘，火燒淬(酒)〔醋〕，浸水，日服。鐵華粉、金薄、銀薄、銀膏、朱砂、空青、白石英、心臟風熱，驚悸善忘，化痰安神，同朱砂，爲末服。牛黃。除痰熱健忘。

驚悸有火，有痰，兼虛。

【清鎮】[草穀]黃連、瀉心肝火，去心竅惡血，止驚悸。麥門冬、遠志、丹參、牡丹皮、玄參、知母、並定心，安魂魄，止驚悸。甘草、驚悸煩悶，安魂魄。○傷寒，心悸脉代，煎服。半夏、心下悸忪，同麻黃，丸服。天南星、心膽被驚，神不守舍，恍惚健忘，妄言妄見。同朱砂、虎珀，丸服。柴胡、除煩止驚，平肝膽包絡相火。龍膽、退肝膽邪熱，止驚悸。芍藥、瀉肝，除煩熱驚狂。人參、黃芪、白及、胡麻、山藥、淡竹瀝、黃蘗、柏實、伏神、伏苓、乳香、沒藥、血竭、酸棗仁、厚朴、震燒木、火驚失志，煮汁服。【金石】霹靂碪、大驚失心，恍惚，安神定志。天子籍田犁下土、驚悸顛邪，水服。金屑、銀屑、生銀、朱砂銀、朱砂、銀膏、自然銅、鉛霜、黃丹、鐵精、鐵粉、紫石英、煮汁。雄黃、玻瓈、白石英、五色石脂、【鱗介禽獸】龍骨、龍齒、夜明沙、鼉甲、牛黃、羚羊角、虎睛骨膽、羖羊角、象牙、麝臍香、犀角、醍醐、並鎮心平肝，除驚悸。豬心、除驚補血，產後驚悸，煮食。豬心血、同青黛、朱砂，丸服，治心病邪熱。豬腎、心腎虛損，同參、歸，煮食。六畜心、心虛作痛，驚悸恐惑。震肉、因驚失心，作脯食。人魄。磨水服，定驚悸狂走。

狂惑 有火，有痰，及畜血。

【清鎮】【草部】黃連、藍汁、麥門冬、薺苨、茵蔯、海金沙、並主傷寒發狂。葳蕤、紫參、白頭翁、並主狂癎。白微、暴中風熱，忽忽不知人，狂惑邪氣。白鮮皮、腹中大熱飲水，欲走發狂。龍膽、傷寒發狂，爲末，入雞子清、生蜜，凉水服。撒法（即）〔郎〕、即番紅花，水浸服，主傷寒發狂。葛根、栝樓根、大黃、熱病譫狂，爲散服。攀倒甑汁、主風熱狂躁，服。苦參、熱病狂邪，不避水火，蜜丸服。麥門冬、芍藥、景天、鴨跖草、並主熱狂。葶藶、卒發狂，白犬血，丸服。鬱金、失血顛狂，同明礬，丸服。莨菪子、防葵、並主顛狂。多服令人狂走。【穀菜】麥苗、汁，主時疾狂熱。麥奴、陽毒熱狂大渴。葱白、天行熱狂。百合、顛邪狂叫涕泣。淡竹笋、熱狂有痰。【果木】瓜蒂、熱水服，取吐。甘蔗、天行熱狂，臘月瓶封糞坑中，絞汁服。苦棗、桃花、楝實、淡竹葉、並主熱狂。竹瀝、痰在胸膈，使人顛狂。○小兒狂語，夜後便發，每服二合。卮子、畜熱狂躁，同豉煎服，取吐。桐木皮、吐下。雷丸、顛癎狂走。欒花、諸風狂痙。經死繩灰、卒發狂，水服。【水土金石】半天河、鬼狂。臘雪、熱狂。伏龍肝、狂顛風邪，水服。釜墨、百草霜、並陽毒發狂。車脂、中風發狂，醋服一團。朱砂、顛癎狂亂，豬心煮過，同伏神，丸服。○產後敗血入心，狂顛見祟，爲末，地龍滾過，酒服。寒水石、傷寒發狂，踰垣上屋，同黃連，末服。玄明粉、傷寒發狂，同朱砂服。粉霜、傷寒積熱及風熱生驚如狂，同鉛霜、輕粉，白麪作丸服。玄精石、菩薩石、雄黃、並熱狂。鐵落、平肝去怯，善怒發狂，爲飲服，下痰氣。鐵甲、憂結善怒，狂易。鐵漿、發熱狂走。銀屑、銀膏、金屑、【鱗介】龍齒、並鎮神，定狂熱。文鰩、食之已狂。貝子、玳瑁、並主傷寒熱狂。【蟲禽】蠶退紙灰、顛狂邪祟，狂走悲泣，自高，酒服一匕。白雄雞、顛邪狂妄，自賢自聖，作羹粥食。○驚憒邪僻，志氣錯越，入真珠、薤白，煮食。雞子、天行熱疾狂走，生吞一枚。鷗、躁渴狂邪，五味醃食。鵲巢灰、服，主顛狂。鳳凰臺、磨水服，主熱狂。【獸人】羚羊角、驚夢狂越僻謬，平肝安魂。犀角、時疾熱毒入心，狂言妄語，鎮肝退熱，消痰解毒。牛黃、犛牛黃、並驚。驢脂、狂顛，和烏梅，丸服。驢肉、風狂憂愁不樂，安心止煩，煮食，或作粥食之。六畜毛蹄甲、顛狂妄走。猳猪肉、狂病久不愈。白犬血、熱病發狂，見鬼垂死，熱貼胸上。狗肝、心風發狂，擦消石、黃丹，煮嚼。靈猫陰、狂邪鬼神，鎮心安神。人中黃、熱病發狂如見鬼，久不得汗及不知人，煅研，水服。人屎、時行大熱狂走，水服。人尿、血悶熱狂。人魄、磨水服，定驚悸顛狂。胞衣水、諸熱毒狂言。紫河車、煮食，主失心風。耳塞。顛狂鬼神。

煩躁 肺主煩，腎主燥。有痰，有火，有蟲厥。

【清鎮】【草】黃連、黃芩、麥門冬、知母、貝母、車前子、丹參、玄參、甘草、柴胡、甘蕉根、白前、葳蕤、龍膽草、防風、蠡實、芍藥、地黃、五味子、酸漿、青黛、栝樓子、葛根、菖蒲、菰筍、萱根、土瓜根、王不留行、並主熱煩。海苔、研飲，止煩悶。胡黃連、五心煩熱，米飲，末服。牛蒡根、服汁，止熱攻心煩。款冬花、潤心肺，除煩。白朮、煩悶，煎服。苧麻、蒲黃、並主產後心煩。【穀菜】小麥、糯米泔、淅二泔、赤小豆、豉、麨、糵米、醬汁、米醋、芋、菫、水芹菜、白蕒菜、淡竹筍、壺蘆、冬瓜、越瓜、【果木】西瓜、甜瓜、烏梅及核仁、李根白皮、杏仁、大棗、榲桲、椑柿、荔枝、巴旦杏、橄欖、波羅蜜、梨汁、枳椇、葡萄、甘蔗、刺蜜、都咸子、都桷子、藕、荷葉、芡莖、猴桃、竹瀝、竹葉、淡竹葉、楝實、厚朴、黃櫨、盧會、巵子、荊瀝、猪苓、酸棗仁、胡桐淚、伏神、伏苓、槐子、大熱心煩，燒研酒服。黃蘗、【金石】鉛霜、不灰木、真玉、禹餘粮、滑石、煎汁煮粥。五色石脂、朱砂、理石、凝水石、石膏、玄明粉、石鹼、甜消、【鱗介】龍骨、文蛤、真珠、合知母服。鯉肉、【禽獸】抱出雞子殼、小兒煩滿欲死，燒末，酒服。雞子白、諸畜血、驢肉、羚羊角、並主熱煩。犀角、磨汁服，鎮心，解大熱，風毒攻心，氅氅熱悶。水羊角灰、氣逆煩滿，水服。白犬骨灰、產後煩懣，水服。

不眠 有心虛，膽虛，兼火。

【清熱】【草部】燈心草、夜不合眼，煎湯代茶。半夏、陽盛陰虛，目不得瞑，同秫米，煎以千里流水，炊以葦火，飲之即得臥。地黃、助心膽氣。麥門冬、除心肺熱，安魂魄。【穀菜】秫米、大豆、日夜不眠，以新布火炙熨目，并蒸豆枕之。乾薑、虛勞不眠，研末二錢，湯服取汗。

苦竹笋、睡菜、蕨菜、馬薪子、【果木】烏梅、榔榆、並令人得睡。榆莢仁、作糜羹食，令人多睡。蕤核、熟用。酸棗、膽虛煩心不得眠，炒熟，爲末，竹葉湯下。或加人參、伏苓、白术、甘草，煎服。○或加人參、辰砂、乳香，丸服。大棗、煩悶不眠，同葱白，煎服。木槿葉、炒，煎飲服，令人得眠。郁李仁、因悸不得眠，爲末，酒服。松蘿、去痰熱，令人得睡。乳香、治不眠，入心活血。伏神、知母、牡丹皮、【金石】生銀、紫石英、朱砂、【蟲獸】蜂蜜、白鴨、煮汁。馬頭骨灰。膽虛不眠，同乳香、酸棗，末服。

多眠脾虛，兼濕熱，風熱。

【脾濕】【草木】木通、脾病，常欲眠。术、葳蕤、黃芪、人參、沙參、土伏苓、伏苓、荊瀝、南燭、並主好睡。蕤核、生用治足睡。花槮葉、人耽睡，晒研，湯服，日二。【鱗禽】龍骨、主多寐洩精。鳲鳩。安神定志，令人少睡。

【風熱】【草】苦參、營實、並除有熱好眠。甘藍及子、久食益心力，治人多睡。龍葵、酸漿、並令人少睡。當歸、地黃、並主脾氣痿躄嗜臥。蒼耳、白微、風溫灼熱多眠。白苣、苦苣、【果木】茶、治風熱昏憒，多睡不醒。皋盧、除煩消痰，令人不睡。酸棗、膽熱好眠，生研，湯服。棗葉、生煎飲。【獸部】馬頭骨灰。膽熱多眠，燒灰，水服，日三夜一。亦作枕。○又同朱砂、鐵粉、龍膽，丸服。

消渴上消少食，中消多食，下消小便如膏油。

【生津潤燥】【草部】栝樓根、爲消渴要藥，煎湯、作粉、熬膏，皆良。黃栝樓、酒洗熬膏，白礬，丸服。王瓜子、食後嚼二三兩。王瓜根、生葛根、煮服。白芍藥、同甘草煎服，日三，渴十年者亦愈。蘭葉、生津止渴，除陳氣。芭蕉根汁、日飲。牛蒡子、葵根、消渴，小便不利，煎服。消中，尿多，亦煎服。甘藤汁、大瓠藤汁、【穀菜】菰米、煮汁。青粱米、粟米、麻子仁、煮汁。漚麻汁、波棱根、同雞内金，末，米飲日服，治日飲水一石者。出了子蘿蔔、杵汁飲，或爲末，日服，止渴潤燥。蔓菁根、竹笋、生薑、鯽魚膽和丸服。【果木】烏梅、止渴生津，微研，水煎，入豉，再煎服。椑柿、止煩渴。君遷子、李根白皮、山礬、【石蟲】礬石、五倍子、生津止渴，爲末，水服，日三。百藥煎、海蛤、魁蛤、蛤蜊、真珠、牡蠣、煅研，鯽魚湯服，二三服即止。【禽獸】燖雞湯、澄清飲，不過三隻。燖豬湯、澄清日飲。酥酪、牛羊乳、驢馬乳。

【降火清金】【草部】麥門冬、心肺有熱，同黃連，丸服。天門冬、黃連、三消，或酒煮，或豬肚蒸，或冬瓜汁浸，爲丸服。小便如油者，同栝樓根，丸服。浮萍、搗汁服。○同栝樓根，丸服。葎草、虛熱渴，杵汁服。紫葛、產後煩渴，煎水服。凌霄花、水煎。澤瀉、白藥、貝母、白英、沙參、薺苊、茅根、煎水。茅針、蘆根、菰根、鳧葵、水蘋、水藻、水藻、陟釐、蕕草、燈心草、苧根、苦杖、紫菀、菰草、白芷、風邪久渴。款冬花、消渴喘息。蘇子、消渴變水，同蘿蔔子，末，桑白皮湯，日三服，水從小便出。燕蓐草、燒灰，同牡蠣、羊肺，爲末服。【穀菜】小麥、作粥飯食。麥麨、止煩渴。薏苡仁、煮汁。烏豆、置牛膽百日，吞之。大豆苗、酥炙，末服。赤小豆、煮汁。腐婢、綠豆、煮汁。豌豆、淡煮。冬瓜、利小便，止消渴，杵汁飲。○乾瓢煎汁。○苗、葉、子俱良。【果木】梨汁、菴羅果、煎飲。林檎、芰實、西瓜、甘蔗、烏芋、黃蘗、止消渴，尿多能食，煮汁服。桑白皮、煮汁。地骨皮、荊瀝、竹瀝、日飲。竹葉、伏苓、上盛下虛，火炎水涸，消渴，同黃連等分，天花粉糊丸服。豬苓、【服器】故麻鞋底、煮汁服。井索頭灰、水服。黃絹、煮汁。【水石】新汲水、臘雪水、夏冰、甘露、醴泉、烏古瓦、煮汁。黑鉛、同水銀結如泥，含豆許，嚥汁。鈆鉛白霜、同枯礬，丸嚥。黃丹、新水服一錢。蜜陀僧、同黃連，丸服。錫悋脂、主三焦消渴。滑石、石膏、長石、無名異、同黃連，丸服。朱砂、主煩渴。凝水石、鹵鹹、湯瓶鹹、粟米和丸，人參湯，每服二十丸。○同葛根、水萍，煎服。○同菝葜、烏梅，末，煎服。浮石、煮汁服。○同青黛、麝香服。○同蛤粉、蟬蛻，末，鯽魚膽調服。【蟲獸】石燕、煮汁服，治久患消渴。蠶繭、煮汁飲。蠶蛹、煎酒服。晚蠶沙、焙研，冷水服二錢，不過數服。繰絲湯、雪蠶、蝸牛、浸水飲，亦生研汁。田螺、浸水飲。蝸蠃、蜆、浸水飲。海月、豬脬、燒研，酒服。雄豬膽、同定粉，丸服。牛膽。除心腹熱渴。

【補虛滋陰】【草部】地黃、知母、葳蕤、止煩渴，煎汁飲。人參、生津液，止消渴，爲末，雞子清調服。○同栝樓根，丸服。○同粉草、豬膽汁，丸服。○同葛粉、蜜，熬膏服。黃芪、諸虛發渴，生癰或癰後作渴，同粉草半生半炙，末服。香附、消渴累年，同伏苓，末，日服。牛膝、下虛消渴，地黃汁浸曝，爲丸服。五味子、生津補腎。兔絲子、煎飲。薔薇根、水煎。菝葜、同烏梅煎服。覆盆子、懸鉤子、【穀菜果木】糯米粉、作糜一斗食。或絞汁，和蜜服。糯穀、炒取花，同桑白皮，煎飲，治三消。稻穰心灰、浸汁服。白扁豆、栝樓根汁和丸服。韭菜、淡煮喫，至十斤效。藕汁、椰子漿、栗殼、煮汁服。枸杞、桑椹、單食。松脂、【石鱗禽獸】礜石、石鍾乳、蛤蚧、鯉魚、嘉魚、鯽魚、釀茶煨食，不過數枚。鵝、煮汁。白雄雞、黃雌雞、煮汁。野雞、煮汁。白鴿、切片，同土蘇煎汁，嚥之。雄鵲肉、白鷗肉、主躁渴狂邪。雄豬肚、煮汁飲。○仲景方：黃連、知母、麥門冬、栝樓根、粱米，同蒸，丸服。豬脊骨、同甘草、木香、石蓮、大棗，煎服。豬腎、羊腎、下虛消渴。羊肚、胃虛消渴。羊肺、羊肉、同瓠子、薑汁、白麪，煮食。牛胃、牛髓、牛脂、同栝樓汁，熬膏服。牛腦、水牛肉、牛鼻、同石燕，煮汁服。兔及頭骨、煮汁服。鹿頭。煮汁服。

【殺蟲】[木石]苦楝根皮、消渴有蟲,煎水,入麝香服,人所不知。○研末,同茴香末服。烟膠、同生薑浸水,日飲。水銀、主消渴煩熱,同鉛結砂,入酥炙皂角、麝香,末服。雌黃、腎消尿數,同鹽炒乾薑,丸服。[鱗禽]鱧頭、鮹魚、燒研,同薄荷葉,新水服二錢。鯽魚膽、雞腸、雞內金、膈消飲水,同栝樓根炒,爲末,糊丸服。五靈脂、同黑豆末,每服三錢,冬瓜皮湯下。[獸人]犬膽、止渴殺蟲。牛糞、絞汁服。麝香、飲酒食果物成渴者,研末,酒丸,以枳椇子湯下。牛鼻拳、煮汁飲。或燒灰,酒服。眾人溺坑水。服之。

遺精夢洩有心虛,腎虛,濕熱,脫精。

【心虛】[草木果石]遠志、小草、益智、石菖蒲、柏子仁、人參、兔絲子、思慮傷心,遺瀝夢遺,同伏苓、石蓮,丸服。又主莖寒精自出,溺有餘瀝。伏苓、陽虛有餘瀝,夢遺,黃蠟丸服。心腎不交,同赤伏苓,熬膏,丸服。蓮鬚、清心,通腎,固精。蓮子心、止遺精,入辰砂,末服。石蓮肉、同龍骨、益智等分,末服。酒浸,豬肚丸,名水芝丹。厚朴、心脾不調,遺瀝,同伏苓,酒、水煎服。朱砂、心虛遺精,入豬心煮食。紫石英。

【腎虛】[草菜]巴戟天、夜夢鬼交精洩。肉蓯蓉、莖中寒熱痛,洩精遺瀝。山藥、益腎氣,止洩精,爲末,酒服。補骨脂、主骨髓傷敗,腎冷精流,同青鹽,末服。五味子、腎虛遺精,熬膏,日服。石龍芮、補陰氣不足,失精莖冷。葳蕤、蒺藜、狗脊、固精强骨,益男子,同遠志、伏神、當歸,丸服。益智仁、夢洩,同烏藥、山藥,丸服。木蓮、驚悸遺精,同白牽牛,末服。覆盆子、韭子、宜腎壯陽,止洩精。爲末酒服,止虛勞夢泄,亦醋煮丸服。荅葱子、葱實。[果木]胡桃、房勞傷腎,口渴,精溢自出,大便燥,小便或赤或利,同附子、伏苓,丸服。芡實、益腎固精,同伏苓、石蓮、秋石,丸服。櫻桃、金櫻子、固精,熬膏服。或加芡實,丸。或加縮砂,丸服。柘白皮、勞損,夢交,泄精,同桑白皮,煮酒服。乳香、臥時含棗許,嚼嚥,止夢遺。棘刺、陰痿,精自出,補腎益精。沉香、男子精冷遺失,補命門。安息香、男女夜夢鬼交,遺失。杜仲、枸杞子、山茱萸、[金石]石流黃、五石脂、赤石脂、小便精出,大便寒滑,乾薑、胡椒,丸服。石鍾乳、止精壯陽,浸酒日飲。陽起石、精滑不禁,大便溏泄,同鍾乳、附子,丸服。[蟲鱗]桑螵蛸、男子虛損,畫寐洩精,同龍骨,末服。晚蠶蛾、止遺精白濁,焙研,丸服。九肋鼈甲、陰虛夢泄,燒末,酒服。龍骨、多寐洩精,小便洩精,同遠志,丸服。亦同韭子,末服。紫稍花、[禽獸]雞膍胵、黃雌雞、烏骨雞、遺精白濁,同白果、蓮肉、胡椒,煮食。鹿茸、男子腰腎虛冷,夜夢鬼交,精溢自出,空心酒服方寸匕。亦煮酒飲。鹿角、水磨服,止脫精夢遺。酒服,主婦人夢與鬼交,鬼精自出。白膠、虛遺,酒服。阿膠、腎虛失精,酒服。豬腎、腎虛遺精,入附子末,煨食。狗頭骨灰、夢遺,酒服。獐肉、秋石。

【濕熱】【草木】半夏、腎氣閉,精無管攝妄遺,與下虛不同,用豬苓炒過,同牡蠣,丸服。薰草、夢遺,同參、术等藥,煮服。車前草、服汁。續斷、漏蘆、澤瀉、蘇子、夢中失精,炒,研服。黃蘗、積熱,心忪夢遺,入片腦,丸服。龍腦、五加皮、【金介】鐵鏽、內熱遺精,冷水服一錢。牡蠣粉、夢遺便溏,醋糊丸服。蛤蜊粉、爛蜆殼、田螺殼、真珠。並止遺精。

赤白濁赤屬血,白屬氣。有濕熱,有虛損。

【濕熱】【草穀菜】豬苓、行濕熱,同半夏,末,酒煮羊卵丸服。半夏、豬苓炒過,同牡蠣,丸服。黃連、思想無窮,發爲白淫,同伏苓,丸服。知母、赤白濁及夢遺,同黃柏、蛤粉、山藥、牡蠣,丸服。茶茗葉、尿白如注,小腹氣痛,燒,入麝香服。生地黃、心虛熱赤濁,同木通、甘草,煎服。大黃、赤白濁,以末入雞子內蒸食。蒼术、脾濕下流,濁瀝。蕎麥粉、炒焦,雞子白丸服。稻草、煎濃汁,露一夜服。神麴、蘿蔔、釀茱萸,蒸過,丸服。冬瓜仁、末,米飲服。松蕈、【果木】銀杏、十枚,擂水,日服,止白濁。榿子、椿白皮、同滑石等分,飯丸服。一加黃蘗、乾薑、白芍、蛤粉。榆白皮、水煎。楮葉、蒸餅丸服。柳葉、清明日采,煎飲代茶。牡荊子、酒飲二錢。厚朴。心脾不調,腎氣渾〔濁〕,薑汁炒,同伏苓服。

【虛損】【草果木獸】黃芪、氣虛白濁,鹽炒,同伏苓,丸服。五味子、腎虛白濁,脊痛,醋糊丸服。肉蓯蓉、同鹿茸、山藥、伏苓,丸服。兔絲子、思慮傷心腎,白濁遺精,同伏苓、石蓮,丸服。又同麥門冬,丸服。絡石、養胃氣,土邪干水,小便白濁,同人參、伏苓、龍骨,末服。木香、小便渾如精狀,同當歸、沒藥,丸服。草薢、下焦虛寒,白濁莖痛,同菖蒲、益智、烏藥,煎服。附子、白濁便數,下寒,炮,末,水煎服。益智、白濁,同厚朴,煎服。赤濁,同伏神、遠志、甘草,丸服。遠志、心虛赤濁,同益智、伏神,丸服。石蓮、心虛赤濁,研末,六錢,甘草一錢,煎服。白濁,同伏苓,煎服。芡實、白濁,同伏苓,黃蠟丸服。土瓜根、腎虛,小便如淋。石菖蒲、心虛白濁。茱萸、巴戟天、山藥、伏苓、心腎氣虛,夢遺白濁,赤、白各半,地黃汁及酒熬膏,丸服。陽虛甚,黃蠟丸服。羊骨、虛勞白濁,爲末,酒服。小便膏淋,橘皮湯服。羊脛骨、脾虛白濁,同厚朴、伏苓,丸服。鹿茸。

癃淋有熱在上焦者,口渴。熱在下焦者,不渴。濕在中焦,不能生肺者,前後關格者,下焦氣閉也。轉胞者,系了戾也。五淋者,熱淋、氣淋、虛淋、膏淋、沙石淋也。

【通滯利竅】【草部】瞿麥、五淋,小便不通,下沙石。龍葵根、同木通、胡荽,煎服,利小便。蜀葵花、大小便關格,脹悶欲死,不治則殺人。以一兩,擣,入麝香五分,煎服。根亦可。子、末服,通小便。赤藤、五淋,同伏苓、苧根,末,每服一錢。車前汁、和蜜服。子、煎服。或末。杜衡、吐痰,利水道。澤瀉、燈心草、木通、扁竹、煎服。石韋、末服。通草、防己、羊桃、汁。蒲黃、敗蒲席、煮汁。蘆根、石龍芻、葵根、煎。葵子、地膚、旋花、黃藤、煮汁。黃環根、汁。酸漿、烏斂苺、黃葵子、末服。王不留行、含水藤、【菜穀】苦瓠、小便不通脹急者，同螻蛄，末，冷水服。亦煮汁，漬陰。蘩蔞、水芹、莧、馬齒莧、萵苣、菠薐、蕨萁、麥苗、蜀黍根、煮汁。黍莖、汁。粟奴、粟米、粱米、倉米、米泔、米粥、【果木】葡萄根、豬苓、伏苓、榆葉、煮汁。榆皮、煮汁。木槿、桑枝、桑葉、桑白皮、楮皮、【水石】井水、漿水、東流水、長石、滑石。燥濕，分水道，降心火，下石淋，爲要藥，湯服之。

【清上洩火】【草部】桔梗、小便不通，焙，研，熱酒頻服。葎草、膏淋，取汁，和醋服，尿下如豆汁。黃芩、煮汁。卷柏、船底苔、煎服。麥門冬、天門冬、苦杖、並清肺，利小水。雞腸草、氣淋脹痛，同石韋，煎服。土馬騣、水荇菜、水蘋、海藻、石蓴、【菜穀】菰笋、越瓜、壺盧、冬瓜、小麥、五淋，同通草，煎服。大麥、卒淋，煎汁，和薑汁飲。烏麻、熱淋，同蔓菁子，浸水服。赤小豆、黑豆、綠豆、麻仁、捻頭、【果木】甘蔗、沙糖、乾柿、熱淋，同燈心，煎服。苦茗、皋盧、枳椇、淡竹葉、煎飲。琥珀、清肺，利小腸，主五淋，同麝香服。轉脬，用葱白湯下。巵子、利五淋，通小便，降火，從小便出。枸杞葉、溲疏、柳葉、【石土】戎鹽、通小便，同伏苓、白术，煎服。白鹽、和醋服。仍燒，吹入孔中。蚯蚓泥、小便不通，同朴消服。【蟲禽介獸】蚯蚓、擂水服，通小便。老人加茴香，小兒入蜜，傅莖卵上。田螺、煮食，利大小便。同鹽，傅臍。甲香、下淋。鴨肉、豚卵、猴豬頭、寒熱五癃。豬脂、水煎服，通小便。豬膽、酒服。豬乳。小兒五淋。

【解結】【草木】大黃、大戟、郁李仁、烏柏根、桃花、並利大小腸宿垢。古文錢、氣淋，煮汁服。黑鉛、通小便，同生薑、燈心，煎服。寒水石、男女轉脬，同葵子、滑石，煮服。芒硝、小便不通，茴香酒服二錢。亦破石淋。硝石、小便不通，及熱、氣、勞、血、石五淋，生研服，隨證換引。石燕、傷寒尿澀，葱湯服之。白石英、煮汁。雲母粉、水服。白瓷器、淋痛，煅研，同地黃服。石槽灰下土、井水服，通小便。【鱗蟲禽獸】白魚、小便淋閟，同滑石、髮灰服。仍納莖中。小兒以摩臍腹。蜣蜋、利大小便及轉脬，燒二枚，水服。鼠負、氣癃不便，爲末，酒服。亦治產婦尿閉。蠶蛻、燒灰，主熱淋如血。蛇蛻、通小便，燒末，酒服。伏翼、利水，通五淋。雞屎白、利大小便。孔雀屎、胡燕屎、敗筆頭、牛屎、象牙、煎服，通小便。燒服，止小便。人爪甲灰、水服，利小便及轉脬。頭垢。通淋閉。

【濕熱】【草穀】葳蕤、卒淋，以一兩，同芭蕉四兩煎，調滑石末服。苧根、煮汁服，利小便。又同蛤粉，水服。外傅臍。猶草、合小豆煮食。海金沙、小便不通，同蠟茶末，日服。○熱淋急痛，甘草湯調服。○膏淋如油，甘草、滑石同服。三白草、葶藶、馬先蒿、章柳、茵陳蒿、白术、秦艽、水萍、葛根、薏苡子根葉、並主熱淋。黃麻皮、熱淋,同甘草,煎服。燒酒、【果木】椒目、樗根白皮、並除濕熱,利小便。【土部】梁上塵、水服。松墨、水服。

【沙石】【草部】人參、沙淋石淋,同黃芪等分,爲末,以蜜炙蘿蔔片蘸,食鹽湯下。馬藺花、同敗筆灰、粟米,末,酒服,下沙石。菝葜、飲服二錢,後以地榆湯浴腰腹,即通。地錢、同酸漿汁、地龍同飲。瞿麥、末服。車前子、煮服。黃葵花、末服。兔葵、汁。葵根、煎。萱根、煎。牛膝、煎。虎杖、煎。石帆、煎。瓦松、煎水薰洗。【穀菜】薏苡根、煎。黑豆、同粉草,滑石服。玉蜀黍、苜蓿根、煎。黃麻根汁、壺盧、蘿蔔、蜜炙嚼食。【果部】胡桃、煮粥。桃膠、桃花、烏芋、煮食。胡椒、同朴硝服,日二。獼猴桃、【器石】故甑蔽、燒服。越砥、燒,淬酒服。滑石、下石淋要藥。河沙、炒熱,沃酒服。霹靂碪、磨汁。石膽、浮石、煮酢服。硝石、硇砂。【蟲鱗介部】螻蛄、焙,末,酒服。葛上亭長腹中子、水吞。地膽、斑蝥、鯉魚齒、古方多用燒服。石首魚頭中石、研,水服。鼈甲、末,酒服。蜥蜴、蛤蚧、馬刀、【禽獸】雞屎白、炒,末服。雄雞膽、同屎白,酒服。伏翼、雄鵲肉、胡燕屎、冷水服。牛角、燒服。牛耳毛、陰毛、燒服。淋石、磨水服。

【調氣】【草部】甘草梢、莖中痛,加酒煮玄胡索、苦楝子,尤妙。玄胡索、小兒小便不通,同苦練子,末服。木香、黃芪、小便不通,二錢,煎服。芍藥、利膀胱大小腸。同檳榔,末,煎服,治五淋。馬藺花、同茴香、葶藶,末,酒服,通小便。白芷、氣淋,醋浸,焙,末服。附子、轉脬虛閉,兩脉沉伏,鹽水浸,炮,同澤瀉,煎服。箬葉、燒,同滑石服。亦治轉脬。徐長卿、小便關格,同冬葵根諸藥,煎服。酸草、汁合酒服。或同車前汁服。桔梗、半夏、【菜器】胡荽、通心氣。小便不通,同葵根煎水,入滑石服。葱白、初生小兒尿閉,用煎乳汁服。大人炒熱熨臍。或加艾灸。或加蜜擣,合陰囊。大蒜、煨熟,露一夜,嚼,以新水下,治淋瀝。〇小兒氣淋,同豆豉,蒸餅丸服。蘿蔔、末服,治五淋。多年木梳、燒灰,水服。甑帶、洗汁,煮葵根服。連枷關、轉脬,燒灰,水服。好綿、燒,入麝,酒服,治氣結淋病。【果木】陳橘皮、利小便五淋。〇產後尿閉,去白,二錢,酒服即通。杏仁、卒不小便,二七箇炒,研服。檳榔、利大小便氣閉,蜜湯服,或童尿煎服。亦治淋病。茱萸、寒濕患淋。槲若、冷淋莖痛,同葱白,煎服。孩子淋疾,三片,煮飲即下。苦楝子、利水道,通小腸,主膏淋,同茴香,末服。楤毛、燒末,水酒服二錢,即通。沉香、強忍房事,小便不通,同木香,末服。紫檀、皂莢刺、燒研,同破故紙,末,酒服,通淋。大腹皮、枳殼、【禽獸】雞子殼、小便不通,同海蛤、滑石,末服。

【滋陰】【草】知母、熱在下焦血分,小便不通而不渴,乃無陰則陽無以化,同黃蘗酒洗,各一兩,入桂一錢,丸服。牛膝、破惡血,小便不利,莖中痛欲死,以根及葉煮酒服。或云:熱淋、沙石淋,以一兩,水煎日飲。牛蒡葉、汁同地黃汁,蜜煎,調滑石末服,治小便不通,急痛。薊根、熱淋,服汁。**續斷**、服汁。**兔絲子**、煎服。**惡實**、炒,研,煎服。**紫菀**、婦人小便卒不得出,井水服末三撮即通。有血,服五撮。**益母草**、**生地黃**、【果木】**生藕汁**、同地黃、蒲桃汁,主熱淋。**紫荊皮**、破宿血,下五淋,水煮服。○産後諸淋,水、酒煎服。【石蟲】**白石英**、煮汁。**雲母粉**、水服。**桑螵蛸**、小便不通及婦人轉胞,同黃芩,煎服。【鱗介】**牡蠣**、小便淋閉,服血藥不效,同黃蘗等分,末服。**貝子**、五癃。利小便不通,燒,研,酒服。**石決明**、水服,通五淋。**蜆**、**石蚄**、**鯉魚**、**鮧魚**、**黃顙魚**、【禽獸】**白雄雞**、並利小便。**雞子黃**、小便不通,生吞數枚。**阿膠**、小便及轉胞,水煮服。**牛耳毛**、**尾毛**、**陰毛**、並主諸淋,燒服。**髮灰**。五癃,關格不通,利水道,下石淋。

【**外治**】**萆麻仁**、研,入紙撚,插孔中。**瓦松**、熏洗沙石淋。**苦瓠汁**、漬陰。**萵苣**、貼臍。**茴香**、同白蚯蚓貼臍。**大蒜**、同鹽貼臍。○蒜、鹽、卮子,貼臍。○同甘遂貼臍,以艾灸二七壯。百藥無效,用此極效。**葱管**、插入三寸,吹之即通。**葱白**、同鹽炒,貼臍。○葱、鹽、薑、豉,貼臍。○葱、鹽、巴豆、黃連,貼臍上,灸七壯取利。**高凉薑**、同蘇葉、葱白,煎湯洗,後服藥。**苧根**、貼臍。**炒鹽**、吹入孔内。**滑石**、車前汁和,塗臍,闊四寸,熱即易。**白礬**、同麝香熨臍。**螻蛄**、焙,末,吹入孔中。**白魚**、納數枚入孔中。**田螺**、同麝貼臍。**猪膽**、連汁籠陰頭,少頃汁入即消,極效。**猪脬**。吹㴶法。

溲數遺尿有虛熱,虛寒。○肺盛則小便數而欠,虛則欠欬小便遺。○心虛則少氣遺尿。○肝實則癃閉,虛則遺尿。○脬遺熱于膀胱則遺尿。○膀胱不約則遺,不藏則水泉不禁。○脬損,則小便滴瀝不禁。

【**虛熱**】【草菜】**香附**、小便數,爲末,酒服。**白微**、婦人遺尿,同白芍,末,酒服。**敗船茹**、婦人遺尿,爲末,酒服。**菰根汁**、**麥門冬**、**土瓜根**、並止小便不禁。**牡丹皮**、除厥陰熱,止小便。**生地黃**、除濕熱。**續斷**、**漏蘆**、並縮小便。**桑耳**、遺尿,水煮,或爲末,酒服。**松蕈**、食之治溲濁不禁。【木石】**伏苓**、小便數,同礬煮山藥,爲散服。○不禁,同地黃汁熬膏,丸服。○小兒尿床,同伏神、益智,末服。**黃蘗**、小便頻數,遺精白濁,諸虛不足,用糯米、童尿,九浸九晒,酒糊丸服。**溲疏**、止遺尿。**椿白皮**、**石膏**、小便卒數,非淋,人瘦,煮汁服。**雌黃**、腎消,尿數不禁,同黃炒乾薑,丸服。**烏古瓦**、煮汁服,止小便。**胡粉**、**黃丹**、**象牙**、**象肉**。水煮服,通小便。燒服,止小便多。

【**虛寒**】【草部】**仙茅**、丈夫虛勞,老人失尿,丸服。**補骨脂**、腎氣虛寒,小便無度,同茴香,丸服。○小兒遺尿,爲末,夜服。**益智子**、夜多小便,取二十四枚,入鹽煎服。○心虛者,同伏苓、白术,末服。或同烏梅,丸服。**覆盆子**、益腎臟,縮小便,酒焙,末服。**草烏頭**、老人遺尿,童尿浸七日,炒鹽,酒糊丸,服二三丸。**草薢**、尿數遺尿,爲末,鹽湯服,或爲丸服。**菝葜**、小便滑數，爲末，酒服。狗脊、主失尿不節，利老人，益男子。葳蕤、莖中寒，小便數。人參、黄芪、氣虚遺精。牛膝、陰消，老人失尿。薔薇根、止小便失禁及尿床，搗汁，爲散，煎服，並良。甘草頭、夜煎服，止小兒遺尿。雞腸草、止小便數遺，煮羹食。菟絲子、五味子、肉蓯蓉、蒺藜、菖蒲、並暖水臟，止小便多。附子、暖丹田，縮小便。【菜穀】山藥、礬水煮過，同伏苓，末服。茴香、止便數，同鹽，蘸糯糕食。韭子、入命門，治小便頻數，遺尿，同糯米煮粥食。山韭、宜腎，主大小便數。乾薑、止夜多小便。小豆葉、煮食，止小便數。○杵汁，止遺尿。豇豆、止小便。糯米、暖肺，縮小便。粢糕、【果木】芡實、小便不禁，同伏苓、蓮肉、秋石，丸服。蓮實、小便數，入猪肚煮過，醋糊丸服。銀杏、小便數，七生七煨，食之温肺益氣。胡桃、小便夜多，卧時煨食，酒下。蜀椒、通腎，縮小便。桂、小兒遺尿，同龍骨、雄雞肝，丸服。烏藥、縮小便。葉煎，代茶飲。山茱萸、【石蟲】硇砂、冷病，夜多小便。桑螵蛸、益精，止遺尿，炮熟，爲末，酒服。紫稍花、青蚨、露蜂房、海月、【禽獸】雀肉、卵、並縮小便。雞子、作酒，暖水臟，縮小便。黄雌雞、雄雞肝、腸、嗉、膍胵、翎羽、並止小便遺失不禁。雞屎白、産後遺尿，燒灰，酒服。鹿茸、小便數，爲末服。鹿角、炙，末，酒服。鹿角霜、上熱下寒，小便不禁，爲丸服。頻數，加伏苓。麝香、止小便，利水，服一錢。羊肺、羊肚、作羹食，止小便。羊脬、下虚遺尿，炙熟食。猪脬、夢中遺尿，炙食。同猪肚，盛糯米，煮食。猪腸、秋石。並主夢中遺尿數。

【止塞】【果木】酸石榴、小便不禁，燒，研，以榴白皮煎湯服二錢，枝亦可，日二。荷葉、金櫻子、訶黎勒、【服器】麻鞋帶鼻、水煮服，治尿床。又尖頭燒，水服。本人薦草、燒水服。白紙、安牀下，待遺上，晒乾燒，末，酒服。【禽介】鵲巢中草、小便不禁，燒研，薔薇根湯服。燕蓐草、遺尿，燒研，水服。雞窠草、燒研，酒服。牡蠣、不渴而小便大利欲死，童尿煎二兩服。【鱗石】龍骨、同桑螵蛸，爲末服。白礬、男女遺尿，同牡蠣服。赤石脂。同牡蠣、鹽，末，丸服。

小便血不痛者爲尿血，主虚；痛者爲血淋，主熱。

【尿血】【草部】生地黄、汁，和薑汁、蜜服。蒲黄、地黄汁調服，或加髮灰。益母草、汁。車前草、汁。旱蓮、同車前，取汁服。芭蕉根、旱蓮等分，煎服。白芷、同當歸，末服。鏡面草、汁。五葉藤、汁。茅根、煎飲。勞加乾薑。玄胡索、同朴硝，煎服。升麻、小兒尿血，煎服。劉寄奴、末服。龍膽草、煎服。荆芥、同縮砂，末服。甘草、小兒尿血，煎服。人參、陰虚者，同黄耆，蜜炙蘿蔔蘸食。鬱金、破惡血，血淋，尿血，葱白煎。當歸、煎酒。香附、煎酒服，後服地榆湯。狼牙草、同蚌粉、槐花、百藥煎，末服。葵莖、燒灰，酒服。敗醬、化膿血。苧根、煎服。牛膝、煎服。地榆、兔絲子、肉蓯蓉、蒺藜、續斷、漏蘆、澤瀉、【菜穀】苦蕒、酒、水各半,煎服。水芹汁、日服。韭汁、和童尿服。韭子、葱汁、葱白、水煎。萵苣、貼臍。淡豉、小便血條,煎飲。黍根灰、酒服。胡麻、水浸,絞汁。火麻、水煎。麥麩、炒香,猪脂蘸食。胡燕窠中草灰、婦人尿血,酒服。【果木】荷葉、水煎。烏梅、燒末,醋糊丸服。棕櫚、半燒半炒,水服。地骨皮、新者,濃煎,入酒服。柏葉、同黃連,末,酒服。竹茹、煎水。琥珀、燈心湯調服。槐花、同鬱金,末,淡豉湯服。巵子、水煎。棘刺、水煎。荊葉、汁,和酒服。乳香、末,飲服。【器用】墨、大小便血,阿膠湯化服二錢。敗船茹、婦人尿血,水煎。【蟲鱗禽獸】白魚、婦人尿血,納入二十枚。五倍子、鹽梅丸服。蠶繭、大小便血,同蠶連、蠶沙、殭蠶,爲末,入麝香服。龍骨、酒服。雞䏶胵、鹿角、末服。白膠、水煮服。鹿茸、丈夫爪甲、燒灰,酒服。髮灰。酒服。

【血淋】【草部】牛膝、煎。車前子、末服。海金沙、沙糖水服一錢。生地黃、同車前汁溫服。又同生薑汁服。地錦、服汁。小薊、葵根、同車前子,煎服。茅根、同乾薑,煎服。黑牽牛、半生半炒,薑湯服。香附、同陳皮、赤伏苓,煎服。酢漿草、汁,入五苓散服。山箬葉、燒,入麝香服。山慈姑花、同地藥花,煎服。白薇、同芍藥,酒服。地榆、雞蘇、葵子、【菜穀】水芹根、汁。茄葉、末,鹽、酒服二錢。赤小豆、炒,末,葱湯服。大豆葉、煎服。青粱米、同車前子煮粥,治老人血淋。大麻根、水煎。【果木】桃膠、同木通、石膏,水煎服。蓮房、燒,入麝香,水服。檳榔、磨,麥門冬湯服。乾柿、三枚,燒服。槲白皮、同桑黃,煎服。琥珀、末服。山巵子、同滑石,末,葱湯服。藕節、汁。竹茹、水煎。【石蟲】浮石、甘草湯服。石燕、同赤小豆、商陸、紅花,末服。百藥煎、同黃連、車前、滑石、木香,末服。晚蠶蛾、末,熱酒服二錢。蜣蜋、研,水服。海螵蛸、生地黃汁調服。又同地黃、赤伏苓,末服。鱘魚、煮汁。鯉魚齒、【禽獸】雞屎白、小兒血淋,糊丸服。阿膠、黃明膠、髮灰。米湯入醋服,大小便血。血淋,入麝香。

陰痿有濕熱者,屬肝脾;有虛者,屬肺腎。

【濕熱】【草菜】天門冬、麥門冬、知母、石斛、並強陰益精。車前子、男子傷中。養肺強陰,益精生子。葛根、起陰。牡丹皮、地膚子、升麻、柴胡、澤瀉、龍膽、菴藺、並益精補氣,治陰痿。絲瓜汁、陰莖挺長,肝經濕熱也,調五倍子末,傅之,內服小柴胡加黃連。【果木】枳實、陰痿有氣者加之。伏苓、五加皮、黃蘗、【水石】菊花上水、益色壯陽。丹砂. 同伏苓,丸服。

【虛弱】【草部】人參、益肺腎元氣,熬膏。黃芪、益氣利陰。甘草、益腎氣內傷,令人陰不痿。熟地黃、滋腎水,益真陰。肉蓯蓉、莖中寒熱疼痒,強陰,益精氣,多子。男〔子〕絕陽不生,女子絕陰不産。壯陽,日御過倍,同羊肉,煮粥食之。**鎖陽**、益精血,大補陰氣,潤燥治痿,功同蓯蓉。**列當**、興陽,浸酒服。**何首烏**、長筋骨,益精髓,堅陽道,令人有子。**牛膝**、治陰痿,補腎,強筋填髓。**遠志**、益精強志,堅陽道,利丈夫。**巴戟天**、同上。**百脉根**、除勞,補不足,浸酒服。**狗脊**、堅腰脊,利俛仰,宜老人。**仙茅**、丈夫虛勞,老人無子,益陽道,房事不倦。**附子**、**天麻**、益氣長陰,助陽強筋。**牡蒙**、**淫羊藿**、陰痿,莖中痛,丈夫絕陽無子,女人絕陰無子,老人昏耄,煮酒飲。**蓬蘽**、益精長陰,令人堅强有子。**覆盆子**、強陰健陽,男子精虛陰痿,酒浸,爲末,日服三錢,能令堅長。**兔絲子**、強陰,堅筋骨,莖寒精出。**蛇牀子**、主陰痿,久服令人有子。益女人陰氣,同五味、兔絲,丸服。**五味子**、強陰,益男子精,壯水鎖陽,爲末,酒服。盡一斤,可御十女。**補骨脂**、主骨髓傷敗,腎冷,通命門,暖丹田,興陽事,同胡桃諸藥,丸服。**艾子**、壯陽,助水藏,暖子宮。**蘿摩子**、益精氣,強陰道。葉同。**木蓮**、壯陽。**木香**、【菜果】**山藥**、益氣強陰。**韭**、**薤**、歸腎壯陽。**葫**、溫補。**胡桃**、陽痿,同補骨脂,蜜丸服。**阿月渾子**、腎虛痿弱,得山茱萸良。**吳茱萸**、(男)〔女〕子陰冷,嚼細納入,良久如火。【木石】**山茱萸**、補腎氣,添精髓,興陽道,堅陰莖。**枸杞**、補腎強陰。**石南**、腎氣内傷,陰衰脚弱,利筋骨皮毛。**白棘**、丈夫虛損,陰痿精出。**女貞實**、強陰。**没石子**、燒灰,治陰毒痿。**石鍾乳**、下焦傷竭,強陰益陽,煮牛乳,或酒服。**陽起石**、男子陰痿,莖頭寒,腰酸膝冷,命門不足,爲末,酒服。又同地膚子服。**慈石**、浸酒服。**硇砂**、除冷病,暖水臟,大益陽事,止小便。**白石英**、陰痿,肺痿。**石流黃**、陽虛寒,壯陰道。【蟲魚】**雄蠶蛾**、益精氣,強陰道,交精不倦,炒,蜜丸服。**枸杞蟲**、和地黃,丸服,大起陰益精。**蜂窠**、陰痿,燒研,酒服,并傅之。**紫稍花**、益陽秘精,治陰痿,同龍骨、麝香,丸服。**鯉魚膽**、同雄雞肝,丸服。**鰕米**、補腎興陰,以蛤蚧、茴香、鹽,治之良。**九香蟲**、補脾胃,壯元陽。**蜻蛉**、**青蚨**、**樗雞**、**桑螵蛸**、**海馬**、**泥鰍**、食之。**海蛤**、**魁蛤**、【禽獸】**雀卵**、陰痿不起,強之令熱,多精有子,和天雄、兔絲,丸服。**雀肉**、冬月食之,起陽道,秘精髓。**雀肝**、**英雞**、**蒿雀**、**石燕**、**雄雞肝**、起陰,同兔絲子、雀卵,丸服。**鹿茸**、**鹿角**、**鹿髓及精**、**鹿腎**、**白膠**、**麋角**、**麝香**、**獳猪腎**、同枸杞葉、豆豉汁,煮羹食。**牡狗陰莖**、傷中陰痿,令強熱生子。**狗肉**、**羊肉**、**羊腎**、**靈猫陰**、**膃肭臍**、**白馬陰莖**、和蓯蓉,丸服,百日見效。**山獺陰莖**、陰虛陰痿,精寒而清,酒磨服。**敗筆頭**、男子交婚之夕莖痿,燒灰,酒服二錢。【人部】**秋石**、**紫河車**。

强中有肝火盛强,有金石性發。其證莖盛不衰,精出不止。多發消渴癰疽。

【伏火解毒】知母、地黃、麥門冬、黃芩、玄參、薺苨、黃連、栝樓根、大豆、黃蘗、地骨皮、冷石、石膏、猪腎、白鴨通。

【補虛】補骨脂、玉莖長硬不痿，精出，捏之則脆痹如刺針，名腎漏。韭子各一兩，爲末，每服三錢，水煎服，日三。山藥、肉蓯蓉、人參、伏神、慈石、鹿茸。

囊痒陰汗、陰臊、陰疼，皆屬濕熱。○亦有肝腎風虛。○厥陰實則挺長，○虛則暴痒。

【內服】白芷、羌活、防風、柴胡、白术、麻黃根、車前子、白蒺藜、白附子、黃芩、木通、遠志、藁本香、黑牽牛、石菖蒲、生地黃、當歸、細辛、山藥、荊芥穗、補骨脂、男子陰囊濕痒。黃芪、陰汗，酒炒，爲末，豬心蘸食。畢勃没、止陰汗。蒼术、龍膽草、川大黃、天雄、大蒜、陰汗作痒，同淡豉，丸服。卮子仁、伏苓、黃蘗、五加皮、男女陰痒。杜仲、滑石、白僵蠶、男子陰痒痛。豬脬、腎氣陰痒，多食，鹽酒下。

【熏洗】蛇牀子、甘草、水蘇、車前子、狼牙草、茛萏子、墙頭爛草、婦人陰痒，同荊芥、牙皂，煎洗。荷葉、陰腫痛及陰瘻囊痒，同浮萍、蛇牀，煎洗。阿月渾子木皮、茱萸、槐花、松毛、牡荊葉、木蘭皮、白礬、紫稍花。

【傅撲】五味子、陰冷。蒲黃、蛇牀子、生大黃、嚼傅。麻黃根、同牡蠣、乾薑，撲。○又同流黃，末，撲之。没石子、菖蒲、同蛇牀子傅。乾薑、陰冷。胡麻、嚼塗。大豆黃、嚼塗。吳茱萸、蜀椒、同杏仁傅，又主女人陰冷。杏仁、炒，塞婦人陰痒。銀杏、陰上生虱作痒，嚼塗。桃仁、粉塗。茶末、松香、同花椒，浸香油，燒，滴搽。皂角、糯禾燒烟，日熏。肥皂、燒，搽。麩炭、同紫蘇葉、香油，調塗。鑄鏵鋤孔中黃土、爐甘石、同蚌粉撲。密陀僧、滑石、同石膏，入少礬，傅。陽起石、塗濕痒臭汗。雄黃、陰痒有蟲，同枯礬、羊蹄汁，搽。五倍子、同茶，末塗。龍骨、牡蠣、烏賊骨、雞肝、羊肝、豬肝、並塞婦人陰痒。牛屎。燒傅。

大便燥結有熱，有風，有氣，有血，有濕，有虛，有陰，有脾約、三焦約、前後關格。

【通利】[草部]大黃、牽牛、利大小便，除三焦壅結，氣[秘]氣滯，半生半炒服。或同大黃，末服。或同皂莢，丸服。芫花、澤瀉、蕘花、並利大小便。射干、汁服，利大小便。獨行根、利大腸。甘遂、下水飲，治二便關格，蜜水服之，亦傅臍。續隨子、利大小腸，下惡滯物。[果木]桃花、水服，通大便。桃葉、汁服，通大小便。郁李仁、利大小腸，破結氣血燥，或末，或丸，作麪食。烏桕皮、煎服，利大小便。末服，治三焦約，前後大小便關格不通。巴豆、樗根白皮、雄楝根皮、[石蟲]膩粉、通大腸壅結，同黃丹服。白礬、利大小便，二便關格，圍臍中，滴冷水。蜻蜓、二便不通，焙末，水服。螻蛄、二便不通欲死，同蜻蜓，末服。

【養血潤燥】[草部]當歸、同白芷，末服。地黃、冬葵子、吳葵花、羊蹄根、紫草、利大腸。○癰疽痘疹閉結，煎服。土瓜根汁、灌腸。【穀菜】胡麻、胡麻油、麻子仁、老人、虛人、產後閉結，煮粥食之。粟米、秋、蕎麥、大小麥、麥醬汁、馬齒莧、莧菜、芋、百合、葫、苦耽、波薐菜、苦蕒菜、白苣、菘、苜蓿、薇、落葵、笋、【果木】甘蔗、桃仁、血燥，同陳皮服。○產後閉，同藕節，煎服。杏仁、氣閉，同陳皮服。苦棗、梨、菱、柿子、柏子仁、老人虛閟，同松子仁、麻仁，丸服。【石蟲】食鹽、潤燥，通大小便，傅臍及灌肛內，并飲之。鍊鹽黑丸、通治諸病。蜂蜜、蜂子、螺螄、海蛤、並利大小便。田螺、傅臍。【禽獸】雞屎白、牛乳、驢乳、乳腐、酥酪、豬脂、諸血、羊膽、下導。豬膽、下導。豬肉、冷利。兔、水獺、阿膠、利大小腸，調大腸聖藥也。老人虛閟，葱白湯服。○產後虛閉，同枳殼、滑石，丸服。黃明膠、【人部】髮灰、二便不通，水服。人溺。利大腸。

　　【導氣】【草部】白芷、風閉，末服。蒺藜、風閉，同皂莢，末服。爛茅節、大便不通，服藥不利者，同滄鹽，吹入肛內一寸。生葛、威靈仙、旋覆花、地蜈蚣汁、並冷利。草烏頭、二便不通，葱蘸插入肛內，名霹靂箭。羌活、利大腸。【菜穀】石蓴、風閉，煮飲。蘿蔔子、利大小腸，風閉，氣閉，炒，擂水服。○和皂莢，末服。蔓菁子油、二便閉，服一合。葱白、大腸虛閉，同鹽搗，貼臍。○二便閉，和酢，傅小腹，仍灸七壯。○小兒虛閉，煎湯，調阿膠末服。仍蘸蜜，插肛內。生薑、蘸鹽，插肛內。茴香、大小便閉，同麻仁、葱白，煎湯，調五苓散服。大麥蘗、產後閉塞，爲末服。【果木】枳殼、利大小腸。同甘草煎服，治小兒閉塞。枳實、下氣破結。同皂莢，丸服，治風氣閉。陳橘皮、大便氣閉，連白酒煮，焙研，酒服二錢。老人加杏仁，丸服。檳榔、大小便氣閉，爲末，童尿、葱白，煎服。烏梅、大小便不通，氣奔欲死，十枚，納入肛內。瓜蒂、末，塞肛內。厚朴、大腸乾結，豬臟煮汁，丸服。茶末、產後閉結，葱涎和丸，茶服百丸。皂莢、風人、虛人、腳氣人、大腸或閉或利。酥炒，蜜丸服。○便閉，同蒜搗，傅臍內。白膠香、同鼠屎，納下部。【器獸】甑帶、大小便閉，煮汁，和蒲黃服。雄鼠屎。二便不通，水調傅臍。

　　【虛寒】【草部】黃芪、老人虛閉，同陳皮，末，以麻仁漿、蜜煎，勻和服。人參、產後閉，同枳殼、麻仁，丸服。甘草、小兒初生，大便不通，同枳殼一錢，煎服。肉蓯蓉、老人虛閉，同沉香、麻仁，丸服。瑣陽、虛閉，煮食。半夏、辛能潤燥，主冷閉，同流黃，丸服。附子、冷閉，爲末，蜜水服。【果石】胡椒、大小便關格，脹悶殺人，二十一粒，煎，調芒硝半兩服。吳茱萸枝、二便卒關格，含一寸，自通。硫黃。性熱而利，老人冷閉。

　　　　　　脫肛有瀉痢、痔漏，大腸氣虛也。附肛門腫痛。

　　【內服】【草部】防風、同雞冠花，丸服。茜根、榴皮煎酒服。蛇牀子、同甘草，末服。黃栝樓、服汁，或入礬煅，爲丸。防己實、焙，煎代茶。檮藤子、燒服。卷柏、末服。雞冠花、同棕灰、羌活,末服。益奶草、浸酒服。紫菫花、同慈石毛服,并傅。阿芙蓉、【果木】荷錢、酒服,并傅。蜀椒、每旦嚼一錢,涼水下,數日效。槐角、同槐花,炒,末,豬腎蘸食。花構葉,末服,并塗。訶黎勒、桑黃、並治下痢,肛門急疼。瓠帶、煮汁。【石蟲】慈石、火煅醋淬,末服。仍塗顖上。百藥煎、同烏梅、木瓜,煎服。【介獸】鼈頭、燒服,并塗。虎脛骨、蜜炙,丸服。猬皮灰。同慈石、桂心服。

【外治】[草部]木賊、紫萍、葛蕢子、蒲黃、蕙草根中涕、並塗。苧根、煎洗。苦參、同五倍子、陳壁土,煎洗,木賊末傅之。香附子、同荊芥,煎洗。女萎、燒熏。曼陀羅子、同橡斗、朴消,煎洗。酢漿草、煎洗。【菜穀】生蘿蔔、搗,貼臍中,束之。胡荽、燒熏。胡荽子、痔漏脫肛,同粟糠、乳香、燒烟熏。葴菜、搗塗。粟糠、燒熏。榴皮、洗。枳實、蜜炙熨。橡斗、可洗,可傅。巴豆殼、同芭蕉汁洗後,以麻油、龍骨、白礬,傅。皂莢、燒熏,亦炙熨。黃皮桑樹葉、洗。龍腦、傅。槿皮、洗。故麻鞋底、同鼈頭,燒灰,傅之。【土金石部】東壁土、傅。孩兒茶、同熊膽、片腦,傅。梁上塵、同鼠屎,燒熏。石灰、炒熱坐。食鹽、炒坐。赤石脂、鐵精、鐵華粉、並傅。生鐵汁、熱洗。朴硝、同地龍,塗。白礬、【蟲介鱗獸】蛞蝓、緣桑螺、燒灰。蝸牛、燒灰。蜒蚰、燒灰。蜘蛛、燒灰。並塗。蛺蝶、研末,塗手心。蝦蟆皮、燒熏。五倍子、可傅,可洗。田螺、搗坐,化水洗。爛螺殼、鼃血、鼈血、鯽魚頭灰、白龍骨、狗涎、羊脂、敗筆頭灰、並塗。熊膽。貼肛邊腫痛極效。

痔漏 初起爲痔,久則成漏。痔屬酒色鬱氣血熱或有蟲,〇漏屬虛與濕熱。

【內治】[草部]黃連、煮酒,丸服。大便結者,加枳殼。黃芩、秦艽、白芷、牡丹、當歸、木香、苦參、益母草、飲汁。茜根、海苔、木賊、下血,同枳殼、乾薑、大黃,炒焦服之。蘘荷根、下血,搗汁服。蒼耳莖葉、下血,爲末服。萹蓄、汁服。苦杖、焙研,蜜丸服。酢漿草、煮服。連翹、旱蓮、搗,酒服。蒲黃、酒服。羊蹄、煮炙。忍冬、酒煮丸服。草薢、同貫眾,末,酒服。何首烏、檳藤子、燒研,飲服。牽牛、痔漏有蟲,爲末,豬肉蘸食。【穀菜】神麴、主食痔。赤小豆、腸痔有血,苦酒煮,晒,爲末服。腐婢、積熱痔漏下血。粟糠、粟漿、五痔飲之。糯米、以駱駝〔脂〕作餅食。胡麻、同伏苓,入蜜作麨,日食。胡荽子、炒研,酒服。芸薹子、主血痔。苦蓮子、治漏,同諸藥、鯽魚,燒,研服。萵苣子、痔瘻下血。桑耳、作羹食。雞樅、槐耳、燒服。【果木】胡桃、主五痔。橡子、痔血,同糯米粉炒黃,和煮,頻食。杏仁汁、煮粥,治五痔下血。蓮花蕊、同牽牛、當歸,末,治遠年痔漏。黃蘗、腸痔臟毒,下血不止,四制,作丸服。櫟芽、腸痔下血,作蔬及煎汁服。梧桐白皮、主腸痔。苦楝子、主蟲痔。槐實、五痔瘡瘻,同苦參,丸服。或煎膏,納竅中。槐花、外痔長寸許,日服,並洗之。槐葉、腸風痔疾,蒸晒,代茗飲。枳實、蜜丸服,治五痔。冬青子、主痔,九蒸九晒,吞之。紫荊皮、煎服,主痔腫。伏牛花、五痔下血。赤白伏苓、同没藥、破故紙,酒浸,蒸餅,研,丸服,治痔漏效。槲若、血痔,同槐花,末服。椒目、痔漏腫痛,水服。都桷子、枳椇木皮、醋林子、痔漏下血。蔓椒根、主痔,燒,末服。并煮汁浸之。檳榔、蟲痔,研末服。【服石】針線袋、燒灰水服。新綿灰、酒服二錢。石灰、蟲痔,同川烏頭,丸服。赤石脂、白石脂、白礬、痔漏,同生鹽,末,白湯服五錢。石燕、治腸風痔瘻年久者。禹餘粮、主痔漏。【蟲鱗】蠶紙灰、酒服止血。蟾蜍、燒研,煮猪臟,蘸食。蝦蟆、食之。蚌、食之,主痔。鱧魚、殺蟲痔。鮹魚、主五痔下血,瘀血在腹。鮧魚、五痔下血,肛痛,同葱煮食。鯽魚、釀白礬,燒,研服,主血痔。鼈皮骨、燒服,殺痔蟲。鯪鯉甲、燒服,殺痔蟲。【禽獸】鷹嘴爪、燒服,主五痔蟲。鷹頭、痔瘻,燒灰,入麝香,酒服。鶻鴿、五痔止血,炙,或爲末服。竹雞、炙食,殺蟲痔。鴛鴦、炙食,主血痔。猬皮、痔漏多年,炙研,飲服,并燒灰塗之。鼹鼠、食之,主痔瘻。獺肝、燒研,水服,殺蟲痔。土撥鼠、痔瘻,煮食。狐四足、痔瘻下血,同諸藥服。野狸、腸風痔瘻,作羹臛食。野猪肉、久痔下血,炙食。猳猪頭、煮食,主五痔。犬肉、煮食,引痔蟲。牛脾、痔瘻,臘月淡煮,日食一度。牛角䚡、燒灰,酒服。虎脛骨。痔瘻,脱肛,蜜炙,丸服。

【洗漬】苦參、飛廉、苦芙、白雞冠、白芷、連翹、酢漿草、木鼈子、洗并塗。稻藁灰汁、胡麻、丁香、槐枝、柳枝、洗痔如瓜,後以艾灸。蘹莢、棘根、木槿根、煎洗。花,末傅之。仙人杖、桃根、獼猴桃、無花果、冬瓜、苦瓠、苦蕒菜、魚腥草、煎洗。並入枯礬、片腦,傅。馬齒莧、洗。并食之。葱白、韭菜、五倍子、童尿。

【塗點】胡黃連、鵝膽調。草烏頭、反内痔。白頭翁、搗爛。白及、白斂、黃連、汁。旱蓮、汁。山豆根、汁。土瓜根、通草花粉、繁縷、傅積年痔。蕎麥稭灰、點痔。盧會、耳環草、龍腦、葱汁化搽。木瓜、蟬涎調,貼反花痔。桃葉、杵坐。血竭、血痔。没藥、楮葉、杵。孩兒茶、同麝香,唾調貼。無名異、火煅醋淬,研,塞漏孔。密陀僧、同銅青塗。黃丹、同滑石塗。石灰、點。硇砂、點。石膽、煅,點。孔公蘖、殷蘖、硫黃、黃礬、緑礬、水銀、同棗研,塞漏孔。鐵華粉、白蜜、同葱搗,塗。○肛門生瘡,同猪膽熬膏,導之。烏爛死蠶、露蜂房、蛞蝓、研,入龍腦,傅之。蜈蚣、痔漏作痛,焙研,入片腦,傅之。○或香油煎過,入五倍子,末,收搽之。蜣蜋、焙,末,搽之。○爲末,入冰片,紙撚蘸,入孔内,漸漸生肉退出。蠐螬、研末,傅。田螺、入片腦,取水搽。白礬亦可。甲香、五痔。魚鮓、魚鱠、海豚魚、鱓魚、鱧魚、炙貼,引蟲。鯉魚腸、鯉魚鱗、綿裹坐,引蟲。蝮蛇屎、殺痔瘻蟲。蚺蛇膽、蛇蜕、啄木痔瘻,燒研,納之。胡燕屎、殺痔蟲。雞膽、搽。鴨膽、鵝膽、牛膽、鼠膏、猬膽、熊膽、入片腦搽。麝香、同鹽塗。狌肉及皮、男子爪甲灰。塗之。

【熏灸】馬兜鈴、粟糠烟、酒、痔罱,掘土坑,燒赤,沃之,撒茱萸入內,坐之。艾葉、灸腫核上。枳殼、灸熨痔痛,煎水熏洗。乾橙烟、茱萸、蒸腸痔,殺蟲。燈火、焠痔腫,甚妙。氈襪、烘熨之。鰻鱺、燒熏痔瘻,殺蟲。羊糞、燒熏痔瘻。豬懸蹄。燒烟。

下血血清者,爲腸風,虛熱生風,或兼濕氣。○血濁者,爲臟毒,積熱食毒,兼有濕熱。○血大下者,爲結陰,屬虛寒。便前爲近血,便後爲遠血。○又有蟲毒蟲痔。

【風濕】[草菜]羌活、白芷、腸風下血,爲末,米飲服。秦艽、腸風瀉血。赤箭、止血。升麻、天名精、止血破瘀。木賊、腸風下血,水煎服。○腸痔下血,同枳殼、乾薑、大黃,炒,研末服。胡荽子、腸風下血,和生菜食。或爲末服。皂角蕈、瀉血,酒服一錢。葱鬚、治便血腸澼。【木部】皂角、羊肉和丸服。○同槐實,爲散服。○裏急後重,同枳殼,丸服。皂角刺灰、同槐花、胡桃、破故紙,爲末服。肥皂莢、燒研,丸服。槐實、去大腸風熱。槐花、炒研,酒服。或加柏葉,或加戶子,或加荊芥,或加枳殼,或煮豬臟,爲丸服。【蟲獸】乾蝎、腸風下血,同白礬,末,飲服半錢。野豬肉。炙食,不過十頓。○外腎燒研,飲服。

【濕熱】[草部]白术、瀉血萎黃,同地黃,丸服。蒼术、脾濕下血,同地榆,煎服。○腸風下血,以皂莢汁煮,焙,丸服。貫眾、腸風酒痢痔漏諸下血,焙研,米飲服。或醋糊,丸服。地榆、下部見血必用之。○結陰下血,同甘草,煎服。下血二十年者,同鼠尾草,煎服。虛寒人勿用。黃連、中部見血須用之。○積熱下血,四制,丸服。○臟毒下血,同蒜,丸服。○酒痔下血,酒煮丸服。○腸風下血,茱萸炒過,丸服。黃芩、水煎服。苦參、腸風瀉血。木香、同黃連入豬腸煮,搗丸服。鬱金、陽毒入胃,下血頻痛,同牛黃,漿水服。香附子、諸般下血,童尿浸,米醋炒,服二錢。或醋糊丸服。○或入百草霜、麝香,尤效。水蘇、煎服。青蒿、酒痔下血,爲末服。益母草、痔疾下血,搗汁飲。劉寄奴、大小便下血,爲末,茶服。雞冠、止腸風瀉血,白花并子炒,煎服。○結陰下血,同椿根白皮,丸服。大小薊、卒瀉鮮血,屬火熱,搗汁服之。馬藺子、同何首烏、雌雄黃,丸服。蒼耳葉、五痔下血,爲末服。箬葉、燒灰,湯服。蘆花、諸失血病,同紅花、槐花、雞冠花,煎服。桔梗、中蟲下血。蘘荷根、痔血,搗汁服。萱根、大小便血,和生薑,香油炒熱,沃酒服。地黃、涼血,破惡血,取汁,化牛皮膠服。○腸風下血,生熟地黃、五味子,丸服。○小兒初生便血,以汁和酒蜜,與服數匙。紫菀、産後下血,水服。地膚葉、瀉血,作湯煮粥食。王不留行、糞後血,末服。金盞草、腸痔下血。虎杖、腸痔下血,焙研,蜜丸服。車前草、搗汁服。馬鞭草、酒積下血,同白芷,燒灰,蒸餅丸服。旱蓮、焙,末,飲服。凌霄花、糞後血，浸酒服。薔薇根、止下血。栝樓實、燒灰，同赤小豆，末服。王瓜子、燒研，同地黃、黃連，丸服。生葛汁、熱毒下血，和藕汁服。白斂、止下血。威靈仙、腸風下血，同雞冠花，米醋煮，研服。茜根、活血，行血，止血。木蓮、風入臟，或食毒積熱，下鮮血，或酒痢，燒研，同棕灰、烏梅、甘草等分，末服。大便澀者，同枳殼，末服。羊蹄根、腸風下血，同老薑炒赤，沃酒飲。蒲黃、止瀉血，水服。金星草、熱毒下血，同乾薑，末，水服之。石韋、便前下血，爲末，茄枝湯下。金瘡小草、腸痔下血，同甘草，浸酒飲。【菜部】絲瓜、燒灰，酒服。或酒煎服。經霜老茄、燒灰，酒服。○蒂及根、莖、葉，俱治腸風下血。蕨花、腸風熱毒，焙，末，飲服。敗瓢、燒灰，同黃連，末服。翻白草、止下血。蘿蔔、下血，蜜炙任意食之。酒毒，水煮，入少醋食。或以皮，同(薄)荷葉燒灰，入生蒲黃，末服。芸薹、同甘草，末服，治腸風臟毒。獨蒜、腸毒下血，和黃連，丸服。○暴下血，同豆豉，丸服。【果木】銀杏、生和百藥煎，丸服。亦煨食。烏芋、汁，和酒服。藕節汁、止下血。亦末服。茗葉、熱毒下血，同百藥煎，末服。黃蘗、主腸風下血，裏急後重，熱腫痛。○小兒下血，同赤芍藥，丸服。椿根白皮、腸風瀉血，醋糊丸服，或酒糊丸。或加蒼术，或加寒食麪。經年者，加人參，酒煎服。椿莢、半生半燒，米飲服。木槿、腸風瀉血，作飲。山茶、爲末，童尿、酒服。巵子、下鮮血，燒灰，水服。枳殼、燒黑，同羊脛炭，末服。○根皮、亦末服。枳實、同黃芪，末服。橘核、腸風下血，同樗根皮，末服。楮白皮、爲散服。柏葉、燒服。或九蒸九晒，同槐花，丸服。柏子、酒煎服。松木皮、焙，末服。【土石】黃土、水煮汁服。車轄、小兒下血，燒赤淬水服。血師、腸風下血，火煅醋淬七次，爲末，每服一錢，白湯下。【蟲獸】白殭蠶、腸風瀉血，同烏梅，丸服。蠶繭、大小便血，同蠶退紙、晚蠶沙、白殭蠶，炒，研服。桑蠹屎、燒研，酒服。柳蠹屎、止腸風下血。海螵蛸、一切下血，炙研，木賊湯下。田羸、酒毒下血，燒焦，末服。殼亦止下血。鱟魚尾、止瀉血。烏龜肉、炙食，止瀉血。豬血、卒下血不止，酒炒食。豬臟、煮黃連，丸服。○煮槐花，丸服。○煮胡荽，食之。白馬通、犀角、磨汁服。○同地榆、生地黃，丸服。

【虛寒】【草菜】人參、因酒色甚下血，同柏葉、荊芥、飛麪，末、水服。黃芪、瀉血，同黃連，丸服。艾葉、止下血及產後瀉血，同老薑，煎服。附子、下血日久虛寒，同枯礬，丸服。或同生黑豆，煎服。草烏頭、結陰下血，同茴香、鹽，煎、露服。天南星、下血不止，用石灰炒黃，糊丸服。茛菪子、腸風下血，薑汁、酒同熬，丸服。雲實、主腸澼。骨碎補、燒，末，酒服。乾薑、主腸澼下血。【木石】桂心、結陰下血，水服方寸匕。天竺桂、烏藥、焙研，飯丸服。雄黃、結陰便血，入棗內，同〔鉛〕汁煮一日，以棗肉丸服。【鱗獸】鯽魚、釀五倍子，煅，研，酒服。鱖魚、止瀉血。鹿角膠。

【積滯】【果木】山查、下血，用寒熱脾胃藥俱不效者，爲末，艾湯服，即止。巴豆、煨雞子食。蕪荑、豬膽汁，丸服，治結陰下血。苦楝實、蜜丸服。【蟲獸】水蛭、漏血不止，炒，末，酒服。雞膍胵黃皮、止瀉血。猬皮、炙，末，飲服。猬脂、止瀉血。獺肝。腸痔下血，煮食之。

【止澀】【草部】金絲草、三七、白酒服二錢。或入四物湯。卷柏、大腸下血，同側柏、棕櫚、燒灰，酒服。生用破血，炙用止血。○遠年下血，同地榆，煎服。昨葉何草，燒灰，水服一錢。血見愁、薑汁和，搗，米飲服。【果木】荷葉、蓮房灰、橡斗殼、同白梅，煎服。酸榴皮、末服，亦煎服。烏梅、燒研，醋糊丸服。橄欖、燒研，米飲服。乾柿、入脾，消宿血。久下血者，燒服，亦丸服。黃柿、小兒下血，和米粉，蒸食。柿木皮、末服。棕櫚皮、同栝樓，燒灰，米飲服。訶黎勒、止瀉血。鼠李、止下血。金櫻東行根、炒用，止瀉血。【服器】黃絲絹灰、水服。敗皮巾灰、皮鞋底灰、甑帶灰、塗乳上，止小兒下血。百草霜、米湯調，露一夜服。【石蟲】綠礬、釀鯽魚，燒灰服，止腸風瀉血。○煅過，入青鹽、硫黃，再煅，入熟附子，末，粟糊丸服，治積年下血，一服見效。石燕、年久腸風，磨水日服。蛇黃、醋煅七次，末服。五倍子、半生半燒，丸服。腸風加白礬。百藥煎、半生半炒，飯丸服。腸風加荊芥灰。臟毒加白芷、烏梅，燒過。酒毒加槐花。【獸人】牛骨灰、水服。牛角䚡、煅末，豉汁服。人爪甲、積年瀉血，百藥不效，同麝香、白礬、乾薑、敗皮巾灰，等分，飲服，極效。髮灰。飲服方寸匕。

瘀血有鬱怒。○有勞力，有損傷。

【破血散血】【草部】生甘草、行厥陰、陽明二經污濁之血。黃芪、逐五臟間惡血。白朮、利腰臍間血。黃芩、熱入血室。黃連、赤目瘀血，上部見血。敗醬、破多年凝血。射干、消瘀血、老血在心脾間。萆薢、關節老血。桔梗、打擊瘀血久在腸內時發動者，為末，米飲服。大黃、煎酒服，去婦人血癖，男女傷損瘀血。○醋丸，治乾血氣，產後血塊。蓬莪茂、消撲損內傷瘀血，通肝經聚血，女人月經血氣。三棱、通肝經積血，女人月水，產後惡血。牡丹皮、瘀血留舍腸胃，女人一切血氣。芍藥、逐賊血，女人血閉，胎前產後一切血病。紅藍花、多用破血，少用養血。酒煮，下產後血。常春藤、腹內諸冷血、風血，煮酒服。當歸、丹參、芎藭、白芷、澤蘭、馬蘭、大小薊、芒箔、芒莖、並破宿血，養新血。玄參、治血瘕，下寒血。貫眾、紫參、玄胡索、茅根、杜衡、紫金牛、土當歸、巴蕉根、天名精、牛蒡根、苧麻葉、飛廉、續斷、鼈菜、茺蔚、蘹蒿、紫蘇、荊芥、爵牀、野菊、番紅花、劉寄奴、菴藺、薰草、苦杖、馬鞭草、車前、牛膝、蒺藜、獨用將軍、地黃、紫金藤、葎草、茜草、剪草、通草、赤雹兒、並破瘀血血閉。半夏、天南星、天雄、續隨子、山漆、【穀菜】赤小豆、米醋、黃麻根、麻子仁、並消散瘀血。黑大豆、大豆黃卷、紅麴、飴餳、芸薹子、並破瘀血。韭汁、清胃脘惡血。葱汁、萊菔、生薑、乾薑、蕫菜、繁縷、木耳、楊櫨耳、苦竹肉、【果木】桃仁、桃膠、桃毛、李仁、杏枝、並破瘀血、老血。紅柿、栟櫚子、橒子、山查、荷葉、藕、蜀椒、秦椒、柳葉、桑葉、琥珀、並消瘀血。厄子、清胃脘血。伏苓、利腰臍血。乳香、没藥、騏驎竭、質汗、並活血散血止血。松楊、破惡血，養新血。枎栘、跏跌瘀血。白楊皮、去折傷宿血在骨肉間疼。乾漆、削年深積滯老血。蘇方木、欄木、紫荆皮、衛矛、奴柘、【石蟲】朴消、並破瘀惡血。雄黃、花乳石、金星石、硇砂、菩薩石、並化腹內瘀血。自然銅、生鐵、石灰、殷蘖、越砥、礪石、水蛭、䖟蟲、【鱗介】鱖魚、鮹魚、鰾膠、龜甲、鼈甲、【禽獸】白雄雞翮、並破腹內瘀血。黑雌雞、破心中宿血，補心血。五靈脂、生行血，熟止血。鴉翅、牛角䚡、白馬蹄、犛牛酥、獅屎、犀角、羚羊角、鹿角、【人部】人尿、人中白。並破瘀血。

積聚癥瘕 左爲血。○右爲食。○中爲痰氣。○積係于臟。○聚係于腑。
○癥係于氣與食。○瘕係于血與蟲。○痃係于氣鬱。○癖係于痰飲。
○心爲伏梁。○肺爲息賁。○脾爲痞氣。○肝爲肥氣。○腎爲奔豚。

【血氣】【草部】三稜、老癖癥瘕，積聚結塊，破血中之氣。○小兒氣癖，煮汁作羹，與乳母食。蓬莪蒁、破痃癖冷氣，血氣積塊，破氣中之血，酒磨服。鬱金、破血積，專入血分。薑黃、癥瘕血塊，入脾，兼治血中之氣。香附子、醋炒，消積聚癥瘕。荫藘根、鼈瘕堅硬腫起，搗汁服。○卒暴癥塊如石欲死，煎酒服。大黃、破癥瘕，積聚留飲，老血留結。○醋丸，或熬膏服，產後血塊尤宜。○同石灰、桂心，熬醋，貼積塊。○男子敗積，女子敗血，以蕎麥同酒服，不動真氣。牡丹、芍藥、當歸、芎藭、丹參、玄參、紫參、白頭翁、玄胡索、澤蘭、赤車使者、劉寄奴、續斷、鳳仙子、藺茹、大戟、蒺藜、虎杖、水荭、馬鞭草、土瓜根、麻黃、薇衘、【穀菜】米醋、並除積癥瘕，惡血癖塊。○醋煎生大黃，治痃癖。胡麻油、吐髮瘕。白米、吐米瘕。秫米、吐鴨瘕。丹黍米泔、治鼈瘕。寒食餳、吐蛟龍瘕。芸薹子、破癥瘕結血。山蒜、積塊，婦人血瘕，磨醋貼。陳醬茄、燒研，同麝，貼鼈瘕。生芋、浸酒服，破癖氣。桑耳、【果木】桃仁、並破血閉癥瘕。桃梟、破伏梁結氣，爲末，酒服。甜瓜子仁、腹內結聚，爲腸胃內壅要藥。橄欖、觀音柳、腹中痞積，煎湯，露一夜，服數次即消。蕪荑、嗜酒成酒鼈，多怒成氣鼈，炒，煎，日服。橒木灰、淋汁，釀酒服，消癥瘕痃癖。琥珀、璽、木麻、没藥、【土石】土墼、鼈瘕。白堊、自然銅、銅鏡鼻、並主婦女癥瘕積聚。石灰、同大黃、桂心，熬膏，貼腹脇積塊。石炭、積聚，同自然銅、大黃、當歸，丸服。陽起石、破子臟中血結氣，冷癥寒瘕。凝水石、腹中積聚邪氣，皮中如火燒。食鹽、五臟癥結積聚。禹餘粮、太一餘粮、空青、曾青、石膽、【蟲部】水蛭、葛上亭長、【鱗介】龍骨、鼉甲、並主血積癥瘕。守宮、血塊，麨煨，食數枚，即下。鱉肉、婦人血瘕，男子疝癖積塊，桑灰、鹽沙淋汁，煮爛，搗丸服。鱉甲、癥塊痃癖，堅積寒熱，冷瘕勞瘦，醋炙，牛乳服。○血瘕，同琥珀、大黃，末，酒服即下。魁蛤、冷癥血塊，燒過，醋淬，丸服。龜甲、秦龜甲、玳瑁、牡蠣、蛤蜊、車螯殼、鱘魚、並主積瘕。海馬、遠年積聚癥塊，同大黃諸藥，丸服。鰕、鼈瘕作痛，久食自消。夜明砂、【獸部】熊脂、並主積聚寒熱。猫頭灰、鱉瘕，酒服。鼠灰、婦人狐瘕，同桂，末服。麝香、【人部】人尿、癥積滿腹，服一升，下血片，二十日即出。癖石。消堅積。

【食氣】【草部】青木香、積年冷氣痃癖，癥塊脹疼。白蒿、去伏瘕，女人癥瘕。蕫葉、同獨蒜、穿山甲、鹽、醋調，貼痞塊，化爲膿血。海苔、消茶積。木鼈子、疳積痞塊。番木鼈、預知子、蘇子、【穀菜】米粃、並破癥結，下氣消食。麥麨、米食成積，同酒麴，丸服。蕎麥麨、煉五臟滓穢，磨積滯。神麴、麥蘗、薏米、蔓菁、並消食下氣，化癥瘕積聚。蘿蔔、化麵積痰癖，消食下氣。水蕨、腹中痞積，淡食一月，即下惡物。薑葉、食鱠成癥，搗汁服。皂角蕈、積垢作疼，泡湯飲，作泄。馬齒莧、【果木】山樝、化飲食，消肉積癥瘕。○子亦磨積。檳榔、桑灰霜、破積塊。阿魏、破癥積、肉積。枳殼、五積六聚，巴豆煮過，丸服。枳實、【土石】百草霜、梁上塵、並消食積。砂鍋、消食塊，丸服。鍛竈灰、胡粉、黃丹、密陀僧、鐵華粉、蓬砂、玄精石、並主癥瘕食積。鹹砂、食積黃腫。朱砂、心腹癥癖，以飼雞取屎，炒，末服。雄黃、脅下痃癖及傷食，酒、水同巴豆、白麨，丸服。○竹筒蒸七次，丸服，治癥瘕積聚。○同白礬，貼痞塊。青礞石、積年食癥攻刺，同巴豆、大黃、三稜，作丸服。○一切積病，消石煅過，同赤石脂，丸服。綠礬、消食積，化痰燥濕。硇砂、冷氣痃癖癥瘕，桑柴灰淋過，火煅，爲丸服。○積年氣塊，醋煮木瓜釀過，入附子，丸服。石鹼、消痰磨積，去食滯宿垢，同山查、阿魏、半夏，丸服。石髓、【鱗禽】魚鱠、去冷氣痃瘕，橫關伏梁。魚脂、熨癥塊。五靈脂、化食消氣，和巴豆、木香，丸服。○酒積黃腫，同麝，丸服。雞屎白、食米成癥，合米炒，研，水服取吐。○鱉瘕及宿癥，炒研，酒服。鷹屎白、小兒奶癖，膈下硬，同密陀僧、硫黃、丁香，末服。雀糞、消癥瘕久痼，蜜丸服。○和薑、桂、艾葉，丸服，爛痃癖伏梁諸塊。鴿糞、痞塊。豬項肉、合甘遂，丸服，下酒布袋積。豬脾、朴消煮過，用水莨花子，末服，消痞塊。豬腎、同葛粉炙食，治酒積面黃。豬肪、食髮成瘕，嗜食與油，以酒煮沸，日三服。豬肚、消積聚癥瘕。牛肉、同恒山煮食，治癖疾。○同石灰蒸食，治痞積。牛腦、脾積痞氣，同朴消，蒸餅丸服。○又同木香、雞肫等，末服。鼠肉、煮汁作粥，治小兒癥瘕。狗膽、痞塊，同五靈脂、阿魏，丸服。狗屎、浸酒服，治魚肉成癥。驢屎、癥癖諸疼。驢尿、殺積蟲。白馬尿、肉癥思肉，飲之，當有蟲出。○男子伏梁，女子瘕疾，旦旦服之。○食髮成瘕，飲之。○痞塊心疼，和殭蠶末，傅之。膃肭臍。男子宿癥氣塊，積冷勞瘦。

【痰飲】【草部】威靈仙、去冷滯痰水，久積癥痕，疝癖氣塊，宿膿惡水。○停痰宿飲，大腸冷積，爲末，皂角熬膏，丸服。或加半夏。牽牛、去疝癖氣塊。○男婦五積，爲末，蜜丸服。○食積，加巴豆霜。芎藭、酒癖，脇脹嘔吐，腹有水聲，同三稜，爲末，每葱湯服二錢。續隨子、一切疝癖。○同膩粉、青黛，丸服，下涎積。狼毒、積聚飲食，痰飲癥痕，胸下積癖。紫菀、肺積息賁。商陸、腹中暴癥如石，刺痛。黃連、天南星、並主伏梁。柴胡、桔梗、苦參、並寒熱積聚。白朮、蒼朮、黃芪、人參、高涼薑、防葵、旋覆花、葶藶、鳶尾、獨行根、三白草、常山、蜀漆、甘遂、赭魁、昆布、海藻、並主痰癖痰水。莨菪子、積冷痰癖，煮棗食之。附子、天雄、草烏頭、【穀菜】燒酒、並主冷毒，氣塊痰癖。蒜、爛痰癖，日吞三顆。○又吐蛇痕。韭菜、煮食，除心腹痼冷痰癖。生芋、浸酒飲，破痰癖。白芥子、貼小兒乳癖。仙人杖、【果木】大棗、並去痰癖。栗子、日食七枚，破冷癖氣。橘皮、胸中瘕熱，濕痰痰癖。青皮、破積結堅癖。林檎、研末，傅小兒閃癖。桃花、末服，下痰飲積滯。榧子、食茶成癖，日食之。苦茗、嗜茶成癖。蜀椒、破癥癖。○食茶面黃，作丸服。胡椒、虛寒積癖在兩脇，喘急，久則爲疽，同蝎尾、木香，丸服。吳茱萸、酒煮，熨癥塊。巴豆、破癥痕結聚，留飲痰澼。○一切積滯，同黃蘗、蛤粉，丸服。桂心、沈香、丁香、草豆蔻、蒟醬、並破冷癥疝癖。郁李仁、破癖氣，利冷膿。烏桕根皮、水癥結聚。奴柘、疝癖，煎飲。白楊皮、痰癖，浸酒飲。枳實、枳殼、婆羅得、木天蓼、【金石】浮石、並化痰癖。赤白玉、疝癖氣塊，往來痛，糊丸服。理石、破積聚。酒漬服，治癖。石硫黃、冷癖在脇，積聚。消石、破積散堅。砒石、礜石、特生礜石、並療冷堅癖積氣。玄明粉、宿滯癥結。朴消、留澼癥結。○同大蒜、大黃，貼痞塊。黑錫灰、水銀粉、粉霜、銀朱、【介禽】海蛤、蛤蜊粉、並主積聚痰涎。蚌粉、痰涎積聚，心腹痛，或噉食，巴豆炒過，丸服。蛸蚨、小兒痞氣，煮飲食。淡菜、冷氣痰癖，燒食。鸛脛骨及觜、雀脛骨及觜、並主小兒〔乳癖〕，煮汁，〔或〕燒灰服。【獸部】牛乳、冷氣痰癖。駝脂。勞風冷積，燒酒服之。

諸蟲 有蚘、○白、○蟯、○伏、○肉、○肺、○胃、○弱、○赤，九種。又有尸蟲勞蟲、○疳蟲瘕蟲。

【殺蟲】【草部】朮、嗜生米有蟲，蒸餅丸服。藍葉、殺蟲蚑。○應聲蟲及鼈瘕，并服汁。馬蓼、去腸中蛭蟲。鶴蝨、殺蚘、蟯及五臟蟲，肉汁服末。○心痛，醋服。狼毒、狼牙、藜蘆、並殺腹臟一切蟲。萹草、殺九蟲。龍膽、去腸中小蟲及蚘痛，煎服。白芷、浴身。黃精、並去三尸。杜衡、貫衆、蘼蕪、紫河車、雲實、白昌、百部、天門冬、赭魁、石長生、並殺蚘、蟯、寸白諸蟲。連翹、山豆根、下白蟲。黃連、苦參、蒼耳、飛廉、天名精、蜀羊泉、蒺藜、乾苔、酸草、骨碎補、羊蹄根、赤藤、牽牛、蛇含、營實根、並殺小蟲、疳蟲。艾葉、蚘痛，搗汁服，或煎水服，當吐下蟲。○蟲食肛，燒熏之。扁蓄、小兒蚘痛，煮汁、煎醋、熬膏，皆有效。使君子、殺小兒蚘，生食、煎飲，或爲丸散，皆效。石龍芻、漏蘆、肉豆蔲、蒟醬、馬鞭草、熬膏。瞿麥、燈籠草、地黃、白及、【穀菜】小麥、炒、末服。○並殺蚘蟲。薏苡根、下三蟲，止蚘痛，一升煎服，蟲盡死。大麻子、同茱萸根，浸水服，蟲盡下。○亦搗汁服。白米、米癥嗜米，同雞屎白，炒服，取吐。秫米、食鴨成癥瘕，研，水服，吐出鴨雛。丹黍米泔、服，治鼈瘕。寒食餳、吐蛟龍癥。生薑、殺長蟲。槐耳、燒末，水服，蚘立出。萑菌、去三蟲，爲末，入膪食。天花蕈、藜、灰藋、馬齒莧、苦瓠、敗瓢、【果部】柿、並殺蟲。橘皮、去寸白。桸華、去赤蟲。桃仁、桃葉、殺尸蟲。檳榔、殺三蟲伏尸，爲末，大腹皮湯下。榧子、去三蟲，食七日，蟲化爲水。阿勒勃、酸榴東行根、櫻桃東行根、林檎東行根、並殺三蟲，煎水服。吳茱萸東行根、殺三蟲，酒、水煎服。○肝勞生蟲，同粳米、雞子白，丸服。○(肝)〔脾〕勞，發熱有蟲，令人好嘔，同橘皮、大(黃)〔麻〕子，浸酒服。醋林子、寸白、蚘痛，小兒疳蚘，皆爲末，酒服。藕、同蜜食，令人腹臟肥，不生諸蟲。杏仁、殺小蟲。蜀椒、蚘痛，炒，淋酒服。烏梅、煎服，安蚘。〔鹽〕麩樹皮、【木部】烏藥、並殺蚘。柏葉、殺五臟蟲，益人，不生諸蟲。相思子、殺腹臟皮膚一切蟲。桑白皮、金櫻根、郁李根、蔓荊、並殺寸白蟲。阿魏、盧會、黃檗、樗白皮、合歡皮、皂莢及小刺木皮、大風子、苦竹葉、石南、並殺小蟲、疳蟲。乾漆、殺三蟲。○小兒蟲痛，燒，同蕪荑，末服。葉亦末服。楝白皮、殺蚘蟲，煎水服。或爲末，或入麝香，或煮雞子食。○實、殺三蟲。醋浸塞穀道中，殺長蟲。○花、殺蚤虱。蕪荑、去三蟲、惡蟲，爲末，飲服。○或同檳榔，丸服。○炒，煎，日服，治氣鼈、酒鼈。大空、去三蟲。○塗髮，殺蟣虱。莢蒾、煮粥食，殺三蟲。雷丸、厚朴、梓白皮、楸白皮、桐木皮、山茱萸、丁香、檀香、蘇合香、安息香、龍腦香、樟腦香、並殺三蟲。【水石】神水、和獺肝丸，殺蟲積。浸藍水、殺蟲，下水蛭。黑錫灰、沙糖服，下寸白。黃丹、蜜陀僧、曾青、並下寸白。胡粉、葱汁丸服，治女人蟲心疼，下寸白。硫黃、殺腹臟蟲、諸瘡蟲。○氣鼈、酒鼈，以酒常服。雌黃、雄黃、蟲疼吐水，煎醋服。又殺諸瘡蟲。食鹽、殺一切蟲。霹靂碪、殺勞蟲。石灰、殺蟯蟲。砒石、理石、長石、白青、並殺三蟲。梳箆、去虱癥。死人枕席、殺尸疰、石蚘。【蟲鱗】蜂子、小兒五蟲，從口吐出。蜂窠灰、酒服，寸白、蚘蟲皆死出。蠶繭及蛹、除蚘。白蠟、白殭蠶、蚦蛇膽及肉、蝮蛇、並殺三蟲。鼈甲、鱖魚、鱘魚、並殺小蟲。鰻鱺魚、淡煮食，殺諸蟲、勞蟲。鰕、鼈瘕，宜食。海鰕鮓、殺蟲。河豚、海豚、海螵蛸、【禽獸】鶴頭、竹雞、百舌、烏鴉、並殺蟲。鴞、殺三蟲及腹臟一切蟲。五靈脂、心脾蟲痛，同檳榔，末服。○小兒蟲痛，同靈礬，丸服，取吐。雞子白、蚘痛，打破，合醋服。○入好漆在內，吞之，蟲即出。雞屎白、鼈瘕、米瘕。鴿屎、殺蚘，燒服。蜀水花、殺蚘。啄木鳥、鷹屎白、熊脂、獺肝、猫肝、虎牙、並殺勞蟲。猪肚、殺勞蟲。○釀黃米，蒸，丸服，治痄蚘瘦病。猪血、嘈雜有蟲，油炒食之。猪肪、髮瘕，煮食。猫頭灰、酒服，治鼈瘕。獾肉、鼠肉、兔屎、並殺痄、勞、蚘蟲。羊脂、牛膽、熊膽、麝香、猬皮及脂、並殺小蟲。鼬鼠心肝、蟲痛，同乳、沒，丸服。六畜心、包朱砂、雄黃，煮食，殺蟲。白馬溺、驢溺、【人部】人尿、並殺癥瘕有蟲。胞衣水、天靈蓋。殺勞蟲。

腸鳴有虛氣，水飲，蟲積。

【草穀】丹參、桔梗、海藻、並主心腹邪氣上下，雷鳴幽幽如走水。昆布、女菀、女萎、並主腸鳴遊氣，上下無常處。半夏、石香薷、蓽茇、荳蔻、越王餘筭、並主虛冷腸鳴。大戟、痰飲，腹內雷鳴。黃芩、主水火擊搏有聲。穬麥蘗、飴糖、【果木】橘皮、杏仁、並止腸鳴。厚朴、積年冷氣，腹內雷鳴。巵子、熱鳴。【石部】硇砂、血氣不調，腸鳴宿食。石髓、【蟲介】原蠶沙、腸鳴熱中。鱓魚、冷氣腸鳴。淡菜、【獸部】羚羊屎。並久利腸鳴。

心腹痛有寒氣。○熱氣。○火鬱。○食積。○死血。
○痰澼。○蟲物。○虛勞。○中惡。○陰毒。

【溫中散鬱】【草部】木香、心腹一切冷痛、氣痛，九種心痛，婦人血氣刺痛，並磨酒服。○心氣刺痛，同皂角，末，丸服。○內釣腹痛，同乳、沒丸服。香附子、一切氣心腹痛，利三焦，解六鬱，同縮砂仁、甘草，末，點服。○心脾氣痛，同高良薑，末服。○血氣痛，同荔枝，燒研，酒服。艾葉、心腹一切冷氣，鬼氣，搗汁飲，或末服。○同香附，醋煮，丸服，治心腹、小腹諸痛。芎藭、開鬱行氣。諸冷痛，中惡，為末，燒酒服。藁本、大實心痛，已用利藥，同蒼术，煎服，徹其毒。蒼术、心腹脹痛，解鬱寬中。甘草、去腹中冷痛。高涼薑、腹內暴冷、久冷痛，煮飲。○心脾痛，同乾薑，丸服。○又四制，丸服。蘇子、一切冷氣痛，同高涼薑、橘皮，等分，丸服。薑黃、冷氣痛，同桂，末，醋服。○小兒胎寒，腹痛吐乳，同乳香、沒藥、木香，丸服。附子、心腹冷痛，胃寒蚘動，○同炒巵子，酒糊丸服。○寒厥心痛，同鬱金、橘紅，醋糊丸服。香薷、暑月腹痛。石菖蒲、紫蘇、藿香、甘松香、山奈、廉薑、山薑、白豆蔻、草豆蔻、縮砂、蒟醬、白茅香、蕙草、益智子、蓽茇、【穀部】胡椒粥、茱萸粥、葱豉酒、薑酒、茴香、並主一切冷氣，心痛、腹痛、心腹痛。燒酒、冷痛，入鹽服。○陰毒腹痛尤宜。黑大豆、腸痛如打，炒焦，投酒飲。神麴、食積心腹痛，燒紅淬酒服。【菜部】葱白、主心腹冷氣痛，蟲痛，疝痛，大人陰毒，小兒盤腸內釣痛。○卒心痛，牙關緊急欲死，搗膏，麻油送下，蟲物皆化黃水出。○陰毒痛，炒，熨臍下，并擂酒灌之。○盤腸痛，炒，貼臍上，并浴腹，良久尿出愈。葱花、心脾如刀刺，同茱萸一升，煎服。小蒜、十年五年心痛，醋煮，飽食即愈。葫、冷痛，同乳香，丸服。○醋浸者，食之。○鬼注心腹痛，同墨及醬汁服。○吐血心痛，服汁。韭、腹中冷痛，煮食。○胸痺痛如錐刺，服汁，吐去惡血。薤白、胸痺刺痛徹心背，喘息欬唾，同栝樓實，白酒煮服。生薑、心下急痛，同半夏，煎服。或同杏仁，煎。乾薑、卒心痛，研末服。○心脾冷痛，同高良薑，丸服。芥子、酒服，止心腹冷痛。○陽毒，貼臍。馬芹子、卒心痛，炒，末，酒服。懷香、蘘菜、蘹蕡子、秦荻藜、蔓菁、芥、【果部】杏仁、並主心腹冷痛。烏梅、脹痛欲死，煮服。大棗、急心疼，同杏仁、烏梅，丸服。○陳棗核仁，止腹痛。胡桃、急心痛，同棗煨，嚼，薑湯下。荔枝核、心痛、脾痛，燒研，酒服。椰子皮、卒心痛，燒研，水服。橘皮、途路心痛，煎服甚良。木瓜、枸櫞、並心氣痛。胡椒、心腹冷痛，酒吞三七粒。茱萸、心腹冷痛及中惡心腹痛，擂酒服。○葉亦可。欓子、同上。【木部】桂、秋冬冷氣腹痛，非此不除。○九種心疼及寒疝心痛，爲末，酒服。○心腹脹痛，水煎服。○產後心痛，狗膽丸服。烏藥、冷痛，磨水，入橘皮、蘇葉，煎服。松節、陰毒腹痛，炒焦，入酒服。乳香、冷心痛，同胡椒、薑，酒服。○同茶，末，鹿血丸服。丁香、暴心痛，酒服。安息香、心痛頻發，沸湯泡服。天竺桂、沉香、檀香、蘇合香、必栗香、龍腦香、樟腦香、樟材、杉材、楠材、阿魏、皂莢、白棘、枸杞子、厚朴、【金石】鐵華粉、並主冷氣心腹痛。銅器、炙熨冷痛。靈砂、心腹冷痛，同五靈脂，醋糊丸服。硫黃、一切冷氣痛，黃蠟丸服。○同消石、青皮、陳皮，丸服。消石、同雄黃，末，點目眥，止諸心腹痛。砒石、積氣冷痛，黃蠟丸服。硇砂、冷氣、血氣、積氣心腹痛，諸疼。神鍼火、【鱗獸】鮑魚灰、妊娠感寒腹痛，酒服。猪心。急心痛經年，入胡椒十粒，煮食。○心血，蜀椒，丸服。

【活血流氣】【草部】當歸、和血行氣，止疼。○心下刺疼，酒服方寸匕。○女人血氣，同乾漆，丸服。○產後痛，同白蜜，煎服。芍藥、止痛散血分，上中腹痛。○腹中虛痛，以二錢，同甘草一錢，煎服。惡寒加桂，惡熱加黃芩。玄胡索、活血利氣。○心腹、少腹諸痛，酒服二錢，有神。○熱厥心痛，同川楝，末，二錢服。○血氣諸痛，同當歸、橘紅，丸服。蓬莪茂、破氣，心腹痛，婦人血氣，丈夫奔豚。○一切冷氣及小腸氣，發即欲死，酒、醋和水煎服。一加木香，末，醋湯服。○女人血氣，同乾漆，末服。○小兒盤腸，同阿魏，研末服。鬱金、血氣冷氣痛欲死，燒研，醋服，即甦。薑黃、產後血痛，同桂，末，酒服，血下即愈。劉寄奴、血氣，爲末，酒服。紅藍花、血氣，擂酒服。大黃、乾血氣，醋熬膏服。○冷熱不調，高凉薑，丸服。蒲黃、血氣心腹諸疼，同五靈脂，煎醋或酒服。紫背金盤、女人血氣，酒服。丹參、牡丹、三稜、敗醬、【穀菜】米醋、並主血氣，冷氣心腹諸痛。青粱米、心氣冷痛，桃仁汁煮粥食。紅麴、女人血氣，同香附、乳香，末，酒服。絲瓜、女人乾血氣，炒研，酒服。桑耳、女人心腹痛，燒研，酒服。杉菌、【果木】桃仁、卒心痛，疰心痛，研末，水服。○桃枝，煎酒。桃梟、血氣中惡痛，酒磨服。没藥、血氣心痛，酒、水煎服。乳香、騏麟竭、降真香、紫荆皮、【金石】銅青、赤銅屑、並主血氣心痛。自然銅、血氣痛,火煅醋淬,末服。諸鐵器、女人心痛,火燒淬酒飲。石炭、同上。白石英、紫石英、並主女人心腹痛。【鱗部】烏賊魚血、血刺心痛,磨醋服。青魚鮇、血氣心腹痛。磨水服。【禽獸】五靈脂、心腹、脅肋、少腹諸痛,疝痛,血氣,同蒲黃,煎醋服。或丸,或一味炒焦,酒服。○蟲痛加檳榔。狗膽。血氣撮痛,丸服。

【痰飲】半夏、濕痰心痛,油炒,丸服。狼毒、九種心痛,同吳茱萸、巴豆、人參、附子、乾薑,丸服。○心腹冷痰脹痛,同附子、旋覆花,丸服。草烏頭、冷痰成包,心腹疞痛。百合、椒目、留飲腹痛,同巴豆,丸服。牡荆子、炒研服。枳實、胸痹痰水痛,末服。枳殼、心腹結氣痰水。礬石、諸心痛,以醋煎一皂子服。○同半夏,丸服。○同朱砂、金薄,丸服。五倍子、心腹痛,炒焦,酒服立止。牡蠣粉、煩滿心脾痛,煅研,酒服。蛤粉、心氣痛,炒研,同香附,末服。白螺殼、濕痰心痛及膈氣痛,燒研,酒服。

【火鬱】【草部】黃連、卒熱,心腹煩痛,水煎服。苦參、大熱,腹中痛及小腹熱痛,面色青赤,煎醋服。黃芩、小腹絞痛,小兒腹痛。得厚朴、黃連,止腹痛。山豆根、卒腹痛,水研服,入口即定。青黛、心口熱痛,薑汁服一錢。馬兜鈴、燒研,酒服。馬蘭汁、絞腸沙痛。沙參、玄參、【穀果】生麻油、卒熱心痛,飲一合。麻子仁、妊娠心痛,研,水煎服。蕎麥粉、絞腸沙痛,炒熱,水烹服。黍米、十年心痛,淘汁溫服。粳米、高粱米、並煮汁服,止心痛。綠豆、心痛,以三七粒,同胡椒二七粒,研服。茶、十年五年心痛,和醋服。【木部】川楝子、入心及小腸,主上下腹痛。熱厥心痛,非此不除。○同玄胡索,末,酒服。槐枝、九種心痛,水煎服。槐花、烏柏根、石瓜、並主熱心痛。厄子、熱厥心痛,炒焦,煎服。○冷熱腹痛,同附子,丸服。郁李仁、卒心痛,嚼七粒,溫水下,即止。伏苓、琥珀、【石獸】戎鹽、食鹽、吐心腹脹痛。玄明粉、熱厥心腹痛,童尿服三錢。丹砂、男女心腹痛,同白礬,末服。蜂蜜、卒心痛。黃蠟、急心痛,燒化,丸,涼水下。晚蠶沙、男女心痛,泡湯服。驢乳、卒心痛連腰臍,熱飲二升。羚羊角、腹痛熱滿,燒末,水服。犀角、熱毒痛。阿膠、丈夫少腹痛。兔血、卒心痛,和茶末、乳香,丸服。敗筆頭、心痛不止,燒灰,無根水下。狗屎、心痛欲死,研末,酒服。山羊屎、心痛,同油髮燒灰,酒服,斷根。狐屎、肝氣心痛,蒼蒼如死灰,喘息,燒,和薑黃服。驢屎汁、馬屎汁、【人部】人屎、和蜜、水。人溺。並主絞腸沙痛欲死,服之。

【蟲痛】見諸蟲下。

【中惡】【草部】艾葉、鬼擊中惡,卒然著人,如刀刺狀,心腹切痛,或即吐血下血,水煎服。○實亦可用。桔梗、升麻、木香、磨汁。藿香、鬱金香、茅香、蘭草、蕙香、山奈、山薑、縮砂、蘼蕪、蜘蛛香、蒟醬、丹參、苦參、煎酒。薑黃、鬱金、莪莸、肉豆蔻、昌蒲、雞蘇、甘松、忍冬、水煎。卷柏、女青、末服。芒箔、煮服。鬼督郵、草犀、狼毒、海根、藁本、射干、鳶尾、鬼臼、續隨子、【穀菜】醇酒、豌豆、白豆、大豆、胡荽、羅勒、芥子、浸酒。白芥子、大蒜、【果木】榲子、桃梟、末服。桃膠、桃符、桃花、末服。桃仁、研服。桃白皮、三歲棗中仁、常服。蜀椒、茱萸、蜜香、沉香、檀香、安息香、化酒。乳香、丁香、阿魏、樟材、鬼箭、鬼齒、水煎。琥珀、蘇合香、化酒。城東腐木、煎酒。古櫬板、煎酒。【服器】桃橛、煮汁。車脂、化酒。刀鞘灰、水服。砧垢、吐。鐵椎柄灰、丸服。履屧鼻繩灰、酒服。氈襪跟灰、酒服。網巾灰、酒服。【水土】粮罌中水、黃土、畫地作王字，取中土，水服。陳壁土、同礬，丸服。鑄鍾土、酒服。柱下土、水服。伏龍肝、水服。仰天皮、人垢和丸服。釜墨、湯服。墨、【石介】古錢、和薏苡根，煎服。鉛丹、蜜服。食鹽、燒服取吐。雄黃、靈砂、硫黃、金牙、蛇黃、田螺殼、燒服。鼈頭灰、【禽獸】烏骨雞、撧心上。白雄雞、煮汁，入醋、麝、真珠，服。○肝同。雞子白、生吞七枚。鶻骨、犀角、鹿茸及角、麋角、麝香、靈猫陰、猫肉及頭骨、貍肉及骨、膃肭臍、熊膽。並主中惡心腹絞痛。

脇痛有肝膽火。○肺氣。○鬱。○死血。○痰澼。○食積。○氣虛。

【木實】【草部】黃連、豬膽炒，大泄肝膽之火。○肝火脇痛，薑汁炒，丸。○左金丸：同茱萸，炒，丸服。柴胡、脇痛主藥。黃芩、龍膽、青黛、盧會、並瀉肝膽之火。芍藥、撫芎、並搜肝氣。生甘草、緩火。木香、散肝經滯氣，升降諸氣。香附子、總解諸鬱，治膀胱連脇下氣妨。地膚子、脇下痛，為末，酒服。【果木】青橘皮、瀉肝膽積氣必用之藥。卮子、盧會、桂枝。

【痰氣】【草部】芫花、心下痞滿，痛引兩脇，乾嘔汗出，同甘遂、大戟，為散，棗湯服。大戟、甘遂、痰飲脇痛。○控涎丸。狼毒、兩脇氣結痞滿，心下停痰鳴轉，同附子、旋覆花，丸服。香薷、心煩，脇痛連胸欲死，搗汁飲。防風、瀉肺實，煩滿脇痛。半夏、天南星、桔梗、蘇梗、細辛、杜若、白前、貝母、【穀菜】生薑、並主胸脇逆氣。白芥子、痰在胸脇，支滿，每酒吞七粒。○又同白术，丸服。薏苡根、胸脇卒痛，煮服即定。【果木】橘皮、檳榔、枳殼、心腹結氣痰水，兩脇脹痛。○因驚傷肝，脇骨痛，同桂，末服。枳實、胸脇痰澼氣痛。伏苓、【蟲介】白殭蠶、牡蠣粉、文蛤、並主胸脇逆氣滿痛。【獸石】羚羊角、胸脇痛滿，燒末，水服。麝香、古錢。心腹煩滿，胸脇痛欲死，煮汁服。

【血積】【草部】大黃、腹脇老血痛。鳳仙花、腰脇引痛不可忍，晒研，酒服三錢，活血消積。當歸、芎藭、薑黃、玄胡索、牡丹皮、紅藍花、【穀菜】神麯、紅麴、並主死血食積作痛。韭菜、瘀血,兩脇刺痛。【果木】吳茱萸、食積。桃仁、蘇木、白棘刺、腹脇刺痛,同檳榔,煎酒服。巴豆、積滯。五靈脂。脇痛,同蒲黃,煎醋服。

【虛陷】[草穀菜部]黃芪、人參、蒼术、柴胡、升麻、並主氣虛下陷,兩脇支痛。黑大豆、腰脇卒痛,炒焦,煎酒服。茴香、脇下刺痛,同枳殼,末,鹽、酒服。馬芹子。腹冷脇痛。

【外治】食鹽、生薑、葱白、韭菜、艾葉、並炒熨。冬灰、醋炒熨。芥子、茱萸、並醋研傅。大黃。同石灰、桂心,熬醋貼。○同大蒜、朴消,搗貼。

腰痛有腎虛。○濕熱。○痰氣。瘀血。○閃肭。○風寒。

【虛損】[草部]補骨脂、骨髓傷敗,腰膝冷。○腎虛腰痛,爲末,酒服。或同杜仲、胡桃,丸服。○妊娠腰痛,爲末,胡桃,酒下。菊花、腰痛去來陶陶。艾葉、帶脉爲病,腰溶溶如坐水中。附子、補下焦之陽虛。蒺藜、補腎,治腰痛及奔豚腎氣,蜜丸服。萆薢、腰脊痛强,男子腎腰痛,久冷痺軟,同杜仲,末,酒服。狗脊、菝葜、牛膝、肉蓯蓉、天麻、蛇牀子、石斛、[穀菜]山藥、並主男子腰膝强痛,補腎益精。韭子、同安息香,丸服。茴香、腎虛腰痛,豬腎煨食。○腰痛如刺,角茴,末,鹽湯服。或加杜仲、木香。外以糯米炒熨。乾薑、蒴藋子、胡麻、[果木]胡桃、腎虛腰痛,同補骨脂,丸服。栗子、腎虛,腰脚不遂,風乾,日食。山查、老人腰痛,同鹿茸,丸服。阿月渾子、蓮實、茨實、沈香、乳香、並補腰膝命門。杜仲、腎虛冷臀痛,煎汁,煮羊腎作羹食。○浸酒服。○爲末,酒服。○青娥丸。枸杞根、同杜仲、萆薢,浸酒服。五加皮、賊風傷人,軟脚臀腰,去多年瘀血。柏實、腰中重痛,腎中寒,膀胱冷膿宿水。山茱萸、桂、[介獸]龜甲、並主腰腎冷痛。鼈甲、卒腰痛,不可俛仰,炙研,酒服。豬腎、腰虛痛,包杜仲末,煨食。羊腎、爲末,酒服。○老人腎硬,同杜仲,炙食。羊頭、蹄、脊骨、和蒜、薤,煮食。○同肉蓯蓉、草果,煮食。鹿茸、同兔絲子、茴香,丸服。○同山藥,煮酒服。鹿角、炒研,酒服。或浸酒。麋角及茸、酒服。虎脛骨。酥炙,浸酒飲。

【濕熱】[草部]知母、腰痛,瀉腎火。葳蕤、濕毒腰痛。威靈仙、宿膿惡水,腰膝冷疼,酒服一錢,取利。或丸服。青木香、氣滯腰痛,同乳香,酒服。地膚子、積年腰痛時發,爲末,酒服,日五六次。蝦蟆草、濕氣腰痛,同葱、棗,煮酒常服。牽牛子、除濕熱氣滯,腰痛,下冷膿,半生半炒,同硫黃,末,白麪作丸,煮食。木鼈子、蕙草、[果木]桃花、濕氣腰痛,酒服一錢,一宿即消。或釀酒服。檳榔、腰重作痛,爲末,酒服。甜瓜子、腰腿痛,酒浸,末服。皂莢子、腰脚風痛,酥炒,丸服。郁李仁、宣腰胯冷膿。伏苓、利腰臍間血。海桐皮、風毒腰膝痛。桑寄生、[介獸]淡菜、腰痛脇急。海蛤、牛黃。妊娠腰痛,燒末,酒服。

【風寒】羌活、麻黃、太陽病腰脊痛。藁本。十種惡風鬼注流入腰痛。

【血滯】【草穀】玄胡索、止暴腰痛，活血利氣，同當歸、桂心，末，酒服。襄荷根、婦人腰痛，搗汁服。甘草、細辛、當歸、白芷、芍藥、牡丹、澤蘭、鹿藿、並主女人血瀝腰痛。术、利腰臍間血，補腰膝。菴䕡子、閃挫痛，擂酒服。甘遂、閃挫痛，入猪腎煨食。續斷、折跌惡血腰痛。神麴、閃挫，煅紅淬酒服。蒔蘿、閃挫，酒服二錢。萵苣子、閃挫，同粟米、烏梅、乳、没，丸服。絲瓜根、閃挫，燒研，酒服。○子亦良。渣傅之。冬瓜皮、折傷，燒研，酒服。【果木】西瓜皮、閃挫，乾研，酒服。橙核、閃挫，炒，末，酒服。橘核、腎疰。青橘皮、氣滯。桃梟、乾漆、【蟲介】紅娘子、並行血。鼈肉、婦人血瘕腰痛。鼉甲。腰中重痛。

【外治】桂、反腰血痛，醋調塗。白檀香、腎氣腰痛，磨水塗。芥子、痰注及撲損痛，同酒塗。貓屎、燒末，和唾塗。天麻、半夏、細辛，同煮，熨之。大豆、糯米、並炒，熨寒濕痛。蒴藋、寒濕痛，炒熱眠之。黃狗皮、裹腰痛。爵牀、葡萄根。並浴腰脊痛。

疝㿗　腹病曰疝，丸病曰㿗。○有寒氣。○濕熱。○痰積。○血滯。○虛冷。
　　　○男子奔豚。○女子育腸。○小兒木腎。

【寒氣】【草部】附子、烏頭、寒疝厥逆，脉弦緊，煎水，入蜜服。或蜜煮，爲丸。○寒疝滑泄，同玄胡索、木香，煎服。草烏頭、寒氣心疝二十年者，同茱萸，丸服。胡盧巴、同附子、硫黃，丸服，治腎虛冷痛。得茴香、桃仁，治膀胱氣。○炒末，茴香酒下，治小腸氣。○同茴香，麪丸服，治冷氣疝瘕。○同沉香、木香、茴香，丸服，治陰㿗腫痛。馬藺子、小腹疝痛冷積，爲末，酒服。或拌麪，煮食。木香、小腸疝氣，煮酒日飲。○小兒陰腫，同枳殼、甘草，煎服。玄胡索、散氣和血，通經絡，止小腹痛。○同全蝎等分，鹽酒服。艾葉、一切冷氣少腹痛，同香附，醋煮丸服，有奇效。牡蒿、陰腫，擂酒服。紫金藤、丈夫腎氣。【菜果】懷香、疝氣，膀胱育腸氣，煎酒，煮粥，皆良。○同杏仁、葱白，爲末，酒服。○又同鹽沙，丸服。○同荔枝，末服。○同川椒，末服。○炒，熨臍下。薤白汁、木瓜、並主奔豚。橘核、膀胱小腸氣，陰㿗腎冷，炒研，酒服，或丸服。荔枝核、小腸疝氣，燒酒服。或加茴香、青皮。○陰㿗，同硫黃，丸服。胡桃、心腹疝痛，燒研，酒服。檳榔、奔豚膀胱諸氣，半生半熟，酒服。吳茱萸、寒疝往來，煎酒服。○四制，丸服，治遠近疝氣，偏墜諸氣。胡椒、疝痛，散氣開鬱，同玄胡索，末，等分，茴香酒下。蜀椒、橄欖核、陰㿗，同荔核、山查核，燒服。栗根、偏氣，煎酒服。茨根、偏墜氣塊，切，煮食。桃仁、男子陰腫，小兒卵㿗，炒研，酒服，仍傅之。山查核、【木石】楝實、癩疝腫痛，五制，丸服。○葉，主疝入囊痛，煎酒飲。蘇方木、偏墜腫痛，煮酒服。楮葉、疝氣入囊，爲末，酒服。○木腎，同雄黃，丸服。阿魏、癩疝痛，敗精惡血，結在陰囊，同硇砂諸藥，丸服。牡荊子、小腸疝氣，炒，擂酒服。杉子、疝痛，一歲一粒，燒研，酒服。鼠李子、疝瘕積冷，九蒸，酒漬服。鐵秤錘、疝腫，燒淬酒服。古鏡、小兒疝硬，煮汁服。硇砂、疝氣卵腫，同乳香，黃蠟丸服。【蟲鱗】懷香蟲、疝氣。

蜘蛛、大人小兒瘺。○狐疝，偏有大小，炒焦，同桂，末服。蠍蝎、小兒陰瘺，燒灰，酒服。杜父魚、小兒差頹，核有小大，以魚咬之，七下即消。淡菜、腰痛，疝瘕。【禽獸】烏雞、寒疝絞痛，同生地黃，蒸，取汁服，當下出寒癖。雞子黃、小腸疝氣，溫水攪服。雄雞翅、陰腫如斗，隨左右，燒灰飲服。雀、腎冷，偏墜疝氣，同茴香、縮砂、椒、桂，煨食，酒下。○小腸疝，同金絲礬，研，酒服。雀卵、雀屎、並疝瘕。烏鴉、偏墜疝氣，煅研，同胡桃、蒼耳子，末，酒服。狐陰莖、狸陰莖、男子卵瘺，燒灰，水服。

【濕熱】【草部】黃芩、小腹絞痛，小便如淋，同木通、甘草，煎服。柴胡、平肝膽三焦火，疝氣寒熱。龍膽、厥陰病，臍下至足腫痛。丹參、通心包絡。沙參、玄參、並主卒得疝氣，小腹陰中，相引痛欲死，各酒服二錢。地膚子、膀胱疝瘕。○疝危急者，炒研，酒服。○狐疝，陰卵瘺疾，同白术、桂心，末服。馬鞭草、婦人疝氣，酒煎，熱服。仍浴身取汗。羌活、男子奔豚，女人疝瘕。海藻、疝氣下墜，卵腫。藁本、蛇牀子、白鮮皮、並主婦人疝瘕。澤瀉、屋遊、【穀菜】赤小豆、並小腸膀胱奔豚氣。萵苣子、陰瘺腫痛，爲末，煎服。絲瓜、小腸氣痛連心，燒研，酒服。【果木】梨葉、小兒疝痛，煎服。巵子、濕熱因寒氣鬱抑，劫藥，以巵子降濕熱，烏頭去寒鬱，引入下焦，不留胃中，有效。杏仁、甘李根皮、桐木皮、訶梨勒、【水石】甘爛水、並主奔豚氣。代赭石、小腸疝氣，火煅醋淬，末服。禹餘粮、育腸氣痛，爲末，飲服。甘鍋。偏墜疝，熱酒服。

【痰積】【草木】牽牛、腎氣作痛，同川椒、茴香，入豬腎煨食，取下惡物。射干、利積痰瘀血疝毒。○陰疝腫刺，搗汁服，取利。亦丸服。大黃、小腹痛，老血留結。甘遂、疝瘕。○偏氣，同茴香，末，酒服。狼毒、陰疝欲死，同防風、附子，丸服。荊芥、破結聚氣，下瘀血。○陰瘺腫痛，焙，末，酒服。蒲黃、同五靈脂，治諸疝痛。三稜、破積。蓬莪茂、破疝癖，婦人血氣，大夫奔豚。○一切氣痛，疝痛，煨研、葱酒服。香附子、治食積痰氣疝痛，同海石，末，薑汁服。商陸、天南星、貝母、芫花、防葵、巴豆、乾漆、五加皮、鼠李、山查、核同。枳實、末服。青橘皮、並主疝瘕積氣。胡盧巴、小腸疝，同茴香，蕎麵丸服，取下白膿，去根。【蟲獸】斑蝥、小腸氣，棗包煨食。芫青、地膽、桑螵蛸、雀糞、五靈脂、並主疝瘕。猬皮、疝積，燒灰，酒服。

【挾虛】甘草、緩火止痛。蒼术、疝多濕熱，有挾虛者，先疏滌，而後用參、术，佐以疏導。○虛損偏墜，四制蒼术丸。赤箭、當歸、芎藭、芍藥、並主疝瘕，搜肝止痛。山茱萸、巴戟、遠志、牡丹皮、並主奔豚冷氣。熟地黃、臍下急痛。豬脬。疝氣墜痛，入諸藥，煮食。

【陰瘺】【外治】地膚子、野蘇、槐白皮、並煎湯洗。馬鞭草、大黃、和醋。白垩土、並塗傅。蒺藜、粉摩。莧根、塗陰下冷痛，入腹殺人。熱灰、上症，醋調塗。釜月下土、同上。白頭翁、搗塗，一夜成瘡，二十日愈。木芙蓉、同黃蘗，末，以木鱉子磨醋，和塗。雄雞翅灰、同蛇牀子末傅。石灰、同巵子、五倍子，末，醋和傅。牡蠣粉、水痕，同乾薑末傅。鐵精粉、蓬砂、水研。地龍糞、馬齒莧、並塗小兒陰腫。茱萸、冷氣，內外腎釣痛，同鹽研罨。蜀椒。陰冷漸入囊，欲死，作袋包。

本草綱目第四卷目録

百病主治藥下

本草綱目第四卷

百病主治藥下

痛風屬風、寒、濕、熱，挾痰及血虛、污血。

【風寒風濕】【草木】麻黄、風寒、風濕、風熱痺痛，發汗。羌活、風濕相搏，一身盡痛，非此不除。○同松節煮酒，日飲。防風、主周身骨節盡痛，乃治風去濕仙藥。蒼术、散風，除濕，燥痰，解鬱，發汗，通治上中下濕氣。○濕氣身痛，熬汁作膏，點服。桔梗、寒熱風痺，滯氣作痛在上者，宜加之。茜根、治骨節痛，燥濕行血。紫葳、除風熱血滯作痛。蒼耳子、風濕周痺，四肢拘痛，爲末，煎服。牽牛子、除氣分濕熱氣壅，腰脚痛。羊躑躅、風濕痺痛走注，同糯米、黑豆、酒、水煎服，取吐利。○風痰注痛，同生南星擣餅，蒸四五次，收之。臨時焙，丸，温酒下三丸，靜臥避風。芫花、風濕痰注作痛。草烏頭、風濕痰涎，歷節走痛不仁，入豆腐中煮過，晒研，每服五分。仍外傅痛處。烏頭、附子、並燥濕痰，爲引經藥。百靈藤、酒。石南藤、酒。青藤、酒。並主風濕骨痛頑痺。薏苡仁、久風濕痺，筋急不可屈申。○風濕身痛日晡甚者，同麻黄、杏仁、甘草，煎服。豆豉、松節、去筋骨痛，能燥血中之濕。○歷節風痛，四肢如脱，浸酒，日服。桂枝、引諸藥横行手臂。同椒、薑浸酒，絮熨陰痺。海桐皮、腰膝注痛，血脉頑痺，同諸藥浸酒服。五加皮、風濕骨節攣痛，浸酒服。枸杞根及苗、去皮膚骨節間風。○子，補腎。【蟲獸】蠶沙、浸酒。蠍梢、肝風。蚯蚓、脚風宜用。穿山甲、風痺疼痛，引經通竅。守宮、通經絡，入血分。○歷節風痛，同地龍、草烏頭諸藥，丸服。白花蛇、骨節風痛。烏蛇、同上。水龜、風濕拘攣，筋骨疼痛，同天花粉、枸杞子、雄黄、射香、槐花，煎服。○版，亦入陰虛骨痛方。五靈脂、散血活血，止諸痛，引經有效。虎骨。筋骨毒風，走注疼痛，脛骨尤良。○白虎風痛膝腫，同通草煮服取汗。○同没藥，末服。○風濕痛，同附子，末服。○頭骨，浸酒飲。

【風痰濕熱】【草部】半夏、天南星、並治風痰、濕痰、熱痰凝滯，歷節走注。○右臂濕痰作痛，南星、蒼术，煎服。大戟、甘遂、並治濕氣化爲痰飲，流注胸膈經絡，發爲上下走注，疼痛麻痺。能泄臟腑經隧之濕。大黄、泄脾胃血分之濕熱。○酥炒，煎服，治腰脚風痛，取下冷膿惡物即止。威靈仙、治風濕痰飲，爲痛風要藥，上下皆宜。○腰膝積年冷病諸痛，爲末，酒下，或丸服，以微利爲效。黃芩、三焦濕熱風熱,歷節腫痛。秦艽、除陽明風濕、濕熱,養血榮筋。龍膽草、木通、煎服。防己、木鼈子、並主濕熱腫痛,在下加之。薑黃、治風痺臂痛,能入手臂,破血中之滯氣。紅藍花、活血滯,止痛,痺人宜之。【菜果】白芥子、暴風毒腫,痰飲流入四肢,經絡作痛。桃仁、血滯風痺攣痛。橘皮、下滯氣,化濕痰。○風痰麻木,或手木,或十指麻木,皆是濕痰死血,以一斤去白,逆流水五盌,煮爛去滓,至一碗,頓服取吐,乃吐痰之聖藥也。檳榔、一切風氣,能下行。【木石】枳殼、風(痺淋)〔痒麻〕痺,散痰流滯。黃蘗、除下焦濕熱痛腫,下身甚者加之。伏苓、滲濕熱。竹瀝、化熱痰。蘇方木、活血止痛。滑石、滲濕熱。【獸禽】羚羊角、入肝平風舒筋,止熱毒風,歷節掣痛,效。羊脛骨。除濕熱,止腰脚筋骨痛,浸酒服。

　　【補虛】【草部】當歸、芎藭、芍藥、地黃、丹參、並養新血,破宿血,止痛。牛膝、補肝腎,逐惡血,治風寒濕痺,膝痛不可屈申,能引諸藥下行,痛在下者加之。石斛、脚膝冷痛痺弱,酒浸,酥蒸,服滿一鎰,永不骨痛。天麻、諸風濕痺不仁,補肝虛,利腰膝。○腰脚痛,同半夏、細辛,袋盛,蒸熱互熨,汗出則愈。萆薢、狗脊、寒濕膝痛,腰背强,補肝腎。土伏苓、治瘡毒,筋骨痛,去風濕,利關節。鎖陽、潤燥養筋。【穀木】罌粟殼、收斂固氣,能入腎,治骨痛尤宜。松脂、歷節風酸痛,鍊淨,和酥,煎服。乳香、補腎活血,定諸經之痛。沒藥。逐經絡滯血,定痛。○歷節諸風痛不止,同虎脛骨,末,酒服。

　　【外治】白花菜、傅風濕痛。芥子、走注風毒痛,同醋塗。蓖麻油、入膏,拔風邪出外。鵜鶘油、入膏,引藥氣入内。羊脂、入膏,引藥氣入内,拔邪出外。野駝脂、摩風痛。牛皮膠、同薑汁化,貼骨節痛。驢骨、浴歷節風。蠶沙。蒸熨。

　　頭痛有外感。○氣虛。○血虛。○風熱。○濕熱。○寒濕。○痰厥。
　　○腎厥真痛。○偏痛。○右屬風虛。○左屬痰熱。

　　【引經】太陽,麻黃、藁本、羌活、蔓荆。陽明,白芷、葛根、升麻、石膏。少陽,柴胡、芎藭。太陰,蒼术、半夏。少陰,細辛。厥陰。吳茱萸、芎藭。

　　【濕熱痰濕】【草部】黃芩、一味酒浸,曬研,茶服,治風濕、濕熱、相火、偏、正諸般頭痛。荆芥、散風熱,清頭目。○作枕,去頭項風。○同石膏,末服,去風熱頭痛。薄荷、除風熱,清頭目,蜜丸服。菊花、頭目風熱腫痛,同石膏、芎藭,末服。蔓荆實、頭痛,腦鳴,目淚。○太陽頭痛,爲末,浸酒服。水蘇、風熱痛,同皂莢、芫花,丸服。半夏、痰厥頭痛,非此不除,同蒼术用。栝樓、熱病頭痛,(洗瓢)〔取瓢湯沃〕溫服。香附子、氣鬱頭痛,同川芎,末,常服。○偏頭風,同烏頭、甘草,丸服。大黃、熱厥頭痛,酒炒三次,爲末,茶服。釣藤、平肝風心熱。芫蔚子、血逆,大熱頭痛。木通、青黛、大青、白鮮皮、茵陳、白蒿、澤蘭、沙參、丹參、知母、吳藍、景天、並主天行頭痛。前胡、旋覆花、【菜果】竹筍、並主痰熱頭痛。東風菜、鹿藿、苦茗、並治風熱頭痛。○清上止痛,同葱白,煎服。○〔以〕巴豆烟熏過服,止氣虛頭痛。楊梅、頭痛,爲末,茶服。橘皮、【木石】枳殼、並主痰氣頭痛。欅皮、時行頭痛,熱結在腸。枸杞、寒熱頭痛。竹茹、飲酒人頭痛,煎服。竹葉、竹瀝、(白)〔荊〕瀝、並痰熱頭痛。黃蘗、卮子、伏苓、白堊土、並濕熱頭痛。○合王瓜,爲末服,止疼。石膏、陽明頭痛如裂,壯熱如火。○風熱,同竹葉,煎。○風寒,同葱、茶,煎。○風痰,同川芎、甘草,煎。鐵粉、頭痛鼻塞,同龍腦,水服。光明鹽、【獸人】犀角、傷寒頭痛寒熱,諸毒氣痛。童尿。寒熱頭痛至極者,一盞,入葱、豉,煎服,陶隱居盛稱之。

【風寒濕厥】【草穀菜果】(草)〔芎〕藭、風入腦户頭痛,行氣開鬱必用之藥。○風熱及氣虛,爲末,茶服。○偏頭風,浸酒服。○卒厥,同烏藥,末服。防風、頭面風去來。○偏正頭風,同白芷,蜜丸服。天南星、風痰頭痛,同荆芥,丸服。○痰氣,同茴香,丸服。○婦人頭風,爲末,酒服。烏頭、附子、浸酒服,煮豆食,治頭風。○同白芷,末服,治風毒痛。○同川芎,或同高涼薑服,治風寒痛。○同葱汁,丸,或同鍾乳、全蠍,丸,治氣虛痛。○同全蠍、韭根,丸,腎厥痛。○同釜墨,止痰厥痛。天雄、頭面風去來痛。草烏頭、偏正頭風,同蒼术、葱汁,丸服。白附子、偏正頭風,同牙皂,末服。○痰厥痛,同半夏、南星,丸服。地膚子、雷頭風腫,同生薑,擂酒服,取汗。杜衡、風寒頭痛初起,末服,發汗。蒴藋、煎酒取汁。蓖麻子、同川芎,燒服,取汗。草薢、同虎骨、旋覆花,末服,取汗。南藤、釀酒服。並治頭風。通草、燒研,酒服,治洗頭風。菖蒲、頭風淚下。杜若、風入腦户,痛腫涕淚。胡盧巴、氣攻痛,同三棱、乾薑,末,酒服。牛膝、腦中痛。當歸、煮酒。地黃、芍藥、並血虛痛。葳蕤、天麻、人參、黃芪、並氣虛痛。蒼耳、大豆黃卷、並頭風痺。胡麻、頭面遊風。百合、頭風目眩。胡荽、葱白、生薑、並風寒頭痛。杏仁、時行頭痛,解肌。○風虛痛欲破,研汁,入粥食,得大汗即解。茱萸、厥陰頭痛,嘔涎,同薑、棗、人參,煎服。蜀椒、枳椇、【木石蟲獸】柏實、並主頭風。桂枝、傷風頭痛,自汗。烏藥、氣厥頭痛及産後頭痛,同川芎,末,茶服。皂莢、時氣頭痛,燒研,同薑、蜜,水服,取汗。山茱萸、腦骨痛。辛夷、伏牛花、空青、曾青、並風眩頭痛。石流黃、腎厥頭痛、頭風。同消石,丸服。○同胡粉,丸服。○同食鹽,丸服。○同烏藥,丸服。蜂子、全蠍、白殭蠶、葱湯服。或入高涼薑。或以蒜制爲末服。治痰厥、腎厥痛。白花蛇、腦風頭痛及偏頭風,同南星、荆芥諸〔藥〕,末服。魚鰾、八般頭風,同芎、芷末,葱酒熱飲醉,醒則愈。羊肉、頭腦大風,汗出虛勞。羊屎。雷頭風,焙研,酒服。

【吐痰】見風及痰飲。

【外治】穀精草、爲末嗜鼻,調糊貼腦,燒烟熏鼻。玄胡索、同牙皂、青黛,爲丸。瓜蒂、藜蘆、細辛、蒼耳子、大黃、遠志、蓽茇、高涼薑、牽牛、同砂仁、楊梅,末。雲薹子、皂莢、白棘鍼、同丁香、麝香。雄黃、同細辛。玄精石、消石、人中白、同地龍，末，羊膽爲丸。旱蓮汁、蘿蔔汁、大蒜汁、苦瓠汁、並嚏鼻。艾葉、揉丸嗅之，取出黃水。萆麻仁、同棗肉紙卷，插入鼻内。半夏烟、木槿子烟、龍腦烟、並熏鼻。燈火、焠之。蕎〔麥〕麪、作大餅，更互合頭，出汗。○或作小餅，貼四眼角，灸之。黃蠟、和鹽，作兜鍪，合之即止。麝香、同皂莢，末，安頂上，炒鹽熨之。茱萸葉、蒸熱枕之，治大寒犯腦痛。亦浴頭。桐木皮、冬青葉、石南葉、牡荆根、櫬子皮、莽草、葶藶、豉汁、驢頭汁、並治頭(匕)風。全蠍、同地龍、土狗、五倍子，末。柚葉、同葱白。山豆根、南星、同川烏。烏頭、草烏頭、同卮子、葱汁。乳香、同萆麻仁。決明子、並貼太陽穴。露水、八月朔旦取，磨墨，點太陽，止頭疼。桂木、陰雨即發痛，酒調，塗頂額。井底泥、同硝、黃，傅。朴消、熱痛，塗頂上。訶子、同芒硝、醋，摩之。牛蒡根、同酒煎膏，摩之。綠豆、作枕，去頭風。○決明、菊花皆良。麥麪、頭皮虛腫，薄如裹水，口嚼，傅之良。卮子。蜜和傅舌上，追涎去風，甚妙。

眩運
眩是目黑，運是頭旋。皆是氣虛挾痰、挾火、挾風，或挾血虛，或兼外感四氣。

【風虛】【草菜】〔天麻〕、目黑頭旋，風虛内作，非此不能除，爲治風神藥，名定風草。○首風旋運，消痰定風，同川芎，蜜丸服。朮、頭忽眩運，瘦削食土，同麪丸服。荆芥、頭旋目眩。○産後血運欲死，童尿調服。白芷、頭風血風眩運，蜜丸服。蒼耳子、諸風頭運，蜜丸服。○女人血風頭旋，悶絶不省，爲末，酒服，能通頂門。菊苗、男女頭風眩運，髮落有痰，發則昏倒。四月收，陰乾爲末，每酒服二錢。秋月收花，浸酒，或釀酒服。（藋）藋藋〔藋〕根、頭風旋運，同獨活、石膏，煎酒服。○産後血運，煎服。貝母、洗〔洗〕惡風寒，目眩項直。杜若、風入腦户，眩倒，目眈眈。鉤藤、平肝風心火，頭旋目眩。排風子、目赤頭旋，同甘草、菊花，末。當歸、失血眩運，芎藭煎服。芎藭、首風旋運。紅藥子、産後血運。附子、烏頭、薄荷、細辛、木香、紫蘇、水蘇、白蒿、飛廉、卷柏、蘼蕪、羌活、藁本、地黄、人參、黄芪、升麻、柴胡、山藥、並治風虛眩運。生薑、【木蟲鱗獸】松花、〔頭〕旋腦腫，〔浸〕酒飲。槐實、風眩欲倒，吐涎如醉，瀁瀁如舟車上。辛夷、眩冒，身兀兀如在車船上。蔓荆實、腦鳴昏悶。伏牛花、丁香、伏神、伏苓、山茱萸、地骨皮、全蠍、白花蛇、烏蛇、並頭風眩運。鹿茸、眩運，或見一爲二，半兩煎酒，入麝服。驢頭、中風頭眩，身顫，心肺浮熱，同豉煮食。兔頭骨及肝、羚羊角、羊頭蹄及頭骨、羊肉、牛胃、猪腦、猪血、熊腦、並主風眩瘦弱。

【痰熱】【草菜】天南星、風痰眩運吐逆，同半夏、天麻，白麪煮丸。半夏、痰厥昏運，同甘草、防風，煎服。○風痰眩運，研末，水沉粉，入朱砂，丸服。○金花丸：同南星、寒水石、天麻、雄黃，白麪煮丸服。白附子、風痰，同石膏、朱砂、龍腦，丸服。大黃、濕熱眩運，炒末，茶服。旋覆花、天花粉、前胡、桔梗、黃芩、黃連、澤瀉、白芥子、熱痰煩運，同黑芥子、大戟、甘遂、芒硝、朱砂，丸服。【果木】橘皮、荆瀝、竹瀝、頭風旋運目眩，心頭漾漾欲吐。枳殼、黃蘗、巵子、【金石】石膽、女人頭運，天地轉動，名曰心眩，非血風也。以胡餅劑和，切小塊焙乾，每服一塊，竹茹湯下。雲母中風寒熱，如在舟船上。○同恒山服，吐痰飲。石膏、風熱。鉛汞、結砂。流黃、消石、並除上盛下虛，痰涎眩運。朱砂、雄黃、【蟲禽】白僵蠶、並風痰。鸊嘲、頭風目眩，炙食一枚。鷹頭、頭目虛運，同川芎，末服。鴟頭。頭風旋運。○同蘭茹、白朮，丸服。

【外治】甘蕉油、吐痰。瓜蒂、吐痰。○痰門吐法可用。茶子。頭中鳴響，爲末，嗜鼻。

眼目有赤目傳變。○內障昏盲。○外障瞖膜。○物傷眯目。

【赤腫】【草部】黃連、消目赤腫，瀉肝膽心火，不可久服。○赤目痛痒，出淚羞明，浸雞子白，點。○蒸人乳，點。○同冬青煎，點。○同乾薑、杏仁煎，點。○水調，貼足心。○爛弦風赤，同人乳、槐花、輕粉，蒸熨。風熱盲瞖同羊肝丸服。胡黃連、浸人乳，點赤目。○小兒塗足心。黃芩、消腫赤瘀血。芍藥、目赤澀痛，補肝明目。桔梗、赤目腫痛。○肝風盛，黑睛痛，同牽牛，丸服。白牽牛、風熱赤目，同葱白煮丸。龍膽、赤腫瘀肉高起，痛不可忍，除肝膽邪熱，去目中黃，佐柴胡，爲眼疾必用之藥。○暑月目澀，同黃連汁，點。○漏膿，同當歸，末服。葳蕤、目痛眥爛淚出。○赤目澀痛，同芍藥、當歸、黃連，煎洗。白芷、赤目胬肉，頭風侵目痒淚。○一切目疾，同雄黃，丸服。薄荷、去風熱。○爛弦，以薑汁浸，研，泡湯洗。荆芥、頭目一切風熱疾，爲末，酒服。藍葉、赤目熱痛，同車前、淡竹葉，煎洗。山茵蔯、赤腫，同車前子，末服。王瓜子、赤目痛澀，同槐花、芍藥，丸服。香附子、肝虛睛痛羞明，同夏枯草，末，沙糖水服。頭風睛痛，同川芎，末，茶服。防己、目睛暴痛，酒洗三次，末服。夏枯草、補養厥陰血脈，故冶目痛如神。菖蒲、諸般赤目，擣汁，熬膏點之。○同鹽傅挑鍼。地黃、血熱，睡起目赤，煮粥食。○暴赤痛，小兒蓐內目赤，並貼之。地膚子、風熱赤目，同地黃作餅，晒，研服。苦參、細辛、並明目，益肝膽，止風眼下淚。黃芪、連翹、又洗爛弦。大黃、並主熱毒赤目。赤芍藥、白及、防風、羗活、白鮮皮、柴胡、澤蘭、麻黃、並主風熱赤目腫痛。野狐漿草汁、積雪草汁、瞿麥汁、車前草汁、並點赤目。○葉亦貼之。千里及汁、點爛弦風眼。覆盆草汁、滴風爛眼，去蟲。五味子、同蔓荆子，煎，洗爛弦。艾葉、同黃連，煎水，洗赤目。附子、暴赤腫痛，納粟許入目。高涼薑、吹鼻退赤。狗尾草、戛赤目，去惡血。石斛、同川芎嗜鼻，起倒睫。木鱉子、塞鼻，起倒睫。【穀菜】粟泔澱、同地黃，貼熨赤目。豆腐、熱貼。黑豆、袋盛泡熱，互熨數十次。燒酒、洗火眼。生薑、目暴赤腫，取汁點之。乾薑、目睛久赤及冷淚作痒，泡湯洗之。取粉點之，尤妙。○末，貼足心。東風菜、肝熱目赤，作羹食。薺菜、枸杞菜、【果部】西瓜、日乾，末服。石蓮子、眼赤痛，同粳米作粥食。梨汁、點弩肉。赤目，入膩粉、黃連末。甘蔗汁、合黃連，煎，點暴赤腫。杏仁、同古錢埋之，化水，點目中赤脉。同膩粉，點小兒血眼。○油燒烟，點胎赤眼。酸榴皮、點目泪。鹽麩子、【木部】海桐皮、山礬葉、同薑，浸熱水。黃櫨、並洗風赤眼。桐油、烙風眼。秦皮、洗赤目腫。○暴腫，同黃連、苦竹葉，煎服。黃蘗、目熱赤痛，瀉陰火。○時行赤目，浸水蒸，洗。○嬰兒赤目，浸人乳點。巵子、目赤熱痛，明目。枸杞根皮、洗天行赤目。楮枝灰、泡湯，洗赤目。欅皮、洗飛血赤目。欒華、目痛眥爛腫赤，合黃連，作煎點。槐花、退目赤。○胎赤，以枝磨銅器汁，塗之。冬青葉、同黃連熬膏，點諸赤眼，子汁亦可。○同朴硝，點之。木芙蓉葉、水和，貼太陽〔穴〕〔上〕，赤目痛。丁香、百病在目，同黃連，煎乳點之。蕤核仁、和胡粉、龍腦，點爛赤眼。郁李仁、和龍腦，點赤目。淡竹瀝、點赤目。荊瀝、點赤目。訶黎勒、磨蜜，點風眼。桑葉、目赤澀疼，爲末，紙卷燒烟熏鼻中。白棘鉤、點倒睫。青布、目痛磣澁及病後目赤有腎，炙熱，臥時熨之。【水土】熱湯、沃赤目。白堊、赤爛眼，倒睫，同銅青，泡湯洗。古磚、浸廁中，取出生霜，點赤目。【金石】金環、銅匙、並烙風赤、風熱眼。瑪瑙、熨赤爛。水精、玻瓈、熨熱腫。琉璃、水浸，熨目赤。鹽藥、點風赤爛〔眼〕。爐甘石、火煅，童尿淬，研，點風濕爛眼。○同朴硝泡，洗風眼。芒硝、洗風赤眼。白礬、同銅青，洗風赤眼。○甘草水調，貼目胞，去赤腫。青礬、洗赤爛眼，及倒睫，及暴赤眼。石膽、洗風赤眼，止疼。綠鹽、同蜜，點胎赤眼。光明鹽、牙消、消石、點赤目疼。鹵鹼、同青梅、古錢，浸湯，點風熱赤目。○紙包風處，日取，點一切目疾。○同石灰、醋，傅倒睫。古錢、磨薑汁，點赤目腫痛。磨蜜，艾烟熏過，點赤目生瘡。銅青、和水塗盆中，艾烟熏乾，貼爛眼泪出。無名異、點燈，熏倒睫毛。石燕、磨水，點倒睫。鉛丹、同烏賊骨，末，蜜調，點赤目。○貼太陽，止腫痛。土朱、同石灰，貼赤目腫閉。玄精石、目生赤脉，同甘草，末服。○目赤澀痛，同黃蘗點之。井泉石、風毒赤目，同穀精草、井中苔、豆豉，末服。○眼瞼赤腫，同大黃、巵子服。石膏、【蟲部】五倍子、主風赤爛眼，研，傅之。或燒過，入黃丹。○同白善土、銅青，泡洗。○蔓荊子同煎，洗。○其中蟲，同爐甘石，點之。泥中蛆、洗晒，研，貼赤目。蠅、倒睫，嚙鼻。人虱、倒睫拔毛。○取血點之。【介鱗】穿山甲、倒睫，羊腎脂炙，嚙鼻。○火眼，燒烟熏之。守宮糞、塗赤爛眼。田嬴、入鹽化汁，點肝熱目赤。○入黃連，真珠，止目痛。○入銅綠，點爛眼。海嬴、同。蚌、赤目，目暗，入黃連，取汁點。海螵蛸、同銅綠泡湯，洗婦人血風眼。鯉魚膽、青魚〔膽〕、【禽獸】烏雞膽、鴨膽、鷄子白、並點赤目。雞卵白皮、風眼腫痛，同枸杞白皮，嚙鼻。雞冠血、點目泪不止。驢乳、浸黃連，點風熱赤目。驢尿、同鹽，點弩肉。猪膽、犬膽、羊膽、蜜蒸九次。熊膽、並點赤目。猯膽、【人部】小兒臍帶血、並點痘風眼。人乳汁、點赤目多泪。○和雀糞，點胬肉。人尿、洗赤目。耳塞、點一切目疾。頭垢。點赤目。

【昏盲】【草部】人參、益氣明目。○酒毒目盲，蘇木湯調末服。○小兒驚後，瞳人不正，同阿膠，煎服。黄精、補肝明目，同蔓荆子，九蒸九晒，爲末，日服。蒼术、補肝明目，同熟地黄，丸服。○同伏苓，丸服。○青盲雀目，同猪肝或羊肝，粟米湯煮食。○目昏濇，同木賊，末服。○小兒目濇不開，同猪膽，煮丸服。玄參、補腎明目。○赤脉貫瞳，猪肝蘸末服。當歸、内虚目暗，同附子，丸服。青蒿子、目濇，爲末，日服，久則目明。葈耳子、爲末，入粥食，明目。地黄、補陰，主目䀮䀮無所見。○補腎明目，同椒紅，丸服。麥門冬、明目輕身，同地黄、車前，丸服。决明子、除肝膽風熱，爛膚赤白膜，青盲。○益腎明目，每旦吞一匙，百日後夜見物光。○補肝明目，同蔓菁，酒煮爲末，日服。○積年失明，青盲雀目，爲末，米飲服。或加地膚子，丸服。地膚子、補虚明目，同地黄，末服。○葉，洗雀目，去熱暗濇疼。○汁，點物傷睛陷。車前子、明目，去肝中風熱毒衝眼，赤痛障瞖，腦痛泪出。○風熱目暗，同黄連，末服。○目昏障瞖，補肝腎，同地黄、菟絲子，丸服。名駐景丸。蒺藜、三十年失明，爲末，日服。兔絲子、補肝明目，浸酒，丸服。營實、目熱暗，同枸杞子、地膚子，丸服。千里及、退熱明目，同甘草，煮服。地衣草、治雀目，末服。葳蕤、眼見黑花，昏暗痛赤，每日煎服。淫羊藿、病後青盲，同淡豉，煎服。○小兒雀目，同蠶蛾、甘草、射干，末，入羊肝内煮食。天麻、芎藭、萆薢、並補肝明目。白术、目泪出。菊花、風熱，目疼欲脱，泪出，養目去瞖，作枕明目。○葉同。五味子、補腎明目，收瞳子散。覆盆子、補肝明目。茺蔚子、益精明目。瞳子散大者勿用。木鼈子、疳後目盲，同胡黄連，丸服。龍腦薄荷、暑月目昏，取汁點之。箬葉灰、淋汁，洗一切目疾。柴胡、目暗，同决明子，末，人乳和傅目上，久久目視五色。薺苨、地榆、蓍實、艾實、牛蒡子、蓼子、款冬花、瞿麥、通草、柴胡、細辛、鱧腸、酸漿子、萱草、槌胡根、葒草實、【穀菜】赤小豆、腐婢、白扁豆、並明目。大豆、肝虚目暗，牛膽盛之，夜吞三七粒。苦蕎皮、同黑豆、緑豆皮、决明子、菊花，作枕，至老目明。葱白、歸目益睛，除肝中邪氣。葱實、煮粥食，明目。蔓菁子、明目益氣，使人洞視，水煮三遍去苦味，日乾，爲末，水服。○一用醋煮，或醋蒸三遍，末服，治青盲，十得九愈。○或加决明子，酒煮。或加黄精，九蒸九晒。○花，爲末服，治虚勞目暗。芥子、雀目，炒，末，羊肝煮食。○挼入目中，去瞖。白芥子、塗足心，引熱歸下，痘疹不入目。薺菜、菥蓂、莧實、苦苣、萵苣、翹搖、冬瓜仁、木耳、【果部】梅核仁、胡桃、並明目。石蜜、明目，去目中熱膜，同巨勝子，丸服。棗皮灰、同桑皮灰，煎湯洗，明目。椒目、眼生黑花年久者，同蒼术，丸服。蜀椒、秦椒、【木部】桂、辛夷、枳實、山茱萸、並明目。沉香、腎虚目黑，同蜀椒，丸服。桐花、眼見禽蟲飛走，同酸棗、羌活、玄明粉，煎服。槐子、久服除熱，明目除淚，煮飲。或入牛膽中風乾，吞之。或同黄連，末，丸服。五加皮、明目。○浸酒，治目僻目䁾。牡荆莖、青盲，同烏雞，丸服。黄蘗、目暗，每旦含洗，終身無目疾。松脂、肝虚目淚，釀酒飲。

椿莢灰、逐月洗頭,明目。槲子皮、洗頭,明目。桑葉及柴灰、柘木灰、並逐月按日,煎水洗目,明目,治青盲。蔓荆子、明目除昏,止睛痛。菝核、同龍腦,點一切風熱昏暗黑花。梓白皮、主目中疾。石南、小兒受驚,瞳人不正,視東則見西,名通睛,同瓜丁、藜蘆,吹鼻。秦皮、逐折、欒荆、木槿皮、桑寄生、洗。苦竹葉及瀝、天竹黃、盧會、密蒙花、【金石】銀屑、銀膏、赤銅屑、玉屑、鐵精、鉛灰、揩牙洗目。爐甘石、目暗昏花,同黃丹,鍊蜜丸。鍾乳石、赤石脂、青石脂、長石、理石、並明目。石膏、去風熱。○雀目夜昏,同豬肝煮食。○風寒入腦系,敗血凝滯作眼寒,同川芎、甘草,末服。丹砂、目昏內障,神水散大,同慈石、神麯,丸服。芒消、逐月按日洗眼,明目。黃土、目卒無所見,浸水洗之。食鹽、洗目,明目止淚。戎鹽、慈石、石青、白青、石流青、【水部】臘雪、明水、甘露、菖蒲及柏葉上露、【蟲介鱗部】螢火、並明目。蜂蜜、目膚赤脹。○肝虛雀目,同蛤粉、豬肝,煮食。蚌粉、雀目夜盲,同豬肝,米泔煮食,與夜明砂同功。蛤粉、雀目,炒研,油蠟和丸,同豬肝煮食。玳瑁、迎風目淚,肝腎虛熱也。同羚羊角、石燕子,末服。真珠、合鯉魚膽、白蜜,點肝虛雀目。鯽魚、熱病目暗,作臛食。○弩肉,貼之。鯉魚腦、和膽,點青盲。青魚睛汁、【禽獸】烏目汁、並注目,能夜見物。鸜鵒睛汁、鷹睛汁、並主目,能見碧霄之物。鶴腦、和天雄、葱實服,能夜書字。雀頭血、點雀目。伏翼、主目痒疼,夜視有精光。○血及膽滴目中,夜見物。雄雞膽、目爲物傷,同羊膽、鯉魚膽,點。烏雞肝、風熱目暗,作羹食。鳩、補腎,益氣,明目。豬肝、補腎明目。○雀目,同海螵蛸、黃蠟煮食。○同石決明、蒼朮末煮食。青羊肝、補肝風虛熱,目暗赤痛,及熱病後失明,作生食。并水浸貼之。○青盲,同黃連、地黃,丸服。○小兒雀目,同白牽牛末煮食。又同穀精草煮食。○赤目失明,同決明子、蓼子,末服。○風熱昏暗生瞖,生搗末,黃連丸服。○不能遠視,同葱子末,煮粥食。○目病晾晾,煮熱熏之。牛肝、補肝明目。兔肝、風熱上攻,目暗不見物,煮粥食。犬膽、肝虛目暗,同螢火,末點。○目中膿水,上伏日酒服。牛膽、明目,釀槐子吞。○釀黑豆吞。○和柏葉、夜明砂,丸服。鼠膽、點青盲雀目。○目,和魚膏點,明目。○屎,明目。白犬乳、點十年青盲。醍醐、傅腦〔頂心〕,明目。牛涎、點損目、破目。鹿茸、補虛明目。羖羊角、並明目。羚羊角、並明目。天靈蓋。治青盲。

【瞖膜】【草部】白菊花、病後生瞖,同蟬花,末服。○癍痘生瞖,同綠豆皮、穀精草,末,煮乾柿食。淫羊藿、目昏生瞖,同王瓜,末服。苘實、目瞖瘀肉,倒睫拳毛,同豬肝,丸服。穀精草、去瞖,同防風,末服。○痘後瞖,同豬肝,丸服。天花粉、痘後目障,同蛇蜕、羊肝煮食。羊肝、覆盆子根、粉,點痘後瞖。白藥子、疳眼生瞖,同甘草、豬肝煮食。黃芩、肝熱生瞖,同淡豉,末,豬肝煮食。水萍、癍瘡入目,以羊肝煮汁,調末服,十服見效。番木鼈、癍瘡入目,同腦、麝,吹耳。馬勃、癍瘡入目,同蛇皮、皂角子,煅,研服。貝母、研末,點瞖。○同胡椒,〔末〕,

止泪。○同真丹點弩肉，或同丁香。麻黄根、内外障瞖，同當歸、麝香，嗜鼻。鱧腸、同藍葉浸油摩頂，生髮去瞖。牛膝葉、汁，點目生珠管。青箱子、肝熱赤障，瞖腫青盲。敗醬、赤目，瞖障弩肉。白豆蔻、白睛瞖膜，利肺氣。木賊、退瞖。菭根、同諸藥點瞖。鵝不食草、嗜鼻，塞耳，貼目，爲去瞖神藥。景天花汁、仙人草汁、【菜穀】苦瓠汁、並點瞖。○小壺盧吸瞖。薺根、明目去瞖，卧時納入眦内，久久自落。○薺實，主目痛青盲，去瞖，久服視物鮮明。蒴藋子、目痛泪出，益精光，去弩肉，爲末，卧時點之。莧實、青盲目瞖黑花，肝家客熱。馬齒莧、目中息肉淫膚，青盲白瞖，取子爲末，蒸熨。蘭香子、安目中磨瞖。亦煎服。黑豆皮、痘後瞖。緑豆皮、痘後瞖，同穀精、白菊花，末，柿餅、粟米泔煮食，極效。【果木】杏仁、去油，入銅緑，點瞖。○入膩粉，點弩肉。李膠、治瞖，消腫定痛。蔓荊藤汁、點熱瞖，去白障。龍腦香、明目，去膚瞖，内外障，日點數次。或加蓬砂，併嗜鼻。蜜蒙花、青盲膚瞖，赤腫眵多，目中赤脉及疳氣攻眼，潤肝燥。○同黄蘗，丸服，去障瞖。楮實、肝熱生瞖，研末，日服。○同荆芥，丸服，治目昏。○葉末及白皮灰，入麝，點一切瞖。楸葉、煨取汁熬，點小兒瞖。枸杞汁、點風障赤膜昏疼。榨油點燈，明目。蕤核、心腹邪熱，目赤腫疼，泪出眦爛。○同黄連，點風眼瞖膜。○同蓬砂，或同青鹽、猪膽，點膜瞖。没藥、目瞖暈疼，膚赤，肝血不足。乳香、琥珀、磨瞖。堊、【水土】井華水、洗膚瞖。○浸目睛突出。白瓷器、煅研。東壁土、【金石】錫悋脂、珊瑚、馬瑙、寶石、玻璨、菩薩石、並點瞖。古文錢、磨汁，點盲去瞖，及目卒不見。丹砂、擦瞖，點息肉。○同貝母，點珠管。輕粉、點瞖。○同黄丹吹鼻，去痘後瞖。粉霜、痘疹入目生瞖，同朱砂，水調，傾耳中。爐甘石、明目去瞖，退赤收濕，煅赤，童尿淬七次，入龍腦，點一切目疾。或黄連水煮過，亦良。○同蓬砂、海螵蛸、朱砂，點目瞖昏暗爛赤。空青、漿，點青盲内障瞖膜。瞳人破者，得再見物。○一切目疾，同黄連、槐芽、片腦，吹鼻。○膚瞖，同蕤仁點。○黑瞖，同礬石、貝子，點。曾青、一切風熱目病，同白薑、蔓荊子、防風，末，嗜鼻。○癍瘡入目，同丹砂、蟒蛸，點。蜜陀僧、浮瞖多涙。花乳石、多年瞖障，同川芎、防風諸藥，點之。井泉石、小兒熱疳雀目，青盲生瞖，同石决明服。玄精石、赤目，失明障瞖，同石决明、蕤仁、黄連，羊肝丸服。越砥、磨汁點瞖，去盲止痛。鉛丹、一切目疾，同蜜熬點。○同烏賊骨，點赤目生瞖。○同白礬，點瞖。○同鯉魚膽，點目生珠管。○同輕粉吹耳，去痘疹生瞖。石燕、磨，點障瞖，拳毛倒睫。石蟹、磨，點青盲，淫膚丁瞖。礬石、點瞖膜弩肉。硇砂、去膜瞖弩肉。或入杏仁。蓬砂、點目瞖，弩肉瘀突，同片腦用。緑鹽、點瞖，去赤止痛。芒硝、點障瞖赤腫澀痛。○或入黄丹、腦、麝。消石、同黄丹、片腦，點瞖。浮石、【蟲鱗介部】鼊蜕、並去障瞖。蟬蜕、目昏障瞖，煎水服。○産後瞖，爲末，羊肝湯服。芫青、去頑瞖，同樗雞、班蝥、蓬砂、蕤仁，點。樗雞、蟒蛸汁、滴青瞖白膜。蛇蜕、卒生瞖膜，和狗炙，研，湯服。○痘後瞖，同天花粉、羊肝，煮食。蚺蛇膽、點瞖。

烏蛇膽、風毒氣眼生翳。鯉魚膽、青魚膽、並點翳障。○或加黃連、海螵蛸。○或加鯉魚、牛、羊、熊膽，麝香，合決明，丸服。海螵蛸、點一切浮翳及熱淚。傷寒熱毒攻目生翳，入片腦。○赤翳攀睛貫童人，加辰砂，黃蠟丸，納之。○小兒疳眼流淚，加牡蠣、豬肝，煮食。鰻鱺血、鱓血、並點痘疹入目生翳。鮫魚皮、去翳，功同木賊。魚子、入翳障弩肉藥。石決明、明目磨翳。○同甘草、菊花，煎服，治羞明。○海蚌、木賊，水煎服，治肝虛生翳。○同穀精草末，豬肝蘸食，治痘後翳。真珠、點目去翳。○合左纏根，治麩豆入目。○地榆煮過，醋浸，研末，點頑翳。紫貝、生研，同豬肝煮食，治痘疹生翳。白貝、燒研，點目花翳痛。珂、點翳，或入片腦，枯礬。螺螄、常食，去痘後翳。牡蠣、【禽獸】抱出雞卵殼、點翳障及瘢疹入目。雀、入內外障翳丸藥。雀屎、點弩肉，赤脉貫瞳子者即消。又去目痛，赤白膜。五靈脂、治血貫瞳人。○同海螵蛸，末，豬肝蘸食，治浮翳。夜明砂、目盲障翳，入豬肝煮食。胡燕屎、豬脂、並點翳。豬膽皮灰、點翳，不過三五度。豬血、點痘入目。豬脂、同葖仁，點翳。豬鼻灰、目中風翳，水服。豬懸蹄、炒，同蟬蛻、羚羊角，末服，治班豆生〔翳〕。○燒灰，浸湯洗。羊膽、點青盲，赤障，白翳，風淚，病後失明。羊睛、點翳膜目赤。○白珠，磨汁點。白羊髓、點赤翳。熊膽、明目除翳，清心平肝。○水化點。象膽、功同熊膽。○睛，和人乳，滴之。獺膽、目翳黑花，飛蠅上下，視物不明，入點藥。兔屎、去浮翳，痘後翳，日乾，茶服一錢。或加檳榔，末。羚羊角、犀角、清肝明目。麝香、虎骨、【人部】人唾津、並退翳。爪甲、刮末點翳及痘後生翳，或加朱砂。○目生珠管，燒灰，同貝子灰、龍齒末，調。胞衣。燒，點赤目生翳。

【諸物眯目】地膚汁、豬脂、牛酥、鮑魚頭、煮汁。雞肝血、並點諸物入目。蠶沙、諸物入目，水吞十枚。甌帶、沙石入目，水服一錢。真珠、珊瑚、寶石、貂皮、並拭塵沙入目。烏雞膽、點塵沙眯目。食鹽、塵物入目，洗之。羊筋、鹿筋、新桑白皮、塵物入目，嚼納粘之。蘭香子、塵物入目，納入粘之。墨汁、點飛絲、塵物，芒硝入目。蘘荷根汁、粟米、嚼汁。豉、浸水。大麥、煮汁。並洗麥稻芒屑入目。白蕺汁、蔓菁汁、馬齒莧灰、藕汁、柘漿、雞巢草灰、淋汁。人爪甲、並點飛絲入目。菖蒲、塞鼻，去飛絲入目。瞿麥。眯目生翳，其物不出，同乾薑，末，日服。

耳　耳鳴、耳聾。有腎虛，有氣虛，有鬱火，有風熱。○耳痛是風熱。○聤耳是濕熱。

【補虛】【草穀】熟地黃、當歸、肉蓯蓉、兔絲子、枸杞子、腎虛耳聾，諸補陽藥皆可通用。黃芪、白术、人參、氣虛聾鳴，諸補中藥皆可通用。骨碎補、耳鳴，爲末，豬腎煨食。百合、爲末，日服。社日酒、【果木】乾柿、同粳米、豆豉，煮粥，日食，治聾。柘白皮、釀酒，主風虛耳聾。牡荊子、浸酒，治聾。伏苓、卒聾，黃蠟和嚼。山茱萸、黃蘗、【石禽獸】慈石、養腎氣，治聾。○老人，取汁，作猪腎羹食。雞子、作酒，止耳鳴。○和蠟炒食，治聾。猪腎、煮粥，治聾。羊腎、補腎治聾。○脊骨，同慈石、白朮諸藥，煎服。鹿腎、鹿茸角。並補虛治聾。

【解鬱】【草部】柴胡、去少陽鬱火，耳鳴、耳聾。連翹、耳鳴煇煇焞焞，除少陽三焦火。香附、卒聾，炒研，萊菔子湯下。牽牛、疝氣耳聾，入猪腎，煨食。栝樓根、煮汁，釀酒服，治聾。黃芩、黃連、龍膽、蘆會、撫芎、芍藥、木通、半夏、石菖蒲、薄荷、防風、風熱鬱火耳鳴，諸流氣解鬱消風降火藥，皆可用也。【金石】生鐵、甚熱耳聾，燒赤淬酒飲，仍以慈石塞耳。空青、白青、【蟲禽】蠐螬、並治聾。全蠍、耳聾，酒服一錢，以聞水聲爲效。烏雞屎。卒聾，同烏豆炒，投酒，取汗爲愈。

【外治】【草木】木香、浸麻油，煎，滴聾，日四五次。預知子、卒聾，入石榴，釀酒滴。凌霄葉、汁滴。地黃、骨碎補、並煨，塞聾。菖蒲、同巴豆塞。附子、卒聾，醋浸插耳。○燒灰，同石菖蒲，塞耳，止鳴。草烏頭、塞鳴痒聾。甘遂、插耳，口含甘草。蓖麻子、同大棗作挺，插。土瓜根、塞耳，灸聾。經霜青箬葉、入椒，燒吹。栝樓根、猪脂煎，塞耳鳴。雞蘇、生按。巴豆、蠟和。細辛、狼毒、龍腦、槐膠、松脂、同巴豆。○並塞耳聾。椒目、腎虛耳鳴，如風水鐘磬者，同巴豆、菖蒲、松脂，塞之，一日一易，神效。胡桃、煨研，熱塞，食頃即通。芥子、人乳和，塞耳鳴。葱莖、插耳鳴。○同蜜水，滴聾鳴。杏仁、蒸油滴。石榴、入醋煨熟，入黑李子、仙棗子，滴卒聾。生麻油、日滴，取耵聹。燒酒、耳中有核，痛不可動，滴入半時，即可箝。【石蟲】慈石、入少射香，淘鵝油和塞。○同穿山甲塞耳，口含生鐵。消石、芫青、同巴豆、蓖麻。斑蝥、同巴豆。真珠、並塞。地龍水、【鱗介】龜尿、蟹膏、弔脂、苟印膏、並滴聾。蚖蛇膏、花蛇膏、蝮蛇膏、並塞聾。海螵蛸、同麝香吹。穿山甲、同蝎尾、射香，和蠟，塞鳴聾。鯉魚膽腦、鯽魚膽腦、烏賊魚血、【禽獸】白鵝膏膵、雁肪、烏雞肪、鵜鶘油、鸕鷀膏、鼠膽、猬脂、驢脂、猫尿、人尿、並滴聾。雀腦、兔腦、熊腦、鼠腦、並塞聾。蚯蚓、同青鹽、鼠脂塞。蠶蛻紙。卷射香，熏聾。

【耳痛】【草木】連翹、柴胡、黃芩、龍膽、鼠粘子、商陸、塞。楝實、牛蒡根、熬汁。蓖麻子、並塗。木鼈子、耳卒熱腫，同小豆、大黃，油調塗。木香、以葱黃染鵝脂，蘸末內入。菖蒲、作末，炒罨，甚效。鬱金、浸水滴。茱萸、同大黃、烏頭，末，貼足心，引熱下行，止耳鳴耳痛。【水石】礬石、化水。芒消、水。磨刀水、並滴。蚯蚓屎、塗。炒鹽、枕。【蟲獸】蛇蛻、耳忽大痛，如蟲在內走，或流血水，或乾痛，燒灰吹入，痛立止。桑螵蛸、灰摻。鱧血、滴。穿山甲、同土狗吹。鳩屎、末，吹。麝香。通竅。

【聤耳】【草木】白附子、同羌活、猪羊腎，煨食。附子、紅藍花、同礬末。青黛、同香附、黃檗、末。敗醬、狼牙、蒲黃、桃仁、炒。杏仁、炒。橘皮灰、入射。青皮灰、楠材灰、檳榔、故綿、灰。麻稭、灰。苦瓠、灰。車脂、並吹耳。胡桃、同狗膽研塞。柳根、擣封。薄荷、汁。青蒿、汁。茺蔚、汁。燕脂、汁。虎耳草、汁。麻子汁、韭、汁。柑葉汁、並滴耳。【土石】伏龍肝、蚯蚓泥、黃礬、白礬、同黃丹。雄黃、同雌黃、流黃。爐甘石、同礬、射香。浮石、同没藥、射香。密陀僧、輕粉、並吹耳。硫黃、和蠟作挺塞。【蟲獸】五倍子、桑螵蛸、蟬蛻灰、蜘蛛、全蠍、龍骨、穿山甲、海螵蛸、鳩屎、並同射香吹耳。羊屎、同燕脂、末、吹。鯉魚腸腦、鰻鱺魚膏、魚鮓、鼠肝、並塞聤耳引蟲。石首魚魷、夜明砂、並摻入耳。犬膽、同礬塞。髮灰、同杏仁塞。人牙灰。吹五般聤耳。

【蟲物入耳】半夏、同麻油。百部、浸油。蒼耳汁、葱汁、韭汁、桃葉汁、薑汁、醬汁、蜀椒、石膽、水銀、古錢、煎猪脂。人乳汁、人尿、猫尿、雞冠血、並滴耳。鯉頭灰、塞。石斛、插耳、燒熏。鐵刀聲。並主百蟲入耳。○胡麻油、煎餅枕之。車脂、塗。綠礬、硇砂、同石膽。龍腦、並吹耳。羊乳、牛乳、牛酪、驢乳、猫尿。並滴蚰蜓入耳。○雞肝、枕。猪肪。枕之。並主蜈蚣蟲蟶入耳。○穿山甲灰、吹。杏仁油、滴、並主蟶入耳。燈心。浸油、釣小蟲蟶入耳。○鯉血。同皂角子蟲、滴蠅入耳。○昌蒲。塞蚤虱入耳。○稻秆灰、煎汁、滴虱入耳。○皂礬。蛆入耳、吹之。○田泥。馬蟥入耳、枕之。○生金。水銀入耳、枕之引出。○薄荷汁。水入耳中、滴之。

面 面腫是風熱，紫赤是血熱。皰是風熱，即穀觜。皯是血熱，即酒皶。䵟黯是風邪客于皮膚，痰飲漬于臟，即雀卵斑，女人名粉滓斑。

【風熱】白芷香、白附子、薄荷葉、荊芥穗、零陵香、黃芩、藁本香、升麻、羌活、葛根、麻黃、海藻、防風、遠志、白术、蒼术、並主陽明風熱。兔絲子、浸酒服。葱根、主發散。牛蒡根、汗出中風面腫，或連頭項，或連手足，研爛，酒煎成膏，貼之，并服三匙。黑豆、風濕面腫，麻黃湯中加入，取小汗。大黃、頭面腫大疼痛，以二兩，同僵蠶一兩，爲末，薑汁和丸彈子大，服。辛夷、黃檗、楮葉、煮粥食。石膏、並去風熱。蟹膏、塗面腫。炊帛。甑氣熏面浮腫，燒灰，傅之即消。

【皯皰䵟黯】【草部】葳蕤、久服，去面上黑皯，好顏色。升麻、白芷、防風、葛根、黃芪、人參、蒼术、藁本、並達陽明陽氣，去面黑。女(苑)〔菀〕、治面黑，同鉛丹，末，酒服。男女二十日，黑從大便出。冬葵子、同柏仁、伏苓，末服。桑耳、末服。蒼耳葉、末服，並去面上黑斑。天門冬、同蜜擣丸，日用洗面，去黑。甘松香、同香附、牽牛，末，日服。益母草、煅研，日洗。夏枯草、燒灰，入紅豆，洗。續隨子莖汁、洗䵟黯，剥人皮。蒺藜、苦參、白及、零陵香、茅香、並洗面黑，去𪒟黯。蓖麻仁、同流黃、蜜陀僧，羊髓和塗，去雀斑。○同白棗、大棗、瓦松、肥皂，丸，洗。山柰、同鷹屎、蜜陀僧、蓖麻仁，夜塗旦洗，去雀斑。白附子、去面上諸風百病。○疵䵟，酒和貼之，自落。白牽牛、酒浸，爲末，塗面，去風刺粉滓。栝樓實、去手面皺，悅澤人面。○同杏仁、豬胰，研塗，令人面白。羊蹄根、面上紫塊，同薑汁、椒末、穿山甲灰，包擦之。土瓜根、面黑面瘡，爲末，夜塗，百日光采射人。白斂、同杏仁研，塗，去粉滓酒皶。半夏、面上黑氣，焙，研醋調塗。术、漬酒，拭𪒟皰。艾灰、淋鹼，點䵟癧。山藥、山慈姑、白及、蜀葵花及子、馬藺花、杵，塗皺皰，兔絲子汁、塗。旋花、水萍、卷柏、紫參、紫草、凌霄花、細辛、藿香、烏頭、白頭翁、白微、商陸、【穀菜】胡麻油、並塗面𪒟黯、皺皰、粉刺、遊風，入面脂。胡豆、畢豆、綠豆、大豆、並作澡豆，去𪒟黯。馬齒莧、洗面皰及瘢痕。荷蓮子、醋浸揩面，去粉滓，光澤。菰笋、酒皶面赤。灰藋灰、點面𪒟。胡荽、洗黑子。冬瓜仁葉瓤、並去𪒟黯，悅澤白晢。○仁爲丸服，面白如玉。服汁，去面熱。蔓青子、落葵子、【果木】李花、梨花、木瓜花、杏花、櫻桃花、並入面脂，去黑𪒟皺皮，好顏色。桃花、去雀斑，同冬瓜仁研，蜜塗。○粉刺如米，同丹砂，末服，令面紅潤。○同雞血塗身面，光華鮮絜。白柿、多食，去面𪒟。杏仁、頭面諸風，髓皰，同雞子白塗。○兩頰赤痒，頻揩之。李仁、同雞子白夜塗，去𪒟好色。銀杏、同酒糟嚼塗，去皯黯髓皰。烏末①、爲末，唾調塗。櫻桃枝、同紫萍、牙皂、白梅，洗雀斑。栗蒆、塗面去皺。橙核、夜塗，去粉刺面皯。柑核、蜀椒、海紅豆、無患子、並入面藥，去皯。白楊皮、同桃花、白冬瓜子服，去面黑，令白。木蘭皮、面熱赤皰𪒟黯，酒浸百日，爲末服。亦入澡藥。菌桂、養精神，久服面生光華，常如童子。枸杞子、酒服，去皯皰。山茱萸、面皰。卮子、面赤皶皰，亦入塗藥。柳華、面熱黑。桂枝、和鹽、蜜塗。龍腦香、酥和，塗酒皶赤鼻。白檀香、磨汁塗。篤耨香、同白附子、冬瓜子、白及、石榴皮，浸酒塗。沒石子、磨汁。槲若、洗皺皰。桐油、和黃丹、雄黃，塗酒皶赤鼻。白伏苓、和蜜塗。皂莢子、同杏仁塗。皂莢、肥皂莢、蔓荊子、楸木皮、辛夷、樟腦、並入面脂。榆葉、【水石】漿水、洗。冬霜、服，解酒後面赤。蜜陀僧、去瘢𪒟，乳煎塗面，即生光。○同白附子、白雞屎，末，人乳塗。鉛粉、抓傷面皮，油調塗。輕粉、入面脂。○抓傷面皮，薑汁調塗。雲母粉、〔同杏〕仁、牛乳蒸塗。朱砂、水服二匕，色白如瑩。○入雞子，抱雛出，取塗面，去𪒟黯，面白如玉。白石脂、同白斂、雞子白塗。石硫黃、酒皶，同杏仁、輕粉搽。○同檳榔、片腦擦。○同黃丹、枯礬擦。禹餘粮、同半夏、雞子塗。水銀同胡粉、豬脂，塗少年面皰。杓上砂、面上風粟，隱暗澀痛，挑去即愈。白鹽、擦赤鼻。珊瑚、

---

① 烏末：張本作"烏梅"。卷二十九"烏梅"無此方。據其主治、用法，疑爲"桑枝"之誤。

同馬珂、鷹屎白、附子,漿水塗。石膏、【蟲介】白僵蠶、蜜和擦面,滅黑䵟,好顏色。或加白牽牛。石蜜、常服,面如花紅。蜂子、炒食,并浸酒塗面,去雀班面皰,悅白。蜂房、酒服,治皶瘤出膿血。牡蠣、丸服,令面白。真珠、和乳傅面,去䵟,潤澤。蛟髓、【禽獸】白鵝膏、並塗面悅白。雞子白、酒或醋浸,傅疵䵟面皰。啄木血、服之,面色如朱。鷫鷞骨、燒,同白芷,末,塗雀班。蜀水花、和豬脂,塗鼻面酒皶䵟䵟,入面脂。鷹屎白、同胡粉塗之。白丁香、蜜塗。蝙蝠腦、夜明砂、麝香、並去䵟䵟。豬胰、面粗醜,䵟䵟,同杏仁、土瓜根、蔓菁子,浸酒,夜塗旦洗。豬蹄、煎膠,塗老人面。羊膽、同牛膽,酒,塗皯皰。羊脛骨、皯䵟粗陋,身皮粗厚,同雞子白塗。羚羊膽、煮沸,塗雀班。鹿角尖、磨汁,塗皯皰,神效。鹿角、磨汁塗面,光澤如玉。○骨,釀酒飲,肥白。麋脂、塗少年面皰。羊胰及乳、同甘草末塗。豬鬐膏、馬鬐膏、驢鬐膏、犬胰并脂、羊脂腦、牛脂腦及髓、熊脂、鹿脂腦、麋髓腦、並入面脂,去䵟䵟,滅痕,悅色。鼠頭灰、鼻面皶。【人部】人精、和鷹屎塗面,去黑子及瘢。人胞、婦人勞損,面䵟皮黑,漸〔瘦〕,和五味食之。人口津。不語時,塗皶皰。

【瘢痕】蒺藜、洗。葵子、塗。馬齒莧、洗。大麥麨、和酥傅。秋冬用小麥麨。寒食飯、塗。冬青子及木皮灰、入面脂。真玉、摩面。馬藺根、洗。禹餘粮、身面瘢痕,同半夏、雞子黃塗,一月愈。白瓷器、水摩。凍凌、頻摩。熱瓦、頻摩。白僵蠶、同白魚、鷹屎塗。鷹屎白、滅痕,和人精摩。○同僵蠶,蜜摩。○同白附子摩。○同白魚,蜜摩。蜀水花、入面脂摩。雞子黃、炒黑拭之。雞屎白、炒。羊髓、獺髓、牛髓、牛酥、並滅瘢痕。鼠、煎豬脂摩。豬脂、三(斤)〔升〕,飼烏雞取屎白,入〔白〕芷、當歸,煎,去滓,入鷹屎白,傅之。輕粉、抓傷面,薑汁調塗。鈆粉。抓傷面,油調塗。

【面瘡】【草部】薺苨、酒服。紫草、(紫草)艾葉、煎醋搽之。○婦人面瘡,燒烟熏,定粉搽。蓖麻子、肺風面瘡,同大棗、瓦松、白果、肥皂,爲丸,日洗。土瓜根、面上痦癗,夜塗日洗。凌霄花、兩頰浸〔淫〕,連及兩耳,煎湯日洗。何首烏、洗。牽牛、塗。甘松、面上風瘡,同香附、牽牛,末,日洗。蛇牀子、同輕粉。曼陀羅花、【穀菜果木】胡麻、嚼。白米、並塗小兒面上甜瘡。黃粱米、小兒面瘡如火,燒,研,和蜜塗。絲瓜、同牙皂燒,擦面瘡。枇杷葉、茶服,治面上風瘡。桃花、面上黃水瘡,末服。杏仁、雞子白和塗。銀杏、和糟嚼〔塗〕。柳絮、面上膿瘡,同膩粉塗。柳葉、洗面上惡瘡。木槿子、燒。【土石】胡燕窠土、入麝。○並搽黃水肥瘡。蜜陀僧、塗面瘡。黃礬、婦人頰瘡頻發,同胡粉、水銀,豬脂塗。綠礬、小兒甜瘡,棗包燒,塗。鹽湯、揭面上惡瘡。【蟲鱗】斑蝥、塗面上痦癗。蚯蚓、燒。烏蛇、燒。並塗面瘡。鯽魚頭、燒,和醬汁,塗面上黃水瘡。【禽獸】雞內金、金顋瘡,初生如米豆,久則穿蝕,同鬱金傅。羖羊鬚、香瓣瘡,生面頤耳下,浸淫出水,同荊芥、乾棗,燒,入輕粉搽。

熊脂、鹿角。

鼻鼻淵,流濁涕,是腦受風熱。○鼻鼽,流清涕,是腦受風寒,包熱在内。
腦崩臭穢,是下虛。○鼻窒,是陽明濕熱,生瘜肉。○鼻皶,是陽明風
熱及血熱,或臟中有蟲。○鼻痛,是陽明熱。

【淵鼽】【内治】【草菜】蒼耳子、末,日服二錢,能通頂門。○同白芷、辛夷、薄荷,爲末,葱茶服。防風、同黄芩、川芎、麥門冬、人參、甘草,末服。川芎、同石膏、香附、龍腦,末服。草烏頭、腦洩臭穢,同蒼术、川芎,丸服。羌活、藁本、白芷、雞蘇、荆芥、甘草、甘松、黄芩、半夏、南星、菊花、昌蒲、苦參、蒺藜、細辛、升麻、芍藥、並去風熱痰濕。絲瓜根、腦崩腥臭,有蟲也,燒,研服。【果木】藕節、鼻淵,同芎藭,末服。蜀椒、辛夷、辛走氣,能助清陽上行通于天,治鼻病而利九竅。○頭風清涕,同枇杷花,末,酒服。巵子、龍腦香、百草霜、鼻出臭涕,水服三錢。【石蟲】石膏、全蠍、貝子、鼻淵膿血,燒研,酒服。爛螺殼。
【外治】蓽茇、吹。白芷、流涕臭水,同流黄、黄丹,吹。烏疊泥、吹。石緑、吹鼻鼽。皂莢、汁,熬膏嚙之。大蒜、同蓽茇擣,安顖上,以熨斗熨之。艾葉、同細辛、蒼术、川芎,末,隔帕安頂門,熨之。破瓢灰、同白螺殼灰、白雞冠灰、血竭、麝香,末,酒洒艾上作餅,安頂門,熨之。車軸脂、水調,安頂門,熨之。附子、葱涎和,貼足心。○大蒜亦可。

【窒瘜】【内治】【草菜】白微、肺實鼻塞,不知香臭,同貝母、款冬、百部,爲末服。天南星、風邪入腦,鼻塞結硬,流濁涕,每以二錢,同甘草、薑、棗,煎服。小薊、煎服。麻黄、白芷、羌活、防風、升麻、葛根、辛夷、川芎、菊花、地黄、白术、薄荷、荆芥、前胡、黄芩、甘草、桔梗、木通、水芹、乾薑、【果木】乾柿、同粳米煮粥食。畢澄茄、同薄荷、荆芥,丸服。槐葉、同葱、豉,煎服。山茱萸、釜墨、水服。石膏、【鱗獸】蛇肉、肺風鼻塞。羊肺、鼻息,同白术、肉蓯蓉、乾薑、芎藭,爲末,日服。人中白。【外治】細辛、鼻齆,不聞香臭,時時吹之。瓜蒂、吹之。或加白礬,或同細辛、麝香,或同狗頭灰。皂莢、麻鞋灰、礜石、麝香、並吹。蒺藜、同黄連煎汁,灌入鼻中,嚏出息肉如蛹。苦瓠汁、馬屎汁、地膽汁、狗膽、並滴。狗頭骨灰、入硇,日嚙之,肉化爲水。青蒿灰、龍腦香、硇砂、並滴。桂心、丁香、蓯核、藜蘆、石胡荽、薰草、並塞。菖蒲、同皂莢,末塞。蓖麻子、同棗塞,一月聞香臭。白礬、猪脂同塞。○同硇砂點之,尤妙。○同蓖麻、鹽梅、麝香,塞。雄黄、一塊,塞,不過十日自落。鐵鏽、和猪脂塞,經日肉出。蠶蛹、狗腦、雄雞腎、並塞鼻引蟲。猬皮、炙,研塞。醍醐。小兒鼻塞,同木香、零陵香,煎膏,塗頂門。并塞之。

【鼻乾】黄米粉。小兒鼻乾無涕,腦熱也。同礬末,貼顖門。

【鼻痛】石硫黄、搽。石流赤、冷水調搽，一月愈。酥羊脂。並塗之。

【鼻傷】猫頭上毛、搽破鼻，剪碎，和唾傅。髮灰。搽落耳、鼻，乘熱，急蘸灰，綴定，縛住勿動。

【鼻毛】硇砂。鼻中生毛，晝夜長一二尺，漸圓如繩，痛不可忍，同乳香，丸服十粒，自落。

【赤皶】【內治】凌霄花、鼻上酒皶。同㕔子，末，日服。○同硫黄、胡桃、膩粉，揩搽。使君子、酒皶面瘡，以香油浸潤，臥時嚼三五個，久久自落。蒼耳葉、酒蒸，焙，研服。㕔子、鼻皶面皰，炒，研，黄蠟丸服。○同枇杷葉，爲末，酒服。橘核、鼻赤酒皶，炒，研，二錢，同胡桃一個，擂酒服。木蘭皮、酒皶赤皰，醋浸，晒，研，日服。百草霜、日服二錢。蜂房、炙，末，酒服。大黄、紫參、桔梗、生地黄、薄荷、防風、苦參、地骨皮、樺皮、石膏、蟬蛻、烏蛇。【外治】黄連、鼻皶，同天仙藤灰，油調搽。馬藺子、杵傅。蜀葵花、夜塗旦洗。蓖麻仁、同瓦松、大棗、白果、肥皂，丸洗。牽牛、雞子白調，夜塗旦洗。銀杏、同酒糟嚼傅。檞若、瘡瘤膿血，燒灰，納瘡中。先以泔煮檞葉汁洗。硫黄、同枯礬，末，茄汁調塗。或加黄丹，或加輕粉。輕粉、同硫黄、杏仁塗。檳榔、同硫黄、龍腦塗。仍研蓖麻，酥油，搽。大楓子、同硫黄、輕粉、木鼈子塗。雄黄、同硫黄、水粉，乳汁調傅，不過三五次。○或同黄丹。鸕鷀屎、鼻赤，同豬脂塗。雄雀屎、同蜜塗。没石子、水調。蜜陀僧、乳調。鹿角、磨汁。石膽。並塗擦。

【鼻瘡】黄連、同大黄、麝香，搽鼻中。○末，傅鼻下赤𤺺。玄參、大黄、同杏仁。杏仁、和乳汁。桃葉、研。盆邊零飯、燒。辛夷、同麝。黄蘗、同檳榔。盧會、紫荆花、貼。蜜陀僧、同白芷。犬骨灰、牛骨灰、並主鼻中瘡。海螵蛸、同輕粉、馬絆繩灰、牛拳灰。並傅小兒鼻下赤瘡。

唇脾熱則唇赤或腫。○寒則唇青或噤。○燥則唇乾或裂。○風則唇動或喎。虛則唇白無色。○濕熱則唇瀋濕爛。風熱則唇生核。狐則唇上有瘡。惑則下唇有瘡。

【唇瀋】【草菜】葵根、緊唇濕爛，乍瘥乍發，經年累月，又名唇瀋，燒灰，和脂塗。赤莧、馬齒莧、藍汁、並洗。馬芥子、傅。縮砂、燒塗。【果木】甜瓜、嚼。西瓜皮、燒嚼。桃仁、青橘皮、燒。橄欖、燒。黄蘗、薔薇根汁調。松脂、化。【土石】東壁土、並塗。杓上砂、挑去，則瘡愈。胡粉、【蟲鱗】蠐螬、燒。鼈甲、燒。烏蛇皮、燒。鱓魚、燒。五倍子、同訶子。【禽人】雞屎白、白鵝脂、人屎灰、頭垢、膝垢。並和脂塗。

【唇裂】【草穀】昨葉何草、唇裂生瘡，同薑、鹽，搗擦。黄連、瀉火。生地黄、凉血。麥門冬、清熱。人參、生津。當歸、生血。芍藥、潤燥。麻油、【果服】桃仁、橄欖仁、青布灰、屠几垢、【蟲禽】蜂蜜、豬脂、豬胰、酥。

【唇腫】【草木】大黃、黃連、連翹、防風、薄荷、荊芥、蓖麻仁、桑汁、【水石】石膏、芒消、並塗。井華水、下唇腫痛，或生瘡，名驢觜風，以水常潤之，乃可擦藥。上唇腫痛生瘡，名魚口風。【獸人①】猪脂。唇腫黑，痛痒不可忍，以瓷刀去血，以古錢磨脂塗之。

【唇核】猪屎汁。溫服。

【唇動】薏苡仁。風濕入脾，口唇瞤動瘄揭，同防己、赤小豆、甘草，煎服。

【唇青】青箱子、決明。並主唇口青。

【唇噤】【草】天南星、擦牙，煎服。葛蔓、灰，點小兒口噤。艾葉、傅舌。荊芥、防風、秦艽、羌活、芥子、醋煎，傅舌。大豆、炒，搜酒擦牙。【木土】蘇方木、青布、灰，酒服。仍燒，刀上取汁搽。白棘鈎、水服。竹瀝、荊瀝、皂莢、乳香、伏龍肝、澄水服。【蟲獸】白殭蠶、發汗。雀屎、水丸服。雞屎白、酒服。白牛屎、牛涎、牛黃、猪乳、驢乳。並小兒口噤。

【吻瘡】【草菜】藍汁、洗。葵根、燒。瓦松、燒。縮砂殼、燒。越瓜、燒。【果木】檳榔、燒。青皮、竹瀝、和黃連、黃丹、黃蘗塗。白楊支、燒。雞舌香、梓白皮、【服器】青布、燒塗。木履尾、煨，拄兩吻，二七次。箭頭、燒。几屑、燒塗。東壁土、和胡粉。胡燕窠土、新瓦末、胡粉、同黃連搽。蜂蜜、龜甲、燒。甲煎、甲香、並塗。髮灰。小兒燕口瘡，飲服，並塗。

口舌 舌苦是膽熱，甘是脾熱，酸是濕熱，瀒是風熱，辛是燥熱，鹹是脾濕，淡是胃虛，麻是血虛，生胎是脾熱閉，出血是心火鬱，腫脹是心脾火毒。○唇裂是上焦熱，木強是風痰濕熱，短縮是風熱。○舌出數寸，有傷寒、產後、中毒、大驚數種。○口糜是膀胱移熱于小腸。○口臭是胃火食鬱。○喉腥是肺火痰滯。

【舌脹】【草穀】甘草、木強腫脹塞口，不治殺人，濃煎噙漱。芍藥、同甘草煎。半夏、羊蹄、絡石、並漱。蓖麻油、燃熏。附子尖、同巴豆。黃葵花、同黃丹。蒲黃、同乾薑。青黛、同朴消、片腦。赤小豆、同醋。醋、和釜墨。粟米、【木器】桑根汁、並塗之。龍腦香、傷寒舌出數寸，摻之隨消。冬青葉、舌脹出口，濃煎浸之。巴豆、傷寒後舌出不收，紙卷一枚納鼻中，自收。黃蘗、浸竹瀝。木蘭皮、汁。皂莢刺灰、煎汁，並漱重舌。桂、甑帶灰、箕舌灰、【土石】伏龍肝、和醋，或加牛蒡汁。釜墨、黃丹、並塗重舌。鐵鎖鏽、鐵落、並爲末，噙服。鐵秤錘、舌脹，咽生息肉，燒赤淬醋服。蓬砂、薑片蘸，擦木舌。玄精石、同牛黃、朱砂等摻。白礬、同朴消摻。○同〔桂〕，安舌下。消石、同竹瀝含。芒消、同蒲

本草綱目第四卷

---

① 人：此下脱人部藥。卷五十二"人部"治唇緊藥，有頭垢、膝頭垢、人屎灰，塗傅。

黃摻。○中仙茅毒，舌脹出口，以硝、黃下之。○小兒舌脹塞口，紫雪、竹瀝，多服之。朱砂、婦人產子，舌出不收，傅之，仍驚之，則入。石膽、皂礬、【蟲鱗禽獸】五倍子、並摻之。白僵蠶、或加黃連。蜂房、炙。鼠婦、杵。海螵蛸、同雞子黃。鯽魚頭、燒。蛇蛻灰、重舌、重齶。並醋和摻。雞冠血、中蜈蚣毒，舌脹出口，浸之嚥下。五靈脂、重舌，煎醋漱。三家屠肉、小兒重舌，切片磨之，即啼。鹿角、炙熨，亦磨塗。羊乳、牛乳、飲。髮灰。傅。○玄參、連翹、黃連、薄荷、升麻、防風、桔梗、赤芍藥、大青、生地黃、黃芩、牛蒡子、牡丹皮、黃檗、木通、半夏、伏苓、芒硝、石膏。

【舌胎】薄荷、舌胎語澀，取汁，同薑、蜜擦。生薑、諸病舌上生胎，以青布蘸井水抹後，時時以薑擦之。白礬。小兒初生，白膜裹舌，刮出血，以少許傅之，否則發驚。

【舌衄】【草穀】生地黃、同阿膠，末，米飲服。○汁和童尿、酒服。黃藥子、同青黛，水服。蒲黃、同青黛，水服。并傅之。○同烏賊骨傅。香薷、煎汁，日服三升。大小薊、汁，和酒服。蓖麻油、點燈熏鼻，自止。茜根、黃芩、大黃、升麻、玄參、麥門冬、艾葉、飛羅麵、水服。豆豉、水煎服。赤小豆、絞汁服。【木石】黃檗、蜜炙，米飲服。槐花、炒服，并摻。龍腦、引經。巵子、百草霜、同蚌粉服。○醋調塗。石膏、【蟲人】五倍子、同牡蠣、白膠香，摻。紫金沙、蜂房頂也。同貝母、盧會，蜜丸水服。髮灰。水服一錢。或加巴豆，同燒灰。

【強痺】雄黃、中風舌強，同荊芥，末，豆淋酒服。醋、小兒舌強腫，和飴含之。烏藥、因氣舌麻。皂莢、礬石、並擦痰壅舌麻。人參、主氣虛舌短。黃連、石膏。主心熱舌短。

【舌苦】柴胡、黃芩、苦參、黃連、龍膽、瀉膽。麥門冬、清心。枳椇。解酒毒。

【舌甘】生地黃、芍藥、黃連。

【舌酸】黃連、龍膽、瀉肝。神麴、蘿葡。消食，〔嚼〕。

【舌辛】黃芩、巵子、瀉肺。芍藥、瀉脾。麥門冬。清心。

【舌淡】白术、燥脾。半夏、生薑、行水。伏苓。滲濕。

【舌鹹】知母、瀉腎。烏賊骨。淡胃。

【舌濇】黃芩、瀉火。葛根、生津。防風、薄荷、去風熱。半夏、伏苓。去痰熱。

【口糜】【內治】【草部】桔梗、同甘草煎服。麥門冬、玄參、赤芍藥、連翹、秦艽、薄荷、升麻、黃連、黃芩、生地黃、知母、牡丹、木通、甘草、石斛、射干、附子、口瘡，久服涼藥不愈，理中加附子反治之，含以官桂。【果木】栗子、小兒口瘡，日煮食之。蜀椒、口瘡久患者，水洗麪拌，煮熟，空腹吞之，以飯壓下，不過再服。龍腦、經絡火邪，夢遺口瘡，同黃檗，蜜丸服。地骨皮、口舌糜爛，同柴胡煎服。黃檗、伏苓、豬苓、【金石】朴硝、蓬砂、石膏、滑石、青錢、口內熱瘡，燒，淬酒飲。豬膏。口瘡塞咽，同黃連煎服。【噙漱】細辛、口舌生瘡糜爛，同黃連或黃蘗，末，摻之，名赴筵散。外以醋調貼臍。黃連、煎酒呷含。○同乾薑，末，摻之，名水火散。升麻、同黃連，末噙。甘草、同白礬。天門冬、口瘡連年，同麥門冬、玄參，丸噙。薔薇根、日久延及胸中，三年已上者，濃煎含漱。夏用枝葉。大青葉、浸蜜。襄荷根、汁。蛇莓、汁。牛膝、忍冬、並漱口瘡。蒲黃、黃葵花、燒。赤葵莖、縮砂沒灰、角蒿灰、並塗口瘡。貝母、小兒口生白瘡，如鵝口瘡，爲末，入蜜抹之，日五六上。白及、乳調。燕脂、乳調。黍米、嚼。赤小豆、醋調。○並塗小兒鵝口。豉、口舌瘡，炒焦，含一夜愈。米醋、浸黃蘗。蘿葡汁、薑汁、並漱滿口爛瘡。瓠、燒，塗口鼻中肉爛痛。茄科、燒，同鹽傅口中生蕈。茄蒂灰、桃枝煎漱。杏仁、少入膩粉，臥時細嚼吐涎。檳榔、燒，入輕粉摻。甜瓜、含。西瓜、含。細茶、同甘草。鳬茈灰、梧桐子灰、沒石子、同甘草。○並摻口瘡。黃蘗、口舌瘡，蜜浸含之。○同青黛摻。○同銅綠摻。○同滑石、五倍子摻。○同蓽茇煎醋漱。乳香、白口瘡，同沒藥、雄黃、輕粉，塗。○赤口瘡，同沒藥、銅綠、枯礬，塗。楝根、口中瘻瘡，煎服。冬青葉汁、黃竹瀝、小蘗汁、並含漱。桂、同薑汁，塗下虛口瘡及鵝口。桑汁、柘漿、甑帶灰、並塗鵝口。甑垢、口舌生瘡，刮塗即愈。烏疊泥、或加蓬砂。釜墨、胡粉、豬髓和。黃丹、蜜蒸。蜜陀僧、煅研。鐵鏽、水調。黑石脂、並塗口瘡。銅綠、同白芷摻，以醋漱之。水銀、口瘡，同黃連，煮熱含之。寒水石、口瘡膈熱，煅，和朱砂、片腦，摻之。朴硝、口舌生瘡，含之。亦擦小兒鵝口。或加青黛。○或入寒水石，少入朱砂。白礬、漱鵝口。○同朱砂，傅小兒鵝口。○同黃丹摻。蓬砂、同消石含。膽礬、煅。蜂蜜、竹蜂蜜、並塗口瘡。五倍子、摻之，立可飲食。○同黃蘗、滑石。○或加蜜陀僧。○或同青黛、銅綠。治大人、小兒白口瘡似木耳狀，急者吹入咽喉。蠶繭、包蓬砂焙研，摻。白僵蠶、炒研，蜜和。晚蠶蛾、蠶紙灰、鯽魚頭、燒，並摻。蛇皮、拭。雞內金、燒，傅一切口瘡。白鵝屎、傅鵝口。羊脛髓、同胡粉塗。牛羊乳、含。酥、含。鹿角、磨汁，塗鵝口。人中白。同枯礬，塗口瘡、鵝口。【上治】天南星、同蜜陀僧，末，醋調貼眉心，二時洗去。巴豆油紙。貼眉心。○或貼顖門，起泡，以菖蒲水洗去。【下治】細辛、醋調貼臍。生南星、或加草烏，或加黃蘗。生半夏、生附子、吳茱萸、或加地龍。蜜陀僧、湯瓶鹼、並醋調，貼足心。生硫黃、生礬、消石、俱水入少麪調，貼足心。黃連、同黃芩、黃蘗，水調，貼足心。白礬。化湯濯足。

【口臭】[草菜]大黃、燒研，揩牙。細辛、同白豆蔻含。香薷、雞蘇、藿香、益智、縮砂、草果、山薑、高凉薑、山奈、甘松、杜若、香附、摻牙。黃連、白芷、薄荷、荊芥、芎藭、蒲葀、茴香、蒔蘿、胡荽、邪蒿、萵苣、生薑、梅脯、橄欖、橘皮、橙皮、盧橘、蜀椒、茗、沙糖、甜瓜子、木槵花、乳香、龍腦及子、無患子仁、丁香、檀香、【水石】井華水、正旦含，吐厠中。蜜陀僧、醋調漱。○明礬、入麝香，擦牙。蓬砂、食鹽、石膏、象膽。

【喉腥】知母、黃芩、並瀉肺熱，喉中腥氣。桔梗、桑白皮、地骨皮、知母①、麥門冬。

咽喉咽痛是君火，有寒包熱。喉痺是相火。有嗌疽，俗名走馬喉痺，殺人最急。
惟火及鍼焠效速，次則拔髮咬指，吐痰嚙鼻。

【降火】【草部】甘草、緩火，去咽痛，蜜炙煎服。○肺熱，同桔梗煎。桔梗、去肺熱，利咽嗌。喉痺毒氣，煎服。知母、黃芩、並瀉肺火。薄荷、荊芥、防風、並散風熱。玄參、去無根之火。○急喉痺，同鼠粘子，末服。○發班咽痛，同升麻、甘草，煎服。蠡實、同升麻，煎服。○根、葉同。惡實、除風熱，利咽膈。○喉腫，同馬藺子，末服。○懸癰腫痛，同甘草，煎嚥，名開關散。牛蒡根、擣汁服，亦煎。射干、喉痺咽痛，不得消息，利肺熱，擣汁服，取利。燈籠草、熱欬咽痛，末服。仍醋調外塗。白頭翁、下痢咽痛，同黃連、木香，煎服。麥門冬、虛熱上攻咽痛，同黃連，丸服。縮砂、熱欬咽痛，爲末，水服。懸鉤子莖、喉塞，燒研，水服。薔薇根、尸咽，乃尸蟲上蝕，痛痒，語聲不出。同甘草、射干，煎服。栝樓皮、咽喉腫痛，語聲不出，同僵蠶、甘草，末服。烏斂莓、同車前、馬蘭杵汁嚥。絡石、喉痺欲死，煎水呷之。馬勃、蜜水揉呷。○馬喉痺，〔同〕火硝吹之。龍膽、大青、紅花、鴨跖草、紫葳、並擣汁服。楄藤子、燒。鵝抱、忍冬、並煎酒服。通草、含嚥，散諸結喉痺。燈心草、燒灰，同鹽吹喉痺，甚捷。○同蓬砂，同箬葉灰，皆可。○同紅花灰，酒服一錢，即消。葛蔓、卒喉痺，燒服。木通、咽痛喉痺，煎水呷。商陸、熨、炙及煎酒塗頂。白芷、同雄黃，水和塗頂。都管草、百兩金、釵子股、辟虺雷、蒺藜、穀精草、蛇含、番木鼈、九仙子、山豆根、朱砂根、黃藥子、白藥子、苦藥子、並可嚥及煎服，末服，塗喉外。【穀菜】豆豉、咽生息肉，刺破出血，同鹽塗之，神效。白麪、醋和塗喉外。水苦蕒、磨服。糟醬茄、絲瓜汁、【果木】西瓜汁、橄欖、無花果、苦茗、並噙嚥。吳茱萸、醋調塗足心。李根皮、磨水塗頂，先以皂末吹鼻。黃蘗、酒煮含。○喉腫，醋傅之。龍腦香、同黃蘗、燈心、白礬，燒吹。梧桐淚、磨汁掃。槐花、槐白皮、訶黎勒、鹽麩子、皋蘆、朴消、並含嚥，煎服，末服。不灰木、同玄精石、真珠，丸服。石蟹、磨汁及塗喉外。黑石脂、口瘡咽痛。食鹽、點喉風、喉痺、咽痛，甚效。戎鹽、鹽蟹汁、【獸人】牛涎、並含嚥。牛靨、喉痺。豬膚、咽痛。沙牛角、喉痺欲死，燒研，酒

---

① 知母：與前重複。核本書卷十四"水蘇"治"喉腥"，疑爲"水蘇"。

服。牛鼻牶、燒灰，纏喉風。猪膽、臘月盛黃連、朴消，風乾，吹之。臘猪尾、燒灰，水服。敗筆頭、飲服二錢。䶂鼠肚、人尿。並含嚥，或入鹽。

【風痰】【草部】羌活、喉閉口噤，同牛蒡子，煎灌。升麻、風熱咽痛，煎服，或取吐。半夏、咽痛，煎醋呷。○喉痹不通，吹鼻。○同巴豆、醋，同熬膏，化服，取吐。天南星、同白僵蠶，末服。昌蒲汁、和鐵錘酒服。貝母、細辛、遠志、並吹之。蛇牀子、冬月喉痹，燒烟熏之，其痰自出。蓖麻油、燒燃熏焠，其毒自破。○仁，同朴消，研水服，取吐。麻黃、尸咽痛痒，燒熏。蒼耳根、纏喉風，同老薑，研酒服。木賊、燒服一錢，血出即安。高凉薑、同皂莢吹鼻。馬藺根、艾葉、地松、馬蹄香、箭頭草、益母草、蝦蟆衣、同霜梅。萱草根、瑞香花根、紫菀根、牛膝、並杵汁，入酢灌之，取吐。甚則灌鼻。藜蘆、恒山、鉤吻、莽草、蕘花、並末，吐痰。白附子、同礬塗舌。草烏頭、同石膽吹。天雄、附子、蜜炙含。藺茹、雲實根汁、【穀菜】飴糖、大豆汁、並含嚥。粳穀奴、走馬喉痹，研服立效。稻穰、燒煤，和醋灌鼻，追痰。麻子、尸咽，燒服。青蘘、飛絲入咽，嚼嚥。韭根、藕根、芥子、並傅喉外。葱白、獨蒜、並塞鼻。百合、桑耳、並浸蜜含。生薑汁、和蜜服，治食諸禽中毒，咽腫痹。蘿蔔子、【果木】秦椒、瓜蒂、並吐風痰。桃皮、荔枝根、並煮含。榧子、尸咽，殺蟲。杏仁炒、和桂，末服。白梅、同生礬含。山柑皮、桂皮、荊瀝、並含嚥。乾漆、喉痹欲死，燒烟吸之。巴豆、燒烟熏焠。○紙卷塞鼻。皂莢、急喉痹，生研點之，即破，外以醋調塗之。捩水灌。烏藥、煎醋。桐油、無患子、研。灌，並吐風痰。楮實、水服一個。棗鍼、燒服。枸橘葉、咽喉成漏，煎服。胡頹根、喉痹，煎酒。紫荊皮、【竹菫】竹葉、百草霜、並煎服。【土器】梁上塵、同枯礬、鹽、皂，吹。土蜂窠、擦舌根。漆筯、燒烟熏焠。故甂蔽、燒服。履鼻繩、尸咽，燒服。牛鼻牶灰、【金石】綠礬、並吹喉。白礬、生含，治急喉閉。○同鹽，點一切喉病。○巴豆同枯過，治喉痹，甚捷。○猪膽盛過，吹。○新磚浸，取霜，吹。蓬砂、含嚥，或同白梅，丸。○或同牙消含。硇砂、懸癰卒腫，綿裹含之。○喉痹口噤，同馬牙消點之。代赭石、馬銜、並煎汁服。車轄、燒，焠酒飲。鐵秤錘、燒，焠菖蒲汁飲。鉛白霜、同甘草含。或同青黛，丸噙。銀朱、同海螵蛸吹。雄黃、磨水服。同巴豆研服，取吐下。或入瓶燒烟熏鼻，追涎。石膽、吹喉痹神方。或入牙皂末。馬牙消、同僵蠶末、蓬砂，吹。消石、【蟲部】天漿子、並含嚥，塗。白殭蠶、喉痹欲死，薑汁調灌。○或加南星，○加石膽。○加白礬。○加甘草。○加蜂房。○同乳香，燒烟熏。蠶退、紙灰、蜜丸含。桑螵蛸、燒，同馬勃，丸服。壁錢、同白礬燒，吹。蜘蛛、焙，研吹。五倍子、同殭蠶、甘草、白梅，丸含，自破。土蜂子、嗌痛。蜂房灰、【鱗介】海螵蛸、並吹。黃顙魚頰骨、燒灰，茶服三錢。鯉魚〔膽〕、同竈底土，塗喉外。鱧魚膽、水化灌之。青魚膽、含嚥。○或灌鼻，取吐。○或盛石膽、陰乾，吹。 鮫魚膽、和白礬，掃喉，取吐。 黿膽、薄荷汁灌，取吐。 蛇蛻、燒烟吸之。○裹白梅含。○同當歸，末，酒服，取吐。 牡蠣、【禽獸】雞內金、燒吹。 雞屎白、含嚥。 雄雀〔屎〕、水服。○沙糖丸含。 豬腦。喉痺已破，蒸熟，入薑食之。

音聲瘖，有肺熱。○有肺痿。○有風毒入肺。○有蟲食肺。○瘂，有寒包熱。○有狐惑。○不語，有失音。○有舌強。○或痰迷。○有腎虛瘖俳。

【邪熱】【草部】桔梗、沙參、知母、麥門冬、並除肺熱。 木通、昌蒲、並出音聲。○小兒卒瘖，麻油泡湯服。 黃芩、熱病聲瘖，同麥門冬，丸服。 人參、肺熱聲瘂，同訶子，末嚥。○產後不語，同菖蒲服。 牛蒡子、熱時聲瘂，同桔梗、甘草，煎服。 青黛、同薄荷，蜜丸含。 馬勃、失聲不出，同馬牙消、沙糖，丸服。 燕覆子、續五藏斷絕氣，使語聲氣足。 燈籠草、栝樓、甘草、貝母、【穀部】赤小豆、小兒不語，〔末〕，酒和傅舌。 蘿蔔、咳嗽失音，同皂莢，煎服。○汁，和薑汁服。 胡麻油、【果木】梨汁、客熱中風不語，卒暗風不語，同竹瀝、荊瀝、生地汁，熬膏服。 柿、潤聲喉。 槐花、炒嚼，去風熱失音。 巵子、去煩悶瘖瘂。 訶黎勒、小便煎汁含嚥。○感寒失音，同桔梗、甘草、童尿，并水煎服。○久欬嗽失音，加木通。 杉木灰、淋水飲，治肺癰失音。 乳香、中風口噤不語。 荊瀝、竹瀝、竹葉、煎汁。 天竹黃、並治痰熱失音，中風不語。 地骨皮、桑白皮、【蟲獸】蟬蛻、瘂病，爲末，水服。 蝦蟆膽、小兒失音不語，點舌尖上，立效。 雞子、開喉聲。 犀角、風熱失音。 豬脂、肺傷失音，同生薑煮，蘸白及末食。 豬油、肺熱暴瘖，一斤，煉，入白蜜，時服一匙。 酥、人乳、失音，和竹瀝服。○卒不得語，和酒服。○中風不語，舌強，和醬汁服。 人尿。久欬失聲。

【風痰】【草穀】羌活、賊風失音。○中風口噤不語，煎酒飲，或炒大豆投之。○小兒，同僵蠶，入麝香、薑汁服。 襄荷根、風冷失音，汁和酒服。 天南星、諸風口噤不語，同蘇葉、生薑，煎服。○小兒癇後失音，煨研，豬膽汁服。 荊芥、諸風口噤不語，爲末，童尿、酒服。 黃芪、風瘖不語，同防風，煎湯熏之。 紅花、男女中風，口噤不語，同乳香服。 遠志、婦人血噤失音。 白术、風濕舌木強。 防己、毒風不語。 附子、口卒噤瘖，吹之。 白附子、中風失音。 黑大豆、卒然失音，同青竹算子煮服。○卒風不語，煮汁或酒含之。 豉汁、卒不得語，入美酒服。 酒、咽傷聲破，同酥，調乾薑末服。 乾薑、卒風不語，安舌下。 生薑汁、【果木】橘皮、卒失音，煎呷。 杏仁、潤聲氣。○卒瘂，同桂含之。○蜜，酥煮丸，嚥。○生吞，主偏風失音不語。 榧子、尸咽痛痒，語音不出，有蟲食咽，同蕪荑、杏仁、桂，丸嚥。 桂、風僻失音，安舌下，嚥汁。○同菖蒲，煎服。 楮枝葉、卒風不語，煮酒服。 東家雞棲木、失音不語，燒灰水服，盡一升，效。【石器】蜜陀僧、驚氣入心，瘖不能言，茶服一匙，平肝去怯也。 雄黃、中風舌強，同荊芥，末，豆淋酒服。 礬石、中風失音，產後不語，湯服一錢。痰盛多服，吐之。孔公蘖、令喉聲圓。履鼻繩、尸咽，語聲不出，有蟲，燒灰水服。梭頭、失音不語，刺手心，痛即語。【蟲介】白僵蠶、中風失音，酒服。五倍子、百藥煎、龜尿、中風舌瘖不語，小兒驚風不語，點舌下。真珠、卒忤不語，雞冠血丸，納口中。【禽人】雞屎白、中風失音，痰迷，水煮服。亂髮灰、中風失音，百藥不效，同桂末，酒服。

牙齒　牙痛，有風熱。○濕熱。○胃火。○腎虛。○蟲齲。

【風熱濕熱】【草部】秦艽、陽明濕熱。黃芩、中焦濕熱。白芷、陽明風熱。○同細辛摻。○入朱砂摻。黃連、胃火濕熱。○牙痛惡熱，揩之立止。升麻、陽明本經藥，主牙根浮爛疳䘌。○胃火，煎漱。羌活、風熱，煮酒漱。○同地黃，末，煎服。當歸、牡丹、白頭翁、薄荷、風熱。荊芥、風熱，同葱根、烏桕根，煎服。細辛、和石灰摻。縮砂仁、嚼。蓽茇、並去口齒浮熱。○〔同〕木鼈子嗞鼻，如神。附子尖、同（附子）〔天雄〕尖、蝎梢，末，點之即止。大黃、胃火牙痛。○燒研揩牙，同地黃貼之。生地黃、牙痛，牙長，並含咋之。○食蟹齦腫，皂角蘸汁炙，研，摻之。蒼术、鹽水浸燒，揩牙，去風熱、濕熱。香附、同青鹽、生薑，日擦固齒。○同艾葉，煎漱。牛蒡根、熱毒風腫，取汁，入鹽熬膏，塗齦上。積雪草、塞耳。紅豆蔻、酸草、鵝不食草、並嗞鼻。山柰、入麝，擦牙吹鼻。芎藭、山豆根、大戟、並咬含。木鼈子、磨醋。高良薑、同蠍。青木香、並擦牙。薰草、同升麻、細辛。屋遊、同鹽。栝樓皮、同蜂房。鶴虱、地菘、紅燈籠枝、巴焦汁、蒼耳子、惡實、青蒿、猫兒眼睛草、瓦松、同礬。薔薇根、【穀菜】薏苡根、胡麻、黑豆、並煎漱。蘿蔔子、蒔蘿、並嗞鼻。水芹、利口齒。赤小豆、老薑、同礬。乾薑、同椒。雞腸草、同旱蓮、細辛。莧根、燒。灰藋、燒。茄科、燒。絲瓜、燒。並同鹽擦。大蒜、煨擦。蕓薹子、同白芥子、角茴，嗞鼻。馬齒莧、汁。木耳、同荊芥。壺盧子、【果木】桃白皮、同柳、槐皮。李根白皮、並煎漱。胡椒、去齒根浮熱。○風、蟲、寒三痛，同綠豆咬之。○同蓽茇塞孔。荔枝、風牙痛，連殼入〔鹽燒揩〕。瓜蒂、風熱痛，同麝香咬。蜀椒、堅齒。○風、蟲、寒三痛，同牙皂煎醋漱。吳茱萸、煎酒。荷蒂、同醋。秦椒、杉葉、風蟲，同芎藭、細辛，煎酒漱。松葉、松節、並煎水，入鹽或酒漱。松脂、揩。桂花、風蟲牙痛。辛夷、面腫引痛。乳香、風蟲，嚼嚥。地骨皮、虛熱上攻，同柴胡、薄荷，水煎漱。槐枝、柳白皮、白楊皮、枳殼、臭橘皮、竹瀝、竹葉、同當歸尾煎。荊莖、同荊芥、蓽茇煎。郁李根、並煎漱。沒石子、皂莢、同鹽、礬燒。肥皂莢、同鹽燒。無患子、同大黃、香附、鹽，煅。丁香、遠近牙疼，同胡椒、蓽茇、全蠍，末，點之，立止。楓香、年久齒痛。龍腦、同朱砂。【土石】蚯蚓泥、燒。並揩牙。壁上塵土、同鹽燒，嗜鼻。金釵、燒烙。白銀、風牙，燒赤，焠火酒，漱之即止。石膏、瀉胃火。〇同荊芥、防風、細辛、白芷，末，日揩。白礬、煎漱，止血及齒碎。黃礬、漱風熱牙疼。食鹽、揩牙洗目，堅牙明目，止宣露。〇卧時封齦，止牙痛出血。〇槐枝煎過，去風熱。〇皂角同燒，去風熱。青鹽、同上。〇川椒煎乾，揩牙，永無齒疾。朴消、皂莢煎過，擦風熱及食蟹齦腫。雄黃、同乾薑，嗜鼻。鉛灰、【蟲禽獸部】白殭蠶、同薑炒。蠶退紙灰、並揩擦。露蜂房、同鹽燒擦。〇同全蠍擦。〇同細辛漱，煎酒漱。百藥煎、風熱，泡湯含。〇同玄胡索末、雄黃末擦。白馬頭蛆、取牙。全蠍、五靈脂、惡血齒痛，醋煎漱。雄雞屎、燒咬。羊脛骨灰、濕熱，同當歸、白芷擦。諸朽骨。風熱，煨咬。

【腎虛】【草菜】旱蓮草、同青鹽炒焦，揩牙，烏鬚固齒。補骨脂、同青鹽日揩。〇風蟲，同乳香。蒺藜、打動牙痛，擦漱。骨碎補、同乳香塞。獨蒜、熨。甘松、同硫黃煎漱。牛膝、含漱。地黃、【石獸】石燕子、揩牙，堅固，止痛及齒疏。硫黃、腎虛，入豬臟煮，丸服。羊脛骨灰。補骨。

【蟲䘌】【草部】桔梗、同薏苡根，水煎服。大黃、同地黃貼。鏡面草、蜀羊泉、紫藍、並點。雀麥、同苦瓠葉煎醋①，炮，納口中，引蟲。覆盆子、點目取蟲。蓽茇、同木鼈子嗜鼻。〇同胡椒塞孔。細辛、莽草、苦參、惡實、並煎漱。附子、塞孔。又塞耳。羊躑躅、蠟丸。藤黃、烏頭、草烏頭、天南星、芫花、並塞孔。山奈、莨菪子、艾葉、【菜穀】韭子、並燒烟熏。韭根、同泥貼，引蟲。茄根、汁塗。〇燒灰貼。燒酒、浸花椒漱。【果木】銀杏、食後生嚼一二枚。地椒、同川芎揩。楊梅根皮、酸榴根皮、吳茱萸根、並煎漱。杏仁、煎漱或燒烙。桃橛、燒汁滴。桃仁、柏枝、並燒烙。皂莢子、醋煮烙之。胡桐淚、爲口齒要藥。〇熱濕牙痛及風疳䘌齒、骨槽風，爲末，入麝，夜夜貼之。〇宣露臭氣，同枸杞根漱。〇䘌黑，同丹砂、麝香摻。巴豆、風蟲，綿裹咬。燒烟熏。同蒜塞耳。阿魏、同臭黃塞耳。丁香、齒疳䘌露黑臭，煮汁食。〇同射干、麝香揩。海桐皮、煮汁並漱。槐白皮、枸橘刺、鼠李皮、地骨皮、醋。楓柳皮、白楊皮、白棘刺、並煎漱。樟腦、同朱砂揩。〇同黃丹、肥皂塞孔。楤白皮、塞孔，牙自爛。乳香、同椒，或巴豆，或礬，塞孔。松脂、盧會、蕪荑、天蓼根、【金石】花鹹、石鹹、並塞孔。鐵鏵頭、積年齒䘌，燒赤，入硫黃、豬脂熬沸，柳枝搵藥，烙之。砒霜、同黃丹，蠟丸塞耳。石灰、風蟲，和蜜煅擦。〇沙糖和，塞孔。雄黃、和棗塞。硇砂、塞孔。輕粉、同黃連摻。土朱、同荊芥摻。綠礬、【蟲鱗】五倍子、並摻。蟾酥、同胡椒，丸咬。蜘蛛、焙研，入麝摻。地龍、化水，和麪塞孔，上傅皂莢末。〇同玄胡索、

---

① 同苦瓠葉煎醋：卷二十二"雀麥·附方"作"用苦瓠葉包醋漬"，義長。

蓽茇、末、塞耳。錢窠、包乳香燒，納孔中。○包胡椒、塞耳。石蜜、竹蜂、蚺蛇膽、同枯礬、杏仁摻。鱗蛇膽、海鰕鮓、【禽獸】雀屎、燕屎、並塞孔。夜明砂、同蟾酥，丸咬。啄木鳥、燒，納孔中。○舌，同巴豆，點之。豬肚、咬之引蟲。熊膽、同豬膽、片腦搽。麝香、咬之，二次斷根。犴皮灰、傅。

【齒疏】瀝青、入細辛摻。寒水石。煅，同生爐甘石摻。

【齒長】白术、牙齒日長，漸至難食，名髓溢。煎水漱之。生地黃。咋之。

【齒缺】銀膏。補之。

【生齒】雄鼠脊骨、研揩即生。雄鼠屎、日拭一枚，三七日止。黑豆、牛屎內燒存性，入麝，摻之，勿見風。治大人小兒牙齒不生，牛屎中豆尤妙。路旁稻粒、點牙落處一七下，自生。烏雞屎。雌雄各半，入舊麻鞋灰、麝香少許，擦之。

【齒齼】胡桃。食酸齒齼，嚼之即解。

【妬齒】地骨皮。妬齒已去，不能食物，煎水漱之。

鬚髮

【內服】【草部】菊花、和巨勝、伏苓，蜜丸服，去風眩，變白不老。旱蓮、內煎膏服，外燒揩牙，烏髭髮，益腎陰。○汁塗眉髮，生速。○作膏，點鼻中，添腦。常春藤、扶芳藤、絡石、木通、石松、並主風血，好顏色，變〔白〕不老，浸酒飲。白蒿、青蒿、香附、並長毛髮。茜草、汁，同地黃，熬膏服。地黃、九蒸九晒，日嚥。牛膝、麥門冬、肉蓯蓉、何首烏、龍珠、旱藕、瞿麥、【穀菜】青精飯、黑大豆、白扁豆、大麥、胡麻、九蒸九晒。馬齒莧、繁縷、韭、薑、蔓菁子、【果木】胡桃、蜀椒、並久服，變白，生毛髮。乾柿、同枸杞子，丸服，治女人蒜髮。榴花、和鐵丹服，變白如墨。松子、槐實、秦皮、桑寄生、放杖木、女貞實、不彫木、雞桑葉、南燭、並久服，變白，烏鬚髮。桑椹、蜜丸服，變白。【介石】鱉肉、長鬚髮。自己髮灰、同椒煅，酒服，髮不白，名還精丹。石灰。髮落不止，炒赤，浸酒服。

【髮落】【草部】半夏、眉髮墮落，塗之即生。骨碎補、病後髮落，同野薔薇枝，煎刷。香薷、小兒髮遲，同豬脂塗。茉莉花、蒸油。蓬蘽子、榨汁。巴蕉油、蓖麻子、金星子、蘭草、蕙草、昨葉何草、並浸油，梳頭，長髮令黑。土馬騣、灰。烏韭、灰。水萍、水蘇、蜀羊泉、含水藤、【穀菜】胡麻油及葉、大麻子及葉、並沐，日梳，長髮。公英、旱蓮、並揩牙烏鬚。生薑、擦。萵苣子、白菘子油、蕓薹子油、【果木】甜瓜葉汁、並塗髮，令長黑。榧子、同胡桃、側柏葉，浸水，梳髮不落。棗根、蒸汁。槵櫨、木瓜、並浸油。蜀椒、浸酒。柏子油、辛夷、松葉、並浸油，水，塗頭，生毛髮。側柏葉、浸油，生髮。○燒汁，黑髮。○和豬脂，沐髮長黑。○根皮，生髮。皂莢、地黃、薑汁炙，研，揩牙烏鬚。樗葉、同椿根、楸葉汁，塗禿生髮。楸葉汁、蔓荊子、同豬脂，桑椹、浸水。○並塗頭，生毛髮。桐葉、同麻子煮米泔，沐髮則長。○連子蒸取汁，沐髮則黑。桑白皮、同柏葉，沐髮不落。山茶子、摻髮，解䐗。合歡木皮灰、槐枝灰、石荊、【禽、獸】雁骨灰、並沐頭，長髮。雞子白、豬膽、沐頭，解䐗。雁肪、鴇脂、雞肪、豬鬐膏、熊脂及腦、並沐頭生髮。豹脂、朝塗暮生。犬乳、塗赤髮。羖羊角、灰，同牛角灰、豬脂，塗禿髮。羊屎灰、淋汁沐頭，生髮。○和豬脂，變髮黃赤。豬屎、灰，塗髮落。髮灰、油煎枯，塗髮黑長。

【髮白】【草菜穀部】栝樓、同青鹽、杏仁，煅，末，拔白易黑，亦揩牙。百合、薑皮、並拔白易黑。狼把草、黑豆、煎醋染髮。大麥、同鐵砂、沒石子。蕎麥、同鐵砂。【果木】酸石榴、並染鬚髮。胡桃、和胡粉，拔白生黑。○燒，同貝母揩牙，烏鬚。○青皮皮肉及樹皮、根，皆染鬚髮。餘甘子、合鐵粉，塗頭生鬚髮。橡斗、毗黎勒漿、椰子漿、鹽麩子、菱殼、芰花、蓮鬚、紅白蓮花、並塗鬚髮。雞舌香、同薑汁，拔白生黑。詹糖香、同胡桃皮塗，髮黑如漆。梧桐子汁、點孔生黑。○木皮，和乳汁塗鬚。檂皮、包側柏，燒熏香油烟，抹鬚髮即黑。烏柏子油、烏柏皮、訶黎勒、沒石子、婆羅得、【金石】黑鉛、梳白髮。○燒灰染髮。胡粉、同石灰染鬚。鈆霜、梳鬚髮。鈆丹、染。銅錢鏽、磨油，塗赤髮、禿落。鐵熱、染。生鐵、浸水。鐵砂、和沒石子染。石灰、染。綠礬、同薄荷、烏頭、鐵漿水染。赤銅屑、【蟲獸】五倍子、炒，同赤銅屑諸藥，爲染鬚神方。百藥煎、水蛭、同䕩尿撚鬚，自黑。蝸牛、同金墨埋馬屎中，化水染鬚妙。蜜、蠟、鼈脂、豬膽、狗膽、犬乳、並點白生黑。

【生眉】【草穀】白鮮皮、眉髮脆脱。香附、長鬚眉。苦參、仙茅、大風，眉髮堕落。昨(荷)葉〔何〕草、生眉髮膏爲要藥。半夏、眉髮墮落，塗之即生。○莖涎同。鱧腸汁、塗眉髮，生速。烏麻花、浸油。【菜木】芥子、同半夏、薑汁。蔓菁子、醋和、並塗。生薑、擦。柳葉、同薑汁，擦眉落。白礬、眉髮脱落，蒸餅丸服。雄黃、和醋塗。雁肪、塗。狗腦、眉髮火瘢不生。和蒲黃，日三傳之。○蒜汁。眉毛動揺，目不能眨，喚之不應，和酒服，即愈。

胡臭

有體臭。○腋臭，漏臭。

【内治】花蜘蛛、二枚，擣爛酒服，治胡臭。鱣魚、作膾，空腹飽食，覆取汗，汗出如白膠，從腰脚中出，後以五木湯浴之，慎風一日，每五日一作。水烏雞、生水中，形似家雞，香油入薑汁四兩，炒熟，用酒醋三四盌同食，嚼生葱下，被盖出汗，數次斷根，不忌口。

【外治】【草穀】蘇子、擣塗。青木香、切片，醋浸一宿，夾之，數次愈。鬱金、鴉、鵲等一切臭。木饅頭、煎洗後，以爐底末傅。甘遂、二兩爲末，摻新殺牙豬肉上，乘熱夾之。内服熱甘草湯，必大泄氣，不可近。百草灰、水和熏洗，酥和餅夾之，乾即易，瘡出愈。馬齒莧、杵團入袋盛，泥裹，火燒過，入蜜熱夾。生薑、頻擦。炊飯、熱拭腋下，與犬食之，七日一次，愈乃止。三年醋、和石灰，傅腋下。【果木】小龍眼核、六個，胡椒十四粒，研，遇汗出，擦之，三次愈。辛夷、同木香、細辛、芎藭，粉塗之。槲若、洗後，苦瓠烟熏之。桔枸樹汁、同木香、東桃西柳枝、七姓婦人乳，煎熱，五月五日洗之。〔將水〕放在十字街，去勿顧。雞舌香、【金石】伏龍肝、摻。銅屑、熱醋和摻。或炒熱，袋盛熨之。鏡鏽、同蜜陀僧，醋調摻。銅綠、同蜜陀僧、白及灰，醋調摻之。古文錢、燒赤，焠醋，研，入麝，水調塗。銅鑛石、磨汁塗。蜜陀僧、油和塗。蒸餅切片，摻末夾之。黃丹、入少輕粉，唾和塗。○同東壁土、銅〔綠〕，末，以古錢磨瀉燈油調摻。胡粉、水銀，面脂研塗。○牛脂煎塗，不過三次。水銀、同胡粉摻上。粉霜、同水銀，面脂研塗。石綠、同輕粉，醋調塗。石灰、有汗乾摻，無汗醋和。膽礬、入少輕粉，薑汁調搽，熱痛乃止。白礬、〔常〕粉之。○同蜜陀僧、輕粉擦。○同黃丹、輕粉擦。○同蛤粉、樟腦擦。【蟲介】蜣蜋、揩塗一夜。田螺、入巴豆一粒在內，待化水，擦腋下，絕根。○入麝香，埋露地七七日，點患孔，神妙。○入巴豆、麝香、膽礬，待成水，五更不住自擦腋下，待大便行，是其證，不盡再作。後以枯礬、蛤粉、樟腦粉之，斷根。蜘蛛、一箇，黃泥入赤石脂包，煅，研，入輕粉少許，臥時醋調一字傅腋下，次日瀉下黑汁，埋之。蝙蝠、煅，研，田螺水調塗腋下，隨服下藥。【禽人】雞子、煮熟去殼，熱夾之，棄路口勿顧。夜明沙、豉汁和塗。自己小便、熱洗，日數次。自己口唾。頻擦。

丹毒 火盛生風，亦有兼脾胃氣鬱者。

【外解】【草部】連翹、防風、薄荷、荊芥、大青、黃連、升麻、甘草、知母、防己、牛蒡子、赤芍藥、金銀花、生地黃、牡丹皮、麻黃、射干、大黃、漏蘆、紅內消、萹蓄、汁服。積雪草、搗汁服。水甘草、同甘草，煎服。攀倒甑、同甘草，煎服。旋花根、汁服。丹參、【菜木】馬齒莧、汁服。蕓薹汁、服，並傅。青布汁、卮子、黃檗、青木香、雞舌香、桂心、枳殼、伏苓、竹瀝、【金石】生鐵、燒，焠水服。生銀、磨水服。土朱、蜜調服。○同青黛、滑石、荊芥，末，並傅之。【介】牡蠣肉、【禽獸】鵞肉、白雄雞、並食。犀角、羚羊角、猪屎汁、黃龍湯。五色丹毒，飲二合，并塗。

【外塗】【草部】黃芩、苦芺、馬蘭、白芷、葱汁調，亦煎浴。水苔、水蘋、浮萍、并塗。景天、蒴藋、蛇銜、生苧、水藻、牛膝、同甘草、伏龍肝。萆麻子、大黃、磨水。藍葉、澱汁、芭蕉根、汁。蓼葉灰、栝樓、醋調。老鴉眼睛草、醋同搗。仙人草、五葉藤、赤薜荔、排風藤、木鱉仁、磨醋。蘿摩草、虎刺根葉、汁。青黛、同土朱。五味子、荏子、紅花苗、并塗傅。苧根、赤地利、白及、白斂、【穀菜】赤小豆、洗浴及傅之。綠豆、同大黃。豆葉、大麻子、大豆、煮汁。麻油、蕎麪、醋和。黃米粉、雞子和。豉、炒焦。糯米粉、鹽和。菘菜、蕓薹、大蒜、胡荽、乾薑、蜜和。雞腸草、葱白、汁。馬齒莧、【果木】李根、研油，田中流水調。桃仁、慈姑葉、塗。檳榔、醋調。棗根、洗。栗樹皮及梂、浴。荷葉、塗。卮子、擣，水和。榆白皮、雞子白和塗，煎沐。棘根、洗。五加皮、洗。和鐵槽水塗。柳木、洗傅。柳葉、洗。乳香、羊脂調。桐樹皮、楸木皮、【服器】草鞋灰、和人乳、髮灰，調。蒲席灰、甑帶灰、【水土】磨刀水、白堊土、同寒水石塗。燕窠土、蜂窠土、蚯蚓泥、猪槽下泥、簷溜下泥、釜下土、和屋漏水。伏龍肝、白瓷末、猪脂和。屋塵、猪脂和。瓷甌中白灰、醋磨。【金石】鍛鐵精、猪脂和塗。鐵鏽、磨水。胡粉、唾和。銀朱、雞子白和。無名異、葱汁調。石灰、醋調。陽起石、煅研，水調。土朱、同青黛、滑石。寒水石、同白土傅。芒消、水和。白礬、油和。【蟲鱗】蜜、和乾薑末。蚓螻、同生薑擣塗。露蜂房、煎汁，調芒消。白僵蠶、和慎火草傅。爛死蠶、傅。蟬蛻、末傅。水蛭、呷。黃蜂子、鯽魚、合小豆擣塗。鯉魚血、海蛇、鱓魚、螺螄、鰕、【禽獸】雞血、雉尾灰、猪肉、貼。青羊脂、頻摩即消。綿羊腦、同朴消塗。酪、入鹽。羚羊角灰、雞子白調。鹿角末、猪脂調。牛屎、塗，乾即易。猪屎、燒塗。髮灰。和伏龍肝，猪膏和之。

風瘙疹痱

【内治】同丹毒。蒼耳花葉子、各等分，爲末，以炒焦黑豆浸酒服二錢，治風熱癮疹，搔痒不止。苦參、肺風，皮膚瘙痒，或生癮疹疥癬，爲末，以皂角汁熬膏，丸服。枸橘核、爲末，酒服，治風瘙痒。赤土、風瘙痒甚，酒服一錢。雲母粉、水服二錢。蜜、酒服。黃蜂子、蜂房、同蟬蛻，末服。白僵蠶、酒服。全蠍。

【外治】白芷、浮萍、槐枝、鹽湯、吳茱萸、煎酒。楮枝葉、蠶沙、並洗浴。景天汁、石南汁、枳實汁、芒硝湯、礬湯、並拭磨。枳殼、炙，熨風疹，肌中如麻豆。燕窠土、塗。鐵鏽、磨水摩。石灰、醋和塗，隨手即消。爛死蠶、塗赤白遊疹。吊脂、塗。鰕、擣塗。海鰕鮓、貼。鱓血、塗赤遊風。鯉魚皮。貼。

【痱疹】升麻、洗。菟絲汁、抹。綠豆粉、同滑石撲。棗葉、和葛粉撲。慈姑葉汁、調蚌粉摻。楝花、末撲。冬霜、加蚌粉摻。臘雪、抹。屋上舊赤白堊、摻。壁土、不灰木、滑石、井泉石、同寒水石。石灰、同蛤粉、甘草塗。蚌粉。

癜瘍癜風癜瘍是汗班。○癜風是白班片。○赤者名赤疵。

【内治】【草穀】蒺藜、白癜風，每酒服二三錢。女萎、何首烏、白癜，同蒼术、荆芥等分，皂角汁煎膏，丸服。胡麻油、和酒服。【木鱗】桑枝、同益母草熬膏服。枳殼、紫癜風。牙皂、白癜風，燒灰酒服。白花蛇、白癜癧瘍班點，酒浸，同蠍稍、防風，末服。烏蛇、同天麻諸藥，浸酒服。【禽獸】白鴿、炒熟，酒服。猪脏、酒浸蒸食，不過十具。猪肚。白煮食。

【外治】【草穀】附子、紫白癜風，同硫黄，以薑汁調，茄蒂蘸擦。白附子、同上。貝母、紫白癜班，同南星、薑汁擦。○同百部、薑汁擦。○同乾薑，浴後擦之，取汗。知母、醋磨塗。茵陳、洗癧瘍。防己、同浮萍煎，浴擦。羊蹄根、同獨〔科掃帚〕頭、枯礬、輕粉、生薑擦，取汗。蒼耳草、酸草、同水萍。紫背萍、並洗擦。菰笋、木蓮藤汁、並擦。蓖麻汁、續隨子汁、灰藋灰、並剥白癜風、癧瘍。蒺藜、小麥、燒，油塗。醬、醋、【果木】胡桃青皮、並同硫黄擦。○或入硇砂、醬汁少許。杏仁、每夜擦。薰陸香、同白斂揩。桑柴灰、蒸汁熱洗。猫兒刺葉、燒淋熬膏，塗白癜。【服器】故帛灰、麻鞋底灰、甑帶、蒸籠片、弊帚、炊帚、【水石】半天河水、樹孔中蚛汁、韭上露、車轍牛蹄涔中水、水銀、並拭癧瘍癜風。輕粉、同水銀、薑汁擦。雄黄、身面白駁。蜜陀僧、同雄黄，擦汗班。○或加雌黄、白礬、硫黄。膽礬、同牡蠣、醋，擦赤白癜。人言、入茄中煨，擦。或塗薑上擦。硫黄、同附子、醋，擦癧瘍風。○同蜜陀僧。○同輕粉、杏仁。○同雞子白。自然灰、淋汁塗。石灰、砒石、銀、身面赤疵，日揩令熱，久久自消。【蟲鱗】蜣蜋、擣塗白駁，一宿即瘥。鱓魚、同蒜汁、墨汁，頻塗赤疵。○小兒赤疵，刺父足心血貼之，即落。蛇皮、熱摩數百遍，棄之。鰻鱺魚膏、塗白駁風，即時轉色，五七度乃愈。臭魚鮓、拭白駁，熱擦令汗出。烏賊魚骨、磨醋塗。○同硫黄、薑汁擦。【禽獸】丹雞冠血、翅下血、塗。驢尿、和薑汁洗。諸朽骨、磨醋塗之。馬尿、洗赤疵，日四五度。白馬汗。雕青，調水蛭末，塗之。

癭瘤疣痣

【内治】【草部】杜衡、破留血痰飲，消項下癭瘤。貝母、同連翹服，主項下癭瘤。黄藥子、消癭氣，煮酒服。《傳信方》甚神之。海藻、消癭瘤結氣，散項下硬核痛。○初起，浸酒日飲，滓塗之。海帶、昆布、蜜丸。海苔、白頭翁、浸酒。牛蒡根、蜜丸。連翹、丹參、桔梗、夏枯草、木通、玄參、當歸、常山、吐。籬鬲草、吐。天門冬、瞿麥、三稜、射干、土瓜根、香附、漏蘆、【菜穀】紫菜、龍鬚菜、舵菜、並主癭瘤結氣。小麥、消癭。醋浸，同海藻，末，酒服。山藥、同蓖麻，生塗項核。敗壺盧、燒搽腋瘤。赤小豆、【果木】橙、荔枝、並消癭。瓜蒂、松蘿、並吐。柳根、煮汁釀酒，消癭氣。白楊皮、同上。問荆、結氣瘤痛。【土石】蝱蟷、蝕瘤，熬燒，末，猪脂和傅。蜣蜋丸、燒酒服，治癭。土黄、枯瘤贅痔乳。鹹沙、自然銅、並浸水日飲，消癭。鉛、浮石、【介鱗】牡蠣、馬刀、海蛤、蛤蜊、淡菜、海螵蛸。【獸人】鹿靨、並消瘦氣結核。羊靨、牛靨、並酒浸炙香,含嚥。猪靨、焙,末,酒服。或酒浸炙食。㸰牛靨、燒服,消瘦。獐肉、炙熱搨瘤,頻易,出膿血愈。猪屎、血瘤出血,塗之。人精。粉瘤,入竹筒內燒瀝,頻塗。

【疣痣】【草穀】地膚子、同礬,洗疣目。艾葉、同桑灰淋汁,點疣痣瘤靨。○灸痣,三壯即去。狗尾草、穿疣。升麻、煎水,入蜜拭。芫花、同大戟、甘遂,末,焦瘤瘦有法。○根煮線,繫瘤痣。葫蘆子塗。續隨子、塗。天南星、醋塗。剪刀草、塗。博洛迴、塗。藜蘆灰、青蒿灰、麻稭灰、麥稭灰、蕎麥稭灰、豆稭灰、茄梗灰、藜灰、灰藋灰、冬瓜藤灰、並淋汁,點疣痣,腐癰瘤,去點印。大豆、米醋、並厭禳去疣。白粱米、炒赤研,入唾和塗。馬齒莧灰、塗瘤。苦苣汁、【果木】白梅、並點疣痣。杏仁、李仁、並同雞子白研,塗疣。柏脂、同松脂,塗疣。死人枕席、拭疣自爛。禿帚、每月望子時掃之。櫟木灰、桑柴灰、【水石】冬灰、石灰、並蝕黑子疣贅瘤痣。屋漏水、塗疣。硫黃、紙卷焠疣。砒石、同巴豆、糯米,點疣。鹽、塗疣,頻舐。白礬、銅綠、硇砂、並塗痣靨疣贅。【蟲鱗】斑蝥、點疣痣,同人言、糯米炒黃,去米,同大蒜搗塗。螳螂、食疣。蜘蛛網、纏瘤疣。鱛魚、食之已疣。【禽人】雞內金、擦疣。雞子白、醋浸軟,塗疣。猪脂、牛涎、人瘡膿、人唾、並塗疣。髮。纏疣。

瘰癧附結核。

【內治】【菜草】夏枯草、煎服,或熬膏服,并貼。入厥陰血分,乃瘰癧聖藥也。連翹、入少陽,乃瘰癧必用之藥。○同脂麻,末,時食。○馬刀挾瘦,同瞿麥、大黃、甘草,煎服。海藻、消瘰癧,浸酒日飲,滓為末服。○蛇盤癧,同僵蠶,丸服。昆布、為末,浸酒,時時含嚥,或同海藻。玄參、散瘰癧結核。○久者,生搗傅之。何首烏、日日生服,并嚼葉塗之。土伏苓、久潰者,水煎服。白斂、酒調多服,并生搗塗之。苦參、牛膝汁,丸服。野菊根、擂酒服,渣塗,甚效。薄荷、取汁,同皂莢汁熬膏,丸藥服。木鼈子、雞子白蒸食。白鮮皮、煮食。水莨子、末服。大黃、乳中瘰癧起,同黃連,煎服,取利。蚤休、吐瀉瘰癧。蓖麻子、每夜吞二三枚。○同白膠香,熬膏服。○同松脂,研貼。芫花根、初起,擂水服,吐利之。月季花、同芫花,釀鯽魚,煮食。荊芥、洗。牛蒡子、防風、蒼耳子、續斷、積雪草、白芷、芎藭、當歸、白頭翁、黃芪、淫羊藿、柴胡、桔梗、黃芩、海薀、海帶、胡麻、水苦買、項上風癧,酒磨服。橙、發瘰癧。槲皮、吐瘰癧。并洗之。皂莢子、醋、硇煮過,照瘡數吞之。○連翹、玄參煮過,嚼之。胡桐淚、瘰癧,非此不除。桑椹汁、熬膏內服。巴豆、小兒瘰癧,入鯽魚內,草包煅,研,粥丸服,取利。黃蘗、【器蟲】氈屜灰、酒服,吐瘰癧。黃蠟、同白礬,丸服。全蠍、白僵蠶、水服五分，日服，一月愈。蜘蛛、五枚，日乾，末，酥調塗。斑蝥、粟米炒，研，雞子清丸服。入雞子內蒸熟，去蝥食，入藥甚多。紅娘子、芫青、葛上亭長、地膽、【鱗介】白花蛇、同犀角、牽牛、青皮、膩粉，服。壁虎、初起，焙研，每日酒服。黿甲、酒浸，炙，研服。牡蠣粉、同玄參，丸服。○同甘草末服。蝸牛殼、小兒瘰癧，牛乳炒，研，入大黃，末服，取利。鼉甲、【禽獸】左蟠龍、飯丸服。夜明砂、炒服。狸頭、炙，研服。猫狸、鼠瘰，如常作羹食。

【外治】【草菜】山慈姑、磨酒塗。莽草、雞子白調塗。地菘、生塗。半夏、同南星、雞子白塗。草烏頭、同木鱉子塗。猫兒眼草、熬膏塗。商陸、切片，艾灸。車前草、同烏雞屎塗。紫花地丁、同蒺藜塗。青黛、同馬齒莧塗。毛蓼、納入，引膿血。葶藶、已潰，作餅灸。白及、同貝母、輕粉傅。白斂、土瓜根、半夏、水堇、藜蘆、通草花上粉、【穀菜】大麻、同艾灸。蒜、同茱萸，塗惡核腫結。芥子、和醋塗。乾薑、作挺納入，蝕膿。山藥、少陽經分疙瘩，不問淺深，同蓖麻子擣貼。堇菜、寒熱瘰癧，結核鼠漏，爲末，煎膏，日摩之。桑菰、同百草霜塗。馬齒莧、鹿藿、【果木】胡桃、和松脂塗。桃白皮、貼。杏仁、炒，榨油塗。鼠李、寒熱瘰癧，擣傅。楓香、同蓖麻子貼。楸葉、煎膏。柏葉、櫟木皮、【器土】油鞋、鞋底灰、多年茅厠中土、同輕粉，傅年久者。【金石】黑鉛灰、和醋，塗瘰癧結核，能內消爲水。鐵熱、塗。砒霜、蝕瘰癧敗肉，作丸用。磨刀垽、塗瘰癧結核。食鹽、和麪燒。硝石、芒硝、並下。雄黃同水銀、黃蠟、韶腦，作膏貼。輕粉、鹽藥、礬石、硇砂、【蟲】蜈蚣、炙，同茶，末塗。螻蛄、同丁香燒貼。紅娘子、瘰癧結核。蚯蚓、同乳、沒諸藥塗。蝸牛、燒，同輕粉塗。蝦蟆、燒塗。蜂房、燒，和豬脂塗瘰癧漏。蜘蛛、晒研，酥調塗。【鱗介】黃顙魚、潰爛，同蓖麻子煅塗。穿山甲、潰爛，燒傅。○一加斑蝥、艾。田螺、燒塗。鬼眼精、已破，研塗。馬刀、主肌中鼠瘻。【禽獸】伏翼、年久者，同猫頭、黑豆燒塗之。鴨脂、同半夏傅。雞膍胵、燒傅。雄雞屎、燒傅。羊屎、同杏仁燒傅。狼屎、燒塗。猫頭骨及皮毛、燒傅。○舌，生研塗。○涎，塗之。○屎，燒傅。狸頭骨、狐頭骨、同狸頭燒傅。羊膍胵、猬心肝、並燒傅。豬膏、淹生地黃，煎沸，塗瘰癧瘻。虎腎、羚羊角、女人精汁、頻塗。亂髮灰。鼠瘻，同鼠骨，入臘豬脂煎消，半酒〔服〕，半塗，鼠從瘡中出。

【結核】【草菜】天南星、治痰瘤結核，大者如拳，小者如粟，生研塗之。甘遂、同大戟、白芥子爲丸，治痰核。金星草、末服。桔梗、玄參、大黃、酒蒸。白頭翁、連翹、射干、三稜、莪茷、黃芩、海藻、昆布、海帶、蒲公英、並散頸下結核。蒜、同茱萸擣，塗惡核腫結。堇菜、結核聚氣，爲末，油煎日摩。百合、同蓖麻研塗。詹糖香、【土石】土墼、痰核紅腫，菜子油和塗，即消。浮石、枕後生腦痺痰核，燒研，入輕粉，油調塗。石灰、結核紅腫，狀如瘰癧，煅研，同白果擣貼。慈石、鼠瘻項核喉痛。白僵蠶、蜘蛛、項下結核，酒浸，研爛，去滓

本草綱目第四卷

309

服。**鯽魚**、生搗,塗惡核。**牡蠣**。以茶引之,消項下結核。以柴胡引之,去脇下堅。

九漏雖有九名,皆取象耳,但分部位可也。

【雙治】【草部】**苦參**、浸酒服。**忍冬**、浸。**牽牛**、煨豬腎。**黃芪**、**何首烏**、**土伏苓**、**萆薢**、**栝樓根**、**白及**、**牛蒡葉**、**地榆**、**虎薊根**、**積雪草**、**白斂**、**土瓜根**、**通草**、**黃藥子**、**剪草**、**茜根灰**、**漏藍子**、**側子**、**馬兜鈴**、**半夏**、**荆芥穗**、**薺薴**、**香白芷**、**蛇含草**、**麋銜**、**蓖麻子**、**狼毒**、**芫花根**、**附子**、**天南星**、**諸蒿灰**、**藜灰**、【穀菜】**麥麵**、和鹽炒塗。**苦瓠**、**蕎麥灰**、【果木】**桃花**、**大腹皮**、**楸葉**、熬膏,神方。**柳枝**、燒熏。**柳根鬚**、煎洗。**乳香**、**榆白皮**、**盧會**、**石南葉**、**柞木枝**、【火土】**燭燼**、**土蜂窠**、【金石】**胡粉**、**鐵華粉**、**朱砂**、**爐甘石**、**孔公蘗**、**殷蘗**、**古冢灰**、**石灰**、**赤石脂**、**水銀**、**水銀粉**、**特生礜**、**礜石**、**北亭砂**、**砒石**、**代赭石**、**石膽**、**禹餘糧**、**慈石毛**、**黃礬**、**白礬石**、**消石**、**蜜陀僧**、**食鹽**、**石硫黃**、**石流赤**、**戎鹽**、**雄雌黃**、【蟲】**斑蝥**、芫青、地膽、葛上亭長同。**蜘蛛**、**胡蜒蚰**、**蟾蜍頭**、**蜈蚣**、**露蜂房**、**樗雞**、**鯪鯉甲**、**蜥蜴**、**白花蛇**、**自死蛇**、并骨。**蛇蛻**、**蝮蛇膽**、并屎。**烏蛇**、**蛇吞蛙**、**黿甲**、**蚺蛇膽**、**鯉腸鱗**、**鱉鮓**、**鱧肝腸**、**鱗魚**、并血。**鰻鱺魚**、**鰾膠**、**海豚魚**、**海鰻鱺**、**龜甲**、**秦龜甲**、**文蛤**、**牡蠣粉**、**甲香**、**大田螺**、【禽獸】**啄木鳥**、**鴛鴦**、**烏鴉頭**、**青鶴**、**子規肉**、**鵲腦**、**鷹頭**、燒,塗痔漏。**鵬鳥**、鼠漏,炙食。**豬膏**、**猳豬屎**、**羊屎**、**牡狗莖**、**狗肉**、引蟲。**狗骨**、并頭骨。**馬通汁**、**牛膽**、并脾。**烏牛耳垢**、脇漏出水。**野豬皮**、**牛屎**、**猫頭骨**、并腦及眼睛、肉、舌、皮、毛。**鹿皮**、并齒。**狸頭骨**、并肉。**狐屎**、并足。**兔皮毛**、**鼹鼠**、**牡鼠屎**、**土撥鼠**、**猯心肝**。

癰疽深為疽,淺為癰。大為癰,小為癤。

【腫瘍】【草部】**甘草**、行污濁之血,消五發之疽,消腫導毒。○一切發背癰疽,用末,和大麥粉,湯和熱傅,未成者內消,已成者即潰。仍以水炙一兩,水浸一夜,服之。○或以黑鉛汁淬酒服。○或取汁熬膏。○陰囊癰,水炙煎服,二十日即消。**忍冬**、癰疽,不問發背、發頤、發眉、發腦、發乳諸處,搗葉,入少酒塗四圍,內以五兩,同甘草節一兩,水煎,入酒再煎,分三服。重者一二服,大腸通利即效,功勝紅內消,其滓亦可丸服。○或搗汁,同酒煎服。**遠志**、一切癰疽、發背、癤毒惡候,死血陰毒在中不痛者,即痛,或憂怒等氣在中作痛不可忍者,即止。熱者即凉,潰者即斂。為末,每服三錢,溫酒浸,取清服,其滓塗之。**紅內消**、癰疽毒瘡,水熬,入酒時飲,滓為丸服。**連翹**、消腫止痛,十二經瘡藥,不可無此。○癰腫初起,煑服取汗。**木蓮**、一切癰疽初起,四十九箇,研細,絞汁服,功同忍冬。○背癰,取末服,下利即愈。**常春藤**、一切腫痛,研汁,入酒服,利惡物,去其根本。絡石、同上。秦艽、發背初起，同牛乳，煎服，取利。山慈姑、同蒼耳擂酒服，取汗。稀薟、同乳香，研枯礬，酒服，取汗。熬膏，貼一切癰疽，發背惡瘡，丁腫喉痺。地菘、擣汁，日服。蒼耳、擂酒，取汗。紫花地丁、同蒼耳擂酒，取汗，渣同夠塗。烏斂苺、擂酒熱服，取汗，渣塗。迎春花、酒服末，取汗。馬藺花葉、同松毛、牛膝，煎服。曲節草、同甘草，煎服。香附子、已潰未潰，以薑汁炒，研，日服。草烏頭、陰疽不起，同南星、桂心，薑汁熱塗，未破内消，久潰能去黑爛。牽牛、諸毒初起，氣壯者，煎醋服，利膿血妙。決明、同甘草煮服，并塗。石韋、發背，冷酒服。石胡荽、同穿山甲、當歸尾，擂酒服，并塗之。地錦草、同乳、没等，擂酒服，并塗。積雪草、野菊、栝樓、天門冬、並擂酒服，滓塗。升麻、除風腫，行瘀血，爲瘡家聖藥。○腫毒卒起，磨醋塗之。羌活、散癰腫敗血，入太陽經。地榆、諸瘡痛加之。黃芩、痒者加之。黃連、諸瘡痛痒，皆屬心火。龍膽、癰腫口乾。紫草、活血利腸。當歸、芍藥、芎藭、和血止痛。三稜、消堅硬。黃葵花、腫痛及惡瘡膿水，爲瘡家聖藥。鹽收經年用，尤妙。胡黃連、同穿山甲貼。芭蕉、同生薑貼。生地黃、杵塗，木香盖之。龍葵、擣塗。或入麝，或同蝦蟆。大黃、醋調貼。○同五倍、黃蘗貼。烏頭、同黃蘗貼。商陸、擦石癰。○鹽擣，傅一切毒。莨菪子、貼石癰堅硬。天麻、都管草、醋調。篛葉、紅藍花、苧根、益母草、金絲草、大戟、水仙根、飛廉、馬鞭草、漏蘆、襄荷根、鴨跖草、續斷、大薊根、薇銜、火炭母、澤蘭、地楊梅、地蜈蚣、薑黃、蒲公英、蓼實、紫河車、天南星、王不留、洗。白芍、栝樓根、醋調。三七、蒺藜苗、熬膏。苦參、土瓜根、獨用將〔軍〕、石蒜、牡丹皮、大青、草烏頭、小青、鬼臼根、蘿摩葉、射干、醋調。羊蹄根、醋磨。蒟蒻、石菖蒲、芫花、膠和。金星草、半夏、雞子白調。莽草、螺廠草、水菫、水荇草、毛茛、水藁葉、海芋根、蒲黃、海藻葉、海根、水蓍草、防己、【穀菜】黑大豆、生研。豌豆、並主一應癰腫初起。緑豆粉、一應癰疽初起，惡心，同乳香、甘草服，以護心。胡麻油、大毒發背，以一斤煎沸，入醋二盌，分五次服，毒不内攻。○入葱煎黑，熱塗，自消。翻白草、擂酒服。茄子、消石收成膏，酒服，治發背惡瘡。○磨醋，塗腫毒。○生合熱毒。豆豉、作餅，灸。大蒜、灸一切腫毒陰毒。苦瓠、切片，灸囊癰。葱白、米粉炒黑，醋調塗。赤小豆、同雞子白，塗一切癰疽。粱米粉、炒黑，鷄子白塗。麥粉、一切癰疽發背熱痛，炒黑，醋調貼，痛即止，久則腫消。蕎麥粉、癰疽發背，同硫黃末傅。○疽頭凹黑，煮食即起。山藥、生塗，或同蓖麻、糯米。蔓菁、同鹽塗，或同蕓薹。紫芥子、同柏葉塗，無不愈者。麥麵、米醋、冬瓜、合之。苦茄、醋磨。蕺菜、百合、生。乾薑、醋調。生薑、豬膽調。白芥子、醋調。萊菔子、醋〔研〕。馬齒莧、秦狄藜、醋杵。旱菫、皂角、蕈、醋磨。桑黃、【果木】野葡桃根、晒研，水調。茱萸、醋和。並塗一切癰腫。橡子、醋磨，塗石癰。

胡桃、背癰骨疽未成者,同槐花,末,熱酒服之。〇油者,塗諸腫。烏藥、行氣止痛。〇孕中有癰,同牛皮膠,煎服。槐花、癰疽發背初起,炒,衝酒服,取汗即愈。黃蘗、諸瘡痛不可忍者,加之,和雞子白塗。〇同川烏頭,末傅之。柞木葉、同荷蒂、甘草節、萱草、地榆,煎服,癰疽即消,膿血自乾。紫荊皮、活血行氣,消腫解毒,同獨活、白芷、芍藥、木蠟,爲末,葱湯調塗。〇發背癰疽初起,酒調塗之,内同白芷,酒服。皂子、六月六日,吞七枚,可免瘡癤。木芙蓉花葉、散熱解毒。〇一切癰疽發背惡瘡,蜜調塗之。已成即潰,已潰排膿。〇或同蒼耳葉燒用。〇或同菊花葉煎洗。扶桑花葉、同芙蓉、牛蒡葉,蜜擣塗。巴豆樹根、一切癰疽發背大患,末塗之,妙不可言。松脂、一切癰疽,同銅青、蓖麻擣貼。〇入膏藥用。楓木皮、癰疽已成,擂酒服,并傅。懷香、頭瘡腫毒,麻〔脂〕調塗,七日腐落。黃楊、擣塗瘤子。楮實、桑白皮、並塗石癰。桑葉、塗穿掌毒,即愈。紫檀、磨醋。皂莢、煎膏。榆白皮、醋調,塗癰腫。水楊柳湯、熱湯、並沃洗腫毒,即消。新汲水、射腫毒令散。桑柴火、灸腫瘍不破,潰瘍不腐不斂,拔毒止痛生肌。

【器土】紙錢、燒筒中,吸腫毒。火鍼、墨、磨醋。倒掛塵、同葱。伏龍肝、同蒜。釜下土、同椒。鼠壤土、同醋。土蜂窠、同醋。蚯蚓泥、同鹽。糞坑土、井底泥、簷溜下泥、無名異、醋磨。並塗癰腫。【金石】黑鉛、消癰腫發背諸瘡,甘草煮酒,溶鉛投入九次,飲之取醉。鐵漿、發背初起,飲二升,取利。菩薩石、主金石毒作癰疽。胡粉、黃丹、蜜陀僧、并入膏用。硝石、發背初起,泡湯揭,數次即散。水中白石、背腫如盤,燒赤,焠水洗,數次即消。紫石英、煅研,醋調。慈石、石青、石蟹、磨醋。蛇黃、鹽藥。【蟲】土蜂子、醋調。赤翅蜂、獨脚蜂、並塗癰腫。露蜂房、惡疽,附骨疽,根在臟腑。〇燒灰,同巴豆煎油,塗軟癤。五倍子、炒紫,同蜜塗。〇或加黃蘗、大黃。水蛭、呷血。蜜蠟、【介鱗】玳瑁、牡蠣、雞子白調。蛤粉、並消癰腫。車螯殼、消腫,燒赤醋焠,同甘草,酒服,并塗。〇不問大小淺深,利去病根,則免傳變。煅研,生入輕粉少許,用栝樓、甘草節,酒煎,入蜜調服。龜板、初起,燒,研酒服。穿山甲、炮,研酒服。蛇蛻、燒,醋和塗。〇石癰,貼之,一夜愈。蛇頭灰、醋調。蛇角、蚌粉、鯽魚、【禽獸】白鵝膏、雁肪、天鵝油、鴇肪、並塗。鵜鶘油、能透入病所。雞冠血、頻滴不已,即散。雞内金、發背初起,(潤溫)〔溫水潤開〕,貼之,不過三五個即消。鷇雞子、癰疽發背,百藥不效,同狗屎熬貼。白鴨通、牛膽、豬膽、豬腦、並塗。豬腎、同飛麪擣貼。臘羊脂、一切腫毒初起,抹擦即消,神驗。豬膏、牛脂、並冷水浸貼,頻易。黃明膠、一切癰疽,活血止痛。水浸貼之,化酒飲之,不内攻,不傳惡證。〇同穿山甲燒研,酒服,極妙。〇已破者,化調黃丹。犬屎、絞汁服,并塗。狗寶、癰疽諸毒,同蟾酥諸藥爲丸。狗齒、燒研,醋塗發背及馬鞍瘡。鹿角、癰腫留血在陰中。〇發背初起,燒灰醋塗,日五六上。鹿脂、麋脂、鹿膽、羚羊角、磨水。獏膏、阿膠、【人部】人唾、並塗腫。人屎、一切癰腫未潰，研末，入麝，調貼頭上。○背發欲死，燒，和醋塗。**人乳**、癰膿不出，和麪傅之，即日即出。**人牙**、陰疽頭凹沉黯，不痛不熱，服內補藥不發，必用。人牙煅，穿山甲炙，各二錢半，分作二服，當歸、麻黃煎湯服。外以薑汁和麪塗之。○又方：人牙煅，川烏頭、硫黃，末，等分，酒服。**人髭鬚**、燒傅。**月經衣**。洗水調藥。

【代鍼】**茅鍼**、酒煮服，一鍼一孔。**冬葵子**、水吞百粒。**蜀葵子**、**惡實**、**瞿麥**、并傅之。**蕳實**、**薏苡仁**、并吞一枚。**苦買汁**、滴之。**百合**、同鹽擣塗。**皂角刺**、燒灰，酒服三錢。○發背不潰，同甘草、黃芪，末服。**白棘刺**、燒灰，一錢，水服之。**巴豆**、點頭。**箔經繩**、燒傅。**白瓷器**、末傅。**石膽**、同雀屎點。**硇砂**、點。**雀屎**、點。**白雞翅下第一毛**、燒灰，水服。**人齒垽**。點。

【潰瘍】【草部】**黃芪**、癰疽久敗，排膿止痛，生肌內補，爲瘡家聖藥。**人參**、熬膏。**术**、**蒼术**、**遠志**、**當歸**、**黃芩**、**藁本**、**芎藭**、並排膿止痛生肌。**白芷**、蝕膿。**牛膝**、插瘡口，去惡血。**地黃**、熬膏，貼癰癤惡血。**地榆**、**蘆葉灰**、**萹蓄灰**、**蒿灰**、**蒿茹**、並蝕惡血死肌。**木香**、癰疽不斂，臭敗，同黃連、檳榔傅。**芭蕉油**、抹瘡口不合。**附子**、癰疽弩肉，濃醋煎洗。○瘡口久冷不〔合〕，作餅灸之，數日即生肉。隔蒜灸亦可。**薔薇根**、**白斂**、**白及**、**丹參**、**紫參**、**木通**、**毛蓼**、**赤地利**、**石斛**、**何首烏**、【穀菜】**胡麻**、炒黑。**青大麥**、炒。**絲瓜汁**、抹。並斂瘡口。**爛茄**、酒服。【果木】**烏梅**、蝕惡瘡弩肉，燒點，甚良。**荷蒂**、洗。**槲白皮**、洗敗瘡。○燒服，治附骨疽。**櫟木灰**、淋汁熬膏，蝕癰腫。**巴豆**、炒焦。塗腫瘍，解毒；塗瘀肉，自化；作撚，導膿。**松脂**、**楓香**、**蘇方木**、排膿止痛生肌。**沒藥**、**血竭**、**乳香**、並消腫止痛生肌。○癰疽頭顬，熟水研服。**番降真**、同楓、乳香，熏癰疽惡氣。**丁香**、傅惡肉。**地骨皮**、洗爛癰。**合歡皮**、煎膏。**柳枝**、煎膏。實，逐膿血。**槐白皮**、煎膏，止痛長肉。**楸葉**、蝕膿血。○白皮，煎膏貼。**桐葉**、醋蒸，貼疽，退熱止痛秘方。**梧桐葉**、炙研，貼發背。**桐子油**、傅。燃燈，熏腫毒初起。**白楊皮**、傅骨疽。**山白竹灰**、蝕肉。**故甑蔽**、燒，傅骨疽。**黃蘗**、**桑柴**、**蒲席灰**、並斂瘡口。**松木皮**、燒傅。**木蘭皮**、【金石】**礬石**、蝕惡肉，生好肉。○凡癰疽發背人，以黃蠟丸服，能防毒護膜，托裏化膿，止痛生肌。**麥飯石**、一切癰疽發背，火煅醋淬，同燒過鹿角末、生〔白〕斂末，醋熬膏，圍貼。未成即消，已成即潰，排膿生肌。**硫黃**、諸瘡弩肉出數寸，塗之即消。○不合，粉之即合。**慈石**、同忍冬、黃丹熬膏，貼潰瘍。**銀朱**、疽瘡發背，同礬湯洗，以桑柴火灸之。**食鹽**、潰瘍作痒，摩其四圍。**蜜陀僧**、熬膏用。○骨疽出骨，同桐油調貼。**砒石**、蝕敗肉。**石灰**、同蕎麥稭灰煎霜，點腐肉及潰腫瘍。**寒水石**、同黃丹，斂瘡口。**五色石脂**、【蟲】**蜜蠟**、**蟲白蠟**、**紫鉚**、並生肌止痛斂口。**桑螵蛸**、燒，塗軟癤。**全蠍**、諸腫，同巵子煎油，入蠟貼之。**原蠶蛾**、玉枕生癰，破後如筯頭，同石章，末，貼。**斑猫**、癰疽不破，或破而無膿，同蒜，擣豆許貼之，少頃膿出，去藥。地膽、蝕惡肉。蝰蟲、燒，傅惡肉。壁錢窠、貼。五倍子、【鱗介】龍骨、並斂瘡口。守宮、癰腫大痛，焙研，油調塗。水蛇灰、傅骨疽。鯉魚、一切腫毒，已潰未潰，燒塗。○積年骨疽，切片搨之，引蟲。鯽魚、諸毒，包柏葉燒，入輕粉，油搭。○骨疽膿出，包鹽，炙焦搭。鼈甲、蝕惡肉，斂口，燒摻。白螺殼灰、同倒挂塵，傅軟癧。蟹膏、石蟹、並塗久疽。【禽獸】黑雌雞、排膿，生新血。雞屎、同艾，熏骨疽。夜明砂、排膿，同乳香、桂心塗。猪蹄、煮汁，洗癰疽，潰熱毒，去惡肉。○癰疽發乳，同通草煮羹食。狗頭骨、癰疽瘤毒，同芸薹子，末傅。兔頭、發背發腦，擣貼，熱痛即如水也。鹿角膠、鹿茸、麝香、蝕一切癰疽膿水。獳猪屎、蝕惡肉，同雄黃、檳榔傅。黃鼠、解毒止痛，煎油，入黃丹、黃蠟熬膏。鼠、潰癰不合，燒塗。○皮，生封附骨疽，即追膿出。○燒，傅瘡口。猫頭、收瘡口，煅，和雞子白塗。○頸毛、鼠屎，燒，傅鬢癧。象皮、斂瘡口。鼹鼠、猪懸蹄、馬牙灰、猪屎灰、髮灰、並斂瘡口。○又同蜂房、蛇蛻灰，酒服。

【乳癰】【草部】天花粉、輕則妒乳，重則乳癰，酒服末二錢。白芷、同貝母，末，酒服。半夏、煨研，酒服及吹鼻。紫蘇、栝樓、忍冬、並煎酒服。玉簪根、萱根、馬鞭、同薑。木蓮、並擂酒服，渣塗之。何首烏、煮酒。香蒲、擣汁。鼠粘子、冬葵子、糭箬灰、茛菪子、葛蔓灰、並研末，酒服。貝母、丹參、同白芷、芍藥、猪脂、醋，熬膏塗。大黃、同甘草熬膏貼，亦末傅。射干、同萱根塗。龍舌草、同忍冬塗。燕脂、乳頭裂，同蛤粉塗。水苕、同苧根塗。蕈、水萍、黃芩、山慈姑、益母草、大薊、莽草、和醋。木鼈子、磨醋。蒲黃、【穀菜】百合、并塗吹乳妒。麥麪、水煮糊，投酒熱飲。仍炒黃，醋煮糊塗之，即散。赤小豆、酒服，并塗。米醋、燒石投之，溫漬。蔓菁、同鹽塗。老茄、燒，傅乳裂。蒲公英、【果】橘葉、酒服，未成即消，已成即潰。銀杏、乳癰潰爛，研服，并塗。白梅、水楊柳根、並擣貼。桂心、同甘草、烏頭，末，酒塗，膿化爲水。楓香、貼小兒奶疽。丁香、奶頭花裂，傅之。○妒乳乳痛，水服。牙皂莢、蜜炙，研，酒服。或燒研，同蛤粉服。皂莢刺、燒，和蚌粉酒服。柳根皮、擣，炙熨之，一夜即消。樺皮、燒研，酒下，一服即消，腐爛者亦可服。蔓荊子、炒，末，酒服，并塗。榆白皮、醋擣。木芙蓉、【器石】車脂、熱酒服。燈盞油、調炒脂麻塗。研硃石鎚、煮熱熨。石膏、煅研，酒服三錢，取汗。杓上砂、吹乳，酒服七枚。礜石、蚯蚓泥、【蟲介】露蜂房、燒灰服，并塗。百藥煎、煎酒。蜘蛛、龜版、並燒研，酒服。穿山甲、乳癰、乳嵒，炮研，酒服。○吹乳，炙，同木通、自然銅，末，酒服。自死蛇、燒塗。蛇皮灰、鱧頭灰、【禽獸】雞屎白灰、並酒服。白丁香、吹乳，酒服一錢。母猪蹄、同通草煮羹食。○已破，煎洗。水膠、臘酒煮塗。鹿角、磨塗。鼠屎、吹奶，同紅棗燒，入麝，酒服。○乳癰初起，酒服七枚，取汗。○已成，同黃連、大黃，末，黍米粥和，塗四邊，即消。貓皮毛、乳癰潰爛,煅,入輕粉,油塗。　**猪脂**、冷水浸貼。　**白狗骨灰**、**牛屎**、**馬尿**、**人屎灰**、**人牙灰**。
並塗。

【便毒】【草部】**貝母**、初起,同白芷,煎酒服,渣傅。　**栝樓**、同黃連,煎服。　**鼠粘子**、
炒,末,同朴消,酒服。　**忍冬**、酒煎。　**木蓮**、擂酒。　**芫花根**、擂水服,渣傅。　**黃葵子**、同皂
莢、石灰、醋塗。　**山慈姑**、塗。　**芭蕉葉**、燒,和輕粉塗。　**石龍芮**、挼揉。　**草烏頭**、磨水塗。
菖蒲、生塗。　**山藥**、同沙糖塗。　**冬葵子**、**貫衆**、【果木】**胡桃**、燒。並酒服。　**皂莢**、煨研,
酒服。○醋和塗。　**子**、研,水服。　**肥皂**、擣塗。　**楓香**、入麝。　**紡車絃**、燒。　**千步峰**、磨醋、
薑。並塗。　**銅錢**、同胡桃嚼食。　**鐵秤錘**、初起,壓一夜。　**枯礬**、同寒食麪糊塗。　**蜘蛛**、初
起,研酒熱服,取利。　**斑蝥**、同滑石服,毒從小便出,即消。　**紅娘子**、入雞子内煨食,小便去膿
血。　**五倍子**、炒黃,醋塗,一日夜即消。　**穿山甲**、同豬苓,醋炙,研,酒服。外同輕粉、麻油塗
之。　**鯽魚**、同山藥擣貼。　**鱐膠**、煮軟,研貼。亦燒末,酒服。　**水膠**。化塗,即消。

【解毒】【草部】**敗醬**、除癰腫,破多年凝血,化膿爲水。○腹癰有膿,薏苡仁、附子,爲末,
水服,小便當下,即愈。　**大薊葉**、腸癰瘀血。　**人參**、酒毒,胸生疽瘡,同酒炒大黃,末,薑湯服,得
汗即愈。　**黃芪**、除腸胃間惡血。　**薏苡仁**、**冬瓜仁**、**甜瓜仁**、腸癰已成,小腹腫痛,小便似
淋,或大便下膿,同當歸、蛇蛻,水煎服,利下惡物。　**大棗**、腸癰,連核燒,同百藥煎,末服。　**烏藥**、
孕中有癰,同牛皮膠,煎服。　**皂角刺**、腹内生瘡,在腸臟,不可藥治,酒煎服,膿悉從小便出,極效。
㯶櫚尖、腸癰已成,燒灰,酒服少許,當作孔出膿。【土鱗】**死人冢上土**、外〔塗〕。　**龍骨**、腸
癰内疽。　**鯽魚**、豬脂煎服。　**雄雞頂毛**、并屎,燒,空心酒服。　**犬膽**、去腸中膿血。　**馬牙**、腸
癰未成,燒灰,和雞子白塗。　**馬懸蹄**、腸癰,下瘀血。　**豬懸蹄甲**。伏熱在腹,腸癰内蝕。

　　諸瘡上丁瘡,惡瘡,楊梅瘡,風癩,疥癬,熱瘡,癧瘍,手瘡,足瘡,胻瘡。

【疔瘡】【草部】**蒼耳根**、汁,和童尿服,或葱酒服,取汗。○灰,同醋塗,拔根。　**山慈姑**、
同蒼耳擂酒服,取汗。　**石蒜**、煎服,取汗。　**豨薟**、酒服,取汗,極效。　**大薊**、同乳香、枯礬末,酒
服,取汗。　**白芷**、同薑擂酒服,取汗。　**王不留行**、同蟾酥服,取汗。　**草烏頭**、同葱白,丸服,取
汗。○同巴豆貼,拔根。○同川烏頭、杏仁、白麪塗。　**菊花葉**、丁腫垂死,擣汁服,入口即活,神驗
方也。冬用根。　**蕁**、擂酒服。　**常春藤**、和蜜服。　**薺苨汁**、服。　**金沸草**、**益母草**、擣汁服,
渣塗。○燒灰釛入,拔根。　**荊芥**、煮服及醋擣塗。　**紫花地丁**、擂水服。同葱、蜜塗。　**艾灰**
汁、和石灰點之,三遍拔根。　**地菘**、和糟。　**附子**、和醋。　**蒺藜**、和醋。　**馬兜鈴**、同蛛網擣。
龍葵、**地黃**、**旱蓮**、**水楊梅**、**木鼈子**、【穀菜】**麥麪**、和豬脂。　**胡麻灰**、和針砂。　**小豆
花**、**寒食餳**、並塗丁。　**白米粉**、熬黑,蜜塗。　**米醋**、以麪圍,熱淋之。　**翻白草**、煎酒服,取

汗。蒲公英、擂酒服，取汗。絲瓜葉、同葱白、韭菜，研汁，和酒服，渣傅。獨蒜、蘸門臼灰擦之，即散。○又同小薊、豨薟、五葉草，擂酒服。馬齒莧、和梳垢封。○燒，和醋封之。○和石灰封。白苣汁、滴孔中。土菌、同（猪）〔豨〕薟塗。蕪菁、同鐵衣塗。蕺菜、灰藋灰、山丹、百合、生薑、【果木】野葡萄根、先刺丁上，塗以蟾酥，乃擂汁，入酒，調綠豆粉，飲醉而愈。銀杏、油浸研，畲水疗。荔枝、同白梅。胡桃、嚼畲。榴皮、灸丁。槐花、四兩，煎酒服。○葉、皮、莖同。柳葉、煮汁服。枸杞、治十三種丁，四時采根莖，同諸藥服。棘鉤、同陳橘皮，煎服。○同丁香，燒傅。烏桕葉、食六畜牛馬肉，生丁欲死，擣汁一二盌，取下利。○根亦可。又主暗丁昏狂。皂莢、灸研，同麝塗。○子，傅。巴豆、點。木芙蓉、塗。緋帛、同蜂房諸藥燒服，并入膏貼。舊油紙纏灰、同古石灰服，取汗。箭笴茹、作炷灸丁。涼水、挑破去血，噙水頻呷。燭燼、同胡麻，針砂塗。土蜂窠、同蛇皮煅，酒服一錢。鐵漿、日飲一升。鏽釘、調薑水，冷服。○煅，同人乳傅。浮石、同没藥，醋糊丸服。銀朱、水和丸服。礬石、煨葱擣丸，酒服二錢。○同寒食麪塗。鼠壤土、童尿調塗。糞下土、同全蠍、蟬蛻塗。鐵粉、同蔓菁根擣塗。鐵精、同輕粉、麝香點傅。雄黃、同蟾酥、葱、蜜，插之。石灰、同半夏傅。硇砂、同雄黃貼。礜石、雞子白和塗。慈石、醋和。銅礦石、【蟲部】斑蝥、並塗。蟾酥、同雄黃、乳香，丸，服三丸。外以白麪、雄黃和，納一粒，立效。露蜂房、洗。人虱、十枚，着瘡中，箔繩灸之。蟬蛻、丁瘡不破，毒入腸胃，和蜜水服，并塗。○同僵蠶，醋塗四圍，拔根。蜜、和葱。獨脚蜂、燒。赤翅蜂、燒。獨脚蟻、蜘蛛、和醋。草蜘蛛、螳螂、【鱗介】蝮蛇皮灰、並傅之。蛇蛻、丁腫魚臍，水煎服。○燒，和雞子塗。鮑魚頭、同髮灰燒。穿山甲、燒研，同貝母，末，傅馬丁。海馬、同雄黃諸藥塗。田螺、入片腦，取水點。蜆汁、洗。海螵蛸、【獸人】臘猪頭灰、並摻之。狗寶、同蟾酥諸藥服，治赤丁。牡猪屎、丁毒入腹，絞汁服。牡狗屎、絞汁服，並塗。青羊屎、煮服。馬屎、驢屎、並炒，熨丁瘡中風。獺屎、水和封，即膿出痛止。鼠屎、頭髮灰燒，納之。猪膽、和葱塗。白犬血、馬齒、燒。黑牛耳垢、人耳塞、同鹽、蒲公英貼。髮灰。

【惡瘡】【草部】牛膝、卒得惡瘡不識，擣塗。貝母、燒灰，油調，傅人畜惡瘡，斂口。藿香、冷瘡敗爛，同茶燒傅。黃芩、惡瘡疽蝕。秦艽、摻諸瘡口不合。蒼耳、惡瘡，搗汁服，并傅。芎藭、同輕粉塗。菖蒲、濕瘡遍身，爲末，臥之。忍冬、同雄黃，熏惡瘡。無心草、傅多年惡瘡。草烏頭、地榆、沙參、黃芩花、並塗惡瘡膿水。何首烏、燕蓐草、瞿麥、扁竹、並傅浸淫惡瘡。藜蘆、鼠尾草、並傅反花惡瘡。青蒿灰、馬矢蒿、藺茹、角蒿、骨碎補、並蝕惡瘡爛肉。莽草、萑菌、青葙子、苦參、鶴虱、鉤吻、並殺惡瘡蟲。蛇牀子、藎草、漏籃子、杜衡、牛蒡根、狼牙、洗。大薊根、野菊根、蛇銜、積雪草、商陸、狼跋子、及己、香附子、馬鞭草、狼毒、艾納香、漏蘆、藁本香、黃連、虎杖根、地膚子、洗。〔白〕斂、石長生、紫草、芫花根、紫參、赤芍藥、山慈姑、白及、石蒜、牡丹皮、蜀羊泉、天麻、紫花地丁、紫金藤、天蓼、薔薇根、當歸、赤薜荔、丹參、兔葵葉、紫葛藤、羊桃、洗。冬葵根、馬勃、蘄艾葉、剪草、昨（荷）葉〔何〕草、通草及花上粉、羊蹄草、昆布、胡麻油、扁豆、大麻仁、炒。陳倉米、和酢。豆豉、寒食飯、並傅一切惡瘡。蕓薹菜、煨擣，熨異疽。○油塗風瘡。繁縷汁、塗惡瘡，有神效之功。雞腸草、灰，和鹽，主一切惡瘡、反花瘡。馬齒莧、封積年瘡。○燒，傅反花瘡。蒲公英、冬瓜葉、並傅多年惡瘡。苦苣、對口惡瘡，同薑搗酒服，并傅。絲瓜根、諸瘡久潰，熬水掃之，大涼。蕺菜、竹筒煨，擣，封惡瘡。醬瓣、同人尿，塗浸淫瘡癬。苦瓠汁、灰藋、邪蒿、【果木】慈姑葉、並塗惡瘡。桃白皮、劦惡瘡。杏仁、入輕粉，塗諸瘡腫痛。馬檳榔、惡瘡腫痛，內食一枚，外嚼塗之。柏瀝、塗惡瘡有蟲。巴豆、煎油，調硫黃、輕粉，搽一切惡瘡。苦竹葉、燒，和雞子白，塗一切惡瘡。柳華及枝葉、煎膏，塗反花惡瘡。桑葉、肺風，毒瘡如癩，蒸一夜，晒研，水服二錢。楓香、松脂、騏驎竭、乳香、沒藥、詹糖香、並入惡瘡膏。槐皮、楊櫨葉、胡頹子根、並洗。冬青葉、醋煮。楸葉、桐葉及木皮、櫸葉、同鹽。皂莢刺、燒。楮葉、占斯、大風子、木綿子油、桐子油、青布灰、並傅多年惡瘡。敗蒲席灰、筋溢惡瘡。三家洗碗水、入鹽。半天河水、並洗惡瘡。東壁土、諸般惡瘡，同大黃，末傅。蚯蚓泥、傅燕窩瘡及時行腮腫。白鱔泥、傅火帶瘡。鬼屎、傅人馬惡瘡。鹽車脂角土、胡燕窠土、屋內壖下蟲塵土、白蟻泥、同黃丹。糞坑泥、【金石】雲母粉、並塗一切浸淫惡瘡。胡粉、反花惡瘡，同胭脂塗。○蜂窠惡瘡，同朱砂、蜜塗。水銀、一切惡瘡，同黃連、胡粉傅。○惡肉毒瘡，狀如豆，半在裏，包擦之。或同大楓子。鐵漿、蛇皮惡瘡，頻塗。雄黃、蛇纏及一切惡瘡，醋調塗。浮石、諸般惡瘡，同沒藥，丸服。蓬砂、一切惡瘡，同甘〔草〕，浸麻油，每飲一小合。石硫黃、一切惡瘡，同蕎麪作餅貼。銀朱、頑瘡日久，同古石灰、松香，油熬貼之。石灰、多年惡瘡，同雞子白塗。硇砂、石膽、並去惡瘡敗肉。雌黃、熏黃、孔公孽、黃礬、綠礬、白礬、銅青、錫、鉛、鐵落、鐵鏽、鐵熱、【蟲部】烏爛死蠶、塗一切惡瘡。地膽、傅惡瘡。○喦瘡如舌，令人昏迷，速用此同桑白皮、滑石、木通諸藥服，以宣其毒。青腰蟲、蝕惡瘡息肉，剝人肌皮。蜘蛛、晒研，傅一切惡瘡。○膜，貼積年諸瘡及反花瘡。蜂房、洗傅。斑蝥、【介鱗】文蛤、並傅惡瘡漏爛。鼉脂、摩。鼉甲、惡瘡，酒浸炙，研服。黿甲、同。黿脂、摩。穿山甲、蛇蛻、自死蛇、蝮蛇皮、並燒傅。蚺蛇、鱗蛇、白花蛇、烏蛇、並釀酒，作丸，治惡瘡。蛇婆、炙食。鯽魚、燒灰，同醬汁，塗諸瘡十年不愈者。○浸淫毒瘡，生切，和鹽擣塗。海鰾蛸、止瘡多膿水不燥。黃顙魚、燒。鰻鱺膏、海豚魚肪、魚脂、【禽獸】孔雀屎、並傅惡瘡。雀屎、傅浸淫惡瘡。雞冠血、浸淫瘡，不治殺人，日塗四五次。雞肉、猫睛瘡，有光無膿血，痛痒不常，飲食減少，名曰寒瘡。但食雞、魚、葱、韭，自愈。白鴿肉、解惡瘡毒。鴿屎反花瘡初生，惡肉如米粒，破之血出，惡肉反出于外，炒研傅。青鶺、礞鱸屎、豬脂、豬髓、並主惡瘡。羊屎、反花惡瘡，鯽魚釀，燒傅。豬頰骨、炙油，塗惡瘡。○懸蹄，燒，傅十年惡瘡。驢懸蹄、天柱毒瘡，生大椎上，出水，同胡粉、麝香傅。馬屎、塗多年惡瘡疼痒，不過數次。犬膽、傅痂瘍惡瘡。燖豬湯、洗。驢脂、野駝脂、麋脂、狼膏、猬脂、及心肝。隱鼠膏、黃鼠、煎膏。象膽、熊脂、鹿角、羚羊角、及肉。狗頭骨、灰。虎骨、及屎。猫頭骨、灰。鼠頭灰、象皮灰、鼬鼠灰、及骨。馬䏶灰、野猪皮灰、牛屎、雙頭鹿胎中屎、【人部】人中白、燒。人唾、並主一切惡瘡。人牙、惡瘡，同雞内金等，燒傅。髮灰、瘭崑惡瘡，米湯服二錢。外同白及、皂莢刺灰傅。小兒胎屎。蝕惡瘡瘜肉。

【楊梅瘡】【草部】土伏苓、治楊梅瘡及楊梅風，並服輕粉，成筋骨疼，癱瘓癧疽，為必用之藥。每用四兩，入皂角子七粒，煎水代茶。○或加牽牛。○或加苦參、五加皮。或加防風、薏苡仁、木通、木瓜、白鮮皮、金銀花、皂莢子、煎服。○筋骨疼虛人，同人參，丸服。天花粉、同川芎、槐花，丸服。栝樓皮、末，酒服，先服敗毒散。薔薇根、年久筋骨痛，煮酒飲。或加木瓜、五加皮、伏苓、當歸。大黃、初起者，同皂莢刺、鬱金、白牽牛，末，酒服。○又方：同白僵蠶、全蠍，末，蜜湯服。並取下惡物。○同皂角刺、輕粉，末服，取下惡物，并齒出毒血愈。線香、燒烟熏。浮萍、洗。野菊、同棗根煎洗。金銀花、苦參、龍膽、木通、澤瀉、柴胡、荊芥、防風、薄荷、威靈仙、蓖麻子、黃芩、黃連、白鮮皮、連翹、胡麻、【果木】胡桃、同槐花、紅棗、輕粉，丸服。椰子殼、筋骨痛，燒研，熱酒服，取汗。烏梅、炒焦，油調搽。葡萄汁、調藥。杏仁、細茶、木瓜、槐花、四兩，炒，煎酒熱服。黃蘗、去濕熱。○同乳香末、槐花，水和塗。大風子、和輕粉塗。五加皮、槐角、皂莢子、卮子、血竭、乳香、没藥、盧會、【金石】銅青、醋煮，酒調塗，極痛，出水愈。○或入輕粉、冰片少許。綠礬、煅研，香油搽。汞粉、或服或熏，劫瘡，效最速。但用失法者，有筋骨癱疽之害。○摻猪腎，油煎食。○入雞子，蒸熱食。○同丹砂、雄黃，末，酒服。或加黃丹、孩兒茶，或加槐花、龜板，或加槐花、天花粉、孩兒茶，為丸服。○一方：同甘草、百草霜，丸服。○楊梅癬，同大風子，末塗。○同杏仁塗。水銀、同鈆結砂，入乳、没、黃丹，作神燈照之，熏之。黑鈆、同錫結砂，入蜈蚣末，作撚照之。○煮酒服，解輕粉毒。銀朱、年久頑瘡，同朱砂、枯礬、全蠍，丸服。○同宮香作撚，被中熏鼻。或加孩兒茶、皂角子。○或同雄黃、枯礬作丸，熏之。○同鈆、汞、白花蛇作撚，照。○同輕粉，入黃蠟、麻油，作膏貼。○筋骨痛，同枯礬作撚，熏臍取汗。粉霜、塗。雄黃、豬髓調搽。○同杏仁、輕粉、猪膽，搽。○輕粉、黃丹、孩兒茶、朱砂，丸服。白砒、同雄黃、牛黃，化蠟丸服。○同石黃點之。○同輕粉、銀朱搽。丹砂、同雄黃、百草霜丸作撚,被中熏之。石膏、煅搽。○酒服,發汗,解輕粉毒。鐵漿、鹽水、並漱輕粉毒。孩兒茶、百草霜、蓬砂、胡粉、枯礬、黃丹、【蟲鱗】蟬蛻、全蠍、白僵蠶、露蜂房、蜈蚣、同全蠍、香油、水粉、柏油,熬膏貼。白花蛇、同穿山甲諸藥丸服。○亦入熏照藥。穿山甲、頑瘡成風,陳菜子油,作膏貼。龜甲、鬼眼睛、同辰砂、片腦塗。猬皮。楊梅瘑瀉,同鱉甲、象牙,丸服。麝香。

【風癩】【草部】苦參、熱毒風、大風、肺風、腎風生瘡,遍身痹痒,皂角膏丸服。○同荆芥,丸。○浸酒飲。○煮猪肚食,取蟲數萬下。何首烏、大風,同胡麻九蒸九晒服。長松、同甘草,煎服,旬日即愈。黃精、蒸食。草烏頭、油、鹽炒,爲丸服。馬矢蒿、末服。馬鞭草、末服。浮萍、煎服,末服,并洗。凌霄花、同地龍、蠶、蠍,末服。栝樓、浸酒。白蒿、釀酒。艾汁、釀酒。狼毒、同秦艽服。大黃、同皂角刺服。牛膝、骨疽癩病,酒服。白鮮皮、一切熱毒風瘡赤爛,眉髮脫脆皮急。羌活、防風、巴戟天、黃芪、牡丹、天雄、並主癩風。蓖麻子、黃連水浸吞。莨菪子、惡瘡似癩,燒傅。地黃葉、惡瘡似癩十年者,擣傅。百靈藤、浴汗,并熬膏酒服。青藤、酒。葎草、陸英、蒴藋、苦瓠藤、並浴癩。○十年不瘥者,汁塗之。【穀果】胡麻油、浸之。大麻仁、浸酒。亞麻、荷葉、同石灰汁漬。【木器】大腹子、傅。松脂、鍊服。松葉、浸酒。天蓼、釀酒。預知子、同雄黃,熬膏服。皂莢、煎膏丸服。刺,燒灰服,最驗。○根皮,主肺風惡瘡。樺皮、肺風毒瘡如癩,同枳殼、荆芥諸藥服。桑葉、肺風如癩,蒸〔一〕夜,晒研,水服。乳香、同牛乳、甘草,蒸服。楊花、同花蛇等,丸服。大風子油、同苦參,丸服。○調輕粉搽。桑柴灰、洗。巵子、赤癩、白癩。皮巾子、皮腰袋、燒灰,入癩藥。【水石】碧海水、古冢中水、石灰、並洗。禹餘粮、癩風髮落,同白礬、青鹽煅,丸服。金星石、大風蟲瘡,同諸石,末,丸服。石流黃、癩風有蟲,酒服少許。兼和大風子油塗。玄精石、雄黃、雌黃、握雪礜石、石油、【蟲鱗】葛上亭長、並入塗藥。蜂蜜、同薑汁鍊服。蜜蜂子、同諸蛇,丸服。五倍子、蛇蛻、惡瘡似癩,十年不瘥,燒灰,酒服,和猪脂塗。白花蛇、烏蛇、蚺蛇、蝮蛇、並釀酒服。烏蛇膽、入冬瓜,化水服。蚺蛇膽及膏、塗。自死蛇、惡瘡似癩,漬汁塗。鱧魚、頑瘡疥癩,釀蒼耳,煮食。鯽魚、惡瘡似癩,十年不瘥,燒灰和醬塗。鱟魚膽、同諸礬,末服,殺蟲。蠍虎、同鹽沙、小麥麵,末服。鯪鯉甲、蚖、【禽獸】五靈脂、油調塗。驢蹄灰、頭髮。同大豆,入竹筒內,燒汁塗。

【疥癬】【草部】苦參、菖蒲、剪草、百部、並浸酒服。艾葉、燒烟熏,煎醋塗,燒灰搽。淫羊藿、青蒿、山茵蔯、烏頭、馬鞭草、並洗。杜衡、白鮮皮、蒼耳子、黃連、大薊汁、白及、青葙葉、紫參、積雪草、蛇牀子、丹參、天南星、紫草、木藜蘆、地榆、莨菪根、狼牙草、沙參、穀精草、薄荷、三白草、線香、狼把草、狗舌草、薑黃、冬葵子、芍藥、酢漿草、芎藭、石長生、白菖蒲、鉤吻、羊蹄根、酸模、木蓮藤、莽草、山豆根、何首烏、藜蘆、天門冬、蕳茹、狼跋子，酒磨。狼毒、薔薇根、白蒺藜、蓋草、地錦草、敗醬、防己、葎草、猫兒眼睛草、【穀菜】大豆瀝、黃豆油、秫米，炒黑。小麥，燒。胡麻油、蕓薹子油，已上或塗，或洗，或服。胡麻，生嚼，塗坐板瘡。絲瓜皮，焙，研燒酒，塗坐板瘡。粟米泔、灰藋、藜葉、冬瓜藤，並洗疥癬。韭根，炒黑。蕹葉，煮。蒜、馬齒莧、絲瓜葉，擦。土菌灰、杏仁、桃葉、桃仁、鹿梨根、楤桲木皮、銀杏，嚼。并塗疥癬。胡桃，同雄黃、熟艾擣，裹陰囊。山查、楊梅樹皮、樟材、釣樟、柳華及葉，並洗疥癬。楓香，同黃蘗、輕粉塗。松脂，同輕粉擦。乳香、沒藥、血竭、皂莢，煮豬肚食。樟腦、盧會、黃蘗、樗根白皮，及葉。楸樹皮葉、海桐皮、楝實及根、蕪荑、大風子，並殺疥癬蟲。榆白，擣涎，塗疥癬蟲瘡。柏油，塗小兒衣，引瘡蟲。○亦同水銀擦。槿皮，醋調搽癬，或浸汁磨雄黃。巴豆，擦癬。○同膩粉點疥。楮葉，擦癬。烏藥、樸木、槐葉、檀皮、桑瀝、荊瀝、松瀋、柏油、胡頹根、欒荊、鼠李子、木綿子油，並塗疥癬。【水土】秋露，調藥。半天河水、梅雨水、溫泉、碧海水、鹽膽水，並洗疥癬頑瘡。燕窠土、烟膠，搽牛皮風癬。【金石】輕粉，牛皮癬，酒服半錢。○小兒癬，同豬脂塗。雌黃，同輕粉、豬脂，塗牛皮頑癬。明礬，榴皮蘸，摻牛皮癬。胡粉，摻疥癬。○黃膿瘡，同松香、黃丹、飛礬，熬膏貼。水銀，同胡粉，塗瘑疥蟲癬。○同蕪荑塗。○同大風子塗。銀朱，同牛髓、桐油，殺疥癬蟲。艕船灰，同牛屎，熏下身癬。礬紅，同螺螄、槿皮，塗癬。硫黃，雞子油，搽疥癬。○煅過，摻頑瘡。鐵落、鐵鏽、青琅玕、朱砂、雄黃、熏黃、石油、黃礬、綠礬、砒霜、鹽藥、戎鹽，並入塗摻藥。石灰、繭鹵汁，並洗疥癬，殺蟲。斑蝥，同蜜，或浸醋塗。五倍子，一切癬瘡，同枯礬塗。青腰蟲，殺蟲。紫礦、【介鱗】蚌粉，並塗疥癬濕瘡。鱧魚，釀蒼耳，淡煮食。鱔魚肝，炙食。河豚子肝，同蜈蚣燒，摻疥癬。黿甲，疥癬死肌，炙，浸酒服。魚鮓，塗蟲瘡。海鰕、鱓魚、鰻鱺，並塗。白花蛇，入丸、散。烏蛇，入丸、散。蚺蛇，食。自死蛇，燒。蝮蛇，燒。鯪鯉甲、黿甲、蟹膏、田螺、螺螄、【禽獸】雞冠血、抱出雞子殼灰，並塗疥癬。鴛鴦，炙貼。鴿、豬肚，皂莢同煮食。狐肉及五臟，作臛食。鼹鼠，煮食。豬脂，煎芫花，殺疥蟲。牛蹄甲，同驢屎燒，傅牛皮風癬。驢屎，燒，傅濕癬。驢脂、羊脂、牛脂、野豬脂、獖脂、狖脂，並塗。羚羊角、虎骨、兔骨、諸朽骨，並洗、塗。鼬鼠，煎膏。狒肉，炙貼。並主疥癬。舊靴鞋底灰。同輕粉、皂礬，搽癬。

【熱瘡】【草部】敗醬、暴熱火瘡赤氣。葛根、傅小兒熱瘡。葵花、小兒蓐瘡。剪春羅，傅火帶瘡。積雪草、惡瘡赤熛。仙人草、産死婦人塚上草、並治小兒酢瘡，頭小面硬者。青黛、藍葉、酸漿子、龍葵、野菊根、天花粉、同滑石。黃藥子、【菜穀】絲瓜汁、調辰沙。生百合、並塗天泡熱瘡。○花同。麥麩、塗熱瘡。芋苗灰、擦黃水瘡。赤小豆、洗。羅勒灰、【果木】桃仁、並傅黃爛瘡。茱萸、煎酒，拭火爛瘡。蓮房灰、和井泥。荷花、並貼天泡瘡。枸杞葉、塗火赫毒瘡。梓白皮、小兒熱瘡。○葉、傅手足火爛瘡。荊莖、灼瘡發熱，焱瘡有效。黃蘖、入礬。蕪荑、【金石】滑石、並塗熱瘡。鐵漿、時氣生瘡內熱者，飲之。生鐵、小兒熛瘡，燒，淬水浴。蚯蚓泥、炒。無名異、並塗天泡濕瘡。銀朱、和鹽梅塗。【鱗介】青魚膽、田螺、並塗熱瘡黃水。【禽獸】蜆肉、諸小熱瘡，年久不愈，多食之。鴨糞、同雞子白，塗熱瘡。羚羊角灰、身面卒得赤斑或熛子，不治殺人，雞子白和塗。羊膽、時行熱熛瘡，和酢服。酪、塗身面熱瘡肌瘡。牛屎、燒，傅小兒爛瘡。亂髮。孩兒熱瘡，以雞子黃同熬乾，待有液出，取塗瘡，粉以苦參。

【瘑瘡】桃花、瘑瘡生手足間，相對生，如茱萸子，疼癢浸淫，久則生蟲，有乾濕二種，狀如蝸牛，同鹽擣傅。桃葉、同醋。臘餳、鯽魚、生擣。蠶蛹、海豚魚、白犬血、豬髓、牛屎、荊瀝、雄黃、流黃、水銀、同胡粉。燕窠土。並塗瘑瘡及癬。

【手瘡】熱湯、代指，生指甲旁，結膿脫爪。初時，刺湯中浸之，或刺熱湯七度，冷湯七度，或刺熱飯中二七度，皆良。甘草、地榆、蜀椒、蔥、鹽、芒消、並煎湯，漬代指。硇砂、唾、麪和成。蜜蠟、梅核仁、和醋。人尿、和醋。魚鮓、和烏梅杵。豬膏、和白堊土。羊膽、並塗代指。藍汁、服之，主瘭疽喜著十指，狀如代指，根深至肌，腫痛應心，能爛筋骨，毒散入臟，能殺人。宜灸百壯，或烙令焦。俗名天蛇毒，南人多病之。葵根、汁。升麻、汁。蕓薹、汁。竹瀝、犀角、汁。青黛、並溫服，主瘭疽。鹽湯、醋湯、臘餳、並浸瘭疽。大麻仁、炒。麻油滓、黑大豆、生。蔓菁子、酸模、無心草、車脂、同梁上塵。竈突土、同梁上塵。土蜂窠、同乳香，醋。燕窠土、同胎兒屎。白狗屎、灰。虎屎、灰。馬骨、灰。豬膽、牛耳垢、蜈蚣、焙研，豬膽調。皂莢、灰。田螺、鯽魚、同亂髮，豬脂，熬膏。○並傅瘭疽。水蛇皮、裹天蛇毒，數日當有蟲出如蛇狀。海苔、麥醋糟、炒末，並傅手背腫痛。生薑、苦酒煮，塗手指赤色，隨月生死。羊脂、塗脾橫爪赤。豬胰、青琅玕、真珠、並塗手足逆臚。艾葉、牛屎、並熏鵝掌風。椒根、燒酒、灰湯、並洗鵝掌風。油胡桃、擦鵝掌瘡。鼈甲、燒，傅人咬指爛。

【足瘡】綠礬、甲疽，因甲長侵肉，或割甲傷湯水，腫潰出水，甚則浸淫趾跌，經年不愈。鹽湯洗淨，煅研，厚傅之，即日汁止，十日痂落。○女人甲疽肉突，煎湯洗之，并同雄黃、流黃、乳香、沒藥，摻之。石膽、煅。硇砂、同礬。乳香、同石膽。血竭、熏黃、同蛇皮灰。牡蠣、生研服，并傅。虎骨、橘皮湯洗後，油和傅。蛇皮、燒，同雄黃傅。黃芪、同薗茹、豬脂、苦酒，熬膏塗。知母、蘪銜、烏頭、鬼針、胡桃樹皮、灰。馬齒莧、並傅甲疽。黑木耳、貼肉刺，自腐。茛菪子根、汁。血見愁、紅花、同地骨皮。没石子、同皂莢灰，醋和。皂礬、煅。白礬、同黃丹、朴消。羊腦、同新酒糟。人虱、黑白各一枚。○並塗肉刺。燖雞湯、洗雞眼。茶末、荊芥葉、擣，或燒灰。蚌粉、滑石、同石膏、礬。花乳石、同黃丹、水粉。白礬、同黃丹。鵝掌皮灰、並傅足趾丫濕爛瘡。糞桶箍灰、傅脚縫瘡血出不止。生麨、半夏、並塗遠行足跰，一夜平。草烏頭、遠行足腫，同細辛、防風，摻鞋內。茄根、洗夏月趾腫不能行。草鞋、遠行足腫，尿浸濕，置燒熱磚上踏之，即消。黃牛屎、足跟腫痛，入鹽炒奄。牛皮膠、足底木硬，同薑汁、南星末，調塗，烘之。朴消、女人紮足，同杏仁、桑白皮、乳香，煎湯浸之，即爽。黃蘗、猪膽浸晒，研末。白附子、末。煙膠、油調。輕粉、並傅。銀朱、同黃蠟作隔紙膏。蚯蚓糞、同芒消傅。皂莢、熔。烏桕根、末傅。○並主足上風瘡濕痒。男子頭垢、女人足上裙風瘡，和桐油，作隔紙膏貼。木鼈子、濕瘡足腫，同甘遂，入猪腎煮食，下之。食鹽。手足心毒，同椒末、醋塗。

【胻瘡】即臁瘡。艾葉、燒烟，熏出惡水。或同雄黃、布燒。○或同荊葉、雞屎，坑中燒熏，引蟲出。翻白草、煎洗。菝葜葉、椒、鹽水煮貼。野園荽、同輕粉、桐油貼。金星草、刮星〔傅〕。覆盆葉、漿水洗，傅。馬勃、蔥湯洗，傅。烏頭、同黃蘗，末傅。懸鈎子葉、同地薕葉、食鹽杵貼。桑耳、同楮耳、牛屎菰、髮灰，傅。櫧葉、一日三貼。冬青葉、醋煮貼。黃蘗、同輕粉、猪膽貼。柿霜、同柿蒂灰傅。桐油、日塗。○或入輕粉，或入髮熬化。○脚肚風瘡如癩，同人乳掃之。地骨皮、同甘草節、白蠟、黃丹、香油，熬膏貼。左脚草鞋、燒灰，同輕粉傅。陳棗核、燒。老杉節、燒。白棘葉、末。白膠、血竭、白堊土、煅。蚯蚓泥、同輕粉。伏龍肝同黃蘗、黃丹、輕粉、赤石脂，貼。胡粉、炒，同桐油。黃丹、同黃蠟、香油，熬膏。密陀僧、同香油。銀朱、同黃蠟攤膏。○同古石灰、松香、麻油，化膏貼。古石灰、雞子油和煅過，桐油調，作夾紙膏貼。無名異、同黃丹。鹽中黑泥、煅。銅綠、黃蠟化拖隔紙。艙船灰、煅，同輕粉末。蜜蠟、五枝湯洗後，攤貼十層。生龜殼、燒灰，入輕粉、射香塗。雞子黃、同黃蠟煎。雞內金、貼，十日愈。羊屎、燒，同輕粉，末。牛包衣、燒。虎骨、末傅，薑汁先洗。馬頰骨、燒。鹿角、燒。人骨、燒。人頂骨、同龍骨、流黃。頭垢、作餅貼，或入輕粉。○又同枯礬、猪膽塗。亂髮、桐油炙乾，同水龍骨煅，桐油和。牛蹄甲灰、冷臁口深，同髮灰、輕粉、黃蠟、京墨，作膏貼。百草霜、熱臁口厚，同輕粉、麻油，作隔紙膏貼。貒猪屎、胻疽深敗，百方不效，蝕去惡肉，燒末，填之取效。白蔄茹、同雄、硫、礬，末傅。蝕惡肉盡，乃用上方。酸榴皮、煎洗。百藥煎、脚肚細瘡，久則包脚出水，唾塗四圍。馬齒莧、臁瘡生蟲，蜜調傅，一夜蟲出。○同蔥白、石灰，擣團陰乾，研傅。泥礬、同牛羊肚傅。生鯉魚、鱣魚腸、鯽魚、同皂莢、穿山甲、末。鱧魚、鰕、同糯飯。蝦蟆、同亂髮、豬脂煎化，入鹽塗。○並引蟲出。烏雞骨、同三家桮木，三家甑單，燒，導瘡中碎骨自出。牛膝。久成漏瘡，酒服。

諸瘡下 頭瘡，軟癤，禿瘡，煉眉，月蝕，疳瘡，薑瘡，陰疳，陰瘡。

【頭瘡】菖蒲、生塗。艾灰、蓼子、同雞子白、蜜。鏡面草、同輕粉、麻油。雞腸草、燒灰，同鹽。蒺藜、苦參、木耳、蜜和。小麥、燒傅。紅麴、嚼塗。胡麻、嚼塗。糯飯、入輕粉。豆油、豆豉、薄汁，和泥包燒，研塗。烏梅、燒。杏仁、燒。桃梟、燒，入輕粉。檳榔、磨粉。黃蘗、枳實、燒研，同醋。肥皂、燒，同輕粉、麻油。木芙蓉、油和。烏桕根、同雄黃。鬼齒、燒，同輕粉。百草霜、同輕粉。竈下土、同十字道上土，等分。燕窠土、同射香。輕粉、葱汁調。白礬、半生半枯，酒調。雄黃、皮鞋底、煮爛塗。或燒灰，入輕粉。草鞋鼻灰、尿桶上垢、炒。蜂房灰、脂和。蠶退紙灰、入輕粉。蛇退灰、同上。象肉、灰。牛屎、灰。五倍子、同白芷。桑蛀屑、同輕粉、麻油。地龍、同輕粉。蜜蜂、研塗。鯽魚、釀附子，炙，和蒜研。或釀髮炙。鹹魚、油煎取滓。海螵蛸、同輕粉、白膠香。鼈甲、燒。甲香、甲煎、豬腎、摻輕粉、五倍子，燒研。豬胴髓、入輕粉。熊脂、並塗肥瘡、爛瘡。古松薄皮、小兒胎風頭瘡，入豉少許，燒，同輕粉，油〔調〕塗。榆白皮、晒研，醋和綿上，貼頭面瘡，引蟲。兔絲苗、何首烏、馬齒、並煎湯洗。桃花。頭上肥瘡，爲末，水服。

【軟癤】蒼耳葉、同生薑杵。胡麻、燒焦，熱嚼。蕓薹子、同狗頭骨灰，醋和。白梅、燒，同輕粉。松香、同蓖麻、銅青。白膠香、同蓖麻，入少油，煎膏。石灰、〔和〕雞子白煅傅。茄、半個，合之。五倍子、熬香油。蜂房、燒，同巴豆，熬香油。桑螵蛸、炙研，油和。雞子殼、燒，入輕粉。豬鬃、同貓頸毛燒，入鼠屎一粒，研。線香、益母草、末。葛蔓、灰。大芋、研。鼠粘葉、貼。天仙蓮葉、杵。赤小豆、末。糯飯、燒。桃奴、燒。肥皂、研。山黃楊子、研。枯礬、油和。木芙蓉、末。白瓷、末。水龍骨、燒。蚯蚓泥、油和。蝦蟆、灰。鱖魚尾、貼。雀屎、水和。男子屎。臘豬脂和。

【禿瘡】皂莢、藍、苦瓠藤、鹽、並煎湯洗。火炭、淬水。酸泔、馬肉、煎汁。馬屎、絞汁。馬尿、並洗頭。羊屎、煎水洗，仍末塗。羊蹄根、擦。蒜、擦。桃皮汁、日服，并塗。桑椹汁、日服，治赤禿，先以桑灰汁洗。香薷、汁，和胡粉。貫衆、燒研，或入白芷。黃葵花、同黃芩、大黃，末。雞窠草、同白頭翁花、豬脂和。麥麪、同豆豉，醋。豆豉、同屋塵煅，入輕粉。桃花、末，或同椹。桃奴、同黑豆，末。杏仁、七個，青錢一個，搗爛，燈油調塗。甘蔗、燒，同柏油。茱萸、炒焦，同輕粉。楸葉、搗，或入椿、桃葉。樟腦、同花椒、脂麻塗，先以退猪湯洗。松脂、同黄蠟、麻油、石緑，熬膏貼。燕窠土、同蠮螉窠。百草霜、入輕粉。煙膠、同礬。膽礬、同朱砂、猪脂，入硇砂少許。輕粉、同黄蠟，鵝油塗。○同煙膠，油調。○同葱汁。緑礬、同苦楝子燒傅。○同輕粉、淡豉傅。慈竹蟲、同水泉研塗。鯽魚灰、醬汁和，或入雄黄末。雄雞屎、和醬汁、醋。羊髓、入輕粉。人髑髏、同大豆炒研。人屎、灰。赤馬皮、灰。馬蹄、灰。馬骨、灰。牛角、灰。牛屎、灰。猪屎、灰。猪懸蹄、灰。鼠屎、灰。虎骨、末。葶藶、末。藜蘆、末。莽草、芫花、末。葦灰、大豆、炒焦。大麻子、炒焦。蕪菁葉、灰。皂莢灰、慈竹籜、灰。苦竹葉、灰。苦參、末。蛇銜、末。藎草、末。蜀羊泉、銀朱、雄黄、雌黄、鵝掌皮、灰。鴿屎、並用猪脂或香油調塗。胡荽子、土細辛、梁上塵、並用香油調塗。山豆根、水調。馬齒莧、灰，或熬膏。瓜蒂、熬膏。葱、蜜、紫草、煎汁。陳油滓、雞子黄、熬油。榆白皮、醋和，引蟲。莪菜、竹筒煨，擣。木綿子、燒油。猪膽、筒盛香油煨沸，下膽塗。猪肚、猪脬、羊脬、羊脯、熊腦、猬脂、牛脂、羊脂、白馬脂、小兒胎屎、並搨秃，引蟲。猫屎、燒灰，傅鬼舐頭。絲瓜葉。汁，塗頭瘡生蛆。

【鍊眉】即鍊銀癬。黄連、研末，油調塗。盌内艾烟熏過，入皂礬一粒，輕粉少許，塗之。兔絲子、炒研。小麥、燒黑。巵子、炒研。百藥煎、同生礬，末。穿山甲、炙焦，研，入輕粉。猪骺髓、入輕粉、白膠香。黑驢屎、灰。坩鍋末、同輕粉。○並油調塗。麥麩。炒黑，酒調。

【月蝕】生于耳、鼻、面及下部竅側，隨月盛衰，久則成疳。小兒多在兩耳。黄連、末，或加輕粉、蛇牀子。青黛、末，或加黄檗。薔薇根、同地榆、輕粉。土馬騣、同井苔。馬齒莧、同黄檗。肥皂莢、灰，同枯礬。苦竹葉、灰，同猪脂。緑豆粉、同枯礬、黄丹。東壁土、同胡粉。輕粉、棗包，煅。白礬、同黄丹。曾青、同雄黄、黄芩。流黄、同斑蝥，蔄茹。蝦蟆、灰，同猪膏。○同流黄、枯礬。兔屎、入蝦蟆腹中，煅研。虎骨、生研，同猪脂。蛇蜕、灰。鰾膠、灰。龜甲、灰。甲煎、雞屎白、炒。馬骨、灰。敗鼓皮、灰。角蒿、灰。救月杖、灰。救月鼓椎、灰。月桂子、寡婦牀頭土、蚯蚓泥、胡粉、屠几垢、寒食泔、淀。生白米、嚼。薤、醋煮。雞子黄、炒油。天鵝油、調草烏、龍腦。醍醐、羊脂、熊膽、猪膽、雞膽、並塗耳面月蝕疳瘡。醋、同油煎沸，傅之，二日一易。羚羊鬚、小兒耳面香瓣瘡，同白礬、荆芥、小棗，入輕粉傅之。茱萸根、同薔薇根、地榆，煎水洗。地骨皮、洗并摻。蠟燭。照之，使熱氣相及。

【疳瘡】黄連、同盧會、蟾灰。○同款冬花。桔梗、同茴香燒灰。黄礬、同白礬、青黛燒。馬懸蹄、灰，入射香。藍澱、並塗口鼻急疳。甘松、同輕粉、盧會，摻猪腎，貼急疳。雄黄、同銅綠。○同葶藶。○同天南星。○同棗燒。○並塗走馬急疳。銅青、同人中白，傅走馬疳。○同枯礬。○同蜘蛛、射香。並傅牙疳。砒霜、同石碌。綠礬、煅，入射香。五倍子、燒研。○同枯礬、青黛。百藥煎、同五倍、青黛煅，入銅青。人中白、煅，入射。○同銅青、枯礬。○同壁錢燒。○並塗走馬疳。鯽魚、釀砒燒，傅急疳。○釀當歸燒，摻牙疳。○膽，滴小兒鼻，治腦疳。雞內金、燒。魁蛤、灰。貝子、海螵蛸、豬䐑髓、海桐皮、熊膽、牛骨、灰。牛耳垢、輕粉、白礬、石鹼、並主口鼻疳瘡。人屎、疳蝕口鼻，綿裹末貼，引蟲。羅勒、同輕粉、銅青，塗鼻疳赤爛。○同輕粉、密陀僧，主牙疳。黃蘗、同銅青。○同大棗煅研。柳華、燒，入射。橄欖、燒，入射。橡斗、入鹽燒。大麻仁、嚼。蒲公英、雞腸草、繁縷、薔薇根、胡桐淚、樗根皮、青黛、杏仁油、並塗口鼻疳𧏾。飛廉、燒，傅口疳、下疳。角蒿、灰，塗口齒疳，絕勝。鼠李根皮、同薔薇根熬膏，日含，治口疳，萬不失一。○疳蝕口鼻及脊骨，煮汁灌之。烏疊泥、同雄黃、貝母。○同蓬砂。鉛白霜、同銅青，入少礬。蓬砂、蠶繭、同白礬。○同礬、雞內金、鍋盖垢。蚺蛇膽、入射。鼈甲、灰。並塗口齒疳。蠶退紙、灰，同射香，傅牙疳。○同乳香、輕粉，傅一切疳瘡。紫荊皮、塗鼻疳。鹽、同麵煅。盧會、並吹鼻疳。丁香、吹鼻，殺腦疳。含汁，治齒疳。馬屎、汁。驢屎、汁。馬尿、驢尿、並漱口鼻疳蝕。銀屑、生地黃、並煎水，入鹽，洗口鼻疳蝕。胡粉、葵根、灰。蒸糯米氣水、並塗身面疳瘡。白殭蠶、炒研，和蜜。晚蠶蛾、入射。並傅風疳。地骨皮、作撚，紝年久疳瘻，自然生肉。羊羔骨、灰，同雄黃、射香，填疳瘡成漏。羖羊脂、同莨菪子燒烟，熏疳孔。馬夜眼、末，納孔中，永斷。亦燒研，塞。羊膽、小兒疳瘡，和醬汁灌入肛內。沒食子、末，吹肛內，主口鼻疳。豬肝、牙疳危急，煮，蘸赤芍藥，任意食之。後服平胃藥。羯羊肝、赤石脂煮食。猫頭灰、酒服。升麻、煎汁。艾葉、煎汁。浮石、火煅醋淬，同金銀花，末服。鰻鱺。煮食。並主疳𧏾。

【𧏾瘡】蕙草、狐惑食肛，默臥汗出，同黃連、酸漿，煎服。赤小豆、生芽，爲末。萹蓄、煮汁。蛇苺、汁。烏梅、炒，丸。桃仁、鹽、醋煎服。升麻、雲實、末。馬鞭草、汁。蒜、並主下部𧏾瘡。牡丹、下部生瘡已洞決者，研末，湯服。生漆、一合，入雞子連白吞之，吐下蟲出。豬膽、醋熬，飲三口，蟲死便愈。亦灌肛內，利出蟲物。○同蜜熬稠，作挺納入。茱萸、下部痔𧏾，掘坑燒赤，以酒沃之，內茱于中，坐熏，不過三次。桃葉、同梅葉蒸熏。艾葉、燒烟熏。食鹽、炒熨。槲皮、同櫟皮熬膏。桃白皮、煎膏。木鼈子、磨水。大棗、和水銀研。荇葉、杵。楝皮、苦參、稀薟、青葙葉、樗白皮、牡荊子、皂莢、灰。飛廉、灰。角蒿、灰。青蛙、同雞骨燒灰。蝮蛇、灰。馬懸蹄、灰。豬脂、犬脂、犬心、並導納下部。蜣蜋、同牛屎、羊肉，杵納，引蟲。雞內金、鯽魚骨、雄黃、雌黃、流黃。並傅。

【陰瘑】甘草、同槐枝、赤皮葱、大豆，煎汁，日洗三次。槐皮、煎汁。漿水、肥猪腸、溝中惡水、並洗後傅藥。黃連、同黃檗，傅陰瘑欲斷。黃檗、猪膽汁炙，研，入輕粉。苦參、同蠟茶、蛤粉、密陀僧、猪脂，塗。蒲黃、同水銀。燈草、灰，同輕粉、射香。胡黃連、同孩兒茶。綠豆粉、同蟾灰、燕脂。棗核、同髮燒。橄欖、燒。銀杏、嚼。胡麻、嚼。杏仁、油。訶子、同射。故網巾、灰，同孩兒茶。黃薔薇、葉，焙。飛廉、末。地骨皮、末。桐油繳紙、灰。蚯蚓泥、同豉，作餅。○同繁縷灰，作餅貼。烏疊泥、同輕粉、片腦。○或加真珠。輕粉、末。爐甘石、煅，同孩兒茶。○同黃丹、輕粉。礬石、同麻仁，末。黃丹、同枯礬。密陀僧、同青黛、海粉、黃連。五倍子、同枯礬。○同花椒、茶。○同鏡鏽。田螺、燒，同輕粉、腦、射。雞內金、燒。○或同蠶繭、白礬、鍋盖垢，燒。抱出雞子殼、燒，或入輕粉。○外腎癰瘑，同黃連、輕粉。蝦蟆、灰，同兔屎。駝絨、灰，同黃丹。人中白、同枯礬、銅青，煅研，入蜜炙黃蘗、冰片。天靈蓋、煅。○或入紅棗、紅褐同燒。頭垢、蠶繭內燒。鬼眼睛、燒。爛蜆殼、燒。貝子、燒。海螵蛸、龍骨、百藥煎、鯽魚膽、象皮、灰。猫骨、灰。虎牙、生。猬皮、灰。鼬鼠、灰。髮灰、流黃、赤石脂、銅青、並塗下疳陰瘑。鼠李根皮、同薔薇根煮汁，熬膏塗。母猪屎、燒，傅男女下疳。室女血衲、燒，傅男子陰瘡潰爛。

【陰瘡】甘草、煎蜜，塗陰頭粟瘡，神妙。青黛、地骨湯洗，同款冬、射，末塗。胡粉、杏仁或白果炒過，研塗。○陰瘡浸淫，同枯礬。白礬、同麻仁、猪脂。黃礬、同射。没石子、燒。荷葉、灰，同茶。田螺、灰，同輕粉。鼈甲、灰。油髮、灰塗。亦可米湯服。爛蜆殼、燒。蚌粉、燒。鯉魚骨、燒。鰾膠、燒。海螵蛸、鯉膽、鯽膽、並塗陰頭妬精瘡。蚯蚓泥、同豉。○外腎生瘡，同綠豆粉塗。蜂蜜、先以黃檗水洗，乃塗。猪脬、煅，入黃丹。牛蹄甲、灰。馬骨、灰。並傅玉莖瘡。木香、同黃連、密陀僧。雞腸草、燒，同蚯蚓泥。○並塗陰瘡壞爛。黃檗、同黃連煎水洗。仍研末，同猪膽搽。松香、同椒，燒油。五倍子、同蠟茶、輕粉。紫梢花、孔公孽、蒲黃、並塗陰囊瘡濕痒。黃連、同胡粉。大豆皮、狗骨、灰，狗屎、灰，人屎、灰。○並傅小兒陰瘡。青紙、貼。皂莢、燒熏。麥麪、小兒歧股生瘡，連囊濕痒。蛇牀子、同浮萍、荷葉，煎汁洗。狼牙草、越瓜、蜀椒、茱萸、五加皮、槐枝。並煎水洗。

外傷諸瘡漆瘡，凍瘡，皴裂，灸瘡，湯火瘡。

【漆瘡】蜀椒、洗。○塗鼻孔，近漆亦不生瘡。芥、莧、薄荷、山查、茱萸、荷葉、杉材、黃櫨、柳葉、鐵漿、新汲水、並洗。韭、汁。白菘、汁。雞腸草、汁。蜀羊泉、汁。井中苔、萍、藍、汁。貫衆、末。苦芙、末。秫米、末。無名異、末。白礬、化湯。石蟹、磨汁。芒消、化。蟹黃、化。豬脂、羊乳、並塗。豬肉。內食肉，外嚼糯米塗。【凍瘡】甘草、煎水洗，塗以三黃末。麥苗、煮汁。茄根莖葉、煮汁。馬屎、煮汁。酒糟、浸水。米醋、熱湯、並浸洗。薑汁、熬膏。桐油、熬髮。鼠、熬豬脂。附子、麫調。大黃、水調。黃蘗、乳調，或加白斂。藕、蒸杵。柏葉、炙研。松葉、炙研。橄欖、燒。老絲瓜、灰。蟹殼、灰。鵝掌黃皮、灰。原蠶蛾、蜜蠟、化。鴨腦、雞腦、雀腦、蒿雀腦、豚腦。並塗抹。【皴裂】臘酒糟、同豬脂、薑汁、鹽，炒熱摻之。五倍子、同牛髓塗，或同牛鼻繩灰填之。銀杏、嚼。白及、嚼。鐵爇、獺足、灰。白鵝膏、豬膏、牛腦、馬鬐膏、狼膏、鷓鴣膏、並塗。牛皮膠、塗尸脚裂。雞屎、煮汁，浸尸脚裂。蜀椒、煮洗。含水藤、汁洗。酒。化豬腦，或膏洗。

【灸瘡】黃芩、灸瘡血出不止，酒服二錢，即止。白魚、灸瘡不發，作膾食。青布、灰。鱧腸、並貼灸瘡。薤白、煎豬脂塗。荼菜、茅花、瓦松、木芙蓉、楸根皮葉、車脂、海螵蛸、牛屎、灰。兔皮及毛、並塗灸瘡不瘥。鷹屎白、灸瘡腫痛，和人精傅。竈中黃土。煮汁淋洗。【湯火傷瘡】柳葉、湯火毒入腹，熱悶，煎服。皮、燒傅。人尿、火燒，不識人，發熱，頓飲一二升。生蘿蔔、煙熏欲死，嚼汁咽。又嚼，塗火瘡。當歸、煎麻油、黃蠟。丹參、同羊脂。地黃、同油、蠟熬膏。甘草、蜜煎。大黃、蜜調。蓖麻仁、同蛤粉。苦參、油調。白及、油調。黃葵花、浸油。赤地利、滅痕。蛇莓、止痛。大麥、炒黑。小麥、炒黑。麥麪、同巵子研。蕎麥、炒研。胡麻、生研。綠豆粉、黍米、炒。粟米、炒。蒸餅、燒。白餳、燒。胡桃、燒。楊梅樹皮、燒，和油。烏桕木皮、灰。榆白皮、嚼。黃櫨木、燒。杉皮、燒。松皮、燒。柏根白皮、煎豬脂。柏葉、止痛，滅痕。巵子、雞子白調。木芙蓉、油調。山茶花、油調。經霜桑葉、燒。木炭、磨汁。甘鍋、入輕粉。餅爐灰、油調。鐵鏽、竹油調。銀朱、菜油調。赤石脂、同寒水石、大黃，水調。雲母石、同羊髓。金剛石、磨水。赤土、磨水。蚯蚓泥、菜油調。井底泥、烏古瓦、胡粉、青琅玕、寒水石、燒。石膏、古石灰、炒。甘蔗油、劉寄奴、蜀葵花、葵菜、白斂、浮萍、景天、龍舌草、佛甲草、垣衣、灰。石苔、灰。井中苔、藍、菰根、稻草、灰。生薑、敗瓢、灰。黃瓜、化水。茄花、絲瓜葉、汁。櫸葉、槐實、荊莖、灰。桐油、雞子黃、熬油。鱒魚、蒸油，埋土中七日收。蜂蜜、同薤白杵。豬膽、調黃蘗。牡鼠、煎油。虎骨、炙研。○屎中骨同。豬毛、尾，同燒灰，和膠。鹿角膠、化。黃明膠、牛屎、濕塗。烏氈、灰。蜀水花、蠶蛾、海螵蛸、鯉魚、爛螺殼、燒。蛤粉、人精、和鷹屎白，或女人精，塗。人中白、並塗。食鹽、但湯火傷，先以鹽摻護肉，乃用塗藥。海蛇、貼。梨、貼之，免爛。皂礬、化水洗，疼即止。醬汁、米醋、並洗，以滓傅。薄荷、汁。黃蘗、末。並塗冬月向火，兩股生瘡濕痒。

金鏃竹木傷

【內治】大黃、金瘡煩痛，同黃芩，丸服。甘草、三七、當歸、芎藭、藁本、白芍藥、羌活、紅藍花、牛膝、鬱金、並酒服，活血止痛。木通、煮汁釀酒。烏韭、垣衣、並漬酒服。紫葛、每始王木、桑寄生、故綿、黑大豆、並煎水服。赤小豆、醋漬炒，研。炒鹽、酒服，主血出多。童尿、熱服，止血。所出血、和水服。没藥、未透膜者，同乳香、童尿、酒，煎服。牡丹皮、末服，立尿出血。葱汁、同麻子煮服，吐敗血。薤白、生肌。蕉子、生食，合口。五子實、宜食。檳榔、金瘡惡心，同橘皮，末服。薔薇根、爲末，日服，生肌止痛。金瘡小草、擣服，破血生肌。楊白皮、水服，并塗，止痛。棘刺花、金瘡內漏。雄黃、金瘡內漏，同童尿服五錢，血化爲水也。花蕊石、童尿、酒服，并摻之，血化爲水，不作膿。杏仁、金瘡中風，蒸，絞汁服，并塗之。大蒜、金瘡中風，煮酒服，取汗。米醋、金瘡昏運。琥珀、金瘡悶絕，尿服一錢。蝙蝠、燒，末，水服，當下血水。女人中衣帶、金瘡犯內，血出不止，五寸，燒灰，水服。人勢、下蠶室人，瘡口不合，取本勢燒存性，研末，水服。玳瑁、甲，煎汁。或刺血熱飲。黿筒、煎汁。貝子、燒研，水服。白鴨通、汁。人屎、汁。月經衣、燒灰，酒服。褌襠汁、並解藥箭毒。牡鼠肉、箭鏃入肉，燒研，酒服，瘡痒即出。生地黃、毒箭入肉，丸服，百日自出。豬腰子、毒箭傷，磨酒服，并塗。半夏、金刃箭鏃入骨肉，同白斂，末服。王不留行、瞿麥、並主竹木入肉，研末，水服，并傅。酸棗仁。刺入肉中，燒末，水服，立出。

【外治】石灰、傅金瘡吐血，定痛神品。○或同大黃末，或同槐花末，或同苧麻葉擣收，或同麻葉、青蒿擣收，或同韭汁收，或同晚蠶蛾擣收，或同牡鼠擣收。松煙墨、釜底墨、百草霜、石炭、門臼灰、寒水石、同瀝青。雲母粉、香爐灰、無名異、石鹽、蜜栗子、烏疊泥、黃丹、或入白礬。銅屑、或入松脂。銅青、石青、石膽、慈石、硇砂、白礬、皂礬、蜜蠟、壁錢窠、貼。五倍子、紫鉚、白殭蠶、牡蠣、粉。蜘蛛、網。雞血、破生雞，揭之。牛血、傷重者，破牛腹納入，良久即甦也。象皮、灰，合創口。犬膽、狗頭骨、白馬通、馬屎中粟、天鵝絨、灰。人精、人屎灰、傅金瘡腸出。三七、內服外傅。白及、同石膏。苧葉、金星草、消腫。紫參、白頭翁、地榆、白芷、白微、劉寄奴、馬藺子、馬蘭、貫眾、夏枯草、澤蘭、大小薊、苦芺、狼牙草、艾葉、續斷、天南星、地菘、馬鞭草、漏蘆、車前草、青黛、天雄、鹿蹄草、鉤吻、野葛葉、蛇銜、蜀葵花、白斂、石韋、白藥子、地錦、蘿摩子、冬葵、王不留行、金瘡小草、葱白、炒封。或同蜜擣封，或煎汁洗之。糯米、浸七七日，炒研。稗根、生麪、胡麻、乾梅、燒。檳榔、同黃連、末。獨栗嚼。烏桕、荷葉、藕節、乳香、沒藥、血竭、元慈勒、降真香、或入五倍子。樫乳、質汗、琥珀、紫檀香、地骨皮、云止血，神妙。刺桐花、桑白皮、灰，和馬屎塗。亦煮汁服。○縫金瘡腸出。桑葉、同苧葉、金櫻葉，軍中名一捻金。桑皮汁、桑柴、灰。杉皮、灰。楮皮、灰。柳花、楮實、釣樟、緋帛、灰。綿紙、灰。撥火杖、灰。敗船茹、灰。甑帶、灰。燈花。並止血定痛。○楓香、傅金瘡筋斷。旋花根、金瘡筋斷，杵汁滴入，并貼。日三易，半月愈。蘇方木、刀斧傷指，或斷者，末傅，繭裹，數日如故。雞子白皮、誤割舌斷，先以套之。牛蒡根葉、傅之，永不畏風。鐵熱、塗金瘡，風水不入。朱鱉、佩之，刃劍不能傷。女人褌襠、炙熨，止血。熱湯、故帛染搵。冷水、浸之。並止血。人氣。吹之，斷血。○栝樓根、箭鏃針刺入肉，搗塗，日三易之。莨菪根、箭頭不出，爲丸貼臍。惡刺傷人，煮汁滴之。巴豆、箭鏃入肉，同蜣螂塗之，拔出。雄黃、鹽藥、山獺屎、並傅藥箭毒。薔薇根、蓖麻子、雙杏仁、獨栗子、黑豆、並嚼塗鏃刃針刺入肉不出。桑灰汁、鱗蛇膽、羊屎、同豬脂。車脂、石油、並塗針箭竹刺入肉。松脂、針入肉中，傅裹，五日根出，不痛不痒。鼠腦、針刺竹木入肉，搗塗即出。箭鏃針刀在咽喉胸膈諸處，同肝搗塗之。象牙、諸鐵及雜骨魚刺入肉，刮末厚傅，其刺自軟，箭物自出也。人爪、針折及竹木刺入肉，並刮末，同酸棗仁塗之，次日出也。齒垢、塗竹木入肉，令不爛。或加黑虱一枚。牛膝、白茅根、白梅、並嚼。鐵華粉、晚蠶蛾、蠷螋、馬肉蛆、魚鰾、並搗。鴉、炙研，醋調。雞毛、灰。烏雄雞肉、搗。陳熏肉、切片。鹿角、鹿腦、狐唇、狐屎、並塗竹木刺入肉。人尿。刺入肉，溫漬之。

跌仆折傷腸出，杖瘡。

【內治活血】大黃、同當歸，煎服。或同桃仁。玄胡索、豆淋酒服。劉寄奴、同玄胡索、骨碎補，水煎服。土當歸、煎酒服。或同葱白、荊芥，水煎服。三七、磨酒。虎杖、煎酒。蒲黃、酒服。黃葵子、酒服。五爪龍、汁，和童尿、酒服。婆婆針袋兒、擂水服，并傅。即蘿摩。何首烏、同黑豆、皂角等，丸服，治損寬筋。黑大豆、煮汁頻飲。豆豉、水煎。寒食蒸餅、酒服。紅麴、酒服。生薑、汁，同香油，入酒。補骨脂、同茴香、辣桂，末，酒服。乾藕、同茴香、末，日服。荷葉、燒研，童尿服，利血甚效。白萵苣子、同乳香、烏梅、白术，服，止痛。胡桃、擂酒。杏枝、松節、白楊皮、並煎酒服。甜瓜葉、琥珀、沒藥、桂、並調酒服。枎栘木皮、浸酒。夜合樹皮、擂酒服，并封之，和血消腫。松楊、破惡血，養好血。當歸、蓬莪茂、三棱、赤芍藥、牡丹皮、蘇方木、馬蘭、澤蘭、敗蒲、灰。童尿、酒服，不拘有無瘀血，推陳致新，勝于他藥。白馬蹄、燒研，酒服，化血爲水。羊角、沙糖水炒焦，酒服，止痛。鹿角、惡血骨痛,酒服,日三。黃明膠、同冬瓜皮炒焦,酒服,取汗。亦治多年損痛。雄雞血、和酒熱飲至醉,痛立止也。鴉右翅、瘀血攻心,面青氣短。七枚,燒研,酒服,當吐血愈。鮑魚、煎服,主損傷,瘀血在四肢不散者。水蛭、酒服,行血。或加大黃、牽牛,取利。麻油、入酒服。燒熱地卧之,覺即疼腫俱消。黃茄種、消青腫,焙,末,酒服二錢,一夜平。○重陽收,化爲水服,散惡血。猪肉。傷損血在胸膈不食者,生剉,温水送下一錢,即思食。

【內治接骨】骨碎補、研汁和酒服,以滓傅之。或研入黃米粥裹之。地黃、折臂斷筋損骨,研汁,和酒服,一月即連續。仍炒熱貼。白及、酒服二錢,不減自然銅也。黃麻灰、同髮灰、乳香,酒服。接骨木、煎服。賣子木、去血中留飲,續絕補髓。自然銅、散血止痛,乃接骨要藥。銅屑、酒服。古文錢、同真珠、甜瓜子,末,酒服。銅鉆鉧、水飛,酒服二錢,不過再服。生鐵、煎酒,散血。鐵漿粉、閃肭脱臼,同黍米、葱白,炒焦,酒服。仍水,醋調傅。無名異、酒服,散血。入乳、没接骨。烏古瓦、煅研,酒服,接骨神方。胡粉、同當歸、莪茂,末,蘇木湯服。䗪蟲、接骨神藥,擂酒服。或焙存性,酒服三錢。或入自然銅,末。○一用乳、没、龍骨、自然銅等分,麝香少許,每服三分,入乾䗪末一個,酒服。又可代杖,秘方。○又土鼈炒乾,巴豆霜、半夏等分,研末,每黃酒服一二分,接骨如神。䶉血、酒服,搗肉封之。蟹、擂酒,連飲數碗,以滓封之。半日,骨内有聲,即接。乾者,燒研,酒服。鶚骨、燒研,同煅過古錢等分,每酒服一錢,接骨極效。鶻骨、燒末,酒服二錢,隨病上下。鷹骨、同上。人骨、同乳香、紅絹灰,酒服。少婦髮。一團,包乳香一塊,燒過,酒服一字,妙。

【外治散瘀接骨】大黃、薑汁調塗,一夜變色。鳳仙花葉、搗塗,頻上,一夜即平。半夏、水調塗,一夜即消。附子、煎猪脂,醋塗。糯米、寒食浸至小滿,酒研。如用,水調塗之。白楊皮、血瀝在骨肉間,痛不可忍,雜五木煎湯,浸之。黃土、瘀血凝痛欲死,蒸熱布裹,更互熨之,死者亦活也。白礬、泡湯熨之,止痛。○閃出骨竅,同綠豆、蠶沙,炒傅。烏雞、一切折傷,獸觸胸腹者,連毛搗爛,醋和,隔布揭之,待振寒欲吐,徐取下。再上。牛馬血、折傷垂死,破牛或馬腹,納入,浸熱血中,即甦。苧葉、和石灰搗收。地黃、炒熱杵泥。燈心、嚼。牛膝、旋花根、紫蘇、三七、莨菪子、蛇牀、栝樓根、白斂、土瓜根、茜根、地錦、骨碎補、水萍、威靈仙、何首烏、稻穰、黍米、燒。麥麩、醋炒。麥麪、水和,並服。稗草、綠豆粉、炒紫。豆黃、豆腐、貼,頻易。酒糟、葱白、煨。蘿蔔、生薑、同葱白、麪炒。○汁,同酒調麪。桃仁、李核仁、肥皂、醋調。鹽楊梅、和核研。桑白皮、煎膏。降真香、麒麟竭、水桐皮、乳香、没藥、落雁木、質汗、桑葉、卮子、同麪搗。蜜栗子、石青、故緋、炊單布、蛤蚧、弔脂、海螵蛸、鰾膠、水煮。鼈肉、生搗。龜肉、攝龜、並生搗。熊肉、貼。羊脂、野駝脂、犛牛酥、牛髓、猪髓、並摩。黃牛屎、炒罨。白馬屎、炒署。諸杇骨、唾磨塗。猪肉、炙貼。牛肉、炙貼。烏氈、鹽、醋煮熱裹。並消瘀血青腫。紫荆皮、傷眼青腫，童尿浸研，和薑、芐汁，塗之。釜底墨、塗手搔瘡腫。母猪蹄、煮，洗傷撻諸敗瘡。栗子、筋骨斷碎，瘀血腫痛，生嚼塗之，有效。蟹肉、筋骨折傷斷絕，連黃擣泥，微納署，筋即連也。五靈脂、骨折腫痛，同白及、乳、没，油調塗。○接骨，同茴香。先傅乳香，次塗小米粥，乃上藥，帛裹木夾，三五日〔效〕。狗頭骨、接骨，燒研，熱醋調塗。牛蹄甲、接骨，同乳、没燒研，黃米糊和傅。蕓薹子、同黃米、龍骨，接骨。鞋底灰。同麪和。

【腸出】熱雞血、金瘡腸出，乾人屎末抹之，桑白皮縫合，以血塗之。慈石、金瘡腸出，納入。同滑石，末，米飲日服二錢。人參、脇腹腸出，急抹油，內入。人參、枸杞汁淋之，喫羊腎粥，十日愈。小麥、金瘡腸出，煮汁喫面。大麥、煮汁，洗腸推入，但飲米糜。冷水。墜損腸出，噴其身面則入。

【杖瘡】【內治】童尿、杖畢，即和酒服，免血攻心。三七、酒服三錢，血不冲心，仍嚼塗之。紅麴、擂酒服。大黃、煎酒服，下去瘀血。外以薑汁或童尿調塗，一夜黑者紫，二夜紫者白。無名異、臨時服之，杖不甚傷。䗪蟲、方見折傷。白蠟、酒服一兩。人骨、燒末，酒服。並杖不痛。【外治】半夏、未破者，水調塗，一夜血散。鳳仙花葉、已破者，頻塗，一夜血散。冬用乾。葱白、炒署。酒糟、隔紙署之。豆腐、熱貼，色淡爲度。蘿蔔、擣貼。羊肉、熱貼。猪肉、熱貼。芙蓉、同皂角、雞子白。綠豆粉、同雞子白。黃土、同雞子、童尿，不住上。石灰、油調，或和猪血，燒三次，研。滑石、同大黃、赤石脂。水粉、同水銀、赤石脂。雄黃、同密陀僧，或同無名異。乳香、煎油。或入没藥、米粉。牛蒡根葉、塗之，永不畏風。大豆黃、末。黍米、炒焦。馬齒莧、杵。赤龍皮、燒。五倍子、醋炒。血竭、密陀僧、香油熬膏。松香、黃蠟、並熬膏。雞子黃、熬油。猪膽、汁掃。未毛鼠、同桑椹浸油，掃之。黃瓜、六月六日瓶收，浸水掃之。猪蹄湯、洗。羊皮。臥之，消青腫。

五絶 縊死，溺死，壓死，凍死，驚死。

【縊死】半夏、五絶死，但心頭溫者，以末吹鼻，皆可活。皂莢末、五絶死者，吹其耳鼻。梁上塵、五絶死，吹耳鼻。葱心、五絶死，刺其耳鼻出血，即愈。藍汁、縊死，灌之。雞冠血、縊死者，徐徐抱住，解繩，不得割斷。安脚臥之，緊挽其髮，一人摩其胸脇，一人屈其臂及足脛。待其氣回，刺血滴入口中，即活。或桂湯亦可。雞屎白。縊死，心下猶溫者，酒服棗許。【溺死】皂莢、吹其耳鼻及綿包納入下部，出水即活。○梁塵亦可。食鹽、溺死，放大凳上，高其後脚，鹽擦臍中，待水流出，但心頭溫者皆活。石灰、裹納下部，出水。竈灰、埋之，露其七孔。白沙亦可。老薑。溺死人橫安牛背上，扶定，牽牛徐行。出水後，以薑擦牙。【壓死】麻油、墻壁物卒壓死，心頭温者，將身盤坐，緊提其髮，用半夏吹鼻取嚏，以油和薑汁灌之。餘同折傷。豆豉、跌死，煎服。童尿。熱灌。【凍死】竈灰。冬月凍死，略有氣者，炒灰，包熨心上，冷即換。待氣回，少與酒、粥。不可近火，即死。【驚死】醇酒。驚怖死，俗名嚇死，灌之。

諸蟲傷蛇虺，蜈蚣，蜂蠆，蜘蛛，螻蛄，蠮蝨，蚯蚓蝸牛，射工沙蝨，蛭螻蟻蠅，〔蚰蜒〕，辟〔除〕諸蟲。

【蛇虺傷】【内治】貝母、酒服至醉，毒水自出。絲瓜根、擂生酒飲醉，立愈。白芷、水服半兩，札定兩頭，水出即消。或同雄黃、射香、細辛、酒服。甘草、毒蛇傷人，目黑口噤，毒氣入腹，同白礬，末，冷水服二錢。蒜、一升，乳二升，煮食。仍煮童尿熱漬之。麻油、米醋、並急飲二盌，毒即散。兔葵、薺苨、長松、惡實、辟虺雷、草犀、白兔藿、黃藥子、襄荷、地榆、鬼臼、決明葉、蛇苺、冬葵根葉、海根、莧菜、並主蛇蟲虺蝮傷，擣汁，或為末服。五葉藤、茴香、半邊蓮、櫻桃葉、小青、大青、水蘋、並擣汁服，滓傅。絡石、服汁，并洗。紫荆皮、煎服，并洗。木香、青黛、同雄黃。鬼針、茱萸、並水服，外塗之。水蘇、小薊、苧根葉、金鳳花葉、蒼耳、並酒服，外塗之。重臺、酒服。外同續隨子塗。磨刀水、鐵漿、雄黃、犀角、並服之，令毒不攻内。五靈脂、同雄黃，酒，灌之。外塗之。【外治】艾葉、隔蒜灸之。蜀椒、塗之。○蛇入人口，破尾，納椒末入内，自出。母猪尾血、蛇入人七孔，割血滴之。蛇含草、蛇芮草、馬蘭草、天名精、續隨子、蜈蚣草、鹿蹄草、益母草、菩薩草、天南星、預知子、魚腥草、扁豆葉、慈姑葉、山慈姑、山豆根、獨行根、赤薜荔、千里及、灰藋葉、烏桕皮、椶木皮、旱菫汁、水芹、馬蘭、狼牙、蕁麻、山漆、薄荷、紫蘇、葛根、通草、葎草、蚤休、地菘、豨薟、海芋、苴葉、水苔、極效。酸漿、醋草、芋葉、藜葉、甜藤、蕨根、白苣、萵苣、菰根、乾薑、薑汁、韮根、汁。獨蒜、薤白、酒糟、巴豆、榧子、桑汁、楮汁、楮葉、同麻葉。桂心、同栝樓，末。白礬、或入雄黃。丹砂、胡粉、食鹽、鹽藥、鐵精粉、蚯蚓泥、簷溜下泥、蜜、蜘蛛、甲煎、牛酥、入鹽。生蠶蛾、擣。蝦蟆、擣。五靈脂、猪齒灰、猪耳垢、牛耳垢、人耳塞、同頭垢、井泥、蚯蚓泥。人齒垢、梳垢、鼠屎、鼹鼠屎、食蛇鼠屎、雙頭鹿腹中屎、並塗一切蛇傷。秦皮、洗，並傅。人尿、洗之，抹以口津。○蛇纏人足，尿之，或沃以温湯。男子陰毛、蛇傷，以口含之，咽汁。雞子、合蛇傷處。鳩喙、刮末，傅之。○佩之，辟蛇虺。麝香、傅。蜈蚣、燒傅。雄黃。同乾薑傅。並佩之，辟蛇虺。

【蜈蚣傷】蝸牛、蛞蝓、烏雞屎、五靈脂、獨蒜、蕓薹子、油。蛇含、香附、嚼。莧菜、馬齒莧、菩薩草、人參、蚯蚓泥、胡椒、茱萸、楝葉、汁。生薑、汁調蚌粉。桑根汁、雄黄、井底泥、食鹽、生鐵、磨醋。耳塞、頭垢、同苦參。地上土、尿坑泥、城東腐木、漬汁。○並塗之。雞冠血、塗。○中蜈蚣毒，舌脹出口者，含滿咽汁。雞子、合之。蜘蛛、咂咬處。麻鞋底、炙熨。亂髮、燒熏。燈火、照熏。牛血、猪血。並主誤吞蜈蚣，飲之至飽，當吐出也。

【蜂蠆傷】【內治】貝母、酒服。【外治】雄黄、磨醋。菩薩石、梳垢、麝香、牛酥、牛角、灰。牛屎、灰。蟹殼、燒。甲煎、楮汁、莧汁、茱萸、蛇含、葵花、灰藋、人參、嚼。白兔藿、五葉藤、尿坑泥、簷溜下泥、並塗蜂傷。小薊、惡實、葵葉、鬼針、並塗蠍傷。仍取汁服。芋葉、苦苣、冬瓜葉、馬齒莧、胡麻油、韭汁、乾薑、薄荷、青蒿、大麻葉、苦李仁、楝葉汁、藍汁、酒糟、藜葉、蜀椒、食茱萸、木槿葉、齒中殘飯、半夏、附子、磨醋。黄丹、硇砂、土檳榔、地上土、白礬、同南星。丹砂、食鹽、蝸牛、蛞蝓、五靈脂、海螵蛸、驢耳垢、守宮、塗蠍傷。蜘蛛、咂蝎傷。熱酒、洗。赤龍浴水、冷水、溫湯、並浸洗。葱白、隔灸。槐枝、炮熨。皂莢、炙熨。油梳、炙熨。雞子、木盌、並合之。撥火杖、蝎傷，取橫井上，自安。

【蜘蛛傷】【內治】醇酒、山中草蜘蛛毒人，一身生絲，飲醉并洗之。貝母、酒服。蒼耳葉、煎酒。小薊、煎糖飲，并傅之。秦皮、煎服。鬼針、汁。藍青、汁。羊乳、牛乳、並飲及傅。【外治】芋葉、葱、胡麻油、山豆根、通草、豨薟、藜葉、灰藋、合歡皮、舊簞灰、蔓菁汁、桑汁、雄黄、鼠負、蚯蚓、土蜂窠、赤翅蜂、驢尿泥、雞冠血、麝香、猴屎、頭垢、並塗之。驢屎、汁。人屎、汁。並浸洗。白礬。傅壁鏡毒。

【蠼螋傷】【內治】醇酒、蠼螋，狀如小蜈蚣，蚰蜒，八足，觜有二鬚①，能夾人成瘡，又能尿人影，成瘡纍纍蓋人，惡寒且熱，但飲酒至醉，良。【外治】米醋、豆豉、茶葉、梨葉、雞腸草、魚腥草、馬鞭草、大黄、豨薟、蒺藜、巴豆、敗醬草、故蓑衣、灰。舊簞灰、鹿角、汁。犀角、汁。羊鬚、灰。麝香、烏雞翅、灰。燕窠土、地上土、食鹽、胡粉、雄黄、丹砂、並塗。槐白皮、浸醋洗。雞子、合之。

【蠱蝨傷】苦苣、萵苣、赤薜荔、苧根、預知子、椰桐皮、百部、灰藋、田父、麝香、並塗蠱咬。紫荊皮、洗蠱咬。蠱繭草、諸蟲如蠱咬，毒入腹，煮飲。草犀、服汁，解惡蝨毒。豉、荇葱、馬齒莧、食茱萸、松脂、青黛、韭汁、燕窠土、雄黄、牛耳垢、狐屎、並傅惡蝨蟲傷。丁香、傅桑蝎傷。麻油燈、熏蝎蟲傷。蛇退、洗惡蟲傷。蒜、同麪。胡瓜根、灰藋葉、馬鞭草、乾薑、葱汁、韭汁、茶葉、杏仁、巴豆、桑灰、雄黄、丹砂、蟻垤、蜜蠟、頭垢、並傅狐尿蝨瘡。烏雞、搨狐尿瘡。髮烟、熏狐尿瘡。人

---

① 八足觜有二鬚：卷四十二"山蛩蟲·附錄"作"二鬚六足足在腹前尾有叉岐"。

尿、驢尿、白馬尿。並浸狐尿刺瘡。

【蚯蚓蝸牛傷】石灰、鹽湯、並主中蚯蚓咬毒，形如大風，泡湯浸之，良。葱、蜀羊泉、同黄丹。百舌、窠中土、同醋。鴨通、並傅蚯蚓咬。吹火筒、蚓呵小兒陰腫，吹之即消。蓼子。浸蝸牛吹。

【射工沙蝨毒】【内治】山慈姑、吐之。蒼耳葉、煎酒。雄黄、磨酒。牛膝、煎水。草犀、汁。莧、汁。馬齒莧、汁。梅葉、汁。蘘荷、汁。狼毒、汁。鬼臼、汁。懸鈎子、汁。浮萍、末。知母、末。射干、末。白礬、末，同甘草。丹砂、末。斑蝥、燒。溪狗蟲、燒。鸕鷀、炙食。鵝血、鴨血、並主射工、沙蝨、溪毒中人，寒熱生瘡。【外治】萵苣、蒜、白芥子、芥子、葱、茖葱、茱萸、同蒜、葱煮汁。雞腸草、梨葉、皂莢、末，和醋。白雞屎、和錫。鶡瑪毛屎、芫青、鼠負、熊膽、麝香、白礬、並塗射工、沙蝨、溪毒瘡。蚑母蟲、含之，除射工毒。溪鬼蟲喙、鵝毛。並佩之，辟射工毒。【蛭螻蟻蠅傷】黄泥水、浸藍水、牛血、羊血、同猪脂。雞血、狗涎、蒸餅染食。〇並主誤吞水蛭，服之即下出。朱砂、傅水蛭傷人瘡。灰藋、槲葉、藜葉、鹽藥、石灰、並塗螻蛄咬。土檳榔、穿山甲、山豆根、簷溜下泥、地上土、並塗蟻咬。百部、殺蠅蠓咬毒。鹽、擦黄蠅毒。【蚰蜒】白礬、胡麻。並塗蚰蜒咬。

【辟除諸蟲】【辟蚊蚋】社酒、洒壁。蝙蝠血、塗帳。臘水、浸燈心。蓍枝、作燈杖。天仙藤、同木屑。木鼈、同川芎、雄黄。浮萍、燒熏，或加羌活。茅香、同木鼈、雄黄。菖蒲、同棟花、柏子。夜明砂、單燒，或同浮萍、苦棟花。鼈甲、同夜明砂。〇並燒熏。【辟壁蝨蚤蟲】樟腦、菖蒲、白菖、木瓜、蒴藋、龍葵、茯苓、末。辣蓼、蕎麥稭、並鋪席下。白膠香、百部、牛角、騾蹄、白馬蹄、蟹殼、並燒烟熏。蟹黄、同安息香、松鼠燒。【辟蟣蝨】蟣建草、大空、藜蘆、百部、白礬、水銀、銀朱、輕粉、銅青、【辟蠅蛾】綠礬水、臘雪水、【辟蚰蜒】春牛泥、【辟蠹蟲】萵苣、端午日收。芸香、角蒿葉、並安箱中。莽草。燒熏。

諸獸傷 虎狼，熊羆猪猫，犬猘，騾馬，鼠咬，人咬。

【虎狼傷】【内治】醇酒、飲醉。芒莖、擣汁，或同葛根煎汁。葛根、汁，或研末。兔葵、汁。地榆、汁。草犀、汁。胡麻油、生薑、汁。沙糖、鐵漿、並内飲外塗，則毒不入腹。婦人月經〔衣〕、燒服，主虎狼傷。【外治】山漆、豨薟、粟米、乾薑、薤白、獨栗、白礬、蠐螬、猬脂、菩薩石、並塗虎咬爪傷。青布。燒熏虎狼咬傷瘡。

【熊羆猪猫傷】【内治】蒴藋、汁服。蓊菜、汁服，並主熊羆傷。仍外塗。【外治】獨栗、燒。粟米、嚼。並塗熊獸傷。松脂、作餅。龜版、灰。鼠屎、灰。薄荷、簷溜泥、並塗猫咬。射罔。殺禽獸毒。

【犬猘傷】【内治】雄黄、同麝香,酒服。○同青黛,水服。蒼耳葉、煎酒。桃白皮、煎水。紫荊皮、汁。地黄、汁。白兔藿、汁。蔓菁根、汁。生薑、汁。韭根、汁。並内飲,外塗百度。故梳、同韭根煎。百家箸、煎汁。頭垢、同猬皮灰,水服。猬頭、燒,同髮灰,水服。驢尿、狼牙草灰、水服,芫青、米炒,酒服。○並主猘犬、惡犬傷。莨菪子、狂犬傷,日吞七粒,及擣根塗。鐵漿、狂犬傷,飲之,毒不入内。斑蝥、風狗傷,以三個,研細,酒煎服,即下肉狗,四十個乃止,末盡再服。○用七個,糯米一撮,炒黄,去米,入百草霜一錢,米飲服之,取下肉狗。糯米、一勺,斑蝥三七個,分作三次炒,去蝥研末,分作三服,冷水滴油下,取惡物。蝦蟆膾、蚺蛇脯、並主狂犬傷,食之不發。【外治】艾葉、猘犬傷,灸七壯,或隔蒜下土灸之。瓦松、同雄黄,貼風狗咬,永不發。虻子、燒,入流黄末。樂荊皮、同沙糖。雄黄、入麝香。山慈姑、蘇葉、嚼。蓼葉、莽草、蓖麻子、韭汁、薤白、葱白、膽礬、蚯蚓泥、紅娘子、死蛇灰、犬屎、虎骨、牙、脂同。人血、並塗狂犬、惡犬傷。人參、狗咬破傷風,桑柴燒存性,摻之。屋遊、地榆、鹿蹄草、黄藥子、秫米、乾薑、烏桕、赤薜荔、杏仁、馬藺根、同杏仁。白果、白礬、菩薩石、竹籃耳、灰。冬灰、黄蠟、猪耳垢、鼠屎、灰。牛屎、人屎、並塗犬傷。人尿、冷水、屋漏水。並洗犬傷。

【驢馬傷】【内治】馬齒莧、馬咬毒入心,煎服之。人屎、馬汗、馬血入瘡,欲死,服汁。馬屎中粟、剝驢馬中毒,絞汁服,并塗之。仍以尿洗。檉柳、剝驢馬毒血入内,浸汁服。并取木片灸之。葶藶、馬汁毒氣入腹,浸湯飲,取下惡血。醇酒、馬毒氣入腹,殺人,多飲令醉。【外治】益母草、和醋。鼠屎、並塗馬咬。獨栗、燒。白馬通、雞冠血、並塗馬咬及馬汗入瘡,剝驢馬骨刺傷人欲死。月經水、塗馬血入瘡,剝馬骨傷人,神效。馬頭、灰。馬鞭、灰。雞毛、灰。烏梅、和醋。雄黄、白礬、石灰、並傅馬汗或毛入瘡腫痛,入腹殺人。水蓳、汁。冷水、熱湯。並洗馬汗、馬毛入瘡。

【鼠咬】狸肉、食。狸肝、猫頭及毛、灰。猫屎、麝香。並塗。

【人咬】龜版、灰。攝龜甲、灰。並塗之。人尿。浸。

諸毒 金石,草木,果菜,蟲魚,禽獸。

【金石毒】甘草、安和七十二種石,一千二百種草,解百藥毒。○凡藥毒,用麻油浸甘草節,嚼之咽汁,良。大青、麥門冬、人參湯、薺苨汁、蓴心、冬葵子、瞿麥、藍、汁。金星草、葳蕤汁、苧根汁、萱根、蕉根汁、綠豆、胡豆、白扁豆、黑大豆、餘甘子、冬瓜練、烏芋、水芹汁、寒水石、黑鉛、溶化淬酒。魁蛤肉、牡蠣肉、蚌肉、蜆子肉、蟶腸、石蟹汁、鰻鱺魚、田螺、雁肪肉、鴨肉、白鴨通、烏肉、犀角汁、猪膏、猪肉、猪骨、猪血、羊血、兔血、諸血、牛腤、兔肉。並解一切丹石毒。【砒石毒】米醋、吐。烏桕根、下。白芷、鬱金、並井水服。胡粉、地漿服。白扁豆、水服。蚤休、磨汁。黑鉛、鮝魚魿、並磨汁。藍汁、薺苨汁、醬汁、綠豆汁、豆粉、大豆汁、楊梅樹皮汁、冬瓜藤汁、早稻稈灰汁、地漿、井泉水、白鴨通汁、豰猪屎汁、人屎汁、鴨血、羊血、雄雞血、胡麻油。

【礜石毒】黑大豆汁、白鵝膏。

【硇砂毒】綠豆汁、浮萍。硇砂損陰，同猪蹄煎汁漬洗。

【硫黃毒】金星草、胡麻油、米醋、飛廉、細辛、餘甘子、煎水。烏梅、煎。黑鉛、煎。鐵漿、朴消、猪血、羊血、冷猪肉、鴨肉、猪脂。【雄黃毒】防己。煎汁。【丹砂毒】藍青汁、鹹水。

【水銀毒】黑鉛、炭末、煎汁。金器、破口，煮汁服。○入耳，熨之、枕之引出。【輕粉毒】黃連、貫眾、醬汁、黑鉛壺、浸酒。斑蝥、猪肉。【石英毒】麻鞋、煮汁。石燕、煮汁。醇酒、服紫石英乍寒乍熱者，飲之良。雞子、猪肉。【鍾乳毒】雞子清、猪肉。【石炭毒】冷水。中石炭毒，昏瞀，飲之即解。【生金毒】白藥子、餘甘子、翡翠石、鷓鴣肉、鴨血、白鴨通、汁。雞屎、淋汁。金蛇。煮汁。【生銀毒】葱汁、雞子汁、鴨血、鴨通汁、銀蛇、煮汁。水銀。服之即出。【錫毒】杏仁。【銅毒】慈姑、胡桃、鴨通汁。【鐵毒】慈石、皂莢、猪犬脂、乳香、貜屎。【土坑毒氣】猪肉。

【草木毒】防風、諸藥毒已死，只心頭溫者，擂水，冷灌之。葛根、諸藥毒吐下欲死，煮汁服。甘草、薺苨、藍汁、藍實、承露仙、檑藤子、淡竹葉、同甘草、黑豆同煎服。粟米、絞汁。土芋、取吐。綠豆、汁。黑豆、汁。白扁豆、汁。生薑、葱汁。芽茶、同白礬。地漿、黃土、煮汁。䕉故紙灰、水服。黿甲、玳瑁、車渠、龜筒、白鷴、白鴿血、鷓鴣、孔雀脯、牛腤、犀角汁、猪屎汁、人屎汁。並解百藥毒。○【鉤吻毒】薺苨汁、蕹菜汁、葛根汁、葱汁、桂汁、白鴨血、白鵝血、羊血、並熱飲。○雞子清、雞鰕雛、同麻油研爛，灌之，取吐。○犀角汁、猪膏、人屎汁。【射罔毒】藍汁、葛根、大麻子汁、大小豆汁、飴糖、藕汁、芰汁、竹瀝、冷水、蚯蚓糞、貝齒、六畜血、人屎汁。【烏頭附子天雄毒】防風汁、遠志汁、甘草汁、人參汁、黃芪、烏韭、綠豆、黑豆、寒食餳、大棗肉、井華水、陳壁土。泡湯服。○【蒙汗毒】冷水。【鼠莽毒】蚤休、磨水。鏡面草、豇豆汁、黑豆汁、烏桕根、明礬、入少茶，水服。○

雞血、鴨血、羊血。並熱飲。【羊躑躅毒】巵子汁。【狼毒毒】藍汁、鹽汁、白斂、杏仁、木占斯。【防葵毒】葵根汁。【莨菪毒】薺苨、甘草、升麻汁、蟹汁、犀角汁。【山芋毒】地漿、人屎汁。【苦瓠毒】穄米汁、黍穰汁。【大戟毒】昌蒲汁。【甘遂毒】黑豆汁。【芫花毒】防風汁、防己、甘草、桂汁。【仙茅毒】大黃。【藜蘆毒】葱汁、雄黃、溫湯。【瓜蒂毒】麝香。【半夏南星毒】生薑汁、乾薑，煮汁。防風。【桔梗毒】白粥。【巴豆毒】黃連汁、菖蒲汁、甘草汁、葛根汁、白藥子、黑豆汁、生藿汁、盧會、冷水、寒水石。【桂毒】葱汁。【漆毒】貫衆、紫蘇、蟹。【桐油毒】熱酒、甘草、乾柿。

【果菜毒】麝香、豬骨灰，水服。米醋、頭垢、童尿，並解諸果菜毒。山鵲肉、解諸果毒。甘草、醬汁、酒糟、葛汁、白兔藿、白花藤、雞屎灰，並解諸菜毒。同貝齒、胡粉，爲末。酒服。杏根。煎汁。【蜀椒毒】葵子汁、豉汁、桂汁、蒜汁、大棗、冷水、地漿、黃土、雄雞毛灰，水服。童尿。【燒酒毒】冷水、綠豆粉、蠶豆苗。【麫毒】蘿葡、枸杞苗、貝子、燒、胡桐淚。【豆粉毒】杏仁、豆腐、蘿葡。【萵苣毒】薑汁。【水芹毒】硬糖、杏仁。同乳餅、粳米煮粥食。【水莨菪毒】甘草汁。【野芋毒】地漿、人屎汁。【野菌毒】甘草，煎麻油服。防風，汁。忍冬，汁。蘝實、醬汁、生薑、胡椒、綠豆，汁。○梨葉，汁。○荷葉，煎。○阿魏、地漿、黃土，煮。○鸊鷉、石首魚枕、童尿、人屎汁。

【蟲魚毒】紫蘇、荏葉、水蘇、蘆根、蘆花、菩薩草，酒服。大黃汁、馬鞭草、汁。苦參，煎醋。縮砂仁、草豆蔻、醬汁、米醋、胡麻油、黑豆汁、冬瓜汁、橘皮、煎。烏梅、橄欖、蜀椒、胡椒、蒔蘿、茴香、胡葱、大蒜、朴硝、蓬砂，同甘草，浸香油。魚皮，燒。魚鱗，燒。鮫魚皮，燒。獺皮。煮汁。並解一切魚肉、蝦、蟹毒。【河豚毒】荻芽、蘆花、蔞蒿、胡麻油、白扁豆、大豆汁、橄欖、五倍子，同白礬，水服。○槐花，水服。橘皮，煮。黑豆汁、紫蘇汁、青黛汁、藍汁、蜈蚣，解蟲魚毒。羊蹄葉，擣汁或煎，解胡夷魚、檀胡魚、鮭魚毒。【黃鱨魚毒】地漿。黃鱨及無鱗諸魚，反荊芥，服此解之。【鱧魚毒】蟹。食之即解。【蟹毒】蘇汁、藕汁、冬瓜汁、乾蒜汁、蘆根汁，蟹、柿相反，令人吐血，服此解。橙皮、丁香。【鱉毒】橄欖、胡椒。【馬刀毒】新汲水。【蝦毒】鴟鵁。炙食。【斑蝥芫青地膽樗雞毒】藍汁、玉簪根、桂汁、黑豆汁、糯米、豬肉、豬胰。【蠪蟲毒】巵子。【藍蛇頭毒】藍蛇尾。食之即解。【水蟲毒】禿鶖毛。

【禽獸毒】白兔藿、諸肉菜大毒不可入口者，飲汁即解。白花藤、黃藤、黑豆汁、醬汁、米醋、山查、阿魏、草豆蔻、犀角汁。並解一切肉食、魚菜、果蓏諸毒。【諸鳥肉毒】生薑、白扁豆、狸頭骨灰。水服。【雉毒】薑汁、犀角汁。【雞子毒】米醋。【鳩毒】葛粉、水服。綠豆粉。【六畜肉毒】烏桕葉汁、食牛馬六畜肉生疔欲死，頓服三盌取利。白扁豆、小豆汁、豉汁、葱子、煮汁。猪屎灰。水服。并解六畜肉毒。甘草汁、蘭草汁、阿魏、綠豆汁、黄蘗汁、麻鞋底、煮汁。黄土、煮汁。東壁土、水服。地漿、頭垢。並解六畜牛馬諸肉毒。【牛肉毒】狼牙、燒。聖薑。【獨肝牛毒】牛肚、噉蛇牛獨肝，毛髮向後，有毒，煮汁飲。人乳汁。和豉汁服。【馬肝毒】猪骨灰、水服。鼠屎、末服。頭垢。【猪肉毒】猪屎灰。水服。【狗毒】杏仁、蘆根。【諸肝毒】猪脂、頓服五升。垢頭巾。泡湯服。【肉脯毒】韭汁、黄土、煮服。地漿、貝子、燒，水服。猪骨灰、水服。犬屎灰、酒服。人屎灰、酒服。頭垢。含咽。

蠱毒

【解毒】【草部】薺苨、解蠱毒、百藥毒，飲其汁。蘘荷、服汁，蠱立出。臥其葉，即自呼蠱主姓名。山慈姑、同大戟、五倍子，爲紫金丹，服。○徐長卿、天麻、釵子股、甘草、吐。辟虺雷、升麻、吐。錦地羅、吉利草、蘼蕪、紫金牛、木香、龍膽草、草犀、格注草、吐。獨行根、紫菀、馬兜鈴、鬱金、下。鬱金香、鉤吻、金絲草、合子草、芫花、下。預知子、蕘花、下。牽牛子、下。鳶尾、下。土瓜根、吐、下。山豆根、桔梗、下。解毒子、鬼臼、白兔藿、連翹、千里及、吐、下。羊蹄根、澤漆、吐。慎火草、常山、吐。藜蘆、蕁、赤車使者、茜根汁、胡麻油、吐。糯穀穎、煎汁。麥苗、汁。小麥麪、水服。豆豉、胡荽根、擂酒。馬齒莧、汁。大蒜、苦瓠汁、吐。鹿藿、百合根、檳榔、大腹皮、桃白皮、下。梔子、棗木心、吐。龍眼、食茱萸、蜀椒、鹽麩子、甜瓜蒂、吐。地椒、榴根皮、梟苨、槲樹皮、巴豆、樗根皮、蘇合香、生漆、相思子、雷丸、桃寄生、猪苓、石南實、桑木心、鬼箭羽、琥珀、半天河、車脂、猪槽水、故錦汁、釜墨、伏龍肝、古鏡、朱砂銀、鐵精、菩薩石、金牙石、雄黄、方解石、長石、代赭石、石膽、黄礬石、白礬石、石蟹、諸鹽水、石鹼、霹靂礵、斑蝥、蠶退紙、五倍子、芫青、露蜂房、蜂子、鯪鯉甲、龍齒、蚺蛇膽、及肉。自死蛇、蝮蛇、蛇蛻皮、蛇婆、鮫魚膽、魚枕、青魚枕、鱉魚枕、龜筒、鮫魚皮、玳瑁、貝齒子、鸛骨、鶴肫中砂子、磨水服。鶤雞、白雞血、鳩血、鰕雞子、雞頭、雞屎白、白鴿血、鷦鴣、白鴨血、梟血、孔雀血、白鷳、胡燕屎、鵲腦髓、猪肝、猪屎汁、豚卵、羊肝肺、羊膽、羖羊角、羖羊皮、犀角、鹿角、靈猫陰、麝香、猫頭骨、及屎。狐五臟、獺肝、敗鼓皮、猬皮、鼬膏腦、六畜毛蹄甲、人牙、頭垢、人屎。

諸物哽咽

【諸骨哽】縮砂蔤、諸骨哽，濃煎嚥。艾葉、煎酒。地菘、同白礬、馬鞭草、白梅，丸嚥。鳳仙子、研水嚥。根、葉煎醋。半夏、同白芷，水服，取吐。雲實根、研汁嚥。瞿麥、水服。薔薇根、水服。白斂、同白芷，水服。白藥、煎醋。威靈仙、醋浸丸嚥。同砂仁，煎服。雞蘇、同朴消，丸嚥。絲瓜根、燒服。栗莍、燒吹。乳香、水研。桑椹、嚼嚥。金櫻根、煎醋。漿水脚、同慈石、橘紅，丸嚥。蚯蚓泥、擦喉外。蓬砂、含嚥。桑螵蛸、煎醋。蜂蜜、嚥。鯶魚膽、酒化，取吐。鱖魚膽、取吐。鯽魚膽、點咽。鮎魚肝、同栗子皮、乳香，丸，線綿包吞，釣出。烏賊骨、同橘紅、寒食麪，丸吞。鴨肶衣、炙研，水服。鵰糞、諸鳥獸骨哽，燒灰，酒服。豬膏、含嚥。羊脛骨灰、飲服。狗涎、頻滴。虎骨、諸獸骨哽，末，水服。虎屎、燒，酒服。狼屎、獸骨哽，燒服。鹿角。末嚥。筋，吞釣出。【雞骨哽】貫眾、同縮砂、甘草，末，包含。白芷、同半夏，末服，嘔出。縮砂、苧根、擣丸，雞湯化下。鳳仙根、煎酒。水仙根、玉簪花根、汁。蓖麻子、同百藥煎，研服。鹽麩子根、煎醋，吐。乳香、水研。金櫻根、煎醋。茯苓、同楮實，末，乳香湯下。五棓子、末，摻之，即下。雞內金、燒吹。雞足距。燒水服。翮翎同。【魚骨哽】貫眾、同前。縮砂、濃煎。苧根、擣泥，魚湯下。蓖麻子、同百藥煎，研嚥。水仙根、玉簪根、並擣汁服。醉魚草、吐。白芍藥、嚼。馬勃、蜜丸嚥。飴糖、含嚥。百合、塗項外。橘皮、嚥。橄欖、嚼嚥。茱萸、魚骨入腹，煎水服，軟出。白膠香、木蘭皮、皂莢、吹鼻。椿子、擣酒服，吐之。楮葉汁、啜之。嫩皮擣丸，水下二三十丸。桑椹、嚼。金櫻根、煎醋。琥珀珠、推之。仙人杖、煮汁。鬼齒、煮汁，或丸含。青魚膽、吐。鯶魚膽、吐。烏賊骨、諸魚鱗灰、水服。魚笱鬚、燒服。魚網、燒服，或煮汁。鸕鷀頭及骨嗉嚎翅屎、並燒服。魚狗、燒服。亦煮服。禿鶖嚎、燒服。獺肝及骨爪、燒服。獺爪、項下爬之。海獺皮。煮汁。【金銀銅鐵哽】縮砂蔤、濃煎服。或加甘草。鳳仙子及根、擣汁，下銅鐵物哽。王不留行、誤吞鐵石，同黃檗，丸服。艾葉、煎酒。百部、浸酒。木賊、爲末。並主誤吞銅錢。葵汁、薤白、並主誤吞錢物釵環，頻食取利。飴糖、慈姑汁、茺茈、胡桃、並主誤吞銅錢，多食之。南燭根、水服。白炭、燒紅研末，水服。石灰、同流黃少許，酒服。胡粉、同豬脂服一兩。並主誤吞金銀銅錢在腹。水銀、誤吞金銀，服半兩即出。銅弩牙、誤吞珠錢，燒，淬水飲。慈石、誤吞鐵物，線穿拽之。古文錢、誤吞鐵物，用白梅淹爛，擣服一丸，即吐出。蜂蜜、吞銅錢，服之即出。鵝羽、誤吞金銀,燒服。猪羊脂、誤吞銅鐵諸物,多食之,利出。鴕鳥屎、貘屎。誤吞銅鐵砂石入腹,水化服之,即消。【竹木哽】半夏、服取吐。蓖麻子、同凝水石噙,自不見也。秤錘、鐵鋸、並燒,淬酒飲。鯢魚膽、酒服,取吐。鱖魚膽、一切骨哽、竹木入咽,日久不出,痛刺黃瘦,以一皂子煎酒服,取吐。鯽魚膽、點。象牙、爲末,水服。【芒刺穀賊】春杵頭細糠、含嚥。胡麻、誤吞穀麥芒刺,名穀賊,炒研,白湯服。飴糖、含嚥。鵝涎、下穀賊。象牙、諸物刺咽,磨水服,即吐。瓠帶灰、水服,主草哽。【桃李哽】狗骨、煮汁,摩頭上。麝香、酒服。【髮哽】木梳、燒灰酒服。自己髮灰、水服一錢。【食哽】鷹屎、燒,水服。

婦人經水經閉,有血滯,血枯。○不調,
有血虛者過期,血熱者先期,血氣滯者作痛。

【活血流氣】香附、血中之氣藥。生用上行,熟用下行,炒黑則止血。童尿制,入血分補虛;鹽水制,入血分潤燥。酒炒行經絡,醋炒消積聚,薑炒化痰飲。得參、术補氣,得歸、芐補血。得蒼术、芎藭解鬱,〔得〕巵子、黃連降火,得厚朴、半夏消脹,得神麴、枳實化食,得紫蘇、葱白解表邪。得三棱、莪茂消積磨塊,得茴香、破故紙引氣歸元,得艾葉、治血氣,暖子宮。乃氣病之總司,爲女科之仙藥。當歸、一切氣,一切勞。破惡血,養新血,補諸不足。頭止血,身養血,尾破血。○婦女百病,同地黃,丸服。○月經逆行,同紅花,煎服。血氣脹痛,同乾漆,丸服。○室女經閉,同没藥,末,紅花酒調服。丹參、破宿血,生新血。安生胎,落死胎。止血崩帶下,調經脉或前或後,或多或少。兼治冷熱勞,腰脊痛,骨節煩疼。晒研,每服二錢,溫酒調下。芎藭、一切氣,一切血。破宿血,養新血。搜肝氣,補肝血,潤肝燥。女人血閉無子,血中氣藥也。芍藥、女子寒血閉脹,小腹痛,諸老血留結,月候不調。生地黃、凉血生血,補真陰,通月水。蘭草、生血和氣,養營調經。澤蘭、養營氣,破宿血,主婦人勞瘦,女科要藥也。茺蔚子、調經,令人有子,活血行氣,有補陰之功。菴蕳子、同桃仁浸酒,通月經。玄胡索、月經不調,結塊淋露,利氣止痛,破血,同當歸、橘紅,丸服。柴胡、婦人熱入血室,寒熱,經水不調。黃芩、下女子血閉淋漏。茅根、月水不匀,淋瀝,除惡血。菖蒲根、通經脉,宜婦人。醍醐菜、擂酒,通經。茶湯、入沙饊少許,露一夜,服,即通,不可輕視。鉛霜、室女經閉,〔煩〕熱,生地黃汁服。木香、乳香、烏藥、白芷、桑耳、並主血氣。荔枝核、血氣痛,同香附,末服。蓽茇、血氣痛,經不調,同蒲黃,丸服。附子、通經,同當歸,煎服。芥子、酒服末,通月水。韭汁、治經脉逆行,入童尿飲。絲瓜、爲末,酒服,通月經。土瓜根、經水不利,同芍藥、桂枝、䗪蟲,爲末,酒服。薏苡根、煎服,通經。牛膝、血結,經病不調,同乾漆,地黃汁,丸服。牛蒡根、月水不通,積塊欲死,蒸三次,浸酒日飲。馬鞭草、通月經瘕塊,熬膏服。虎杖、通經,同没藥、凌霄花,末服。蒺藜、通經,同當歸,末,酒服。木

麻、月閉癥瘕。久服，令人有子。**硇砂**、月水不通，積聚刺痛，破結血，暖子宮。同皂莢、陳橘皮，丸服。**白堊土**、女子寒熱癥瘕，月閉無子，子宮冷。**銅鏡鼻**、血閉癥瘕，伏腸絕孕。**烏金石**、通月水，煎湯，服巴豆三丸。**蠶沙**、月經久閉，炒，煮酒飲一盞，即通。**葛上亭長**、血閉癥塊，米炒，研服。**烏鴉**、經閉，炙研，同水蛭等藥服。**獺膽**、通經，同硇砂等藥，丸服。○爪同。**白狗屎**、月水乍多乍少，燒末，酒服。**鼠屎**、通經，酒服一錢。**童男童女髮**、通經，同斑蝥、麝香，末服。**人乳**、日飲三合，通經。**水蛭**、**地膽**、**樗雞**、**五靈脂**、**鱉甲**、**納鱉**、**穿山甲**、**龍胎**、**蛤粉**、**菩薩石**、**銅弩牙**、**朴消**、**紫荊皮**、**木占斯**、**桂心**、**乾漆**、**厚朴**，煎酒。**栝樓根**、**質汗**、**甜瓜蔓**、**蓬莪茂**、**三棱**、**棗木**、**紫葳**、**菴羅果**、**桃仁**、**牡丹皮**、**劉寄奴**、**紫參**、**薑黃**、**鬱金**、**紅藍花**、**瞿麥**、**番紅花**、**續隨子**、**蛇莓**、**瓦松**、**石帆**、**赤孫施**、**蒲黃**、並破血通經。**大棗**、婦人臟燥，悲哭如祟，同小麥、甘草，水煎服。**葶蘼**。納陰中，通月水。【益氣養血】**人參**、血虛者益氣，陽生則陰長也。**术**、利腰臍間血，開胃消食。**熟地黃**、傷中胞縮，經候不調，衝任伏熱，久而無子，同當歸、黃連，丸服。**石菖蒲**、女人血海冷敗。**補骨脂**、**澤瀉**、**陽起石**、**玄石**、**白玉**、**青玉**、**紫石英**、並主子宮虛冷，月水不調，絕孕。**阿膠**、女人血枯，經水不調，無子，炒研，酒服。**雀卵**、**烏賊魚骨**、**鮑魚汁**、並主女子血枯病，傷肝，唾血下血，通經閉。**驢包衣**。天癸不通，煅研，入麝，新汲水下，不過三服。

帶下 是濕熱夾痰，有虛有實。

蒼术、燥濕強脾，四制，丸服。**艾葉**、白帶，煮雞子食。**石菖蒲**、赤白帶下，同破故紙，末服。**白芷**、漏下赤白，能蝕膿。白帶冷痛腥穢，同蜀葵根、白芍、枯礬，丸服。○石灰淹過，研末，酒服。**草果**、同乳香，末服。**糯米**、女人白淫，同花椒燒研，醋糊丸服。**蓮米**、赤白帶，同江米、胡椒〔粉〕，入烏骨雞煮食。**白扁豆**、炒研，米飲日服。○花同。**蕎麥**、炒焦，雞子白服。**韭子**、白帶白淫，醋煮丸服。**芍藥**、同香附，末，煎服。○同乾薑，末服。**沙參**、七情內作或虛冷者，爲末，米飲日服。**狗脊**、室女白帶，衝任虛損，關節重，同鹿茸，丸服。亦治婦人。**枸杞根**、帶下脉數，同地黃，煮酒飲。**椿根白皮**、同滑石，丸服。○同乾薑、芍藥、黃檗，丸服。**木槿皮**、煎酒，止帶下，隨赤白用。**榆莢仁**、和牛肉作羹食，止帶下。**茯苓**、丸服。**松香**、酒煮，丸服。**槐花**、同牡蠣，末，酒服。**冬瓜仁**、炒研，湯服。**牡荆子**、炒焦，飲服。**益母草**、爲末，湯服。**夏枯草**、爲末，飲服。**雞冠花**、浸酒飲，或末服。**馬齒莧**、絞汁，和雞子白服。**大薊根**、浸酒飲。**酢漿草**、陰乾，酒服。**椒目**、炒研，水服。**檻子**、同石菖蒲，末服。**韭汁**、同童尿，露一夜，溫服。**葵菜**、**葵花**治帶下，目中溜火，和血潤燥，爲末，酒服，隨赤白用。**蜀葵根**、散膿血惡汁，治帶下，同白芷、芍藥、枯礬，化蠟丸服。**敗醬**、治帶下，破多年凝血，化膿爲水。**漏盧**、産後帶下，同艾葉，丸服。甑帶、五色帶下，煮汁服。澤蘭子、女人三十六疾。馬矢蒿、蠡實、紫葳、茜根、白斂、土瓜根、赤地利、鬼箭羽、水芹、蒲黃、景天、豬苓、李根白皮、金櫻根、酸榴皮、桃毛、白果、石蓮、芡實、城東腐木、橡斗、秦皮、人參、黃芪、肉蓯蓉、何首烏、葳蕤、當歸、芎藭、升麻、升提。柴胡、升提。陽起石、白石脂、五色石脂、玉泉、石膽、代赭石、石流黃、石流赤、硇砂、並主赤白帶下，無子。石灰、白帶白淫，同伏苓，丸服。雲母粉、水服方寸匕，立見效。禹餘粮、赤白帶，同乾薑，丸服。石燕、月水湛濁，赤帶多年，煎飲，或末，日服。白礬、白沃漏下，經水不利，子腸堅僻，中有乾血，燒研，同杏仁，丸，納陰户內。白瓷器、主白崩帶。伏龍肝、炒烟盡，同椶灰、梁上塵服。秋石、棗肉丸服。牛角䚡、燒灰，酒服。狗頭骨、同上。兔皮灰、同上。豬腎、宜多食。豬肝、同金墨、百草霜，煨食。羊脛、酢洗蒸食，數次愈。羊肉、產後帶下赤白，絕孕，豉、蒜煮熟，入酥食。山羊肉、主赤白帶。狗陰莖、女人帶下十二疾。鹿角、白濁，炒研，酒服。鹿茸、赤白帶下，炙，末，酒服。室女白帶，衝任虛寒，同狗脊、白斂，丸服。白馬左蹄、五色帶下，燒灰，酒服。駝毛、烏驢皮、牛骨及蹄甲陰莖、麋角、鹿血、阿膠、丹雄雞、烏骨雞、雞內金、雀肉、雀卵、雀屎、伏翼、五靈脂、鰻鱺魚、鯉魚鱗、龍骨、鼉甲、龜甲、鼈肉、鱟魚骨、海螵蛸、牡蠣粉、馬刀、海蛤、蛤粉、蚌粉、蜜蜂子、土蜂子、蠶蛻紙、灰。故綿、灰。淡菜、海蛇、全蠍、丹參、三七、地榆、並主赤白帶。貫衆、醋炙，末服，止赤白帶。蛇牀子、同枯礬，內陰户。古磚。燒赤，安蒸餅坐之。

崩中漏下 月水不止，五十行經。

【調營清熱】當歸、漏下絕孕，崩中諸不足。丹參、功同當歸。芎藭、煎酒。生地黃、崩中及經不止，擣汁，酒服。芍藥、崩中痛甚，同柏葉，煎服。經水不止，同艾葉，煎服。肉蓯蓉、血崩，絕陰不產。人參、血脫益陽，陽生則陰長。升麻、升陽明清氣。柴胡、升少陽清氣。防風、炙研，麪糊煮酒服一錢，經效。白芷、主崩漏，入陽明經。香附子、炒焦，酒服，治血如崩山，或五色漏帶，宜常服之。黃芩、主淋漏下血，養陰退陽，去脾經濕熱。○陽乘陰，崩中下血，研末，霹靂酒服一錢。四十九歲，月水不止，條芩醋浸七次，炒研爲丸，日服。青蘘、汁服半升，立愈。雞冠花及子、爲末，酒服。大小薊、汁煎服。或浸酒飲。菖蒲、產後崩中，煎酒服。蒲黃、止崩中，消瘀血，同五靈脂末炒，煎酒服。凌霄花、爲末，酒服。茜根、止血內崩及月經不止。五十後行經，作敗血論，同阿膠、柏葉、黃芩、地黃、髮灰，煎服。三七、酒服二錢。石韋、研末，酒服。水蘇、煎服。柏葉、月水不止，同芍藥，煎服。○同木賊炒，末服。槐花、漏血，燒研，酒服。○血崩不止，同黃芩，燒秤錘酒服。淡竹茹、崩中，月水不止，微炒，水煎服。黃麻根、水煎。甜瓜子、月經太過，研末，水服。黑大豆、月水不止，炒焦，沖酒。白扁豆花、血崩，焙研，飲服。蒸餅、燒研，飲服。玄胡索、因損血崩，煮酒服。縮砂、焙研，湯服。益智子、同上。椒目、焙研，酒服。胡椒、同諸藥，丸服。艾葉、漏血崩中不止，同乾薑、阿膠，煎服。木苺根皮、煎酒，止崩。續斷、石蓮子、蠡實、茅根、桃毛、小蘗、冬瓜仁、松香、椿根白皮、鹿角、鹿茸、鹿血、豬腎、烏骨雞、丹雄雞、雞內金、雀肉、鷰尾、蚌殼、文蛤、海蛤、鮑魚、並主漏下崩中。毛蟹殼、崩中腹痛，燒研，飲服。牡蠣、崩中及月水不止，煅研，艾煎醋膏，丸服。鼈甲、漏下五色，醋炙，研，酒服。○同乾薑、訶黎勒，丸服。紫鉚、經水不止，末服。鰾膠、崩中赤白，焙研，雞子煎餅食，酒下。阿膠、月水不止，炒焦，酒服，和血滋陰。羊肉。崩中垂死，煮歸、芐、乾薑服。

【止澀】樉灰、酒服。蓮房、經不止，燒研，酒服。○血崩，同荊芥燒服。○產後崩，同香附燒服。敗瓢、同蓮房燒服。絲瓜、同樉燒服。木耳、炒黑，同髮灰服，取汗。桑耳、燒黑，水服。槐耳、燒服。烏梅、燒服。梅葉、同樉灰服。荷葉、燒服。桃核、燒服。胡桃、十五個，燒研，酒服。殼亦可。甜杏仁黃皮、燒服。梟茈、一歲一個，燒研，酒服。漆器灰、同樉灰服。故綿、同髮，燒服。敗蒲席灰、酒服。木芙蓉花、經血不止，同蓮房灰，飲服。槐枝灰、赤白崩，酒服。幞頭灰、水服。白紙灰、酒服。蠶蛻紙灰、同槐子末服。百草霜、狗膽汁服。松烟墨、漏下五色，水服。烏龍尾、月水不止，炒，同荊芥，末服。綿花子、血崩如泉，燒存性，酒服三錢。貫眾、煎酒。丁香、煎酒。地榆、月經不止，血崩，漏下赤白，煎醋服。三七、酒服。地錦、酒服。木賊、崩中赤白，月水不斷，同當歸、芎藭服。○漏血不止，五錢，煎水服。○血崩氣痛，同香附、朴消，末服。石花、同細茶、漆器，末，酒服。桑花、煎水。翻白草、擂酒。醒醐菜、杵汁，煎酒。夏枯草、研末，飲服。桂心、煅研，飲服一錢。何首烏、同甘草，煮酒服。枎楊皮、同牡丹、牡蠣，煎酒，止白崩。橡斗殼、金櫻根、榴皮、根同。鬼箭羽、城東腐木、石膽、代赭石、白堊土、玄精石、硇砂、五色石脂、太乙餘粮、並主赤沃崩中，漏下不止。赤石脂、月水過多，同補骨脂，末，米飲服二錢。禹餘粮、崩中漏下五色，同赤石脂、牡蠣、烏賊骨、伏龍肝、桂心，末服。伏龍肝、漏下，同阿膠、蠶沙，末，酒服。五靈脂、血崩不止及經水過多，半生半炒，酒服，能行血止血。○爲末熬膏，入神麴，丸服。○燒存性，鐵錘燒，淬酒服。鵲巢、積年漏下，燒研，酒服。牛角䚡、燒研，酒服。羊脛骨、月水不止，煅，入樉灰，酒服。狗頭骨、血崩，燒研，糊丸，酒服。烏驢屎、血崩及月水不止，燒研，糊丸，酒服。烏驢皮、羖羊角、燒。馬懸蹄、煅。馬鬐毛及尾、燒。牛骨及蹄甲、煅。孔雀屎、煅。龍骨、煅。鼈甲、煅。海螵蛸、鯉魚鱗。並主崩中下血，漏下五色。

胎前子煩，胎啼。

【安胎】黃芩、同白术，爲安胎清熱聖藥。白术、同枳殼，丸服，束胎易生。續斷、三月孕，防胎墮，同杜仲，丸服。益母草、子同。胎前宜熬膏服。丹參、安生胎，落死胎。青竹茹、八九月傷動作痛，煎酒服。竹瀝、因交接動胎，飲一升。白藥子、胎熱不安，同白芷，末服。黃連、因驚胎動出血，酒飲。知母、月未足，腹痛如欲産狀，丸服。枳殼、腹痛，同黃芩，煎服。○同甘草、白术，丸服，令胎瘦易生也。大棗、腹痛，燒研，小便服。縮砂仁、行氣止痛。胎氣傷動，痛不可忍，炒研，酒服。○子癇昏瞀，炒黑，酒下。香附子、安胎順氣，爲末，紫蘇湯服，名鐵罩散。○惡阻，同藿香、甘草，末，入鹽湯服。檳榔、胎動下血，葱湯服末。益智子、漏胎下血，同縮砂，末，湯服。大腹皮、欅皮、陳橘皮、藿香、木香、紫蘇、並行氣安胎。芎藭、損動胎氣，酒服二錢。亦可驗胎有無。當歸、妊娠傷動，或子死腹中，服此，未損即安，已損即下，同芎藭，末，水煎服。○墮胎下血，同葱白，煎服。朱砂、上症，用末一錢，雞子白三枚，和服，未死安，已死出。葱白、下血搶心困篤，濃煎服，未死安，已死出。薤白、同當歸，煎服。艾葉、妊娠下血，半産下血，仲景膠艾湯主之。○胎動，心痛腰脹，或下血，或子死腹中，煮酒服。○胎迫心，煮醋服。阿膠、胎動下血，葱豉湯化服。○葱、艾，同煎服。○尿血，飲服。○血痢，大便血，煎服。黃明膠、酒服。秦艽、同甘草、白膠、糯米，煎服。○同阿膠、艾葉，煎服。木賊、同川芎，末，煎服。生地黃、擣汁，或末，或漬酒，或煮雞子。桑寄生、同阿膠、艾葉煎。醬豆、炒研，酒服。赤小豆芽、酒服，日三。亦治漏胎。桃梟、燒服。蓮房、燒服。百草霜、同棕灰、伏龍肝、童尿、酒服。雞子、二枚，生和白粉食。鹿角、同當歸，煎服。○腰痛，燒投酒中七次，飲。生銀、煎水，或同苧根煎酒服。代赭石、鹿茸、麋角、黑雌雞、豉汁、大薊、蒲黃、蒲蒻、賣子木、並止血安胎。菖蒲、半産下血不止，擣汁服。荷鼻、胎動見黃水，一個，燒研，糯米湯服。糯米、胎動下黃水，同黃芪、芎藭，煎服。秫米、同上。粳米、同上。蜜蠟、下血欲死，一兩，化，投酒半升服，立止。熟地黃、漏胎不止，血盡則胎死，同生地黃，末，白术湯服。○胎痛脈虛，同當歸，丸服。苧根、同銀，煎服。葵根、燒灰，酒服。五倍子、酒服。雞卵黃、酒煮，日食。雞肝、切，和酒食。龍骨、鐵秤錘、並主漏胎，下血不止。人參、黃芪。胎前諸虛。【外治】弩弦、胎動上膈，系腰立下。蛇蛻、胎動欲産，袋盛系腰下。伏龍肝、研水服。井底泥、犬尿泥、並主妊娠傷寒，塗腹護胎。嫩卷荷葉。孕婦傷寒，同蚌粉塗腹，并服之。

【子煩】竹瀝、胎氣上冲，煩躁，日頻飲之。葡萄、煎服。藤汁亦佳。黃連、酒服一錢。知母、棗肉丸服。生銀、同葱白、阿膠，煎服。蟹爪。煎服。【胎啼】黃連。腹中兒哭，煎汁常呷。

産難

【催生】香附子、九月十月服此，永無驚恐。同縮砂、甘草，末服，名福胎飲。人參、橫生倒產，同乳香、丹砂，以雞子白、薑汁調服，子母俱安。白芷、煎服。或同百草霜、童尿、醋湯服。益母草、難產及子死，擣汁服。蒺藜子、同貝母，末服，催生，墮胎，下胞衣。貝母、末服。麻子仁、倒產，吞二〔七〕枚。黃麻根、煮服，催生，破血，下胞衣。鹽豉、燒研，酒服。皂莢子、吞一枚。柞木皮、同甘草，煎服。乳香、丸服，末服。○同丁香、兔膽，丸服。龍腦、新〔汲〕水服少許，立下。鳳仙子、水吞。山查核、吞。桃仁、吞。牛屎中大豆、吞。槐實、內熱難產，吞之。春杵糠、燒服。柑橘穰、燒服。蓮花、胡麻、赤石脂、代赭石、禹餘粮、石蟹、蛇黃、煮。鱘膠、燒。蛟髓、白雞距、燒，和酒服。白雄雞毛、同上。雞子白、生吞一枚。烏雞冠血、兔血、同乳香，末服。兔腦、同乳香，丸服。頭同。兔皮毛、血上攻心，燒末，酒服。敗筆頭灰、藕汁服。鼠灰、酒服。騾蹄灰、入麝，酒服。麝香、水服一錢，即下。羚羊角尖、刮末，酒服。狗毛灰、酒服。白狗血、血上攻心，酒服。豬心血、和乳香、丹砂，丸服。真珠、酒服一兩，即下。鼈甲、燒末，酒服。龜甲、燒末，酒服。○矮小女子，交骨不開，同髮灰、當歸，酒服。生龜、臨月佩之，臨時燒服。海馬、文鰩魚、並同。本婦爪甲、燒末，酒服。人尿、煎服。蠶蛻紙灰、同蛇蛻灰，酒服。土蜂窠、泡湯服。彈丸、酒服一錢。松煙墨、水服。芒消、童尿、酒服。雲母粉、酒服半兩，入口即產。諸鐵器、燒赤，淬酒。布針、二七個，燒，淬酒。鐵鑊鏽、同白芷、童尿，入醋服。馬銜、煮汁服，并持之。銅弩〔牙〕、古文錢、並淬酒。銃楔灰、酒服。箭幹、同弓弦燒，酒服。弓弩弦、煮汁，或燒灰服。鑿柄木灰、酒服。破草鞋灰、酒服。簁箕、淋水服。車脂、吞二豆許。夫裩帶、燒五寸，酒服。鍾馗左脚、燒末，水服。○並主產難及胞衣不下。蛇蛻、橫生逆產，胎衣不下，炒焦酒服，泡湯浴產門。○同蟬蛻、頭髮，燒研，酒服。鹿糞、經日不產，乾濕各三錢，爲末，薑湯下。豬膏、酒化，多飲。五靈脂、半生半炒，酒服。牛膝、酒煎。地黃、汁，和酢服。洗兒湯、飲。井底泥、水服。竈突後黑土、酒服。○並下胎衣。金薄、七片，磨湯服。

【滑胎】榆白皮、末。牽牛子、末服。○並臨月服之，滑胎易產。冬葵子、末服。○同牛膝，煎服。○根同。葵花、橫生倒產，酒服。黃葵子、湯服。車前子、酒服。或同兔絲子。蜀黍根、酒服。赤小豆、吞之，或煮服。○生研水服，治產後月閉。馬檳榔、細嚼數枚，井水下。當歸、同芎，末，大豆、童尿、流水服。慈姑、汁，服一升。瞿麥、煮汁。酸漿子、吞。木通、通草、澤瀉、預知子、水松、馬齒莧、黃楊葉、海帶、麥蘗、滑石、漿水、並主產難,橫生逆生,胎衣不下。蜂蜜、橫生難產,同麻油,各半盌服,立下。蒲黃。日月未足欲產及胞衣不下,並水服二錢。○同地龍、橘皮,末服,甚妙。【外治】蓖麻仁、擣貼足心。本婦鞋、炙,熨腹下。蟻垤土、炒,揚心下。牛屎、熱塗腹上。○並主產難,下生胎、死胎、胞衣。食鹽、塗兒足,并母腹。釜下墨、畫兒足。○並主逆生。磨刀水、盤腸產,摩腸上。內服慈石湯。赤馬皮、臨產坐之。馬銜、郎君子、飛生、石燕、並臨時把之。厠籌、燒煙,催生。女中衣、覆井上,下胎衣。亂髮、胎衣不下,撩母口中。市門土、八月帶之,臨產酒服一錢,易產。海馬、文鰩魚、獺皮、生龜。並臨月佩之。

【胎死】當歸、同芎,末、童尿、流水〔煎〕服。丹參、末。黃葵子、末。瞿麥、煎。益母草、汁。貝母、末,酒服。鬼臼、煎酒。紅花、煎酒。大麥蘗、煎水。麥麴、煎水,糜胎。紫金藤、苦瓠、灰。雀麥、煎水。大豆、煎醋。胡麻油、和蜜。肉桂、童尿,酒服末。榆白皮、末。皂莢刺灰、酒服。木苺根皮、破血。炊蔽灰、水服。松煙墨、水服。蓖麻子、四枚,同巴豆三枚,入射香,貼臍。伏龍肝、酒服,仍貼臍下。水銀、吞二兩,即下。胡粉、水服。硇砂、同當歸,酒服。丹砂、水煮過,研末,酒服。斑蝥、一個,燒末,水服。蟹爪、同甘草、阿膠、煎服。夜明砂灰、酒服。烏雞、煮汁服,仍摩臍下。雞卵黃、和薑汁服。雌雞屎、三七枚,煎水煮米粥食。鹿角屑、葱湯服。羊血、熱飲。人尿。煎服。○並下死胎及胎衣。

【墮生胎】附子、墮胎,為百藥長。天雄、烏喙、側子、半夏、天南星、玄胡索、補骨脂、莽草、商陸、瞿麥、牛膝、羊躑躅、土瓜根、薏苡根、茜根、蒺藜、紅花、茅根、鬼箭羽、牡丹皮、大麥蘗、麥麴、萵茹、大戟、薇銜、黑牽牛、三棱、野葛、藜蘆、乾薑、桂心、皂莢、乾漆、槐實、巴豆、檊根、衣魚、螻蛄、虻蟲、水蛭、䗪蟲、蠐螬、蚱蟬、斑蝥、芫青、地膽、蜈蚣、蛇蛻、石鼈、馬刀、飛生、亭長、蜥蜴、蟹爪、同桂心、瞿麥、牛膝,為末,煎酒服。雞卵白、三家卵,三家鹽,三家水,和服。麝香、同桂心。石蟹、硇砂、水銀、胡粉、琉璃瓶、研末,黃酒服。雄黃、雌黃、朴消、代赭、牛黃、茶湯、入沙鰛少許,露一夜,胎至三月亦下也。安息香、下鬼胎。芫花根、下鬼胎癥塊,研末,一錢,桃仁湯下。內產戶,下胎。土牛膝根、塗麝香,內產戶,下胎。苦實把豆兒。同上。

產後

【補虛活血】人參、血運,同紫蘇、童尿,煎酒服。○不語,同石菖蒲,煎服。○發喘,蘇木湯服末二錢。○秘塞,同麻仁、枳殼,丸服。○諸虛,同當歸、豬腎,煮食。當歸、血痛,同乾薑,末服。○自汗,同黃芪、白芍藥,煎服。蒲黃、血運、血癥、血煩、血痛、胞衣不下,並水服二錢。或煎服。蘇木、血運、血脹、血噤及氣喘欲死，並煎服。黃芪、產後一切病。杜仲、諸病，棗肉丸服。澤蘭、產後百病。○根，作菜食。益母草、熬膏，主胎前產後諸病。茺蔚子、同上。地黃、釀酒，治產後百病。酒服，下惡血。桃仁、煮酒。薤白、何首烏、並主產後諸疾。麻子仁、浸酒，去瘀血，產後餘疾。玄參、蜀椒、蚺蛇膏、蠳、淡菜、阿膠、並主產乳餘疾。童尿、和酒，通治產後惡血諸疾。羊肉、利產婦字乳餘疾。○腹痛虛弱，腹痛厥逆，同歸、芍、甘草，水煎服。羊脂、上症，同地黃、薑汁，煎食。黃雌雞、產後宜食。或同百合、粳米，煮食。黑雌雞、同上。狗頭、產後血奔入四肢，煮食。繁縷、破血，產婦宜食之，或酒炒，或絞汁，或醋糊丸服。馬齒莧、破血，止產後虛汗及血痢。蕓薹子、行滯血，治產後一切心腹痛。

【血運】紅花、煮酒服，下惡血、胎衣。茜根、煎水。紅麴、擂酒。神麴、炒研，湯服。虎杖、煎水。夏枯草、汁。松煙墨、磨醋。白紙灰、酒服。鰾膠、燒末，童尿、酒服。雞子、生吞一枚。產婦血、一棗大，和醋服之。接骨木、血運煩熱，煎服。續斷、血運寒熱，心下硬，煎服。紅藥子、血運腹脹厥逆，同紅花，煎服。百合、血運狂言。香附子、血運狂言，生研，薑、棗煎服。漆器、燒烟熏。米醋、煅炭淬熏。○韭菜沃熏。

【血氣痛】丹參、破宿血，生新血。敗芒箔、止好血，去惡血，煮酒服。三七、酒服。芎藭、三棱、莪茂、甘蕉根、玄胡索、酒服。雞冠花、煎酒。大黃、醋丸。虎杖、水煎。鑿菜、蒴藋、水煎。紅藍花、酒煎。赤小豆、羊蹄實、敗醬、牛膝、紅麴、擂酒。槐耳、酒服。薑黃、同桂，酒服。鬱金、燒研，醋服。蓮薏、生研，飲服。生薑、水煎。三歲陳棗核、燒。山查、水煎。秦椒、桂心、酒服。天竺桂、椋木、水煎。質汗、莞花、同當歸，末服。欄木、水煎。菴䕡、苗或子，童尿、酒煎。劉寄奴、煎，或末。天仙藤、炒研，童尿、酒服。沒藥、同血竭、童尿、酒。慈姑、汁，服一升，主血悶攻心欲死。荷葉、炒香，童尿服。枳實、同酒炒芍藥，煎服。石刺木、煎汁。紫荊皮、醋糊丸服。鬼箭羽、同當歸、紅花，煎。○或同四物湯。琥珀、入丸、散。茱萸根白皮、升麻、煎酒。麻黃、煎酒。布、包鹽煅服。釜下墨、酒服。伏龍肝、酒服立下。戶限下土、酒服。自然銅、煅，淬醋飲之。鐵斧、燒，淬酒飲。鐵秤錘、同上。石琅玕、磨水。烏金石、燒赤淬酒，同煅過寒水石，末服。礜石、同代赭石，丸服。蟹爪、酒、醋煎服。○血不下，煮蟹食之。雞子白、醋吞一枚。羊血、血悶欲絕，熱飲一升。鹿角、燒末，豉汁服。羚羊角、燒末，酒服。海馬、白殭蠶、五靈脂、伏翼、龍胎、兔頭、炙熱，摩腹痛。乾漆。產後青腫疼痛及血氣水疾，同麥芽煅研，酒服。

【下血過多】貫眾、心腹痛，醋炙，研末服。艾葉、血不止，同老薑，煎服，立止。○感寒腹痛，焙熨臍上。紫菀、水服。石菖蒲、煎酒。樗木皮、煎水。椿白皮、桑白皮、炙，煎水。

百草霜、同白芷，末服。烏氈皮、酒服。○並止血。鯽魚、宜食。凌霄花、並主產後惡漏淋瀝。旋覆花、同葱，煎服。紫背金盤、酒服。小薊、同益母草，煎服。代赭石、地黃汁和服。松煙墨。煅研酒服。○並主墮胎下血不止。

【風痓】荊芥、產後中風，痓直口噤，寒熱不識人，水煎，入童尿、酒服。或加當歸。白术、同澤瀉煮服。羌活、研末，水煎。黑大豆、炒焦，冲酒。穭豆、同上。雞屎、炒焦，冲酒。白鮮皮、餘痛中風，水煎服。竹瀝、地榆、並主產乳痓疾。雞蘇、產後中風，惡血不止，煎服。井泉石、產後搦搐。鹿肉。產後風虛邪僻。

【寒熱】柴胡、白馬通灰、水服。羖羊角灰、酒服。○並主產後寒熱悶脹。苦參、主產後煩熱。甘竹根、煩熱，煮汁。松花、壯熱，同芎、歸、蒲黃、紅花、石膏，煎服。知母、豬腎、煮食。狗腎。煮食。○並主產後蓐勞寒熱。

【血渴】黃芩、產後血渴，同麥門冬，煎服。紫葛、煩渴，煎呷。芋根。產婦宜食之，破血。飲汁，止渴。

【欬逆】石蓮子、產後欬逆，嘔吐心忡，同黃芩，末，水煎服。壁錢窠。產後欬逆三五日，欲死，煎汁呷之。

【下乳汁】母豬蹄、同通草煮食，飲汁。牛鼻、作羹食，不過二日，乳大下。羊肉、作臛食。鹿肉、作臛食。鼠肉、作羹臛食。死鼠、燒末，酒服。鯉魚、燒服二錢。鱗灰亦可。鮑魚汁、同麻仁、葱、豉，煮羹食。鰕汁、煮汁或羹。胡麻、炒研，入鹽食。麻子仁、煮汁。赤小豆、煮汁。豌豆、煮汁。絲瓜、燒存性，研，酒服，取汗。萵苣、煎汁服。○子，研，酒服。白苣、同上。木饅頭、同豬蹄煮食。通草、同上。貝母、同知母、牡蠣粉，以豬蹄湯日服。土瓜根、研末，酒服，日二。栝樓根、燒研，酒服。或酒、水煎服。栝樓子、炒研，酒服二錢。胡荽、煮汁，或酒。繁縷、澤瀉、細辛、殷蘖、並下乳汁。石鍾乳粉、漏蘆湯調服一錢，乳下，止。石膏、煮汁服。王不留行、通血脉，下乳汁云神品也。穿山甲、炮，研，酒服二錢，名涌泉散。蜜蜂子、炒，治食。漏蘆、飛廉、京三棱。並煎水洗乳。

【回乳】神麴、產後無子飲乳，欲回轉者，炒研，酒服二錢。此李瀕湖自制神方也。大麥蘖、炒研，白湯服二錢。繳脚布、勒乳一夜，即回。

【斷產】零陵香、酒服二錢，盡一兩，絕孕。薇銜、食之令人絕孕。鳳仙子、產後吞之，即不受胎。玉簪花根、產後同鳳仙子、紫葳、丹砂，作丸服，不復孕。馬檳榔、經水後常嚼二枚，井水下，久則子宮冷，不孕也。白麪、每經行後，以一升浸酒，三日服盡。印紙灰、產後以水服二錢，令人斷產。水銀、黑鉛、並冷子宮。牛膝、麝香、凌霄花。

陰病

【陰寒】吳茱萸、同椒。丁香、蛇牀子、並塞。硫黃。煎洗。

【陰吹】亂髮。婦人胃氣下泄,陰吹甚喧,宜豬膏煎亂髮化服,病從小便出。

【陰腫痛】白斂、白堊土、並主女陰腫痛。肉蓯蓉、牛膝、煮酒服。蛇牀子、洗。卷柏、洗。枸杞根、洗。訶黎勒、和蠟燒熏。枳實、炒煎。炒鹽、熨。○並主女人陰痛。黃芪、主婦人子臟風邪氣。防風、得當歸、芍藥、陽起石,主婦人子臟風。黃連、菊苗、羌活、白芷、藁本、蘹茇、白鮮皮、地錦、乾漆、槐實、陽起石、並主女人痲瘕痛。蜀羊泉、女人陰中內傷,皮間積實。澤蘭、洗。大豆、和飯杵,納。桃仁、燒傅。○並主產後陰腫。青布灰、同髮灰服。五倍子。末傅。○並主交接後血出不止。

【陰痒陰蝕】蛇牀子、小薊、狼牙、瞿麥、荊芥、同牙皂、墙頭腐草,煎洗。五加皮、槐白皮、槐耳、桑耳、蕪荑、胡麻、枸杞根、椿白皮、同落雁木煎湯。城東腐木、豬膽、並煎湯熏洗。鯉魚骨、桃仁、並燒烟熏。桃葉、杵。杏仁、燒研。羊蹄根、末,和鯉魚腦。鰻鱺、雄雞肝、豬肝、羊肝、狗陰莖、狐陰莖、並搗,內陰中,主陰痒、陰蝕有蟲。石膽、黑石脂、孔公蘖、土殷蘖、白礬、流黃、龜甲、燒。鯽膽、骨灰同。鯉骨、灰。雞子、同光粉炒。烏鰂骨、並主女人陰痒、陰蝕、陰瘡。箭筈、針線袋。並主產後腸痒,密安席下。

【陰脫】土瓜根、婦人陰㿗,同桂枝、芍藥、䗪蟲,爲末,酒服。慈石、子宮不收,名㿗疾。煅,酒淬。丸服。穿山甲、婦人陰㿗,硬如卵狀,炙研,酒服。升麻、柴胡、並升提。羌活、煎酒服。枯礬、陰脫作痒,酒服,日三。車脂、煮酒。景天、酒服。鱉頭灰、水服。人屎、炒赤,酒服,日三。狐陰莖、並主產後子腸脫下。蓖麻子、貼頂心及臍。蠍、吹鼻。半夏、生產,子腸先下,產後不收,以末嗜鼻則上。白及、同烏頭,末,納之。鐵爐中紫塵、同羊脂熨,納之。茄根灰、納之。鐵胤粉、同龍腦少許,研水刷之。羊脂、頻塗。鯽魚頭、燒傅。兔頭、燒傅。五倍子、礬湯洗後傅之。石灰、炒,淬水洗。皂莢根皮子同楝皮、石蓮子,煎湯熏洗。蛇牀子、老鴉蒜、老鴉眼睛草、簹竹根、並煎水熏洗。胡麻油、煎熱熏洗,皂角末吹鼻。枳殼、煎,浴產後腸出。鐵精、和羊脂炙熨。五靈脂、白雞翎、鼠屎。並燒烟熏。

【產門不合】石灰。炒熱,淬水洗。

【產門生合】鉛、作鋌日紝。石灰。銅錢割開,傅之止血。

【胕損】黃絹。女人交接及生產損胕,小便淋瀝不斷,以炭灰淋汁煮爛,入蜜蠟、茅根、馬勃,煎湯日服。○一同白牡丹皮、白及,末,水煎日服。

小兒初生諸病

沐浴,解毒,便閉,無皮,不啼,不乳,吐乳,目閉,血眼,腎縮,解顱,顖陷,顖腫,項軟,龜背,語遲,行遲,流涎,夜啼,臍腫,臍風。

【沐浴】豬膽、黃連、梅葉、同桃、李葉。益母草、虎骨、並煎湯浴兒,不生瘡疥諸病。輕粉。浴訖,以少許摩身,不畏風,又解諸氣。

【解毒】甘草、汁。韭汁、並灌少許,吐出惡水惡血,永無諸疾。豆豉、濃煎,喂三五口,胎毒自散。胡麻、生嚼,絹包與咂,其毒自下。粟米粥、日嚼少許,助穀神。朱砂、蜜和豆許。牛黃、蜜和豆許。黃連、灌一匙。○並解胎毒及痘毒。臍帶。初生十三日,以本帶燒灰乳服,可免痘患。

【便閉】胡麻油、初生大小便不通,入芒消少許,煎沸,徐灌即通。甘草、同枳殼,煎水灌。蔥白、尿不通,煎乳灌之。輕粉。先咂胸、背、手足心並臍七處,以蜜化三分,與服即通。

【無皮】白米粉、車輦土、密陀僧。初生無皮,並撲之,三日即生。

【不啼】冷水。灌少許,外以蔥鞭之。

【不乳】水銀、吞米粒大,下咽即乳,咽中有物如麻子也。凌霄花。百日兒忽不乳,同藍汁、消、黃,丸服。

【吐乳】蓬莪茂、同綠豆煎,乳調牛黃服。篷簾。同牛黃、食鹽少許,煎人乳服。

【目閉】甘草、月內目閉不開,或腫瀉,或出血,名慢肝風,豬膽汁炙,研末,灌之。蒼朮、上症,用二錢,入豬膽汁中,煮熟熏之,嚼汁哺之。芎藭、小兒好閉目,或赤腫,腦熱也,同朴硝、薄荷,末,吹鼻中。熊膽。蒸水頻點之。內服四物加天花粉、甘草。【血眼】杏仁。嚼,乳汁點之。

【腎縮】吳茱萸。同大蒜、流黃塗其腹,仍用蛇牀子燒烟熏之。

【解顱】防風、同白及、柏子仁,末,乳和。天南星、醋和。漆花、榔榆皮、蟹螯灰同白及,末。鼠腦、豬頰車髓、黃狗頭、炙研,雞子白和。驢頭骨及懸蹄灰、油和。○並日塗。丹雄雞冠血。滴上,以赤芍末粉之。

【顖陷】烏雞骨、同地黃,末服。烏頭、同附子、雄黃,末貼。半夏。塗足心。

【顖腫】黃蘗。水和,貼足心。

【項軟】附子、同南星貼。蓖麻子。病後天柱骨倒,同木鱉子仁,貼之。

【龜背】紅內消。龜尿調塗,久久自愈。

【語遲】百舌鳥、炙食。伯勞踏枝。鞭之。

【行遲】五加皮、同木瓜,末服。木占斯。

【流涎】半夏、同皂莢子仁,薑汁丸服。牛噍草、服。鹿角、末,米飲服。白羊屎、頻納口中。東行牛涎、塗。桑白皮汁、塗。天南星。水調貼足。

【夜啼】【內治】當歸、胎寒好啼,日夜不止,焙研,乳和灌。前胡、蜜丸服。劉寄奴、同地龍，爲末服。伏龍肝、丹砂、射香，丸服。燈花、抹乳頭吮。胡粉、水服三豆。流黃、同黃丹煅，埋過，丸服。白花蛇睛、研，竹瀝灌。虎睛、研，竹瀝灌。牛黃、乳汁化豆許灌。狼屎中骨、燒灰，水服。或加豺皮灰。縛豬繩灰、水服。巴豆。時珍曰：小兒夜啼，多是停乳腹痛，余每以蠟匱巴豆藥一二丸服之，屢效。【外治】牽牛子、五倍子、牛蹄甲、馬蹄、馬骨、並貼臍。狗毛、絳袋盛，係兒臂。雞屎、浴兒，并服少許。豬窠草、雞窠草、井口邊草、白雄雞翎、牛屎、並密安席下。土撥鼠頭骨、燒尸場土、並安枕旁。仙人杖、安身畔。樹孔中草、著户中。古櫬板。點燈照之。

【臍腫】荆芥、煎湯洗後，煨葱貼之，即消。桂心、炙熨。東壁土、伏龍肝、白石脂、枯礬、車脂、龍骨、海螵蛸、豬頰車髓、同杏仁擣。臍帶灰、同當歸、麝。油髮灰、當歸、甑帶灰、緋帛灰、錦灰、綿灰。並傅臍濕或腫。

【臍風】獨蒜、安臍上，灸至口出蒜氣，仍以汁嗜鼻。鹽豉、貼臍，灸之。棗猫、同諸藥貼灸。鯽魚、先以艾灸人中、承漿。燒研，酒服。全蠍、酒炙，研，入麝服。白殭蠶、二枚，炒研，蜜服。守宮、以丹砂養赤，爲末，薄荷湯服。猴屎、燒研，蜜服。牛黃、竹瀝化服。白牛屎、塗口中。雞屎白、口噤，面赤屬心，白屬肺，酒研，或水煮汁服。豬脂、百日內噤風，口中有物如蝸牛、白蟲者，擦之令消。驢毛、入麝炒焦，乳汁和服。烏驢乳、豬乳、牛涎、牛齝草汁、大豆黃卷汁、並灌之。釣藤、同甘草，煎服。夜合花枝、煮汁，拭小兒撮口。葛蔓、燒灰點咽。天漿子、同僵蠶、輕粉，灌之。○同蜈蚣，燒服。甘草、濃煎。蛇莓汁。並灌之，吐痰涎。

驚癇①

有陰陽二症。

【陽症】黃連、平肝膽心風熱。羌活、龍膽草、青黛、金銀薄、鐵粉、剪刀股、馬銜、鐵精、銅鏡鼻、雄黃、代赭石、鼈甲、鯪鯉甲、全蠍、守宮、龍骨、齒、腦、角同。真珠、牡蠣粉、蛇蜕、白花蛇、烏蛇、伏翼、五靈脂、牛膽、牛黃、竹瀝化服。駝黃、野豬黃、熊膽、鮓答、羚羊角、狐肝膽、蛇黃、並平肝風，定驚癇。甘草、泄心火，補元氣。煎汁，吐撮口風痰。釣藤、同甘草，煎服，主小兒寒熱，十二驚癇，胎風。丹砂、色赤入心，安神除熱。月內驚風欲死，塗五心。○驚熱多啼，同牛黃服。○客忤卒死，同蜜服。○驚忤不語，血入心竅，豬心血，丸服。○急驚搐搦，同天南星、全蝎，末服。盧會、龍腦、引經。石菖

---

① 驚癇：本卷末"小兒驚癇"，亦分"陽證"、"陰證"，用藥多同，藥品排列及內容多異。"小兒驚癇·陽證"內容較本篇更詳，"陰證·人參"以下內容均脫，故此二篇可互相參補。

蒲、柏子仁、伏神、伏苓、牡丹皮、琥珀、荆瀝、淡竹瀝、淡竹葉、竹茹、木通、天竹黄、鉛霜、黄丹、紫石英、菩薩石、玳瑁、象牙、犀角，磨汁服。天漿子、研汁服。○同全蝎、丹砂，丸。田螺，並主心經痰熱驚癇。臘雪，止兒熱啼。油髮灰，乳服，止兒驚啼。髮髲，合雞子黄煎，消爲水服。主小兒驚熱百病。月經，驚癇發熱，和青黛水，服二錢，入口即定。黄芩，肺虚驚啼，同人參，末服。桔梗、薄荷、荆芥、防風、藁本、紫苑、款冬花，並主驚癇，上焦風熱。桑根白皮，汁。細辛、驢乳、驢毛、牛鼻津、白狗屎、馬屎中粟，並主客忤驚熱。慈石，煉汁。地黄、玄石，並主養腎定驚。乳香，同没藥服。阿魏，同炮蒜丸服。○並主盤腸痛驚。半夏、天南星、枳殼、杏仁、神麴、殭蠶、青礞石、金牙石、白礬、石緑、石油、水銀、粉霜、輕粉、銀朱、雷墨，並主驚癇，風痰熱痰。薇銜、女萎、女菀、莽草、蕪荑、白鮮皮、蜀羊泉、鯉魚脂、蜂房、鸛屎、鴨血、雞子、雄雞血、雞冠血、雞屎白、豬心、豬卵、猬皮，灰。虎睛、魄、鼻、爪並同。猴頭骨、狗屎，屎中骨同。六畜毛蹄甲、牛拳木，煎服。車脂，納口中。胡燕窠土，並主驚癇。蜥蜴，同蜈蚣、螳螂，嗃鼻，定搐。藍葉，同凝水石傅頭上。厠籌，燒，貼顖，治驚竄。白玉，同寒水石塗足心，止驚啼。老鴉蒜，同車前〔子等分，爲末，水調貼〕手足心，主急驚。牡鼠，煎油，摩驚癇。黄土，熨驚風，遍身烏色。燈火，焠。李葉、榆葉、馬絆繩，並煎水浴。安息香，燒之，辟驚。鵝毛、雁毛。並衣小兒，辟驚癇。

【陰症】黄芪、人參，同黄芪、甘草，治小兒胃虚而成慢驚，乃泄火補金、益土平木之神品。天麻，定風神藥。天南星，慢驚，同天麻、射香服，或丸服，墜痰。○暑毒入心，昏迷搐搦，同附子、半夏，生研，豬膽丸服。附子，慢驚，同全蠍，煎服。○尖，吐風痰。吹鼻，治臍風。烏頭，同上。蜀椒，同牡蠣，煎醋服。胡椒，慢脾風，同丁香、羊屎，末服。蚤休，驚癇，搖頭弄舌，熱在腹中，慢驚帶陽症，同栝樓根，末服。烏藥，磨湯服。開元錢，慢脾驚風，利痰奇妙。以一個，燒出珠子，研末，木香湯下。騏驎竭，同乳香，丸服。麻黄，吐泄後慢驚脾風，同白术、全蝎、薄荷，末服。桂心，平肝。焰消、硫黄，金液丹。升麻、遠志、蛇牀子、縮砂、曼陀羅花，並主慢驚陰癇。羊肉，頭、蹄、頭骨並同。羊乳、鹿茸、馬陰莖及鬐毛，並主陰癇。獨頭蒜，灸臍及汁嗃鼻。蕓薹子。同川烏，末，塗頂。

諸疳虚熱有蟲。

黄連，豬肚蒸丸，治疳殺蟲。○小兒食土，以汁拌土，晒，與之。胡黄連，主骨蒸疳痢。○潮熱，同柴胡服。○疳熱肚脹，同五靈脂，丸服。○肥熱疳，同黄連、朱砂，安豬膽内煮熟，入盧會、射香，丸服。青黛，水服，主疳熱疳痢，殺蟲。使君子，主五疳虚熱，殺蟲，健脾胃，治小兒百病。

本草綱目引文溯源　一　圖例百病主治水火土金石部

盧會、上症,同使君子,丸服。大黃、熬膏丸服,主無辜閃癖瘰癧。黑牽牛、疳氣浮腫,同白牽牛半生半炒、陳皮、青皮,等分,丸服。橘皮、疳瘦,同黃連、射香、豬膽,丸服。楝實、五疳,同川芎、豬膽,丸服。輕粉、喫泥肚大,沙糖丸服。綠礬、疳氣,火煅醋淬,棗肉丸服。蠶蛹、煮食,治疳氣,退熱殺蟲。白僵蠶、久疳,天柱骨倒,炒研,薄荷湯每服半錢。糞蛆、主一切疳,研末,射香湯服。或入甘草,末。或燒灰拌食物。蝦蟆生蛆尤妙。蜘蛛、燒喫,主大腹疳。夜明砂、一切疳病,研末,豬肉汁服,取下胎毒。○無辜疳,末,拌飯食之。○魃病,絳袋佩之。五靈脂、五疳潮熱有蟲,同胡黃連、豬膽,丸服。野豬黃、水研日服。膽同。牡鼠、炙食,主寒熱諸疳,〔去骨〕作羹。〔骨〕甚瘦人。○哺露大腹,炙食之。鼠屎、疳病大腹,同葱、豉煎服。柴胡、前胡、甜瓜葉、阿勒勃、並主疳熱。萹蓄、魃病。漏蘆、煮豬肝食。苦耽、離鬲草、白礬、並主無辜疳疾。益母草、煮粥。樗根皮、丸服。胡粉、同雞子蒸,或炒。雞子、入輕粉、巴豆,蒸食。大棗、狼把草、鱉血、鰻鱺、狸頭骨、猫骨同。犽皮、兔屎、獾肉、鶉、並主疳痢。葛勒蔓、疳痢,吹肛。鸕鶿觜、久痢成疳,燒末,水服。薔薇根、蓝黄、羊蹄根、虎膽、熊膽、豬膽、並殺疳蟲。蚺蛇膽、灌鼻,治腦疳。灌肛,治疳痢。鯽魚膽、灌鼻,治腦疳。白棘針、(研末)同瓜丁,〔研末〕,嗅鼻,主諸疳。菖蒲、冬瓜、柳枝及白皮、郁李根、楮葉、並煎湯浴兒。伯勞、白馬眼。並小兒魃病佩之。

痘瘡

【預解】黃連、臍帶、並見初生下。葵根、煮食。黑大豆、同綠豆、赤小豆、甘草,煮食飲汁。胡麻油、煎濃食,外同葱涎擦周身。朱砂、蜜調服。白水牛蝨、焙研,作麪餅食。生玳瑁、同生犀,磨汁,日服。兔肉、臘月作醬食。兔血、同朱砂或雄黃作丸服。白鴿、除夕食之,以毛煎水浴兒。○卵,入廁中半日,取白和丹砂,丸服,毒從二便出。雞卵、入蚯蚓蒸熟,立春日食。○童尿,或廁坑中浸七日,洗淨煮食。鶴卵、煮食。鸛卵、煮食。絲瓜蔓、壺盧鬚、兔頭、鱧魚、並除夕煎湯浴兒,令出痘多者少,少者無。

【內托】升麻、解毒,散痘疹前熱。柴胡、退痘後熱。牛蒡子、痘出不快,便閉,咽不利,同荊芥、甘草,煎服。貫眾、同升麻、芍藥,煎。老絲瓜、燒研,沙糖水服。山查、水煎。○乾陷,酒煎。荔枝、浸酒。○殼,煎湯。葡萄、擂酒服。橄欖、研。胡桃、燒研,胡荽酒服。胡荽、浸酒服。泰和老雞、五味煮食。竹筍、湯。蝦湯、魚湯、生蜆水、並主痘出不快。○黃芪、主氣虛,色白不起。人參、同上。甘草、初出乾淡不長,色白,不行漿,不光澤,既痂而胃弱不食,痘後生癰腫,或潰後不收,皆元氣不足也,並宜參、芪、甘草三味主之,以固營衛,生氣血。或加糯米助肺,芎藭行氣,芍藥止痛,肉桂引血化膿。芎藭、芍藥、肉桂、糯米、肉荳蔻、止瀉。丁香、灰白不起,脾胃虛弱。麻黃、風寒倒陷,蜜炒,酒服。豬心血、痘瘡倒靨,同片腦,酒服。引入心經,同乳香,丸服。豬齒、貓頭、貓牙同人、豬、犬牙燒灰,水服。豬屎、同人、狗、豬屎燒灰,水服。狗屎中粟、末服一錢。人牙、燒,入麝香,酒服。人中白、燒研,湯服。天靈蓋、燒研,酒服三分。或加雄黃。白丁香、研末,入麝,酒服。鴉頭、燒研,水服。老鴉左翅、燒灰,豬血丸服。○並主陷下。大戟、變黑歸腎,研末,水服。威靈仙、上症,同片腦服。紫草、血熱紫赤便閉者宜之。同紅花、蟬蛻,煎服。紅花、和血。燕脂、乾紅,同胡桃服。○點痘疔。○點目,令瘡不入目。犀角、磨汁。玳瑁、磨汁。樺皮、煮汁。○並主紫赤乾紅。抱過雞子殼、倒陷,便血昏睡,焙研,湯服五分。仍塗胸、背、風池。豬膘、便閉,煮食。燈心草、煩喘,小便不利,同鱉甲,煎服。牛黃、紫黑,譫語發狂,同丹砂,蜜服。丹砂、入心狂亂,同益元散、片腦,水服。山豆根、咽痛不利。白梅、痘入目,日食之。真珠、痘疔,研末,水服。桃膠、痘後發搐,酒化服。象牙、痘不收,磨水服。黃明膠。瘢痕,水化服。

【外治】沈香、同乳香、檀香,燒煙,辟惡氣,托痘。稻草、豬爪殼、並燒烟,辟惡氣。胡荽、煎酒噴兒,并洒牀帳席下[1]。縛豬〔繩灰、水服〕。狗毛、絳囊盛,繫兒臂。牛蹄甲、燒末,貼臍。牛屎、密安席下。馬骨灰、塗乳上飲之。馬蹄灰、同。牛黃、乳汁化服豆許。○虎睛、爲散,竹瀝服。狼屎中骨、燒灰,水服。犽皮、同狼屎骨,燒灰,水服。土撥鼠頭骨。置枕邊即安。

小兒驚癇[2]

有陰陽二證。

【陽證】甘草、補元氣,瀉心火。小兒撮口發噤,煎汁灌之,吐去痰涎。○黃連、平肝膽心火。胡黃連、黃芩、小兒驚啼,同人參,末服。防風、治上焦風邪,四肢攣急。羌活、諸風癇痙,去腎間風,搜肝風。白鮮皮、小兒驚癇。老鴉蒜、主急驚,同車前〔子末〕貼手足。龍膽、骨間寒熱,驚癇入心。細辛、小兒客忤,桂心納口中。薇銜、驚癇吐舌。薄荷、去風熱。荊芥、一百二十驚,同白礬,丸服。牡丹、驚癇瘈瘲。藁本、癇疾,脊厥而强。莽草、摩風癇日數十發。半夏、吹鼻。青黛、水服。藍葉、同凝水石,傅頭上。女萎、女菀、紫菀、款冬花、驚癇寒熱。蜀羊泉、小兒驚。蛇苺、孩子口噤,以汁灌之。凌霄花、百日兒無故口不乳,同藍葉、消、黃,丸服。葛蔓、小兒口噤,病在咽中,燒灰點之。釣藤、小兒寒熱,十二驚癇瘈

---

① 席下:此下"縛豬繩灰……枕邊即安"係本卷"夜啼"之文錯簡重出于此。原屬本節之文則被誤置於本卷末頁。
② 小兒驚癇:前有"驚癇"篇,此標題重出,其下藥物多同而排列及内容多異。

瘲,客忤胎風,同甘〔草〕,煎服。石菖蒲、客忤驚癇。麴、食癇。淡竹筍、消痰熱,小兒驚癇天弔。李葉、浴驚癇。杏仁、柏子仁、小兒顫啼驚癇,溫水服之。乳香、同甘遂服。没藥、盤腸氣痛,同乳香服。阿魏、盤腸痛,同蒜炮,丸服。安息香、燒之,辟驚。蘆薈、鎮心除熱。夜合花枝、小兒撮口,煮汁拭洗。榆花、浴小兒癇熱。蕪荑、驚後失音,同麴、蘗、黄連,丸服。龍腦、入心經,爲諸藥使。桑根白皮汁、治天弔驚癇客忤。枳殻、驚風,搐搦痰涎,同豆豉,末,薄荷汁服。荊瀝、心熱驚癇。茯苓、伏神、驚癇。琥珀、胎驚,同防風、朱砂,末服。○胎癇,同朱砂、全蝎,末服。淡竹葉、青竹茹、竹瀝、驚癇天弔,口噤煩熱。天竹黄、驚癇天弔,去諸風熱。車脂、止驚啼,納口中。馬絆繩、煎洗兒癇。木牛拳、煎服,止兒癇。厠籌、貼顖,治驚竄。燈火、焠驚風。臘雪、小兒熱啼。黄土、熨驚風,遍身烏色。胡燕窠土、小兒驚癇。金薄、銀薄、風熱驚癇,鎮心安魂。錫悋脂、小兒天弔搐搦,同水銀、牛黄,丸服。鉛霜、去積熱痰涎,鎮驚,同牛黄、鐵粉服。○驚風喉閉口緊,同蟾酥少許,烏梅蘸擦牙關。黄丹、驚癇,鎮心安神。銅鏡鼻、客忤驚痛面青,燒,焠酒飲。鐵粉、驚癇發熱多涎,鎮心抑肝,水服少許。或加丹砂。鐵精、風癇。鐵華粉、虛癇。剪刀股、驚風。馬銜、風癇。白玉、小兒驚啼,同寒水石,塗足心。紫石英、補心定驚。○風熱瘈瘲,同寒水石諸藥煎服。○菩薩石、熱狂驚癇。朱砂、色赤入心,心熱非此不除。○月内驚風欲死,磨水塗五心。○驚熱多啼,同牛黄,末服。○客忤卒死,蜜服方寸匕。○驚忤不語,血入心竅,豬心血丸服。○急驚搐搦,同天南星、全蝎,末服。水銀、驚風熱涎潮,同南星、麝香服。粉霜、輕粉、並下痰涎驚熱。銀朱、内釣驚啼,同乳香、大蒜,丸服。雄黄、驚癇,同朱砂,末服。石油、小兒驚風,化,和丸散服。慈石、養腎止驚,鍊水飲。玄石、代赭、小兒驚氣入腹。○急驚搐搦不定,火煅醋淬,金薄湯服一錢。石綠、同輕粉,吐急驚。礞石、驚風痰涎,煅研服,亦丸服。金牙石、蛇黄、雷墨、鹽豉、小兒撮口,貼臍灸之。露蜂房、驚癇瘈瘲,寒熱,煎汁服。螳蜋、定驚搐,〔同〕蜈蚣、蠍蝟嚙鼻。天漿子、急慢驚風,研汁服。○同全蝎、朱砂,丸服。○噤風,同蜈蚣燒,丸服。○臍風,同殭蠶、膩粉,灌之。○白殭蠶、驚癇客忤,去風痰。○撮口噤風,爲末蜜服。○燒地,以大蒜泥制,〔研末每用嗜鼻〕。○棗猫、臍風。全蝎、小兒驚癇風搐,薄荷包炙,研服。胎驚天吊,入朱砂、麝香。或丸服。風癇及慢驚,用石榴煅過,末服。○慢驚,同白术、麻黄,末服。○臍風,同麝服。玳瑁、清熱,止急驚客忤。鼈甲、小兒驚癇,炙研乳服。真珠、小兒驚熱。田螺殼、驚風有痰。牡蠣、安神去煩,小兒驚癇。龍骨、小兒熱氣驚癇,安神定魂魄。○龍齒、小兒五驚十二癇,身熱不可近。龍角、驚癇瘈瘲,身熱如火。鯪鯉甲、肝驚。守宮、風痊驚癇。○心虛驚癇。蛇蛻、小兒百二十種驚癇瘈瘲,弄舌搖頭。白花蛇、小兒風熱,急慢驚風搐搦。烏蛇、鯉魚脂、小兒驚忤諸癇。鸛屎、天吊驚風發不止,炒研,入麝香、牛黄、蝎,末服。鵝毛、小兒衣之,辟驚癇。雁毛、同上。鴨肉、小兒熱驚。雞冠血、小兒卒驚,客忤搐吊。白雄雞血、驚風不醒,抹唇、口、腦。亦治驚癇。雞子、止驚。伏翼、小兒驚,釀朱砂燒,研服。○慢驚,灸焦,同人中白、蝎、麝,丸服。五靈脂、小兒驚風五癇。雞屎白、小兒驚忤驚喑,燒灰,水服。豬心血、心熱驚癇,調朱砂末服,引入心。豬心、肝、腎、並主驚癇。豚卵、豬乳、齒、屎、並主驚癇。白狗屎、小兒驚癇客忤,燒服。狗屎中骨、寒熱驚癇。牛膽、治驚風有奇功。鼻津、客忤,灌之。馬屎、燒末,煮酒,浴兒卒忤。尾、燒烟,熏客忤。屎中粟、燒,治小兒客忤。馬絆繩、煎,浴小兒癇。驢乳、小兒癇疾,客忤天吊,風痰咳,服之。驢毛、煎飲,治客忤。牛黃、驚癇寒熱,竹瀝調服,或蜜調,或入朱砂。駝黃、風熱驚疾。六畜毛蹄甲、客熱驚癇。鮓答、虎睛、虎魄、虎鼻、爪、象牙、犀角、濃磨汁服。牛黃及角、野豬黃及脂、熊膽、驚癇瘈瘲,竹瀝化服。羚羊角、平肝定風。麝香、驚癇客忤,驚啼,通諸竅,開經絡,透肌骨,辟邪氣。狐肝、膽、驚癇,寒熱搐搦。牡鼠、煎油,摩驚癇。猬皮、驚啼,燒服。猴頭骨及手、驚癇、寒熱口噤。髮髲、合雞子黃煎,消爲水服,主小兒驚熱百病。油髮灰、乳服,止小兒驚啼。月經血。小兒驚癇發熱,和青黛水,服二錢,入口即瘥。

【陰證①】黃芪、補脉瀉心。人參、同黃芪、甘草,治小兒胃虛而成慢驚,爲瀉火補金、益土平木之神劑。桔梗主小②

水楊柳根③、風寒出不快,煎湯浴。茱萸、口噤,嚼一二粒抹之。茶葉、燒熏痘痒。馬齒莧、灰。敗茅、黃絹、灰。海螵蛸、末。黃牛屎、灰。蕎麥、大豆、赤小豆、豌豆、綠豆、並研,傅爛痘及癰。枇杷葉、洗爛痘。青羊脂、摩痘瘡如疥。礬石、芒消、並塗痘毒。雄黃、痘疔,同紫草,末,燕脂水塗。蠶繭、同白礬煅,傅痘疳。蜂蜜、酥油、並潤痘痂欲落不落,且無瘢痕。白僵蠶、用雄雞尾浸酒,和塗痘瘢。密陀僧、人乳調塗豆瘢。豬肉汁、馬肉汁、並洗痘瘢。柳葉、暑月生蛆,鋪臥引之。畢澄茄。嗜鼻,治痘入目。

---

① 陰證:此下“黃芪……神劑”一段亦見本卷“驚癇·陰症”之下。其後“桔梗主小”四字乃本卷“驚癇·陽證”錯簡之文。

② 桔梗主小:此下脫文,可參卷十二“桔梗”及本卷“驚癇·陰證”。

③ 水楊柳根:據此下內容,當爲前“痘瘡·外治”“胡荽”下所脫之文,錯簡於此。

本草綱目水部目錄第五卷

李時珍曰:水者,坎之象也。其文橫則爲☵,縱則爲☵。其體純陰,其用純陽。上則爲雨露霜雪,下則爲海河泉井。流止寒温、氣之所鍾既異;甘淡鹹苦、味之所入不同。是以昔人分別九州水土,以辨人之美惡壽夭。蓋水爲萬化之源,土爲萬物之母。飲資于水,食資于土。飲食者,人之命脉也,而營衛賴之。故曰:水去則營竭,穀去則衛亡。然則水之性味,尤慎疾衛生者之所當潛心也。今集水之關于藥食者,凡四十三種,分爲二類:曰天,曰地。舊本水類共三十二種,散見玉石部。

《名醫別録》一種梁·陶弘景註　　　　《本草拾遺》二十六種唐·陳藏器

《嘉祐本草》四種宋·掌禹錫　　　　　《本草綱目》一十一種明·李時珍

【附註】魏·李當之《藥録》　　《吳普本草》　　　　宋·雷斆《炮炙》

　　　　齊·徐之才《藥對》　　唐《蘇恭本草》　　　孫思邈《千金》

　　　　唐·李珣《海藥》　　　甄權《藥性》　　　　楊損之《删繁》

　　　　宋·馬志《開寶》　　　蘇頌《圖經》　　　　唐慎微《證類》

　　　　寇宗奭《衍義》　　　　大明《日華》　　　　金 張元素《珍珠囊》

　　　　元 李杲《法象》　　　王好古《湯液》　　　朱震亨《補遺》

　　　　明·汪穎《食物》　　　汪機《會編》　　　　王綸《集要》

水之一　天水類一十三種

雨水《拾遺》　　　潦水《綱目》　　　露水《拾遺》　　　甘露《拾遺》

甘露蜜《拾遺》　　明水《拾遺》　　　冬霜《拾遺》　　　臘雪《嘉祐》

雹《拾遺》　　　　夏冰《拾遺》　　　神水《綱目》　　　半天河《別録》

屋漏水《拾遺》

右附方舊一,新三。

水之二　地水類三十種

流水《拾遺》　　　井泉水《嘉祐》　　節氣水《綱目》　　醴泉《拾遺》

玉井水《拾遺》　　乳穴水《拾遺》　　温湯《拾遺》　　碧海水《拾遺》

鹽膽水《拾遺》　　阿井水《綱目》　　山岩泉水《拾遺》　古冢中水《拾遺》

糧罌中水《拾遺》　赤龍浴水《拾遺》　車轍〔中〕水《綱目》地漿《別錄》

熱湯《嘉祐》　　　生熟湯《拾遺》　　齏水《綱目》　　漿水《嘉祐》

甑氣水《拾遺》　　銅壺滴漏水《綱目》三家洗盌水《拾遺》

磨刀水《綱目》　　浸藍水《綱目》　　猪槽中水《拾遺》

市門溺坑水《拾遺》洗手足水《綱目》　洗兒湯《綱目》　　諸水有毒《拾遺》

右附方舊一十八,新四十七。

【互攷】鐵漿　　淬鐵水　　玉泉　　　石腦油

　　　　菊潭水　　石中黃水　溫麻湯　　米泔水

　　　　酒　　　　醋　　　　錫銚　　　沙銚

　　　　茶　　　　蜜　　　　蚯蚓水　　蝸牛水

　　　　繰絲湯　　螺螄水　　蜆子水　　蟹化漆水

　　　　焊雞湯　　焊猪湯　　洗褌水　　胞衣水

本草綱目水部第五卷

水之一　天水類一十三種

雨水《拾遺》①

【釋名】【時珍曰】地氣升爲雲，天氣降爲雨，故人之汗，以天地之雨名之。

【氣味】鹹，平，無毒。

立春雨水。【主治】夫妻各飲一盃，還房，當獲時有子，神效。藏器②。宜煎發散及補中益氣藥。時珍。

【發明】【時珍曰】虞摶《醫學正傳》③云：立春節雨水，其性始是春升發之氣，故可以煮中氣不足、清氣不升之藥。古方婦人無子，是日夫婦各飲一盃，還房有孕，亦取其資始發育萬物之義也。

梅雨水。【主治】洗瘡疥，滅瘢痕，入醬易熟。藏器④。

【發明】【藏器⑤曰】江淮以南，地氣卑濕，五月上旬連下旬尤甚。月令土潤溽暑，是五月中氣。過此節以後，皆須曝書畫。梅雨沾衣，便腐黑。澣垢如灰汁，有異他水。但以梅葉湯洗之乃脱，餘並不脱。【時珍曰】梅雨或作黴雨，言其沾衣及物，皆生黑黴也。芒種後逢壬爲入梅，小暑後逢壬爲出梅。又以三月爲迎梅雨，五月爲送梅雨。此皆濕熱之氣，鬱遏熏蒸，釀爲霏雨。人受其氣則生病，物受其氣則生黴，故此水不可造酒醋。其土潤溽暑，乃六月中氣，陳氏之説誤矣。

---

① 拾遺：《證類》卷5“三十五種陳藏器餘”　（按：該篇收録《拾遺》立春雨水、梅雨水、正月雨水三種，詳見下。）

② 藏器：《證類》卷5“三十五種陳藏器餘·正月雨水”　夫妻各飲一杯，還房，當獲時有子，神效也。

③ 醫學正傳：《醫學正傳》卷1“醫學或問”　春雨水者，立春日空中以器盛接之水也。其性始得春升生發之氣，故可以煮中氣不足，清氣不升之藥也。古方謂婦人無子者，於立春日清晨以器盛空中水雨水，或此日百草曉露之水，夫妻各飲一杯，還房當即有孕，取其資始資生發，育萬物之義耳……

④ 藏器：《證類》卷5“三十五種陳藏器餘·梅雨水”　洗瘡疥，滅瘢痕。入醬令易熟，沾衣便腐，浣垢如灰汁，有異他水。江淮已南，地氣卑濕，五月上旬連下旬尤甚。《月令》：土潤溽暑是五月中氣，過此節已後，皆須曝書。漢崔寔七夕暴書，阮咸焉能免俗，蓋此謂也。梅沾衣，皆以梅葉湯洗之脱也，餘并不脱。

⑤ 藏器：見上注。

液雨水。【主治】殺百蟲,宜煎殺蟲消積之藥。時珍。

【發明】【時珍曰】立冬後十日爲入液,至小雪爲出液,得雨謂之液雨,亦曰藥雨。百蟲飲此皆伏蟄,至來春雷鳴起蟄乃出也。

潦水《綱目》

【釋名】【時珍曰】降注雨水謂之潦,又淫雨爲潦。韓退之詩①云"潢潦無根源,朝灌夕已除"是矣。

【氣味】甘,平,無毒。【主治】煎調脾胃,去濕熱之藥。時珍。

【發明】【成無己②曰】仲景治傷寒瘀熱在裏,身發黃,麻黃連軺赤小豆湯,煎用潦水者,取其味薄而不助濕氣,利熱也。

露水《拾遺》③

【釋名】【時珍曰】露者,陰氣之液也,夜氣着物而潤澤於道傍也。

【氣味】甘,平,無毒。【主治】秋露繁時,以槃收取,煎如飴,令人延年不饑。藏器④。禀肅殺之氣,宜煎潤肺殺祟之藥及調疥癬蟲癩諸散。虞摶⑤。

百草頭上秋露。未晞時收取,愈百疾,止消渴,令人身輕不饑悦澤。別有化雲母作粉服法。藏器⑥。八月朔日收取,摩墨點太陽穴,止頭痛,點膏肓穴,治勞瘵,謂之天灸。時珍。

百花上露。令人好顏色。藏器⑦。

柏葉上露、○菖蒲上露。並能明目,旦旦洗之。時珍。

韭葉上露。去白癜風,旦旦塗之。時珍。

---

① 韓退之詩:《古今事文類聚後集》卷 6"符讀書城南(韓愈)" ……潢潦無根源,朝滿夕已除……

② 成無己:《註解傷寒論》卷 5"辨陽明病脉證并治法第八" 傷寒瘀熱在裏,身必發黃,麻黃連軺赤小豆湯主之……又煎用潦水者,亦取其水味薄,則不助濕氣。

③ 拾遺:《證類》卷 5"三十五種陳藏器餘" (按:該篇收錄《拾遺》秋露水、繁露水兩條,詳見下。)

④ 藏器:《證類》卷 5"三十五種陳藏器餘‧繁露水" 是秋露繁濃時也,作盤以收之,煎令稠可食之,延年不饑……

⑤ 虞摶:《醫學正傳》卷 1"醫學或問" 秋露水者,其性禀收斂肅殺之氣,故可取以烹煎殺祟之藥,及調敷殺癩蟲疥癬諸蟲之劑也。

⑥ 藏器:《證類》卷 5"三十五種陳藏器餘‧秋露水" 味甘,平,無毒。在百草頭者愈百疾,止消渴,令人身輕不饑,肌肉悦澤。亦有化雲母成粉,朝露未晞時拂取之。柏葉上露,主明目。百花上露,令人好顏色。露即一般,所在有異,主療不同。

⑦ 藏器:見上注。

凌霄花上露。入目損目。

【發明】【藏器①曰】薛用弱《續齊諧記》云：司農鄧紹，八月朝入華山，見一童子，以五采囊盛取柏葉下露珠滿囊。紹問之。答云：赤松先生取以明目也。今人八月朝作露華囊，象此也。又郭憲《洞冥記》云：漢武帝時，有吉雲國，出吉雲草，食之不死。日照之，露皆五色。東方朔得玄、青、黃三露，各盛五合，以獻於帝。賜群臣服之，病皆愈。朔曰：日初出處，露皆如飴。今人煎露如飴，久服不饑。《吕氏春秋》云：水之美者，有三危之露，爲水即重於水也。【時珍曰】秋露造酒最清洌。姑射神人吸風飲露。漢武帝作金盤承露，和玉屑服食。楊貴妃每晨吸花上露，以止渴解醒。番國有薔薇露，甚芬香，云是花上露水，未知是否。○【藏器②曰】凡秋露春雨着草，人素有瘡及破傷者觸犯之，瘡頓不痒痛。乃中風及毒水，身必反張似角弓之狀。急以鹽豉和麪作盌子，於瘡上灸一百壯，出惡水數升，乃知痛痒而瘥也。

甘露《拾遺》③

【釋名】膏露《綱目》、瑞露《綱目》、天酒《綱目》、神漿。【時珍曰】按《瑞應圖》④云：甘露，美露也。神靈之精，仁瑞之澤，其凝如脂，其甘如飴，故有甘膏酒漿之名。《晉中興書》⑤云：王者敬養耆老，則降於松柏；尊賢容衆，則降於竹葦。《列星圖》⑥云：天乳一星明潤，則甘露降。已上

① 藏器：《證類》卷5“三十五種陳藏器餘·繁露水” 《續齊諧記》云：(司)〔弘〕農鄧(沼)〔紹〕，八月朝入華山，見一童子以五彩囊承取柏葉下露，露皆如珠，云赤松先生取以明目。今人八月朝朝作露華明，像此也。漢武帝時，有吉雲國有吉雲草，食之不死，日照草木有露著，皆五色，東方朔得玄露、青黃二露，各盛五合，帝賜群臣，老者皆少，病者皆除。東方朔曰：日初出處，露皆如糖可食。漢武帝《洞冥記》所載。今時人煎露亦如糖，久服不飢。《吕氏春秋》云：水之美者，有三危之露。爲水即味重于水也。

② 藏器：《證類》卷5“三十五種陳藏器餘·塚井中水” 凡秋露，春水著草，水亦能害人，冬夏則無。人素爲物所傷，并有諸瘡，觸犯毒露及毒水，覺瘡頑不痒痛，當中風水所爲，身必反張似角弓。主之法，以鹽豉和麪作椀子蓋瘡上，作大艾炷，灸一百壯，令抽惡水數升，舉身覺痒，瘡處知痛，差也。

③ 拾遺：《證類》卷5“三十五種陳藏器餘·甘露水” 味甘美，無毒。食之潤五藏，長年，不飢，神仙，緣是感應天降佑兆人也。

④ 瑞應圖：《御覽》卷12“天部十二·露” 《瑞應圖》曰：露色濃甘者，謂之甘露。王者施德惠，則甘露降其(甘)草木。又曰：甘露者，美露也。神靈之精，仁瑞之澤，其凝如脂，其甘如飴。一名膏露，一名天酒。

⑤ 晉中興書：《御覽》卷12“天部十二·露” 《晉中興書》曰：王者敬養耆老，則甘露降於松柏。尊賢容衆，則竹葦受之甘露者，仁澤也。其凝如脂，其美如飴。

⑥ 列星圖：《御覽》卷12“天部十二·露” 《列星圖》曰：天乳一星在氐北，主甘露。占若明而潤，則甘露降。不然，則否也。

諸説,皆瑞氣所感者也。《呂氏春秋》①云:水之美者,三危之露。和之美者,揭雩之露,其色紫。《拾遺記》②云:崑崙之山有甘露,望之如丹,着草木則皎瑩如雪。《山海經》③云:諸沃之野,搖山之民,甘露是飲,不壽者八百歲。《一統志》④云:雅州蒙山常有甘露。已上諸説,皆方域常産者也。杜鎬⑤言:甘露非瑞也,乃草木將枯,精華頓發於外,謂之雀餳,於理其通。

【氣味】甘,大寒,無毒。【主治】食之潤五臟,長年不饑,神仙。藏器⑥。

甘露蜜《拾遺》⑦

【集解】【藏器⑧曰】生巴西絶域中,狀如錫也。【時珍曰】按《方國志》⑨云:大食國秋時收露,朝陽曝之,即成糖霜,蓋此物也。又《一統志》⑩云:撒馬兒罕地在西番,有小草叢生,葉細如藍,秋露凝其上,味如蜜,可熬爲餳,夷人呼爲達即古寳,蓋甘露也。此與刺蜜相近,又見"果部"。

【氣味】甘,平,無毒。【主治】胸膈諸熱,明目止渴。藏器⑪。

明水《拾遺》⑫

【釋名】方諸水。【藏器⑬曰】方諸,大蚌也。熟摩令熱,向月取之,得水三二合,亦如朝

① 呂氏春秋:《御覽》卷12"天部十二・露" 《呂氏春秋》曰:伊尹説湯曰:水之美者,有三危之露。(三危,西極山名)。和之美者,揭雩之露。揭雩之露,其色紫。(按:今本《呂氏春秋》卷14"孝行覽第二・本味"未見"和之美者,楬雩之露,其色紫"之語,餘同《御覽》所引。)

② 拾遺記:《拾遺記》卷10"諸名山・崑崙山" 崑崙山有昆陵之地,其高出日月之上。……甘露濛濛似霧,着草木則滴瀝如珠。亦有朱露,望之色如丹,著木石赫然如朱雪灑焉,以瑶器承之如粕。

③ 山海經:《山海經》卷16"大荒西經" ……有搖山,其上有人……有沃之國,沃民是處……沃之野,鳳鳥之卵是食,甘露是飲……江山之南樓爲吉,不壽者乃八百歲。

④ 一統志:《明一統志》卷72"雅州" 山川……蒙山(在名山縣西一十五里。山有五峯,前一峯最高,曰上清峯),産甘露。

⑤ 杜鎬:《説郛》弓35《談淵》 翰林侍講學士杜鎬,博學有識。都城外有墳莊,一日若有甘露降布林木,子侄輩驚喜,白於鎬,鎬味之慘然不懌。子侄啓請,鎬曰:此非甘露,乃雀餳,大非佳兆,吾門其衰矣。踰年鎬薨,有八喪。

⑥ 藏器:見361頁注③。

⑦ 拾遺:《證類》卷5"三十五種陳藏器餘・甘露蜜" 味甘,平,無毒。主胸膈諸熱,明目止渴。生巴西絶域中,如錫也。

⑧ 藏器:見上注。

⑨ 方國志:《嶺外代答》卷3"外國門下・大食諸國" 大食者,諸國之總名也……有勿廝離國,其地多名山。秋露既降,日出之,凝如糖霜,採而食之,清涼甘腴,此真甘露也。

⑩ 一統志:《明一統志》卷89"西番・哈密衛・賽瑪爾堪" 土産:……甘露小草叢生,葉細如藍,秋露凝其上,味如蜜,可熬爲餳,俗呼爲達喇呼必,蓋甘露也。

⑪ 藏器:見本頁注⑦。

⑫ 拾遺:《證類》卷5"三十五種陳藏器餘・方諸水"味甘,寒,無毒。主明目,定心,去小兒熱煩,止渴。方諸,大蚌也,向月取之,得三二合水,亦如朝露。陽燧向日,方諸向月,皆能致水火也。《周禮》明諸承水於月,謂之方諸。陳饌明水以爲玄酒,酒水也。

⑬ 藏器:見上注。

露。陽燧向日,方諸向月,皆能致水火也。《周禮》"明諸承水於月,陳饌爲玄酒"是也。【時珍曰】明水者,取其清明純潔,敬之至也。《周禮·司烜氏》①:以夫燧取明火於日,鑑取明水於月,以恭祭祀。魏伯陽《參同契》②云:陽燧以取火,非日不生光;方諸非星月,安能得水漿。《淮南子》③云:方諸見月,則津而爲水。注者或以方諸爲石,或以爲大蚌,或以爲五石錬成,皆非也。按《考工記》④云:銅錫相半,謂之鑑燧之劑,是火爲燧、水爲鑑也。高堂隆⑤云:陽燧一名陽符,取火於日。陰燧一名陰符,取水於月。並以銅作之,謂之水火之鏡。此説是矣。干寶《搜神記》⑥云:金錫之性,一也。五月丙午日午時鑄,爲陽燧;十一月壬子日子時鑄,爲陰燧。

【氣味】甘,寒,無毒。【主治】明目定心,去小兒煩熱,止渴。⑦

冬霜《拾遺》⑧

【釋名】【時珍曰】陰盛則露凝爲霜,霜能殺物而露能滋物,性隨時異也。《乾象占》⑨云:天氣下降而爲露,清風薄之而成霜。霜所以殺萬物,消祲沴。當降而不降,當殺物而不殺物,皆政弛而慢也。不當降而降,不當殺物而殺物,皆政急而殘也。許慎《説文》⑩云:早霜曰霖,白霜曰皚。又有玄霜。【承⑪曰】凡收霜,以鷄羽掃之,瓶中密封陰處,久亦不壞。

【氣味】甘,寒,無毒。【主治】食之解酒熱,傷寒鼻塞,酒後諸熱面赤

① 周禮·司烜氏:《周禮·秋官司寇下》 司烜氏:掌以夫燧取明火於日,以鑑取明水於月,以共祭祀之明齍明燭共明水。

② 參同契:《參同契》卷下 陽燧以取火,非日不生光。方諸非星月,安能得水漿……

③ 淮南子:《淮南子》卷3"天文訓" ……故陽燧見日,則燃而爲火。方諸見月,則津而爲水。(……方諸陰燧,大蛤也,熟磨令熱,月盛時以向月下,則水生。)

④ 考工記:《周礼·考工記》 攻金之工……金有六齊……金錫半,謂之鑑、燧之齊。(按:"火爲燧、水爲鑑"恐系時珍評述之語。)

⑤ 高堂隆:《御覽》717"鏡" 魏名臣高堂隆奏曰:陽符,一名陽燧,取火於日。陰符,一名陰燧,取水於月。並入銅作鏡,名曰水火之鏡。

⑥ 搜神記:《搜神記》卷13 夫金之性,一也。以五月丙午日中鑄,爲陽燧。以十一月壬子夜半鑄,爲陰燧。

⑦ 藏器:見362頁注⑫。

⑧ 拾遺:《證類》卷5"三十五種陳藏器餘·冬霜" 寒,無毒。團食者,主解酒熱,傷寒鼻塞,酒後諸熱面赤者。

⑨ 乾象占:(按:未見其書。然與時珍同時之章潢《圖書編》卷21"霜總叙"載:"天氣下降而爲露,薄之而成霜。霜所以肅萬物,消漫沴。當降而不降,與當殺物而不殺物者,政弛而慢。不當降而降,與不當殺物而殺者,政急而殘。"録之備參。)

⑩ 説文:《説文》卷11下"雨部" 霖:寒也。从雨執聲。或曰:早霜。/卷7下"白部" 皚:霜雪之白也。

⑪ 承:陳承"別説"見《證類》卷5"臘雪" 別説云:謹按霜治暑月汗漬腋下赤腫及痱瘡以和蚌粉,傅之立瘥。瓦、木上以鷄毛羽掃取,收瓷瓶中,時久不壞。今宜附臘雪后。

者。藏器①。和蚌粉,傅暑月痱瘡及腋下赤腫,立瘥。陳承②。

【附方】新一。寒熱瘧疾。秋後霜一錢半,熱酒服之。《集玄方》③。

臘雪宋《嘉祐》④

【釋名】【時珍曰】按劉熙《釋名》⑤云:雪,洗也。洗除癘瘟蟲蝗也。凡花五出,雪花六出,陰之成數也。冬至後第三戊爲臘,臘前三雪,大宜菜麥,又殺蟲蝗。臘雪密封陰處,數十年亦不壞。用水浸五穀種,則耐旱不生蟲。洒几席間,則蠅自去。淹藏一切果食,不蛀蠹。豈非除蟲蝗之驗乎。【藏器⑥曰】春雪有蟲,水亦易敗,所以不收。

【氣味】甘,冷,無毒。【主治】解一切毒,治天行時氣溫疫,小兒熱癇狂啼,大人丹石發動,酒後暴熱,黃疸,仍小溫服之。藏器⑦。洗目退赤。張從正⑧。煎茶煮粥,解熱止渴。吳瑞⑨。宜煎傷寒火暍之藥,抹痱亦良。時珍。

【發明】【宗奭⑩曰】臘雪水,大寒之水也,故治已上諸病。

雹音駁○《拾遺》⑪

【釋名】【時珍曰】程子⑫云:雹者,陰陽相搏之氣,蓋沴氣也。或云:雹者,砲也,中物如砲也。曾子⑬云:陽之專氣爲雹,陰之專氣爲霰。陸農師⑭云:陰包陽爲雹,陽包陰爲霰。雪六出而成

---

① 藏器:見363頁注⑧。
② 陳承:見363頁注⑪。
③ 集玄方:(按:僅見《綱目》引錄。)
④ 嘉祐:《嘉祐》見《證類》卷5"臘雪" 味甘,冷,無毒。解一切毒,治天行時氣溫疫,小兒熱癇狂啼,大人丹石發動,酒後暴熱,黃疸,仍小溫服之。藏淹一切果實良。春雪有蟲,水亦便敗,所以不收之。(新補,見陳藏器及日華子。)
⑤ 釋名:《釋名‧釋天》 ……雪,綏也。水下遇寒氣而凝,綏綏然也。(按:此與《綱目》所引不同。"雪,洗也"可見《文選》卷18"琴賦"下"懰嶉雪煩"下韓注。)
⑥ 藏器:《拾遺》見本頁注④。
⑦ 藏器:《拾遺》見本頁注④。
⑧ 張從正:《儒門事親》卷3"水解三十" 雪水洗目而赤退。
⑨ 吳瑞:(按:《日用本草》無此文,亦不見《綱目》之前醫藥書記載。疑爲時珍所增。)
⑩ 宗奭:《衍義》卷6"半天河水" 臘雪水,大寒水也,故解一切毒,治天行時氣,溫疫,熱癇,丹石發,酒後暴熱,黃疸。
⑪ 拾遺:《證類》卷5"三十五种陳藏器餘‧雹" 主醬味不正,當時取一二升醬甕中,即如本味也。
⑫ 程子:《二程遺書》卷18"伊川先生語四" 雹,是陰陽相搏之氣,乃是沴氣。
⑬ 曾子:《埤雅》卷19"釋天‧雹" 陽散陰爲霰,陰包陽爲雹。曾子曰:陽之專氣爲雹,陰之專氣爲霰是也。
⑭ 陸農師:《埤雅》卷19"釋天‧雹" 陽散陰爲霰,陰包陽爲雹。……雹形今似半珠,其粒皆三出。蓋雪六出而成華,雹三出而成實,此陰陽之辨也。

花,雹三出而成實。陰陽之辨也。《五雷經》①云:雹乃陰陽不順之氣結成。亦有懶龍鱗甲之內,寒凍生冰,爲雷所發,飛走墮落,大生者如斗升,小者如彈丸。又蜥蜴含水,亦能作雹。未審果否。

【氣味】鹹,冷,有毒。【時珍曰】按《五雷經》②云:人食雹,患疫疾大風顛邪之證。【藏器③曰】醬味不正者,當時取一二升納甕中,即還本味也。

夏冰《拾遺》④

【釋名】凌去聲。【時珍曰】冰者,太陰之精,水極似土,變柔爲剛,所謂物極反兼化也。故字從水,從仌。《周禮》⑤:凌人掌冰,以供祭祀賓客。《左傳》⑥:(占)〔古〕者日在北陸而藏冰,西陸朝覿而出之。其藏之也,深山窮谷,涸陰沍寒。其用之也,禄位賓客喪祭。郎顗⑦曰:藏冰以時,則雷出不震;棄冰不用,則雷不發而震。今人冬月藏冰於窖,登之以鹽,是也。《淮南萬畢術》⑧有凝水石作冰法,非真也。

【氣味】甘,冷,無毒。【主治】去熱煩,熨人乳石發熱腫。藏器⑨。解煩渴,消暑毒。吳瑞⑩。傷寒陽毒,熱盛昏迷者,以冰一塊置於膻中,良。亦解燒酒毒。時珍。

【發明】【藏器⑪曰】夏暑盛熱食冰,應與氣候相反,便(作)〔非〕宜人,誠恐入腹冷熱相激,却致諸疾也。《食譜》⑫云:凡夏用冰,止可隱映飲食,令氣涼爾,不可食之。雖當時暫快,久皆成疾也。【時珍曰】宋徽宗食冰太過,病脾疾,國醫不效,召楊介診之。介用大理中丸。上曰:服之屢矣。

---

① 五雷經:(按:未見原書,待考。)
② 五雷經:同上注。
③ 藏器:見 364 頁注⑪。
④ 拾遺:《證類》卷5"三十五種陳藏器餘·夏冰" 味甘,大寒,無毒。主去熱煩熱,熨人乳石發熱腫。暑夏盛熱,食此應與氣候相反,便非宜人,或恐入腹冷熱相激,卻致諸疾也。《食譜》云:凡夏用冰,正可隱映飲食,令氣冷,不可打碎食之,雖複當時暫快,久皆成疾。今冰井,西陸朝覿出之,頒賜官宰,應悉此。《淮南子》亦有作法。又以凝水石爲之,皆非正冰也。
⑤ 周禮:《周禮·天官冢宰下》 凌人掌冰……祭祀共冰鑑,賓客共冰。
⑥ 左傳:《春秋左傳注疏》卷42 古者日在北陸而藏冰……西陸朝覿而出之……其藏冰也,深山窮谷,固陰沍寒,於是乎取之……其出之也,朝之禄位賓食喪祭,於是乎用之。
⑦ 郎顗:《初學記》卷1"天部·雷第七" 後漢郎顗上書云:凡藏冰以時,則雷出不震。棄冰不用,則雷不發而震。
⑧ 淮南萬畢術:(按:未見《淮南萬畢術》載"凝水石作冰法"。《本草拾遺·夏冰》:"《淮南子》亦有作法。又以凝水石爲之,皆非正冰也。"疑時珍誤將《淮南子》作"淮南萬畢術"。)
⑨ 藏器:見本頁注④。
⑩ 吳瑞:(按:吳瑞《日用本草》無"夏冰"一藥。此功效未能溯得其源。)
⑪ 藏器:見本頁注④。
⑫ 食譜:見本頁注④。

介曰:疾因食冰,臣因以冰煎此藥,是治受病之原也。服之果愈①。若此,可謂活機之士矣。

【附方】新一。滅瘢痕。以凍凌頻熨之,良。《千金方》②。

神水《綱目》

【集解】【時珍曰】《金門記》③云:五月五日午時有雨,急伐竹竿,中必有神水,瀝取爲藥。

【氣味】甘,寒,無毒。【主治】心腹積聚及蟲病,和獺肝爲丸服。又飲之,清熱化痰,定驚安神。時珍。

半天河《別録》④下品

【釋名】上池水。【弘景⑤曰】此竹籬頭水及空樹穴中水也。【時珍曰】《戰國策》⑥云:長桑君飲扁鵲以上池之水,能洞見臟腑。注云:上池水,半天河也。然别有法。

【氣味】甘,微寒,無毒。【主治】鬼疰,狂邪氣,惡毒。《別録》⑦。洗諸瘡。弘景⑧。主蠱毒,殺鬼精,恍惚妄語,與飲之,勿令知之。甄權⑨。槐樹間者,主諸風及惡瘡風瘙疥癢。藏器⑩。

【發明】【宗奭⑪曰】半天河水,在上天澤之水也,故治心病鬼疰,狂邪惡毒。

---

① 服之果愈:《醫説》卷5"冰煎理中丸" 泗州楊吉老,名醫也。徽廟常苦脾疾,國醫進藥俱不效,遂召吉老,診視訖進藥。徽廟問何藥,吉老對以大理中丸。上云:朕服之屢矣,不驗。吉老曰:臣所進湯使不同,陛下之疾,以得冰太過得之,今臣以冰煎此藥,欲已受病之源。果一二服而愈。
② 千金方:《千金方》卷6"面藥第九" 治瘢痕凸出方,又方:以凍凌熨之。
③ 金門記:《雲仙雜記》卷7"竹節中神水" 重午日午時有雨,則急斫一竿竹,竹節中必有神水,瀝取和獺肝爲圓,治心腹塊聚等病。(《金門歲節》)
④ 別録:《別録》見《證類》卷5"半天河" 微寒。主鬼疰,狂,邪氣,惡毒。
⑤ 弘景:《集注》見《證類》卷5"半天河" 陶隱居云:此竹籬頭水也,及空樹中水,皆可飲,并洗諸瘡用之。。。
⑥ 戰國策:《史記·扁鵲倉公列傳》 ……長桑君……予扁鵲飲以上池之水,三十日當知物矣(《索隱》案:舊説云上池水,謂水未至地,蓋承取露及竹木上水,取之以和藥,服之三十日,當見鬼物也)……以此視病,盡見五藏癥結……(按:《戰國策》未見此文。)
⑦ 別録:見本頁注④。
⑧ 弘景:見本頁注⑤。
⑨ 甄權:《藥性論》見《證類》卷5"半天河" 半天河,單用。此竹籬頭水及高樹穴中盛天雨,能殺鬼精,恍惚妄語,勿令知之與飲,差。
⑩ 藏器:《拾遺》見《證類》卷5"半天河" 《陳藏器本草》云:半天河,在槐樹間者主諸風及惡瘡,風瘙疥癬,亦温取洗瘡。
⑪ 宗奭:《衍義》卷6"半天河水" 一水也。然用水之義有數種,種各有理。如半天河水,在上天澤水也,故治心病,鬼疰,狂、邪氣,惡毒。

【附方】舊一，新一。辟禳時疫。半天河水，飲之。《醫林集要》①。身體白駁。取樹木孔中水洗之，搗桂末，唾和傅之，日再上。張文仲《備急方》②。

屋漏水《拾遺》③

【氣味】辛、苦，有毒。【李(廷)〔鵬〕飛④曰】水滴脯肉，食之，(或)〔成〕癥瘕，生惡瘡。又簷下雨滴菜，亦有毒，不可食之。

【主治】洗犬咬瘡，更以水澆屋簷，取滴下土傅之，效。藏器⑤。塗胅目，傅丹毒。時珍。

① 醫林集要：《醫林集要》卷 3“傷寒藥”　《本草衍義》曰：治天行病瘟疫熱證，用半天河水服之效。
② 備急方：《外臺》卷 15“白駁方七首”　又療身體白駁方：取木空中水洗之，搗桂屑，唾和，傅駁上，日三。(《千金方》、文仲同。)(按：因《外臺》此方後注“文仲同”，張文仲有《備急方》，故時珍注出“備急方”。)
③ 拾遺：《證類》卷 5“三十五種陳藏器餘·屋漏水”　主洗犬咬瘡，以水澆屋簷承取用之，以水滴簷下令土濕，取土以傅犬咬處瘡上。中大有毒，誤食必生惡疾。
④ 李鵬飛：《延壽書》卷 3“人元之壽”　飲食：書云：食茅屋漏水墮脯肉，成癥瘕，生惡瘡。菜蔬：一切菜，熟者熱食之。凡□溜滴著者，有毒。
⑤ 藏器：見本頁注③。

水之二　地水類三十種

流水《拾遺》①

【集解】【時珍曰】流水者，大而江河，小而溪澗，皆流水也。其外動而性靜，其質柔而氣剛，與湖澤陂塘之止水不同。然江河之水濁，而溪澗之水清，復有不同焉。觀濁水流水之魚，與清水止水之魚，性色迥別，淬劍染帛，色各不同，煮粥烹茶，味亦有異，則其入藥，豈可無辨乎。

千里水、○**東流水**、○**甘爛水**—名勞水。【氣味】甘，平，無毒。【主治】病後虛弱，揚之萬遍，煮藥禁神最驗。藏器②。主五勞七傷，腎虛脾弱，陽盛陰虛，目不能瞑，及霍亂吐利，傷寒後欲作奔豚。時珍。

逆流水。【主治】中風卒厥，頭風，瘧疾，咽喉諸病，宣吐痰飲。時珍。

【發明】【藏器③曰】千里水、東流水，二水皆堪蕩滌邪穢，煎煮湯藥，禁呪神鬼。潢汗行潦，尚可薦之王公，況其靈長者哉。本經云：東流水為云母石所畏。鍊雲母用之，與諸水不同，即其效也。【思邈④曰】江水，流泉遠涉，順勢歸海，不逆上流，用以治頭，必歸於下，故治五勞七傷羸弱之病。煎藥宜以陳蘆、勞水，取其水不強、火不盛也。無江水，則以千里東流水代之，如涇、渭之類。【時珍曰】勞水即揚泛水，張仲景⑤謂之甘爛水。用流水二斗，置大盆中，以杓高揚之千萬遍，有沸珠

---

① 拾遺：《證類》卷5"三十五種陳藏器餘·千里水及東流水"　味平，無毒。主病後虛弱，（湯）〔揚〕之萬過，煮藥，禁神驗。二水皆堪蕩滌邪穢，煎煮湯藥，禁呪鬼神，潢汗行潦，尚可薦羞王公，況其靈長者哉！蓋取其潔誠也。

② 藏器：見上注。

③ 藏器：見上注。

④ 思邈：《千金方》卷14"風眩第四·防風湯"　今用江水，無泥又無砂穢，源泉遠涉，順勢歸海，不逆上流，用以治頭，必歸於下故也。／卷19"補腎第八·人參湯"　要用勞水、陳蘆，不則，水強火盛猛，則藥力不出也。／卷14"風眩第四·薯蕷湯"　無江水處，以千里東流水代之，校手令上頭也。秦中無江，涇渭可用，諸舊灌劍，曰尚取之。

⑤ 張仲景：《傷寒論·辨發汗後病脉證并治》　茯苓桂枝甘草大棗湯方作甘爛水法：取水二斗，置大盆內，以杓揚之，水上有珠子五六千顆相逐，取用之。

相逐,乃取煎藥。蓋水性本鹹而體重,勞之則甘而輕,取其不助腎氣而益脾胃也。虞摶《醫學正傳》①云:甘瀾水,甘温而性柔,故烹傷寒陰證等藥用之。順流水,性順而下流,故治下焦腰膝之證及通利大小便之藥用之。急流水,湍上峻急之水,其性急速而下達,故通二便風痺之藥用之。逆流水,洄瀾之水,其性逆而倒上,故發吐痰飲之藥用之也。【宗奭②曰】東流水取其性順疾速,通膈下關也。倒流水取其回旋流止,上而不下也。【張從正③曰】昔有患小便閟者,衆工不能治。令取長川急流之水煎前藥,一飲立溲,則水可不擇乎?

【附方】新三。**目不得瞑**。乃陽氣盛,不得入於陰,陰氣虛,故目不得眠。治法飲以半夏湯,用流水千里外者八升,揚之萬遍,取其清五升煮之,炊葦薪火,置秫米一升,半夏五合,徐炊令竭爲一升,去滓,飲汁一小盃,日三飲,以知爲度。詳"半夏"下。《靈樞經》④。**汗後奔豚**。茯苓桂枝湯。治發汗後,臍下悸,欲作奔豚者。茯苓一兩,炙甘草二錢半,桂枝三錢,大棗二枚,以甘瀾水二升,煮茯苓,減半,服之,日再。張仲景《金匱要略》⑤。**服藥過劑**,煩悶。東流水飲一二升。《肘後方》⑥。

井泉水 宋《嘉祐》⑦

【釋名】【時珍曰】井字象井形,泉字象水流穴中之形。

【集解】【穎⑧曰】井水新汲,療病利人。平旦第一汲,爲井華水,其功極廣,又與諸水不同。

① 醫學正傳:《醫學正傳》卷1"醫學或問"　甘瀾水者……取其味甘,温而性柔,故可以烹傷寒陰證等藥也。……曰順流水者,其性順而下流,故亦取以治下焦腰膝之証,及通利二便之用也。……曰急流水者,湍上峻急之流水也,以其性速急而達下,故特取以煎熬通利二便及足脛以下之風藥也。……曰逆流水者,漫流洄瀾之水也,以其性逆而倒流,故取以調和發吐痰飲之劑也。
② 宗奭:《衍義》卷6"半天河水"　後世又用東流水者,取其快順疾速,通開下膈者也。倒流水者,取其迴旋留止,上而不下者也。
③ 張從正:《儒門事親》卷3"水解"　夫一井之水,而功用不同,豈烹煮之間,將行藥勢,獨不擇夫水哉?昔有患小溲閉者,衆工不能瘥。予易之長川之急流,取前藥而沸之,一飲立溲……
④ 靈樞經:《靈樞·邪客》　厥氣客于五藏六府,則衛氣獨衛其外,行於陽,不得入於陰。行于陽則陽氣盛,陽氣盛則陽蹻陷,不得入於陰,陰虛,故目不瞑……飲以半夏湯一劑……以流水千里以外者八升,揚之萬遍,取其清五升煮之,炊以葦薪火,沸,置秫米一升,治半夏五合,徐炊,令竭爲一升半,去其滓,飲汁一小杯,日三。稍益,以知爲度……
⑤ 金匱要略:《金匱·奔豚氣》　發汗後,臍下悸者,欲作賁豚,茯苓桂枝甘草大棗湯主之。茯苓桂枝甘草大棗湯方:茯苓(半斤)　甘草(二兩,炙)　大棗(十五枚)　桂枝(四兩)　右四味,以甘瀾水一斗,先煮茯苓,減二升,内諸藥,煮取三升,去滓,温服一升,日三服。
⑥ 肘後方:《肘後方》卷7"治卒服藥過劑煩悶方第六十四"　若卒服藥吐不止者:飲新汲水一升,即止。
⑦ 嘉祐:(**按**:該篇收錄《嘉祐》井華水、泉水(新汲水)兩種,詳見下。)
⑧ 穎:《食物本草》卷1"水類"　井水　新汲即用,利人療病。平旦第一汲者,爲井華水,又與諸水不同。凡井水,有遠從地脉來者爲上,有從近處江河中滲來者,欠佳。又城市人家稠密,溝渠污水雜入井中成鹹,用須煎滾,停頓一時,候城下墜,取上面清水用之。否則氣味俱惡,而煎茶、釀酒、作豆腐三事尤不堪也。又雨後其水渾濁,須擂桃、杏仁,連汁投入水中攪勻,少時則渾濁墜底矣。《易》曰:井泥不食。謹之。

凡井水有遠從地脉來者爲上，有從近處江湖滲來者次之。其城市近溝渠污水雜入者成鹹，用須煎滾，停一時，候鹹澄乃用之。否則氣味俱惡，不(甚)〔堪〕入藥食茶酒也。雨後水渾，須擂入桃、杏仁澄之。【時珍曰】凡井，以黑鈆爲底，能清水散結，人飲之無疾。入丹砂鎮之，令人多壽。按麻知幾《水解》①云：九疇昔訪靈臺太史，見銅壺之漏水焉。太史召司水者曰：此水已三周環，水滑則漏迅，漏迅則刻差，當易新水。予因悟曰：天下之水，用之滅火則同，濡槁則同，至於性從地變，質與物遷，未嘗同也。故蜀江濯錦則鮮，濟源烹楮則晶。南陽之潭漸於菊，其人多壽；遼東之澗通於蔓，其人多髮。晋之山産礬石，泉可愈疣；戎之蘸伏硫黃，湯可浴瘡。揚子宜斈，淮菜宜醪；滄鹵能鹽，阿井能膠。澡垢以污，茂田以苦。瘦消於藻帶之波，痰破於半夏之泇。冰水嚥而霍亂息，流水飲而癃閟通。雪水洗目而赤退，鹹水濯騰而瘡乾。菜之爲虀，鐵之爲漿，麴之爲酒，蘖之爲醋，千派萬種，言不可盡。至於井之水一也，尚數名焉，況其他者乎？反酌而傾曰倒流，出(甃)〔甃〕未放曰無根，無時初出曰新汲，將旦首汲曰井華。夫一井之水，而功用不同，豈可烹煮之間，將行藥勢，獨不擇夫水哉？昔有患小溲閟者，衆不能瘳，張子和易之以長川之急流煎前藥，一飲立溲。此正與《靈樞經》治不瞑半夏湯，用千里流水同意味。吁！後之用水者，當以子和之法爲制。予於是作《水解》。

　　井華水。【氣味】甘，平，無毒。【主治】酒後熱痢，洗目中膚翳，治人大驚，九竅四肢指岐皆出血，以水噀面。和硃砂服，令人好顏色，鎮心安神。治口臭，堪鍊諸藥石。投酒醋，令不腐。《嘉祐》②。宜煎補陰之藥。虞摶③。宜煎一切痰火氣血藥。時珍。

　　新汲水。【主治】消渴反胃，熱痢熱淋，小便赤澀，却邪調中，下熱氣，並宜飲之。射癰腫令散，洗漆瘡。治墜損腸出，冷噴其身面，則腸自入也。

---

① 水解：《儒門事親》卷3"水解三十"　余昔訪靈臺間太史，見銅壺之漏水焉。太史召司水者曰：此水已三環週，水滑則漏迅，漏迅則刻差，當易新水。余劃然而悟曰：天下之水，用之滅火則同，濡槁則同，至於性從地變，質與物遷，未嘗罔焉。故蜀江濯錦則鮮，濟源烹楮則溫。南陽之潭漸於菊，其人多壽。遼東之澗通於葠，其人多髮。晋之山産礬石泉可愈痘，戎之蘸伏硫黃湯可浴瘡，楊子宜斈淮菜宜醪。滄鹵能鹽，阿井能膠。澡垢以污，茂田以苦。瘦消於藻帶之波，痰破於半夏之泇。冰水咽而霍亂息，流水飲而癃閉通。雪水洗目而赤退，咸水濯肌而瘡乾。菜之以爲虀，鐵之以爲漿，麴之以爲酒，蘖之以爲醋。千派萬種，言不容盡。至於井之水，一也，尚數名焉，況其他者乎？及酌而傾曰倒流，出甃未放曰無根。無時初出曰新汲，將旦首汲曰井華。夫一井之水，而功用不同，豈烹者之間，將行藥勢，獨不擇夫水哉？昔有患小溲閉者，衆工不能瘳，予易之長川之急流，取前藥而沸之，一飲立溲。元疇聞之曰：精乎哉，論也。近讀《靈樞經》，有半夏湯治不瞑，以流水千里外者八升，揚之萬遍，取其清五升，炊以葦薪火，正與此論合。乃知子和之於醫，觸一事一物，皆成治法。如張長史草書妙天下，得之公孫劍器，用心亦勞矣。後之用水者，當以子和之言爲制，余於是乎作《水解》。
② 嘉祐：《嘉祐》見《證類》卷5"井華水"　味甘，平，無毒。主人九竅大驚出血，以水噀面。亦主口臭，正朝含之，吐棄廁下，數度即差。又令好顏色，和朱砂服之。又堪煉諸藥石，投酒醋令不腐。洗目中膚翳。及酒後熱痢，與諸水有異，其功極廣……（新補）
③ 虞摶：《醫學正傳》卷1"醫學或問"　井花水者，清晨井中第一汲者，其天一清真之氣浮結於水面，故可取以烹煎補陰之劑，及修煉還丹之用。

又解閉口椒毒，下魚骨哽。《嘉祐》①。解馬刀毒。之才②。解砒石、烏喙、燒酒、煤炭毒，治熱悶昏瞀煩渴。時珍。

【發明】【禹錫③曰】凡飲水療疾，皆取新汲清泉，不用停污濁暖，非直無效，亦且損人。【虞摶④曰】新汲井華水，取天一真氣，浮於水面，用以煎補陰之劑及鍊丹煮茗，性味同於雪水也。【時珍曰】井泉，地脈也，人之經血象之，須取其土厚水深源遠而質潔者，食用可也。《易》⑤曰“井泥不食，井(列)〔洌〕寒泉食”是矣。人乃地産，資稟與山川之氣相爲流通，而美惡壽夭亦相關涉。金石草木，尚隨水土之性，而況萬物之靈者乎。貪淫有泉，仙壽有井，載在往牒，必不我欺。《淮南子》⑥云：土地各以類生人。是故山氣多男，澤氣多女，水氣多瘖，風氣多聾，林氣多癃，木氣多傴，下氣多尰，石氣多力，險氣多癭，暑氣多夭，寒氣多壽，谷氣多痹，丘氣多狂，廣氣多仁，陵氣多貪。堅土人剛，弱土人脆，壚土人大，沙土人細，息土人美，耗土人醜，輕土多利，重土多遲。清水音小，濁水音大，湍水人輕，遲水人重。皆應其類也。又《河圖括地象》⑦云：九州殊題，水泉剛柔各異。青州角徵會，其氣慓輕，人聲急，其泉酸以苦。梁州商徵接，其氣剛勇，人聲塞，其泉苦以辛。兖豫宮徵會，其氣平静，人聲端，其泉甘以苦。雍冀商羽合，其氣駃烈，人聲捷，其泉鹹以辛。觀此二説，則人賴水土以養生，可不慎所擇乎。○【時珍曰】按《後漢書》⑧云：有婦人病經年，世謂寒熱注病。十一月，華佗令坐石

① 嘉祐:《嘉祐》見《證類》卷5“泉水” ……主消渴，反胃，熱痢熱淋，小便赤澀。兼洗漆瘡，射癰腫令散。久服却温，調中，下熱氣，利小便，并多飲之。又新汲水，《百一方》云……又解合口椒毒。又主食魚肉，爲骨所鯁……又主人忽被墜損腸出，以冷水噴之，令身噤，腸自入也……（新補）

② 之才:《集注》見《證類》卷2“解百藥及金石等毒例” 馬刀毒:清水……（按:時珍誤注出處）

③ 禹錫:《嘉祐》見《證類》卷5“泉水” ……《博物志》亦云:凡諸飲水，療疾皆取新汲清泉，不用停污濁暖，非直無效，固亦損人。

④ 虞摶:《醫學正傳》卷1“醫學或問” 井花水者，清晨井中第一汲者，其天一清真之氣浮結於水面，故可取以烹煎補陰之劑，及修煉還丹之用。

⑤ 易:《周易註疏》卷8“下經” 初六井泥不食……九五井洌寒泉食。

⑥ 淮南子:《淮南子》卷4“墜形訓” 土地各以其類生。是故山氣多男，澤氣多女，障氣多瘖音瘖，啼極而無聲也，風氣多聾，林氣多癃音隆，病也，木氣多傴音傴，僂也，岸下氣多尰，石氣多力象石堅也，險阻氣多癭上下險阻氣衝喉，而結多癭咽也，暑氣多夭夭折不終也，寒氣多壽，谷氣多痹，丘氣多狂，衍氣多仁下而污者爲衍，陵氣多貪，輕土多利，重土多遲利疾也，清水音小，濁水音大音聲也，湍水人輕，遲水人重湍急流悍水也，中土多聖人，皆象其氣皆應其類……是故堅土人剛，弱土人肥，壚土人大，沙土人細細小也，息土人美，耗土人醜……

⑦ 河圖括地象:《御覽》卷157“叙州” 《河圖》曰:九州殊題，水泉剛柔各異。青、徐角羽集，寬舒遲，人聲緩，其泉咸以酸。荆、揚角徵會，氣漂輕，人聲急，其泉酸以苦。梁州商徵接，剛勇漂，人聲騫，其泉苦以辛。兖、豫宮徵合，平静有慮，人聲端，其泉甘以苦。雍、冀合商羽，端駃烈，人聲提，其泉辛以酸。

⑧ 後漢書:《通志》卷181“後漢” 華佗，字元化，沛國譙人也。……又有婦人長病經年，世謂寒熱注病者。冬十一月中，佗令坐石槽中，平旦用寒水汲灌，云當滿百。始七八灌，會戰欲死，灌者懼，欲止。佗令滿數。將至八十灌，熱氣乃蒸出，嚣嚣高二三尺。滿百灌，佗乃然火温牀，厚覆，良久汗洽出，著粉汗燥，便愈……（按:查《後漢書·方術列傳》“華佗傳”未見。）

槽中，平旦用冷水灌，云當至百。始灌七十，冷顫欲死，灌者懼欲止，佗不許。灌至八十，熱氣乃蒸出，囂囂然高二三尺。滿百灌，乃使然火溫牀，厚覆而臥。良久，冷汗出，以粉撲之而愈。又《南史》①云：將軍房伯玉，服五石散十許劑，更患冷疾，夏月常復衣。徐嗣伯診之曰：乃伏熱也。須以水發之，非冬月不可。十一月冰雪大盛時，令伯玉解衣坐石上，取新汲冷水，從頭澆之。盡二十斛，口噤氣絕，家人啼哭請止，嗣伯執撾諫者。又盡水百斛，伯玉始能動，背上彭彭有氣。俄而起坐，云熱不可忍，乞冷飲。嗣伯以水一升飲之，疾遂愈。自爾常發熱，冬月猶單衫，體更肥壯。時珍竊謂二人所病，皆伏火之證，《素問》②所謂"諸禁鼓慄，皆屬於火"也。治法火鬱則發之，而二子乃於冬月平旦澆以冷水者，冬至後陽氣在內也，平旦亦陽氣方盛時也，折之以寒，使熱氣鬱過至極，激發而汗解，乃物不極不反，是亦發之之意。《素問》所謂(正)〔逆〕者正治，(反)〔從〕者反治，逆而從之，從而逆之。疏通道路，令氣調和者也。春月則陽氣已洩，夏秋則陰氣在內，故必於十一月至後，乃可行之。二子之醫，可謂神矣。

【附方】舊八，新二十一。九竅出血。方見"主治"下。衄血不止。葉氏③用新汲水，隨左右洗足即止，累用有效。○一方④：用冷水噀面。○一方⑤：冷水浸紙貼顖上，以熨斗熨之，立止。○一方⑥：用冷水一瓶，淋射頂上及啞門上。或以濕紙貼之。金瘡血出不止。冷水浸之即止。《延壽方》⑦。犬咬血出。以水洗至血止，綿裹之。《千金方》⑧。蠍蠆螫傷。以水浸故布搨之，暖即易。《千金方》⑨。馬汗入瘡，或馬毛入瘡，腫入腹殺人。以冷水浸之，頻易水，仍

---

① 南史：《南史》卷32"列傳第二十二" ……直閤將軍房伯玉，服五石散十許劑，無益，更患冷，夏日常復衣。嗣伯爲診之，曰：卿伏熱，應須以水發之，非冬月不可。至十一月，冰雪大盛，令二人夾捉伯玉，鮮衣坐石，取冷水從頭澆之，盡二十斛。伯玉口噤氣絕，家人啼哭，請止。嗣伯遣人執杖防閤，敢有諫者，撾之。又盡水百斛，伯玉始能動，而見背上彭彭有氣。俄而起坐，曰：熱不可忍，乞冷飲。嗣伯以水與之，一飲一升，病都差。自爾恒發熱，冬月猶單褌衫，體更肥壯。

② 素問：《素問·至真要大論》 諸禁鼓慄，如喪神守，皆屬於火。

③ 葉氏：《葉氏録驗方》卷下"備急諸方" 治鼻衄：又隨衄左右，以新汲水洗足。

④ 一方：《證類》卷5"井華水" 味甘，平，無毒。主人九竅大驚出血，以水噀面。

⑤ 一方：《普濟方》卷189"鼻血不止" 治鼻衄不止，或素有熱而卒作，諸藥無驗(出《試效方》)：以白紙一張，作八牒，或十牒，於極冷水內。濕紙置頂中，熱熨斗熨至一重或二重紙乾。乾立止。(按：原無出處，今溯其源。)

⑥ 一方：《普濟方》卷189"吐血衄血" 治卒鼻衄(出《聖惠方》)：右取水一罐，鑽底作小孔，令射病人頂上，名音門。以新汲水四五罐即止。……(按：原無出處。溯其源乃轉引自《普濟方》，與《聖惠方》卷37"治鼻衄諸方"略異。)

⑦ 延壽方：(按：查《延壽書》《延壽神方》，均未溯得其源。)

⑧ 千金方：《千金方》卷25"蛇毒第二" 治凡犬齧人方，又方：水洗瘡，任血出，勿止之。水洗不住，取血自止，以綿裹之，瘥。

⑨ 千金方：《千金方》卷25"蛇毒第二" 治蠍螫方：若著手足，以冷水漬之，水微暖即易。著餘處者，冷水漬，故布搨之，少暖則易。

飲好酒,立瘥。《千金方》①。**魚骨哽咽**。取水一盃,合口向水,張口取水氣,哽當自下。《肘後方》②。**中砒石毒**。多飲新汲井水,得吐利佳。《集簡方》。**中烏喙毒**。方同上。**中蒙汗毒**。飲冷水即安。《濟急方》③。**中煤炭毒**。一時運倒,不救殺人,急以清水灌之。《唐瑤經驗方》④。**服藥過劑**。卒嘔不已,飲新汲水一升。○《肘後方》⑤。**燒酒醉死**。急以新汲水浸其髮,外以故帛浸濕,貼其胸膈,仍細細灌之,至甦乃已。《瀕湖集簡方》。**飲酒齒痛**。井水頻含漱之。《直指方》⑥。**破傷風病**。用火命婦人取無根水一盞,入百草霜調,捏作餅,放患處,三五換,如神,此蔣亞香方也。《談野翁試驗方》⑦。**墜損腸出**。方見"主治"下。**眼睛突出**一二寸者。以新汲水灌漬睛中,數易之,自入。《梅師方》⑧。**時行火眼**。患人每日於井上,視井旋匝三遍,能洩火氣。《集玄方》⑨。**心悶汗出**,不識人。新汲水和蜜飲之,甚效。《千金方》⑩。**嘔吐陽厥**卒死者。飲新汲水三升,佳。《千金方》⑪。**霍亂吐瀉**。勿食熱物,飲冷水一盌,仍以水一盆浸兩足,立止。《救急良方》⑫。**厭禳瘟疫**⑬。臘日除夜,以小豆、川椒各七七粒,投井中,勿令人知,能却瘟疫。○又法:元旦以大麻子三七粒,投井中。**口氣臭惡**。正旦含井華水吐棄廁下,數度即瘥也。《肘後方》⑭。**心腹冷痛**。男子病,令女人取水一盃飲之;女人病,令男子

---

① 千金方:《千金方》卷25"蛇蟲等毒第二" 治馬汗、馬毛入人瘡中,腫痛欲死方:以水漬瘡,數易水便愈。又以石灰敷之。又方:飲醇酒取醉,即愈。

② 肘後方:《證類》卷5"泉水" ……又新汲水,《百一方》云……又主食魚肉,爲骨所鯁。取一杯水,合口向水,張口取水氣,鯁當自下……(新補)(**按**:今本《肘後方》未見有此方,系《綱目》轉引自《證類》所引《肘後百一方》。)

③ 濟急方:《仙傳外科》卷10"救解諸毒傷寒雜病一切等證" 解蒙汗毒:飲冷水即安。

④ 唐瑤經驗方:(**按**:僅見《綱目》引錄。)

⑤ 肘後方:《肘後方》卷7"治卒服藥過劑煩悶方第六十四" 若卒服藥吐不止者,飲新汲水一升,即止。

⑥ 直指方:《直指方》卷21"齒病證治" 治齒痛方:以井水洗口,頻換,且含且漱。

⑦ 談野翁試驗方:(**按**:書佚,無可溯源。)

⑧ 梅師方:《證類》卷5"井華水" 《梅師方》治眼睛無故突一二寸者:以新汲水灌漬睛中,數易水,睛自入。

⑨ 集玄方:(**按**:僅見《綱目》引錄。)

⑩ 千金方:《證類》卷5"井華水" 《千金方》:治心悶汗出,不識人。新汲水和蜜飲之,甚妙。(**按**:今各本《千金方》均未見上文,系《綱目》轉引自《證類》。)

⑪ 千金方:(**按**:今本《千金方》未見此文。查《醫心方》卷9"治乾嘔方"載:"又《千金方》治乾嘔噦厥逆方:飲新汲水三升。"錄之備考。)

⑫ 救急良方:(**按**:未能溯得其源,待考。)

⑬ 厭禳瘟疫:《肘後方》卷2"治瘴氣疫癘温毒諸方" ……又方,正月朔旦及七月,吞麻子、小豆各二七枚,又各二七枚,投井中……又方,取小豆,新布囊貯之,置井中三日出,舉家男服十枚,女服二十枚。持椒井旁,無與人語,納椒井中,服此水去温氣。(**按**:此下二方無出處。今查近似方可見《肘後方》,錄之備參。)

⑭ 肘後方:《證類》卷5"井華水" ……亦主口臭,正朝含之,吐棄廁下,數度即瘥。

取水一盃飲之。《肘後方》①。寒熱注病。方見"發明"下。火病惡寒。方見"發明"下。
丁毒疔瘡。凡手指及諸處有瘡起，發痒，身熱惡寒，或麻木，此極毒之瘡也。急用針刺破，擠去惡
血，候血盡，口噙凉水吮之，水溫再換，吮至痛痒皆住即愈，此妙法也。《保壽堂方》②。婦人將
產。井華水服半升，不作運。《千金方》③。初生不啼。取冷水灌之，外以葱白莖細鞭之，即啼。
《全幼心鑑》④。

節氣水《綱目》

【集解】【時珍曰】一年二十四節氣，一節主半月，水之氣味，隨之變遷，此乃天地之氣候相
感，又非疆域之限也。《月令通纂》⑤云：正月初一至十二日止，一日主一月。每旦以瓦瓶秤水，視其
輕重，重則雨多，輕則雨少。觀此，雖一日之內，尚且不同，凡一月乎。

立春、清明二節貯水，謂之神水。【主治】宜浸造諸風、脾胃虛損諸丹
丸散及藥酒，久留不壞。

寒露、冬至、小寒、大寒四節及臘日水。【主治】宜浸造滋補五臟及痰
火積聚、蟲毒諸丹丸，并煮釀藥酒，與雪水同功。

立秋日五更井華水。【主治】長幼各飲一盃，能却瘧痢百病。

重午日午時水。【主治】宜造瘧痢、瘡瘍金瘡、百蟲蠱毒諸丹丸。

小滿、芒種、白露三節內水。【主治】並有毒。造藥，釀酒醋一應食物，
皆易敗壞。人飲之，亦生脾胃疾。並時珍。

---

① 肘後方：《證類》卷5"泉水" 《百一方》云：患心腹冷病者。若男子病，令女人以一杯與飲；女子
病，令男子以一杯與飲。/《肘後方》卷1"治卒心痛方" 又方：當户以坐，若男子病者，令婦人用
一杯水以飲之。若婦人病者，令男子用一杯水以飲之。得新汲水尤佳。又以蜜一分，水二分，飲
之益良也。（按：《證類》所引《百一方》與今存《肘後方》有繁簡之分，今并存之。）
② 保壽堂方：《保壽堂方》卷2"諸瘡門" 治極毒疔瘡：凡手指及諸處，但有瘡將發，覺極痒不可忍，
及身熱惡寒，或麻木，此極毒之瘡。一時醫藥不便，極用針刺破痒處，擠去惡血數次，候血出盡，
方用口噙凉水吮之，水溫換水再吮，必俟痒痛皆止即愈……
③ 千金方：《證類》卷5"井華水" 《千金方》……又方欲產時，取井花水半升，頓一服。（按：今各本
《千金方》均未見上文，系《綱目》轉引自《證類》。）
④ 全幼心鑑：《全幼心鑑》卷2"初生將護法" 小兒初生落地，不作聲者，取冷水灌之，須臾當自啼。
及以葱白細鞭之，即啼。
⑤ 月令通纂：（按：僅見《綱目》引録。）

醴泉《拾遺》①

【釋名】甘泉。【時珍曰】醴，薄酒也，泉味如之，故名。出無常處，王者德至淵泉，時代昇平，則醴泉出，可以養老。《瑞應圖》②云：醴泉，水之精也，味甘如醴，流之所及，草木皆茂，飲之令人多壽。《東觀記》③云：光武中元元年，醴泉出京師，人飲之者，痼疾皆除。

【氣味】甘，平，無毒。【主治】心腹痛，痓忤鬼氣邪穢之屬，並就泉空腹飲之。又止熱消渴及反胃霍亂爲上，亦以新汲者爲佳。藏器④。

玉井水《拾遺》⑤

【集解】【藏器⑥曰】諸有玉處山谷水泉皆是也。山有玉而草木潤，身有玉而毛髮黑。玉既重寶，水又靈長，故有延生之望。今人多壽者，豈非玉石津液之功乎？太華山有玉水溜下，土人得服之，多長生。

【氣味】甘，平，無毒。【主治】久服神仙，令人體潤，毛髮不白。藏器⑦。

乳穴水《拾遺》⑧

【集解】【藏器⑨曰】近乳穴處流出之泉也。人多取水作飲釀酒，大有益。其水濃者，秤之重於他水，煎之上有鹽花，此真乳液也。

---

① 拾遺：《證類》卷5"三十五種陳藏器餘·醴泉" 味甘，平，無毒。主心腹痛，痓忤鬼氣邪穢之屬，並就泉空腹飲之。時代升平，則醴泉湧出，讀古史大有此水，亦以新汲者佳。止熱消渴及反胃，腹痛，霍亂爲上。
② 瑞應圖：《御覽》卷873"醴泉" 《孫氏瑞應圖》曰：醴泉者，水之精也。味甘如醴，泉出流所及，草木皆茂，飲之令人壽也。
③ 東觀記：《御覽》卷873"醴泉" 《東觀漢記》曰：光武中元元年，祠長陵還醴泉，出京師，飲之者痼疾皆差也。
④ 藏器：見本頁注①。
⑤ 拾遺：《證類》卷5"三十五種陳藏器餘·玉井水" 味甘，平，無毒。久服神仙，令人體潤，毛髮不白。出諸有玉處，山谷水泉皆有。猶潤於草木，何況於人乎？夫人有髮毛，如山之草木，故山有玉而草木潤，身有玉而毛髮黑。《異類》云：昆侖山有一石柱，柱上露盤，盤上有玉水溜下，土人得一合服之，與天地同年。又太華山有玉水，人得服之長生。玉既重寶，水又靈長，故能延生之望。今人近山多壽者，豈非玉石之津乎？故引水爲玉證。
⑥ 藏器：見上注。
⑦ 藏器：見上注。
⑧ 拾遺：《證類》卷5"三十五種陳藏器餘·乳穴中水" 味甘，溫，無毒。久服肥健人，能食，體潤不老，與乳同功，近乳穴處人，取水作食釀酒，則大有益也。其水濃者，秤重他水。煎上有鹽花，此真乳液也。所爲穴中有魚，出魚部中。
⑨ 藏器：見上注。

【氣味】甘,溫,無毒。【主治】久服肥健人,能食,體潤不老,與鍾乳同功。藏器①。

溫湯《拾遺》②

【釋名】溫泉《綱目》、沸泉。【藏器③曰】下有流黃,即令水熱,猶有流黃臭。流黃主諸瘡,故水亦宜然。當其熱處,可煏豬羊、熟鷄子也。【時珍曰】溫泉有處甚多。按胡仔《漁隱叢話》④云:湯泉多作流黃氣,浴之則襲人肌膚。惟新安黃山是朱砂泉,春時水即微紅色,可煮茗。長安驪山是(者)〔礜〕石泉,不甚作氣也。朱砂泉雖紅而不熱,當是雄黃爾。有砒石處亦有湯泉,浴之有毒。

【氣味】辛,熱,微毒。【主治】諸風筋骨攣縮及臟皮頑痺,手足不遂,無眉髮,疥癬諸疾,在皮膚骨節者,入浴。浴訖,當大虛憊,可隨病與藥,及飲食補養。非有病人,不宜輕入。藏器⑤。

【發明】【穎⑥曰】廬山有溫泉,方士往往教患疥癬、風癩、楊梅瘡者,飽食入池久浴,得汗出乃止,旬日自愈也。

碧海水《拾遺》⑦

【集解】【藏器⑧曰】東方朔《十洲記》⑨云:夜行海中,撥之有火星者,鹹水也。色既碧,故曰碧海。【時珍曰】海乃百川之會。天地四方,皆海水相通,而地在其中。其味鹹,其色黑,水行之正也。

【氣味】鹹,小溫,有小毒。【主治】煮浴,去風瘙疥癬。飲一合,吐下宿食臚脹。藏器⑩。

---

① 藏器:見 375 頁注⑧。
② 拾遺:《證類》卷 5“三十五種陳藏器餘·溫湯”　主諸風,筋骨攣縮及皮頑痺,手足不遂,無眉髮,疥癬諸疾,在皮膚骨節者入浴。浴乾,當大虛憊,可隨病與藥,及飯食補養。自非有他病人,則無宜輕入。又云:下有硫黃,即令水熱。硫黃主諸瘡病,水亦宜然。水有硫黃臭,故應愈諸風冷爲上,當其熱處,大可煏豬羊。
③ 藏器:見上注。
④ 漁隱叢話:《漁隱叢話》後集卷 26“東坡一”　苕溪漁隱曰:東城所記湯泉,……第湯泉多作硫黃氣,浴之則襲人肌膚,惟驪山是礜石泉……黃山是硃砂泉。《圖經》云:黃山舊名黟山,黟山東峰下有硃砂湯泉,熱可點茗。春時即色微紅……
⑤ 藏器:見本頁注②。
⑥ 穎:《食物本草》卷 1“水類·溫泉水”　……廬山下有溫泉池,往來方士教令患疥癩及楊梅瘡者,飽食入池,久浴得汗出乃止,旬日諸瘡自愈……
⑦ 拾遺:《證類》卷 5“三十五種陳藏器餘·碧海水”　味咸,不溫,有小毒。煮浴去風瘙疥癬。飲一合,吐下宿食、臚脹。夜行海中,撥之有火星者,咸水色既碧,故云碧海。東方朔《十洲記》云。
⑧ 藏器:見上注。
⑨ 十洲記:見上注。
⑩ 藏器:見上注。

鹽膽水 《拾遺》①

【釋名】鹵水。【藏器②曰】此乃鹽初熟，槽中瀝下黑汁也。【時珍曰】鹽下瀝水，則味苦不堪食。今人用此水，收豆腐。獨孤滔③云：鹽膽煮四黃，銲物。

【氣味】鹹，苦，有大毒。【主治】蝕䶍疥癬，瘻疾蟲咬，及馬牛為蟲蝕，毒蟲入肉生子。六畜飲一合，當時死，人亦然。凡瘡有血者，不可塗之。藏器④。痰厥不省，灌之取吐，良。時珍。

阿井水 《綱目》

【氣味】甘、鹹，平，無毒。【主治】下膈，疏痰，止吐。時珍。

【發明】【時珍曰】阿井在今兖州陽穀縣，即古東阿縣也。沈括《筆談》⑤云：古說濟水伏流地中，今歷下凡發地下皆是流水。東阿亦濟水所經，取井水煮膠謂之阿膠。其性趣下，清而且重，用攪濁水則清，故以治淤濁及逆上之痰也。又青州范公泉⑥，亦濟水所注，其水用造白丸子，利膈化痰。《管子》⑦云：齊之水，其泉青白，其人堅勁，寡有疥瘙，終無痟酲。水性之不同如此。陸羽烹茶，辨天下之水性美惡，烹藥者反不知辨此，豈不戾哉。

山岩泉水 《拾遺》⑧

【釋名】【時珍曰】此山岩土石間所出泉，流為溪澗者也。《爾雅》⑨云：水正出曰檻泉，懸出

① 拾遺：《證類》卷5"三十五種陳藏器餘·鹽膽水" 味鹹，苦，有大毒。主䶍蝕疥癬，瘻、蟲咬，馬牛為蟲蝕，毒蟲入肉生子毒。六畜飲一合，當時死，人亦如之。並鹽初熟，槽中瀝黑汁也。主瘡，有血不可傅也。
② 藏器：見上注。
③ 獨孤滔：《丹房鑑源》卷中"諸鹽篇第九" 鹽膽（煮四黃銲物）。
④ 藏器：見本頁注①。
⑤ 筆談：《夢溪筆談》卷3"辨證一" 古說濟水伏流地中，今歷下凡發地皆是流水，世傳濟水經過其下。東阿亦濟水所經，取井水煮膠，謂之阿膠。用攪濁水則清，人服之，下膈疏痰止吐，皆取濟水性趨下清而重，故以治淤濁及逆上之疾。今醫方不載此意。
⑥ 青州范公泉：《明一統志》卷24"青州府·山川" 范公泉（在府城西門外，宋范仲淹知青州，有惠政（洋）〔詳〕，溪側出醴泉，人以范公目之。今醫家用以丸藥，名青州白丸子。）
⑦ 管子：《管子》卷19"地員第五十八" ……其泉白青，其人堅勁，寡有疥騷，終無痟酲……
⑧ 拾遺：《證類》卷5"三十五種陳藏器餘·好井水及土石間新出泉水" 味甘，平，無毒。主霍亂煩悶，嘔吐，腹空，轉筋。恐入腹及多服之，名曰洗腸。人皆懼此，嘗試有效。不令腹空，空則更服，如逼力弱身冷，則恐藏胃悉寒，寒則不能支援，當以意消息。兼及當時橫量灸脊骨三五十壯，令暖氣徹內補胃氣間，不然則危。又主消渴，反胃，熱痢，淋，小便赤澀，兼洗漆瘡，射癰腫令散。久服調中，下熱氣，傷胃，利大小便，並多飲之，令至喉少即消下。
⑨ 爾雅：《爾雅》卷下"釋水第十二" 濫泉正出。正出，涌出也。（《公羊傳》曰：直出，直，猶正也。）沃泉縣出。縣出，下出也。（從上溜下。）汍泉穴出。穴出，仄出也。（從旁出也。）

本草綱目水部第五卷

377

曰沃泉,反出曰氿泉。其泉源遠清冷,或山有玉石美草木者爲良。其山有黑土毒石惡草者不可用。陸羽①云:凡瀑涌漱湍之水,飲之令人有頸疾。【穎②曰】昔在潯陽,忽一日城中馬死數百。詢之,云:數日前雨,洗出山谷中蛇蟲之毒,馬飲其水然也。

【氣味】甘,平,無毒。【主治】霍亂,煩悶嘔吐,腹空轉筋,恐入腹,宜多服之,名曰洗腸。勿令腹空,空則更服。人皆懼此,然嘗試有效。但身冷力弱者,防致臟寒,當以意消息之。藏器③。

古塚中水《拾遺》④

【主治】有毒,殺人。洗諸瘡皆瘥。藏器⑤。

糧罌中水《拾遺》⑥

【集解】【藏器⑦曰】乃古塚中食罌中水也,取清澄久遠者佳。古文曰:蕈留餘節,瓜毒潰尸。言二物不爛,餘皆成水也。

【氣味】辛,平,有小毒。【主治】鬼氣中惡痓忤,心腹痛,惡夢鬼神,殺蚘蟲。進一合,不可多飲,令人心悶。又云:洗眼見鬼,未試。藏器⑧。

【附方】新一。噎疾。古塚內罐罌中水,但得飲之即愈,極有神效。《壽域方》⑨。

---

① 陸羽:《茶經》卷下"五茶之煮" ……其山水揀乳泉石池慢流者上,其瀑湧湍漱勿食之,久食令人有頸疾……

② 穎:《食物本草》卷1"水類"千里水 ……昔年予在潯州,忽一日城中馬死數百。詢之,云:數日前,有雨洗出山谷中蛇蟲之毒,馬飲其水而致然也。

③ 藏器:見377頁注⑧。

④ 拾遺:《證類》卷5"三十五種陳藏器餘·塚井中水 有毒。人中之者立死。

⑤ 藏器:《集注》見《證類》卷5"石灰" 陶隱居云……古今多以構塚,用捍水而辟蟲。故古塚中水,洗諸瘡,皆即瘥。(**按**:"有毒殺人",出《拾遺》,已見前注。此下主治乃陶弘景之言,時珍誤作出"藏器"。)

⑥ 拾遺:《證類》卷5"三十五種陳藏器餘·糧罌中水" 味辛,平,小毒。主鬼氣,中惡,痓忤,心腹痛,惡夢鬼神。進一合,多飲令人心悶。又云:洗眼見鬼,未試。害蚘蟲。其清澄久遠者佳。古塚中文:蘧留餘節,瓜毒潰屍,言此二物不爛,余皆成水。北人呼糧罌爲食罌也。(**按**:《藝文類聚》卷四十《禮部》引宋·謝惠連《祭古塚文》內有"蕈傳餘節,瓜表遺犀"之句。故《拾遺》引"古塚云文"、《綱目》引"古文",當爲"祭古塚文"之誤。)

⑦ 藏器:見上注。

⑧ 藏器:見上注。

⑨ 壽域方:《延壽神方》卷1"翻胃部" 治噎食,又方:取古塚內罐甕中水,但得一飲即愈,極有神效。

赤龍浴水《拾遺》①

【集解】【藏器②曰】此澤間小泉有赤蛇在中者,人或遇之,經雨取水服。【主治】有小毒。主瘕結氣,諸瘕惡蟲入腹及咬人生瘡者。藏器③。

車轍中水《綱目》

【釋名】【時珍曰】轍,乃車行跡也。【主治】癜瘍風,五月五日取洗之,甚良。牛蹄中水亦可。時珍。

地漿《別錄》④下品

【釋名】土漿。【弘景⑤曰】此掘黃土地作坎,深三尺,以新汲水沃入攪濁,少頃取清用之,故曰地漿,亦曰土漿。

【氣味】甘,寒,無毒。【主治】解中毒煩悶。《別錄》⑥。解一切魚肉果菜、藥物諸菌毒,療霍亂及中暍卒死者,飲一升妙。時珍。

【發明】【弘景⑦曰】楓上菌食之令人笑不休,飲此即解。【時珍曰】按羅天益《衛生寶鑑》⑧云:中暑霍亂,乃暑熱內傷,七神迷亂所致。陰氣靜則神藏,躁則消亡,非至陰之氣不愈。坤爲地,地屬陰,土曰靜順。地漿作於牆陰坎中,爲陰中之陰,能瀉陽中之陽也。

【附方】舊一,新六。熱渴煩悶。地漿一盞,飲之。《聖惠方》⑨。乾霍亂病,不吐不利,脹痛欲死。地漿三五盞服即愈。大忌米湯。《千金方》⑩。服藥過劑悶亂者。地漿飲之。

---

① 拾遺:《證類》卷5"三十五種陳藏器餘·赤龍浴水" 小毒。主瘕結氣,諸瘕,惡蟲入腹及咬人生瘡者。此澤間小泉,赤蛇在中者,人或遇之,經雨,取水服及(人)〔入〕浴。蛇有大毒,故以爲用也。

② 藏器:見上注。

③ 藏器:見上注。

④ 別錄:見《證類》卷5"地漿" 寒,主解中毒煩悶。

⑤ 弘景:《集注》見《證類》卷5"地漿" 陶隱居云:此掘地作坎,以水沃其中,攪令濁,俄頃取之,以解中諸毒。山中有毒菌,人不識,煮食之,無不死。又楓樹菌食之,令人笑不止,唯飲土漿皆瘥,餘藥不能救矣。

⑥ 別錄:見本頁注④。

⑦ 弘景:見本頁注⑤。

⑧ 衛生寶鑑:《衛生寶鑑》卷16"內傷霍亂治驗" 或問用地漿者,何也?予曰:坤爲地,地屬陰土,平曰靜順,感至陰之氣。又於牆陰,貯以新汲水,取重陰之氣也。陰中之陰,能瀉陽中之陽。今霍亂因暑熱內傷而得之,故《痹論》云:陰氣者,靜則神藏,躁則消亡。又加以暑熱,七神迷亂,非至陰之氣則不愈。予用之者此也。(按:《衛生寶鑒》云"地屬陰土,平曰靜順",與《素問·五常政大論》"土平曰備化,水平曰靜順"不合。)

⑨ 聖惠方:《聖惠方》卷56"治熱暍諸方" 治熱暍心悶方:又方:右服地漿一盞,即愈。

⑩ 千金方:(按:查《千金方》,未能溯得其源。)

《肘後方》①。閉口椒毒,吐白沫,身冷欲死者。地漿飲之。○張仲景《金匱方》②。中野芋毒。土漿飲之。《集簡方》。黃鱨魚毒。食此魚,犯荊芥,能害人。服地漿解之。《集簡方》。中砒霜毒。地漿調銚粉服之,立解。《集玄方》③。

熱湯宋《嘉祐》④

【釋名】百沸湯《綱目》、麻沸湯仲景⑤、太和湯。

【氣味】甘,平,無毒。【時珍曰】按:汪穎⑥云:熱湯須百沸者佳。若半沸者,飲之反傷元氣,作脹。或云熱湯漱口損齒。病目人勿以熱湯洗浴。凍僵人勿以熱湯灌之,能脫指甲。銅瓶煎湯服,損人之聲。【主治】助陽氣,行經絡。宗奭⑦。熨霍亂轉筋入腹及客忤死。《嘉祐》⑧。

【發明】【宗奭⑨曰】熱湯能通經絡,患風冷氣痺人,以湯淋腳至膝上,厚覆取汗周身。然別有藥,亦假陽氣而行爾。四時暴泄痢,四肢冷,臍腹疼,深湯中坐,浸至腹上,頻頻作之。生陽諸藥,無速於此。虛寒人始坐湯中必顫,仍常令人伺守之。【張從正⑩曰】凡傷寒、傷風、傷食、傷酒,初起無藥,便飲太和湯盌許,或酸虀汁亦可,以手揉肚,覺恍惚,再飲再揉,至無所容,探吐,汗出則已。【時珍曰】張仲景治心下痞,按之濡,關上脉浮,大黃黃連瀉心湯,用麻沸湯煎之,取其氣薄而洩虛熱

---

① 肘後方:《集注》見《證類》卷一"解百藥及金石等毒例" 服藥過劑悶亂者……地漿……

② 金匱方:《金匱·果實菜穀禁忌並治》 蜀椒閉口者有毒,誤食之,戟人咽喉,氣病欲絕,或吐下白沫,身體痺冷,急治之方:肉桂煎汁飲之。多飲冷水一二升。或食蒜,或飲地漿,或濃煮豉汁飲之,並解。

③ 集玄方:(按:僅見《綱目》引錄。)

④ 嘉祐:《嘉祐》見《證類》卷5"熱湯" 主忤死。先以衣三重,藉忤死人腹上,乃取銅器若瓦器盛湯著衣上,湯冷者去衣,大冷者換湯,即愈。又霍亂,手足轉筋。以銅器若瓦器盛湯熨之,亦可令踏器使腳底熱徹,亦可以湯捋之,冷則易,用醋煮湯更良,煮蓼子及吳茱萸汁亦好。以錦絮及破氊角腳,以湯淋之,貴在熱徹。又繰絲湯,無毒,主蚘蟲。熱取一盞服之,此煮繭汁,爲其殺蟲故也。又燖豬湯,無毒,主產後血刺心痛欲死,取一盞溫服之。(新補見抱朴子、陳藏器)。

⑤ 仲景:《傷寒論·辨太陽病脉證並治下》 ……以麻沸湯二升漬之。

⑥ 汪穎:《食物本草》卷1"天水類" 熱湯須百沸者佳。若半沸者,飲之反傷元氣,及損脾胃。……熱湯漱口損齒。目病人勿以熱湯洗浴。凍僵人勿以熱湯灌之,能脫甲。銅罐煎湯飲,損人聲音……

⑦ 宗奭:《衍義》卷6"熱湯" 助陽氣,行經絡。

⑧ 嘉祐:見本頁注④。

⑨ 宗奭:《衍義》卷6"熱湯" 患風冷氣痺人,多以湯渫腳至膝上,厚覆使汗出周身。然別有藥,亦終假陽氣而行也。四時暴泄利,四肢冷,臍腹疼,深湯中坐,浸至腹上,頻頻作,生陽佐藥,無速於此。虛寒人始坐湯中必戰,仍常令人伺守。

⑩ 張從正:《儒門事親》卷15"解利傷寒第五" 又一法:適於無藥處,初覺傷寒、傷食、傷酒、傷風,便服太和湯、百沸湯是。避風處先飲半碗,或以虀汁亦妙。以手揉肚,覺恍惚,更服半碗。又用手揉至恍惚,更服,以至厭飫,心無所容,探吐,汗出則已。

也。《朱真人靈驗篇》①云：有人患風疾數年，掘坑令坐坑内，解衣，以熱湯淋之，良久，以簞蓋之，汗出而愈。此亦通經絡之法也。時珍常推此意，治寒濕加艾煎湯，治風虛加五枝或五加煎湯淋洗，覺效更速也。

【附方】舊四，新九。**傷寒初起**。取熱湯飲之，候吐則止。《陳藏器本草》②。**初感風寒**，頭痛憎寒者。用水七盌，燒鍋令赤，投水於内，取起再燒再投，如此七次，名〔七〕沸湯，乘熱飲一盌，以衣被覆頭取汗，神效。《傷寒蘊要》③。**忤惡卒死**。銅器或瓦器盛熱湯，隔衣熨其腹上，冷即易，立愈。《陳藏器本草》④。**霍亂轉筋**。以器盛湯熨之，仍令蹋器，使足底熱徹，冷則易。《嘉祐本草》⑤。**暑月暍死**。以熱湯徐徐灌之，小舉其頭，令湯入腹，即甦。《千金方》⑥。**火眼赤爛**。緊閉目，以熱湯沃之，湯冷即止，頻沃取安，妙在閉目。或加薄荷、防風、荆芥，煎湯沃之，亦妙。趙原陽《濟急方》⑦。**金瘡血出**不止。以故布蘸熱湯盦之。《延壽書》⑧。**代（脂）〔指〕腫痛**。麻沸湯漬之，即安。《千金方》⑨。**癰腫初起**。以熱湯頻沃之，即散也。《集簡方》。**凍瘡不瘥**。熱湯洗之。陳藏器⑩。**馬汗入瘡**，腫痛欲死。沸湯温洗即瘥。《千金方》⑪。**蠍蠆螫傷**。温湯漬之，數易，至旦愈。華陀治彭城夫人方。⑫ **蛇繞不解**。熱湯淋之，即脱。《千金方》⑬。

---

① 朱真人靈驗篇：《證類》卷 5 "熱湯" 《野人閑話·朱真人靈驗篇》：有病者，患風疾數年不較。掘坑令患者解衣坐於坑内，逐以熱湯上淋之。良久，複以簞蓋之，瘥。

② 陳藏器本草：《拾遺》見《證類》卷 5 "熱湯" 陳藏器云：凡初覺傷寒三日内，但取熱湯飲之，候吐則止，可飲一、二升，隨吐，汗出瘥。重者亦減半。

③ 傷寒蘊要：《傷寒蘊要》卷 4 "傷寒易簡秘方" 凡初感冒風寒，頭痛憎寒拘急者，又方，七沸湯：右用水七碗，燒鍋令赤熱，投水於内，取起，再燒熱，又投之，如此七次，取湯一碗，乘熱飲之，以衣被温覆取汗，神效。

④ 陳藏器本草：見本頁注②。

⑤ 嘉祐本草：見 380 頁注④。

⑥ 千金方：《千金方》卷 25 "卒死第一" 治熱暍方：又方：張死人口令通，以暖湯徐徐灌口中，小舉死人頭，令湯入腹，須臾即甦。

⑦ 濟急方：《仙傳外科》卷 11 "救解諸毒傷寒雜病一切等證" 又法：治赤眼及昏痛，緊閉眼勿開，盛熱湯一器，以手掬沃之，湯冷即止，日頻沃即安。妙處在閉眼。

⑧ 延壽書：（**按**：查《延壽書》《延壽神丹》，均未溯得其源。）

⑨ 千金方：《千金方》卷 22 "瘭疽第六" 治代指方：又方：以麻沸湯漬之即愈。

⑩ 陳藏器：《拾遺》見《證類》卷 5 "熱湯" 藏器云：又瘡不瘥者，熱湯洗之效。

⑪ 千金方：《千金方》卷 25 "蛇毒第二" 治馬汗、馬毛入人瘡中，腫痛欲死方：又方：以沸湯令得所浸洗之，取瘥。

⑫ 華陀治彭城夫人方：《三國志·魏志》卷 29 彭城夫人夜之厠，蠆螫其手，呻呼無賴。佗令温湯近熱，漬手其中，卒可得寐，但旁人數爲易湯，湯令煖之，其旦即愈。

⑬ 千金方：《千金方》卷 25 "蛇毒第二" 治卒爲蛇繞不解方：以熱湯淋之。無湯，令人尿之。

生熟湯《拾遺》①

【釋名】陰陽水。【時珍曰】以新汲水、百沸湯合一盞和勻，故曰生熟，今人謂之陰陽水。

【氣味】甘，鹹，無毒。【主治】調中消食。凡痰瘧及宿食毒惡之物，臚脹欲作霍亂者，即以鹽投中，進一二升，令吐盡痰食，便愈。藏器②。凡霍亂及嘔吐，不能納食及藥，危甚者，先飲數口即定。時珍。

【發明】【時珍曰】上焦主納，中焦腐化，下焦主出。三焦通利，陰陽調和，升降周流，則臟腑暢達。一失其道，二氣湣亂，濁陰不降，清陽不升，故發爲霍亂嘔吐之病。飲此湯輒定者，分其陰陽，使得其平也。【藏器③曰】凡人大醉及食瓜果過度者，以生熟湯浸身，則湯皆爲酒及瓜味。《博物志》云：浸至腰，食瓜可五十枚，至頸則無限也。未試。

齏水《綱目》

【集解】【時珍曰】此乃作黃齏菜水也。

【氣味】酸，鹹，無毒。【主治】吐諸痰飲宿食，酸苦涌泄爲陰也。時珍。

漿水宋《嘉祐》④

【釋名】酸漿。【嘉謨⑤曰】漿，酢也。炊粟米，熱投冷水中，浸五六日，味酢，生白花，色類漿，故名。若浸至敗者，害人。

【氣味】甘，酸，微溫，無毒。【宗奭⑥曰】不可同李食，令人霍亂吐利。妊婦勿食，令兒骨瘦。冰漿尤不可飲，令絕產。醉後飲之，失音。【主治】調中引氣，宣和強力，通關開胃止渴，霍亂洩利，消宿食。宜作粥，薄暮啜之，解煩去睡，調理腑臟。煎令

---

① 拾遺：《證類》卷5"三十五種陳藏器餘·生熟湯"　味鹹，無毒。熱鹽投中飲之，吐宿食毒惡物之氣，臚脹欲爲霍亂者，覺腹內不穩，即進一二升，令吐得盡，便愈。亦主痰瘧，皆須吐出痰及宿食，調中消食。又人大醉及食苽果過度，以生熟湯浸身，湯皆爲酒及苽味。《博物志》云：浸至腰，食苽可五十枚，至脛頸則無限。

② 藏器：見上注。

③ 藏器：見上注。

④ 嘉祐：《嘉祐》見《證類》卷5"漿水"　味甘、酸，微溫，無毒。主調中，引氣宣和，強力通關，開胃止渴，霍亂泄痢，消宿食。宜作粥，薄暮啜之，解煩去睡，調理腑藏。粟米新熟白花者佳。煎令醋止嘔噦，白人膚，體如繒帛。爲其常用，故人不齒其功。冰漿至冷，婦人懷妊，不可食之，《食譜》所忌也。（新補）

⑤ 嘉謨：《蒙筌》卷5"漿水"　所造之法，臞仙江西寧王備云：節擇清明，熟炊粟飯，乘熱投磁缸內，冷水浸五六朝，味漸酸而生白花，色類漿，故名漿水。

⑥ 宗奭：《衍義》卷6"漿水"　不可同李實飲，令人霍亂吐利。

酸，止嘔噦，白人膚，體如繒帛。《嘉祐》①。利小便。時珍。

【發明】【震亨②曰】漿水性凉善走，故解煩渴而化滯物。

【附方】舊五，新一。霍亂吐下。酸漿水煎乾薑屑，呷之。《兵部手集》③。過食脯腊，筋痛悶絶。漿水煮粥，入少鷹屎，和食。《孫真人方》④。滑胎易産。酸漿水和水少許，頓服。《産寶》⑤。手指腫痛。漿水入少鹽，熱漬之，冷即易之。《孫真人方》⑥。面上黑子。每夜以煖漿水洗面，以布揩赤，用白檀香磨汁塗之。《外臺秘要》⑦。骨哽在咽。磁石火煅醋淬，陳橘紅焙，多年漿水脚炒，等分爲末，別以漿水脚和丸芡子大，每含嚥一丸。《聖濟録》⑧。

甑氣水《拾遺》⑨

【主治】以器承取，沐頭，長毛髮，令黑潤。朝朝用梳摩小兒頭，久覺有益也。藏器⑩。

【附方】新一。小兒諸疳。遍身或面上生瘡，爛成孔臼，如大人楊梅瘡。用蒸糯米時甑蓬四邊滴下氣水，以盤承取，掃瘡上，不數日即效。百藥不效者，用之神妙。《集簡方》。

銅壺滴漏水《綱目》

【主治】性滑，上可至顛，下可至泉，宜煎四末之藥。虞摶⑪。

---

① 嘉祐：見 382 頁注④。

② 震亨：**《衍义補遺》“漿水”** 味甘酸而性凉，善走化滯物，解消煩渴。

③ 兵部手集：**《證類》卷 5“漿水”** 《兵部手集》：救人霍亂，頗有神效。漿水稍醋味者，煎乾薑屑，呷之。夏月腹肚不調，煎呷之瘥。

④ 孫真人方：**《證類》卷 5“漿水”** 《孫真人食忌》食生脯臘過多，筋痛悶絕。煮細漿水粥，以少鷹糞末攪和，頓服三五合。鵓子糞亦得。

⑤ 産寶：**《證類》卷 5“漿水”** 《産寶》：孕婦令易産。酸漿水和水少許，頓服立産。

⑥ 孫真人方：**《證類》卷 5“漿水”** 《孫真人食忌》：手指腫方：煎漿水和少鹽，熱漬之，冷即易。

⑦ 外臺秘要：**《外臺》卷 29“去黑子方二首”** 《救急》：去黑子方：夜以暖漿水洗面，以布揩黑子令赤痛，挑動黑子，水研白旃檀，取濃汁以塗黑子上，旦又復以暖漿水洗面，仍以鷹屎粉其上。

⑧ 聖濟録：**《聖濟總録》卷 124“骨鯁”** 治骨鯁在喉中不出，磁石丸方：磁石煆，醋淬，研　陳橘皮湯浸去白，焙　白礬灰　悪實炒　漿水脚多年者曬乾，炒紫色，各一分，右五味擣研爲散，别用漿水脚和丸如芡實大，每含一丸咽津。

⑨ 拾遺：**《證類》卷 5“三十五種陳藏器餘·甑氣水”** 主長毛髮，以物於炊飲飯時承取，沐頭，令髮長密黑潤。不能多得，朝朝梳小兒頭，漸漸覺有益。

⑩ 藏器：見上注。

⑪ 虞摶：(**按**：已查《醫學正傳》，未能溯得其源。)

三家洗盌水《拾遺》①

【主治】惡瘡久不瘥,煎沸入鹽洗之,不過三五度。藏器②。

磨刀水《綱目》

【氣味】鹹,寒,無毒。【時珍曰】洗手則生癬。【主治】利小便,消熱腫。時珍。

【附方】新五。小便不通。磨刀交股水一盞,服之效。《集簡方》。肛門腫痛,欲作痔瘡。急取屠刀磨水服,甚效。《集簡方》。盤腸生產,腸乾不上者。以磨刀水少潤腸。煎好磁石一盃,溫服,自然收上。乃扁鵲方③也。蛇咬毒攻入腹。以兩刀於水中相摩,飲其汁。《救急方》④。耳中卒痛。磨刀鐵漿,滴入即愈。《活人心統》⑤。

浸藍水《綱目》

【氣味】辛、苦,寒,無毒。【主治】除熱,解毒,殺蟲。治誤吞水蛭成積,脹痛黃瘦,飲之取下則愈。時珍。○染布水,療咽喉病及噎疾,溫服一鍾良。時珍。

【發明】【時珍曰】藍水、染布水,皆取藍及石灰能殺蟲解毒之義。昔有人因醉飲田中水,誤吞水蛭,胸腹脹痛,面黃,遍醫不效。因宿店中渴甚,誤飲此水,大瀉數行,平明視之,水蛭無數,其病頓愈也。

豬槽中水《拾遺》⑥

【主治】蠱毒,服一盞。又療蛇咬瘡,浸之效。藏器⑦。

---

① 拾遺:《證類》卷5"三十五種陳藏器餘‧三家洗盌水" 主惡瘡久不瘥者,煎令沸,以鹽投中,洗之,不過三、五度,立效。

② 藏器:見上注。

③ 扁鵲方:(按:未能溯得其源。)

④ 救急方:《急救良方》卷1"諸蟲蛇傷第六" 治蛇咬,毒入腹者:取兩刀于水中相磨,飲其汁。

⑤ 活人心統:《活人心統》卷4"耳門" 治耳活套:治耳作痛不可忍者,用磨刀鐵漿滴入耳內即愈,此方屢用屢驗。

⑥ 拾遺:《證類》卷5"三十五種陳藏器餘‧豬槽中水" 無毒。主諸蠱毒,服一杯。主蛇咬,可浸瘡,皆有效驗者矣。

⑦ 藏器:見上注。

市門溺坑水《拾遺》①

【主治】無毒。止消渴,重者服一小盞,勿令知之,三度瘥。藏器②。

洗手足水《綱目》

【主治】病後勞復,或因梳頭,或食物復發,取一合飲之,效。《聖惠》③。

洗兒湯《綱目》

【主治】胎衣不下,服一盞,勿令知之。《延年秘録》④。

諸水有毒《拾遺》⑤

水府龍宮,不可觸犯。【藏器⑥曰】水之怪魍魎,温嶠然犀照水,爲神所怒是也。水中有赤脉,不可斷之。○井水沸溢,不可飲。【時珍曰】但於三十步内,取青石一塊投之,即止。○古井智井不可入,有毒殺人。【時珍曰】夏月陰氣在下,尤忌之。但以鷄毛投之,盤旋而舞不下者,必有毒也。以熱醋數斗投之,則可入矣。古塚亦然。○古井不可塞,令人盲聾。○陰地流泉有毒,二八月行人飲之成瘴瘧,損脚力。○澤中停水,五六月有魚鼈精,人飲之成瘕病。○沙河中水,飲之令人瘖。○兩山夾水,其人多癭。○流水有聲,其人多瘿。○花瓶水,飲之殺人,臘梅尤甚。○炊湯洗面,令人無顏色;洗體,令人成癬;洗脚,令人疼痛生瘡。○銅器上汗入食中,令人生疽,發惡瘡。○冷水沐頭,○熱泔沐頭,並成頭風,女人尤忌

---

① 拾遺:《證類》卷5"三十五種陳藏器餘·市門衆人溺坑中水"　無毒。主消渴重者,取一小盞服之,勿令病人知之,三度瘥。

② 藏器:見上注。

③ 聖惠:《普濟方》卷146"傷寒後勞復"　治病後勞復,或因洗手足,或梳頭,或食復方:用取洗手足汁,飲一合。(按:查《聖惠方》無此方,今另溯其源。)

④ 延年秘録:《外臺》卷33"胞衣不出方二十首"　《延年》……又胞衣不出方。以洗兒水服半杯,即出。崔氏同。

⑤ 拾遺:《證類》卷5"三十五種陳藏器餘·諸水有毒"　水府龍宮,不可觸犯;水中亦有赤脉,不可斷之。井水沸,不可食之。以上並害人。東晉·温嶠,以物照水,爲神所怒。《楚詞》云:鱗屋貝闕,言河伯所居。《國語》云:季桓子穿井獲土缶。仲尼曰:水之怪魍魎,土之怪羵羊,水有脉及沸,並見白澤圖。

⑥ 藏器:見上注。

之。〇水經宿面上有五色者，有毒，不可洗手。〇時病後浴冷水，損心胞。〇盛暑浴冷水，成傷寒。〇汗後入冷水，成骨痺。【時珍曰】顧閔遠行，汗後渡水，遂成骨痺痿躄，數年而死也。〇産後洗浴，成痙風，多死。〇酒中飲冷水，成手顫。〇酒後飲茶水，成酒癖。〇飲水便睡，成水癖。〇小兒就瓢及瓶飲水，令語訥。〇夏月遠行，勿以冷水濯足。〇冬月遠行，勿以熱湯濯足。

本草綱目火部目錄第六卷

李時珍曰：水火所以養民，而民賴以生者也。本草醫方，皆知辨水而不知辨火，誠缺文哉。火者南方之行，其文橫則爲☲卦，直則爲火字，炎上之象也。其氣行于天，藏于地，而用于人。太古燧人氏上觀下察，鑽木取火，教民熟食，使無腹疾。《周官》①司烜氏以燧取明火于日，鑑取明水于月，以供祭祀。司爟氏掌火之政令，四時變國火以救時疾。《曲禮》②云：聖王用水火金木，飲食必時。則古先聖王之于火政天人之間，用心亦切矣，而後世慢之何哉？今撰火之切于日用灸焫者凡一十一種，爲火部云。

《本草拾遺》一種唐·陳藏器　　　　《本草綱目》一十種明·李時珍

附註元·朱震亨

火之一　凡一十一種

陽火陰火《綱目》　　燧火《綱目》　　　　桑柴火《綱目》　　炭火《綱目》

蘆火竹火《綱目》　　艾火《綱目》○陽燧、火珠附　神鍼火《綱目》　　火鍼《綱目》

燈火《綱目》　　　　燈花《拾遺》　　　　燭燼《綱目》

右附方新一十三。

---

① 周官：《周禮·秋官司寇下》　司烜氏：掌以夫燧取明火於日，以鑑取明水於月，以共祭祀之明齍明燭共明水。

② 曲禮：《禮記·禮運》　故聖王……用水火金木，飲食必時。（**按**：《綱目》誤注出《曲禮》。）

本草綱目火部第六卷

火之一　凡一十一種

陽火陰火《綱目》

【集解】【李時珍曰】火者，五行之一，有氣而無質，造化兩間，生殺萬物，顯仁藏用，神妙無窮，火之用其至矣哉。愚嘗繹而思之，五行皆一，惟火有二。二者，陰火、陽火也。其綱凡三，其目凡十有二。所謂三者，天火也，地火也，人火也。所謂十有二者，天之火四，地之火五，人之火三也。試申言之，天之陽火二：太陽，真火也；星精，飛火也。赤物曒曒，降則有災，俗呼火殃。天之陰火二：龍火也，雷火也。龍口有火光，霹靂之火，神火也。地之陽火三：鑽木之火也，擊石之火也，戞金之火也。地之陰火二：石油之火也，見“石部·石腦油”。水中之火也。江湖河海，夜動有火。或云：水神夜出，則有火光。人之陽火一，丙丁君火也。心、小腸，離火也。人之陰火二：命門相火也，起於北海，坎火也，遊行三焦，寄位肝膽。三昧之火也。純陽，乾火也。合而言之，陽火六，陰火亦六，共十二焉。諸陽火遇草而熪，得木而燔，可以濕伏，可以水滅。諸陰火不焚草木而流金石，得濕愈焰，遇水益熾。以水折之，則光焰詣天，物窮方止；以火逐之，以灰撲之，則灼性自消，光焰自滅。故人之善反於身者，上體於天而下驗於物，則君火相火、正治從治之理，思過半矣。此外又有蕭丘之寒火，蕭丘在南海中，上有自然之火，春生秋滅。生一種木，但小焦黑。出《抱朴子·外篇》①。又陸游②云：火山軍，其地鋤耘深入，則有烈焰，不妨種植。亦寒火也。澤中之陽焰，狀如火焰，起於水面。出《素問》王冰註③。野外之鬼燐，其火色青，其狀如炬，或聚或散，俗呼鬼火。或云：諸血之燐光

---

① 抱朴子·外篇：《御覽》卷820“火浣布”　《抱朴子》曰：海中蕭丘常有自生火，常以夏起而秋滅。丘方十里，當火起滿洲，洲上純生一種木，正著此木，雖爲火所焚而不糜，但小燋黑……（**按**：今本《抱朴子·外篇》未見，系《綱目》轉引自《御覽》。）

② 陸游：《老學菴筆記》卷10　吳中卑薄，斸地二三尺輒見水。予頃在南鄭，見一軍校，火山軍人也。言火山之南，地尤枯瘠，鋤钁所及，烈燄應手涌出，故以火山名軍，尤爲異也。

③ 王冰註：（**按**：王冰註釋未見此句，且未用“陽焰”一詞。《素問·六元正紀大論》有“澤無陽焰”、“焰浮川澤”、“焰陽午澤”等句，疑時珍據此歸納出陽焰起于水面之説，未必出王冰註也。）

也。金銀之精氣，凡金銀玉寶，皆夜有火光。此皆似火而不能焚物者也。至於樟腦、猾髓，皆能水中發火；"樟腦"見"木部"，"猾髓"見"獸部"。濃酒、積油，得熱氣則火自生。燒酒、醇酒，得火氣則自焚。油滿百石，則火自生。油紙、油衣、油鐵，得熱蒸激，皆自生火也。南荒有厭火之民、國近黑崑崙，人能食火炭。食火之獸。《原化記》①云：禍斗獸，狀如犬而食火，糞復爲火，能燒人屋。西戎有食火之鳥。"駝鳥"，見"禽部"。火鴉蝙蝠，能食焰煙；火龜火鼠，生於火地。"火龜"見"介部·龜"下，"火鼠"見"獸部·鼠"下。此皆五行物理之常，而乍聞者目爲怪異，蓋未深詣乎此理故爾。復有至人，入水不溺，入火不焚，入金石無礙，步日月無影。斯人也，與道合真，不知其名，謂之至人。蔡九峰止言木火、石火、雷火、水火、蟲火、燐火，似未盡該也。【震亨②曰】太極動

---

① 原化記：《説郛》弓 23《原化記·螺婦》　義興吳堪爲縣吏，家臨荆溪，忽得大螺，已而化女子，號螺婦。縣令聞而求之，堪不從。乃以事虐堪曰：于要蝦蟆毛、鬼臂二物，不獲致罪。堪語螺婦，即致之。令乃謬語曰：更要禍斗。堪又語螺婦。婦曰：此獸也。須臾牽至如犬而食火，糞以爲火。令以火試之，忽遺糞燒縣宇，令及一家皆焚死焉。

② 震亨：《格致餘論·相火論》　太極動而生陽，靜而生陰。陽動而變，陰静而合，而生水火木金土，各一其性。惟火有二，曰君火，人火也。曰相火，天火也。火内陰而外陽，主乎動者也。故凡動皆屬火。以名而言，形氣相生，配於五行，故謂之君。以位而言，生於虛無，守位稟命，因其動而可見，故謂之陽。天主生物，故恒於動。人有此生，亦恒於動，其所以恒於動，皆相火之爲也。見於天者，出於龍雷則木之氣。出於海則水之氣也。具於人者，寄於肝腎二部，肝屬木而腎屬水也。膽者，肝之腑。膀胱者，腎之腑。心胞絡者，腎之配。三焦以焦言，而下焦司肝腎之分，皆陰而下者也。天非此火不能生物，人非此火不能有生。天之火雖出於木，而皆本乎地。故雷非伏，龍非蟄，海非附於地，則不能鳴，不能飛，不能波也。鳴也，飛也，波也，動而爲火者也。肝腎之陰，悉具相火，人而同乎天也。或曰：相火，天人之所同，何東垣以爲元氣之賊？又曰：火與元氣不兩立，一勝則一負。然則，如此之何而可以使之無勝負也？曰：周子曰神發知矣。五性感物而萬事出，有知之後，五者之性爲物所感，不能不動。謂之動者，即《内經》五火也。相火易起，五性厥陽之火相扇，則妄動矣。火起於妄，變化莫測，無時不有，煎熬真陰，陰虛則病，陰絶則死。君火之氣，《經》以暑與濕言之。相火之氣，經以火言之，蓋表其暴悍酷烈，其甚於君火者也。故曰相火元氣之賊。周子又曰：聖人定之以中正仁義而主静。朱子曰：必使道心常爲一身之主，而人心每聽命焉。此善處乎火者。人心聽命乎道心，而又能主之以静，彼五火之動皆中節，相火惟有神補造化，以爲生生不息之運用耳，何賊之有？……或曰：《内經》言火不一，往往于六氣中見之，言臟腑者未之見也。二公豈有它據耶？子能爲我言之乎？經曰：百病皆生於風寒暑濕燥火之動而爲變者。岐伯歷舉病機十九條，而屬火者五，此非相火之爲病之出於臟腑者乎？考諸《内經》，少陽病爲瘈瘲，太陽病時眩仆，少陰病瘖、暴瘖、鬱冒、不知人，非諸熱瞀瘈頭顛之屬火乎？少陽病惡寒鼓栗，膽病振寒，少陰病灑淅惡寒振栗，厥陰病灑淅振寒，百諸禁鼓栗，如喪神守之屬火乎？少陽病嘔逆，厥氣上行，膀胱病沖頭痛，太陽病厥氣上沖胸，小腹控睾引腰脊上沖心，少陰病氣上沖胸，嘔逆，非諸逆沖上之屬火乎？少陽病譫妄，太陽病譫妄，膀胱病狂癲，非諸躁狂越之屬火乎？少陽病胕腫善驚，少陰病胕熱以酸，胕腫不能久立，非諸病胕腫，疼酸驚駭之屬火乎？又《病原式》曰：諸風掉眩屬於肝，火之動也。諸氣膹鬱病痿屬於肺，火之升也。諸濕腫滿屬於脾，火之勝也。諸痛癢瘡屬於心，火之用也。是皆火之爲病，出於臟腑者然也，注文未之發耳。以陳無擇之通敏，且以暖燧論君火，日用之火言相火，而又不曾深及，宜乎後之人不無聾瞽也，悲夫！

而生陽,静而生陰,陽動而變,陰静而合,而生水火木金土,各一其性。惟火有二:曰君火,人火也;曰相火,天火也。火内陰而外陽,主乎動者也,故凡動皆屬火。以名而言,形氣相生,配於五行,故謂之君。以位而言,生於虚無,守位禀命,因其動而可見,故謂之相。天主生物,故恒於動。人有此生,亦恒於動。動者,皆相火之爲也。見於天者,出於龍雷則木之氣,出於海則水之氣也。具於人者,寄於肝腎二部,肝木而腎水也。膽者肝之腑,膀胱者腎之腑,心包絡者腎之配,三焦以焦言,而下焦司肝腎之分,皆陰而下者也。天非此火不能生物,人非此火不能自生。天之火雖出於木,而皆本乎地。故雷非伏,龍非蟄,海非附於地,則不能鳴,不能飛,不能波也。鳴也,飛也,波也,動而爲火者也。肝腎之陰,悉具相火,人而同乎天也。然而東垣以火爲元氣之賊,與元氣不兩立,一勝則一負者,何哉?周子曰:神發知矣。五性感物而萬事出。有知之後,五者之性,爲物所感而動,即《内經》五火也。五性厥陽之火,與相火相扇,則妄動矣。火起於妄,變化莫測,煎熬真陰,陰虚則病,陰絶則死。君火之氣,《經》以暑與濕言之。相火之氣,《經》以火言之。蓋表其暴悍酷烈甚於君火也。故曰相火元氣之賊。周子又曰:聖人定之以中正仁義而主静。朱子曰:必使道心常爲一身之主,而人心每聽命焉。夫人心聽命而又主之以静,則彼五火之動皆中節,相火惟有裨補造化,以爲生生不息之運用爾,何賊之有。或曰:《内經》止于六氣言火,未言及臟腑也。曰:岐伯歷舉病機一十九條,而屬火者五。諸熱瞀瘛,皆屬於火;諸逆衝上,皆屬於火;諸躁狂越,皆屬於火;諸禁鼓慄,如喪神守,皆屬於火;諸病胕腫,疼酸驚駭,皆屬於火,是也。劉河間云:諸風掉眩屬於肝,風火也;諸氣膹鬱屬於肺,燥火也;諸濕腫滿屬於脾,濕火也;諸痛痒瘡屬於心,鬱火也。是皆火之爲病,出於臟腑者然也。以陳無擇之通敏,猶以暖温爲君火,日用之火爲相火,無怪乎後人之聾瞽也。

燧火《綱目》

【集解】【時珍曰】《周官》①司爟氏四時變國火以救時疾,季春出火,季秋納火,民咸從之。蓋人之資于火食者,疾病壽夭生焉。四時鑽燧,取新火以爲飲食之用,依歲氣而使無亢不及,所以救

---

① 周官:《周禮注疏》卷30　司爟掌行火之政令,四時變國火以救時疾。注:……鄭司農説,以鄹子曰:……季春出火,民咸從之。季秋内火,民亦如之。……

民之時疾也。榆柳先百木而青，故春取之，其火色青。杏棗之木心赤，故夏取之，其火色赤。柞楢之木理白，故秋取之，其火色白。槐檀之木心黑，故冬取之，其火色黑。桑柘之木肌黃，故季夏取之，其火色黃。天文大火之次，于星爲心。季春龍見于辰而出火，于時爲暑。季秋龍伏于戌而納火，于時爲寒。順天道而百工之作息皆因之，以免水旱災祥之流行也。後世寒食禁火，乃季春改火遺意，而俗作介推事，謬矣。《道書》①云：竈下灰火謂之伏龍屎，不可爇香事神。

桑柴火《綱目》

【主治】癰疽發背不起，瘀肉不腐，及陰瘡瘰癧流注，臁瘡頑瘡。然火吹滅，日炙二次，未潰拔毒止痛，已潰補接陽氣，去腐生肌。凡一切補藥諸膏，宜此火煎之。但不可點艾，傷肌。時珍。

【發明】【震亨②曰】火以暢達，拔引鬱毒，此從治之法也。【時珍曰】桑木能利關節，養津液。得火則拔引毒氣，而祛逐風寒，所以能去腐生新。《抱朴子》③云：一切仙藥，不得桑煎不服。桑乃箕星之精，能助藥力，除風寒痺諸痛，久服終身不患風疾故也。【藏器④曰】桑柴火炙蛇，則足見。

炭火《綱目》

【集解】【時珍曰】燒木爲炭。木久則腐，而炭入土不腐者，木有生性，炭無生性也。葬家用炭，能使蟲蟻不入，竹木之根自回，亦緣其無生性耳。古者冬至、夏至前二日，垂土炭于衡兩端，輕重令勻，陰氣至則土重，陽氣至則炭重也。

【主治】櫟炭火，宜煅鍊一切金石藥。烰炭火，宜烹煎焙炙百藥丸散。時珍。

白炭。【主治】誤吞金銀銅鐵在腹，燒紅，急爲末，煎湯呷之。甚者，刮末三錢，井水調服，未效再服。又解水銀、輕粉毒。帶火炭納水底，能取水銀出也。上立炭帶之，辟邪惡鬼氣。除夜立之户内，亦辟邪惡。時珍。

【附方】新六。卒然咽噎。炭末蜜丸，含嚥。《千金方》⑤。

白虎風痛，日夜走注，百節如齧。炭灰五升，蚯蚓屎一升，紅花七捻，和熬，以醋拌之，用故

---

① 道書：《雲笈七籤》卷 45 "避忌第四" "天師門下科令云：竈灰火，爲伏龍屎，故宜忌耳。"
② 震亨：《丹溪纂要》卷 4 "第七十四瘡瘍" 癰疽始發即以艾灸之，可使輕淺。騎竹馬灸法尤妙。……蓋火以暢達，拔引鬱毒，此從治之意。
③ 抱朴子：《圖經》見《證類》卷 13 "桑根白皮" ……仙經云：一切仙藥，不得桑煎不服。出《抱朴子》。（按：查今本《抱朴子》未見。）
④ 藏器：《證類》卷 22 "三十六種陳藏器餘・兩頭蛇" 蛇以桑薪燒之，則足出見，無可怪也。
⑤ 千金方：《千金方》卷 16 "噎塞第六" 治諸噎方，又方：末火炭，蜜丸如彈子大，含，少少咽，即下。

布包二包，更互熨痛處，取效。《聖惠方》①。

久近腸風下血。用緊炭三錢，枳殼燒存性五錢，爲末。每服三錢，五更米飲下一服，天明再服，當日見效。忌油膩毒物。《普濟方》②。

湯火灼瘡。炭末，香油調塗。《濟急方》③。

白癩頭瘡。白炭燒紅，投沸湯中，溫洗之，取效。《百一方》④。

陰囊濕痒。麩炭、紫蘇葉，末，撲之。《經驗方》⑤。

蘆火竹火《綱目》

【主治】宜煎一切滋補藥。時珍。

【發明】【時珍曰】凡服湯藥，雖品物專精，修治如法，而煎藥者鹵莽造次，水火不良，火候失度，則藥亦無功。觀夫茶味之美惡，飯味之甘餲，皆係于水火烹飪之得失，即可推矣。是以煎藥須用小心老成人，以深罐密封，新水活火，先武後文。如法服之，未有不效者。火用陳蘆、枯竹，取其不強，不損藥力也。桑柴火取其能助藥力，烰炭取其力慢，櫟炭取其力緊。溫養用糠及馬屎、牛屎者，取其暖而能使藥力勻徧也。

艾火《綱目》

【主治】灸百病。若灸諸風冷疾，入硫黃末少許，尤良。時珍。

【發明】【時珍曰】凡灸艾火者，宜用(湯)〔陽〕燧、火珠承日，取太陽真火。其次則鑽槐取火，爲良。若急卒難備，即用真麻油燈，或蠟燭火，以艾莖燒點於炷，滋潤灸瘡，至愈不痛也。其戞金擊石、鑽燧八木之火，皆不可用。邵子⑥云：火無體，因物以爲體。金石之火，烈於草木之火是矣。

---

① 聖惠方：《聖惠方》卷22"治白虎風諸方"　治白虎風，痛走不定，無問老少，宜用地龍糞散熨之，方：地龍糞(一升)、紅藍花(三兩)、炭灰(五升)，右件藥攪和熬令極熱，以釅醋拌之令勻，以故帛三四重裹，分作三裹，更替熨痛處，以效爲度。

② 普濟方：《普濟方》卷38"腸毒下血"　治遠年近月腸風下血不止一名烏金散，又名黑龍散。(出《十便良方》)枳殼(燒灰存性，五錢)、羊脛炭(爲末，三錢)，右和用濃米飲一中盞調下，空心服，五更初一服，如人行五里再服，當見效。忌油膩毒物等。

③ 濟急方：《仙傳外科》卷10"救解諸毒傷寒雜病一切等證"　湯火傷，水磨炭末涂……

④ 百一方：《百一選方》卷16　治白癩頭瘡，葉元方云：以白炭不拘多少，燒令通紅，先用盆盛百沸湯，以熾炭投之，却漉令淨，將此灰湯候通手洗瘡即愈。

⑤ 經驗方：《外科經驗方》"囊癰"　烏金散：麩炭、紫蘇葉，爲末，各等分，香油調搽。

⑥ 邵子：《皇極經世書》卷14"觀物外篇下"　火無體，因物以爲體。金石之火烈于草木之火者，因物而然也。

八木①者，松火難瘥，柏火傷神多汗，桑火傷肌肉，柘火傷氣脉，棗火傷内吐血，橘火傷營衛經絡，榆火傷骨失志，竹火傷筋損目也。《南齊書》②載：武帝時，有沙門從北齊賷赤火來，其火赤於常火而小，云以療疾，貴賤争取之，灸至七炷，多得其驗。吴興楊道慶虚疾二十年，灸之即瘥。咸稱爲聖火，詔禁之不止。不知此火，何物之火也。

【附録】**陽燧**。【時珍曰】火鏡也。以銅鑄成，其面凹，摩熱向日，以艾承之，則得火。《周禮》③"司烜氏以火燧取明火于日"是矣。**火珠**。見"石部·水精"下。

神鍼火《綱目》

【主治】心腹冷痛，風寒濕痺，附骨陰疽，凡在筋骨隱痛者，鍼之，火氣直達病所，甚效。時珍。

【發明】【時珍曰】神鍼火者，五月五日取東引桃枝，削爲木針，如鷄子大，長五六寸，乾之。用時以綿紙三五層襯于患處，將鍼蘸麻油點着，吹滅，乘熱針之。又有雷火神針法，用熟蘄艾末一兩，乳香、没藥、穿山甲、硫黄、雄黄、草烏頭、川烏頭、桃樹皮末各一錢，麝香五分，爲末，拌艾，以厚紙裁成條，鋪藥艾於内，緊卷如指大，長三四寸，收貯瓶内，埋地中七七日，取出。用時，于燈上點着，吹滅，隔紙十層，乘熱鍼于患處，熱氣直入病處，其效更速。並(記)〔忌〕冷水。

火鍼《綱目》

【釋名】**燔鍼**《素問》④、**焠鍼**《素問》⑤、**燒鍼**《傷寒論》⑥、**煨鍼**。【時珍曰】火鍼者，《素問》⑦所謂燔鍼、焠鍼也，張仲景謂之燒鍼，川蜀人謂之煨鍼。其法：麻油滿盞，以燈草二七莖點燈，將鍼頻塗麻油，燈上燒令通赤用之。不赤或冷，則反損人，且不能去病也。其鍼須用火筯鐵造之爲佳。點穴墨記要明白，差則無功。

【主治】風寒筋急攣引痺痛，或癱緩不仁者，鍼下疾出，急按孔穴則疼

① 八木：《普濟方》卷411"用火法"　古來用灸病，忌八般木火，切宜避之。八木者，松木火難瘥增病，柏木火傷神多汗，竹木火傷筋目暗，榆木火傷骨失志，桑木火傷肉肉枯，棗木火内傷吐血，柘木火大傷氣脉，橘木火傷榮衛經絡。

② 南齊書：《南齊書》卷19"五行"　永明中，虜中童謡云：黑水流北，赤火入齊。尋而京師人家忽生火，赤於常火，熱小微，貴賤争取以治病。法以此火炙桃板七炷，七日皆差。救禁之，不能斷……

③ 周禮：《周禮·秋官司寇下》　司烜氏：掌以夫燧取明火於日，以鑑取明水於月，以共祭祀之明齍明燭共明水。

④ 素問：《素問·調經論》　……病在筋調之筋，病在骨調之骨，燔鍼劫刺其下及與急者。病在骨，焠鍼藥熨。病不知所痛，兩蹻爲上。身形有痛，九候莫病，則繆刺之。痛在於左，而右脉病者，巨刺之。必謹察其九候，鍼道備矣。

⑤ 素問：見上注。

⑥ 傷寒論：《傷寒論》"辨脉法"　……榮氣微者，加燒針則血留不行，更發熱而躁煩也。

⑦ 素問：見本頁注④。

止,不按則疼甚。癥塊結積冷病者,鍼下慢出,仍轉動,以發出污濁。癰疽發背有膿無頭者,鍼令膿潰,勿按孔穴。凡用火鍼,太深則傷經絡,太淺則不能去病,要在消息得中。鍼後發熱惡寒,此爲中病。凡面上及夏月濕熱在兩脚時,皆不可用此。時珍。

【發明】【時珍曰】《素問》①云:病在筋,調之筋,燔鍼劫刺其下及筋急者。病在骨,調之骨,焠鍼藥熨之。又《靈樞經》②叙十二經筋所發諸痺痛,皆云治在燔鍼劫刺,以知爲度,以痛爲輸。又云:經筋之病,寒則反折筋急,熱則縱弛不收,陰痿不用。焠刺者,焠寒急也。縱緩不收者,無用燔鍼。觀此,則燔鍼乃爲筋寒而急者設,以熱治寒,正治之法也。而後世以鍼積塊,亦假火氣以散寒涸,而發出污濁也。或又以治癰疽者,則是以從治之法,潰泄其毒氣也。而昧者以治傷寒熱病,則非矣。張仲景③云:太陽傷寒,加溫鍼必發驚。營氣微者,加燒鍼則血流不行,更發熱而煩躁。太陽病,下之,心下痞。表裏俱虛,陰陽俱竭,復加燒鍼,胸煩,面色青黃,膚潤者,難治。此皆用鍼者不知往哲設鍼之理而謬用,以致害人也。又凡肝虛目昏多淚,或風赤及生翳膜頑厚,或病後生白膜失明,或五臟虛勞風熱上衝于目生翳,並宜熨烙之法。蓋氣血得溫則宣流,得寒則凝澀故也。其法用平頭鍼如翳大小,燒赤,輕輕當翳中烙之。烙後翳破,即用除翳藥傅點。

燈火《綱目》

【主治】小兒驚風昏迷,搐搦竄視諸病。又治頭風脹痛,視頭額太陽絡脉盛處,以燈心蘸麻油點燈焠之,良。外痔腫痛者,亦焠之。油能去風解毒,火能通經也。小兒初生,因冒寒氣欲絶者,勿斷臍,急烘絮包之,將胎衣烘熱,用燈炷於臍下往來燎之,煖氣入腹內,氣回自甦。又燒銅匙柄,熨烙眼弦內,去風退赤,甚妙。時珍。

【發明】【時珍曰】凡燈,惟胡麻油、蘇子油然者,能明目治病。其諸魚油、諸禽獸油、諸菜子油、棉花子油、桐油、豆油、石腦油諸燈煙,皆能損目,亦不治病也。

【附方】新七。攪腸沙痛。陰陽腹痛,手足冷,但身上有紅點,以燈草蘸油點火,焠於點

---

① 素問:《素問·調經論》 ……病在筋調之筋,病在骨調之骨,燔鍼劫刺其下及與急者。病在骨,焠鍼藥熨。病不知所痛,兩蹻爲上。身形有痛,九候莫病,則繆刺之。痛在於左,而右脉病者,巨刺之。必謹察其九候,鍼道備矣。

② 靈樞經:《靈樞·經筋》 筋痛治在燔針,劫刺以知爲數,以痛爲輸。其成伏梁,唾血膿者,死不治。經筋之病,寒則反折筋急,熱則筋弛縱不收,陰痿不用。陽急則反折,陰急則俛不伸。焠刺者,刺寒急也。熱則筋縱不收,無用燔針,名曰季冬痺也……

③ 張仲景:《傷寒論·辨太陽病脉證并治中》 太陽傷寒者,加溫針必驚也。/《傷寒論·辨脉法》 ……榮氣微者,加燒針則血留不行,更發熱而躁煩也。/《辨太陽病脉證并治下》 太陽病,醫發汗,遂發熱惡寒,因復下之,心下痞。表裏俱虛,陰陽氣並竭,無陽則陰獨。復加燒針,因胸煩,面色青黃,膚瞤者,難治……

上。《濟急方》①。**小兒諸驚**。仰向後者，燈火焠其顖門、兩眉齊之上下；眼翻不下者，焠其臍之上下；不省人事者，焠其手足心、心之上下；手拳不開，口往上者，焠其頂心、兩手心；撮口出白沫者，焠其口上下、手足心。《小兒驚風秘訣》②。**百蟲咬傷**。以燈火熏之，出水妙。《濟急方》③。**楊梅毒瘡**。《方廣心法附餘》④用鈆汞結砂、銀硃各二錢，白花蛇一錢，爲末，作紙撚七條。初日用三條，自後日用一條，香油點燈于烘爐中，放被内蓋卧，勿透風。須食飽，口含椒茶，熱則吐去再含。○神燈熏法：用銀朱二錢，孩兒茶、龍掛香、皂角子各一錢，爲末，以紙卷作燈心大，長三寸，每用一條，安燈盞内，香油浸點，置水桶中，以被圍坐，用鼻吸煙嚥之。口含冷茶，熱則吐去。日熏二次。三日後口中破皮，以陳醬水漱之。○神燈照法：治楊梅瘡年久破爛坑陷者。用銀朱、水粉、線香各三錢，乳香、没藥各五分，片腦二分，爲末，以紙卷作撚，浸油點燈照瘡，日三次，七日見效。須先服通聖散數貼，臨時口含椒茶，以防毒氣入齒也。**年深疥癬**，遍身延蔓者，硫黄、艾葉研勻作撚，浸油點燈，于被中熏之。以油塗口鼻耳目，露之。《集玄方》⑤。

燈花《拾遺》⑥

【氣味】缺。【主治】傅金瘡，止血生肉。藏器⑦。小兒邪熱在心，夜啼不止，以二三顆，燈心湯調，抹乳吮之。時珍。

【發明】【時珍曰】昔陸賈⑧言燈花爆而百事喜，《漢書・藝文志》⑨有占燈花術，則燈花固靈物也。錢乙⑩用治夜啼，其亦取此義乎。我明宗室富順王一孫，嗜燈花，但聞其氣，即哭索不已。時珍胗之，曰：此癖也。以殺蟲治癖之藥丸服，一料而愈。

---

① 濟急方：**《仙傳外科》卷 10“救解諸毒傷寒雜病一切等證”** 攪腸沙證，發即腹痛難忍，但陰沙腹痛而手足冷，看其身上紅點，以燈草蘸油，點火燒之。

② 小兒驚風秘訣：(**按**：僅見《綱目》引録。)

③ 濟急方：**《仙傳外科》卷 10“救解諸毒傷寒雜病一切等證”** 惡蟲叮咬，大紙撚一個，麻油點燈，照熏傷處，其毒盡入油煙内。

④ 方廣心法附餘：(**按**：已查方廣相關著作，未能溯得其源。待考。)

⑤ 集玄方：(**按**：僅見《綱目》引録。)

⑥ 拾遺：**《證類》卷第 10“二十五種陳藏器餘・灯花末”** 敷金瘡，止血生肉，令瘡黑。今燭花落有喜事。不爾，得钱之兆也。

⑦ 藏器：見上注。

⑧ 陸賈：**《爾雅翼》卷 25“釋蟲二・蟏蛸”** ……陸賈曰：目瞤得酒食，燈花得錢財。乾鵲噪行人至，蜘蛛集百事喜。

⑨ 漢書・藝文志：(**按**：查《漢書・藝文志》中無燈花占卜術，《綱目》錯引。然漢代確有燈花占之事。《西京雜記》卷下載樊噲問陸賈瑞應事，“賈應之曰：有之！夫目瞤得酒食，燈花得錢財……”可以爲證。)

⑩ 錢乙：**《小兒藥證直訣》卷下“花火膏”** 治夜啼。燈花一棵。右涂乳上，令儿吮之。

燭燼《綱目》

【集解】【時珍曰】燭有蜜蠟燭、蟲蠟燭、柏油燭、牛脂燭,惟蜜蠟、柏油者,燼可入藥。

【氣味】缺。【主治】丁腫,同胡麻、鍼砂等分,爲末,和醋傅之。治九漏,同陰乾馬齒莧等分,爲末,以泔水洗净,和臘豬脂傅之,日三上。時珍。

本草綱目土部目録第七卷

李時珍曰：土者五行之主，坤之體也。具五色而以黃爲正色，具五味而以甘爲正味。是以禹貢辨九州之土色，《周官》辨十有二壤之土性。蓋其爲德，至柔而剛，至静有常，兼五行生萬物而不與其能，坤之德其至矣哉。在人則脾胃應之，故諸土入藥，皆取其裨助戊己之功。今集土屬六十一種爲土部。舊本三十九種，散見"玉石部"。

《神農本經》二種梁·陶弘景註　　《名醫別録》三種梁·陶弘景

《唐本草》三種唐·蘇恭　　　　　《本草拾遺》二十八種唐·陳藏器

《四聲本草》一種唐·蕭炳　　　　《開寶本草》一種宋·馬志

《證類本草》一種宋·唐慎微　　　《衍義補遺》一種元·朱震亨

《本草綱目》二十一種明·李時珍

【附註】：魏·李當之《藥録》　　《吳普本草》　　　宋·雷斅《炮炙》

齊·徐之才《藥對》　　唐·甄權《藥性》　　孫思邈《千金》

唐·楊損之《删繁》　　李珣《海藥》　　　蜀·韓保昇《重註》

宋·掌禹錫《補註》　　蘇頌《圖經》　　　大明《日華》

宋·寇宗奭《衍義》　　金·張元素《珍珠囊》　元·李杲《法象》

元·王好古《湯液》　　明·汪機《會編》　　陳嘉謨《蒙筌》

土之一　凡六十一種

白堊《本經》　　甘土《拾遺》　　　赤土(《拾遺》)〔《綱目》〕　黃土《拾遺》

東壁土《別録》　　太陽土《綱目》〇天星土、六癸上土、上壬日土、清明戊上土、神后土附

天子耤田三推犁下土《拾遺》〇社稷壇土、春牛土、富家土、亭部中土附

道中熱土《拾遺》　車輦土《拾遺》　市門土《拾遺》　户限下土《拾遺》

千步峰《綱目》　鞋底下土《拾遺》　柱下土《拾遺》　牀脚下土《拾遺》

燒尸場上土綱目　塚上土《拾遺》　桑根下土《拾遺》

胡燕窠土《拾遺》　百舌窠中土《拾遺》　　　土蜂窠《拾遺》

蜣蜋轉丸《拾遺》　鬼屎《拾遺》　鼠壤土《拾遺》　鼢鼠壤土《拾遺》

屋内墻下蟲塵土《拾遺》　　　　　蟻垤土《拾遺》　　白蟻泥《綱目》

蚯蚓泥《綱目》　　螺蛳泥《綱目》　　白鱔泥《綱目》　　豬槽上垢土《拾遺》

犬尿泥《綱目》　　驢尿泥《拾遺》　　尿坑泥《綱目》　　糞坑底泥《綱目》

簷溜下泥《綱目》　　田中泥《綱目》　　井底泥《證類》　　烏爹泥《綱目》

彈丸土《拾遺》　　自然灰《拾遺》　　伏龍肝《別錄》　　土墼《綱目》

甘鍋《綱目》　　砂鍋《綱目》　　白瓷器《唐本》　　烏古瓦《唐本》

古磚《拾遺》　　煙膠《綱目》　　墨《開寶》　　釜臍墨《四聲》

百草霜《綱目》　　梁上塵《唐本》　　門臼塵《綱目》　　寡婦牀頭塵土《拾遺》

瓷甌中白灰《拾遺》　　　　　　香爐灰《綱目》　　鍛竈灰《別錄》

冬灰《本經》　　石鹼《補遺》

　右附方舊五十六，新一百七十五。

本草綱目土部第七卷

土之一　凡六十一種

白堊 音惡。○《本經》①下品

【釋名】白善土《別錄》②、白土粉《衍義》③、畫粉。【時珍曰】土以黃爲正色，則白者爲惡色，故名堊。後人諱之，呼爲白善。

【集解】《別錄》④曰：白堊生邯鄲山谷，采無時。【弘景⑤曰】即今畫家用者，甚多而賤，俗方稀用。【頌⑥曰】胡居士云：始興小桂縣晉陽鄉有白善。而今處處皆有之，人家往往用以浣衣。《西山經》云：大次之山，其陽多堊。《中山經》云：葱聾之山，其中有大谷，多白黑青黃堊。有五色，入藥惟白者耳。【宗奭⑦曰】白善土，京師謂之白土粉，切成方塊，賣于人浣衣。【時珍曰】白土處處有之，用燒白瓷器坯者。

【修治】【斅⑧曰】凡使，勿用色青。并底白者，搗篩末，以鹽湯飛過，眼乾用，則免結澀人腸也。每堊二兩，用鹽一分。【大明⑨曰】入藥燒用，不入湯飲。

---

① 本經：**《本經》**《別錄》見《證類》卷 5 "白堊"　味苦、辛，温，無毒。主女子寒熱，癥瘕，月閉，積聚，陰腫痛，漏下，無子，洩痢。不可久服，傷五藏，令人羸瘦。一名白善。生邯鄲山谷。採無時。

② 別錄：見上注。

③ 衍義：《衍義》卷 6 "白堊"　即白善土，京師謂之白土子。方寸許切成段，鬻於市，人得以浣衣。今人合王瓜，等分爲末，湯點二錢服，治頭痛。

④ 別錄：見本頁注①。

⑤ 弘景：《集注》見《證類》卷 5 "白堊"　陶隱居云：此即今畫用者，甚多而賤，俗方亦稀，《仙經》不須。

⑥ 頌：**《圖經》**見《證類》卷 5 "代赭"　……胡居士云：始興小桂縣晉陽鄉有白善，俗方稀用。今處處皆有，人家往往用以浣衣。《山海經·西山經》：……又云：大次之山，其陽多堊。……又《中山經》：葱聾之山，其中有大谷，多白、黑、青、黃堊。注云：言有雜色之堊也。然則赭以西土者爲貴，堊有五色，入藥惟白者耳。

⑦ 宗奭：見本頁注③。

⑧ 斅：《證類》卷 5 "白堊"　雷公云：凡使，勿用色青并底白者，先單搗令細，三度篩過了，又入缽中研之。然後將鹽湯飛過，浪乾。每修事白堊二兩，用白鹽一分，投于斗水中，用銅器物内，沸十餘沸了，然後用此沸了水飛過白堊，免結澀人腸也。

⑨ 大明：《日華子》見《證類》卷 5 "白堊"　《日華子》云……本名白堊，入藥燒用。

【氣味】苦，温，無毒。《別録》①曰：辛，無毒。不可久服，傷五臟，令人羸瘦。【權②曰】甘，温煖。【主治】女子寒熱癥瘕，月閉積聚。《本經》③。陰腫痛，漏下無子，洩痢。《別録》④。療女子血結，澀腸止痢。甄權⑤。治鼻洪吐血，痔瘻洩精，男子水臟冷，女子子宮冷。《大明》⑥。合王瓜等分，爲末，湯點二錢服，治頭痛。宗奭⑦。

【發明】【時珍曰】諸土皆能勝濕補脾，而白堊土則兼入氣分也。

【附方】新九。衄血不止。白土末五錢，井華水調服，二服除根。《瑞竹堂方》⑧。水泄不化，日夜不止。白堊煅、乾薑炮各一兩，楮葉生研二兩，爲末，糊丸緑豆大，每米飲下二十丸。《普濟方》⑨。翻胃吐食。男婦皆治。白善土煅赤，以米醋一升淬之，再煅再淬，醋乾爲度，取一兩研，乾薑二錢半炮，爲末。每服一錢調下，服至一斤以上爲妙。《千金翼》⑩。卒暴欬嗽。白墡土粉〔一兩〕、白礬一兩，爲末，薑汁糊丸梧子大，臨卧薑湯服二十丸。《普濟方》⑪。風赤爛眼，倒睫拳毛。《華陀》方用白土一兩，銅青一錢，爲末。每以半錢泡湯洗。〇《乾坤生意》⑫。加焰消半兩，爲末，湯泡杏仁杵，和丸皂子大。每用凉水浸一丸，洗眼。《乾坤秘韞》⑬。小兒熱丹。白土

---

① 別録：見 399 頁注①。
② 權：《藥性論》見《證類》卷 5"白堊" 《藥性論》：白堊，使。味甘，平。主女子血結，月候不通，能澀腸止痢，温暖。
③ 本經：見 399 頁注①白字。
④ 別録：見 399 頁注①。
⑤ 甄權：見本頁注②。
⑥ 大明：《日華子》見《證類》卷 5"白堊" ……治瀉痢，痔瘻，洩精，女子子宮冷，男子水藏冷，鼻洪吐血……
⑦ 宗奭：見 399 頁注③。
⑧ 瑞竹堂方：《瑞竹堂方》卷 9"頭面口眼耳鼻門" 畫粉散：治鼻衄血出不止，一二服除根。白土即畫匠所用畫粉，右極細研，每服五錢，新井花水調服，立止。
⑨ 普濟方：《普濟方》卷 208"水瀉" 白堊丸：治水瀉，米穀不化，晝夜不止。白堊（一兩，火煅過）、乾薑（炮，一兩）、楮葉（二兩，生研細），右研爲末，米糊和丸如緑豆大，空心米飲下二十丸。
⑩ 千金翼：《婦人良方》卷 7"婦人翻胃吐食方論第三" 白堊散，治婦人翻胃吐食。《千金翼》云：不特治婦人，男子亦可。服一斤以上爲妙：白堊土以米醋一升，煅白堊土令赤，入醋内浸，令冷再煅、再浸，以醋乾爲度。取一兩，研 乾薑一分，炮，右爲細末，研停，每服一錢，飯飲調下，甚者二錢。（按：今本《千金翼方》查無此方。）
⑪ 普濟方：《普濟方》卷 158"暴咳嗽" 二白丸：治暴嗽立效方。白善粉（一兩）、白礬（一兩），右爲細末，每用生薑汁爲丸如梧桐子大，每服二十丸，臨卧薑湯下。
⑫ 乾坤生意：《乾坤生意》卷下"眼疾" 一方：用銅緑、白土、芒硝（等分），爲末，丸如皂子大，每用一丸，白湯研化，洗之。
⑬ 乾坤秘韞：《乾坤秘韞·眼目》 碧霞丹：治風赤爛眼，及倒睫拳毛，眵淚壅盛，風弦緊急，視物昏花。白土、銅青（各一兩）、焰硝（五錢），右爲細末，湯泡杏仁，去皮尖，雙仁不用，口嚼杏仁如泥，稀稠得所，和藥末，丸如皂子大，曬乾。如用時，凉水浸之，用水洗眼。

一分,寒水石半兩,爲末,新水調塗,錢乙《小兒方》①。**痱子瘙癢**。舊屋梁上刮赤白堊,末,傅之。《普濟方》②。**代指腫痛**。猪膏和白善土傅之。《肘後方》③。**臁瘡不乾**。白善土煅,研末,生油調搽。《集玄方》④。

甘土《拾遺》⑤

【集解】[藏器⑥曰]甘土出安西及東京龍門,土底澄取之。洗膩服如灰,水和塗衣,去油垢。

【主治】草藥及諸菌毒,熱湯調末服之。藏器⑦。

赤土《綱目》

【氣味】甘,溫,無毒。【主治】主湯火傷,研末塗之。時珍。

【附方】新三。**牙宣疳䘌**。赤土、荆芥葉同研,揩之,日三次。《普濟方》⑧。**風疹瘙癢**甚不能忍者。赤土研末,空心溫酒服一錢。《御藥院方》⑨。**身面印文**。刺破,以醋調赤土傅之,乾又易,以黑滅爲度。《千金方》⑩。

黃土《拾遺》⑪

【釋名】[藏器⑫曰]張司空言:三尺以上曰糞,三尺以下曰土。凡用當去上惡物,勿令入

---

① 小兒方:《小兒藥證直訣》卷下"白玉散" 治熱毒氣客於腠理,搏於血氣,發於外,皮上赤如丹,是方用之。白土(貳錢伍分,又云滑石)、寒水石(伍錢),右爲末,用米醋或新水調塗。
② 普濟方:《普濟方》卷274"痱瘡" 丹惡散:治夏月痱瘡。取舊屋檩上刮取舊赤白羅末,敷之。
③ 肘後方:《外臺》卷29"代指方一十一首" 《肘後》療代指方:以猪膏和白善敷之,數易,差止。(按:今本《肘後備急方》查無此方。)
④ 集玄方:(按:僅見《綱目》引錄。)
⑤ 拾遺:《證類》卷4"四十種陳藏器餘·甘土" 無毒。主去油垢。水和塗之,洗膩服,如灰。及主草藥諸菌毒,熱湯末和之。出安西及東京龍門,土底澄取之。
⑥ 藏器:見上注。
⑦ 藏器:見上注。
⑧ 普濟方:《百一選方》卷8"第十一門" 治牙宣:赤土、荆芥,同爲細末,揩齒上,以荆芥湯漱。(按:《普濟方》查無此方,《綱目》錯引。)
⑨ 御藥院方:《證類》卷5"代赭" 《御藥院》治風疹疼癢不可忍:赤土不計多少研碎,空心溫酒調下一錢。(按:今本《御藥院方》查無此方。)
⑩ 千金方:《千金方》卷6"面藥第九" 治身及面右印紋方:針刺字右破,以醋調赤土敷之,乾又易,以黑滅即止。
⑪ 拾遺:(按:《拾遺》無專門"黃土"條,然有"鑄鐘黃土"、"鑄鏵鉏孔中黃土"二藥。《綱目》所引散見《證類》卷5"東壁土"條、卷4"四十種陳藏器餘·諸土有毒"等内容。)
⑫ 藏器:《證類》卷5"東壁土" 陳藏器云……張司空云:土三尺已上曰糞,三尺已下曰土。服之當去上惡物,勿令入客水。

客水。

【氣味】甘,平,無毒。【藏器①曰】土氣久觸,令人面黃。掘土犯地脉,令人上氣身腫。掘土犯神殺,令人生腫毒。

【主治】洩痢冷熱赤白,腹內熱毒絞結痛,下血,取乾土,水煮三五沸,絞去滓,暖服一二升。又解諸藥毒,中肉毒,合口椒毒,野菌毒。藏器②。

【發明】【時珍曰】按劉跂《錢乙傳》③云:元豐中,皇子儀國公病瘈瘲,國醫未能治,長公主舉乙入,進黃土湯而愈。神宗召見,問黃土愈疾之狀。乙對曰:以土勝水,(睡)〔水〕得其平,則風自退爾。上悦,擢太醫丞。又《夷堅志》④云:吳少師得疾,數月消瘦,每日飲食入咽,如萬蟲攢攻,且痒且(病)〔痛〕,皆以爲勞瘵,迎明醫張鋭診之。鋭令明旦勿食,遣卒詣十里外,取行路黃土至,以溫酒二升攪之,投藥百粒。飲之,覺痛幾不堪。及登溷,下馬蝗千餘宛轉,其半已困死,吳亦憊甚,調理三日乃安。因言夏月出師,燥渴,飲澗水一盃,似有物入咽,遂得此病。鋭曰:蟲入人臟,勢必孳生,饑則聚哂精血,飽則散處臟腑。苟知殺之而不能掃取,終無益也。是以請公枵腹以誘之,蟲久不得土味,又喜酒,故乘飢畢集,一洗而空之。公大喜,厚賂謝之,以禮送歸。

【附方】舊二,新十。小兒喫土。用乾黃土一塊,研末,濃煎黃連湯調下。《救急方》⑤。烏沙驚。小兒驚風,遍身都烏者。急推向下,將黃土一盌,搗末,入久醋一鍾,炒熱包定熨之,引下至足,刺破爲妙。《小兒秘訣》⑥。卒患心痛。畫地作五字,撮取中央土,水和一升服,良。

---

① 藏器:《拾遺》見《證類》卷4"四十種陳藏器餘·諸土有毒" ……土有氣,觸之令人面黃色,上氣身腫。掘土處慎之,多斷地脉,古人所忌。地有仰穴,令人移也。

② 藏器:《證類》卷5"東壁土" 陳藏器云:好土,味甘,平,無毒。主洩痢,冷熱赤白,腹內熱毒絞結痛,下血。取入地乾土,以水煮三五沸,絞去滓,適稀稠,及暖服二升。又解諸藥毒,中肉毒、合口椒毒、野菌毒并解之。……

③ 錢乙傳:《學易集》卷7"傳·錢乙傳" 明年,皇子儀國公病瘈瘲,國醫未能治。長公主朝,因言錢乙起草野,有異能。立召人,進黃土湯而愈。神宗皇帝召見褒諭,因問黃土所以愈病狀。乙對曰:以土勝水,水得其平,則風自止。……天子悦其對,擢太醫丞,賜紫衣金魚。……

④ 夷堅志:《醫説》卷5"諸蟲·誤吞水蛭" 吳少師在關外嘗得疾,數月間肌肉消瘦,每日飲食下咽,少時腹如萬蟲攢攻,且痒且痛,皆以爲勞瘵也。張鋭是時在成都,吳遣驛騎招致,鋭到興元既切脉,云:明日早且忍飢,勿啖一物,俟鋭來爲之計。旦而天方劇暑白,請選一健卒趨往十里外,取行路黃土一銀盂,而令厨人旋治蕷,將午乃得食。才放筋,取土適至。於是溫酒一升,投土攪其內,出藥百粒,進於吳。飲之,覺腸胃掣痛,幾不能忍,急登溷。鋭密使別坎一穴,便掖吳以行,須臾暴下,如傾穢惡斗許,有馬蝗千餘,宛轉盤結,其半已困死。吳亦憊甚,扶憩竹榻上,移時方飡粥一器,三日而平。始信去年正以夏夜出師,中塗渴躁,命候兵持馬盂,挹澗水,甫入口似有物焉,未暇吐之,則徑入喉矣,自此遂得病。鋭曰:蟲入人肝脾,裏勢須滋生,常日遇食時則聚丹田間,哂哂精血,飽則散處四肢。苟惟知殺而不掃盡,故無益也。鋭以是請公枵腹以誘之,此蟲喜酒,又久不得上味,乘飢畢集,故一藥能洗空之耳。吳大喜,厚賂以金帛送之歸。(庚志)

⑤ 救急方:《急救良方》卷2"小兒第三十九" 治小兒吃黃土:用乾黃土研細,濃煎黃連和爲餅服。

⑥ 小兒秘訣:(按:僅見《綱目》引録。)

《陳藏器本草》①。目卒無見。黃土攪水中，澄清洗之。《肘後方》②。牛馬肉毒及肝毒。取好土三升，水煮清一升服，即愈。一方：入頭髮寸截和之，髮皆貫肝而出也。《肘後方》③。（肉）〔內〕痔痛腫。朝陽黃土、黃連末、皮消各一兩，用豬膽汁同研如泥，每日旋丸棗大，納入肛內，過一夜，隨大便去之。內服烏梅、黃連二味丸藥。《孫氏集效方》④。攧撲欲死。一切傷損，從高墜下及木石所迮，落馬撲車，淤血凝滯，氣〔絕〕欲死者，亦活。用淨土五升蒸熱，以故布重裹作二包，更互熨之。勿大熱，恐破肉，取痛止則已，神效之方。孫真人《千金方》⑤。杖瘡末破。乾黃土末，童尿入雞子清調，塗刷上，乾即上，隨以熱水洗去，復刷復洗，數十次，以紫轉紅爲度。仍刷兩胯，以防血攻陰也。《攝生方》⑥。湯火傷灼。醋調黃土，塗之。《談野翁方》⑦。蜈蚣螫傷。畫地作王字，內取土摻之，即愈。《集簡方》。蜂蟻叮螫。反手取地上土傅之。或入醋調。《千金方》⑧。蠼螋尿瘡。畫地作蠼螋形，以刀細取腹中土，唾和塗之，再塗即愈。孫真人云：予得此疾，經五六日不愈，或教此法，遂瘥。乃知萬物相感，莫曉其由也。《千金方》⑨。

鑄鍾黃土《拾遺》⑩。【主治】卒心痛，疰忤惡氣，温酒服一錢。藏器⑪。

---

① 陳藏器本草：《拾遺》見《證類》卷5"東壁土" 陈藏器……又人卒患心痛，畫地作五字，以撮取中央土，水和一升絞，服之良也。

② 肘後方：《普濟方》卷81"目昏暗" 治目卒無所見……又方出《肘後方》：以黃土著水中，攪令濁，以洗眥中良。（按：今本《肘後備急方》查無此方。）

③ 肘後方：《證類》卷5"東壁土" 陳藏器云：……又，食牛馬肉及肝中毒者，先剗頭髮，令寸長，拌好土，作溏泥二升，合和飲之，須臾髮皆貫所食肝出。牛馬獨肝者有大毒，不可食。（按：今本《肘後備急方》查無此方，《綱目》錯引。）

④ 孫氏集效方：《萬應方》卷3"瘡科" 內痔有效方：朝陽黃色土、黃連末、皮硝(各一兩)，豬膽自然汁共搗如泥，旋丸如棗子大，每服一丸，先用豬膽汁搽滑肛門，次入藥在內過一夜，隨大便去之，空心服梅連丸。忌房事、辛热之物。黃連末、烏梅(各一兩)，共搗爲丸如桐子大，每服四十丸，濃煎苦茶送下。

⑤ 千金方：《千金方》卷25"被打第三" 治從高墮下，及爲木石所迮，或因落馬，凡傷損血瘀凝積，氣絕欲死，無不治之方：取淨土五升，蒸令溜，分半，以故布數重裹之，以熨病上。勿令大熱，恐破肉，冷則易之，取痛止即已。凡有損傷，皆以此法治之，神效。……

⑥ 攝生方：《攝生衆妙方》卷9"折損門" 一杖瘡未破者，以乾黃土爲細末，以童便調糊，臨用時復多以雞子清調如稀漿，用雞毛傅刷傷處，隨傅隨乾，隨以滾過熟水乘熱用手傅於瘡上，洗去土漿，復以前稀漿傅刷，待乾，又以熱水傅之，如此者數十次。亦以紫退，見淡紅色爲度。兩腹胯中先用稀土漿刷傅一條，以防紫血之攻陰也。

⑦ 談野翁方：(按：書軼，無可溯源。)

⑧ 千金方：《千金方》卷25"蛇毒第二" 治蜂螫方：又方：反手撚地上土敷之。

⑨ 千金方：《千金方》卷25"蛇毒第二" 凡蠼螋蟲尿人影，著處便令人病瘡……治之法……余以武德中六月得此疾，經五六日覺心悶不佳，以他法治不愈。又有人教畫地作蠼螋形，以刀子細細盡取蠼螋腹中土，就中以唾和成泥塗之，再塗即愈。將知天下萬物相感，莫曉其由矣。

⑩ 拾遺：《證類》卷4"四十種陳藏器餘·鑄鐘黃土" 無毒。主卒心痛，疰忤惡氣。置酒中温服之，彌佳也。

⑪ 藏器：見上注。

鑄鐴鉏孔中黃土。《拾遺》①。【主治】丈夫陰囊濕痒及陰汗，細末撲之。藏器。

東壁土《別錄》②下品

【氣味】甘，溫，無毒。【主治】下部瘡，脫肛。《別錄》③。止洩痢，霍亂煩悶。藏器④。溫瘧，點目去瞖。同蜆殼爲末，傅豌豆瘡。甄權⑤。療小兒風臍。弘景⑥。摩乾、濕二癬，極效。蘇恭⑦。

【發明】【弘景⑧曰】此屋之東壁上土也，常先見日故爾。又可除油垢衣，勝石灰、滑石。【藏器⑨曰】取其向陽久乾也。【宗奭⑩曰】久乾之說不然。蓋東壁先得太陽真火烘炙，故治瘟疫。初出少火之氣壯，及當午則壯火之氣衰，故不用南壁而用東壁。【時珍曰】昔一女，忽嗜河中污泥，日食數盌。玉田隱者以壁間敗土調水飲之，遂愈。⑪又凡脾胃濕多，吐瀉霍亂者，以東壁土，新汲水攪化，澄清服之，即止。蓋脾主土，喜燥而惡濕，故取太陽真火所照之土，引真火生發之氣，補土而勝濕，則吐瀉自止也。《嶺南方》⑫治瘴瘧香椿散內用南壁土，近方治反胃嘔吐用西壁土者，或取太陽離火所照之氣，或取西方收歛之氣，然皆不過借氣補脾胃也。

---

① 拾遺：《拾遺》見《證類》卷4"四十種陳藏器餘·鑄鐴鉏孔中黃土"　主丈夫陰囊濕癢，細末摸之，亦去陰汗最佳。

② 別錄：《別錄》見《證類》卷5"東壁土"　主下部瘡，脫肛。

③ 別錄：見上注。

④ 藏器：《拾遺》見《證類本草》卷5"東壁土"　陳藏器云……止泄痢，霍亂煩悶爲要。取其向陽壁久乾也。

⑤ 甄權：《藥性論》見《證類》卷5"東壁土"　《藥性論》云：東壁土，亦可單用。性平。刮末細篩，點目中去瞖。又東壁土蜆殼細末，傅豌豆瘡及主溫瘧。

⑥ 弘景：《集注》見《證類》卷5"東壁土"　陶隱居云：此屋之東壁上土爾，當取東壁之東邊，謂常先見日光，刮取用之。亦療小兒風臍，又可除油污衣，勝石灰、滑石。

⑦ 蘇恭：《唐本草》見《證類》卷5"東壁土"　唐本注云：此土摩乾、濕二癬，極有效也。

⑧ 弘景：見本頁注⑥。

⑨ 藏器：見本頁注④。

⑩ 宗奭：《衍義》卷6"伏龍肝"　本條中有東壁土，陳藏器云：取其東壁土，久乾也。今詳之：南壁土，亦向陽久乾也，何不取？蓋東壁常先得曉日烘炙。日者，太陽真火，故治瘟瘧。或曰：何不取午盛之時南壁土，而取日初出東壁土者何也？火生之時，其氣壯。故《素問》云：少火之氣壯。及其當午之時，則壯火之氣衰，故不取，實用此義。……

⑪ 女嗜河泥：《九靈山房集》卷十九"鄞遊稿·傳·周貞傳"　周貞，江湖隱人也，字子固，晚號玉田隱者……一女忽嗜食泥，日食河中汙泥三椀許。貞取壁間敗土，調飲之，遂不嗜泥……

⑫ 嶺南方：《聖濟總錄》卷37"瘴氣"　治瘴氣……香椿散方：香椿嫩葉（酒浸，焙，三兩）、甘草（炙）、南壁土（向日者）、臘茶（各一兩），右四味搗羅爲散，每服二錢匕，用酒調下。如患久者，更入甘遂、此胡各半兩，空心臨臥服。（按：《嶺南方》已佚，今錄《聖濟總錄》香椿散備參。）

【附方】舊三，新九。**急心痛**。五十年陳壁土、枯礬〔各〕二錢，爲末，蜜丸，艾湯服。《集玄方》①。**霍亂煩悶**。向陽壁土，煮汁服。《聖濟録》②。**藥毒煩悶**欲死者。東壁土調水三升，頓飲之。《肘後方》③。**解烏頭毒**。不拘川烏、草烏毒，用多年陳壁土泡湯服。冷水亦可。《通變要法》④。**六畜肉毒**。東壁土末，水服一錢，即安。《集玄方》⑤。**目中翳膜**。東壁土細末，日點之，淚出佳。《肘後方》⑥。**肛門凸出**。故屋東壁上土一升，研末，以長皂莢挹末，粉之，仍炙皂莢，更互熨之。《外臺秘要》⑦。**痱子瘙痒**。乾壁土末傅之，隨手愈。《普濟方》⑧。**耳瘡脣瘡**。東壁土和胡粉傅之。《救急方》⑨。**瘰破經年**，膿水不絶。用百年茅屋廚中壁土爲末，入輕粉調傅，半月即乾愈。《永類方》⑩。**諸般惡瘡**。拔毒散：東墻上土、大黃等分，爲末，用無根井華水調搽，乾再上。《瑞竹堂方》⑪。**發背癰**(節)〔癤〕。多年烟熏壁土、黄蘗等分，爲末，薑汁拌調，攤貼之，更以茅香湯調服一錢匕。《經驗方》⑫。

太陽土《綱目》

【主治】人家動土犯禁，主小兒病氣喘，但按九宮，看太陽在何宮，取其

---

① 集玄方：(**按**：僅見《綱目》引録。)
② 聖濟録：《普濟方》卷203“霍亂心煩” 治霍亂煩悶(出《本草》)：取向陽壁上土，水煮服。(**按**：《聖濟總録》查無此方，《綱目》錯引。又查《證類》卷五“東壁土”條下，“陳藏器云：主洩痢冷熱赤白，腹内熱毒，絞結痛，下血。取入地乾土，以水煮三文沸，絞去滓，適稀稠及煖，服二升。”《普濟方》言出《本草》，當源於此。)
③ 肘後方：《肘後方》卷7“治卒服藥過劑煩悶方” 服藥過劑，煩悶，及中毒多，煩悶欲死方：刮東壁土少少，以水一二升和，飲之，良。
④ 通變要法：《世醫通變要法》卷下“解藥毒” 一法，解附子、草烏、烏豆〔頭〕毒，用多年陳壁土泡湯，如渴，用水調服之。
⑤ 集玄方：(**按**：僅見《綱目》引録。)
⑥ 肘後方：見404頁注⑤。(**按**：《肘後方》查無此方，實出《藥性論》。)
⑦ 外臺秘要：《千金方》卷24“脱肛” 治肛門滯出，壁土散方：故屋東壁土(一升，碎)、皂莢(三梃，各長一尺二寸)，右二味搗土爲散，挹粉肛頭出處，取皂莢炙暖，更遞熨，取入則止。(**按**：此方原出《千金方》，《外臺》卷26“肛門凸出方三首”有此方出《千金》，《證類本草》卷5“東壁土”附此方出《外臺》。據此可知，《綱目》乃轉引自《證類》。)
⑧ 普濟方：《普濟方》卷274“痱瘡” 治暑月肌膚瘡爛，或因搔皮汗成瘡出水，汗出坐卧濕地，多是大暑傷肌膚：取乾壁蜆揉細末敷之，隨手即瘥。
⑨ 救急方：《救急易方》卷8“小兒門” 治小兒月蝕耳瘡瘡：用胡粉、東壁土，爲末傅之。
⑩ 永類方：《永類鈴方》卷7“瘰癧” 瘰破，膿水經年不安，須用百年茅屋廚中壁土，爲末，輕粉調傅，半月瘡乾，愈。
⑪ 瑞竹堂方：《瑞竹堂方》卷13“瘡腫門” 拔毒散：敷貼諸般惡瘡。大黃、東墻上土，右爲極細末，用無根井花水調搽。如乾再搽，經宿即愈。
⑫ 經驗方：見《證類》卷5“東壁土” 經驗方：治背癰癤。以多年煙熏壁土並黄柏二件等搗羅末，用生薑汁拌成膏，攤貼之，更以茅香湯調下一錢匕，服，妙也。

土煎湯飲之，喘即定。時珍。出《正傳》①。

【附錄】**執日天星上土**。【藏器②曰】取和薰草、柏葉，以塗門户，方一尺，令盗賊不來。

執日六癸上土。【時珍曰】《抱朴子》③云：常以執日取六癸上土、市南門土、歲破土、月建土，合作人，着朱鳥地上，辟盗。

二月上壬日土。【藏器④曰】泥屋之四角，宜蠶。

清明日戌上土。【時珍曰】同狗毛作泥，塗房户内孔穴，蛇鼠諸蟲永不入。

神后土。【時珍曰】逐月旦日取泥屋之四角及塞鼠穴，一年鼠皆絶迹，此李處士禁鼠法也。神后，正月起申順行十二辰。

天子(藉)〔耤〕田三推犁下土《拾遺》⑤

【釋名】【時珍曰】《月令》⑥：天下以元日祈穀于上帝，親載耒耜，率三公、九卿、諸侯、大夫躬耕。天子三推，三公五推，卿、諸侯九推。反執爵于太寝，命曰勞酒。

【主治】水服，主驚悸癲邪，安神定魄强志。藏之，入宮不懼，利見大官，宜婚市。王者封禪，五色土次之。藏器。⑦

【附錄】**社稷壇土**。【藏器⑧曰】牧宰臨官，自取塗門户，令盗賊不入境也。**春牛土**。【藏器⑨曰】收角上土置户上，令人宜田。【時珍曰】宋時，立春日進春牛，御藥院取牛睛以充眼藥。今人鞭春時，庶民爭取牛土，云宜蠶。取土撒簷下，云辟蚰蜒。**富家土**。【藏器⑩曰】七月丑日，

---

① 正傳：《醫學正傳》卷1"醫學或問"　或問：小兒氣喘，世俗例以爲犯土，謂犯其土皇也。或安碓，或作灶，或浚井填塞，開通溝渠等事，適遇小兒氣喘，遂云犯土無疑矣。信聽術士退土，或書符命貼於動土之處，或呪法水，焚符調服，或按會之九宮，謂土皇居於何宮，太陽落在何宮，當取太陽之土與兒飲之，能釋土皇之厄而喘定，間亦有驗者。

② 藏器：《證類》卷4"四十種陳藏器餘·執日取天星上土"　和柏葉、薰草，以塗門户，方一尺，盗賊不來。《抱朴子》亦云有之。

③ 抱朴子：《抱朴子内篇》卷6"微旨"　……抱朴子曰：常以執日取六癸上土，以和百葉薰草，以泥門户，方一尺，則盗賊不來。亦可取市南門土及歲破土、月建土，合和爲人，以著朱鳥地，亦壓盗也……

④ 藏器：《證類》卷4"四十種陳藏器餘·二月上壬日取土"　泥屋四角大宜蠶也。

⑤ 拾遺：《證類》卷4"四十種陳藏器餘·天子耤田三推犁下土"　無毒。主驚悸癲邪，安神定魄，强志。入官不懼，利見大官，宜婚市。王者所封五色土亦其次焉。已前主病正爾，水服，余皆藏寶。

⑥ 月令：《禮記注疏》卷14"月令第六"　……是月也，天子乃以元日祈穀于上帝。乃擇元辰，天子親載耒耜，措之于參保介之御間，帥三公九卿，諸侯大夫，躬耕帝籍。天子三推，三公五推，卿諸侯九推。反執爵于大寝，三公九卿，諸侯大夫皆御，命曰勞酒……

⑦ 藏器：見本頁注⑤。

⑧ 藏器：《證類》卷4"四十種陳藏器餘·社壇四角土"　牧宰臨官，自取以塗門户，主盗不入境，今郡縣皆有社壇也。

⑨ 藏器：《證類》卷4"四十種陳藏器餘·春牛角上土"　收置户上，令人宜田。

⑩ 藏器：《證類》卷4"四十種陳藏器餘·富家中庭土"　七月丑日，取之泥灶，令人富，勿令人知。

取中庭土泥竈,令人富。勿令人知。【時珍曰】除日取富家田中土泥竈,招吉。**亭部中土**。【時珍曰】取作泥塗竈,水火盗賊不經。塗屋四角,鼠不食鹽。塗倉囷,鼠不食稻。塞穴百日,鼠皆絕去。出《陰陽雜書》①云。

道中熱土《拾遺》②

【主治】夏月暍死,以土積心口,少冷即易,氣通則甦。藏器③。亦可以熱土圍臍旁,令人尿臍中。仍用熱土、大蒜等分,搗水,去滓灌之,即活。時珍。

十字道上土。【主治】主頭面黄爛瘡,同竈下土等分,傅之。時珍。

車輦土《拾遺》④

【主治】惡瘡出黄汁,取鹽車邊脂角上土塗之。藏器⑤。行人暍死,取車輪土五錢,水調,澄清服,一盌即甦。又小兒初生無膚,色赤,因受胎未得土氣也。取車輦土碾傅之,三日後生膚。時珍。

市門土《拾遺》⑥

【釋名】【時珍曰】日中爲市之處門柵也。

【主治】婦人易産,入月帶之。産時,酒服一錢。藏器⑦。

户限下土《拾遺》⑧

【釋名】【時珍曰】限,即門閫也。

---

① 陰陽雜書:《齊民要術》卷5"種桑柘第四十五" 《雜五行書》曰:取亭部地中土塗竈,水火盗賊不經。塗屋四角,鼠不食鹽。塗倉簟,鼠不食稻。以塞坎,百日鼠種絕。(按:《藝文類聚》卷95"鼠"所引畧同。)

② 拾遺:《證類》卷4"四十種陳藏器餘·道中熱塵土" 主夏中熱暍死,取土積死人心。其死非爲遇熱,亦可以蔘汁灌之。

③ 藏器:見上注。

④ 拾遺:《證類》卷4"四十種陳藏器餘·載鹽車牛角上土" 主惡瘡,黄汁出不差,漸胤者。取土封之即止。牛角,謂是車邊脂角也,好用。

⑤ 藏器:見上注。

⑥ 拾遺:《證類》卷4"四十種陳藏器餘·市門土" 無毒。主婦人易産。取土臨月帶之。又臨月産時,取一錢匕末,酒服之。又撚爲丸,小兒于苦瓠中作白龍乞兒。此法《崔知悌方》,文多不録。

⑦ 藏器:見上注。

⑧ 拾遺:《證類》卷4"四十種陳藏器餘·户垠下土" 無毒。主産後腹痛,末一錢匕,酒中熱服之。户者,門之別名也。新注云:和雄雀糞,暖酒服方寸匕,治吹奶效。

【主治】産後腹痛，熱酒服一錢。又治吹奶，和雄雀糞，暖酒服方寸匕。藏器①。

千步峰《綱目》

【集解】【時珍曰】此人家行步地上高起土也，乃人往來鞋履沾積而成者。技家言人宅有此，主興旺。

【主治】便毒初發，用生薑蘸醋磨泥塗之。時珍。

鞋底下土《拾遺》②

【主治】適他方不伏水土，刮下，和水服，即止。藏器③。

柱下土《拾遺》④

【主治】腹痛暴卒，水服方寸匕。藏器⑤。胎衣不下，取宅中柱下土，研末，鷄子清和服之。思邈⑥。

牀脚下土《拾遺》⑦

【主治】猘犬咬，和水傅之，灸七壯。藏器⑧。

燒尸場上土《綱目》

【主治】邪瘧，取帶黑土同葱搗作丸塞耳，或繫膊上，即止。男左女右。時珍。

---

① 藏器：見 407 頁注⑧。
② 拾遺：《證類》卷 4“四十種陳藏器餘·故鞋底下土” 主人適佗方，不伏水土，刮取末和水服之。不伏水土與諸病有異，即其狀也。
③ 藏器：見上注。
④ 拾遺：《證類》卷 4“四十種陳藏器餘·柱下土” 無毒。主腹痛暴卒者，末服方寸匕。
⑤ 藏器：見上注。
⑥ 思邈：《千金方》卷 2“胞衣不出第八” 治胞衣不出方，又方：取宅中所埋柱，掘出，取坎底當柱下土大如雞子，酒和服之，良。
⑦ 拾遺：《證類》卷 4“四十種陳藏器餘·床四脚下土” 主猘犬咬人，和成泥傅瘡上，灸之一七壯。瘡中得大毛者愈。猘犬，狂犬也。
⑧ 藏器：見上注。

【附方】新四。好魘多夢。燒人灰,置枕中、履中,自止。《本草拾遺》①。尸厥卒死。不知人者,燒尸場土二三錢,擂細,湯泡灌之,即活。如無,以竈心土代之。《何氏方》②。小兒夜啼。燒尸場土,置枕邊。《集簡方》。腳底多汗。燒人場上土,鋪于鞋底內踏之。灰亦可。《集玄方》③。

塚上土《拾遺》④

【主治】瘟疫。五月一日,取土或磚石,入瓦器中,埋着門外階下,合家不患時氣。又正旦取古塚磚,呪懸大門上,一年無疫疾。藏器⑤。

【附方】新一。腸癰。死人塚上土,作泥塗之,良。《千金方》⑥。

桑根下土《拾遺》⑦

【主治】中惡風惡水而肉腫者,水和傅上,灸二三十壯,熱氣透入,即平。藏器⑧。

胡燕窠土《拾遺》⑨

【主治】無毒。同屎作湯,浴小兒,去驚邪。弘景⑩。主風瘙癮疹及惡刺

---

① 本草拾遺:《證類》卷4"四十種陳藏器餘·瓦甑" ……好魘及無夢,取火燒死者灰著枕中、履中即止。
② 何氏方:(按:《綱目》引"何氏方"三處,兩處轉引自《婦人良方》所引"何氏"。惟此條未能溯得其源。待考。)
③ 集玄方:(按:僅見《綱目》引録。)
④ 拾遺:《證類》卷4"四十種陳藏器餘·塚上土及磚石" 主溫疫。五月一日取之,瓦器中盛,埋之著門外階下,闔家不患時氣。又,正月朝早將物去塚頭,取古磚一口,將呪要斷,一年無時疫,懸安大門也。
⑤ 藏器:見上注。
⑥ 千金方:《千金方》卷23"腸癰第二" 凡腸癰,其狀兩耳輪紋理甲錯,初患腹中苦痛,或繞臍有瘡如粟,皮熱,便膿血出似赤白下,不治必死方,又方:死人塚上土作泥塗之。
⑦ 拾遺:《證類》卷4"四十種陳藏器餘·桑根下土" 搜成泥餅,傅風腫上,仍灸三二十壯,取熱通瘡中。又,人中惡風水,肉腫一個差,以土碗灸二百壯,當下黃水,即差也。
⑧ 藏器:見上注。
⑨ 拾遺:《證類》卷4"四十種陳藏器餘·胡燕窠內土" 無毒。主風瘙癮疹,末,以水和傅之。又巢中草,主卒溺血,燒爲灰,飲服。又主惡刺瘡,及浸淫瘡繞身至心者死,亦用之。
⑩ 弘景:《集注》見《證類》卷19"胡燕" 陶隱居云……窠亦入藥用,與屎同,多以作湯洗浴,療小兒驚邪也。

瘡,浸淫病瘡遍身,至心者死,並水和傅之,三兩日瘥。藏器①。治口吻、白禿諸瘡。時珍。

【附方】舊三,新八。濕病疥瘡。胡燕窠大者,用(托)〔抱〕子處土,爲末,以淡鹽湯洗拭,乾傅之,日一上。《小品方》②。黃水肥瘡。燕窠土一分,麝香半分,研傅之。《普濟方》③。浸淫濕瘡,發於心下者,不早治殺人。用胡燕窠中土,研末,水和傅。葛氏④。口角爛瘡。燕窠泥傅之,良。《救急方》⑤。白禿頭瘡。百年屋下燕窠泥、蠷螋窠,研末,剃後麻油調搽。《聖濟録》⑥。蠷螋尿瘡,遶身汁出。以燕窠中土和豬脂、苦酒,傅之。《外臺秘要》⑦。瘭疽惡瘡,着手足肩背,累累如赤豆,出汁。剝痂,以溫醋、米泔洗淨,用胡燕窠土和百日男兒屎,傅之。《千金方》⑧。皮膚中痛,名癥疰。用醋和燕窠土傅之。《千金方》⑨。風瘙癮疹。胡燕窠土,水和傅之。《千金方》⑩。小兒丹毒。向陽燕窠土,爲末,鷄子白和傅。《衛生易簡方》⑪。一切惡瘡。燕窠內外泥糞研細,油調搽。一加黃蘗末。《瑞竹堂方》⑫。

---

① 藏器:見409頁注⑨。
② 小品:《聖惠方》卷65"治瘑瘡諸方" 胡鷰窠塗敷方。治濕瘑,胡鷰窠一枚,取最大寬者,用抱子處,餘處不用。右搗細羅爲散,先用水煎甘草及入鹽少許淨洗,乾便以窠末傅之,三兩上便瘥。
③ 普濟方:《普濟方》卷365"口瘡等疾" 治小兒鷰口黃肥瘡:取鷰窠土一分,入麝香半錢,研勻,臨臥傅之。一方無麝香。
④ 葛氏:《外臺》卷29"侵淫瘡方七首" 《肘後》療卒得侵淫瘡,轉廣有汁,多起於心,不早療之,遶身周匝則能殺人方,又方:胡鷰窠末,以水和塗之。(文仲、《備急》同。)(按:今本《肘後備急方》未見有此方。)
⑤ 救急方:《救急易方》卷8"小兒門·二百二十三" 治小兒口角爛瘡:用亂髮燒灰爲細末,豬脂和傅。燕窠泥亦妙。
⑥ 聖濟録:《普濟方》卷48"白禿" 治刺梨:用百年屋下燕窠泥,同蠷螋窠爲末,麻油調。先用米泔洗透,用刀子剃去皮,血出不妨,用紙挹乾傅藥。或乾傅亦可。(按:《聖濟總録》查無此方,《綱目》錯引。)
⑦ 外臺秘要:《外臺》卷36"小兒蠷螋瘡方二首" 《備急》療小兒蠷螋瘡,遶身匝即死方,又方:取燕窠土,研成粉,以豬脂和塗之,乾易。
⑧ 千金:《千金方》卷22"瘭疽第六" 治瘭疽著手足肩背,忽發累累如赤豆,剝之汁出者方,又方:剝去瘡痂,溫醋泔清洗之,以胡燕窠和百日男兒屎如膏,敷之。
⑨ 千金方:《千金方》卷17"飛屍鬼疰第八" 治人皮膚中痛,名曰癥疰,方:醋和燕窠土,敷之。
⑩ 千金方:《普濟方》卷108"風瘙癮疹" 治風瘙癮疹,身癢不止:用燕子窠內土,水和傅之。系抱子處土。(按:今本《千金方》查無此方,今另溯其源。)
⑪ 衛生易簡:《衛生易簡方》卷12"胎熱胎寒" 治小兒熱毒赤腫,又方:用向南燕窩泥,爲末,以鷄子清調敷。
⑫ 瑞竹堂方:《瑞竹堂方》卷13"瘡腫門" 治惡瘡膏《海上方》:燕窩內外泥糞,俱研極細,羅過,用油調搽。

百舌窠中土《拾遺》①

【主治】蚯蚓及諸惡蟲咬瘡,醋調傅之。藏器②。

土蜂窠《拾遺》③

【釋名】蠮螉窠。【時珍曰】即細腰蜂也。

【氣味】甘,平,無毒。【主治】癰腫風頭。《別録》④。小兒霍亂吐瀉,炙研,乳汁服一錢。《聖惠》⑤。醋調塗腫毒及蜘蛛咬。藏器⑥。醋調塗蜂蠆毒。宗奭⑦。治丁腫乳蛾,婦人難產。時珍。

【附方】新六。女人難産。土蜂兒窠,水泡湯飲之。取時逢單是男,雙是女,最驗。《婦人良方》⑧。腫毒焮痛。《陳藏器本草》⑨用醋和泥蜂窠塗之。○《直指》⑩加川烏頭等分,云未結則散,已結則破也。丁瘡腫痛。土蜂窠煅,蛇皮燒,等分,酒服一錢。《直指方》⑪。咽喉乳蛾。土蜂窠一箇,爲末。先用楮葉擦破病人舌,令血出,以醋和末,用翎點之,令痰涎出爲效。後〔用〕扁竹根擂水服數口,取利。《瑞竹堂方》⑫。手足發指,毒痛不可忍。用壁間泥蜂窠爲末,

---

① 拾遺:《證類》卷 4“四十種陳藏器餘·百舌鳥窠中土” 末和釅醋,傅蚯蚓及諸惡蟲咬瘡。
② 藏器:見上注。
③ 拾遺:《證類》卷 4“四十種陳藏器餘·土蜂窠上細土” 主腫毒,醋和爲泥敷之。亦主蜘蛛咬。土蜂者,在地土中作窠者是。
④ 別録:《別録》見《證類》卷 22“蠮螉” ……其土房主癰腫風頭。
⑤ 聖惠:《聖惠方》卷 84“治小兒霍亂諸方” 治小兒霍亂,吐瀉不定,又方:蠮螉窠微炙,右搗羅爲末,以奶汁調一字服之。
⑥ 藏器:見本頁注③。
⑦ 宗奭:《衍義》卷 17“蠮螉” 人取此房研細,醋調,塗蜂蠆。
⑧ 婦人良方:《普濟方》卷 357“催生” 螺蠃散:是人家壁上祝兒蜂做底窠兒,尋之,泡湯以飲。逢單則陽,逢雙則陰,是驗。(按:《婦人大全良方》查無此方。)
⑨ 陳藏器本草:見本頁注③。
⑩ 直指:《直指方》卷 22“癰疽證治” 川烏散:癰腫初發急用。川烏 蝟蛉窠土等分,右細末,法醋調敷,未結則散,已結則潰。
⑪ 直指方:《直指方》卷 22“疔瘡證治” 諸疔瘡方,又方:蛇皮 土蜂窠(燒,帶性,等分),右爲末,每一錢,酒調下。
⑫ 瑞竹堂方:《瑞竹堂方》卷 11“咽喉門” 治喉風單雙乳蛾:牆上土蜂窠一個,碾極細,上先用楮葉將病人舌用葉擦破,微令血出,將蜂窠土用醋調,用鵝毛蘸藥,於喉中撚之,令痰涎出爲效。後用扁竹根擂碎,調冷水與病者,只服三口,利三行即愈,就用冷水漱口,立愈。

入乳香少許,研勻,以醋調塗,乾即以醋潤之。《奇效方》①。 蠼螋尿瘡。螻蛄窠,水調傅之。《集玄方》②。

蛣蜋轉丸《拾遺》③

【釋名】土消。【藏器④曰】此蛣蜋所推丸也。藏在土中,掘地得之,正圓如人捻作,彌久者佳。

【氣味】鹹,苦,大寒,無毒。【主治】湯淋絞汁服,療傷寒時氣,黃疸煩熱及霍亂吐瀉。燒存性酒服,治項瘻。塗一切瘻瘡。藏器⑤。

鬼屎《拾遺》⑥

【集解】【藏器⑦曰】生陰濕地,如屎,亦如地錢,黃白色。

【主治】人、馬反花瘡,刮取,和油塗之。藏器⑧。

鼠壤土《拾遺》⑨

【釋名】【時珍曰】柔而無塊曰壤。

【主治】中風筋骨不隨,冷痺骨節疼,手足拘急,風掣痛,偏枯死肌,多收曝乾,蒸熱袋盛,更互熨之。藏器⑩。小兒尿和,塗丁腫。思邈⑪。

---

① 奇效方:《奇效良方》卷54“瘡科通治方” 拔毒散:治毒瘡生於手指,赤腫堅硬,俗呼爲發指,撤骨疼痛不可忍者。乳香(少許,研)、泥蜂窠(壁間采之,研),右爲末,用釅醋調塗,乾則以醋潤之,痛立止。
② 集玄方:(按:僅見《綱目》引錄。)
③ 拾遺:《拾遺》見《證類》卷5“東壁土” 陳藏器云……又云:土消,大寒,無毒。主傷寒時氣,黃疸病,煩熱,湯淋取汁頓服之。《莊子》云:蛣蜋轉丸是也。藏在土中,掘地得之。正員如人撚作,彌久者佳。(按:此條原由《嘉祐本草》附於“東壁土”下,未單獨立條。其中“莊子云”,亦見《證類》卷22“蛣蜋”所引“陶隱居云”。)
④ 藏器:見上注。
⑤ 藏器:見上注。
⑥ 拾遺:《證類》卷4“四十種陳藏器餘·鬼屎” 主人馬反花瘡,刮取和油塗之。生陰濕地,如屎,亦如地錢,黃白色。
⑦ 藏器:見上注。
⑧ 藏器:見上注。
⑨ 拾遺:《證類》卷4“四十種陳藏器餘·鼠壤土” 主中風筋骨不隨,冷痺骨節疼,手足拘急,風掣痛,偏枯死肌。多收取暴乾用之。
⑩ 藏器:見上注。
⑪ 思邈:《千金方》卷22“疔腫第一” 治疔腫病,忌見麻勃,見之即死者方:又方:鼠新坌土,和小兒尿敷之。

鼢鼠壤土《拾遺》①

【集解】【藏器②曰】此是田中尖嘴小鼠也。陰穿地中,不能見日。

【主治】鬼疰氣痛,秫米泔汁和作餅,燒熱綿裹熨之。又主腫毒,和醋傅之,極效。藏器③。孕婦腹内鍾鳴,研末二錢,麝香湯下,立愈。時珍。

屋内壖下蟲塵土《拾遺》④

【釋名】【時珍曰】壖音軟,平聲。河邊地及垣下地,皆謂之壖。

【主治】惡瘡久不乾,油調傅之。藏器⑤。

蟻垤土《拾遺》⑥

【釋名】蟻封。【時珍曰】垤音迭,高起也。封,聚土也。

【主治】狐刺瘡,取七粒和醋搽。又死胎在腹及胞衣不下,炒三升,囊盛,搨心下,自出也。藏器⑦。

白蟻泥《綱目》

【主治】惡瘡腫毒,用松木上者,同黄丹各炒黑,研,和香油塗之,取愈乃止。時珍。

蚯蚓泥《綱目》

【釋名】蚓蔞、音婁。六一泥。

【氣味】甘、酸,寒,無毒。【主治】赤白久熱痢,取一升,炒煙盡,沃汁半

---

① 拾遺:《證類》卷4"四十種陳藏器餘·蚡鼠壤堆上土" 苦酒和爲泥,傅腫極效。又云:鬼疰氣痛,取土以秫米甘汁搜作餅,燒令熱,以物裹熨痛處。凡蚡鼠,是野田中尖嘴鼠也。

② 藏器:見上注。

③ 藏器:見上注。

④ 拾遺:《證類》卷4"四十種陳藏器餘·屋内塘下蟲塵土" 治惡瘡久不差,乾傅之,亦油調塗之。

⑤ 藏器:見上注。

⑥ 拾遺:《證類》卷4"四十種陳藏器餘·蟻穴中出土" 取七枚如粒,和醋搽狐刺瘡。

⑦ 藏器:《拾遺》見《證類》卷4"四十種陳藏器餘·蟻穴中出土" 取七枚如粒,和醋搽狐刺瘡。/《聖惠方》卷77"治妊娠墮胎胞衣不出諸方" 治墮胎胞衣不出,腹中疞痛,牽引腰脊……又方:右取蟻窠土三升,炒,帛裹搨心下,胞自出也。(按:此條時珍糅入《聖惠方》之方。)

升，濾净飲之。藏器①。小兒陰囊忽虛熱腫痛，以生甘草汁入輕粉末調塗之。以鹽研傅瘡，去熱毒及蛇犬傷。《日華》②。傅狂犬傷，出犬毛，神效。蘇恭③。

【附方】舊五，新十七。斷截熱瘧。邵氏《青囊方》④用五月五日午時取蚯蚓糞，以麴和丸梧子大，朱砂爲衣。每服三丸，無根水下，忌生冷，即止，皆效。或加菖蒲末、獨頭蒜同丸。傷寒譫語。蚯蚓屎凉水調服。《簡便方》⑤。小便不通。蚯蚓糞、朴硝等分，水和傅臍下，即通。《皆效方》⑥。小兒吐乳。取田中地龍糞一兩，研末，空心以米湯服半錢，不過二三服效。《聖惠方》⑦。小兒卵腫。地龍糞，以薄荷汁和塗之。危氏《得效方》⑧。婦人吹乳。用韭地中蚯蚓屎，研細篩過，米醋調，厚傅，乾則換，三次即愈。凉水調亦可。《藺氏經驗方》⑨。時行腮腫。柏葉汁調蚯蚓泥塗之。丹溪方⑩。一切丹毒。水和蛐蟮泥傅之。《外臺》⑪。脚心腫痛因久行久立致者。以水和蚯蚓糞厚傅，一夕即愈。《永類鈐方》⑫。耳後月蝕。燒蚯蚓糞，豬脂和傅。《子母秘録》⑬。聤耳出水成瘡。蚯蚓糞爲末傅之，并吹入。《千金方》⑭。齒齗宣露。

① 藏器：《拾遺》見《證類》卷22"白頸蚯蚓"　陳藏器：蚯蚓糞土，療赤白久熱痢，取無沙者，末一升，炒令煙盡，水沃，取半大升，濾去麤滓，空肚服之。
② 日華：《日華子》見《證類》卷22"白頸蚯蚓"　《日華子》：蚯蚓，治中風並癲疾，去三蟲，治傳屍，天行熱疾，喉痹，蛇蟲傷。又名千人踏，即是路行人踏殺者。入藥燒用。其屎，治蛇、犬咬並熱瘡，並鹽研傅。小兒陰囊忽虛熱腫痛，以生甘草汁調，輕輕塗之。
③ 蘇恭：《唐本草》見《證類》卷22"白頸蚯蚓"　唐本注《別録》云：鹽沾爲汁，療耳聾。鹽消蛔，功同蚯蚓。其屎，封狂犬傷毒。出犬毛，神效。
④ 青囊方：《秘傳經驗方》"治瘧疾"　五月五日午時，取蚯蚓糞一斤，以飛羅麵和丸如梧桐子大，陰乾，硃砂爲衣，每服三丸，臨發時用無根水下。忌生冷、魚腥、茶粉。
⑤ 簡便方：《奇效單方》卷上"第二寒門"　一附傷寒發譫語，以蚯蚓糞凉水調服。如有腮腫者，赤小豆爲細末，水調敷。
⑥ 皆效方：《皆效方》　治小便不通，用蚯蚓糞、皮硝各等分，井水調塗小肚上，即通……
⑦ 聖惠方：《聖惠方》卷82"治小兒飲乳後吐逆諸方"　治孩子吐奶方：上取田中地龍糞一兩，研末，空心以粥飲調下半錢，不過三二服。
⑧ 得效方：《得效方》卷12"陰腫"　治外腎腫硬，或疝或風熱暴腫，及陰瘡，又方：地龍糞研，生薄荷汁調傅。
⑨ 藺氏經驗方：（按：書佚，無可溯源。）
⑩ 丹溪方：《脉因證治》卷上"大頭腫痛"　蛤蟆瘟，側柏葉自然汁調蚯蚓糞敷。燒灰大妙。
⑪ 外臺：《外臺》卷30"丹毒方九首"　又療丹諸單行方，或得一物差，又方：取曲蟮糞，水和如泥，塗之。
⑫ 永類鈐方：《永類鈐方》卷7"雜病脚氣"　又，久行久立，脚心腫痛，蚯蚓屎塗之，却高閣起脚，一夕愈。
⑬ 子母秘録：《證類》卷22"白頸蚯蚓"　《子母秘録》小兒耳後月蝕瘡：燒蚯蚓屎，合豬脂傅之。
⑭ 千金方：《普濟方》卷364"聤耳"　治小兒患聤耳，出膿水成瘡汗，方：以蚯蚓屎碾末傅之，兼吹入耳中，效。（按：今本《千金要方》查無此方，另溯其源。）

蚯蚓泥水和成團,煅赤,研末,臘豬脂調傅之,日三。《千金方》①。咽喉骨哽。五月五日午時韭畦中,面東勿語,取蚯蚓泥(取)〔藏〕之,每用少許,搽喉外,其骨自消,名六一泥②。蜈蚣螫傷。蚯蚓泥傅之,效。《集效方》③。金瘡困頓。蚯蚓屎末,水服方寸匕,日三服。《千金方》④。解射罔毒。蚯蚓屎末,井水服二方寸匕。《千金方》⑤。吐血不止。石榴根下地龍糞,研末,新汲水服三錢。《聖惠》⑥。反胃轉食。地龍糞一兩,木香三錢,大黃七錢,爲末,每服五錢,無根水調服,忌煎煿、酒、醋、椒、薑、熱物,一二服,其效如神。邵真人《經驗方》⑦。燕窩生瘡。韭地曲蟮屎,米泔水和,煅過,入百草霜等分,研末,香油調塗之。《摘玄方》⑧。小兒頭熱,鼻塞不通。濕地龍糞捻餅,貼顖上,日數易之。《聖惠方》⑨。足臁爛瘡。韭地蚯蚓泥,乾研,入輕粉,清油調傅。○《便民圖纂》⑩。外腎生瘡。蚯蚓屎二分,綠豆粉一分,水研塗之,乾又上之。《便民圖纂》⑪。

螺蛳泥《綱目》

【主治】性涼。主反胃吐食,取螺蛳一斗,水浸,取泥晒乾,每服一錢,火酒調下。時珍。

白鱔泥《綱目》

【主治】火帶瘡,水洗取泥炒研,香油調傅。時珍。

---

① 千金方:《千金方》卷6"齒病第六"　治齒痛,又方:蚯蚓糞,水和作稠泥團,以火燒之,令極赤如粉,以臘月豬膏和,敷齒齦上,日三兩度,永瘥。
② 六一泥:《遵生八牋》卷4"四時調攝牋"　呂公曰:五日午時韭菜地上,面東不語,取蚯蚓泥藏之。遇魚骨鯁喉,用此少許擦咽喉外皮,即消。即蚯蚓糞也。圓如碎珠,粒粒成塊,即此物也。(按:《綱目》此條未出來源。其文與同時之《遵生八牋》所引"呂公"相似。錄之備參。)
③ 集效方:(按:查《集效方》相關書籍,均未能溯得其源,待考。)
④ 千金方:《千金方》卷25"火瘡第四"　治金瘡方:又方:蚯蚓屎以水服方寸匕,日三。
⑤ 千金方:《千金方》卷24"解百藥毒第二"　射罔毒:藍汁、大小豆汁、竹瀝、大麻子汁、六畜血、貝齒屑、蚯蚓屎、藕薺汁。
⑥ 聖惠:《聖惠方》卷37"治吐血衄血諸方"　治吐血衄血,積日不止方,又方:石榴樹根下地龍糞(不限多少,細研),右以新汲水一中盞調三錢,飲之即差。
⑦ 經驗方:《秘傳經驗方》"治轉食病方"　此方累用經驗,其效如神。地龍糞(一兩)、木香(三錢)、大黃(七錢),右爲細末,每服五錢,用井花無根水調服。忌酒、椒、薑、煎煿熱物。一二服取效。
⑧ 摘玄方:(按:未能溯得其源,待考。)
⑨ 聖惠方:《聖惠方》卷89"治小兒鼻塞諸方"　治小兒頭熱,鼻塞不通方:右取濕地龍糞撚作餅子,貼顖門上,日三二易之。
⑩ 便民圖纂:《便民圖纂》卷12"瘡腫"　臁瘡……又方:用韭地上蚯蚓泥乾末,入輕粉、清油調傅。
⑪ 便民圖纂:《便民圖纂》卷12"瘡腫"　外腎瘡:用菉豆粉一分,蚯蚓屎二分,水研塗上,乾又傅……

豬槽上垢土《拾遺》①

【主治】難産,取一合和麪半升,烏豆二十顆,煮汁服。藏器②。火焰丹毒赤黑色,取槽下泥傅之,乾又上。時珍。

犬尿泥《綱目》

【主治】妊娠傷寒,令子不落,塗腹上,乾即易。時珍。

驢尿泥《拾遺》③

【主治】蜘蛛咬,傅之。藏器④。

尿坑泥《綱目》

【主治】主蜂蠍諸蟲咬,取塗之。時珍。

糞坑底泥《綱目》

【主治】發背諸惡瘡,陰乾爲末,新水調傅,其痛立止。時珍。

【附方】新一。丁腫。糞下土、蟬蛻、全蠍等分,搗作錢大餅,香油煎滾,溫服。以滓傅瘡四圍,丁自出也。《聖濟總錄》⑤。

簷溜下泥《綱目》

【主治】豬咬、蜂螫、蟻叮、蛇傷毒,並取塗之。又和羊脂,塗腫毒、丹毒。時珍。

【附方】新一。蠍虿螫叮。蠍有雌雄,雄者痛在一處,以井底泥封之,乾則易。雌者痛牽

---

① 拾遺:《證類》卷4"四十種陳藏器餘·豬槽上垢及土" 主難産,取一合和麪半升,烏豆二十顆,煮取汁服之。

② 藏器:見上注。

③ 拾遺:《證類》卷4"四十種陳藏器餘·驢尿泥土" 主蜘蛛咬。先用醋泔汁洗瘡,然後泥傅之。黑驢彌佳。浮汁洗之更好。

④ 藏器:見上注。

⑤ 聖濟總錄:《普濟方》卷273"諸疔瘡" 一撚散,治疔子:全蠍、蟬蛻、人糞下土(各等分),右研末,蜜調爲餅子拇指面大,當三錢。若遇患,每一餅入香油一盞中,大頓滾三四沸,停溫服。油滓敷瘡上,用圈子紮定對周,疔自拱出。(按:《聖濟總錄》查無此方,另溯其源。)

諸處,以瓦溝下泥封之。若無雨,以新汲水,從屋上淋下取泥。《肘後方》①。

田中泥《綱目》

【主治】馬蝗入人耳,取一盆枕耳邊,聞氣自出。人誤吞馬蝗入腹者,酒和一二升服,當利出。時珍。

井底泥《證類》②

【主治】塗湯火瘡。《證類》③。療妊娠熱病,取傅心下及丹田,可護胎氣。時珍。

【附方】新五。頭風熱痛。井底泥和大黃、芒消,末,傅之。《千金方》④。胎衣不下。井底泥一鷄子大,井華水服即下。《集玄方》⑤。臥忽不寤。勿以火照,但痛嚙其踵及足拇趾甲際,而多唾其面,以井底泥塗其目,令人垂頭入井中,呼其姓名便甦也。《肘後方》⑥。小兒熱癤。井底泥傅其四圍。《談野翁方》⑦。蜈蚣螫人。井底泥頻傅之。《千金方》⑧。

烏爹泥《綱目》

【釋名】烏壘泥《綱目》、孩兒茶。【時珍曰】烏爹或作烏丁,皆番語,無正字。

【集解】【時珍曰】烏爹泥出南番爪哇、暹羅諸國,今雲南、老撾暮雲場地方造之。云是細茶末入竹筒中,緊塞兩頭,埋污泥溝中,日久取出,搗汁熬制而成。其塊小而潤澤者爲上,塊大而焦枯者次之。

【氣味】苦、濇,平,無毒。【主治】清上膈熱,化痰生津,塗金瘡、一切諸瘡,生肌定痛,止血收濕。時珍。

---

① 肘後方:《千金方》卷25“蛇毒第二” 治蠍毒方:凡蠍有雌雄,雄者痛止在一處,雌者痛牽諸處。若是雄者,用井底泥塗之,温則易。雌者用當瓦屋溝下泥敷之。若值無雨,可用新汲水從屋上淋下取泥。(按:今本《肘後方》查無此方,另溯其本源。)
② 證類:《證類》卷5“井底沙” 至冷。主治湯火燒瘡用。
③ 證類:見上注。
④ 千金方:《衛生易簡方》卷2“頭風” 治搖頭風用井底泥調大黃、芒硝末塗之。(按:《千金方》無此方。諸近似方中,録《衛生易簡方》以備參。)
⑤ 集玄方:(按:僅見《綱目》引録。)
⑥ 肘後方:《肘後方》卷1“治卒魘寐不寤方第五” 臥忽不寤,勿以火照,火照之殺人。但痛齧其踵及足拇指甲際,而多唾其面,即活。又方:取井底泥塗目畢,令人垂頭于井中,呼其姓名,即便起也。
⑦ 談野翁方:(按:書佚,無可溯源。)
⑧ 千金方:《證類》卷5“井底沙” 《千金方》:蠍螫人。以井底泥塗敷之,温則易之。

【附方】新八。鼻淵流水。孩兒茶末吹之，良。《本草權度》①。牙疳口瘡。孩兒茶、朋砂等分，爲末搽之。○《積德堂方》②治走馬牙疳，用孩兒茶、雄黃、貝母等分，爲末，米泔漱净，搽之。下疳陰瘡。外科用孩兒茶末，米泔洗净，傅之神效。或加胡黃連等分。○《纂奇方》③：孩兒茶一錢，真珠一分，片腦半分，爲末傅之。○唐氏用孩兒茶一錢，輕粉一分，片腦一字，爲末搽之。痔瘡腫痛。孩兒茶、麝香爲末，唾津調傅。《孫氏集效方》④。脱肛氣熱。孩兒茶二分，熊膽五分，片腦一分，爲末，人乳搽肛上，熱汁自下而肛收也。亦治痔瘡。《董炳方》⑤。

彈丸土《拾遺》⑥

【主治】婦人難産，熱酒服一錢。藏器⑦。

自然灰《拾遺》⑧

【集解】【藏器⑨曰】生南海畔，狀如黃土，灰可澣衣。琉璃、瑪瑙、玉石以此灰埋之，即爛如泥，至易雕刻。

【主治】白癜風、癧瘍風，重淋取汁，和醋傅之，以布揩破乃傅之，爲瘡勿怪。藏器⑩。

伏龍肝《別録》⑪下品

【釋名】竈心土。【弘景⑫曰】此竈中對釜月下黃土也。以竈有神，故號爲伏龍肝，并以迁

---

① 本草權度:《丹溪手鏡》卷中"鼻"　鼻淵乃胆移熱于脑……又孩儿茶服妙。(按:《本草權度》尚未見此方。但《丹溪手鏡》《丹溪要删》《丹溪朱氏脉因證治》等書有類似之文，今擇其一以備參。)
② 積德堂方:(按:僅見《綱目》引録。)
③ 纂奇方:(按:或爲《纂要奇方》，書佚，無可溯源。)
④ 孫氏集效方:《萬應方》卷3"瘡科"　治痔瘡，又方:用孩兒茶、麝香二味爲末，唾津調搽。
⑤ 董炳方:(按:全名《避水集驗方》，書佚，無可溯源。)
⑥ 拾遺:《證類》卷4"四十種陳藏器餘·彈丸土"　無毒。主難産。末一錢匕，熱酒調服之，大有功效也。
⑦ 藏器:見上注。
⑧ 拾遺:《證類》卷4"四十種陳藏器餘·自然灰"　主白癜風、癧瘍。重淋取汁，和醋，先以布揩白癜風破，傅之，當爲創勿怪。能軟琉璃玉石如泥，至易雕刻，及浣衣令白。洗惡瘡疥癬驗于諸灰。生海中，如黃土。《南海異物志》云:自然灰生南海畔，可浣衣，石得此灰即爛，可爲器。今馬脑等形質異者，先以此灰埋之令軟，然後雕刻之也。
⑨ 藏器:見上注。
⑩ 藏器:見上注。
⑪ 別録:《別録》見《證類》卷5"伏龍肝"　味辛，微温，主婦人崩中吐血，止欬逆，止血消腫毒氣。
⑫ 弘景:《集注》見《證類》卷5"伏龍肝"　陶隱居云:此竈中對釜月下黃土也，取搗篩，合葫塗癰，甚效。以灶有神，故號爲伏龍肝，並以迁隱其名爾。今人又用廣州鹽城屑，以療漏血，瘀血，亦是近耳之土，兼得火燒之義也。

隱其名爾。今人又用廣州鹽城屑以療漏血瘀血,亦是近月之土,蓋得火燒之義也。【斅①曰】凡使勿誤用竈下土。其伏龍肝是十年以來,竈額內火氣積久自結,如赤色石,中黃,其形貌八稜,取得研細,以水飛過用。【時珍曰】按《廣濟曆》②作竈忌日云:伏龍在不可移作。則伏龍者,乃竈神也。《後漢書》③言:陰子方臘日晨炊而竈神見形。註云:宜市買豬肝泥竈,令婦孝。則伏龍肝之名義,又取此也。臨安陳輿④言:砌竈時,納豬肝一具于土,俟其日久,與土爲一,乃用之,始與名符。蓋本于此。《獨孤滔丹書》⑤言:伏龍肝取經十年竈下,掘深一尺,有色如紫瓷者是真,可縮賀,伏丹砂。蓋亦不知豬肝之義,而用竈下土以爲之者也。

【氣味】辛,微溫,無毒。【權⑥曰】鹹。【大明⑦曰】熱,微毒。【主治】婦人崩中吐血,止欬逆血。醋調,塗癰腫毒氣。《別錄》⑧。止鼻洪,腸風帶下,尿血洩精,催生下胞,及小兒夜啼。大明⑨。治心痛狂顛,風邪蠱毒,妊娠護胎,小兒臍瘡重舌,風噤反胃,中惡卒魘,諸瘡。時珍。

【附方】舊十六,新十七。卒中惡氣。伏龍肝末一鷄子大,水服取吐。《千金方》⑩。魘寐暴絕。竈心對鍋底土,研末,水服二錢,更吹入鼻。《千金方》⑪。中風口噤不語,心煩恍惚,手足不隨,或腹中痛滿,或時絕而復甦。伏龍肝末五升,水八升攪,澄清灌之。《千金方》⑫。狂顛

---

① 斅:《炮炙論》見《證類》卷5“伏龍肝” 雷公云:凡使,勿誤用竈下土。其伏龍肝,是十年已來竈額內火氣積,自結如赤色石,中黃,其形兒八棱,取得後細研,以滑石水飛過兩遍,令乾,用熟絹裹,却取子時安於舊額內一伏時,重研了用。

② 廣濟曆:《容齋四筆》卷5“伏龍肝” ……《廣濟曆》亦有此說,又列作竈忌日,云:伏龍在,不可移作。所謂伏龍者,竈之神也。

③ 後漢書:《後漢書》卷62“陰識傳” 宣帝時,陰子方者,至孝有仁恩,臘日晨炊而竈神形見……(《雜五行書》曰:竈神名禪,字子郭。衣黃衣,夜被髮,從竈中出。知其名呼之,可除凶惡。宜市豬肝泥竈,令婦孝。)

④ 陳輿:《容齋四筆》卷五“伏龍肝” ……予嘗見臨安醫官陳輿大夫言:當以砌竈時,納豬肝一具於土中,俟其積久,與土爲一,然後用之,則稍與名相應。

⑤ 獨孤滔丹書:《證類》卷5“伏龍肝” 《丹房鏡源》云:伏龍肝或經十年者,竈下掘深一尺下,真片紫瓷色者可用,伏砂縮賀妙。賀者,錫也。

⑥ 權:《藥性論》見《證類》卷5“伏龍肝” ……《藥性論》云:伏龍肝,單用亦可,味鹹,無毒。末與醋調塗癰腫。

⑦ 大明:《日華子》見《證類》卷5“伏龍肝” 《日華子》云:伏龍肝,熱,微毒。治鼻洪,腸風,帶下,血崩,泄精,尿血,催生下胞及小兒夜啼。

⑧ 別錄:見418頁注⑪。

⑨ 大明:見本頁注⑦。

⑩ 千金方:《千金方》卷25“卒死第一” 治中惡並蠱毒方:冷水和伏龍肝如鷄子大,服之必吐。

⑪ 千金方:《千金要方》卷25“卒死第一” 治鬼魘不悟方:末伏龍肝吹鼻中。

⑫ 千金方:《千金方》卷8“風痱第五” 夫風痱者,卒不能語口噤,手足不遂而強直者是也。治之以伏龍肝五升末,冷水八升,和攪取其汁,飲之,能盡爲善。(《肘後》此方治心煩恍惚,腹中痛滿絕而復蘇。)

謬亂不識人。伏龍肝末，水服方寸匕，日三服。《千金方》①。**小兒夜啼**。伏龍肝末二錢，朱砂一錢，麝香少許，爲末，蜜丸綠豆大，每服五丸，桃符湯下。《普濟方》②。**小兒重舌**。釜下土和苦酒塗之。《千金方》③。**重舌腫木**。伏龍肝末，牛蒡汁調塗之。《聖惠方》④。**冷熱心痛**。伏龍肝末方寸匕，熱以水溫，冷以酒服。《外臺秘要》⑤。**反胃吐食**。竈中土年久者，爲末，米飲服三錢，經驗。《百一選方》⑥。**卒然欬嗽**。釜月土一分，豉七分，搗丸梧（梧）〔桐〕子大。每飲下四十丸。《肘後方》⑦。**吐血衄血**。伏龍肝末半升，新汲水一升，淘汁和蜜服。《廣利方》⑧。**吐血瀉血**，心腹痛。伏龍肝、地（壚）〔爐〕土、多年烟壁土等分，每服五錢，水二盌，煎一盌，澄清，空心服。白粥補之。《普濟方》⑨。**婦人血漏**。伏龍肝半兩，阿膠、鼈沙炒各一兩，爲末。每空肚酒服二三錢，以知爲度。寇氏《衍義》⑩。**赤白帶下**，日久黃瘁，六脉微濇。伏龍肝炒令烟盡、棕櫚灰、屋梁上塵炒烟盡，等分爲末，入龍腦、麝香各少許，每服三錢，溫酒或淡醋湯下。一年者，半月可安。《大全方》⑪。**産後血氣**攻心痛，惡物不下。用竈中心土研末，酒服二錢，瀉出惡物，立效。《救急方》⑫。**妊娠熱**

---

① 千金方：《證類》卷 5"伏龍肝"　千金翼：治狂癲不識人。以水服伏龍肝方寸匕，日進三。（**按**：《千金要方》《千金翼方》查無此方，《綱目》錯引。）

② 普濟方：《普濟方》卷 361"夜啼"　伏龍肝丸：治小兒夜啼。伏龍肝（一分）、丹砂（一錢）、麝香（一字），右爲末，煉蜜和丸如綠豆大，每服五丸。量兒大小加減。俟夜深煎桃符湯下。

③ 千金方：《千金方》卷 5"小兒雜病第九"　治小兒重舌方：又方：竈月下黃土，末，苦酒和塗舌上。

④ 聖惠方：《聖惠方》卷 36"治重舌諸方"　治重舌，口中涎出水漿不收，又方：用伏龍肝研如粉，以牛蒡汁調傅之，效。

⑤ 外臺秘要：《外臺》卷 7"雜療心痛方三首"　《救急》療心痛冷熱方：取伏龍肝末，煮水服方寸匕。若冷，以酒和服差。

⑥ 百一選方：《百一選方》卷 2"第三門"　治翻胃單方：竈中土用十餘年者，右爲細末，米飲調下三二錢許。

⑦ 肘後：《肘後方》卷 3"治卒上氣欬嗽方第二十三"　治卒得欬嗽方，用：釜月下土一分，豉七分，搗爲丸梧子大，服十四丸。

⑧ 廣利方：《證類》卷 5"伏龍肝"　《廣利方》治吐血，鼻衄不止。伏龍肝半升，以新汲水一大升淘取汁，和蜜頓服。

⑨ 普濟方：《普濟方》卷 188"吐血"　伏龍肝散：治吐血瀉血，心腹痛。多年竈壁土、地爐中土、伏龍肝，右等分，每服一塊如拳大，水二碗，煎一碗，澄清服。白粥補之。

⑩ 衍義：《衍義》卷 6"伏龍肝"　婦人血露：鼈沙（一兩，炒）、伏龍肝（半兩）、阿膠（一兩），同爲末，溫酒調，空肚服二三錢，以知爲度。

⑪ 大全方：《婦人良方》卷 1"崩中漏下生死脉方論第十七"　伏龍肝散：治婦人赤白帶下，久患不差，肌瘦黃瘁，多困乏力。棕櫚不以多少，燒灰，火燃急以盆蓋，陰令火住　伏龍肝於鍋竈直下去取赤土，炒令烟盡　屋樑上塵懸長者如繩，以竈頭虛空中者，炒令烟盡，於淨地出火毒，右三味等分，碾和令停，入龍腦、麝香少許。每服二錢，溫酒調下，淡醋湯亦可。患十年者，半月可安。

⑫ 救急方：《救急易方》卷 7"婦人門"　治婦人產後血不下……又方：用竈中對鍋底土一塊，研細，溫酒調服三五錢，瀉出惡物，立效。

病。伏龍肝末一鷄子許，水調服之。仍以水和塗臍方寸，乾又上。《傷寒類要》①。**子死腹中**，母氣欲絶。伏龍肝末三錢，水調下。《十全博救方》②。**横生逆産**。竈中心對鍋底土，細研。每服一錢，酒調下，仍搽母臍中。《救急方》③。**胞衣不下**。竈下土一寸，醋調，納臍中。續服甘草湯三四合。《産寶》④。**中諸蠱毒**。伏龍肝末一鷄子大，水服取吐。《千金方》⑤。**六畜肉毒**。方同上⑥。**陰冷發悶**，冷氣入腹，腫滿殺人。釜月下土，和鷄子白傅之。《千金方》⑦。**男陰卒腫**。方同上⑧。**諸腋狐臭**。伏龍肝末頻傅之。《千金方》⑨。**聤耳出汁**。綿裹伏龍肝末塞之，日三易。《聖濟録》⑩。**小兒臍瘡**。伏龍肝末傅之。《聖惠方》⑪。**小兒丹毒**。多年竈下黄土末，和屋漏水傅之，新汲水亦可，鷄子白或油亦可，乾即易。《肘後方》⑫。**小兒熱癤**。釜下土、生椒末等分，醋和塗之。《千金翼》⑬。**臁瘡久爛**。竈内黄土年久者，研細，入黄蘗、黄丹、赤石脂、輕粉，末，等分，清油調，入油絹中貼之，勿動，數日愈。縱痒，忍之良。《濟急方》⑭。**發**

① 傷寒類要：《證類》卷5"伏龍肝"　《傷寒類要》妊娠熱病方：以水調伏龍肝一鷄子許服之。又方：妊娠遭時疫熱病，令子不墮。竈下土，水和塗臍，乾又塗之，以酒調亦妙。

② 十全博救方：《證類》卷5"伏龍肝"　《十全博救方》治子死腹中，其母氣欲絶，不出方：伏龍肝三錢匕，以水調下，其土當兒頭上戴出，甚妙。

③ 救急方：《救急易方》卷7"婦人門"　治横逆理不順，手足先出，或子死腹中：用竈中對鍋底土，細研，每服一錢，酒調下，兒頭戴出，妙。更用搽產母臍中，亦效。

④ 産寶：《證類》卷5"伏龍肝"　《産寶》治胞衣不出。取竈下土一寸，研碎，用好醋調令相得，内於臍中。續取甘草湯三四合服之，出。

⑤ 千金方：《千金方》卷25"卒死第一"　治中惡並蠱毒方：冷水和伏龍肝如鷄子大，服之必吐。

⑥ 方同上：《千金方》卷24"解食毒第一"　治食六畜肉中毒方：又方：水服竈底黄土方寸匕。

⑦ 千金方：《千金方》卷24"陰癩第八"　有人陰冷，漸漸冷氣入陰囊，腫滿恐死，日夜疼悶，《外台》作夜即痛悶，不得眠方，又方：釜月下土，鷄子白手敷之。

⑧ 方同上：《肘後方》卷5"治卒腫痛癩卵方第四十二"　專治男子陰卒腫痛：右用竈中黄土末，以鷄子黄和敷之。（**按**：今本《千金方》查無此方，另溯其源。）

⑨ 千金方：《千金方》卷24"胡臭漏腋第五"　主胡臭方；又方：伏龍肝作泥敷之。

⑩ 聖濟録：《聖濟總録》卷115"聤耳"　治聤耳，又方：伏龍肝細研，半兩，右一味以豬膏和，撚如棗核大，綿裹塞耳中，日再易，夜一易。

⑪ 聖惠方：《聖惠方》卷82"治小兒臍瘡諸方"　治小兒臍瘡久不差方，又方：右以伏龍肝細研，傅之。

⑫ 肘後方：《證類》卷5"伏龍肝"　《簡要濟衆》治小兒丹毒從臍中起方：伏龍肝是年深竈下黄土，研爲末，以屋漏水和如糊，傅患處，乾即再傅，以差爲度，用新汲水調亦得。（**按**：今本《肘後方》查無此方，另溯其源。）

⑬ 千金翼：《千金翼方》卷23"處療癰疽第九"　治癤腫方：生椒　麯末　釜月下土末之，右三味末之，以大醋和傅上，乾則易之。

⑭ 濟急：《仙傳外科》卷10"救解諸毒傷寒雜病一切等證"　治臁瘡……又秘方：窯竈内黄土，累經燒過者，研細，入黄柏、赤石脂、黄丹、輕粉末拌匀，清油調，油絹盛藥，貼瘡上，外以布絹縛定。其瘡縱癢，不可以手開動，直至數十日後，瘡愈去之。

背欲死。伏龍肝末酒調,厚傅之,乾即易,平乃止。《千金》①。一切癰腫。伏龍肝以蒜和作泥,貼之,乾再易,或鷄子黃和亦可。○《外臺秘要》②。杖瘡腫痛。釜月下土爲末,油和塗之,臥羊皮上,頻塗。《千金方》③。灸瘡腫痛。竈中黃土末,煮汁淋之。《千金方》④。

土墼 音急。《綱目》

【釋名】煤赭。【時珍曰】此是燒石灰窑中流結土渣也,輕虛而色赭。

【主治】婦人鼈瘕及頭上諸瘡。凡人生痰核如指大,紅腫者,爲末,以菜子油調搽,其腫即消。或出膿,以膏藥貼之。時珍。

【附方】新。白禿臘梨。灰窑內燒過紅土墼四兩,百草霜一兩,雄黃一兩,膽礬六錢,榆皮三錢,輕粉一錢,爲末,豬膽汁調,剃頭後搽之,百發百中,神方也。陸氏《積德堂方》⑤。

甘鍋《綱目》

【釋名】銷金銀鍋。吳人收瓷器屑,碓舂爲末,篩澄取粉,呼爲滓粉,用膠水和劑作鍋,以銷金銀者。

【主治】偏墜疝氣,研末,熱酒調服二錢。又主煉眉瘡、湯火瘡,研末,入輕粉少許,傅之。鍋上黝,爛肉。時珍。

砂鍋《綱目》

【集解】【時珍曰】沙土(延)〔埏〕埴燒成者。

【主治】消積塊黃腫,用年久者,研末,水飛過,作丸,每酒服五錢。時珍。

白瓷器《唐本草》⑥

【集解】【恭⑦曰】定州者良,餘皆不如。【時珍曰】此以白土爲坯,坯燒成者。古人以代白堊

---

① 千金:《證類》卷5"伏龍肝" 《千金方》發背欲死方:伏龍肝末,以酒調,厚敷其上,瘡口乾即易,不日平復。

② 外臺秘要:《外臺》卷24"癰腫方二十五首" 又療癰腫方:伏龍肝以大酢和作泥,塗布上貼之,乾則易之,消矣。

③ 千金方:《千金方》卷25"被打第三" 治杖瘡方,又方:釜月下土細末,油和塗,羊皮上臥之。

④ 千金方:《千金方》卷25"火瘡第四" 治灸瘡痛腫急方:搗竈下黃土,以水和煮令熱,漬之。

⑤ 積德堂方:(按:僅見《綱目》引錄。)

⑥ 唐本草:《唐本草》見《證類》卷5"白瓷瓦屑" 《唐本草》平,無毒,主婦人帶下白崩,止嘔吐,破血,止血。水摩,塗瘡滅瘢。定州者良,餘皆不如。

⑦ 恭:見上注。

用。今饒州者亦良。

【氣味】平,無毒。【主治】婦人帶下白崩,止嘔吐,破血止血。水摩,塗瘡滅瘢。《唐本》①。研末,傅癰腫,可代鍼。又點目,去翳。時珍。

【附方】舊二,新七。鼻衄不止。定州白瓷細末,吹少許,立止。《經驗方》②。吐血不止。上色白瓷器末二錢,皂莢子仁煎湯下,連服三服,即愈。《聖濟方》③。小便淋痛。真定瓷器煅研二兩,生熟地黄末各一兩。每用二錢,木通煎湯服。《傳信適用方》④。一切鰕齁。處州瓷器爲末。發時用二錢,以手指點津液蘸藥,點舌下,嚥之即效。○《普濟方》⑤。目生翳膜。用細料白瓷鍾一箇,大火煅過,研末,紙篩,加雄黄二分,爲末。早晚各點少許,不可多用。牛角簪撥出翳膜爲妙。若紅,用人退末點四角,即愈。孫天(人)〔仁〕《集效方》⑥。身面白丹。白瓷瓦末和豬脂塗之。《梅師方》⑦。赤黑丹疥,或痒或燥,不急治,遍身即死。白瓷末、豬脂和塗之。《聖濟録》⑧。湯火傷灼。《多能鄙事》⑨用青瓷盌片爲末,水飛過,和桐油傅,數次瘥。○《活幼口議》⑩用景德鎮瓷器打碎,埋竈内,炭火鋪上,一夜取出,去火毒,爲末,入黄丹少許傅之,立愈。

烏古瓦《唐本草》⑪

【集解】【時珍曰】夏桀始以泥坏燒作瓦。

---

① 唐本:見 422 頁注⑥。
② 經驗方:《證類》卷 5"白瓷瓦屑" 《經驗後方》:治鼻衄久不止。定州白瓷,細搗研爲末,每抄一剜耳許,入鼻立止。
③ 聖濟:《聖濟總録》卷 68"吐血不止" 治吐血不止,如聖散方:右用上色白瓷碗碟,椎碎,搗羅爲細末,打皂莢子入煎湯,調下二錢匕,連三服,立愈。
④ 傳信適用方:《適用方》卷下"小腸氣、淋疾、痔漏、便血、秘澀等疾" 治五淋李武仲傳,云得之王維先醫師。真定器火煅,存性,研爲細末,一兩 生熟地黄各一兩,上每抄定器末一錢,地黄末各半錢,煎木通湯調下,不拘時候,神效。
⑤ 普濟方:《普濟方》卷 163"哮呴" 治一切鰕齁。右用處州磁器,不以多少,打碎碾爲細末。如齁發時,每用二三錢,用手指頭點津液,蘸藥點舌上,咽下即效。
⑥ 集效方:(按:未能溯得其源,待考。)
⑦ 梅師方:《證類》卷 5"白瓷瓦屑" 《梅師方》治人面目卒得赤黑丹如疥狀,不急治,遍身即死,若白丹者方:取白瓷瓦末,豬脂和塗之。
⑧ 聖濟録:《普濟方》卷 51"面體疣目" 治面目卒得赤黑丹如疥狀,不急治,遍身即死。若白丹者方:取白瓷瓦末,豬脂和塗之。(按:《聖濟總録》查無此方,另溯其源。)
⑨ 多能鄙事:《多能鄙事》卷 6"百藥類·經效方" 治湯火傷方,又方:青碗片爲細末,水飛過,桐油調付,不過兩次即愈。
⑩ 活幼口議:《活幼口議》卷 20"治諸病雜方" 治小兒湯火傷,磁石散方:景德鎮磁器不拘多少,右打碎,埋竈内,炭火鋪上經一宿,取出放地上出火毒,碾爲末,入黄丹,水調傅湯火傷處。
⑪ 唐本草:《唐本草》見《證類》卷 5"烏古瓦" 寒,無毒。以水煮及漬汁飲,止消渴。取屋上,年深者良。

【氣味】甘，寒，無毒。【主治】以水煮及漬汁飲，止消渴，取屋上年深者良。《唐本》①。煎湯服，解人心中大熱。甄權②。止小便，煎汁服。大明③。研末，塗湯火傷。藏器④。治折傷，接骨。時珍。

【附方】舊一，新六。暑月暍死。屋上兩畔瓦，熱熨心頭，冷即易之。《千金方》⑤。折傷筋骨。秘傳神效散：治跌撲傷損，骨折骨碎，筋斷，痛不可忍。此藥極能理傷續斷，累用累驗。用路上墻腳下，往來人便溺處久碎瓦片一塊，洗净火煅，米醋淬五次，黃色爲度，刀刮細末。每服三錢，好酒調下，在上食前，在下食後。不可以輕易而賤之，誠神方也。邵以正真人《經驗方》⑥。湯火傷灼。取多年屋上吻獸爲末，油和塗之，立效。《儒門事親》⑦方。灸牙痛法。取土底年深既古且潤三角瓦一塊，令三姓童子候星初出時，指第一星，下火于瓦上灸之。《本草拾遺》⑧。唇吻生瘡。新瓦爲末，生油調塗。《集玄方》⑨。瘢痕凸起。熱瓦頻熨之。《千金方》⑩。蜂蠆螫傷。瓦摩其上，唾二七遍，置瓦於故處，《千金》⑪。

古磚《拾遺》⑫

【主治】噦氣，水煮汁服之。久下白痢虛寒者，秋月小腹多冷者，並燒熱，布裹坐之，令熱氣入腹，良。又治婦人五色帶下，以麴作煎餅七箇，安於

① 唐本：見 423 頁注⑪。
② 甄權：《藥性論》見《證類》卷 5 “烏古瓦” 《藥性論》云：烏古瓦，亦可單用。煎湯服，解人〔心〕中大熱。
③ 大明：《日華子》見《證類》卷 5 “烏古瓦” 《日華子》云：冷，並止小便，煎汁服之。
④ 藏器：《拾遺》見《證類》卷 5 “烏古瓦” 陳藏器云：主湯火傷，當取土底深者，既古且潤三角瓦子。灸牙痛法：令三姓童子，候星初出時，指第一星，下火三角瓦上灸之。
⑤ 千金方：《千金方》卷 25 “卒死第一” 治熱暍死：又方：屋上南畔瓦，熱熨心，冷易之。
⑥ 經驗方：《秘傳經驗方》“秘傳神效散” 秘傳神效散 治跌撲傷損，骨折骨碎筋斷，疼痛不可忍者，此藥極能理傷續斷，累用累驗。用路上墻腳下過往來人便溺處經年久碎瓦片，取一塊，洗净以火煅，米醋淬之五次，黃色爲度，然後以刀刮細末。每服三錢，好酒調服，傷在上食后服，傷在下食前。不可以藥易而輕之，誠神方之神效也。
⑦ 儒門事親：《儒門事親》卷 15 “瘡瘍癰腫第一” 燒燙火方：多年廟上蚼，與走獸爲末，小油調，塗燒湯火瘡，立效。
⑧ 本草拾遺：見本頁注④。
⑨ 集玄方：（按：僅見《綱目》引錄。）
⑩ 千金方：《千金方》卷 6 “面藥第九” 治瘢痕出方，又方：以熱瓦熨之。
⑪ 千金：《千金方》卷 25 “蛇毒第二” 治蜂螫方：取瓦子摩其右，唾二七遍，置瓦子故處。
⑫ 拾遺：《證類》卷 4 “四十種陳藏器餘·古磚” 熱燒之，主下部久患白痢膿泄下，以物裹上坐之。入秋小腹多冷者，亦用此古磚煮汁服之，主噦氣。又令患處熨之三五度，差。又主婦人帶下五色，俱治之。取黃磚石燒令微赤熱，以麴、五味和作煎餅七個，安磚上，以黃瓜蔞傅麵上，又以布兩重，患冷病人坐上，令藥氣入腹，如熏之有蟲出如蠶子，不過三五度差。

燒赤黃磚上，以黃瓜樓傅麴上，安布兩重，令患者坐之，令藥氣入腹熏之，當有蟲出如蠶子，不過三(更)〔五〕度瘥。藏器①。

【附方】新三。寒濕腳氣。磚燒紅，以陳臭米泔水淬之，乘熱布包三塊，用膝夾住，綿被覆之，三五次愈。《扶壽方》②。赤眼腫痛。新磚浸糞池中，年久取放陰處，生花刷下，入腦子和點之。《普濟方》③。臀(主)〔生〕濕瘡。日以新磚坐之，能去濕氣。《集玄方》④。

煙膠《綱目》

【集解】【時珍曰】此乃熏消牛皮竈上及燒瓦窰上黑土也。

【主治】頭瘡白禿，疥瘡風癬，癢痛流水，取牛皮竈岸為末，麻油調塗。或和輕粉少許。時珍。

【附方】新三。牛皮血癬。烟膠三錢，寒水石三錢，白礬二錢，花椒一錢半，為末，臘豬脂調搽。《積德堂方》⑤。消渴引飲。瓦窰突上黑煤，乾似鐵屎者半斤，為末，入生薑四兩，同搗，絹袋盛，水五升浸汁，每飲五合。《聖濟錄》⑥。胞衣不下。竈突後黑土三指撮，五更酒下。陳藏器⑦。

墨宋《開寶》⑧

【釋名】烏金《綱目》、陳玄《綱目》、玄香《綱目》、烏玉玦。【時珍曰】古者以黑土為墨，故字從黑土。許慎《說文》⑨云：墨，烟煤所成，土之類也，故從黑土。劉熙《釋名》⑩云：墨者，

---

① 藏器：見 424 頁注⑫。
② 扶壽方：《扶壽精方》卷下"風門" 專治風寒暑濕腳氣，不問遠年近日，一切走注疼痛不可忍。又以磚燒紅，將多年米泔臭水淬之，乘熱布包三片，用膝夾住綿被覆之，三五次愈。
③ 普濟方：《普濟方》卷73"目赤痛" 治眼疼方：用新磚浸糞池中，年久取出，安放陰冷處，生花刷下，卻以腦麝少許，和研點之。
④ 集玄方：(按：僅見《綱目》引錄。)
⑤ 積德堂方：(按：僅見《綱目》引錄。)
⑥ 聖濟錄：《聖惠方》卷53"治痟渴諸方" 治痟渴飲水絕多，身體黃瘦，又方：瓦窰突上黑煤，結乾似鐵屎者，半斤，搗取末，更以生薑四兩同搗，絹袋盛，以水五升浸，取汁，不計時候冷飲半合。(按：《聖濟總錄》查無此方。另溯其源。)
⑦ 陳藏器：《拾遺》見《證類》卷5"烟竈灰" 陳藏器云：竈突後黑土，無毒。主產後胞衣不下。末服三指撮，暖水及酒服之。天未明時取，至驗也。
⑧ 開寶：《開寶》見《證類》卷13"墨" 味辛，無毒。止血生肌膚，合金瘡，主產後血運崩中，卒下血，醋摩服之。亦主眯目，物芒入目，摩點瞳子上。又止血痢及小兒客忤，搗篩和水溫服之。好墨入藥，麤者不堪。
⑨ 說文：《說文·土部》 墨：書墨也。从土从黑，黑亦聲。
⑩ 釋名：《釋名·釋書契》 墨，痗也，似物痗墨也。

晦也。

【集解】【宗奭①曰】墨,松之煙也。世有以粟草灰偽爲者,不可用,須松烟墨方可入藥。惟遠烟細者爲佳,粗者不可用。今高麗國每貢墨於中國,不知何物合,不宜入藥。鄜延有石油,其煙甚濃,其煤可爲墨,黑光如漆,不可入藥。【時珍曰】上墨以松煙用梣皮汁解膠和造,或加香藥等物。今人多以窰突中墨烟,再三以麻油入内,用火燒過造墨,謂之墨烟。墨光雖黑,而非松煙矣,用者詳之。石墨見"石炭"下。烏賊魚腹中有墨,馬之寶墨,各見本條。

【氣味】辛,温,無毒。【主治】止血,生肌膚,合金瘡,治産後血運,崩中卒下血,醋磨服之。又止血痢及小兒客忤,搗篩温服之。又眯目物芒入目,點摩瞳子上。《開寶》②。利小便,通月經,治癰腫。時珍。

【發明】【震亨③曰】墨屬金而有火,入藥甚健,性又能止血。

【附方】舊十,新六。吐血不止。金墨磨汁,同萊菔汁飲,或生地黃汁亦可。《集簡方》。衄血不止,眩冒欲死。濃墨汁滴入鼻中。《梅師方》④。熱病衄血出數升者。取好墨爲末,鷄子白丸梧子大,用生地黃汁下一二十丸,少頃再服。仍以葱汁磨墨,滴入鼻内,即止。《外臺秘要》⑤。大小便血。好墨細末二錢,阿膠化湯調服,熱多者尤相宜。寇氏《本草衍義》⑥。卒淋不通。好墨燒一兩,爲末,每服一字,温水服之。《普濟方》⑦。赤白下痢。薑墨丸:用乾薑、好墨各五兩,爲末,醋漿和丸梧子大。每服三四十丸,米飲下,日夜六七服,愈。《肘後方》⑧。崩中漏下,青黃赤白,使人無子。好墨一錢,水服,日二服。《肘後方》⑨。墮胎血溢不止。墨三兩,

---

① 宗奭:《衍義》卷 14"墨" 松之煙也。世有以粟草灰偽爲者,不可用。須松煙墨方可入藥。然惟遠煙爲佳。今高麗國每貢墨於中國,不知用何物合和,不宜入藥。此蓋未達不敢嘗之義。又治大吐血,好墨細末二錢,以白湯化阿膠,清調稀稠得所,頓服。熱多者尤相宜。又鄜、延界内有石油,燃之煙甚濃,其煤可爲墨,黑光如漆,松煙不及。其《識文》曰:延川石液者,是不可入藥,當附於此。

② 開寶:見 425 頁注⑧。

③ 震亨:《衍义補遺》"墨" 屬金而有火,入藥甚助補性。墨當松煙爲之者,入藥能止血,及産後血運、崩中、卒下血,醋摩服之……

④ 梅師方:《證類》卷 13"墨" 《梅師方》治鼻衄出血多,眩冒欲死。濃研香墨,點入鼻孔中。

⑤ 外臺秘要:《證類》卷 13"墨" 《外臺秘要》:治天行毒病,衄鼻是熱毒血下數升者。取好墨末之,鷄子白丸如梧子。用生地黃汁下一二十丸,如人行五里再服。

⑥ 本草衍義:見本頁注①。

⑦ 普濟方:《普濟方》卷 215"卒淋" 黑金散:治卒淋不通。用好細墨燒,一兩,爲細散,每服一錢,以温水調下,不拘時候。

⑧ 肘後方:《證類》卷 13"墨" 《肘後方》……又方:治赤白痢。薑墨丸:乾薑、好墨(各五兩,篩),以醋漿和丸桐子大,服三十丸,加至四五十丸,米飲下,日夜可六七服……

⑨ 肘後方:《證類》卷 13"墨" 《肘後方》……又方:崩中漏下清黃赤白,使人無子。好墨末一錢匕服。

火燒醋淬三次，出火毒，没藥一兩，爲末，每服二錢，醋湯下。《普濟方》①。婦人難産。墨一寸，末之，水服立瘥。《肘後方》②。胎死腹中。新汲水磨金墨服之。《普濟方》③。胞衣不出，痛引腰脊。好墨，温酒服二錢。《肘後方》④。癰腫發背。醋磨濃墨塗四圍，中以猪膽汁塗之，乾又上，一夜即消。《趙氏方》⑤。客忤中惡。多於道間、門外得之，令人心腹絞痛脹滿，氣冲心胸，不即治殺人。搗墨，水和服二錢。《肘後方》⑥。飛絲入目。磨濃墨點之即出。《千金方》⑦。塵物入目。方同上。産後血運。心悶氣絶，以丈夫小便研濃墨一升服。《子母秘録》⑧。

釜臍墨《四聲》⑨

【釋名】釜月中墨《四聲》⑩、鐺墨《開寶》⑪、釜煤《綱目》、釜焰《綱目》、鍋底墨。【時珍曰】大者曰釜、曰鍋，小者曰鐺。

【氣味】辛，温，無毒。【主治】中惡蠱毒，吐血血運，以酒或水温服二錢。亦塗金瘡，止血生肌。《開寶》⑫。消食積，舌腫，喉痺，口瘡，陽毒發狂。時珍。

【發明】【頌⑬曰】古方治傷寒黑奴丸，用釜底墨、竈突墨、梁上塵三物同合諸藥，爲其功用相

---

① 普濟方：《普濟方》卷343“墮胎後血不出”　治妊娠墮胎後敗血不出。墨三兩，用炭火燒紅，以酸醋淬，如此三遍，以次瓦碗於淨地上合令冷，取出細研如粉　没藥一兩，別研末，右合研令極細，再羅過，每服二錢正，以煎醋調下，不拘時。
② 肘後方：《證類》卷13“墨”　《肘後方》……又方難産。墨一寸，末，水服之，立産。
③ 普濟方：《普濟方》卷343“下胎”　療下死胎方，又：用新汲水濃磨京墨服。
④ 肘後方：《證類》卷13“墨”　《肘後方》……又方治墜胎胞衣不出腹中，腹中疼痛，牽引腰脊痛。用好墨細研，每服非時温酒調下二錢匕。
⑤ 趙氏方：《普濟方》卷278“諸腫”　消腫毒：用好京墨醋磨，塗四圍，薑汁和猪膽塗毒上，乾即再塗效。（按：查邵以正《秘傳經驗方》、楊清叟《仙傳外科集驗方》等，均未見此方。故以《普濟方》所載爲源。）
⑥ 肘後方：《肘後方》卷1“救卒客忤死方”　客忤者，中惡之類也，多於道間門外得之，令人心腹絞痛脹滿，氣冲心胸，不即治亦殺人。救之方，又方：搗墨，水和服一錢匕。
⑦ 千金方：《證類》卷13“墨”　《千金方》治物落眼中不出。好墨清水研，銅箸點之即出。
⑧ 子母秘録：《證類》卷13“墨”　《子母秘録》治産後血暈，心悶氣絶。以丈夫小便濃研墨，服一升。
⑨ 四聲：《四聲本草》見《證類》卷5“伏龍肝”　蕭炳云：釜月中墨，一名釜臍上墨。
⑩ 四聲：見上注。
⑪ 開寶：《開寶》見《證類》卷5“鐺墨”　主蠱毒中惡，血暈吐血。以酒或水細研，温服之。亦塗金瘡，生肌止血。瘡在面，慎勿塗之，黑入肉如印，此鐺下墨是也。
⑫ 開寶：見上注。
⑬ 頌：《圖經》見《證類》卷5“石灰”　……竈中對釜月下黄土，名伏龍肝。竈額上墨，名百草霜，並主消化積滯，今人下食藥中多用之。鐺下墨、梁上塵，並主金創。屋塵煤，治齒齦腫出血。東壁土，主下部瘡，脫肛，皆醫家常用，故並見此。傷寒黑奴丸，用釜底墨、竈突墨、梁上塵三物，同合諸藥，蓋其功用，亦相近矣。

近耳。

【附方】舊七，新六。**卒心氣痛**。鐺墨二錢，熱小便調下。《千金方》①。**中惡心痛**。
鐺墨五錢，鹽一錢，研勻，熱水一錢調下。《千金方》②。**轉筋入腹**。釜底墨末，和酒服一錢。
《肘後方》③。**霍亂吐下**。鍋底墨煤半錢，竈額上墨半錢，百沸湯一盞，急攪數千下，以盌覆之，通
口服一二口，立止。《經驗方》④。**吐血咯血**。鍋底墨炒過，研細，井華水服二錢，連進三服。
《濟急方》⑤。**婦人逆產**。以手中指取釜下墨，交畫兒足下，即順。《千金方》⑥。**產血不下**。
鍋底墨煙，熱酒服二錢。《生生編》⑦。**舌卒腫大**，如豬脬狀，滿口，不治殺人。釜墨和酒塗之。
《千金方》⑧。**鼻氣壅塞**。水服釜墨一錢。《千金方》⑨。**鼻中息肉**。方同上，三五日愈。
《普濟方》⑩。**聤耳膿血**。月下灰吹滿耳，深入無苦，即自出。《肘後方》⑪。**小兒口瘡**。釜
底墨，時時搽之。《普濟方》⑫。**手搔瘡腫作膿**。用鍋臍墨研細，清油調搽。《簡便方》⑬。

百草霜《綱目》

【釋名】竈突墨《綱目》、竈額墨。【時珍曰】此乃竈額及煙爐中墨烟也。其質輕細，故
謂之霜。

---

① 千金方：《證類》卷5"鐺墨"　《千金方》……又方治心痛，取鐺墨以熱小便調下二錢匕。
② 千金方：《千金方》卷17"飛尸鬼疰第八"　治卒得惡疰，腹脹，墨奴丸方：釜下墨一合　鹽二合，
　右二味，合治下，以水一升半，煮取八合，一服令盡，須臾吐下，即瘥。
③ 肘後方：《肘後方》卷2"治卒霍亂諸急方"　若轉筋入腸中，如欲轉者，又方：釜底墨末，酒服之，
　瘥。
④ 經驗方：《證類》卷5"鐺墨"　《經驗方》治霍亂。取鍋底墨煤少許，只半錢已下。又於竈額上取
　少許，以百沸湯一盞，投煤其中，急攪數十下，用碗蓋之，汗出，通口微呷一兩口，吐瀉立止。
⑤ 濟急方：《仙傳外科》卷10"救解諸毒傷寒雜病一切等证"　吐血咯血……又方：鍋底墨煨過，研
　細，井花水調下。
⑥ 千金方：《千金方》卷2"逆生"　治逆生及橫生不出，手足先見者，又方：經手中指取釜底墨，交畫
　兒足下，即順生。
⑦ 生生編：（**按**：僅見《綱目》引録。）
⑧ 千金方：《證類》卷5"鐺墨"　《千金方》……又方：治舌卒腫如豬胞狀，滿口，不治須臾死。以釜
　墨和酒塗舌下，立瘥。
⑨ 千金方：《證類》卷5"鐺墨"　《千金方》臭氣，鼻氣壅塞不通方　水服釜墨末。
⑩ 普濟方：《普濟方》卷56"鼻中生息肉"　治鼻中息肉，黑靨，又方出《聖惠方》：用釜底墨，細篩，水
　服之，三五日瘥。
⑪ 肘後方：《肘後方》卷6"治卒耳聾諸病方第四十四"　聤耳，耳中痛，膿血出方：月下灰吹滿耳，令
　深入無苦，即自出。
⑫ 普濟方：《普濟方》卷365"口瘡等疾"　治孩子口內瘡：右以鍋底墨細研，無時，指頭摛擦之。
⑬ 簡便方：《奇效單方》卷下"廿三雜治"　一腳面搔破，作膿腫痛，用：鍋臍墨秀，研細，清油調搽。

【氣味】辛，溫，無毒。【主治】消化積滯，入下食藥中用。蘇頌①。止上下諸血，婦人崩中帶下、胎前產後諸病，傷寒陽毒發狂，黃疸，瘧痢，噎膈，咽喉口舌一切諸瘡。時珍。

【發明】【時珍曰】百草霜、釜底墨、梁上倒掛塵，皆是煙氣結成，但其體質有輕虛結實之異。重者歸中下二焦，輕者入心肺之分。古方治陽毒發狂黑奴丸，三者並用，而內有麻黃、大黃，亦是攻解三焦結熱，兼取火化從治之義。其消積滯，亦是取其從化，故疸膈瘧痢諸病多用之。其治失血胎產諸病，雖是血見黑則止，亦不離從化之理。

【附方】新二十。衄血不止②。百草霜末吹之，立止也。衄血吐血。劉長春《經驗方》③治吐血及傷酒食醉飽，低頭掬損肺臟，吐血汗血，口鼻妄行，但聲未失者。用鄉外人家百草霜末，糯米湯服二錢。○一方：百草霜五錢，槐花末二兩，每服二錢，茅根湯下。齒縫出血。百草霜末摻之，立止。《集簡方》。婦人崩中。百草霜二錢，狗膽汁拌勻，分作二服，當歸酒下。《經驗方》④。胎動下血，或胎已死。百草霜二錢，樗灰一錢，伏龍肝五錢，爲末，每服一二錢，白湯入酒及童尿調下。《筆峰雜興方》⑤。胎前產後，逆生橫生，瘦胎，產前產後虛損，月候不調，崩中。百草霜、白芷等分，爲末，每服二錢，童子小便、醋各少許調勻，熱湯化服，不過二服。《杜壬方》⑥。婦人白帶。百草霜一兩，香金墨半兩，研末，每服三錢，豬肝一葉，批開，入藥在內，紙裹煨熟，細嚼，溫酒送之。《永類方》⑦。臟毒下血。百草霜五錢，以米湯調，露一夜，次早空心服。邵真人《經驗方》⑧。暴作瀉痢。百草霜末，米飲調下二錢。《續十全方》⑨。一切痢下初起。一服如神，名鐵刷丸。百草霜三錢，金墨一錢，半夏七分，巴豆煮十四粒，研勻，黃蠟三錢，同香油化開，和

---

① 蘇頌：《圖經》見《證類》卷5"石灰" ……竈額上墨，名百草霜，並主消化積滯，今人下食藥中多用之。……

② 衄血不止：（按：原無出處，今未溯得其源。）

③ 經驗方：《得效方》卷7"失血" 黑神散：治大吐血，及傷酒食飽，低頭掬損，吐血至多，並血妄行，口鼻中俱出，但聲未失，無有不效。百草霜（村中燒草鍋底煤最妙），不拘多少，羅細爲末，每服一錢，糯米飲調下……（按：劉長春《經驗方》即邵以正《秘傳經驗方》之誤。今查《秘傳經驗方》，未見此方。另溯其源。）

④ 經驗方：《證類》卷5"煅竈灰" 《經驗方》治婦人崩中。用百草霜二錢，狗膽汁一處拌勻，分作兩服，以當歸酒調下。

⑤ 筆峰雜興方：（按：書佚，無可溯源。）

⑥ 杜壬方：《證類》卷5"煅竈灰" 《杜壬方》治逆生，橫生，瘦胎，妊娠產前、產後虛損，月候不調，崩中。百草霜、白芷等分末。每服二錢，童子小便、醋各少許調勻，更以熱湯化開服，不過二服即差。

⑦ 永類方：《永類鈐方》卷15"崩中赤白帶下" 治白帶：用百草霜一兩，香金墨半兩，打和，每三錢，豬肝半掌大，擗開入藥，紙裹煨熟，細嚼，酒送下。

⑧ 經驗方：《秘傳經驗方》 治便紅臟毒，用百草霜五錢，以米湯露一宿，次日早空心服之。

⑨ 續十全方：《證類》卷5"煅竈灰" 《續十全方》：治暴瀉痢。百草霜末，米飲調下二錢。

成劑。量大小，每服三五丸，或四五十丸，薑湯下。《瀂江方》①。**小兒積痢**。駐車丸：用百草霜二錢，巴豆煨去油一錢，研勻，以飛羅麪糊和丸綠豆大。每服三五丸。赤痢甘草湯下，白痢米飲下，紅白薑湯下。《全幼心鑑》②。**挾熱下痢**膿血。竈突中墨、黃連各一兩，爲末，每酒下二錢，日二服。《聖惠方》③。**寒熱瘧疾**。方見"鉛丹"下。**魘寐卒死**。鍋底墨，水灌二錢，并吹鼻。《醫說》④。**尸厥不醒**，脉動如故。竈突墨彈丸，漿水和飲。仍針百會、足大趾中趾甲側。《千金方》⑤。**咽中結塊**，不通水食，危困欲死。百草霜，蜜和丸芡子大，每新汲水化一丸灌下，甚者不過二丸，名百靈丸。《普濟方》⑥。**鼻瘡膿臭**。百草霜末，冷水服二錢。《三因方》⑦。**白禿頭瘡**。百草霜和豬脂塗之。《簡便方》⑧。**頭瘡諸瘡**。以醋湯洗净，百草霜入膩粉少許，生油調塗，立愈。《證類本草》⑨。**㿔疽出汗**，着手足肩背，累累如米。用竈突墨、竈屋塵、釜下土研勻，水一斗，煮三沸，取汁洗，日三四度。《外臺秘要》⑩。

<h2 style="text-align:center">梁上塵《唐本草》⑪</h2>

【釋名】倒掛塵名烏龍尾《綱目》、煙珠。

---

① 瀂江方：(**按**：書佚，無可溯源。)
② 全幼心鑑：《全幼心鑑》卷4"痢"　駐車圓：治嬰孩小兒赤白痢不止。百草霜(二錢)　巴豆(煨熟去殼、心膜、油，一錢)，右爲極細末，飛羅麪煮糊圓如黍米大。赤痢用甘草煎湯，白痢米飲，紅白痢生薑煎湯，令前服。
③ 聖惠方：《聖濟總録》卷75"熱痢"　治挾熱痢，多下赤膿，黃連散方：黃連去須　竈突中黑塵各一兩，右二味搗羅爲細末，每服二錢匕，温酒調，空心服，日再。(**按**：《聖惠方》查無此方，《綱目》錯引。)
④ 醫說：(**按**：《醫說》未見此方，待考。)
⑤ 千金方：《千金方》卷8"風懿"　凡屍厥而死脉動如故，此陽脉下附，陰脉右爭，氣閉故也，針百會入三分，補之，炙熨斗熨兩脅下。又竈突墨彈丸大，漿水和飲之。又針足中趾頭去甲如韭葉，又刺足大趾甲下內側去甲三分。
⑥ 普濟方：《普濟方》卷64"咽喉不利"　百霜圓：治咽喉中結塊核，不通水食，危困欲死者，大效。右用釜底百草霜，不拘多少，研細，蜜和爲圓龍眼大，每一圓，新汲水化開灌下，甚者不過三圓即愈。
⑦ 三因方：《得效方》卷10"鼻病"　治久患鼻膿極臭者：右以百草霜末，冷水調服。(**按**：《三因極一病證方論》查無此方，今另溯其源。)
⑧ 簡便方：《奇效單方》卷下"廿二小兒"　治白禿，以隔宿豬脂和百草霜塗之。
⑨ 證類本草：《證類》卷5"煅竈灰"　治療：頭瘡及諸熱瘡。先用醋少許和水，淨洗去痂，再用温水洗，裏乾，百草霜細研，入膩粉少許，生油調塗，立愈。
⑩ 外臺秘要：《外臺》卷第24"㿔疽方十六首"　《千金》疗㿔疽著手足肩背，累累如米起，色白，刮之汁出，愈復發方。又方：竈室塵　竈突中墨　竈釜底土各一升，右三味合研令勻，以清水一斗，煮三沸，取汁洗瘡，日二三度。
⑪ 唐本草：《唐本草》見《證類》卷5"梁上塵"　……主腹痛噎，中惡，鼻衄，小兒軟瘡。

【修治】【𢾟①曰】凡梁上塵，須去煙火大遠，高堂殿上者，拂下，篩净末用。【時珍曰】凡用倒掛塵，燒令煙盡，篩取末入藥。雷氏所説，似是梁上灰塵，今人不見用。

【氣味】辛、苦，微寒，無毒。【大明②曰】平。【主治】腹痛，噎膈，中惡，鼻衄，小兒軟瘡。《唐本》③。食積，止金瘡血出，齒齗出血。時珍。

【附方】舊七，新十二。翻胃吐食。梁上塵，黑驢尿調服之。《集簡方》。霍亂吐利。屋下倒掛塵，滾湯泡，澄清服，即止。《衛生易簡方》④。小便不通。梁上塵二指撮，水服之。《外臺秘要》⑤。大腸脱肛。烏龍尾，即梁上塵，同鼠屎燒烟于桶内，坐上熏之，數次即不脱也。《濟急》⑥。喉痺乳蛾。烏龍尾、枯礬、豬牙皂莢以鹽炒黄，等分，爲末，或吹或點皆妙。《孫氏集效方》⑦。牙疼嗜鼻。壁上掃土，用鹽炒過，爲末，隨左右嗜鼻。《普濟方》⑧。鼻中息肉。梁塵吹之。《普濟方》⑨。夜卧魘死。勿用火照，急取梁塵納鼻中，即活。《瑣碎録》⑩。卒自縊死。梁上塵如豆大，各納一筒中，四人同時極力吹兩耳及鼻中，即活。《外臺秘要》⑪。經血不止。烏龍尾炒煙盡，荆芥穗各半兩，爲末，每服二錢，茶下。《聖濟録》⑫。婦人胎動，日月未足欲産。梁上塵、竈突墨等分，酒服方寸匕。《千金方》⑬。橫生逆産。梁上塵，酒服方寸匕。

---

① 𢾟：《炮炙論》見《證類》卷5"梁上塵"　雷公云：凡使，須去煙火遠，高堂殿上者，拂下，篩用之。

② 大明：《日華子》見《證類》卷5"梁上塵"　平，無毒。

③ 唐本：見430頁注⑪。

④ 衛生易簡方：《衛生易簡方》卷2"霍亂"　治霍亂吐瀉：用屋下倒掛塵，滾湯泡，澄清服之。大忌飲食，入腹則死。吃冷水不妨，不可吃湯。

⑤ 外臺秘要：《外臺》卷27"胞轉方一十五首"　又療小便忍久致胞轉方，又方：取梁上塵三指撮，以水服之，神效。

⑥ 濟急：《仙傳外科》卷10"救解諸毒傷寒雜病一切等證"　治脱肛，烏龍尾即梁上塵，同鼠糞和之，燒煙於桶内，令坐其上熏之，數遍即不脱矣。

⑦ 孫氏集效方：（按：《三豐張真人神速萬應方》未見此方，未能溯得其源。）

⑧ 普濟方：《普濟方》卷66"牙齒疼痛"　治牙疼方，又方：用壁上掃土，用鹽炒過，爲末，左右鼻内嗜之。

⑨ 普濟方：（按：《普濟》未見此方，未能溯得其源。）

⑩ 瑣碎録：《醫説》卷5"心疾健忘·夜魘"　夜魘之人，急取梁上塵内鼻中，即醒。戒以燈照之。（《鎖碎録》）

⑪ 外臺秘要：《千金方》卷25"卒死"　治自縊死方，又方：梁上塵如大豆，各納一小竹筒中，四人各捉一個，同時吹兩耳、兩鼻，即活。（按：此方《證類》卷5"梁上塵"引自《外臺》。然《外臺》卷28"自縊死方"云出《千金》。今以《千金方》爲源。）

⑫ 聖濟録：《聖濟總録》卷152"經血暴下"　治婦人經血不止，二勝散方：荆芥穗、烏龍尾炒煙盡，各半兩，右二味搗羅爲散，每服二錢匕，茶清調下。

⑬ 千金方：《千金方》卷2"逆生第七"　治橫生及足先出者方：取梁上塵、竈突墨，酒服之。

《子母秘録》①。**婦人妬乳**。醋和梁上塵塗之。《千金方》②。**石癰不膿**。梁上塵灰、葵根莖灰等分，用醋和傅之。《千金方》③。**發背腫痛**。厨内倒弔塵，爲末，以生葱極嫩心同搗膏，傅之留頂，一日一換，乾則以水潤之。《瀕湖集簡方》。**無名惡瘡**。梁上倒掛塵二條，韭地蚯蚓泥少許，生蜜和，捻作餅如錢大，陰乾，用蜜水調，頻傅之。《楊起簡便方》④。**小兒頭瘡**，浸淫成片。梁上塵和油瓶下滓，以皂莢湯洗後塗之。《子母秘録》⑤。**小兒赤丹**。屋塵和臘猪脂傅之。《千金方》⑥。**老嗽不止**。故茅屋上塵年久着煙火者，和石黄、款冬花、婦人月經衣帶，爲末，水和塗茅上，待乾，入竹筒中燒煙吸嚥，無不瘥也。《陳藏器本草》⑦。

門臼塵《綱目》

【主治】止金瘡出血。又諸般毒瘡，切蒜蘸擦，至出汗即消。時珍。

寡婦牀頭塵土《拾遺》⑧

【主治】耳上月割瘡，和油塗之。藏器⑨。

瓷甌中白灰《拾遺》⑩

【集解】【藏器⑪曰】瓷器物初燒時，相隔皆以灰爲泥，然後燒之。但（爲）〔看〕瓷裏有灰，即收之備用。

---

① 子母秘録:《證類》卷5"梁上塵"　《子母秘録》治橫生不可出:梁上塵，酒服方寸匕，亦治倒生。
② 千金方:《證類》卷5"梁上塵"　《千金方》妬乳，梁上塵醋和塗之。亦治陰腫。
③ 千金方:《千金方》卷22"癰疽第二"　治石癰堅如石，不作膿者方……又方:梁上塵、葵根莖灰〔等分〕，右二味醋和敷之，即瘥。
④ 楊起簡便方:《奇效單方》卷上"十二瘡瘍"　治無名惡瘡:梁上塵（兩條到掛者）、蚯蚓泥（少許，韭地者），右用生蜜和，撚作餅如錢大，陰乾。如用，以蜜水調敷。
⑤ 子母秘録:《證類》卷5"梁上塵"　《子母秘録》……又方治小兒頭瘡。梁上塵和油，取瓶下滓，以皂莢湯洗後塗上。
⑥ 千金方:《千金方》卷22"丹毒第四"　治小兒赤丹斑駁方，又方:屋塵和臘月猪脂敷之。
⑦ 陳藏器本草:《證類》卷4"四十種陳藏器餘·故茅屋上塵"　無毒。主老嗽，取多年煙火者，拂取上塵，和石黄、款冬花、婦人月經衣帶，爲末，以水和，塗于茅上，待乾，內竹筒子中，燒一頭，以口噙之，入咽喉，數數咽之，無不差也。
⑧ 拾遺:《證類》卷4"四十種陳藏器餘·寡婦床頭塵土"　主人耳上月割瘡，和油塗之效也。
⑨ 藏器:見上注。
⑩ 拾遺:《證類》卷4"四十種陳藏器餘·瓷甌中裹白灰"　主游腫，醋磨傅之。瓷器物初燒時，相隔皆以灰爲泥，然後燒之。甌，瓷也，但看裏有，即收之。
⑪ 藏器:見上注。

【主治】遊腫，醋摩傅之。藏器①。

香爐灰《綱目》

【主治】跌撲金刃傷損，罨之，止血生肌。○香爐岸，主疥瘡。時珍。

鍛竈灰《別録》②下品

【集解】【弘景③曰】此鍛鐵竈中灰爾，兼得鐵力故也。

【主治】癥瘕堅積，去邪惡氣。《別録》④。【恭⑤曰】療暴癥有效。古方貳車丸中用之。

【附方】新一。產後陰脱。鐵爐中紫塵、羊脂，二味和勻，布裹炙熱，熨推納上。《徐氏胎産方》⑥。

冬灰《本經》⑦下品

【釋名】【宗奭⑧曰】諸灰一爇而成，其體輕力劣，惟冬灰則經三四月方撤爐，其灰既曉夕燒灼，其力全燥烈而體益重故也。

【集解】《別録》⑨曰】冬灰，生方谷川澤。【弘景⑩曰】此即今浣衣黃灰爾，燒諸蒿藜積聚煉作之，性亦烈，荻灰尤烈。【恭⑪曰】冬灰本是藜灰，餘草不真。又有青蒿灰、柃灰，一作苓字，乃燒木

---

① 藏器：見 432 頁注⑩。
② 別録：《證類》卷 5《別録》見“煅竈灰” 主癥瘕堅積，去邪惡氣。
③ 弘景：《集注》見《證類》卷五“煅竈灰” 陶隱居云：即今煅鐵竈中灰爾，兼得鐵力。以療暴癥，大有效。
④ 別録：見本頁注②。
⑤ 恭：《唐本草》見《證類》卷 5“煅竈灰” ……貳車丸用之。
⑥ 徐氏胎産方：《急救仙方》卷 2“産後諸疾品” 治産後生腸不收……又方：發鐵爐中紫塵、羊脂二味，攪令稠，布裹炙熱熨，推納之差。
⑦ 本經：《本經》《別録》見《證類》卷 5“**冬灰**” <mark>味辛，微温，主黑子，去疣息肉，疽蝕疥瘙。一名</mark><mark>藜灰。</mark>生方谷川澤。
⑧ 宗奭：《衍義》卷 6“冬灰” 諸家止解灰而不解冬，亦其闕也。諸灰一烘而成，惟冬灰，則經三、四月方徹爐。灰既曉夕燒灼，其力得不全燥烈乎？而又體益重。今一爇而成者體輕，蓋火力劣，故不及冬灰耳。
⑨ 別録：見本頁注⑦。
⑩ 弘景：《集注》見《證類》卷 5“冬灰” 陶隱居云：此即今浣衣黃灰爾，燒諸蒿、藜，積聚煉作之，性亦烈，又荻灰尤烈。欲銷黑志、疣贅，取此三種灰和水蒸以點之即去，不可廣用，爛人皮肉。
⑪ 恭：《唐本草》見《證類》卷 5“冬灰” 《唐本》注云：桑薪灰，最入藥用，療黑子、疣贅，功勝冬灰。用煮小豆，大下水腫。然冬灰本是藜灰，餘草不真。又有青蒿灰，燒蒿作之。柃灰，燒木葉作。併入染用，亦堪蝕惡肉。柃灰一作苓字。

葉作。並入染家用,亦蝕惡肉。【時珍曰】冬灰乃冬月竈中所燒薪柴之灰也。專指作蒿藜之灰,亦未必然。原本一名藜灰,生方谷川澤,殊爲不通。此灰既不當言川澤,又豈獨方谷乃有耶？今人以灰淋汁,取鹼浣衣,發麪令晳,治瘡蝕惡肉,浸藍澱染青色。

【氣味】辛,微溫,有毒。

【主治】去黑子、肬、瘜肉、疽蝕疥瘙。《本經》①。煮豆食,大下水腫。蘇恭②。醋和熱灰,熨心腹冷氣痛及血氣絞痛,冷即易。藏器③。治犬咬,熱灰傅之。又治溺死、凍死,蝕諸癰疽惡肉。時珍。

【發明】【時珍曰】古方治人溺水死,用竈中灰一石埋之,從頭至足,惟露七孔,良久即甦。凡蠅溺水死,試以灰埋之,少傾即便活,甚驗。蓋灰性暖而能拔水也。

【附方】新七。人溺水死。方見上。墮水凍死只有微氣者。勿以火炙,用布袋盛熱灰,放在心頭,冷即換,待眼開,以溫酒與之。《普濟方》④。陰冷疼悶,冷氣入腹,腫滿殺人。醋和熱灰,頻熨之。《千金方》⑤。湯火傷灼。餅爐中灰,麻油調傅,不得著水,仍避風。寇氏《衍義》⑥。犬咬傷人。苦酒和灰傅之,或熱湯和之。《千金方》⑦。

石鹼《補遺》⑧

【釋名】灰鹼、花鹼。【時珍曰】狀如石,類鹼,故亦得鹼名。

【集解】【時珍曰】石鹼,出山東濟寧諸處。彼人采蒿蓼之屬,開窖浸水,漉起晒乾燒灰,以原水淋汁,每石引入粉麪二三斤,久則凝淀如石,連汁貨之四方,澣衣發麪,甚獲利也。他處以竈灰淋濃汁,亦去垢發麪。

---

① 本經:見 433 頁注⑦白字。
② 蘇恭:見 433 頁注⑪。
③ 藏器:《拾遺》見《證類》卷 5"冬灰" ……陳藏器云:桑灰,本功外,去風血癥瘕塊。又主水陰淋,取醲汁作食,服三五升。又取鱉一頭,治如食法,以桑灰汁煎如泥,和諸症瘕藥重煎,堪丸,衆手撚成。日服十五丸,症瘕痃癖無不差者。其方文多,不具載。
④ 普濟方:《聖惠方》卷 56"治凍死諸方" 治凍死方:右以(大)〔火〕器中多熬灰,使暖囊盛,以(搏)〔敷〕其心,冷即更易,心暖氣通,目則得轉,口乃亦開,可與溫酒,服清粥,稍稍咽之,即活。若不先溫其心,便將火炙其身,冷氣與火相搏急,即不活也。(按:《普濟方》卷 255"凍死"引同方出《聖惠方》。)
⑤ 千金方:《千金方》卷 24"陰癩" 有人陰冷,漸漸冷氣入陰囊,腫滿恐死,日夜疼悶,《外臺》作夜即痛悶,不得眠方,又方:醋和熱灰熨之。
⑥ 衍義:《衍義》卷 6"冬灰" 又湯火灼,以餅爐中灰細羅,脂麻油調,羽掃,不得著水,仍避風。
⑦ 千金方:《千金方》卷 25"蛇毒第二" 治凡犬齧人方:又方:以沸湯和灰,壅瘡上。又方:以苦酒和灰塗瘡中。
⑧ 補遺:《衍義補遺・鹵鹹》 一名鹹,或作鹼。去濕熱,消痰,磨積塊。洗滌垢膩。量虛實用之,若過服則頓損人。又云:石鹼、阿魏,皆消磨積塊。

【氣味】辛、苦，温，微毒。

【主治】去濕熱，止心痛，消痰，磨積塊，去食滯，洗滌垢膩，量虛實用，過服損人。震亨①。殺齒蟲，去目瞖，治噎膈反胃。同石灰爛臕肉，潰癰疽瘰癧，去瘀肉，點痣黶疣贅痔核，神效。時珍。

【附方】新六。多年反胃。方見"鉛"下。消積破氣。石鹼三錢，山查三兩，阿魏五錢，半夏皂莢水制過一兩，爲末，以阿魏化醋煮糊丸服。《摘玄方》②。一切目疾。白鹼揀去黑碎者，厚紙七層，包掛風處，四十九日取，研極細，日日點之。《普濟方》③。拳毛倒睫。用刀微劃動，以藥泥眼胞上，睫自起也。石鹼一錢，石灰一錢，醋調塗之。《摘玄方》④。蟲牙疼痛。花鹼填孔內，立止。《儒門事親》⑤。痣黶疣贅。花鹼、礦灰，以小麥稭灰汁煎二味令乾，等分爲末，以針刺破，水調點之，三日三上，即去，須新合乃效。《聖濟録》⑥。

---

① 震亨：見 434 頁注⑧。
② 摘玄方：《丹溪摘玄》卷 10"積聚門" 小阿魏丸：山楂（三兩）、石城（三錢）、半夏（一兩，皂角水浸，去皂角，末之）、阿魏（五錢，醋化如糊），右末之，以阿魏醋煮如糊，丸菉豆大。
③ 普濟方：《普濟方》卷 86"一切眼疾雜治" 神仙一點散出《海上方》：治一切患眼，諸藥不效者。以清白鹼，黑碎者不用，不拘多少，以七數爲則，去邊頭不用，取純乾淨者，以好厚紙七層包了，拴縛掛在當風處，待風化，四十九日取下，要乾，研細，取半粒綠豆大，點眼。
④ 摘玄方：（按：《丹溪摘玄》未見此方，未能溯得其源。）
⑤ 儒門事親：《儒門事親》卷 15"口齒咽喉第二" 又方治牙疼，花（減）〔城〕填牙坑，痛立止。
⑥ 聖濟録：《普濟方》卷 51"黶痣" 治去痣黶小瘤子方：用石灰、化鹼（各等分），爲細末，先以針挑破，却用水調藥，點上些小在患處，三日三上即去。如無減，用麥杆灰、灶灰淋水，同石灰調，依前用。一方：天色冷，温用。（按：《聖濟總録》查無此方，另溯其源。）

本草綱目金石部目録第八卷

李時珍曰:石者,氣之核,土之骨也。大則爲岩巖,細則爲砂塵。其精爲金爲玉,其毒爲礜爲碙。氣之凝也,則結而爲丹青;氣之化也,則液而爲礬汞。其變也:或自柔而剛,乳鹵成石是也;或自動而静,草木成石是也。飛走含靈之爲石,自有情而之無情也;雷震星隕之爲石,自無形而成有形也。大塊資生,鴻鈞爐鞴,金石雖若頑物,而造化無窮焉。身家攸賴,財劑衛養。金石雖曰死瑶,而利用無窮焉。是以《禹貢》《周官》列其土産,《農經》《軒典》詳其性功,亦良相、良醫之所當注意者也。迺集其可以濟國却病者一百六十種,爲金石部。分爲四類:曰金,曰玉,曰石,曰鹵。舊本玉石部三品,共二百五十三種。今併入二十八種,移三十二種入水部,三十九種入土部,三種入服器部,一種入介部,一種入人部。

《神農本草經》四十一種_{梁‧陶弘景註}　《名醫別録》三十二種_{同上}

《唐本草》一十四種_{唐‧蘇恭}　　《本草拾遺》一十七種_{唐‧陳藏器}

《藥性本草》一種_{唐‧甄權}　　《開寶本草》九種_{宋‧馬志}

《嘉祐本草》八種_{宋‧掌禹錫}　　《圖經本草》三種_{宋‧蘇頌}

《日華本草》八種_{宋人大明}　　《證類本草》一種_{宋‧唐慎微}

《本草綱目》二十六種_{明‧李時珍}

【附註】魏‧李當之《藥録》　《吳普本草》　　宋‧雷斅《炮炙》

齊‧徐之才《藥對》　唐‧孫思邈《千金》　李珣《海藥》

唐‧楊損之《删繁》　蕭炳《四聲》　　蜀‧韓保昇《重註》

宋‧寇宗奭《衍義》　陳承《別説》　　金‧張元素《珍珠囊》

元‧李杲《法象》　　王好古《湯液》　朱震亨《補遺》

明‧汪機《會編》　　徐用誠《發揮》　王綸《集要》

金石之一　金類二十八種

金《別録》　　　銀《別録》○黄銀、烏銀附　錫悋脂《綱目》○即銀礦　銀膏《唐本》

朱砂銀《日華》赤銅《唐本》　　　自然銅《開寶》　　　銅礦石《唐本》

銅青《嘉祐》　　鉛《日華》　　　　鉛霜《日華》　　　　粉錫《本經》○即胡粉

鉛丹《本經》○即黃丹　密陀僧《唐本》　錫《拾遺》　　　　古鏡《拾遺》

古文錢《日華》銅弩牙《別録》　諸銅器《綱目》○銅盆、鈷鉧、秤錘、銅匙、銅甌、銅器汗

鐵《本經》　　　鋼鐵《別録》　　　鐵落《本經》　　　鐵精《本經》

鐵華粉《開寶》鐵鏽《拾遺》　　　鐵熱《拾遺》　　　鐵漿《拾遺》

諸鐵器《綱目》○鐵杵、秤錘、鐵斧、鐵刀、刀鐶、剪刀股、故鋸、布針、箭鏃、鑰匙、鐵釘、鐵鏵、

鐵犁、車轄、馬銜、馬鐙

右附方舊五十二,新一百八十三。

石之二　玉類一十四種

玉《別録》　　　白玉髓《別録》　　　青玉《別録》○璧玉、玉英、合玉石附

青琅玕《本經》　珊瑚《唐本》　　　馬腦《嘉祐》　　　寶石《綱目》

玻瓈《拾遺》　　水精《拾遺》○水珠、硬石附　琉璃《拾遺》　　雲母《本經》

白石英《本經》　紫石英《本經》　　菩薩石《日華》

右附方舊一十二,新一十八。

本草綱目金石部第八卷

金石之一　金類二十八種

金《別録》①中品【校正】併入《拾遺·金漿》②。

【釋名】黃牙《鏡源》③、太真。【時珍曰】按許慎《説文》④云：五金黃爲之長，久埋不生衣，百鍊不輕，從革不違，生於土，故字左右注，象金在土中之形。《爾雅》⑤云：黃金謂之（盪）〔鐛〕，美者謂之鏐，餅金謂之鈑，絕澤謂之銑。獨孤滔⑥云：天生牙謂之黃牙。梵書謂之蘇伐羅。【弘景⑦曰】仙方名金爲太真。

【集解】【《別録》⑧曰】金屑生益州，采無時。【弘景⑨曰】金之所生，處處皆有。梁、益、寧三州多有，出水沙中，作屑，謂之生金。建平、晉安亦有金沙，出石中，燒鎔鼓鑄爲碢，雖被火亦未熟，猶

---

① 別録：《別録》見《證類》卷4"金屑"　味辛，平，有毒。主鎮精神，堅骨髓，通利五藏，除邪毒氣，服之神仙。生益州。採無時。
② 拾遺：《證類》卷3"三十五種陳藏器餘·金漿"　味辛，平，無毒。主長生神仙。久服腸中盡爲金色。
③ 鏡源：《丹房鑑源》卷上"金銀篇第一"　麩金出漢江、昌江、五溪，或如芯子形。新羅金帶青色。怯甚有僞者，銀作却鞴了，白色若鍮石者，燒黑天生牙此是也。亦曰黃牙。
④ 説文：《説文·金部》　五色金也，黃爲之長。久薶不生衣，百鍊不輕，從革不違，西方之行，生於土，從土左右注，象金在土中形。今聲，凡金之屬皆从金居音切。
⑤ 爾雅：《爾雅》卷上"釋器第六"　……黃金謂之鐛，其美者謂之鏐。白金謂之銀，其美者謂之鐐。……餅金謂之鈑。……絕澤謂之銑。
⑥ 獨孤滔：見本頁注③。
⑦ 弘景：《集注》見《證類》卷4"金屑"　陶隱居云：金之所生，處處皆有，梁、益、寧三州多有，出水沙中，作屑，謂之生金。辟惡而有毒，不煉服之殺人。建平、晉安亦有金砂，出石中，燒熔鼓鑄爲鍋，雖被火亦未熟，猶須更煉。高麗、扶南及西域外國成器皆煉熟，可服。《仙經》：以醯、蜜及豬肪、牡荊、酒輩，煉餌柔軟，服之神仙。亦以合水銀作丹砂外，醫方都無用者，當是慮其有毒故也。《仙方》名金爲太真。
⑧ 別録：見本頁注①。
⑨ 弘景：見本頁注⑦。

須更鍊。高麗、扶南及西域外國成器,皆鍊熟可服。【藏器①曰】生金生嶺南夷獠峒穴山中,如赤黑碎石、金鐵屎之類。南人云:毒蛇齒落在石中。又云:蛇屎着石上,及鳩鳥屎着石上皆碎,取毒處爲生金,有大毒,殺人。本草言黃金有毒,誤矣。生金與黃金全別也。常見人取金,掘地深丈餘,至紛子石,石皆一頭黑焦,石下有金,大者如指,小者猶麻豆,色如桑黃,咬時極軟,即是真金。夫匠竊而吞者,不見有毒。其麩金出水沙中,氈上淘取,或鵝鴨腹中得之。即便打成器物,亦不重鍊。煎取金汁,便堪鎮心。【志②曰】今醫家所用,皆鍊熟金薄及以水煮金器取汁用之,則無毒矣。皇朝收復嶺表,詢訪彼人,並無蛇屎之説,藏器傳聞之言,非矣。【頌③曰】今饒、信、南劍、(澄)〔登〕州所出,采亦多端,或有若山石狀者,若米豆粒者,此類皆未經火,並爲生金。【珣④曰】《山海經》所説諸山出金極多,不能備録。《廣州記》云:大食國出金最多,貨易並用金錢。《異物志》云:金生麗水。又蔡州瓜子金,雲南出顆塊金,在山石間采之。黔南、遂府、吉州水中,並産麩金。《嶺表録》云:五嶺內富州、賓州、澄州、涪縣江溪河皆産金。居人多養鵝鴨取屎,以淘金片,日得一兩或半兩,有終日不獲一星者。其金夜明。【宗奭⑤曰】顆塊金,即穴山至百十尺,見伴金石,定見金也。其石褐色,一頭如火燒黑之狀,其金色深赤黃。麩金,即在江沙水中淘(沃)〔汰〕而得,其色淺黃。皆是生金,得之皆當鑄鍊。麩金耗多。入藥當用塊金,色既深,則金氣足餘。須防藥制成及點化者,此等焉得有造化之氣。如紫雪之類,用金煮汁,蓋假其自然之氣爾。又東南金色深,西南金色淡,亦土地所宜也。【時珍曰】金有山金、沙金二種。其色七青、八黃、九紫、十赤,以赤爲足色。和銀者性柔,試石則有

① 藏器:《拾遺》見《證類》卷3"三十五種陳藏器餘·諸金" 有毒。生金有大毒。藥人至死。生嶺南夷獠洞穴山中,如赤黑碎石,金鐵屎之類。南人云:毒蛇齒脱在石中。又云:蛇著石上。又鳩屎著石上皆碎,取毒處爲生金,以此爲雌金,有毒;雄黃亦有毒。生金皆同此類。人中金藥毒者,用蛇解之。其候法在金蛇條中。《本經》云:黃金有毒,誤甚也。生金與彼黃金全別也。/《證類》卷4"金屑" 今注……按陳藏器《拾遺》云,嶺南人云生金是毒蛇屎,此有毒。常見人取金,掘地深丈餘,至紛子石,石皆一頭黑焦,石下有金,大者如指,小猶麻豆,色如桑黃,咬時極軟,即是真金。夫匠竊而吞者,不見有毒。其麩金出水沙中,毯上掏取,或鵝、鴨腹中得之,即便打成器物,亦不重煉。煎取金汁,便堪鎮心……

② 志:《開寶》見《證類》卷4"金屑" 今注:醫家所用皆煉熟金薄,及以水煎金器取汁用之,固無毒矣……按據皇朝收復嶺表,詢其事於彼人,殊無蛇屎之事,入藥當必用熟金,恐後人覽藏器之言惑之,故此明辨。

③ 頌:《圖經》見《證類》卷4"金屑" ……然今饒、信、南、劍、登州出金處,采得金亦多端,或有若山石狀者,或有若米豆粒者,若此類未經火,皆可爲生金。

④ 珣:《海藥》見《證類》卷4"金屑" 按《廣州記》云:出大食國,彼方出金最多,凡是貨易並使金……《異志》云:金生麗水。《山海經》説:諸山出金極多,不能備録。蔡州出瓜子金,雲南山出顆塊金,在山石間采之。黔南、遂府、吉州水中井産麩金。又《嶺表録異》云:廣州泫涯縣有金池,彼中居人忽有養鵝、鴨,常於屎中見麩金片,遂多養收屎淘之,日得一兩或半兩,因而至富矣。

⑤ 宗奭:《衍義》卷5"金屑" ……顆塊金,即穴山或至百十尺,見伴金石,其石褐色,一頭如火燒黑之狀,此定見金也。其金色深赤黃。麩金,即在江沙水中淘汰而得,其色淺黃。此等皆是生金也,得之皆當銷煉。麩金耗折少,塊金耗折多。入藥當用塊金,色既深,則金氣足。餘更防䵝製成及點化者如此,焉得更有造化之氣也……如《惠民局》合紫雪用金,蓋假其自然金氣爾。然惡錫。又東南方金色深,西南方金色淡,亦土地所宜也,入藥故不如色深者。然得余甘子則體柔,亦相感爾。

色青。和銅者性硬，試石則有聲。《寶貨辨疑》①云：馬蹄金象馬蹄，難得。橄欖金出荆、湖、嶺南。胯子金象帶胯，出湖南北。瓜子金大如瓜子，麩金如麩片，出湖南、高麗。沙金細如沙屑，出蜀中。葉子金出雲南。《地鏡圖》②云：黃金之氣赤，夜有火光及白鼠。或云：山有薤，下有金。凡金曾在塚墓間及爲釵釧溺器者，陶隱居謂之辱金，不可合煉。《寶藏論》③云：金有二十種，又外國五種。還丹金，出丹穴中，體含丹砂，色尤赤，合丹服之，希世之寶也。麩金出五溪、漢江，大者如瓜子，小者如麥，性平無毒。山金出交廣南詔諸山，銜石而生。馬蹄金乃最精者，二蹄一斤。毒金即生金，出交廣山石内，赤而有大毒，殺人，煉十餘次，毒乃已。此五種皆真金也。水銀金、丹砂金、雄黃金、雌黃金、硫黃金、曾青金、石綠金、石膽金、母砂金、白錫金、黑鉛金，並藥制成者。銅金、生鐵金、熟鐵金、鍮石金，並藥點成者。已上十五種，皆假金也，性頑滯有毒。外國五種，乃波斯紫磨金、東夷青金、林邑赤金、西戎金、占城金也。

金屑。

【氣味】辛，平，有毒。【大明④曰】無毒。【珣⑤曰】生者有毒，熟者無毒。【宗奭⑥曰】不曰金而更加屑字者，是已經磨屑可用之義，必須烹煉鍛屑成薄，方可入藥。金薄亦同生金，有毒，能殺人，且難解。有中其毒者，惟鷓鴣肉可解之。若不經鍛，屑即不可用。金性惡錫，畏水銀，得餘甘子則體柔，亦相感耳。【時珍曰】洗金以鹽。駱駝、驢、馬脂，皆能柔金。金遇鈆則碎，翡翠石能屑金，亦物性相制也。金蛇能解生金毒。晉賈后飲金屑酒而死，則生金有毒可知矣。凡用金薄，須辨出銅薄。

【主治】鎮精神，堅骨髓，通利五臟邪氣，服之神仙。《別錄》⑦。療小兒驚

---

① 寶貨辨疑：《居家必用》戊集《宝货辨疑》　馬蹄金（像馬蹄樣，少有）、沙金（乃麩金之屑如沙細者）、橄欖金（出荆湖嶺南郡）、苽子金（顆塊如苽子大）、麩子金（碎屑如麩片，出湖南、高麗、蜀中）、胯子金（像臕茶腰□胯子，出湖南北郡）、葉子金（雲南者爲道地）……

② 地鏡圖：《说郛》弓60《地鏡圖》　青土地（《御覽》爲"青玉之像"）爲女人，黃金之見爲火及白鼠。……黃金之氣赤黃，千萬斤以上光如大鏡盤。/《酉陽雜俎》卷16"總敘"　……山上有葱，下有銀。山上有薤，下有金。山上有薑，下有銅錫。山有寶玉，木旁枝皆下垂。/《海録碎事》卷15"金門·辱金"　金曾在丘塚，及爲釵釧、溺器，陶隱居謂之辱金，不可合煉。

③ 寶藏論：《證類》卷4"金屑"　《寶藏論》凡金有二十件。雄黃金、雌黃金、曾青金、硫黃金，土中金、生鐵金、熟鐵金、生銅金、鍮石金、砂子金、土磺砂子金、金母砂子金、白錫金、黑鉛金、朱砂金，已上十五件，惟只有還丹金、水中金、瓜子金、青麩金、草砂金等五件是真金，餘外并皆是假。

④ 大明：《日華子》見《證類》卷4"金屑"　金，平，無毒。畏水銀。鎮心，益五藏，添精補髓，調利血脉。

⑤ 珣：《海藥》見《證類》卷4"金屑"　……金性多寒，生者有毒，熟者無毒。主癲癇，風熱上氣，咳嗽，傷寒，肺損吐血，骨蒸勞極渴，主利五藏邪氣，補心，並入薄於丸散服……

⑥ 宗奭：《衍義》卷5"金屑"　不曰金而更加屑字者，是已經磨屑可用之義，如玉漿之義同。二《經》不解屑爲未盡，蓋須烹煉，煆屑爲薄，方可研屑入藥。陶隱居云：凡用銀屑，以水銀和成泥，若非煆屑成薄，焉能以水銀和成泥也？獨不言金屑，亦未闕也。生金有毒，至於殺人，仍爲難解。有中其毒者，惟鷓鴣肉可解。若不經煆屑，則不可用……

⑦ 別錄：《別錄》見《證類》卷四"金屑"　……主鎮精神，堅骨髓，通利五藏，除邪毒氣，服之神仙。生益州。採無時。

傷五臟，風癇失志，鎮心安魂魄。甄權①。癲癇風熱，上氣欬嗽，傷寒肺損吐血，骨蒸勞極作渴，並以薄入丸散服。李珣②。破冷氣，除風。青霞子③。

　　金漿《拾遺》④。【氣味】同金。【主治】長生神仙。久服，腸中盡爲金色。藏器⑤。

　　　　【發明】【弘景⑥曰】生金辟惡而有毒，不鍊服之殺人。仙經以醯、蜜及豬肪、牡荆酒輩鍊至柔軟，服之成仙，亦以合水銀作丹砂。醫方都無用者，當是慮其有毒爾。【損之⑦曰】生者殺人，百鍊者乃堪服，水銀合膏飲即不鍊。【頌⑧曰】金屑古方不見用者，惟作金薄入藥甚便。又古方金石凌、紅雪、紫雪輩，皆取金銀煮汁，此通用經鍊者，假其氣爾。【時珍曰】金乃西方之行，性能制木，故療驚癇風熱，肝膽之病。而古方罕用，惟服食家言之。《淮南三十六水法》亦化爲漿服餌。葛洪《抱朴子》⑨言：餌黄金不亞于金液。其法用豕負革肪、苦酒鍊之百遍即柔，或以樗皮治之，或以牡荆酒、慈石消之爲水，或以雄黄、雌黄合餌，皆能地仙。又言：丹砂化爲聖金，服之昇仙。《別錄》、陳藏器亦言久服神仙。其説蓋自秦皇、漢武時方士傳流而來，豈知血肉之軀，水穀爲賴，可能堪此金石重墜之物久在腸胃乎？求生而喪生，可謂愚也矣。故《太清法》⑩云：金稟中宫陰己之氣，性本剛，服之傷損臟肉。又《東觀秘記》⑪云：亡人以黄金塞九竅，則尸不朽。此雖近於理，然亦誨盗矣，曷若速化歸虚之爲愈也哉。

────────────

① 甄權：《藥性論》見《證類》卷4"金屑"　……黄金屑，金薄亦同。主小兒驚傷五藏，風癇失志，鎮心，安魂魄。

② 李珣：見440頁注⑤。

③ 青霞子：《證類》卷4"金屑"　青霞子《金液還丹論》：金未增年。又黄金破冷除風。

④ 拾遺：《證類》卷3"三十五種陳藏器餘·金漿"　味辛，平，無毒。主長生神仙。久服腸中盡爲金色。

⑤ 藏器：見上注。

⑥ 弘景：《集注》見《證類》卷4"金屑"　陶隱居云：金之所生，處處皆有，梁、益、寧三州多有，出水沙中，作屑，謂之生金。辟惡而有毒，不鍊服之殺人。建平、晉安亦有金砂，出石中，燒熔鼓鑄爲鍋，雖被火亦未熟，猶須更煉。高麗、扶南及西域外國成器皆煉熟，可服。《仙經》：以醯、蜜及豬肪、牡荆、酒輩，煉餌柔軟，服之神仙。亦以合水銀作丹砂外，醫方都無用者，當是慮其有毒故也。《仙方》名金爲太真。

⑦ 損之：《刪繁本草》見《證類》卷4"金屑"　楊損之云：百煉者堪，生者殺人，水飲合膏，飲之即不煉。

⑧ 頌：《圖經》見《證類》卷4"金屑"　……金屑，古方不見用者。銀屑，惟葛洪治癰腫五石湯用之。今人彌不用，惟作金銀薄入藥甚便。又金石凌、紅雪、紫雪輩，皆取金銀取汁，此亦通用經煉者耳。

⑨ 抱朴子：《抱朴子内篇》卷4"金丹"　……抱朴子曰：其次有小餌黄金法，雖不及金液，亦遠不比他藥也。或以豕負革肪及酒煉之，或以樗皮治之，或以荆酒、磁石消之。或有可引爲巾，或立令成水服之。或有禁忌不及金液也。或以雄黄、雌黄合餌之，引之張之如皮，皆地仙法耳。……/《抱朴子·内篇》卷16"黄白"　……故《仙經》曰：……又曰：朱砂爲金，服之昇仙者，上士也……

⑩ 太清法：《雲笈七籤》卷68"金丹部·中三品陳五石之金品第四"　金所稟於中宫陰己之魄，性本而剛，服之傷腸損肌。

⑪ 東觀秘記：《御覽》卷811"珍寶部·金下"　《漢東園秘記》曰：亡人以黄金塞九竅，則尸終不朽。

【附方】新五。**風眼爛弦**。金環燒紅，掠上下瞼肉，日數次，甚妙。《集簡方》。**牙齒風痛**。火燒金釵針之，立止。○《集簡方》。**輕粉破口**。凡水腫及瘡病，服輕粉後口瘡齦爛。金器煮汁，頻頻含漱，能殺粉毒，以愈爲度。《外臺秘要》①。**水銀入耳**，能蝕人腦。以金枕耳邊，自出也。張仲景方②。**水銀入肉**，令人筋攣。惟以金物熨之，水銀當出蝕金，候金白色是也，頻用取效，此北齊·徐(玉)〔王〕方也。《本草拾遺》③。

銀《別録》④中品【校正】併入《開寶·生銀》⑤。

【釋名】白金《綱目》、鎏。【時珍曰】《爾雅》⑥：白金謂之銀，其美者曰(鏐)〔鐐〕。《説文》⑦云：鎏，白金也。梵書謂之阿路巴。

【集解】【《別録》⑧曰】銀屑生永昌，采無時。【弘景⑨曰】銀之所出處，亦與金同，但是生土中也。鍊餌法亦似金。永昌屬益州，今屬寧州。【恭⑩曰】銀與金，生不同處，所在皆有，而以虢州者爲勝，此外多鉛穢爲劣。高麗作貼者，云非銀鉚所出，然色青不如虢州者。【志⑪曰】生銀出饒州樂

---

① 外臺秘要：《外臺》卷20“水病雜療方一十二首”下　　又療水病差後，口中習習，熱瘡出方：先以鐵鎗中著水一小小斗，煮金器，不問多少，煎取二少升，取金水著病人口中含良久，應欲言語有要事，方吐出，勿咽之，殺藥氣。

② 張仲景方：《金匱·果實菜穀禁忌並治》　　水銀入人耳，及六畜等，皆死。以金銀著耳邊，水銀則吐。

③ 本草拾遺：《證類》卷4“水銀”　　……陳藏器本草云……入肉令百節攣縮，倒陰絶陽，人患瘡疥，多以水銀塗之，性滑重，直入肉，宜慎之。昔北齊徐王療攣躄病，以金物火炙熨之。

④ 別録：《別録》見《證類》卷4“銀屑”　　味辛，平，有毒。主安五臟，定心神，止驚悸，除邪氣，久服輕身長年。生永昌。採無時。

⑤ 開寶：《開寶》見《證類》卷4“生銀”　　寒，無毒。主熱狂驚悸，發癇，恍惚，夜卧不安，譫語，邪氣鬼祟。服之明目，鎮心，安神定志。小兒諸熱丹毒，并以水磨服，功勝紫雪。出饒州、樂平諸坑生銀礦中，狀如硬錫，文理麤錯，自然者真。

⑥ 爾雅：《爾雅》卷上“釋器第六”　　……黄金謂之璗，其美者謂之鏐。白金謂之銀，其美者謂之鐐……

⑦ 説文：《説文·金部》　　鎏：白金也。从金，汝省聲。

⑧ 別録：見本頁注④。

⑨ 弘景：《集注》見《證類》卷4“銀屑”　　陶隱居云：銀之所出處，亦與金同，但皆是生石中。鍊餌法亦相似。今醫方合鎮心丸用之，不可正服爾。爲屑，當以水銀研令消也。永昌本屬益州，今屬寧州……

⑩ 恭：《唐本草》見《證類》卷4“銀屑”　　《唐本》注云：銀之與金，生不同處，金又兼出水中。方家用銀屑，當取見成銀薄，以水銀消之爲泥。合消石及鹽研爲粉，燒出水銀，淘去鹽石，爲粉極細，用之乃佳。不得已磨取屑爾。且銀所在皆有，而以虢州者爲勝，此外多錫穢爲劣。高麗作貼者，有云非銀礦所出，然色青不如虢州者……

⑪ 志：見本頁注⑤。

平諸坑銀鈰中，狀如硬錫，文理粗錯自然者真。【頌①曰】銀在鈰中與銅相雜，土人采得，以鉛再三煎鍊方成，故爲熟銀。生銀則生銀鈰中，狀如硬錫。其金坑中所得，乃在土石中滲漏成條，若絲髮狀，土人謂之老翁鬚，極難得。方書用生銀，必得此乃真。【珣②曰】按《南越志》：波斯國有天生藥銀，用爲試藥指環。又燒朱粉甕下，多年沉積有銀，號盃鉛銀，光軟甚好，與波斯銀功力相似，秖是難得。今時燒鍊家，每一斤生鉛，只得一二銖。《山海經》云：東北樂平郡堂少山出銀甚多。黔中生銀體硬，不堪入藥。【宗奭③曰】銀出於鈰，須煎鍊成，故名熟銀。其生銀即不自鈰中出而特然生者，又謂之老翁鬚，其入用大同。世之術士。以朱砂而成，以鉛汞而成，以焦銅而成者，既無造化之氣，豈可入藥，不可不別。【時珍曰】閩、浙、荆、湖、饒、信、廣、滇、貴州、交趾諸處，山中皆產銀，有鈰中鍊出者，有沙土中鍊出者。其生銀，俗稱銀笋、銀牙者也，亦曰出山〔艮〕〔銀〕。獨孤滔《丹房鏡源》④所謂鉛坑中出褐色石，形如笋，打破即白，名曰自然牙，曰自然鉛，亦曰生鉛。此有變化之道，不堪服食者是也。《管子》⑤云：上有鉛，下有銀。《地鏡圖》⑥云：山有葱，下有銀。銀之氣，入夜正白，流散在地，其精變爲白雄鷄。《寶藏論》⑦云：銀有十七種，又外國四種。天生牙，生銀坑內石縫中，狀如亂絲，色紅者上，入火紫白如草根者次之。銜黑石者最奇，生樂平、都陽產鉛之山，一名龍牙，一名龍鬚，是正生銀，無毒，爲至藥根本也。生銀，生石鈰中，成片塊，大小不定，狀如硬錫。母砂銀，生五溪丹砂穴中，色理紅光。黑鉛銀，得子母之氣。此四種爲真銀。有水銀銀、草砂銀、曾青銀、石綠銀、雄黃銀、雌黃銀、硫黃銀、膽礬銀、靈草銀，皆是以藥制成者。丹陽銀、銅銀、鐵銀、白錫銀，皆以藥點化者。十三種皆假銀也。外國四種：新羅銀、波斯銀、林邑銀、雲南銀，並精好。

---

① 頌：《圖經》見《證類》卷 4"金屑" ……其銀在礦中，則與銅相雜，土人采得之，必以鉛再三煎鍊方成，故不得爲生銀也。故下別有生銀條云：出饒州、樂平諸坑生銀礦中，狀如硬錫，文理麤錯，自然者真。今坑中所得，乃在土石中，滲溜成條，若絲發狀，土人謂之老翁須，似此者極難得。方書用生銀，必得此乃真耳……

② 珣：《海藥》見《證類》卷 4"銀屑" 謹按《南越志》云：出波斯國，有天生藥銀，波斯國用爲試藥、指環。大寒，無毒。主堅筋骨，鎮心，明目，風熱，癲疾等。并入薄於丸散服之。又燒朱粉甕下多年沉積有銀，號杯鉛銀，光軟甚好，與波斯銀功力相似，只是難得。今時燒煉家，每一斤生鉛，只煎得一二銖。《山海經》云：東北樂平郡黨少山出銀甚多。黔中生銀體骨硬，不堪入藥……

③ 宗奭：《衍義》卷 5"銀屑" 金條中已解屑義。銀本出於礦，須煎煉而成，故名熟銀，所以於後別立生銀條也。其用與熟銀大同。世有術士，能以朱砂而成者，有鉛汞而成者，有焦銅而成者，不復更有造化之氣，豈可更入藥？既有此類，不可不區別。其生銀，即是不自礦中出，而特然自生者，又謂之老翁須，亦取像而言之耳……

④ 丹房鏡源：《證類》卷 4"生銀" 《丹房鏡源》銀生洛平盧氏縣，褐色石打破，内即白。生於鉛坑中，形如笋子。此有變化之道。亦曰自然牙，亦曰生鉛。又曰自然鉛可爲利術，不堪食……

⑤ 管子：《管子》卷 23"地數第七十七" ……山上有赭者，其下有鐵。上有鈆者，其下有銀。一曰上有鈆者，其下有鉒銀……

⑥ 地鏡圖：《藝文類聚》卷 83"寶玉部上·銀" 《地鏡圖》曰：銀之氣，夜正白，流散在地，撥之隨手散復合，此是也。山有葱，下有銀光，隱隱正白。山有磁石，下有銅若金。又曰：白銀見爲雄鷄。

⑦ 寶藏論：《證類》卷 4"生銀" 《寶藏論》云：夫銀有一十七件：真水銀、白錫銀、曾青銀、土碌銀、丹陽銀、生鐵銀、生銅銀、硫黃銀、砒霜銀、雄黃銀、雌黃銀、鑪石銀，惟有至藥銀、山澤銀、革砂銀、母砂銀、黑鉛銀五件是真，外餘則假。銀坑内石縫間，有生銀进出如布線，土人曰老翁鬚，是正生銀也。

銀屑。【修治】【弘景①曰】醫方鎮心丸用之，不可正服。爲屑，當以水銀研令消也。【恭②曰】方家用銀屑，取見成銀薄，以水銀消之爲泥，合消石及鹽研爲粉，燒出水銀，淘去鹽石，爲粉極細，用之乃佳，不得只磨取屑耳。【時珍曰】入藥只用銀薄，易細。若用水銀鹽消制者，反有毒矣。《龍木論》③謂之銀液。又有錫薄可僞，宜辨之。

【氣味】辛、平，有毒。【珣④曰】大寒，無毒。詳"生銀"下。【主治】安五臟，定心神，止驚悸。除邪氣，久服輕身長年。《別錄》⑤。定志，去驚癇，小兒癲疾狂走。甄權⑥。破冷除風。青霞子⑦。銀薄堅骨，鎮心明目，去風熱癲癇，入丸散用。李珣⑧。

生銀。【氣味】辛，寒，無毒。【獨孤滔⑨云】鉛內銀有毒。【保昇⑩曰】畏黃連、甘草、飛廉、石亭脂、砒石，惡羊血，馬目毒公。【大明⑪曰】冷，微毒。畏慈石，惡錫，忌生血。【時珍曰】荷葉、蕈灰能粉銀。羚羊角、烏賊魚骨、鼠尾、龜殼、生薑、地黃、慈石，俱能瘦銀。羊脂、紫蘇子油，皆能柔銀。

【主治】熱狂驚悸，發癇恍惚，夜臥不安，譫語，邪氣鬼（祟）〔祟〕。服之明目鎮心，安神定志。小兒諸熱丹毒，並以水磨服之，功勝紫雪。《開寶》⑫。小兒中惡，熱毒煩悶，水磨服之。大明⑬。煮水，入葱白、粳米作粥食，治胎動不安，漏血。時珍。

---

① 弘景：見 442 頁注⑨。
② 恭：見 442 頁注⑩。
③ 龍木論：《眼科龍木論》卷 6"眼坐起生花外障" 鎮心丸：銀液當取見成銀箔，以水銀銷之为泥……
④ 珣：見 443 頁注②。
⑤ 別錄：《別錄》見《證類》卷 4"銀屑" 味辛，平，有毒。主安五臟，定心神，止驚悸，除邪氣，久服輕身長年。生永昌。採無時。
⑥ 甄權：《藥性論》見《證類》卷 4"銀屑" 銀屑，君。銀薄同。主定志，去驚癇，小兒癲疾狂走之病。
⑦ 青霞子：《證類》卷 4"銀屑" 《青霞子》：《金液還丹論》：銀破冷除風。
⑧ 李珣：見 443 頁注②。
⑨ 獨孤滔：《證類》卷 4"生銀" 《丹房鏡源》……鉛內銀性有毒，可用結砂子。
⑩ 保昇：《證類》卷 2"生銀" 《蜀本》云：畏黃連、甘草、飛廉。《藥性論》云：惡馬目毒公。《日華子》云：畏石亭脂，忌羊血。（按：時珍揉合三者之説而成文。）
⑪ 大明：《日華子》見《證類》卷 4"生銀" 冷，微毒。畏石亭脂、磁石。治小兒中惡，熱毒煩悶。并水磨服，忌生血……
⑫ 開寶：《開寶》見《證類》卷 4"生銀" ……主熱狂驚悸，發癇，恍惚，夜臥不安，譫語，邪氣鬼祟。服之明目，鎮心，安神定志。小兒諸熱丹毒，并以水磨服，功勝紫雪。
⑬ 大明：見本頁注⑪。

【發明】【好古①曰】白銀屬肺。【頌②曰】銀屑，葛洪《肘後方》治癰腫五石湯中用之。【宗奭③曰】本草言銀屑有毒，生銀無毒，釋者略漏不言。蓋生銀已發於外，無蘊鬱之氣，故無毒。鈊銀蘊於石中，鬱結之氣全未敷暢，故有毒也。【時珍曰】此說非矣。生銀初煎出如緵理，乃其天真，故無毒。鎔者投以少銅，則成絲文金花。銅多則反敗銀，去銅則復還銀，而初入少銅終不能出。作僞者又制以藥石鉛錫。且古法用水銀煎消制銀薄成泥入藥，所以銀屑有毒。銀本無毒，其毒則諸物之毒也。今人用銀器飲食，遇毒則變黑。中毒死者，亦以銀物探試之，則銀之無毒可徵矣。其入藥，亦是平肝鎮怯之義。故《太清服煉書》④言，銀稟西方辛陰之神，結精爲質，性剛戾，服之能傷肝，是也。《抱朴子》⑤言銀化水服，可成地仙者，亦方士謬言也，不足信。【敩⑥曰】凡使金銀銅鐵，只可渾安在藥中，借氣生藥力而已。勿入藥服，能消人脂。

【附方】舊二，新四。**妊娠腰痛**如折者。銀一兩，水三升，煎二升，服之。《子母秘錄》⑦。**胎動欲墮**，痛不可忍。銀五兩，苧根二兩，清酒一盞，水一大盞，煎一盞，溫服。《婦人良方》⑧。**胎熱橫悶**。生銀五兩，葱白三寸，阿膠炒半兩，水一盞，煎服。亦可入糯米作粥食。《聖惠方》⑨。**風牙疼痛**。文銀一兩，燒紅淬燒酒一盞，熱漱，飲之立止。《集簡方》。**口鼻疳蝕**，穿唇透頰。銀屑一兩，水三升，銅器煎一升，日洗三四次。《聖濟錄》⑩。**身面赤疵**。常以銀揩，令熱，久久自消。《千金翼》⑪。

---

① 好古：(**按**：查王好古諸書，未溯得其源。金元諸家書少有用銀爲藥及論銀之歸經者。)
② 頌：《圖經》見《證類》卷4"金屑" ……銀屑，惟葛洪治癰腫五石湯用之……
③ 宗奭：《衍義》卷5"銀屑" ……然銀屑《經》言有毒，生銀《經》言無毒。釋者漏略不言。蓋生銀已生發於外，無蘊鬱之氣，故無毒。礦銀尚蘊蓄于石中，鬱結之氣全未敷暢，故言有毒。亦惡錫。
④ 太清服煉書：《證類》卷4"生銀" 《太清服煉靈砂法》：銀稟西方辛陰之神，結精而爲質，性戾，服之傷肝。
⑤ 抱朴子：《抱朴子內篇》卷4"金丹" ……銀亦可餌之，與金同法。服此二物，能居名山石室中，一年即輕舉矣。止人間，服亦地僊，勿妄傳也……
⑥ 敩：《炮炙論》見《證類》卷4"生銀" 雷公云：金、銀、銅、鐵氣，凡使，在藥中用時，即渾安置於藥中，借氣生藥力而已，勿誤入藥中用，消人脂也。
⑦ 子母秘錄：《證類》卷4"銀屑" 《子母秘錄》始娠卒腰背痛如折。銀一兩，水三升，煎取二升，飲之。
⑧ 婦人良方：《婦人良方》卷12"胎動不安方論" 治妊娠胎動欲墮，腹痛不可忍方：苧根二兩，剉 銀五兩 清酒一盞，右以水一大盞，煎至一大盞，去滓，分溫二服。
⑨ 聖惠方：《聖惠方》卷75"治妊娠胎動不安諸方" 治妊娠胎動不安，心神煩悶方：葱白(一握)、阿膠(一兩，搗碎，炒令黄燥)、銀(五兩)，右以水一大盞半，先煎銀取一盞，後入藥煎至七分，去滓，不計時候分溫二服。
⑩ 聖濟錄：《聖濟總錄》卷116"疳蟲蝕鼻生瘡" 治疳蟲蝕人口鼻唇頰，作瘡穿透者，洗瘡銀屑方：銀屑十兩，右以水三升，煎取一升，一日三四度洗瘡，仍於銅器中煎用。
⑪ 千金翼：《千金翼方》卷17"癭瘤" 凡人身有赤疵方：常以銀揩令熱，不久漸漸消滅瘢痕。

【附録】黄銀《拾遺》①。【恭②曰】黄銀，本草不載，俗云爲器辟惡，乃爲瑞物。【藏器③曰】黄銀載在《瑞物圖經》，既堪爲器，明非瑞物。【時珍曰】按方勺《泊宅編》④云：黄銀出蜀中，色與金無異，但上石則白色。熊太古《冀越集》⑤云：黄銀絕少，道家言鬼神畏之。《六帖》⑥載唐太宗賜房玄齡帶云：世傳黄銀鬼神畏之。《春秋運斗樞》⑦云：人君秉金德而生，則黄銀見。世人以鍮石爲黄銀，非也。鍮石，即藥成黄銅也。

烏銀。【藏器⑧曰】今人用硫黄熏銀，再宿瀉之，則色黑矣。工人用爲器。養生者以器煮藥，兼於〔庭中高〕一二丈處，夜承露醴飲之，長年辟惡。

錫悋脂《綱目》

【集解】【時珍曰】此乃波斯國銀鉟也。一作悉藺脂。

【主治】目生瞖膜，用火燒銅鍼輕點，乃傅之，不痛。又主一切風氣，及三焦消渴飲水，並入丸藥用。時珍。

【附方】新一。小兒天弔，多涎，搐搦不定。錫悋脂一兩，水淘黑汁令盡，水銀一分，以少棗肉研不見星，牛黄半分，射香半分，研勻，粳米飯丸黍米大。每服三十二丸，新汲水下，名保命丹。《普濟方》⑨。

---

① 拾遺：《證類》卷3“三十五種陳藏器餘”　黄銀：銀注中蘇云：作器辟惡，瑞物也。按：瑞物黄銀載於《圖經》。銀甕丹甑，非人所爲，既堪爲器，明非瑞物。今烏銀辟惡，煮之，工人以爲器物，養生者爲器，以煮藥。兼于庭中，高一丈，夜承得醴，投别器中，飲長年。今人作烏銀，以琉黄熏之，再宿瀉之，出即其銀黑矣。此是假，非真也。

② 恭：《唐本草》見《證類》卷4“銀屑”　《唐本》注云……又有黄銀，《本經》不載，俗云爲器辟惡，乃爲瑞物。

③ 藏器：見本頁注①。

④ 泊宅編：《泊宅編》卷6　黄銀出蜀中，南人罕識。朝散郎顔經監在京抵擋庫，有以十釵質錢者，其色重與上金無異，上石則正白……

⑤ 冀越集：《冀越集記》前集“銀”　黄銀世間絕少，道家以爲鬼神畏之也。

⑥ 六帖：《白孔六帖》卷12“帶紳”　黄銀帶杜如晦薨，帝嘗賜玄齡黄銀帶，曰：如晦與公同輔朕，今獨見公。泫然流淚曰：世傳黄銀鬼神畏之。更取金帶，遣玄齡送其家。

⑦ 春秋運斗樞：《御覽》卷812“珍寶部”　黄銀：《禮斗威儀》曰：君乘金而王，則黄銀見。（按：《綱目》錯引出處。另“人以鍮石”以下或爲時珍個人發揮。）

⑧ 藏器：見本頁注①。

⑨ 普濟方：《普濟方》卷372“天瘹驚風”　歸命丹：治小兒天瘹，多涎，及搐搦不定。水銀（一分，以小棗肉研令星盡）、牛黄、麝香（各半分）、錫悋脂（一兩，細研，水淘黑水令盡），右細研，用軟粳米飯和丸如黍米大，不計時候以新汲水下二丸。量兒大小，增減服之。

銀膏 《唐本草》①

【集解】【恭②曰】其法用白錫和銀薄及水銀合成之,凝硬如銀,合鍊有法。【時珍曰】今方士家有銀脆,恐即此物也。

【氣味】辛,大寒,有毒。

【主治】熱風,心虛驚悸,恍惚狂走,膈上熱,頭面熱風,衝心上下,安神定志,鎮心明目,利水道,治人心風健忘,亦補牙齒缺落。蘇恭③。

朱砂銀 《日華》④

【集解】【時珍曰】此乃方士用藥合朱砂鍊製而成者。《鶴頂新書》⑤云:丹砂受青陽之氣始生鉀石,二百年成丹砂而青女孕,三百年而成鉛,又二百年而成銀,又二百年復得太和之氣,化而爲金。又曰:金公以丹砂爲子,是陰中之陽,陽死陰凝,乃成至寶。

【氣味】冷,無毒。【大明⑥曰】畏石亭脂、慈石、鐵,忌一切血。

【主治】延年益色,鎮心安神,止驚悸,辟邪,治中惡蠱毒,心熱煎煩,憂忘虛劣。大明⑦。

赤銅 《唐本草》⑧

【釋名】紅銅《綱目》、赤金弘景⑨。屑名:銅落、銅末、銅花、銅粉、銅砂。

【時珍曰】銅與金同,故字從金、同也。

---

① 唐本草:《證類》卷4"一種唐本餘·銀膏" 味辛,大寒。主熱風,心虛驚癇,恍惚,狂走,膈上熱,頭面熱風,冲心上下,安神定志,鎮心明目,利水道,治人心風、健忘。其法以白錫和銀薄及水銀合成之。亦甚補牙齒缺落,又當凝硬如銀,合煉有法。

② 恭:見上注。

③ 蘇恭:見上注。

④ 日華:《日華子》見《證類》卷4"生銀" ……又云朱砂銀,冷,無毒。畏石亭脂、磁石、鐵。延年益色,鎮心安神,止驚悸,辟邪。治中惡蠱毒,心熱煎煩,憂忘虛劣。忌一切血。

⑤ 鶴頂新書:(按:僅見《綱目》引録。)

⑥ 大明:見本頁注④。

⑦ 大明:見本頁注④。

⑧ 唐本草:《唐本草》見《證類》卷5"赤銅屑" 以醋和如麥飯,袋盛,先刺腋下脉,去血,封之,攻腋臭神效。又熬使極熱,投酒中,服五合,日三,主賊風反折。又燒赤銅五斤,內酒二斗中百遍,服同煎,主賊風其驗。

⑨ 弘景:《集注》見《證類》卷4"銀屑" 陶隱居……古者名金爲黃金,銀爲白金,銅爲赤金。今銅爲生熟,煉熟者柔赤,而本草并無用。今銅青及大錢皆入方用,并是生銅,應在下品之例也。

【集解】【弘景①曰】銅爲赤金，生熟皆赤，而本草無用。今銅青及大錢皆入方用，並是生銅，應在下品之例也。【時珍曰】銅有赤銅、白銅、青銅。赤銅出川、廣、雲、貴諸處山中，土人穴山采礦鍊取之。白銅出雲南，青銅出南番。惟赤銅爲用最多，且可入藥。人以爐甘石鍊爲黄銅，其色如金。砒石鍊爲白銅，雜錫鍊爲響銅。《山海經》②言，出銅之山四百六十七，今則不知其幾也。《寶藏論》③云：赤金一十種。丹陽銅、武昌白慢銅、一生銅，生銀銅，皆不由陶冶而生者，無毒，宜作鼎器。波斯青銅，可爲鏡。新羅銅，可作鍾。石綠、石青、白青等銅，並是藥制成。鐵銅以苦膽水浸至生赤煤，熬鍊成而黑堅。錫坑銅大軟，可點化。自然銅見本條。《鶴頂新書》④云：銅與金銀同一根源也，得紫陽之氣而生綠，綠二百年而生石，銅始生于中，其氣禀陽，故質剛戾。《管子》⑤云：上有陵石，下有赤銅。《地鏡圖》⑥云：山有慈石，下有金若銅。草莖黄秀，下有銅器。銅器之精，爲馬爲僮。《抱朴子》⑦云：銅有牝牡。在火中尚赤時，令童男、童女以水灌之，銅自分爲兩段，凸起者牡也，凹下者牝也。以牝爲雌劍，牡爲雄劍，帶之入江湖，則蛟龍水神皆畏避也。

赤銅屑。【修治】【時珍曰】即打銅落下屑也。或以紅銅火鍛水淬，亦自落下。以水淘淨，用好酒入沙鍋内炒見火星，取研末用。

【氣味】苦，平，微毒。【時珍曰】蒼术粉銅，巴豆、牛脂軟銅，慈姑、乳香啞銅，物性然也。

【主治】賊風反折，熬使極熱，投酒中，服五合，日三。或以五斤燒赤，納二斗酒中百遍，如上服之。又治腋臭，以醋和如麥飯，袋盛，先刺腋下脉去血，封之，神效。《唐本》⑧。明目，治風眼，接骨銲齒，療女人血氣及心痛。大明⑨。同五倍子，能染鬚髮。時珍。

---

① 弘景：見 447 頁注⑨。
② 山海經：《山海經》卷 5 "中山經"　禹曰……出銅之山四百六十七，出鐵之山三千六百九十……
③ 寶藏論：（**按**：書佚，無可溯源。）
④ 鶴頂新書：（**按**：僅見《綱目》引録。）
⑤ 管子：《管子》卷 23 "地數第七十七"　……伯高對曰……上有陵石者，下有鈆、錫、赤銅……
⑥ 地鏡圖：《藝文類聚》卷 83 "銀"　《地鏡圖》曰……山有磁石，下有銅若金……/《御覽》卷 813 "銅"　《地中圖》曰：草莖黄秀，下有銅器。/《御覽》卷 896 "馬四"　《地鏡圖》曰：銅器之精，見爲馬。
⑦ 抱朴子：《抱朴子内篇》卷 17 "登涉"　……又《金簡記》云：以五月丙午日日中擣五石，下其銅（五石者，雄黄、丹砂、雌黄、礬石、曾青也。）皆粉之，以金華池浴之内，六一神爐中鼓下之，以桂木燒，爲之銅成。以剛炭鍊之，令童男童女進火，取牡銅以爲雄劍，取牝銅以爲雌劍，各長五寸五分，取土之數，以厭水精也。帶之以水行，則蛟龍、巨魚、水神不敢近人也。欲知銅之牝牡，當令童男童女俱以水灌銅。灌當以在火中向赤時也，則銅自分爲兩段，有凸起者牡銅也，有凹陷者牝銅也，各刻名識之……
⑧ 唐本：見 447 頁注⑧。
⑨ 大明：《日華子》見《證類》卷 5 "赤銅屑"　銅屑，味苦，平，微毒。明目，治風眼，接骨焊齒，療女人血氣及心痛。又云銅器，平。治霍亂轉筋，腎堂及臍下㽲痛，並衣被襯後，貯火熨之。

【發明】【時珍曰】《太清服鍊法》①云：銅秉東方乙陰之氣結成，性利，服之傷腎。既云傷腎，而又能接骨，何哉？【藏器②曰】赤銅屑主（傷寒）〔折傷〕，能銲人骨及六畜有損者，細研酒服，直入骨損處，六畜死後，取骨視之，猶有銲痕，可驗。打熟銅不堪用。【慎微曰】《朝野僉載》③云：定州崔務墜馬折足，醫者取銅末和酒服之，遂瘥。及亡後十年改葬，視其脛骨折處，猶有銅束之也。

【附方】舊一。腋下狐臭。崔氏方：用清水洗淨，又用清酢漿洗淨，微揩破，取銅屑和酢熱揩之，甚驗。《外臺》④。

自然銅 宋《開寶》⑤

【釋名】石髓鉛。【志⑥曰】其色青黃如銅，不從礦鍊，故號自然銅。

【集解】【志⑦曰】自然銅生邕州山巖間出銅處，于坑中及石間采得，方圓不定，其色青黃如銅。【頌⑧曰】今信州、火山軍銅坑中及石間皆有之。信州出一種如亂銅絲狀，云在銅礦中，山氣熏蒸，自然流出，亦若生銀老翁鬚之類，入藥最好。火山軍出者，顆塊如銅而堅重如石，醫家謂之銕石，用之力薄。采無時。今南方醫者說，自然銅有兩三體：一體大如麻黍，或多方解，纍纍相綴，至如斗大者，色煌煌明爛如黃金、鍮石，入藥最上。一體成塊，大小不定，（一）〔亦〕光明而赤。一體如薑、鐵屎之類。又有如不治而成者，形大小不定，皆出銅坑中，擊之易碎，有黃赤，有青（赤）〔黑〕，鍊之

① 太清服鍊法：《證類》卷5“赤銅屑” 《太清服煉靈砂法》云：銅稟東方乙陰之氣，結而成魄。性利，服之傷腎。
② 藏器：《拾遺》見《證類》卷5“赤銅屑” 《陳藏器本草》云：赤銅屑，主折傷，能焊人骨及六畜有損者。取細研酒中溫服之，直入骨損處，六畜死後，取骨視之，猶有焊痕。赤銅爲佳，熟銅不堪。
③ 朝野僉載：《朝野僉載》卷1 定州人崔務，墜馬折足。醫者令取銅末，和酒服之，遂痊平。及亡後十餘年改葬，視其脛骨折處，有銅末束之。
④ 外臺：《外臺》卷23“腋臭方三十七首” 崔氏療胡臭有效方：先用泔清淨洗，又用清酢漿水淨洗訖，微揩使破，取銅屑和酢熱揩之，不過三四度差。
⑤ 開寶：《開寶》見《證類》卷5“自然銅” 自然銅：味辛平無毒，療折傷，散血止痛，破積聚，生邕州山巖中出銅處，於坑中及石間采得，方圓不定，其色青黃如銅，不從礦煉，故號自然銅。
⑥ 志：見上注。
⑦ 志：見上注。
⑧ 頌：《圖經》見《證類》卷5“自然銅” 自然銅生邕州山巖中出銅處，今信州出一種，如亂銅絲狀，云在銅礦中，山氣薰蒸，自然流出，亦若生銀如老翁須之類，入藥最好。火山軍者，顆塊如銅，而堅重如石，醫家謂之銕石，用之力薄。采無時。今南方醫者說，自然銅有兩三體：一體大如麻黍，或多方解，累累相綴，至如斗大者，色煌煌明爛如黃金、鍮石，最上；一體成塊，大小不定，亦光明而赤；一體如薑、鐵矢之類。又有如不治而成者，形大小不定，皆出銅坑中，擊之易碎，有黃赤，有青黑者，煉之乃成銅也。據如此說，雖分析頗精，而未見似亂絲者耳。又云：今市人多以銕石爲自然銅，燒之皆成青焰如硫黃者是也。此外有二三種：一種有殼如禹餘糧，擊破其中光明如鑑，色黃類鍮石也；一種青黃而有牆壁，或文如束針；一種碎理如團砂者，皆光明如銅，色多青白而赤少者，燒之皆成煙焰，頃刻都盡。今藥家多誤以此爲自然銅，市中所貨往往是此。自然銅用多須煅，此乃畏火，不必形色，只此可辨也。

乃成銅也。其説分析頗精，而未常見似亂絲者。又云：今市人多以鉆石爲自然銅，燒之成青焰如硫黄者是也。此亦有二三種：一種有殼如禹餘粮，擊破，其中光明如鑑，色黄類鍮石也。一種青黄而有墻壁，成文如束針。一種碎理如團砂者。皆光明如銅，色多青白而赤少者，燒之皆成烟焰，頃刻都盡。今醫家多誤以此爲自然銅，市中所貨往往是此，而自然銅用須火煅，此乃畏火，不必形色，只此可辨也。【獨孤滔①曰】自然銅出信州鉛山縣銀場銅坑中，深處有銅鑛，多年鑛氣結成，似馬（氣）〔屄〕勃也。色紫重，食之苦澀者是真。今人以大碙石爲自然銅，誤矣。【承②曰】今辰州川澤中，出一種自然銅，形圓似蛇含，大者如胡桃，小者如栗，外有皮，黑色光潤，破之與鉆石無別，但比鉆石不作臭氣耳，入藥用之殊驗。【敩③曰】石髓鉛即自然銅。勿用方金牙，真相似，若誤餌之，吐殺人。石髓鉛似乾銀泥，味微甘也。【時珍曰】按《寶藏論》④云：自然銅生曾青、石綠穴中，狀如寒林草根，色紅膩，亦有墻壁。又一類似丹砂，光明堅硬有稜，中含銅脉，尤佳。又一種似木根，不紅膩，隨手碎爲粉，至爲精明，近銅之山則有之。今俗中所用自然銅，皆非也。

【修治】【敩⑤曰】采得石髓鉛槌碎，同甘草湯煮二伏時，至明漉出，攤令乾，入臼中搗了，重篩過。以醋浸一宿，至明，用六一（混）〔泥〕泥瓷盒子，盛二升，文武火中養三日夜，才乾，用蓋蓋了，火煅兩伏時，去土研如粉用。凡修事五兩，以醋兩鎰爲度。【時珍曰】今人只以火煅醋淬七次，研細水飛過用。

【氣味】辛，平，無毒。【大明⑥曰】凉。

【主治】折傷，散血止痛，破積聚。《開寶》⑦。消瘀血，排膿，續筋骨。治產後血邪，安心，止驚悸，以酒摩服。大明⑧。

【發明】【宗奭⑨曰】有人以自然銅飼折翅胡雁，後遂飛去。今人打撲損，研細水飛過，同當

① 獨孤滔：《證類》卷5“自然銅” 《丹房鏡源》云：可食之。自然銅，出信州鉛山縣銀場銅坑中，深處有銅鑛，多年鑛氣結成，似馬屄勃，色紫重，食之若澀，是真自然銅。今人只以大碙石爲自然銅，誤也。

② 承：《別説》見《證類》卷5“自然銅” 謹按：今辰州川澤中出一種形圓似蛇含，大者如胡桃，小者如栗，外青皮黑色光潤，破之與鉆石無別，但比鉆石不作臭氣爾，入藥用之殊驗。

③ 敩：《炮炙論》見《證類》卷5“自然銅” 雷公云：石髓鉛即自然銅也。凡使，勿用方金牙，其方金牙真似石髓鉛，若誤餌，吐煞人。其石髓鉛，色似乾銀泥，味微甘。如采得，先搥碎，同甘草湯煮一伏時，至明漉出，攤令乾，入臼中搗了，重篩過，以醋浸一宿，至明，用六一泥泥瓷合子，約盛得二升已來，于文武火中養三日夜，纔乾便用蓋蓋了，泥用火煅兩伏時，去土抉蓋，研如粉用。若修事五兩，以醋兩鎰爲度。

④ 寶藏論：（按：書佚，無可溯源。）

⑤ 敩：見本頁注③。

⑥ 大明：《日華子》見《證類》卷5“自然銅” 自然銅，凉。排膿消瘀血，續筋骨，治產後血邪，安心，止驚悸，以酒摩服。

⑦ 開寶：見449頁注⑤。

⑧ 大明：見本頁注⑥。

⑨ 宗奭：《衍義》卷6“自然銅” 有人飼折翅雁，後遂飛去。今人打撲損，研極細，水飛過，同當歸、没藥各半錢，以酒調頻服，仍以手摩痛處。

歸、没藥各半錢，以酒調服，仍手摩病處。【震亨①曰】自然銅，世以爲接骨之藥，然此等方儘多，大抵宜補氣、補血、補胃。俗工惟在速效，迎合病人之意，而銅非煅不可用。若新出火者，其火毒、金毒相扇，挾香藥熱毒，雖有接骨之功，燥散之禍，甚於刀劍，戒之。【時珍曰】自然銅接骨之功，與銅屑同，不可誣也。但接骨之後，不可常服，即便理氣活血可爾。

【附方】新三。心氣刺痛。自然銅，火煅醋淬九次，研末，醋調一字服，即止。《衛生易簡方》②。項下氣瘦。自然銅貯水甕中，逐日飲食，皆用此水，其瘦自消。或火燒烟氣，久久吸之，亦可。楊仁齋《直指方》③。暑濕癱瘓，四肢不能動。自然銅燒紅，酒浸一夜，川烏頭炮、五靈脂、蒼术酒浸，各一兩，當歸二錢酒浸，爲末，酒糊丸梧子大。每服七丸，酒下，覺四肢麻木即止。陸氏《積德堂方》④。

銅礦石<small>鑛，音古猛切，亦作釖。○《唐本草》⑤</small>

【釋名】【時珍曰】礦，粗惡也。五金皆有粗石銜之，故名。麥之粗者曰䵃，犬之惡者亦曰獷。

【集解】【恭⑥曰】銅礦石，狀如薑石而有銅星，鎔之取銅也，出銅山中。許慎《説文》⑦云：礦，銅鐵（撲）〔樸〕石也。

【氣味】酸，寒，有小毒。【主治】丁腫惡瘡，爲末傅之。驢馬脊瘡，臭腋，磨汁塗之。《唐本》⑧。

銅青<small>宋《嘉祐》⑨</small>

【釋名】銅綠。

---

① 震亨:《衍义補遺·自然銅》　世以爲接骨之藥，然此等方盡多。大抵骨折，在補氣，補血，補胃，俗工惟在速效以罔利，迎合病人之意，而銅非煅不可用，若新出火者，其火毒、金毒相扇，挾香熱藥毒，雖有接骨之功，燥散之禍甚於刀劍，戒之……
② 衛生易簡方:《衛生易簡方》卷3“心痛”　治心痛，又方：用自然銅火煅，醋內淬九次，爲末，每疼，醋調一字下，即止。
③ 直指方:（按：查楊仁齋書及《普濟方》所引《直指方》，均未溯得其源。）
④ 積德堂方:（按：僅見《綱目》引録。）
⑤ 唐本草:《唐本草》見《證類》卷5“銅礦石”　味酸，寒，有小毒。主丁腫惡瘡，驢馬脊瘡，臭腋，石上水磨取汁塗之。其丁腫，末之傅瘡上，良。
⑥ 恭:《開寶》見《證類》卷5“銅礦石”　《別本》注云：狀如薑石而有銅星，熔取銅也。（按：此條非出《唐本草》，時珍誤引。）
⑦ 説文:《説文解字》卷9下“石部”　礦：銅鐵樸石也。从石黃聲。讀若礦。
⑧ 唐本:見本頁注⑤。
⑨ 嘉祐:《嘉祐》見《證類》卷5“銅青”　平，微毒。治婦人血氣心痛，合金瘡，止血，明目，去膚赤息肉。生銅皆有青，青則銅之精華，銅器上綠色是，北庭署者最佳。治目時淘洗用。（新補，見陳藏器、日華子。）

【集解】【藏器①曰】生熟銅皆有青，即是銅之精華，大者即空綠，以次空青也。銅青則是銅器上綠色者，淘洗用之。【時珍曰】近時人以醋制銅生綠，取收晒乾貨之。

【氣味】酸，平，微毒。【主治】婦人血氣心痛，合金瘡止血，明目，去膚赤息肉。藏器②。主風爛眼淚出。之才③。治惡瘡、疳瘡，吐風痰，殺蟲。時珍。

【發明】【時珍曰】銅青乃銅之液氣所結，酸而有小毒，能入肝膽，故吐利風痰，明目殺疳，皆肝膽之病也。《抱朴子》④云：銅青塗脚，入水不腐。

【附方】舊二，新十一。風痰卒中。碧〔林〕〔琳〕丹：治痰涎潮盛，卒中不語及一切風癱。用生綠二兩，乳細，水化去石，慢火熬乾，取辰日辰時辰位上修合，再研入麝香一分，糯米粉糊和丸彈子大，陰乾。卒中者，每丸作二服，薄荷酒研下。餘風，朱砂酒化下。吐出青碧涎，瀉下惡物，大效。○治小兒，用綠雲丹：銅綠不計多少，研粉，醋麪糊丸芡子大。每薄荷酒化服一丸，須臾吐涎如膠，神效。《經驗方》⑤。爛弦風眼。銅青，水調塗盌底，以艾熏乾，刮下，塗爛處。《衛生易簡方》⑥。赤髮禿落。油磨銅錢衣，塗之即生。《普濟方》⑦。面靨黑痣。以草劃破，銅綠末傅之，三日勿洗水，自落。厚者，再上之。○《聖濟錄》⑧。走馬牙疳。銅青、滑石、杏仁等分，爲末，擦之立愈。邵真人《經驗方》⑨。口鼻疳瘡⑩。銅青、枯礬等分，研，傅之。○又方⑪：人中白一

---

① 藏器：《拾遺》見《證類》卷5"銅青"　陳藏器云：陶云青銅不入方用。按青銅明目，去膚赤，合金瘡，止血，入水不爛，令瘡青黑。生熟銅皆有青，即是銅之精華，大者即空綠，以次空青也。銅青獨在銅器上綠色者是。

② 藏器：見上注。

③ 之才：《藥對》見《證類》卷2"目赤熱痛"　銅青寒。主風爛淚出。

④ 抱朴子：《抱朴子內篇》卷4"金丹"　……此蓋假求於外物，以自堅固。有如脂之養火，而可不滅。銅青塗脚，入水不腐。此是借銅之勁，以扞其肉也……

⑤ 經驗方：《證類》卷5"銅青"　《經驗方》治痰涎潮盛，卒中不語，備急大效。碧琳丹：生碌二兩淨洗，於乳鉢內研細，以水化去石澄清，同碌粉慢火熬令乾，是取辰日辰時於辰位上修合，再研勻入麝香一分同研，以糯米糊和丸如彈子大，陰乾。如卒中者，每丸作二服，用薄荷酒研下。癱緩一切風，用朱砂酒研化下，候吐涎出，沫青碧色，瀉下惡物。又方：治小兒綠雲丹：不計分兩，研細如粉，用醋麪糊和丸如雞頭大。每有中者，纔覺便用薄荷酒磨下一丸，須臾便吐，其涎如膠，令人以手拔之，候吐罷，神效。

⑥ 衛生易簡方：《衛生易簡方》卷7"眼目"　治風爛眼：用銅青水調塗碗底，以艾熏成膏，刮下，塗爛處。

⑦ 普濟方：《聖惠方》卷41"治頭赤禿諸方"　治頭赤禿方，又方：右用油磨錢衣塗之，即生。（按：《普濟方》卷48"赤禿"下引此方出《聖惠方》，全同。）

⑧ 聖濟錄：《普濟方》卷51"靨痣"　治面靨方：先以草梃掐斷，於靨上劃破，微有血出，銅綠細末貼之，三日不洗面，瘡痂起自然無了。如厚靨或青靨，須再起一遍，方盡無瘢痕。（按：《聖濟總錄》查無此方，今另溯其源。）

⑨ 邵真人經驗方：《秘傳經驗方》　走馬牙疳：杏仁、銅青、滑石各等分，右爲細末，擦患處，立愈。

⑩ 口鼻疳瘡方：《聖濟總錄》卷116"疳蟲蝕鼻生瘡"　治疳蟲蝕鼻生瘡，及鼻涕淹潰，青金散方：銅青、白礬生研，等分，上二味同研爲散，每用少許，敷瘡上，小兒亦可用。（按：原無出處，今溯得其源。）

⑪ 又方：（按：未能溯得其源，待考。）

錢,銅綠三分,研,傅之。**楊梅毒瘡**。銅綠醋煮研末,燒酒調搽,極痛出水,次日即乾。或加白礬

等分,研摻。《簡便方》①。**臁瘡頑癬**。銅綠七分研,黃蠟一兩化熬,以厚紙拖過,表裏別以紙隔

貼之,出水妙。亦治楊梅瘡及蟲咬。《筆峰雜興》②。**腸風痔瘻**。方見"密陀僧"下。**諸蛇蝎**

毒。銅青傅之。《千金方》③。**百蟲入耳**。生油調銅綠滴入。《衛生家寶方》④。**頭上生**

虱。銅青、明礬末摻之。《摘玄方》⑤。

鉛《日華》⑥

【釋名】青金《説文》⑦、黑錫、金公《綱目》、水中金。【時珍曰】鉛易泓流,故謂之

鉛。錫爲白錫,故此爲黑錫。而神仙家拆其字爲金公,隱其名爲水中金。

【集解】【頌⑧曰】鉛生蜀郡平澤,今有銀坑處皆有之,燒礦而取。【時珍曰】鉛生山穴石間,

人挾油燈,入至數里,隨礦脉上下曲折斫取之。其氣毒人,若連月不出,則皮膚痿黃,腹脹不能食,多

致疾而死。《地鏡圖》⑨云:草青莖赤,其下多鉛。鉛錫之精爲老婦。獨孤滔⑩云:嘉州、利州出草節

鉛,生鉛未鍛者也。打破脆,燒之氣如硫黃。紫背鉛,即熟鉛,鉛之精華也,有變化,能碎金剛鑽。雅

州出鈎脚鉛,形如皂子大,又如蝌斗子,黑色,生山澗沙中,可乾汞。盧氏鉛粗惡力劣,信州鉛雜銅

氣,陰平鉛出劍州,是銅鐵之苗,並不可用。《寶藏論》⑪云:鉛有數種。波斯鉛堅白,爲天下第一。

草節鉛出犍爲,銀之精也。衡銀鉛,銀坑中之鉛也,内含五色。並妙。上饒樂平鉛,次于波斯、草節。

負版鉛,鐵苗也,不可用。倭鉛,可勾金。《土宿真君本草》⑫云:鉛乃五金之祖,故有五金猂犴、追魂

① 簡便方:《奇效單方》卷上"十二瘡瘍" 治楊梅瘡:一用白礬 銅青各以等分,爲細末,摻上。
② 筆峰雜興:(**按**:書佚,無可溯源。)
③ 千金方:《千金方》卷25"蛇毒第二" 治衆蛇毒方,又方:用銅青敷瘡上。
④ 衛生家寶方:《普濟方》卷55"百蟲入耳" 治百蟲入耳,又方出《衛生家寶方》:用生油調銅綠,滴
　耳中。(**按**:今存《衛生家寶方》第六卷殘,未見此方。)
⑤ 摘玄方:《丹溪摘玄》卷19"唇門" 頭髮内虱咬成瘡:銅青、明礬末之,濕則乾摻,乾則油調,加水
　銀或輕粉。
⑥ 日華:《嘉祐》見《證類》卷5"鉛" 味甘,無毒。鎮心安神,治傷寒毒氣,反胃嘔噦,蛇蝎所咬,炙
　熨之。(新補,見《日華子》。)
⑦ 説文:《説文·金部》 鉛,青金也。
⑧ 頌:《圖經》見《證類》卷5"鉛" 鉛,生蜀郡平澤;錫,生桂陽山谷。今有銀坑處皆有之……
⑨ 地鏡圖:《御覽》卷812"鉛" 《地鏡圖》曰:草青莖赤秀,下有鉛。
⑩ 獨孤滔:《證類》卷5"鉛" 《丹房鏡源》云:鉛,鹹。鉛者不出銀,熟鉛是也。嘉州隴陁利州出鉛
　精之葉,深有變形之狀文,曰紫背鉛,鉛能碎金鋼鑽。草節鉛出嘉州,打著碎,如燒之有硫黃臭煙
　者。信州鉛、盧氏鉛,此麤惡,用時直須濾過。陰平鉛出劍州,是鐵之苗,鉛黃花投汞中,以文武
　火養,自浮面上,掠刮取炒作黃丹色。鈎脚鉛出雅州山洞溪砂中,形如皂子,又如蝌蚪子,黑
　色……
⑪ 寶藏論:(**按**:書佚,無可溯源。)
⑫ 土宿真君本草:(**按**:未見原書,待考。)

使者之稱,言其能伏五金而死八石也。雌黃乃金之苗而中有鉛氣,是黃金之祖矣。銀坑有鉛,是白金之祖矣。信鉛雜銅,是赤金之祖矣。與錫同氣,是青金之祖矣。朱砂伏于鉛而死于硫,硫戀于鉛而伏于硇,鐵戀于磁而死于鉛,雄戀于鉛而死于五加。故金公變化最多,一變而成胡粉,再變而成黃丹,三變而成密陀僧,四變而爲白霜。雷氏《炮炙論》①云:令鉛住火,須仗修天;如要形堅,豈忘紫背。註云:修天,補天石也。紫背,天葵也。

【修治】【時珍曰】凡用以鐵銚溶化寫瓦上,濾去渣脚,如此數次收用。其黑錫灰,則以鉛沙取黑灰。白錫灰,不入藥。

【氣味】甘,寒,無毒。【藏器②曰】小毒。【主治】鎮心安神,治傷寒毒氣,反胃嘔噦,蛇蝎所咬,炙熨之。大明③。療瘰瘤,鬼氣疰忤。錯爲末,和青木香,傅瘡腫惡毒。藏器④。消瘰癧癰腫,明目固牙,烏鬚髮,治實女,殺蟲墜痰,治噎膈消渴風癇,解金石藥毒。時珍。

黑錫灰。【主治】積聚,殺蟲,同檳榔末等分,五更米飲服。震亨⑤。

【發明】【好古⑥曰】黑錫屬腎。【時珍曰】鉛秉北方癸水之氣,陰極之精,其體重實,其性濡滑,其色黑,内通于腎,故局方黑錫丹、宣明補真丹皆用之。得汞交感,即能治一切陰陽混淆,上盛下虛,氣升不降,發爲嘔吐眩運,噎膈反胃,危篤諸疾,所謂鎮墜之劑,有反正之功。但性帶陰毒,不可多服,恐傷人心胃耳。鉛性又能入肉,故女子以鉛珠絍耳,即自穿孔。實女無竅者,以鉛作鋋,逐日絍之,久久自開。此皆昔人所未知者也。鉛變化爲胡粉、黃丹、密陀僧、鉛白霜,其功皆與鉛同。但胡粉入氣分,黃丹入血分,密陀僧鎮墜下行,鉛白霜專治上焦胸膈,此爲異耳。方士又鑄爲梳,梳鬚髮令光黑。或用藥煮之,尤佳。

【附方】舊四,新十七。烏鬚明目。黑鉛半斤,鍋内鎔汁,旋入桑條灰,柳木攪成沙,篩末。每早揩牙,以水漱口洗目,能固牙明目,黑鬚髮。《勝金方》⑦。

---

① 炮炙論:《證類》卷1"序例一・雷公炮炙論序"　……令鉛拒火,須仗修天。今呼爲補天石。如要形堅,豈忘紫背,有紫背天葵。如常食葵菜,祇是背紫面青,能堅鉛形。

② 藏器:《拾遺》見《證類》卷5"鉛"　陳藏器云:錫、鉛及琅玕、銅鏡鼻銅,陶云琅玕殺錫毒,按錫有黑有白,黑錫,寒,小毒。主瘰瘤,鬼氣疰忤,錯爲末,和青木香,傅風瘡腫惡毒。《本經》雖有條,皆以成丹及粉,非專爲鉛、錫生文也。錫爲粉,化鉛爲丹。《本經》云鉛丹、錫粉是也。蘇云鉛爲丹,錫爲粉,深誤。

③ 大明:《嘉祐》見《證類》卷5"鉛"　味甘,無毒。鎮心安神,治傷寒毒氣,反胃嘔噦,蛇蝎所咬,炙熨之。(新補,見《日華子》。)

④ 藏器:見本頁注②。

⑤ 震亨:《丹溪心法》卷3"積聚痞塊五十四"　治吐蟲有積:上以黑錫灰、檳榔末,米飲調下。

⑥ 好古:(按:查王好古諸書,未溯得其源。)

⑦ 勝金方:《證類》卷5"鉛"　《勝金方》烏髭鬚,明目,牢齒牙。黑鉛半斤,大鍋内熔成汁,旋入桑條灰,柳木攪令成沙,右以熟絹羅爲末。每日早晨如常揩齒牙後,用温水漱在盂子内,取用其水洗眼,治諸般眼疾。髭黃白者,用之皆變黑也。

揩牙烏髭①。黑鉛消化,以不蛀皂莢寸切投入,炒成炭,入鹽少許,研匀,日用揩牙。摘去白髭,黑者更不白也○。又方:黑錫一斤,炒灰,埋地中五日,入升麻、細辛、訶子同炒黑。日用揩牙,百日效。《普濟》②。**牙齒動搖**。方同上。

烏鬚鉛梳。鉛十兩,錫三兩,婆羅得三個,針砂、熟地黄半兩,茜根、胡桃皮一兩,没石子、訶黎勒皮、流黄、石榴皮、慈石、皂礬、烏麻油各二錢半,爲末,先化鉛、錫,入末一半,柳木攪匀,傾入梳模子,印成修齒。餘末同水煮梳,三日三夜,水耗加之。取出,故帛重包五日。每以熟皮襯手梳一百下,須先以皂莢水洗淨拭乾。《普濟》③。

腎臟氣發攻心,面黑欲死,及諸氣奔豚喘急。鉛二兩,石亭脂二兩,木香一兩,射香一錢。先化鉛炒乾,入亭脂急炒,焰起以醋噴之,傾入地坑内,覆住,待冷取研,粟飯丸芡子大。每用二丸,熱酒化服取汗,或下,或通氣即愈。如大便不通,再用一丸,入玄明粉五分。《聖濟録》④。**婦人血氣**,冷痛攻心。方同上。

風癇吐沫,反目抽掣,久患者。黑鉛、水銀結砂,南星炮,各一兩,爲末,糯飯丸菉豆大。一歲一丸,乳汁下。《普濟方》⑤。

反胃噦逆。黑鉛化汁,以柳木槌研成粉,一兩,入米醋一升,砂鍋熬膏,入蒸餅末少許,擣

① 揩牙烏髭方:《普濟方》卷49"烏髭髮" 烏髭鬢揩牙藥出《百一選方》:用不蛀皂角,切作小段,長寸許,鎔黑鉛令銷成水,投皂角炒如炭,不可太過,恐成灰,取出候冷,研細,入鹽少許,逐日早晚兩次揩牙,已白者三四揩則變,黑者便不白。

② 普濟:《普濟方》卷49"烏髭髮" 黑錫散出《百一選方》:治烏髭鬢。黑錫一斤,鎔成汁,入桑柴白灰十兩,同炒令錫盡爲度,又入青鹽四兩,再炒,候冷爲末,瓷瓶封,地理五日,取出入下藥:升麻、細辛(各一兩)、訶子(四兩),右炒黑色,同煎藥末,一處拌匀,如牙藥用,百日自然黑。如要急用,每日揩牙,用好酒灌漱,只一月見效。

③ 普濟:《普濟方》卷49"烏髭髮" 黑髭鬢鉛梳子方出《聖惠方》:鉛(十兩)、錫(三兩,二味同銷爲汁,去滓令淨)、没石子(二枚)、訶黎勒皮(二枚)、婆羅得(四枚)、硫黄(十分,細研)、酸石榴皮、磁石(一分)、緑礬(一分)、針砂(半兩,醋炒)、熟乾地黄(半兩,燒令黑)、烏麻油(一合,炒焦)、茜草根(一兩,剉)、胡桃瓢(半兩),右爲末,先銷鉛、錫爲汁,取諸藥末一半,入鉛、錫中,以柳木篦攪令匀,更傾入梳模子中,就俟冷取出,開齒,修事如法,將餘藥入於鐺中,以水煮梳子三日三夜,若水耗即常以熱水添之,日滿取出,淨洗拭乾,以故帛數重裹三五日,以熱皮子襯手,梳之一百下。如烏色,每梳先用皂莢水洗淨,候乾即梳之。

④ 聖濟録:《聖濟總録》卷71"賁豚" 治腎藏氣發動,築人心腹,面黑,胸悶欲絶,及諸氣賁豚喘甚,婦人傷冷,血氣發攻心等疾,應急撞氣丸方:鉛(二兩)、石亭脂(爲末,二兩)、丁香(爲末,一兩)、木香(爲末,一兩)、麝香(研,一分),右五味,先將鉛於銚子内,慢火炒令乾,入石亭脂末,急手炒轉,莫令焰起,以水微噴之,慢火再炒令乾,傾於淨地坑子内,以盞子覆之,候冷取出,細研如面,次入諸藥相和研之,以粟米飯丸如雞頭大,每用時研破二丸,熱酒浸之,頓服,或汗,或下氣,或通轉,即愈。如秘不通,每一丸入玄明粉半兩。如氣滿胸膈,服藥皆吐,即以炒豆炒鹽等熨,令氣下,便服此藥,無不驗。

⑤ 普濟方:《普濟方》卷377"風癇" 黑金丹:治小兒風癇,手脚抽掣,翻眼吐沫,久患不瘥者。黑鉛、水銀、天南星(炮製,擣羅爲末,各半兩),右先熔鉛爲汁,次下水銀結爲沙子,細研,與天南星末和匀,以糯米飯和丸如緑豆大,一歲兒乳汁研一丸服之。兒稍大,以意加之。

丸小豆大。每服一丸，薑湯下。《聖濟》①。**多年反胃**不止。紫背鉛二兩，石亭脂二兩，鹽鹵汁五兩，燒鉛，以鹵汁淬盡，與亭脂同炒焰起，挑于水上，焰止，研勻，蒸餅和丸梧子大。每服二十丸，煎石蓮、乾柿湯下。《聖濟錄》②。

消渴煩悶。黑鉛、水銀等分，結如泥。常含豆許，吞津。《聖惠方》③。**寸白蟲病**。先食豬肉一片，乃以沙餹水調黑鉛灰四錢，五更服之。蟲盡下，食白粥一日。許學士病嘈雜，服此下二蟲，一寸斷，一長二尺五寸，節節有斑文也。《本事方》④。

水腫浮滿。烏錫五兩，皂莢一挺炙，酒二斗，煮六沸。頻服。至小便出二三升，即消。《千金翼》⑤。

小便不通。黑鉛錯末一兩，生薑半兩，燈心一握，井水煎服。先以炒葱貼臍。《聖惠方》⑥。

卒然欬嗽。爐中鉛屑、桂心、皂莢等分，爲末，蜜丸如梧子大。每飲下十五丸，忌葱。《備急方》⑦。

瘰癧結核。鉛三兩，鐵器炒取黑灰，醋和塗上，故帛貼之，頻換，去惡汁。如此半月，不痛不破，內消爲水而愈。劉禹錫《傳信方》⑧。**癰疽發背**。黑鉛一斤，甘草三兩微炙，瓶盛酒一斗浸

① 聖濟：《聖濟總録》卷47"胃反"　治胃反，嘔吐噦逆，鉛丹丸方：黑鉛鉛汁入紙灰，以柳木椎，同研成粉，羅過，一兩，右二味同研極細，用米醋一升，同入砂石器內，熬爲膏，入乾蒸餅少許，搗令熟，丸如赤小豆大，每服十丸，生薑湯或米飲下，不拘時候。

② 聖濟録：《聖濟總録》卷47"胃反"　治多年胃反不止，石亭脂丸方：石亭脂、紫貝鉛（各二兩）、鹽鹵（五兩），右三味，旋燒鉛，煎鹵中汁淬盡，將鉛、石亭脂，攪勻炒之，或焰起，即將銚子蓋上，焰即止，俟勻熟，水浸炊餅，丸如梧桐子大，每服二十丸，煎石蓮、乾棗、乾柿、乾薑湯下。

③ 聖惠方：《聖惠方》卷53"治痟渴諸方"　治痟渴熱，或心神煩亂，又方：黑鉛錯爲末，用水銀同結如泥，取大豆許大，常含咽津。

④ 本事方：《本事方》卷7"諸蟲飛屍鬼疰"　治寸白蟲方：黑鉛灰抄四錢一服，先吃豬肉脯少許，一時來，却用沙糖濃水半盞調灰，五更服，蟲盡下。白粥將息一日。《良方》療寸白，用錫沙、蕪荑、檳榔者，極佳。予宣和中，每覺心中多嘈雜，意謂飲作，又疑是蟲。漫依《良方》所說服。翌日下蟲二條，一長二尺五寸，頭扁闊，尾尖銳，每寸作一節，斑斑如錦紋，一條皆寸斷矣。

⑤ 千金翼：《普濟方》卷191"水腫"　療水腫方：皂莢（一挺，去皮子，焙）、烏錫（五兩），右以酒二升，煮取六沸，絞去滓，頓服之，須臾即小便二三升，腫消。忌一切肉、面、生冷、鹹酢食一年。（按：《千金翼方》查無此方，另溯其源。）

⑥ 聖惠方：《聖惠方》卷58"治小便不通諸方"　治小便不通，立效方：燈心（二束）、生薑（半兩）、黑鉛（半兩，剉爲末），右件藥用井華水一大盞，煎取五分，去滓，以葱一枝，慢火燒令熱，拍破，先安在臍內，後頓服其藥。

⑦ 備急方：《外臺》卷9"卒欬嗽方"　《備急》卒欬嗽方……又方：爐中取鉛屑（一分）、桂心（二兩）、皂莢（二兩，去皮子，炙），右三味搗篩，蜜和丸如梧子，大人米飲下服十五丸，小兒五丸，日二服。忌生葱。

⑧ 傳信方：《圖經》見《證類》卷5"鉛"　……又，鉛灰治瘰癧。劉禹錫著其法云：取鉛三兩，鐵器中熬之，久當有脚如黑灰和脂塗瘰子上，仍以舊帛貼之，數數去帛，拭惡汁又貼，如此半月許，亦不痛、不破、不作瘡，但內消之爲水，差。雖流過項亦差。

甘草,乃鎔鉛投酒中,如此九度,去滓飲酒。醉臥即愈。《經驗方》①。金石藥毒。黑鉛一斤,鎔化,投酒一升,如此十餘次,待酒至半升,頓飲。《勝金方》②。

取輕粉毒。出山黑鉛五斤,打壺一把,盛燒酒十五斤,納土伏苓半斤,乳香三錢,封固,重湯煮一日夜,埋土中,出火毒。每日早晚任性飲數盃。後用瓦盆接小便,自有粉出爲驗。服至筋骨不痛,乃止。《醫方摘要》③。

解砒霜毒。煩躁如狂,心腹疞痛,四肢厥冷,命在須臾。黑鉛四兩,磨水一盌灌之。《華佗危病方》④。

解硫黃毒。黑錫煎湯服,即解。《集簡方》。

鉛霜《日華》⑤

【釋名】鉛白霜。

【修治】【頌⑥曰】鉛霜,用鉛雜水銀十五分之一合鍊作片,置醋甕中密封,經久成霜。【時珍曰】以鉛打成錢,穿成串,瓦盆盛生醋,以串橫盆中,離醋三寸,仍以瓦盆覆之,置陰處,候生霜刷下,仍合住。

【氣味】甘、酸,冷,無毒。【宗奭⑦曰】鉛霜塗木瓜,即失酸味,金克木也。

【主治】消痰,止驚悸,解酒毒,去胸膈煩悶,中風痰實,止渴。大明⑧。去

---

① 經驗方:《證類》卷5"鉛" 《經驗方》治發背及諸般癰毒瘡。黑鉛一斤,甘草三兩,微炙,剉,用酒一斗,著空瓶在傍,先以甘草置在酒瓶內,然後熔鉛投在酒瓶中,却出酒,在空瓶內取出鉛,依前熔後投,如此者九度,並甘草去之,只留酒,令病者飲,醉寢即愈。

② 勝金方:《證類》卷5"鉛" 《勝金方》……又方:治金石藥毒。用黑鉛一斤,以甘鍋中熔成汁,投酒一升,如此十數回,候酒至半升,去鉛,頓服之差。

③ 醫方摘要:《醫方摘要》卷9"楊梅瘡" 取輕粉法:出山黑鉛三斤,鐵搥打三千下,成片,磁罐收貯,燒酒十五斤,加乳香三錢,同入磁罐內,封固,坐鍋中,水煮一日,約煮至十斤,取出坐地中去火毒,每日早晚任意飲數盃。服此酒後另用瓦盆接所出小便,自有粉出爲驗。服至筋骨不痛爲止。

④ 華佗危病方:《丹溪心法附餘》卷24"十危病方" 中砒霜毒:其證煩躁如狂,心腹攪痛,頭旋欲吐不吐,面口青黑,四肢逆冷,命在須臾。用黑鉛四兩,磨水一碗灌之。如無前藥,青藍兩握,研,井水調一碗灌之。如無藍,用清油二升許,灌服,其毒即解。又無油,掘地,用水作漿,濃吃一二碗,土用黃色者佳。

⑤ 日華:《嘉祐》見《證類》卷五"鉛霜" 冷,無毒。消痰,止驚悸,解酒毒,療胸膈煩悶,中風痰實,止渴。(新補,見《日華子》。)

⑥ 頌:《圖經》見《證類》卷5"鉛" ……又有鉛霜,亦出於鉛。其法以鉛雜水銀十五分之一,合鍊作片,置醋甕中,密封,經久成霜,亦謂之鉛白霜。性極冷,入治風痰及嬰孺驚滯藥。今醫家用之尤多……

⑦ 宗奭:《衍義》卷6"鉛霜" 鉛霜,《圖經》已著其法,治上膈熱涎塞。塗木瓜失酸味,金克木也。

⑧ 大明:見本頁注⑤。

膈熱涎塞。宗奭①。治吐逆,鎮驚去怯,黑鬚髮。時珍。

【發明】【頌②曰】鈆霜性極冷,治風痰及嬰孺驚滯藥,今醫家用之尤多。【時珍曰】鈆霜乃鈆汞之氣交感英華所結,道家謂之神符白雪,其墜痰去熱,定驚止瀉,蓋有奇效,但非久服常用之物爾。病在上焦者,宜此清鎮。

【附方】舊二,新九。小兒驚熱。心肺積熱,夜臥多驚。鈆霜、牛黃各半分,鐵粉一分,研勻。每服一字,竹瀝調下。《聖濟録》③。驚風癇疾,喉閉牙緊。鈆白霜一字,蟾酥少許,爲末,烏梅肉蘸藥於齦上揩之,仍吹通關藥,良久便開。《普濟方》④。消渴煩熱。鈆白霜、枯白礬等分,爲末,蜜丸芡子大。綿裹,含化嚥汁。○又方:鈆白霜一兩,根黃、消石各一兩,爲末。每冷水服一錢。《聖濟録》⑤。喉痺腫痛。鈆白霜、甘草半兩,青黛一兩,爲末,醋糊丸芡子大。每含嚥一丸,立效。○《聖濟録》⑥。懸癰腫痛。鈆白霜一分,甘草半生半炙一分,爲末,綿裹含嚥。《聖惠方》⑦。口瘡齦爛,氣臭血出。不拘大人小兒。鈆白霜、銅緑各二錢,白礬豆許,爲末掃之。《宣明方》⑧。鼻衄不止。鈆白霜末,新汲水服一字。《十全博救方》⑨。痔瘡腫痛。鈆白霜、白片腦各半字,酒調塗之,隨手見效。《嬰童百問》⑩。室女經閉,恍惚煩熱。鈆霜半兩,生地黃汁一合,調下,日三服。《聖惠方》⑪。梳髮令黑。

---

① 宗奭:見457頁注⑦。

② 頌:見457頁注⑥。

③ 聖濟録:《聖惠方》卷83"治小兒心熱夜臥多狂語諸方" 治小兒心肺積熱,黃瘦毛燋,睡臥多驚,狂語,又:鉛霜半分、鐵粉一分、牛黃半分,右件藥同細研令勻,每服以竹瀝調下一字。

④ 普濟方:《普濟方》卷376"一切癇" 開關散:治嬰孩小兒驚風癇疾,喉閉,牙關緊急。蟾酥(一小片)、鉛白霜一字,右同研令極細,用烏梅肉蘸藥,入口兩角揩之,良久便開。如不開,即用歸魂散一字許吹入鼻中,候嚏噴即關開,便下歸魂散一服。如驚風癇再發,須進睡紅散三服。後下調胃氣藥,看詳用之。

⑤ 聖濟録:《聖濟總録》卷58"消渴煩躁" 治消渴煩熱,白礬丸方:白礬燒令汁盡、鉛白霜各一分。右二味研令勻,煉蜜和丸如雞頭大,綿裹含化咽津。/"消渴" 治三消渴疾,消石散方:消石、茜根、鉛霜各一兩,右三味搗羅爲散,每服一錢匕,冷水調下。

⑥ 聖濟録:《聖濟總録》卷122"喉痺" 治喉痺,比金丸方:鉛白霜(半兩)、青黛(一兩)、甘草(半兩),右三味搗羅爲丸如雞頭實大,含化咽津,痰出立效。

⑦ 聖惠方:《聖惠方》卷35"治懸癰諸方" 治懸癰腫脹疼痛,鉛霜散方:鉛霜(一分)、甘草(一分,半生半熟,搗羅爲末),右件藥都研爲散,每服以綿裹半錢,含咽津,即差。

⑧ 宣明方:《宣明論方》卷15"瘡疹總論" 鉛白霜散:治大小人口瘡,牙齒腐蝕,氣臭出血者。鉛白霜(二錢)、銅緑(二錢)、白礬(一塊,指大許),右爲末,以翎羽掃瘡上,以温漿水漱之。

⑨ 十全博救方:《證類》卷5"鉛霜" 《十全博救》治鼻衄方:鉛白霜爲末,取新汲水調一字。

⑩ 嬰童百問:《嬰童百問》卷8"脱肛並痔症第七十一問" 勝雪膏:治隨腸番花鼠奶等痔,熱痛不可忍,或已成瘡者,並皆治之。片腦、鉛白霜,右件各半字,用好酒少許,研成膏子塗之,隨手則愈。

⑪ 聖惠方:《聖惠方》卷72"治室女月水不通諸方" 治室女月水不通,心神恍惚,煩熱,方:生地黃汁(三合)、鉛霜(半兩,細研),右以地黃汁一合,調下鉛霜半錢,日三四服。

本草綱目引文溯源 一 圖例百病主治水火土金石部

霜包梳,日日梳之,勝於染者。《普濟方》①。

粉錫《本經》②下品

【釋名】解錫《本經》③、鈆粉《綱目》、鈆華《綱目》、胡粉弘景④、定粉《藥性》⑤、瓦粉《湯液》⑥、光粉《日華》⑦、白粉《湯液》⑧、水粉《綱目》、官粉。【弘景⑨曰】即今化鈆所作胡粉也,而謂之粉錫,(以)〔事〕與今乖。【時珍曰】鈆、錫一類也,古人名鈆爲黑錫,故名鈆錫。《釋名》⑩曰:胡者翻也,和脂以翻面也。定、瓦言其形,光、白言其色。俗呼吳越者爲官粉,韶州者爲韶粉,辰州者爲辰粉。

【正誤】[恭⑪曰]鈆丹、胡粉,實用炒錫造,陶言化鈆誤矣。【震亨⑫曰】胡粉是錫粉,非鈆粉也。古人以錫爲粉,婦人用以附面者,其色類臕肉,不可入藥。○[志⑬曰]粉錫、黃丹二物,俱是化鈆爲之。英公李勣序云"鈆錫莫辨"者,謂此也。按李含光《音義》云:黃丹、胡粉皆是化鈆,未聞用錫者。《參同契》云:胡粉投炭中,色壞還爲鈆。《抱朴子內篇》云:愚人不信黃丹、胡粉是化鈆所作。蘇恭以二物俱炒錫作,大誤矣。【時珍曰】錫炒則成黑灰,豈有白粉? 蘇恭已誤,而朱震亨復踵其誤,何哉?

【集解】[時珍曰]按《墨子》⑭云:禹造粉。張華《博物志》⑮云:紂燒鈆錫作粉。則粉之來亦

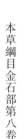

---

① 普濟方:(按:《普濟方》查無此方,待考。)
② 本經:《本經》《別録》見《證類》卷5"錫"　粉錫,味辛、寒,無毒。主伏尸毒螫(音釋),殺三蟲,去鼈瘕,療惡瘡,墮胎,止小便利。一名解錫。
③ 本經:見上注白字。
④ 弘景:《集注》見《證類》卷5"粉錫"　陶隱居云:即今化鉛所作胡粉也。其有金色者,療尸蟲彌良,而謂之粉錫,事與經乖。
⑤ 藥性:《藥性論》見《證類》卷5"粉錫"　胡粉,使。又名定粉。味甘、辛,無毒。能治積聚不消,焦炒,止小兒疳痢。
⑥ 湯液:《湯液本草》卷六"白粉"　《本草》云:一名胡粉,一名定粉,一名瓦粉……
⑦ 日華:《日華子》見《證類》卷5"粉錫"　光粉,涼,無毒。治癬腫瘻爛,嘔逆,療癥瘕,小兒疳氣。
⑧ 湯液:見本頁注⑥。
⑨ 弘景:見本頁注④。
⑩ 釋名:《釋名·釋首飾》　胡粉,胡,翻也,脂和之如翻以塗面也。
⑪ 恭:《證類》卷5"粉錫"　唐本注云:鉛丹、胡粉、實用錫造。陶今言化鉛作之,《經》云粉錫,亦爲誤矣。
⑫ 震亨:《衍義補遺·白粉》　胡粉另是一種,乃是錫粉,非鉛粉也。蓋古人以錫爲粉,故名胡粉。不可入藥,惟婦人用以附面,喜其色類肌肉也。又名鑞子粉,即是錫也。
⑬ 志:《開寶》見《證類》卷5"鉛丹"　今按:此即今黃丹也,與粉錫二物,俱是化鉛爲之。按:李含光《音義》云:黃丹、胡粉皆化鉛,未聞用錫者,故《參同契》云:若胡粉投炭中,色壞爲鉛。《抱朴子·內篇》云:愚人乃不信黃丹及胡粉是化鉛所作,今唐注:以三物俱炒錫,大誤矣。/《證類》卷5"粉錫"　今按:按《本經》呼爲粉錫,然其實鉛粉也。故英公序云:鉛、錫莫辨者,蓋謂此也。
⑭ 墨子:《御覽》卷719"粉"　《墨子》曰:禹造粉。《博物志》曰:紂燒鉛錫作粉。
⑮ 博物志:見上注。

遠矣。今金陵、杭州、韶州、辰州皆造之，而辰粉尤真，其色帶青。彼人言造法：每鉛百斤，鎔化，削成薄片，卷作筒，安木甑内，甑下、甑中各安醋一瓶，外以鹽泥固濟，紙封甑縫。風爐安火，四兩，養一七，便掃入水缸内，依舊封養。次次如此，鉛盡爲度。不盡者，留炒作黄丹。每粉一斤，入豆粉二兩，蛤粉四兩，水内攪匀，澄去清水。用細灰按成溝，紙隔數層，置粉于上，將乾，截成瓦定形，待乾收起。而范成大《虞衡志》①言：桂林所作鉛粉最有名，謂之桂粉，以黑鉛着糟甕中罨化之。何孟春《餘冬録》②云：嵩陽産鉛，居民多造胡粉。其法：鉛塊懸酒缸内，封閉四十九日，開之則化爲粉矣。化不白者，炒爲黄丹。黄丹滓爲密陀僧。三物收利甚博。其鉛氣有毒，工人必食肥猪犬肉，飲酒及鐵漿以厭之。枵腹中其毒，輒病至死。長幼爲毒薰蒸，多痿黄癱攣而斃。其法略皆不同，蓋巧者時出新意，以速化爲利故爾。又可見昔人炒錫之謬。《相感志》③云：韶粉蒸之不白，以蘿葡瓮子蒸之則白。

【氣味】辛，寒，無毒。【權④曰】甘、辛，凉。【時珍曰】胡粉能制硫黄。又雌黄得胡粉而失色，胡粉得雌黄而色黑，蓋相惡也。又入酒中去酸味，收蟹不沙。【主治】伏尸毒螫，殺三蟲。《本經》⑤。去鼈瘕，療惡瘡，止小便利，墮胎。《別録》⑥。治積聚不消。炒焦，止小兒疳痢。甄權⑦。治癰腫瘻爛，嘔逆，療癥瘕，小兒疳氣。大明⑧。止泄痢、久積痢。宗奭⑨。治食復勞復，墜痰消脹，治疥癬狐臭，黑鬚髮。時珍。

【發明】【弘景⑩曰】胡粉金色者，療尸蟲彌良。【藏器⑪曰】久痢成疳者，胡粉和水及鷄子白服，以糞黑爲度，爲其殺蟲而止痢也。【時珍曰】胡粉，即鉛之變黑爲白者也。其體用雖與鉛及黄丹同，而無消鹽火燒之性，内有豆粉、蛤粉雜之，止能入氣分，不能入血分，此爲稍異。人服食之，則大便色黑者，此乃還其本質，所謂色壞還爲鉛也。亦可入膏藥代黄丹用。

【附方】舊十四，新三十。勞復食復欲死者。水服胡粉少許。《肘後方》⑫。小兒脾

---

① 虞衡志：《桂海虞衡志·志金石》　鉛粉，桂林所作最有名，謂之桂粉。其粉以黑鉛著糟甕，罨化之。
② 餘冬録：（**按**：未能溯得其源，待考。）
③ 相感志：《物類相感志·雜著》　韶粉蒸之不白，以蘿葡瓮子蒸之。
④ 權：《藥性論》見《證類》卷5"粉錫"　胡粉，使。又名定粉。味甘、辛、無毒。能治積聚不消，焦炒，止小兒疳痢。
⑤ 本經：見459頁注②白字。
⑥ 別録：見459頁注②。
⑦ 甄權：見459頁注⑤。
⑧ 大明：《日華子》見《證類》卷5"粉錫"　光粉，凉，無毒。治癰腫瘻爛，嘔逆，療癥瘕，小兒疳氣。
⑨ 宗奭：《衍義》卷6"粉錫"　粉錫，胡粉也，又名定粉。止泄痢，積聚及久痢。
⑩ 弘景：見459頁注④。
⑪ 藏器：《拾遺》見《證類》卷5"粉錫"　陳藏器云：胡粉，本功外，主久痢成疳。和水及鷄子白服，以糞黑爲度，爲其殺蟲而止痢也。
⑫ 肘後方：《肘後方》卷2"治時氣病起諸勞復方第十四"　治篤病新起，早勞及食飲多致欲死方，又方：以水服胡粉少許。

泄不止。紅棗二十箇去核，將官粉入內，以陰陽瓦焙乾，去棗研粉。每服三分，米湯下。孫真人《集效方》①。**赤白痢下**頻數，腸痛。定粉一兩，鷄子清和，炙焦爲末，冷水服一錢。《肘後方》②。**小兒無辜疳**，下痢赤白。胡粉熟蒸，熬令色變，以飲服半錢。《子母秘録》③。**小兒腹脹**。胡粉鹽熬色變，以摩腹上。《子母秘録》④。**腹皮青色**，不速治，須臾死。方同上。**小兒夜啼**。水服胡粉三豆大，日三服。《子母秘録》⑤。**身熱多汗**。胡粉半斤，雷丸四兩，爲末粉身。《千金方》⑥。**婦人心痛**急者。好官粉爲末，葱汁和丸小豆大，每服七丸，黃酒送下即止。粉能殺蟲，葱能透氣故也。《邵真人方》⑦。**寸白蚘蟲**。胡粉炒燥方寸匕，入肉臛中，空心服，大效。張文仲《備急方》⑧。**服藥過劑**悶亂者。水和胡粉服之。《千金方》⑨。**鼻衄不止**。胡粉炒黑，醋服一錢，即止。《聖惠方》⑩。**齒縫出血**。胡粉半兩，麝香半錢，爲末，臥時揩牙。《聖濟録》⑪。**墜撲瘀血**。從高落下，瘀血搶心，面青氣短欲死。胡粉一錢，和水服即安。《肘後方》⑫。**折傷接**

① 集效方：《萬應方》卷4“小兒科”　治小兒脾泄不止。用紅棗一二十箇，去核，將官粉入棗內，用瓦二片相合，焙乾，棗不用，將粉研細，每服三分，米湯送下。
② 肘後方：《聖惠方》卷59“治赤白痢諸方”　治赤白痢所下不多，遍數不減，又方：定粉一錢，細研，右以鷄子清和作餅子，用煻灰火燒熟，碾爲末，空心以冷水調下半錢。（**按**：今本《肘後》查無此方。另溯其源。）
③ 子母秘録：《證類》卷5“粉錫”　《子母秘録》……又方：治小兒無辜痢赤白兼成疳。胡粉熟蒸，熬令色變，以飲服之。
④ 子母秘録：《證類》卷5“粉錫”　《子母秘録》……又方：小兒腹脹。胡粉鹽熬色變，以摩腹上。兼治腹皮青，若不理，須臾死。
⑤ 子母秘録：《證類》卷5“粉錫”　《子母秘録》小兒夜啼。胡粉服水調三豆大，日三服。
⑥ 千金方：《千金方》卷5“傷寒第五”　治少小有熱不汗，二物通汗散方：雷丸（四兩）、粉（半斤），右搗和下篩，以粉兒身。
⑦ 邵真人方：《秘傳經驗方》　治急心疼，用定粉二錢，葱白二寸，研爛葱，和爲丸如梧桐子大，每服七丸，好酒送下，立效。
⑧ 備急方：《證類》卷5“粉錫”　張文仲……又方治寸白蟲。熬胡粉令速燥，平旦作肉臛，以藥方寸匕內臛中，服之有大效。
⑨ 千金方：《千金方》卷24“解百藥毒第二”　服藥過劑悶亂者方：吞鷄子黃、飲藍汁、水和胡粉、地漿、蘘荷汁、粳米汁、豉汁、乾薑、黃連、飴糖、水和葛粉。
⑩ 聖惠方：《聖惠方》卷37“治鼻大衄諸方”　治大衄，口耳皆出血不止方……又方：右以胡粉炒令光黑，以醋調一錢，服之即止。
⑪ 聖濟録：《聖濟總録》卷121“齒間出血”　治牙宣血出不止，胡粉散方：胡粉（半兩）、麝香（研，半錢），右二味同研爲細散，臨臥淨揩牙漱口訖，乾貼。兼能牢牙。
⑫ 肘後方：《證類》卷5“粉錫”　《肘後方》……又方：治卒從高落下，瘀血搶心，面青短氣欲死方：胡粉一錢匕，和水服之，即差。

骨。官粉、硼砂等分，爲末，每服一錢，蘇木湯調下，仍頻飲蘇木湯，大效。接骨方①。**杖瘡腫痛**。水粉一兩，赤石脂生一錢，水銀一分，以麻油杵成膏，攤油紙貼之。肉消者，填滿緊縛。《救急方》②。**抓傷面皮**。香油調鈆粉搽之，一夕愈。《集簡方》③。**食梅牙齼**。韶粉揩之。《相感志》③。**染白鬚髮**。胡粉、石灰等分，水和塗之，以油紙包，烘令溫煖，候未燥間洗去，以油潤之，黑如漆也。《博物志》④。**腋下胡臭**。胡粉常粉之。或以胡粉三合，和牛脂煎稠塗之。《千金方》⑤。**陰股常濕**。胡粉粉之。《備急方》⑥。**乾濕癬瘡**。方同上。**黃水膿瘡**。官粉煅黃、松香各三錢，黃丹一錢，飛礬二錢，爲末，香油二兩，熬膏傅之。《邵真人方》⑦。**小兒耳瘡**月蝕。胡粉和土，塗之。《子母秘錄》⑧。**小兒疳瘡**。熬胡粉、豬脂，和塗。《張文仲方》⑨。**小兒舌瘡**。胡粉和豬脛骨中髓，日三傅之。《食醫心鑑》⑩。**燕口吻瘡**。胡粉炒一分，黃連半兩，爲末，傅之。《普濟方》⑪。**痘瘡瘢痕**，或凸或凹。韶粉一兩，輕粉一定，和研，諸脂調傅。陳文中《小兒方》⑫。**妬精陰瘡**。鈆粉二錢，銀杏仁七箇，銅銚內炒至杏黃，去杏取粉，出火毒，研搽效。

---

① 接骨方：《局方》卷8"治瘡腫傷折" 接骨散：治從高墮下，馬逐傷折，筋斷骨碎，痛不可忍。接骨續筋，止痛活血。定粉、當歸(各一錢)、硼砂(一錢半)，右爲細末，每服二錢，煎蘇木湯調下。服訖後時時喫蘇木湯。

② 救急方：《救急易方》卷6"瘡瘍門·一百六十五" 治杖瘡……又方：用水粉一兩、赤石脂一錢，用水銀一分，以麻油杵成膏，攤傘紙上貼之，緊縛。如肉陷者，用此膏填滿，然後貼上，立驗。(並出《衛生易簡方》)

③ 相感志：《物類相感志·身體》 食梅子牙軟，喫藕便不軟。一用韶粉擦之。

④ 博物志：《博物志》卷6 胡粉、白石灰等，以水和之，塗鬚髯不白。塗訖，着油單裹，令溫煖，候欲燥未燥間洗之。湯則不得着，晚則多折。用煖湯洗訖，澤塗之。欲染，當熟洗鬚。鬚有膩不着藥，臨染時亦當拭鬚燥，溫之。

⑤ 千金方：《千金方》卷24"胡臭漏腋第五" 主胡臭方，又方：牛脂、胡粉(各等分)，右二味煎令可丸，塗腋下，一宿即愈，不過三劑。

⑥ 備急方：《外臺》卷23"腋臭方三十七首" 張文仲療胡臭，若股內陰下常汗濕且臭，或作瘡者方：但以胡粉一物，粉之即差，常用大驗。《備急》同。

⑦ 邵真人方：《秘傳經驗方》 松香散：治黃水瘡不愈者：用定粉、松香各一兩，爲末。如瘡濕，乾摻上，瘡乾，香油調敷。

⑧ 子母秘錄：《證類》卷5"粉錫" 《子母秘錄》……又方治小兒耳後月蝕瘡，胡粉和土塗上。

⑨ 張文仲方：《證類》卷5"粉錫" 張文仲……又方小兒疳瘡。胡粉熬八分，豬脂和塗之，差爲度，油亦得。

⑩ 食醫心鑑：《證類》卷5"粉錫" 《食醫心鏡》治小兒舌上瘡：取胡粉末並豬脛骨中髓傅之，日三度。

⑪ 普濟方：《普濟方》卷365"口瘡等疾" 胡粉散：治小兒燕口生瘡。胡粉(一分，炒微黃)、黃連(半兩，末)，右細研令勻，傅於瘡上。

⑫ 小兒方：《陳氏小兒痘疹方論》"類集痘疹已效名方" 韶粉散：治小兒痘瘡才愈。而毒氣尚未全散。瘡痂雖落。其瘢猶黯。或凹凸肉起。當用此藥塗之。韶粉(一兩)、輕粉(一錢)，右研和，入煉豬脂油拌勻如膏，薄塗瘡瘢上。

《集簡方》。反花惡瘡。胡粉一兩，臙脂一兩，爲末。鹽湯洗净傅之，日五次。《聖惠方》①。瘡似蜂窠，愈而復發。胡粉、朱砂等分，爲末，蜜和塗之。《聖濟録》②。血風瘑瘡。《孫氏集效方》③用官粉四兩，水調入盌内，以蘄州艾葉燒烟熏乾，入乳香少許同研，香油調作隔紙膏，反覆貼之。○《楊氏簡便方》④用官粉炒過，桐油調作隔紙貼之。小兒丹毒。唾和胡粉，從外至内傅之良。《千金方》⑤。湯火燒瘡。胡粉，羊髓和，塗之。《孫真人方》⑥。瘡傷水濕。胡粉、炭灰等分，脂和塗孔上，水即出也。《千金方》⑦。蠷螋尿瘡。酢和胡粉塗之。《千金方》⑧。諸蛇螫傷。胡粉和大蒜搗塗。《千金方》⑨。誤吞金銀及錢。胡粉一兩，豬脂調，分再服，令消烊出也。《外臺秘要》⑩。三年目瞖。胡粉塗之。《聖惠方》⑪。口中乾燥，煩渴無津。雄豬膽五枚，酒煮皮爛，入定粉一兩研匀，丸芡子大，每含化一丸嚥汁。《太平聖惠方》⑫。腹中鼈癥。胡粉、黍米淋汁温服，大效。《衞生易簡方》⑬。接骨續筋，止痛活血。定粉、當歸各一錢，朋砂一錢半，爲末。每服一錢，蘇木煎湯調下，仍頻飲湯。○同上⑭。發背惡瘡諸癰疽。好光粉二兩，真麻油三兩，慢火熬，以柳枝急攪，至滴水成珠，入白膠末少許入器，水浸兩日，油紙攤貼，名神應膏。

① 聖惠方：《聖惠方》卷65“治反花瘡諸方”　治反花瘡，煙脂散方：燕脂（一兩）、胡粉（一兩），右件藥同研令細，先以温漿水洗瘡，候乾，然後以藥傅之。
② 聖濟録：《聖濟總録》卷132“諸瘡”　治瘡破似蜂窠差而還發方：胡粉、朱砂（各等分），右二味細研爲末，以蜜和合，塗於瘡上，日三换之，即愈。
③ 孫氏集效方：《萬應方》卷3“瘡科”　血風瘑瘡方，又方：官粉四兩，水調入粗碗内，用磚架起，用上一碗蓋定。四圍用蘄（用）〔州〕艾陸續燒熏，粉乾爲度。用乳香少許同研細末，香油調，油紙攤膏，（番）〔翻〕覆貼之。
④ 楊氏簡便方：（按：未能溯得其源，待考。）
⑤ 千金方：《千金方》卷22“癰腫毒方”　治小兒赤丹斑駁者方：以唾和胡粉，從外向内敷之。
⑥ 孫真人方：《證類》卷五“粉錫”　《孫真人食忌》：治火燒瘡，以胡粉、羊髓和塗上，封之。
⑦ 千金方：《千金要方》卷25“被打第三”　治瘡中水腫方：炭白灰、胡粉等分，脂和塗瘡孔上，水出痛即止。
⑧ 千金方：《千金方》卷25“蛇毒第二”　治蠷螋尿方，又方：醋和胡粉塗之。
⑨ 千金方：《千金方》卷25“蛇毒第二”　治衆蛇毒方，又方：搗大蒜和胡粉敷之。
⑩ 外臺秘要：《外臺》卷“雜誤吞物方一十七首”　《古今録驗》療誤吞銀環及釵者方，又方：亦可以胡粉一兩，搗調之，分再服，食銀令如泥也。若吞金銀物在腹中皆服之，令消烊出也。
⑪ 聖惠方：《普濟方》卷80“眼生膚瞖附論”　療眼瞖方：用胡粉注瞖上。以療三年瞖。（按：《聖惠方》查無此方，今另溯其源。）
⑫ 太平聖惠方：《聖濟總録》卷58“治消渴口舌乾燥”　治口中乾燥，無津液而渴，豬膽煎方：雄豬膽五枚，定粉一兩，右二味，以酒煮膽，候皮爛，即入粉研細，同煎成煎，丸如雞頭大，每服二丸，含化咽津。（按：《聖惠方》查無此方，今另溯其源。）
⑬ 衞生易簡方：《衞生易簡方》卷5“積聚癥瘕”　治鼈瘕，又方：用胡粉、黍米淋汁，温服大效。
⑭ 衞生易簡方：《衞生易簡方》卷9“折傷”　治骨折……又方：用澱粉，當歸各一錢，硼砂錢半，爲末。每服一錢，煎蘇木湯調下，服後仍頻飲蘇木湯。此藥能接骨續筋，止痛活血。

《直指方》①。

<h1 style="text-align:center">鉛丹《本經》②下品</h1>

【釋名】黄丹弘景③、丹粉《唐本》④、朱粉《綱目》、鉛華。【正誤】見"粉錫"下。

【集解】《別錄》⑤曰：鉛丹生於鉛，出蜀郡平澤。【弘景⑥曰】即今熬鉛所作黄丹也。俗方稀用，惟仙經塗丹釜所須，云化成九光者，當謂九光丹以爲釜爾，無別法也。【宗奭⑦曰】鉛丹化鉛而成，《別錄》言生於鉛，則蘇恭炒錫作成之説誤矣。不(惟)〔爲〕難辨，錫則色黯，鉛則明白，以此爲異。【時珍曰】按獨孤滔《丹房鑑源》⑧云：炒鉛丹法：用鉛一斤，土流黄十兩，消石一兩。鎔鉛成汁，下醋點之，滚沸時下硫一塊，少頃下消少許，沸定再點醋，依前下少許消、黄，待爲末，則成丹矣。今人以作鉛粉不盡者，用消石、礬石炒成丹。若轉丹爲鉛，只用連鬚葱白汁拌丹慢煎，煅成金汁傾出，即還鉛矣。貨者多以鹽消、砂石雜之。凡用，以水漂去消鹽，飛去砂石，澄乾，微火炒紫色，地上去火毒入藥。《會典》⑨云：黑鉛一斤，燒丹一斤五錢三分也。

【氣味】辛，微寒，無毒。【大明⑩曰】微鹹，涼，無毒。伏砒，制硇、硫。【震亨⑪曰】一婦因多子，月内服鉛丹二兩，四肢冰冷，食不入口。時正仲冬，急服理中湯加附子數十貼乃安。謂之"涼無毒"，可乎？【時珍曰】鉛丹本無甚毒，此婦産後冬月服之過劑，其病宜矣。

---

① 直指方：《仁齋直指方》卷22"癰疽證治"　神應膏：治癰疽發背毒。龍泉好光粉(二兩)、真麻油(三兩)，右慢火同熬，更換柳枝頻攪，滴入水成珠，方入白膠末少許，徐徐傾入瓷器，以水浸兩日，抄紙攤貼。

② 本經：《本經》《別錄》見《證類》卷五"鉛丹"　味辛，微寒，主吐逆胃反，驚癇癲疾，除熱下氣，止小便利，除毒熱，臍攣，金瘡溢血。煉化還成九光，久服通神明。一名鉛華，生於鉛。生蜀郡平澤。

③ 弘景：《集注》見《證類》卷5"鉛丹"　陶隱居云：即今熬鉛所作黄丹也。畫用者，俗方亦稀用，惟《仙經》塗丹釜所須，云化成九光者，當謂九光丹以爲釜爾，無別變煉法。

④ 唐本：《唐本草》見《證類》卷5"鉛丹"　《唐本》注云：丹、白二粉，俱炒錫作，今《經》稱鉛丹，陶云熬鉛，俱誤矣。

⑤ 別錄：見本頁注②。

⑥ 弘景：見本頁注③。

⑦ 宗奭：《衍義》卷6"鉛丹"　本謂之黄丹，化鉛而成。別有法。《唐本》注：炒錫作。然《經》稱鉛丹，則炒錫之説誤矣。亦不爲難辨，蓋錫則色黯暗，鉛則明白，以此爲異。

⑧ 丹房鑑源：《證類》卷5"鉛"　《丹房鏡源》……炒鉛丹法：鉛一斤，土硫黄一兩，消石一兩。右先熔鉛成汁，下醋點之，滚沸時下土硫黄一小塊，并續更下消石少許，沸定再點醋，依前下少許消、黄已，消沸盡黄亦盡，炒爲末成丹。

⑨ 會典：《明會典》卷157"鑄錢·諸司職掌"　黑鉛一斤，燒造黄丹一斤五錢三分三釐。

⑩ 大明：《日華子》見《證類》卷5"鉛丹"　黄丹，涼，無毒。鎮心安神，療反胃，止吐血及嗽，傅金瘡長肉，及溜火瘡，染鬚髮。可煎膏。

⑪ 震亨：《衍義補遺·鉛丹》　屬金，而有土與水火。丹出於鉛而曰無毒，又曰涼，予竊竊有疑焉。曾見中年一婦人，因多子，於月内服鉛丹二兩，四肢冰冷强直，食不入口。時正仲冬，急服理中湯加附子，數帖而安。謂之涼而無毒乎……

【主治】吐逆胃反，驚癇癲疾，除熱下氣，鍊化還成九光，久服通神明。
《本經》①。止小便，除毒熱臍攣，金瘡血溢。《別錄》②。驚悸狂走，消渴。煎膏
用，止痛生肌。甄權③。鎮心安神，止吐血及嗽，傅瘡長肉，及湯火瘡。染鬚。
大明④。治瘧及久積。宗奭⑤。墜痰殺蟲，去怯除忤惡，止痢明目。時珍。

【發明】【成無己⑥曰】仲景龍骨牡蠣湯中用鉛丹，乃收斂神氣以鎮驚也。【好古⑦曰】澀可
去脫而固氣。【時珍曰】鉛丹體重而性沉，味兼鹽、礬，走血分，能墜痰去怯，故治驚癇癲狂、吐逆反
胃有奇功。能消積殺蟲，故治疳疾、下痢、瘧疾有實績。能解熱拔毒，長肉去瘀，故治惡瘡腫毒及入
膏藥，爲外科必用之物也。

【附方】舊八，新二十五。消渴煩亂。黃丹，新汲水服一錢，以蕎麥粥壓之。《聖惠
方》⑧。吐逆不止。碧霞丹：用北黃丹四兩，米醋半升，煎乾，炭火三秤，就銚內煅紅，冷定爲末，
粟米飯丸梧子大。每服七丸，醋湯下。《集驗方》⑨。伏暑霍亂。水浸丹，見“木部·巴豆”下。
小兒吐逆不止。宜此清鎮，燒針丸：用黃丹研末，小棗肉和丸芡子大，每以一丸，針簽於燈上燒
過，研細，乳汁調下。一加朱砂、枯礬等分。謝氏小兒方⑩。反胃氣逆，胃虛。鉛丹二兩，白礬二
兩，生石亭脂半兩。以丹、礬研匀，入坩鍋內，以炭半秤煅赤，更養一夜，出毒兩日，入亭脂同研，粟米
飯和丸綠豆大，每日米飲下十五丸。《聖濟錄》⑪。泄瀉下痢赤白。用棗肉搗爛，入黃丹、白礬各

---

① 本經：見 464 頁注②白字。
② 別錄：見 464 頁注②。
③ 甄權：《藥性論》見《證類》卷 5“鉛丹” 鉛丹，君。主治驚悸狂走，嘔逆，消渴。煎膏用，止痛生肌。
④ 大明：見 443 頁注⑪。
⑤ 宗奭：《衍義》卷 6“鉛丹” 治瘧及久積皆用。
⑥ 成無己：《註解傷寒論》卷 3“辨太陽病脉證并治法第六” 傷寒八九日，下之，胸滿煩驚，小便不
利，譫語，一身盡重，不可轉側者，柴胡加龍骨牡蠣湯主之。(……加龍骨、牡蠣、鉛丹，收斂神氣
而鎮驚……)
⑦ 好古：《湯液本草》卷 6“玉石部·鉛丹” 本經云：澀可去脫而固氣。
⑧ 聖惠方：《聖惠方》卷 53“治消渴諸方” 治消渴熱，或心神煩亂，又方：黃丹不限多少。右每服以
新汲水調下一錢，兼每日作蕎麥人粥，空腹食一大盞。
⑨ 集驗方：《證類》卷 5“鉛丹” 《經驗方》碧霞丹：治吐逆立效。北來黃丹四兩篩過，用好米醋半
升，同藥入銚內煎令乾，却用炭火三秤，就銚內煅透紅，冷取，研細爲末，用粟米飯丸如桐子大。
煎醋湯下七丸，不嚼，只一服。
⑩ 謝氏小兒方：《玉機微義》卷 50“小兒治法·治嘔吐之劑” 謝氏燒針丸。專主吐逆：府丹不拘多
少，右件研極細，用去皮小棗肉和劑爲雞頭大。每用針簽於燈上燒灰爲末，乳汁下一丸。
⑪ 聖濟錄：《聖濟總錄》卷 47“胃反” 治胃虛氣逆，食已反出，礬丹丸方：白礬、鉛丹(二兩)、石亭脂
(半兩，生爲末，在後入)，右三味，先將前二味和研，入坩鍋內，以炭半秤，漸煅令通赤爲度，駐少
火，更養一夜，取出細研，出毒兩日，乃入石亭脂，同研細，以粟米飯和丸，如綠豆大，每日米飲下
十五丸。

皂子大,粳米飯一團,和丸彈子大,鐵線穿於燈上燒過,爲末。米飲服之。《摘玄方》①。**赤白痢下**。黃丹炒紫,黃連炒,等分爲末,以糊丸麻子大。每服五十丸,生薑甘草湯下。《普濟方》②。**妊娠下痢**疼痛。用烏鷄卵一個,開孔去白留黃,入鈆丹五錢攪匀,泥裏煨乾,研末,每服二錢,米飲下。一服愈,是男;二服愈,是女。《三因方》③。**吐血咯血**嗽血。黃丹,新汲水服一錢。《經驗方》④。**寒熱瘧疾**⑤體虛汗多者。黃丹、百草霜等分,爲末。發日,空心米飲服三錢,不過二服愈。或糊丸,或蒜丸,皆效。○《肘後方》⑥用飛炒黃丹一兩,恒山末三兩,蜜丸梧子大,每服五十丸,温酒下。平旦及未發,將發時,各一服,無不效。○《普濟方》⑦:端午日用黃丹炒二兩,獨蒜一百箇,搗丸梧子大。每服九丸,空心長流水面東下。二三發後乃用,神效。亦治痢疾。○《三因方》⑧用黃丹炒、建茶等分,爲末,温酒服二錢。○又黃丹飛焙,麪糊丸芡子大,每棗子一枚,去核,包一丸,紙裹煨熟食之。**温瘧不止**。黃丹炒半兩,青蒿童尿浸二兩,爲末,每服二錢,寒多酒服,熱多茶服。《仁存堂方》⑨。**小兒瘧瘧**,壯熱不寒。黃丹二錢,蜜水和服,冷者酒服,名鬼哭丹。《劉涓子鬼遺方》⑩。**風癎發止**。驅風散:用鈆丹二兩,白礬二兩,爲末,用三角磚相鬪,以七層紙鋪磚上,鋪

---

① 摘玄方:《丹溪摘玄》卷8"痢疾門"　火輪丸:治赤白痢。以棗肉搗爛,入黃丹、白礬皂子大一塊,粳米飯彈大一塊,和匀,所丸彈大,以鐵線穿之,火上燒過,爲末,米飲下。或白湯下。治瀉如神。

② 普濟方:《普濟方》卷211"下赤痢白痢"　治赤白痢,又方:黃丹(一兩,炒)、黃連(一兩),右爲末,以麪糊和丸如麻子大,每服煎生薑、甘草湯下五丸。

③ 三因方:《三因方》卷17"腹痛下利治法"　雞黃散:治懷身下利赤白,絞刺疼痛。雞子一個(烏者尤妙,就頭作一竅,傾出青者,留黃)、黃丹(一錢,入前雞子殼内,打令黃匀,以厚紙裹,黃泥固濟,火上煅取,焙乾),右爲末,每服二錢,米飲調下,一服愈者是男,兩服愈者是女。凡冷熱利,斷下門中選無毒者,皆可用。

④ 經驗方:《普濟方》卷188"吐血"　治吐血咯血,又方出《經驗良方》:用黃丹,不拘多少,細研,發時用新汲水調下二錢。

⑤ 寒熱瘧疾方:《證類》卷5"鉛"　《子母秘録》……治疟:百草霜、黃丹等分細研。每服二钱匕,于发日空心米饮调服,不过两服愈。(按:原方無出處,今溯得其源。)

⑥ 肘後方:《肘後方》卷3"治寒熱諸瘧方第十六"　治瘧病方,又方:常山搗,下篩成末,三兩　真丹一兩,白蜜和搗百杵,丸如梧子,先發服三丸,中服三丸,臨卧服三丸,無不斷者。常用效。

⑦ 普濟方:《普濟方》卷197"諸瘧"　治瘧疾如神方(出《經驗良方》):黃丹、大蒜(小者亦可),右二味先將大蒜搗碎,後入黃丹爲丸,朝東吞。一方去熱蒜皮,再入大蒜五個,入辰砂一錢,宿蒸餅丸如梧桐子大,空心井花水一丸。十歲以下丸如麻子大。忌生冷、油膩、熱湯。(合藥宜端午日)。

⑧ 三因方:《三因方》卷6"瘧病不内外因證治"　紅散子:須當發日早晨服。黃丹炒色變,右入好建茶合和二錢匕,白湯調下。或温酒調,不入茶。/瘧丹二方,又方:黃丹不以多少,右五月五日,用獨頭蒜煨熟研細,搜丸如梧子大,每服五丸,當發前一食頃,桃、柳枝煎湯調下。

⑨ 仁存堂方:《普濟方》卷199"痰瘧"　治温瘧痰盛寒熱,又方出《仁存方》:青蒿(二兩)、黃丹(半兩),右爲末,每服二錢,寒多酒調,熱多湯調。青蒿以童子小便浸,焙乾,尤捷。

⑩ 劉涓子鬼遺方:《證類》卷5"鉛丹"　劉氏治小兒瘧方:黃丹兩錢匕,以蜜水和與服,冷即以酒和,令服之良。

丹於紙上，礬鋪丹上，以十斤柳木柴燒過爲度，取研。每服二錢，溫酒下。《王氏博濟方》①。**客忤中惡**，道間門外得之，令人心腹刺痛，氣衝心胸脹滿，不治害人。真丹方寸匕，蜜三合，和灌之。《肘後方》②。**一切目疾**。昏障治，只障不治。蜂蜜半斤，銅鍋熬起紫色塊，入飛過真黃丹二兩，水一盌，再煉至水氣盡，以細生絹鋪薄紙一層，濾净，瓶封埋地内三七。每日點眼七次，藥粘則洗之。一方，入訶子肉四箇。○《保壽堂方》③。**赤眼痛**。黃丹、蜂蜜調貼太陽穴，立效。《明目經驗方》④。**赤目及瞖**⑤。鉛丹、白礬等分，爲末點之。○又方：鉛丹、烏賊骨等分，合研，白蜜蒸，點之。《千金方》⑥。**眼生珠管**。鉛丹半兩，鯉魚膽汁和如膏。日點三五次。《聖惠方》⑦。**痘疹生瞖**。黃丹、輕粉等分，爲末。吹少許入耳内，左患吹右，右患吹左。痘疹方⑧。**小兒重舌**。黃丹一豆大，安舌下。《子母秘録》⑨。**小兒口瘡**糜爛。黃丹一錢，生蜜一兩，相和蒸黑。每以鷄毛蘸搽，甚效。《普濟方》⑩。**腋下胡臭**。黃丹入輕粉，唾調，頻摻之。《普濟方》⑪。**婦人逆產**。真丹塗兒足下。《集驗方》⑫。**蚰蜒入耳**。黃丹、酥、蜜、杏仁等分，熬膏，綿裹包塞之，聞香

---

① 王氏博濟方：《證類》卷 5"鉛丹" 《王氏博濟》治風癇驅風散：鉛丹二兩，白礬二兩，爲末。用磚一口，以紙鋪磚上，先以丹鋪紙上，次以礬鋪丹上，然後用紙扭，却將十斤柳木柴燒過爲度，取出細研。每服一錢，溫酒下。（**按**：今本《王氏博濟方》查無此方。）

② 肘後方：《肘後方》卷 1"救卒客忤死方第三" 客忤者，中惡之類也，多於道間門外得之，令人心腹絞痛脹滿，氣冲心胸，不即治亦殺人，救之方，又方：真丹方寸匕，蜜三合和服。口噤者，折齒下之。

③ 保壽堂方：《保壽堂方》卷 4"目病門" 眼藥方：每用蜂蜜半斤，盛於小銅鍋内，乾柴大小鍛煉，槐條一枝不住攪，起紫色拳塊後，入真黃丹飛過二錢，嘗其味甜少，酸苦多，入水一小碗，再煉，再攪，候末泡平爲度。外用細生絹一層，内用薄綿紙一層於磁碗内濾極净，小磁瓶内盛之，木箬襯生絹封口，黃土地内埋三日取出。每日取少許入小盞内，鷄翅毛一根，去其餘毛，止留顛末一脂頭大，取藥時時點之……如眼澀糊，熱水洗之，洗畢再點。（**按**：此後"一方"，未能溯得其源。）

④ 明目經驗方：《明目神驗方》"明目洗眼藥類" 明目敷貼類……又方，用黃丹、蜂蜜調貼太陽穴立效。

⑤ 赤目及瞖：《普濟方》卷 73"目赤痛" 治眼稍赤藥，出《濟生拔萃方》：黃丹、白礬（各等分），右爲末，少少貼之。（**按**：原方無出處，今溯得其源。）

⑥ 千金方：《千金方》卷 6"目病第一" 治目赤及瞖方：烏賊骨、鉛丹（大小等分），右二味合研細，和白蜜如泥，蒸之半食久，冷著眼四眥，日一。

⑦ 聖惠方：《聖惠方》卷 33"治眼生珠管諸方" 治眼卒生珠管，點眼方：黃丹（半兩）、鯉魚膽（五枚，取汁），右件藥相和如膏，每日三五度，以銅筋取少許點眥中。

⑧ 痘疹：《普濟方》卷 364"眼生瞖膜" 治小兒出痘疹，眼内有雲瞖膜：輕粉、黃丹（各等分），右用竹筒吹在耳内。左眼有瞖，吹右耳内。右眼有瞖，吹左耳内，即退。

⑨ 子母秘録：《證類》卷 5"鉛丹" 《子母秘録》治小兒重舌方：黃丹如豆大，内管中，以安舌下。

⑩ 普濟：《普濟方》卷 365"口瘡等疾" 大效金絲膏一名石膽散：治小兒口瘡。黃丹（一錢）、生蜜（一兩），右相和，深甌盛，瓶内蒸令黑爲度，每用少許，鷄毛刷蘸口内，甚效。

⑪ 普濟方：《普濟方》卷 156"腋臭" 治腋臭（出《海上名方》）：黃丹、輕粉（各少許），右以唾調之，塗搽。

⑫ 集驗方：《證類》卷 5"鉛丹" 《外臺秘要》：《集驗》疗逆產方：真丹刀圭，塗兒跗下。

即出，抽取。《聖惠方》①。**蜈蚣螫人**。醋調黃丹塗之。《肘後方》②。**金瘡出血**。不可以藥速合，則内潰傷肉。只以黃丹、滑石等分，爲末傅之。《集玄方》③。**外痔腫痛**。黃丹、滑石等分，爲末，新汲水調，日五上之。《嬰童百問》④。**血風臁瘡**。黃丹一兩，黃蠟一兩，香油五錢，熬膏。先以葱、椒湯洗，貼之。陸氏《積德堂方》⑤。**遠近臁瘡**。黃丹飛炒，黃蘗酒（没）〔浸〕七日焙，各一兩，輕粉半兩，研細。以苦茶洗净，輕粉填滿，次用黃丹護之，外以藥末攤膏貼之，勿揭動，一七見效。《孫氏集效方》⑥。

<h2 style="text-align:center">密陀僧《唐本草》⑦</h2>

【釋名】没多僧《唐本》⑧、爐底。【恭⑨曰】密陀、没多，並胡言也。

【集解】【恭⑩曰】出波斯國，形似黃龍齒而堅重，亦有白色者，作理石文。【頌⑪曰】今嶺南、閩中銀銅冶處亦有之，是銀鉛腳。其初采礦時，銀銅相雜，先以鉛同煎鍊，銀隨鉛出。又采山木葉燒灰，開地作爐，填灰其中，謂之灰池。置銀鉛於灰上，更加火鍛，鉛滲灰下，銀住灰上，罷火候冷，出銀。其灰池感鉛銀氣，積久成此物，未必自胡中來也。【承⑫曰】今市中所貨是小瓶，實鉛丹鍛成者，

---

① 聖惠方：《聖惠方》卷36"治百蟲入耳諸方"　治蚰蜒入耳，又方：白蜜（半兩）、黃丹（半兩，酥半兩），右件藥相和，於甆器同熬成膏。如有不覺蚰蜒入耳者，以杏仁一枚和皮尖，塗膏於上，綿裹塞耳門中，其蟲聞藥香即奔耳門來，便急抽藥，以物鑷出。

② 肘後方：《肘後方》卷7"治卒蠍所螫方第五十九"　蠍螫人，又黃丹，醋塗之。

③ 集玄方：（按：僅見《綱目》引録。）

④ 嬰童百問：《嬰童百問》卷8"脱肛並痔症第七十一問"　丹石散：治外痔如神。黃丹、滑石（等分），右爲細末，新汲水調塗，日三五上。

⑤ 積德堂方：（按：僅見《綱目》引録。）

⑥ 孫氏集效方：《萬應方》卷1"張三丰真人秘傳仙方"　神授三絕膏……專治男婦遠年臁惡頑瘡，累治不愈者，貼之一七痊可，萬不失一。黃柏（酒浸七日，焙乾爲末）、黃丹（水飛二次，炒紫，各一兩）、輕粉（五錢），右爲末，各另包之。遇有此疾，先將苦茶（先）〔洗〕净，拭乾。量瘡口大小，先用輕粉填滿，次用黃丹（復）〔覆〕上，後用黃柏末膏攤於紙上貼之，再以水搭紙上，莫令動之。如不痒，莫揭取，一七見效。

⑦ 唐本草：《唐本草》見《證類》卷4"密陀僧"　味鹹、辛，平，有小毒。主久痢，五痔，金瘡，面上瘢鼾，面膏藥用之。

⑧ 唐本：《唐本草》見《證類》卷4"密陀僧"　《唐本》注云：形似黃龍齒而堅重，亦有白色者，作理石紋，出波斯國。一名没多僧。並胡言也。

⑨ 恭：見上注。

⑩ 恭：見上注。

⑪ 頌：《圖經》見《證類》卷4"密陀僧"　蜜陀僧，《本經》不載所出州土。注云：出波斯國。今嶺南、閩中銀銅冶處亦有之，是銀鉛腳。其初採礦時，銀、銅相雜，先以鉛同煎煉，銀隨鉛出。又采山木葉燒灰，開地作爐，填灰其中，謂之灰池。置銀、鉛於灰上，更加火大煅，鉛滲灰下，銀住灰上，罷火候冷出銀。其灰池感鉛、銀氣，置之積久成此物。今之用者，往往是此，未必胡中來也……

⑫ 承：陳承"別説"見《證類》卷4"密陀僧"　今考市中所貨，乃是用小瓷瓶實鉛丹煅成者，塊大者，尚有小瓶形狀。銀冶所出最良，而罕有貨者，外國者未嘗見之。通治口瘡最驗。

大塊尚有瓶形。銀冶所出最良而罕有貨者。外國者未嘗見之。【時珍曰】密陀僧原取銀冶者，今既難得，乃取煎銷銀鋪爐底用之。造黄丹者，以脚滓鍊成密陀僧，其似瓶形者是也。

【修治】【斅①曰】凡使搗細，安瓷鍋中，重紙袋盛柳蛀末焙之，次下東流水浸滿，火煮一伏時，去柳末、紙袋，取用。

【氣味】鹹、辛，平，有小毒。【大明②曰】甘，平，無毒。【時珍曰】制狼毒。【主治】久痢，五痔，金瘡，面上瘢皯，面膏藥用之。《唐本》③。【保昇④曰】五痔，謂牡、酒、腸、血、氣也。鎮心，補五臟，治驚癇欬嗽，嘔逆吐痰。大明⑤。療反胃，消渴，瘧疾，下痢。止血，殺蟲，消積。治諸瘡，消腫毒，除胡臭，染髭髮。時珍。

【發明】【時珍曰】密陀僧感鈆銀之氣，其性重墜下沉，直走下焦，故能墜痰、止吐、消積、定驚癇，治瘧痢，止消渴，療瘡腫。洪邁《夷堅志》⑥云：驚氣入心絡，瘖不能言語者，用密陀僧末一匕，茶調服，即愈。昔有人伐薪，爲狼所逐而得是疾，或授此方而愈。又一軍校采藤逢惡蛇病此，亦用之而愈。此乃驚則氣亂，密陀僧之重以去怯而平肝也。其功力與鈆丹同，故膏藥中用代鈆丹云。

【附方】舊三，新一十五。痰結胸中不散。密陀僧一兩，醋、水各一盞，煎乾，爲末。每服二錢，以酒、水各一小琖，煎一琖，溫服，少頃當吐出痰涎爲妙。《聖惠方》⑦。消渴飲水。神效丸：用密陀僧二兩，研末，湯浸蒸餅丸梧子大。濃煎鹽繭、鹽湯，或茄根湯，或酒下，一日五丸，日增五丸，至三十丸止，不可多服。五六服後，以見水惡心爲度。惡心時，以乾物壓之，日後自定，甚奇。《選奇方》⑧。赤白下痢。密陀僧三兩，燒黄色，研粉。每服一錢，醋、茶下，日三服。《聖惠方》⑨。

---

① 斅：《炮炙論》見《證類》卷4“密佗僧” 雷公云：時呼蜜陀僧。凡使，搗令細，於瓷堝中安置了，用重紙袋盛柳蚰末，焙蜜陀僧堝中，次下東流水浸令滿，著火煮一伏時足，去柳末、紙袋，取蜜陀僧用。

② 大明：《日華子》見《證類》卷4“密佗僧” 味甘，平，無毒。鎮心，補五藏，治驚癇，嗽嘔及吐痰等。

③ 唐本：見468頁注⑦。

④ 保昇：《蜀本草》見《證類》卷4“密佗僧” 《蜀本》注云：五痔：謂牡痔、酒痔、腸痔、血痔、氣痔。

⑤ 大明：見本頁注②。

⑥ 夷堅志：《醫說》卷5“驚氣入心” 治驚氣入心絡，瘖不能語：蜜陀僧研細，服一匕許，茶調服，遂愈。有人因伐薪山間，爲狼所逐，而得是疾，或授以此方，亦愈。又一軍校採藤於谷，逢惡蛇而病，其狀正同，亦用此藥療之而愈。（巳志）

⑦ 聖惠方：《聖惠方》卷51“治痰結實諸方” 治痰實，胸中結聚不散，又方：蜜陀僧一兩，右件藥用醋一中盞，水一中盞，煎令醋水俱盡，候乾細研爲散，每服一錢，以水一小盞，酒一小盞，煎至一盞，不計時候和滓溫服，如人行一二裏，當吐出痰涎爲效。

⑧ 選奇：《百一選方》卷12“第十九門” 治消渴：伏深鈴轄方，沈德和尚書傅。密陀僧（二兩，別研極細）、川黄連（一兩，爲細末），右二味用蒸餅爲圓如梧桐子大，每服五丸，煎繭空、茄根湯下，臨卧服，右次日加至十圓，以後每日加五圓，至三十圓止。服藥之後，以見水噁心爲度，即不須服，不過五六服必效。若覺噁心，但每日食乾物以壓之，旬日後自定。奇甚奇甚。繭空是出鹽蛾了繭殼。（按：《選奇方》僅存後集4卷，其餘皆佚，未能溯得其源。今録《百一選方》備考。）

⑨ 聖惠方：《聖惠方》卷59“治赤白痢諸方” 治赤白痢所下不多，遍數不減，又方：蜜陀僧三兩，燒令黄色，右細研如粉，每服一錢，以醋茶調下，日三服。

腸風痔瘻。銅青、蜜陀僧各一錢，麝香少許，爲末，津和塗之。《濟急方》①。小兒初生，遍身如魚脬，又如水晶，破則成水，流滲又生者。密陀僧生研，撒之，仍服蘇合香丸。《救急方》②。驚氣失音。方見"發明"。腋下胡臭。漿水洗净，油調密陀僧塗。○以一錢，用熱蒸餅一箇，切開摻末夾之。《集簡方》③。香口去臭。密陀僧一錢，醋調漱口。《普濟方》④。大人口瘡。密陀僧鍛研摻之。《聖濟録》⑤。小兒口瘡，不能吮乳。密陀僧末，醋調塗足心，瘡愈洗去。蔡醫博方也。《黎居士簡易方》⑥。鼻內生瘡。密陀僧、香白芷等分，爲末，蠟燭油調搽之。《簡便方》⑦。鼻皶赤皰。密陀僧二兩，細研，人乳調，夜塗旦洗。《聖惠方》⑧。痘瘡瘢黶。方同上。譚氏⑨。䵟黯斑點。方同上。《外臺》⑩。夏月汗斑如疹。用密陀僧八錢，雄黄四錢，先以薑片擦熱，仍以薑片蘸末擦之，次日即焦。《活人心統》⑪。骨疽出骨，一名多骨瘡。不時出細骨，乃母受胎未及一月，與六親骨肉交合，感其精氣，故有多骨之名。以密陀僧末，桐油調勻，攤貼之

① 濟急方：《急救仙方》卷 4 "痔證"　治腸風痔漏等疾……又方：銅青、蜜陀僧（各一錢）、麝（少許），爲末，用津液和調，搽之。

② 救急方：《得效方》卷 11 "初生"　奇方：又治生下遍身如魚泡，又如水晶，碎則成水流滲。右用密陀僧研，絹羅內羅過，乾摻。仍服蘇合香圓。（按：此方未見《救急方》相關之書，今以《得效方》所引爲此方之源。）

③ 集簡方：《百一選方》卷 10 "第十四門"　治腋氣大妙，又方：用熱蒸餅一枚，擘作兩片，摻密陀僧細末一錢許，急夾在腋下，略睡少時，候冷棄之。如一腋有病，只用一半。葉元方平生苦此疾，來紹興偶得此方，用一次遂絕根本。（按：《集簡方》按例可不溯源。然此下出 2 方，後一方實出《百一選方》，故爲之溯源。）

④ 普濟方：《普濟方》卷 58 "口臭"　治口臭……又方：用蜜陀僧，爲末，每服一錢，用醋半盞，調勻漱口。

⑤ 聖濟録：《普濟方》卷 365 "口瘡等疾"　治小兒口瘡：用密陀僧，以文武火燒赤，地上以碗蓋出火毒，爲細末，臨時乾摻患處。一方用密陀僧末，每用一字，蜜調塗唇上，兒餂盡，口瘡便安。（按：《圣濟總録》查無此方，今録《普濟方》備考。）

⑥ 黎居士簡易方：《黎居士簡易方》卷 11 "眼耳鼻舌咽喉口齒唇"　貼足方，治小兒口瘡，不能吮乳者：密陀僧細研　釅醋調塗兩足心，瘥即洗去。凡小兒口瘡，宜用絹帛，蘸生薄荷水，拭口內，妙。

⑦ 簡便方：《奇效單方》卷下 "十六眼目"　治鼻內生瘡：密陀僧　香白芷各等分，右爲末，蠟燭油調搽。

⑧ 聖惠：《聖惠方》卷 40 "治面䵟黯諸方"　治䵟黯斑點，方：治䵟黯斑點方：用蜜陀僧二兩，細研，以人乳調塗面，每夜用之。

⑨ 譚氏：《證類》卷 4 "密佗僧"　《譚氏小兒方》：療豆瘡瘢，面黶。以蜜陀僧細研，水調，夜塗之，明旦洗去，平復矣。

⑩ 外臺：《證類》卷 4 "密佗僧"　《外臺秘要》：令面生光方：以密陀僧用乳煎，塗面佳，兼治髭鼻皰。

⑪ 活人心統：《活人心統》卷 4 "斑疹門·汗斑藥"　治夏月斑疹：密陀僧（八錢）、雄黄（四錢），右爲末，以薑片擦斑。發大再用末藥，薑片擦，次日即焦，永不發，神效。

即愈。《壽域方》①。血風臁瘡。密陀僧、香油入粗盌内磨化,油紙攤膏,反覆貼之。《孫氏集效方》②。陰汗濕痒。密陀僧末傅之③。○戴氏④加蛇牀子末。

錫《拾遺》⑤

【釋名】白鑞音臘、鈏音引賀。【時珍曰】《爾雅》⑥:錫謂之鈏。郭璞注云:白鑞也。方術家謂之賀,蓋錫以臨賀出者爲美也。

【集解】《别録》⑦曰:錫生桂陽山谷。【弘景⑧曰】今出臨賀,猶是桂陽地界。鉛與錫相似,而入用大異。【時珍曰】錫出雲南、衡州。許慎《説文》⑨云:錫者,銀鉛之間也。《土宿本草》⑩云:錫受太陰之氣而生,二百年不動成砒,砒二百年而錫始生。錫稟陰氣,故其質柔。二百年不動,遇太陽之氣乃成銀。今人置酒於新錫器内,浸漬日久或殺人者,以砒能化錫,歲月尚近,便被采取,其中蘊毒故也。又曰:砒乃錫根。銀色而鈆質,五金之中獨錫易制,失其藥則爲五金之賊,得其藥則爲五金之媒。《星槎勝覽》⑪言:滿剌加國於山溪中淘沙取錫,不假煎鍊成塊,名曰斗錫也。

【正誤】【恭⑫曰】臨賀采者名鈏,一名白鑞,唯此一處資天下用。其錫出銀處皆有之。體相似,而入用大異。○【時珍曰】蘇恭不識鉛錫,以錫爲鉛,以鉛爲錫。其謂黄丹、胡粉爲炒錫,皆由其不識故也。今正之。

---

① 壽域方:《延壽神方》卷 4“癭疽治法” 骨癭,即多骨瘡,不時出一細骨。乃是母受孕未及一月,與六親骨肉分上他人相交,故感其精氣有二,故有多骨之生也。用蜜佗僧爲末,以生桐油調成膏,攤於稀絹上,收號於患處,妙。

② 孫氏集效方:《萬應方》卷 3“瘡科” 血風臁瘡方,又方:密陀僧、香油入粗碗内磨化,用傘紙如前佳摸膏,(番)〔翻〕覆貼之。

③ 密陀僧末傅方:《百一選方》卷 15“第二十三門” 治陰汗神妙:密陀僧(好者,研令極細如蚪粉撲使)。

④ 戴氏:《證治要訣》卷 9“虚損門·盜汗自汗” 若陰汗,惟密陀僧和蛇床子研末,撲之立止。

⑤ 拾遺:《拾遺》見《證類》卷 5“鉛” ……錫有黑有白,黑錫,寒,小毒。主瘻瘤,鬼氣疰忤,錯爲末,和青木香,敷風瘡腫惡毒。

⑥ 爾雅:《爾雅·釋器》 錫謂之鈏(白鑞)。

⑦ 别録:《證類》卷 5“錫銅鏡鼻” ……生桂陽山谷。

⑧ 弘景:《集注》見《證類》卷 5“錫銅鏡鼻” 陶隱居云……鉛與錫,《本經》云生桂陽,今則乃出臨賀,猶是分桂陽所置。鉛與錫相似,而入用大異。

⑨ 説文:《説文解字》卷 14 上“金部” 錫,銀鉛之間也。

⑩ 土宿本草:(按:書佚,無可溯源。)

⑪ 星槎勝覽:《星槎勝覽·滿剌加國》 ……内有山泉流爲溪,於溪中淘沙取錫,煎成塊,曰斗錫……

⑫ 恭:《唐本草》見《證類》卷 5“錫銅鏡鼻” 《唐本》注云:臨賀出者名鈏,一名白鑞,唯此一處資天下用,其錫出銀處皆有之。雖相似,而入用大異也。

【氣味】甘，寒，微毒。【獨孤滔①曰】殺羊角、五靈脂、伏龍肝、馬鞭草皆能縮賀。硇、砒能硬錫。巴豆、蓖麻、薑汁、地黃能制錫。松脂鋜錫。錫礦縮銀。【主治】惡毒風瘡。大明②。

【發明】【時珍曰】洪邁《夷堅志》③云：汝人多病瘦。地饒風沙，沙入井中，飲其水則生瘦。故金、房間人家，以錫爲井闌，皆夾錫錢鎮之，或沉錫井中，乃免此患。

【附方】新二。解砒霜毒。錫器，於粗石上磨水服之。《濟急方》④。楊梅毒瘡。黑鉛、廣錫各二錢半，結砂，蜈蚣二條，爲末，紙卷作小撚，油浸一夜，點燈，日照瘡二次，七日見效。《集玄方》⑤。

古鏡《拾遺》⑥【校正】併入《本經·錫銅鏡鼻》⑦。

【釋名】鑑、照子。【時珍曰】鏡者，景也，有光景也。鑑者，監也，監於前也。《軒轅內傳》⑧言：帝會王母，鑄鏡十二，隨日用之。此鏡之始也。或云始於堯臣尹壽。

【氣味】辛，無毒。【大明⑨曰】平，微毒。【主治】驚癇邪氣，小兒諸惡，煮汁和諸藥煮服，文字彌古者佳。藏器⑩。辟一切邪魅，女人鬼交，飛尸蠱毒，催生，及治暴心痛，並火燒淬酒服。百蟲入耳鼻中，將鏡就敲之，即出。大明⑪。小兒疝氣腫硬，煮汁服。時珍。

---

① 獨孤滔：《丹房鑑源》卷上　錫可爲銀。硇砂入即硬。入鉛止聲。/卷中　伏龍肝十年，竈下掘深一尺，有一行如紫磁是也，伏丹砂，能縮賀。/粘羊角縮錫……馬鞭草縮錫砂……寒號鳥糞縮錫。/《證類》卷5"伏龍肝"　《丹房鏡源》云……真片紫瓷色者可用，伏砂縮賀妙。賀者，錫也。/《證類》卷17"殺羊角"　《丹房鏡源》羊脂柔銀軟銅，殺羊角縮賀。賀，錫也。（按：此條內容乃時珍綜合《丹房鑑源》多處文字而成。多方查找仍未能全部溯得其源。）

② 大明：《拾遺》見《證類》卷5"鉛"　陈藏器云……刬爲末，和青木香，敷風瘡腫惡毒。（按：原出《本草拾遺》，誤注出處。）

③ 夷堅志：《醫説》卷6"井錫鎮瘦"　汝州人多病頸瘦。彼境地饒風沙，沙入井中，飲其水則生瘦。故今房間人家井，以錫爲井欄，皆以夾錫錢鎮之，或沉錫其中，則飲者免此患……（癸志）

④ 濟急方：《仙傳外科》卷10"救解諸毒傷寒雜病一切等證"　解砒毒：又用錫器，粗石上磨水服。錫器磨水尤妙。

⑤ 集玄方：（按：僅見《綱目》引錄。）

⑥ 拾遺：《證類》卷3"三十五種陳藏器餘·古鏡"　味辛，無毒。主驚癇邪氣，小兒諸惡。煮取汁和諸藥煮服之。文字彌古者佳爾。

⑦ 本經：《本經》《別錄》見《證類》卷5"錫銅鏡鼻"　主女子血閉，癥瘕，伏腸，絕孕，及伏尸邪氣。生桂陽山谷。

⑧ 軒轅內傳：《事物紀原》卷8"鏡"　《玄中記》曰：尹壽作鏡。堯臣也。《黃帝內傳》曰：帝既與王母會於王屋，乃鑄大鏡十二面，隨月用之。則鏡蓋肇於軒轅，非尹氏始作也。

⑨ 大明：《日華子》見《證類》卷5"錫銅鏡鼻"　古鑑，平，微毒……

⑩ 藏器：見本頁注⑥。

⑪ 大明：《日華子》見《證類》卷5"錫銅鏡鼻"　……辟一切邪魅，女人鬼交，飛尸蠱毒，小兒驚癇，百蟲入人耳鼻中，將就彼敲，其蟲即出。又催生，及治暴心痛，並燒酒淬服之。

【發明】【時珍曰】鏡乃金水之精，內明外暗。古鏡如古劍，若有神明，故能辟邪魅忤惡。凡人家宜懸大鏡，可辟邪魅。《劉根傳》①云：人思形狀，可以長生。用九寸明鏡照面，熟視令自識己身形，久則身神不散，疾患不入。葛洪《抱朴子》②云：萬物之老者，其精悉能託人形惑人，唯不能易鏡中真形。故道士入山，以明鏡徑九寸以上者背之，則邪魅不敢近，自見其形，必反却走。轉鏡對之，視有踨者山神，無踨者老魅也。群書所載，古鏡靈異，往往可證，謾撮於左方。《龍江録》③云：漢宣帝有寶鏡，如八銖錢，能見妖魅，帝常佩之。《異聞記》④云：隋時王度有一鏡，歲疫，令持鏡詣里中，有疾者照之即愈。《樵牧閑談》⑤云：孟昶時張敵得一古鏡，徑尺餘，光照寢室如燭，舉家無疾，號無疾鏡。《西京雜記》⑥云：漢高祖得始皇方鏡，廣四尺，高五尺，表裏有明，照之則影倒見。以手捧心，可見腸胃五臟。人疾病照之，則知病之所在。女子有邪心，則膽張心動。《酉陽雜俎》⑦云：無勞縣舞溪石窟有方鏡，徑丈，照人五臟，云是始皇骨鏡。《松窗録》⑧云：葉法善有一鐵鏡，照物如水。人有疾病，照見藏腑。《宋史》⑨云：秦寧縣耕夫得鏡，厚三寸，徑尺二，照見水底，與日爭輝。病熱者照

---

① 劉根傳：《御覽》卷 717“鏡” 《劉根別傳》曰：思形狀可以長生。以九寸明鏡照面，熟視之，令自識己身形，長令不忘，久則身神不散，疾惡不入。

② 抱朴子：《抱朴子内篇》卷 17“登涉” ……又萬物之老者，其精悉能假託人形以眩惑人目，而常試人，唯不能於鏡中易其真形耳。是以古之入山道士，皆以明鏡徑九寸已上，懸於背後，則老魅不敢近人。或有來試人者，則當顧視鏡中，其是仙人，及山中好神者，顧鏡中故如人形。若是鳥獸邪魅，則其形貌皆見鏡中矣。又老魅若來，其去必却行，行可轉鏡對之，其後而視，若是老魅者，必無踨也。其有踨者，則山神也。

③ 龍江録：《西京雜記》卷上 宣帝被收繫郡邸獄，臂上猶帶史良娣合采婉轉絲繩，繫身毒國寶鏡一枚，大如八銖錢。舊傳此鏡照見妖魅，得佩之者爲天神所福。故宣帝從危獲濟，及即大位，每持此鏡，感咽移辰，常以琥珀笥盛之，緘以戚里織成錦，一曰斜文錦。帝崩不知所在。（按：《龍江録》未見他書著録。今另溯其源。）

④ 異聞記：《古今合璧事類備要·外集》卷 53“鏡照門·鏡” 龍駒持月（隋王度有寶鏡，歲疫，度令僕持鏡詣里，有疾者照之即愈。皆云龍駒持一月，光彩被體，清凉而愈。）（《異聞集》）（按：《異聞記》書佚，存其佚文之《太平廣記》《類説》未見此文。疑爲《異聞集》之誤。）

⑤ 樵牧閑談：《古今合璧事類備要·外集》卷 53“鏡照門·鏡” 寶在蜀中（孟蜀）時，軍校張敵得一古鏡，模闊尺餘，鏡光照寢處，不施燈燭。將求磨滌之，有貧士見而嘆，禮曰：久知寶在蜀中，一見是然，此鏡不久當亦歸。敵益珍藏，自得鏡無疾病。（樵牧閑談）

⑥ 西京雜記：《西京雜記》卷上 高祖初入咸陽宮……銘曰：昭華之琯有方鏡，廣四尺，高五尺九寸，表裏有明，人直來照之，影則倒見。以手掩心而來，則見腸胃五臟，歷然無硋。人有疾病在内，掩心而照，則知病之所在。又女子有邪心，則膽張心動……

⑦ 酉陽雜俎：《酉陽雜俎》卷 10“物異” 秦鏡，儁溪古岸石窟有方鏡，徑丈餘，照人五藏，秦皇世號爲照骨寶。在無勞縣境山。

⑧ 松窗録：《開元天寶遺事》卷 1“照病鏡” 葉法善有一鐵鏡，鑑物如水。人每有疾病，以鏡照之，盡見臟腑中所滯之物。後以藥療之，竟至痊瘥。（按：《松窗雜録》所記故事文異，時珍或引自《天寶遺事》，誤注出處。）

⑨ 宋史：《宋史》卷 66“五行志第十九·五行四” 慶元二年正月，泰寧縣耕夫得鏡，厚三寸，徑尺有二寸，照見水底，與日争輝。病熱者對之，心骨生寒。後爲雷震而碎。

之,心骨生寒。《雲仙録》①云:京師王氏有鏡六鼻,常有雲烟,照之則左右前三方事皆見。黄巢將至,照之,兵甲如在目前。《筆談》②云:吳僧一鏡,照之知未來吉凶出處。又有火鏡取火,水鏡取水,皆鏡之異者也。

【附方】新一。小兒夜啼。明鑑掛牀脚上。《聖惠方》③。

錫銅鏡鼻《本經》④下品。【釋名】【弘景⑤曰】此物與胡粉異類而共條者,古無純銅作鏡,皆用錫雜之,即今破古銅鏡鼻爾。用之當燒赤納酒中。若釅中出入百遍,乃可搗也。【志⑥曰】凡鑄鏡皆用錫,不爾即不明白,故言錫銅鏡鼻,今廣陵者爲勝。【時珍曰】錫銅相和,得水澆之極硬,故鑄鏡用之。《考工記》⑦云“金錫相半,謂之鑑燧之劑”是也。

【氣味】酸,平,無毒。【權⑧曰】微寒。【《藥訣》⑨曰】冷,無毒。

【主治】女子血閉癥痕,伏(陽)〔腸〕絶孕。《本經》⑩。伏尸邪氣。《別録》⑪。産後餘疹刺痛,三十六候,取七枚投醋中熬,呷之。亦可入當歸、芍藥煎服。甄權⑫。

【附方】新一。小兒客忤,面青驚痛。銅照子鼻燒赤,少酒淬過,與兒飲。《聖惠方》⑬。

鏡鏽。即鏡上緑也,俗名楊妃垢。【主治】腋臭。又療下疳瘡,同五倍子末等分,米泔洗後傅之。時珍。

---

① 雲仙録:《雲仙雜記》卷 1“六鼻鏡生雲烟” 黄巢陷京城,南唐王氏有鏡六鼻,常生雲烟,照之則左右前三方事皆見。王氏向京城照之,巢冠兵甲如在目前,上平都邑以映日,紗囊取入禁中。(纂異記)
② 筆談:《夢溪筆談》卷 21“異事” 嘉祐中,伯兄爲衛尉丞。吳僧持一寶鑑来,云:齋戒照之,當見前途吉凶……
③ 聖惠方:《聖濟總録》卷 170“小兒夜啼” 治小兒夜啼……又方:右取明鑑掛於牀脚上,差。(按:《聖惠方》無此方,誤注出處。)
④ 本經:見 472 頁注⑦白字。
⑤ 弘景:《集注》見《證類》卷 5“錫銅鏡鼻” 陶隱居云:此物與胡粉異類,而今共條,當以其非止成一藥,故以附見錫品中也。古無純銅作鏡者,皆用錫雜之,《別録》用銅鏡鼻,即是今破古銅鏡鼻爾。用之當燒令赤,内酒中飲之。若釅中出入百過,亦可搗也……
⑥ 志:《開寶》見《證類》卷 5“錫銅鏡鼻” 今按《別本》注云:凡鑄鏡皆用錫和,不爾即不明白,故言錫銅鏡鼻。今廣陵者爲勝。
⑦ 考工記:《周官新義》附卷上“考工記一” ……金錫半,謂之鑑燧之齊。
⑧ 權:《藥性論》見《證類》卷 5“錫銅鏡鼻” 銅鏡鼻,微寒……
⑨ 藥訣:《證類》卷 5“錫銅鏡鼻” 《藥訣》云:鏡鼻,味酸,冷,無毒。
⑩ 本經:見 472 頁注⑦白字。
⑪ 別録:見 472 頁注⑦。
⑫ 甄權:《藥性論》見《證類》卷 5“錫銅鏡鼻” ……主治産後餘疹刺痛三十六候,取七枚投醋中,熬過呷之。亦可入當歸、芍藥煎服之……
⑬ 聖惠方:《聖惠方》卷 82“治小兒客忤諸方” 治小兒卒中客忤方:銅照子鼻,右燒令赤,著少許酒中淬過,少少與兒服之。

古文錢《日華》①

【釋名】泉、孔方兄、上清童子《綱目》、青蚨。【時珍曰】《管子》②言：禹以歷山之金鑄幣，以救人困，此錢之始也。至周太公立九府泉法，泉體圓含方，輕重以銖，周流四方，有泉之象，故曰泉。後轉爲錢。魯褒《錢神論》③云：爲世神寶，親愛如兄，字曰孔方。又昔有錢精，自稱上清童子。青蚨血塗子母錢，見"蟲部"。

【集解】【頌④曰】凡鑄銅之物，多和以錫。《考工記》云"攻金之工，金有六劑"是也。藥用古文錢、銅弩牙之類，皆有錫，故其用近之。【宗奭⑤曰】古錢其銅焦赤有毒，能腐蝕壞肉，非特爲有錫也。此説非是。但取周景王時大泉五十及寶貨，秦半兩，漢莢錢、大小五銖，吳大泉五百、大錢當千、宋四銖、二銖，及梁四柱、北齊常平五銖之類，方可用。【時珍曰】古文錢但得五百年之外者即可用，而唐高祖所鑄開元通寶，得輕重大小之中，尤爲古今所重。綦母氏《錢神論》⑥云：黃金爲父，白銀爲母。鈆爲長男，錫爲適婦。其性堅剛，須水終始。體圓應天，孔方效地。此乃鑄錢之法也。三伏鑄錢，其汁不清，俗名爐凍。蓋火剋金也。唐人端午於江心鑄鏡，亦此意也。

【氣味】辛，平，有毒。【時珍曰】同胡桃嚼即碎，相制也。

【主治】瞖障，明目，療風赤眼，鹽鹵浸用。婦人生産橫逆，心腹痛，月膈五淋，燒以醋淬用。大明⑦。大青錢煮汁服，通五淋。磨入目，主盲障膚赤。和薏苡根煮服，止心腹痛。藏器⑧。

---

① 日華：《日華子》見《證類》卷5"古文錢"　平。治瞖障，明目，療風赤眼，鹽鹵浸用。婦人橫逆産，心腹痛，月膈，五淋，燒以醋淬用。（新補，見日華子。）
② 管子：《事物紀原》卷10"布帛雜事部五十三‧錢"　《管子》又曰：湯七年旱，禹五年水，湯以莊山，禹以歷山之金，並鑄幣以救人困。至周太公立九府圜法，始名以錢。錢圓含方，輕重以銖，起於禹湯水旱之救民困也。後魏高謙之以爲堯，遭大水鑄錢，故馮鑑謂錢起於堯也。
③ 錢神論：《晉書‧魯褒傳》　魯褒，字元道，南陽人也。好學多聞，以貧素自立。元康之後，綱紀大壞，褒傷時之貪鄙，乃隱姓名而著《錢神論》以刺之。其略曰：錢之爲體，有乾坤之象，內則其方，外則其圓，其積如山，其流如川，動靜有時，行藏有節，市井便易不患耗折，難折象壽，不匱象道，故能長久，爲世神寶，親之如兄，字曰孔方……
④ 頌：《圖經》見《證類》卷5"鉛"　……凡鑄銅之物，多和以錫。《考工記》：攻金之工，金有六齊是也。凡藥用銅弩牙、古文錢之類，皆以有錫，故其用亦近之……
⑤ 宗奭：《衍義》卷6"古文錢"　古銅焦赤有毒，治目中瘴瘀，腐蝕壞肉。婦人橫逆産，五淋多用，非特爲有錫也。此説非是。今但取景王時大泉五十及寶貨，秦半兩，漢莢錢、大小五銖，吳大泉五百、大泉當千、宋四銖、二銖，及梁四柱，北齊常平五銖。爾後，其品尚多，如此之類方可用……
⑥ 錢神論：《古今事文類聚續集》卷26"珍寶部‧錢"　黃金爲父，白銀爲母。鈆爲長男，錫爲適婦。天性剛堅，須水終始。體員應乾，孔方效地。（綦母氏《錢神論》）
⑦ 大明：見本頁注①。
⑧ 藏器：《拾遺》見《證類》卷5"古文錢"　陳藏器云：大錢銀注中，陶云不入用。按錢青者是大錢，煮汁服，主五淋。磨入目，主盲瘴膚赤。和薏苡根煮服，主心腹痛……

【發明】【宗奭①曰】古錢有毒，治目中障瘀，腐蝕壞肉，婦人橫逆産，五淋，多用之。予少時常患赤目腫痛，數日不能開。客有教以生薑一塊，洗净去皮，以古青銅錢刮汁點之，初甚苦，熱淚蔑面，然終無損。後有患者，教之，往往疑惑。信士點之，無不一點遂愈，更不須再。但作瘡者，不可用也。【時珍曰】以胡桃同嚼食二三枚，能消便毒。便毒屬肝，金伐木也。

【附方】舊一，新二十一。**時氣欲死**。大錢百文，水一斗煮八升，入麝香末三分，稍飲至盡，或吐或下，愈。《肘後方》②。**時氣温病**。頭痛壯熱脉大，始得一日者。比輪錢一百五十七文，水一斗，煮取七升，服汁。須臾復以水五升，更煮一升，以水二升投中，合得三升，出錢飲汁，當吐毒出也。《肘後方》③。**心腹煩滿**及胸脇痛欲死者。比輪錢二十枚，水五升，煮三升，分三服。《肘後方》④。**急心氣痛**。古文錢一個，打碎，大核桃三個，同炒熱，入醋一盌冲服。楊誠《經驗方》⑤。**霍亂轉筋**。青銅錢四十九枚，木瓜一兩，烏梅炒五枚，水二盞，煎分温服。《聖濟録》⑥。**慢脾驚風**。利痰奇效，用開元通寶錢背後上下有兩月痕者，其色淡黑，頗小，以一個放鐵匙上，炭火燒四圍上下，各出珠子，取出候冷，傾入盞中，作一服，以南木香湯送下，或人參湯亦可。錢雖利痰，非胃家所好，須以木香佐之。楊仁齋《直指方》⑦。**下血不止**。大古錢四百文，酒三升，煮二升，分〔三〕服。《普濟方》⑧。**赤白帶下**。銅錢四十文，酒四升，煮取二升，分三服。《千金方》⑨。**小便氣淋**。比輪錢三百文，水一斗，煮取三升，温服。《千金方》⑩。**沙石淋痛**。古

---

① 宗奭：《衍義》卷6"古文錢"　古銅焦赤有毒，治目中瘴瘀，腐蝕壞肉。婦人橫逆産，五淋多用，非特爲有錫也……少時常自患暴赤目腫痛，數日不能開。客有教以生薑一塊，洗淨去皮，以古青銅錢刮取薑汁，就錢棱上點。初甚苦熱，淚蔑面，然終無損。後有患者，教如此點，往往疑惑。信士點之，無不獲驗，一點遂愈，更不可再作。有瘡者不可用。

② 肘後方：《肘後方》卷2"治傷寒時氣温病方第十三"　治時氣行，垂死破棺……又方：大錢百文，水一斗，煮取八升，納麝香當門子李子大，末，稍稍與飲至盡，或汗或吐之。

③ 肘後方：《肘後方》卷2"治傷寒時氣温病方第十三"　治傷寒及時氣温病及頭痛，壯熱脉大，始得一日方……又方：取比輪錢一百五十七枚，以水一斗，煮取七升，服汁盡之。須臾，復以五升水，更煮令得一升，以水二升投中，合得三升，出錢飲汁，當吐毒出也。

④ 肘後方：《肘後方》卷1"治卒心腹煩滿方第十一"　治卒心腹煩滿，又胸脅痛欲死方……又方：取比輪錢二十枚，水五升，煮取三升，日三服。

⑤ 楊誠經驗方：（**按**：書佚，無可溯源。）

⑥ 聖濟録：《聖濟總録》卷40"霍亂轉筋"　治霍亂轉筋，吐瀉不止，木瓜湯方：木瓜（切，一兩）、青銅錢（四十九文）、烏梅（五枚，拍碎，炒），右三味以水二盞，煎至一盞，去滓，分三服，細呷。

⑦ 直指：《仁齋小兒方》卷2"慢脾風下痰證治"　七寶妙砂丹：利痰奇效，慢驚慢脾通用。以木香佐之。開元通寶錢，背後上下有兩月片者，其色淡黑，頗小，諸錢以一個放鐵匙頭，於炭火內燒，少頃四圍上下各出黃白珠子，將出候冷，傾入盞中，只作一服，用木香煎湯送下。人參湯亦得。

⑧ 普濟方：《普濟方》卷38"臟毒下血"　治下血不止：用大古錢四百，以酒三升，煮取二升，分三服。亦可服半劑。

⑨ 千金方：（**按**：今本《千金方》無此方，未能溯得其源。）

⑩ 千金方：《千金方》卷21"淋閉第二"　治氣淋方……又方：水一斗，煮比輪錢三百文，取三升，温服之。

文錢煮汁服。《普濟方》①。**傷水喘急**，因年少飲冷水驚恐所致者。古文錢七枚洗净，白梅七個，水一鍾，同浸三宿，空心一呷，良久得吐，效。《仁存方》②。**唇腫黑痛**，痒不可忍。四文大錢于石上磨猪脂汁塗之，不過數遍愈。《幼幼新書》③。**口內熱瘡**。青錢二十文，燒赤投酒中服之，立瘥。《陳藏器本草》④。**眼赤生瘡**，連年不愈。古錢一文，生薑石一個，洗净，以錢于石上磨蜜，取濃汁三四滴在盞，覆瓦上，以艾灸瓦内七壯，熏蜜，取點之，效。《普濟方》⑤。**赤目浮翳**。古錢一文，鹽方寸匕，治篩點之。《千金方》⑥。**目卒不見**。錢于石上磨汁，注眦中。《普濟方》⑦。**目生珠管**及膚翳。銅錢青一兩，細墨半兩，爲末，醋丸白豆大。每以一丸，乳汁、新汲水各少許，浸化點之。《聖惠方》⑧。**腋下胡臭**。古文錢十文，鐵線串燒，醋淬十次，入麝香研末調塗。《應急良方》⑨。**跌撲傷損**。半兩錢五個，火煅醋淬四十九次，甜瓜子五錢，真珠二錢，研末。每服一字，好酒調。隨上下食前後。《青囊》⑩。**誤吞鐵錢**。古文銅錢十個，白梅肉十個，淹過即爛搗丸綠豆大，每服一丸，流水吞下，即吐出。《聖濟録》⑪。**百蟲入耳**。青錢十四文，煎猪膏二合，少少滴之。《聖濟録》⑫。**便毒初起**。方見“發明”下。

---

① 普濟方：《普濟方》卷 214“小便淋秘門·總論”　治五淋（出《本草》）：以古文錢煮汁服。（**按**：《證類》卷 5“古文錢”此方出“陳藏器”。）

② 仁存方：《普濟方》卷 163“哮呴”　古老飲（出《仁存方》）：治魚哮嗽呴。古老錢、白梅肉（各七個），右水一大盞，浸二宿，每服一茶腳許，空心服，良久吐出惡物。

③ 幼幼新書：《千金翼方》卷 11“唇病第六”　治唇黑腫痛，痒不可忍方：取四文大錢，於磨石上以臘月豬脂磨取汁，塗之，不過數遍即愈。（**按**：《幼幼新書》卷 34“唇腫第九”下此方出《千金翼》。）

④ 陳藏器本草：《拾遺》見《證類》卷 5“古文錢”　陳藏器云：……含青錢，又主口内熱瘡。以二十文燒令赤，投酒中，服之立差……

⑤ 普濟方：《普濟方》卷 73“目赤痛”　治眼赤痛，皮上生濕瘡，連年不效方（出《護命方》）：右净洗舊銅錢一文，淨洗青江石一個，用銅錢南蜜于石上磨，取濃汁三四滴在盞内，却用乾瓦一片上燒，灸艾一壯，用盞合定，令灸艾煙熏盞底銅蜜，如此七壯，取蜜用塗眼，立效。

⑥ 千金方：《千金方》卷 6“目病第一”　治目赤及翳方……又方：古錢一枚　鹽方寸匕，右二味合治下篩，敷目眥中。

⑦ 普濟方：《普濟方》卷 81“目昏暗”　治目猝無所見（出《肘後方》）：以錢于石上磨汁，注眥中。（**按**：今本《肘後方》無此方。）

⑧ 聖惠方：《聖惠方》卷 33“治眼生珠管諸方”　治眼中生膚翳，垂生珠管……又方：銅青（一兩）、細墨（半兩），右件藥搗羅爲末，用頭醋和圓如白豆大，每用一圓，以兒乳汁少許，新汲水少許浸化後，以銅箸點之。

⑨ 應急良方：《應急良方》“通用”　腋氣，以古破錢十數文，鐵線串聚燒紅，酸醋淬十次，入麝香，碾爲細末調塗，亦妙。

⑩ 青囊：（**按**：《青囊雜纂》乃叢書，已查《急救仙方》及《仙傳外科》，未能溯得其源。）

⑪ 聖濟録：《普濟方》卷 64“誤吞諸物”　治誤吞鐵錢及骨：古文銅錢（十數枚），入白梅十個，淹過即爛，每服一丸如綠豆大，侵晨取流水吞下，即吐出。（**按**：《聖濟總録》無此方，今另溯其源。）

⑫ 聖濟録：《聖濟總録》卷 115“百蟲入耳”　治百蟲入耳，豬膏灌耳方：豬膏（二合）、青錢（一十四文），右二味，以錢内豬膏中煎之，去錢，以豬膏少少灌入耳中。

銅弩牙《別録》①下品

【釋名】【時珍曰】黄帝始作弩。劉熙《釋名》②云：弩，怒也，有怒勢也。其柄曰臂，似人臂也。鉤絃者曰牙，似人牙也。牙外曰郭。下曰懸刀。合名之曰機。【頌③曰】藥用銅弩牙，以其有錫也。

【氣味】平，微毒。【主治】婦人難產，血閉，月水不通，陰陽隔塞。《別録》④。

【發明】【弘景⑤曰】銅弩牙治諸病，燒赤納酒中飲汁，古者彌勝。【劉完素⑥曰】弩牙速產，以機發而不括，因其用而爲使也。

【附方】舊一。誤吞珠錢，哽在咽者。銅弩牙燒赤，納水中，冷飲汁，立愈。《聖惠方》⑦。

諸銅器《綱目》

【氣味】有毒。【時珍曰】銅器盛飲食茶酒，經夜有毒。煎湯飲，損人聲。【藏器⑧曰】銅器上汗有毒，令人發惡瘡内疽。

【主治】霍亂轉筋，腎堂及臍下㽲痛，並炙器隔衣熨其臍腹腎堂。大明⑨。古銅器畜之，闢邪祟。時珍。

【發明】【時珍曰】趙希鵠《洞天録》⑩云：山精水魅多歷年代，故能爲邪祟。三代鍾鼎彝器，歷年又過之，所以能辟祟也。

---

① 別録：《別録》見《證類》卷5"銅弩牙"　主婦人產難，血閉，月水不通，陰陽隔塞。
② 釋名：《釋名·釋兵》　……弩，怒也，有勢怒也。其柄曰臂，似人臂也。鉤弦者曰牙，似齒牙也。牙外曰郭，爲牙之規郭也。下曰懸刀，其形然也，合名之曰機，言如機之巧也。亦言如門户之樞機，開闔有節也。
③ 頌：《圖經》見《證類》卷5"鉛"　……凡藥用銅弩牙、古文錢之類，皆以有錫，故其用亦近也……
④ 別録：見本頁注①。
⑤ 弘景：《集注》見《證類》卷5"銅弩牙"　陶隱居云：即今人所用射者爾，取燒赤内酒中，飲汁。得古者彌勝。
⑥ 劉完素：《保命集》卷上"本草論第九"　……弩牙速產，以機發而不括也。杵糠下噎，以杵築下也。謂因其用，而爲使者如此……
⑦ 聖惠方：《聖惠方》卷35"治誤吞諸物諸方"　治誤吞珠及錢而鯁者方：右燒弩銅牙令赤，内酒中飲之，立下。
⑧ 藏器：《證類》卷5"三十五種陳藏器餘·銅器蓋食器上汗"　滴食中，令人發惡瘡，内疽，食性忌之也。
⑨ 大明：《日華子》見《證類》卷5"赤銅屑"　……又云：銅器，平。治霍亂轉筋，腎堂及臍下㽲痛，並衣被襯後，貯火熨之。
⑩ 洞天録：《洞天清録集》"古鐘鼎彝器辨"　古銅器多能辟異祟，人家宜畜之。蓋山精水魅之能爲祟者，以歷年多耳。三代鍾鼎彝器，歷年又過之，所以能辟祟……

銅鈷鉧。一作鈷鏻,熨斗也。【主治】折傷接骨,搗末研飛,和少酒服,不過二方寸匕。又盛灰火,熨臍腹冷痛。時珍。

銅秤錘。【主治】產難橫生,燒赤淬酒服。大明①。

銅匙柄。【主治】風眼赤爛及風熱赤眼瞖膜,燒熱烙之,頻用妙。時珍。

鐵《本經》②下品【校正】併入《別錄③·生鐵》《拾遺④·勞鐵》。

【釋名】黑金《説文》⑤、烏金。【時珍曰】鐵,截也,剛可截物也。於五金屬水,故曰黑金。

【集解】【《別錄》⑥曰】鐵出牧羊平澤及（枋）〔祊〕城,或析城,采無時。【弘景⑦曰】生鐵是不破鑐、鎗、釜之類。鋼鐵是雜鍊生鑐,作刀、鐮者。鑐,音柔。【頌⑧曰】鐵今江南、西蜀有爐冶處皆有之。初鍊去礦,用以鑄瀉器物者,爲生鐵。再三銷拍,可以作鑷者爲鑐鐵,亦謂之熟鐵。以生柔相雜和,用以作刀劍鋒刃者爲鋼鐵。鍛家燒鐵赤沸,砧上打下細皮屑者,爲鐵落。鍛竈中飛出如塵,紫色而輕虛,可以瑩磨銅器者爲鐵精。作鍼家磨鑢細末者,謂之鍼砂。取諸鐵于器中水浸之,經久色青沫出可以染皂者爲鐵漿。以鐵拍作片段,置醋糟中積久衣生刮取者爲鐵華粉。入火飛鍊者爲鐵粉。又馬銜、秤錘、車轄及鋸、杵、刀、斧,並俗用有效。【時珍曰】鐵皆取礦土炒成。秦、晉、淮、楚、湖南、閩、廣諸山中皆產鐵,以廣鐵爲良。甘肅土錠鐵色黑性堅,宜作刀劍。西番出賓鐵尤勝。《寶藏論》⑨云:鐵有五種:荆鐵出當陽,色紫而堅利,上饒鐵次之。賓鐵出波斯,堅利可切金玉。太原、蜀山之鐵頑滯。剛鐵生西南瘴海中山石上,狀如紫石英,水火不能壞,穿珠切玉如土也。《土宿本草》⑩云:鐵受太陽之氣。始生之初,鹵石產焉。一百五十年而成慈石,二百年孕而成鐵,又二百年

---

① 大明:《日華子》見《證類》卷 4“秤錘” 　銅秤錘,平。治難產并橫逆產。酒淬服。

② 本經:《本經》見《證類》卷 4“鐵” 　**主堅肌耐痛。**

③ 別錄:《別錄》見《證類》卷 4“生鐵” 　微寒。主療下部及脱肛。

④ 拾遺:《證類》卷 3“三十五種陳藏器餘·勞鐵” 　主賊風。燒赤投酒中,熱服之。勞鐵經用辛苦者鐵是也。

⑤ 説文:《説文·金部》 　鐵,黑金也。

⑥ 別錄:《本經》《別錄》見《證類》卷 4“鐵落” 　……生牧羊平澤及祊城或析城。採無時。

⑦ 弘景:《集注》見《證類》卷 4“鐵精” 　陶隱居云:鐵落是染皂鐵漿。生鐵是不破鑐、鎗、釜之類。鋼鐵是雜煉生鉼,作刀鐮者……（按:“破”,《新修本草》卷子本作“被”,義長。）

⑧ 頌:《圖經》見《證類》卷 4“鐵” 　……今江南、西蜀有爐冶處皆有之。鐵落者,煅家燒鐵赤沸,砧上打落細皮屑,俗呼爲鐵花是也。初煉去礦,用以鑄鎬器物者,爲生鐵。再三銷拍,可以作鍱者,爲鑐鐵,亦謂之熟鐵。以生柔相雜和,用以作刀劍鋒刃者,爲鋼鐵。煅灶中飛出如塵,紫色而輕虛,可以瑩磨銅器者,爲鐵精。作針家磨鑢細末,謂之針砂。取諸鐵於器中,水浸之,經久色青沫出,可以染皂者爲鐵漿。以鐵拍作片段,置醋糟中,積久衣生刮取之,爲鐵華粉。入火飛煉者,爲鐵粉……又馬銜、秤錘、車轄及杵、鋸等,皆燒以淬酒用之,刀斧刃磨水作藥使,並俗用有效,故載之。

⑨ 寶藏論:（按:書佚,無可溯源。）

⑩ 土宿本草:（按:未見該書存世,待考。）

不經采鍊而成銅，銅復化爲白金，白金化爲黃金，是鐵與金銀同一根源也。今取慈石碎之，内有鐵片，可驗矣。鐵稟太陽之氣而陰氣不交，故燥而不潔。性與錫相得。《管子》①云：上有赭，下有鐵。

鐵《本經》②。【恭③曰】此柔鐵也，即熟鐵。【藏器④曰】《經》用辛苦者，曰勞鐵。【氣味】辛，平，有毒。【大明⑤曰】畏慈石、火炭，能制石亭脂毒。【敩⑥曰】鐵遇神砂，如泥似粉。【時珍曰】鐵畏皂莢、豬犬脂、乳香、朴硝、硇砂、鹽鹵、荔枝。貘食鐵而蛟龍畏鐵。凡諸草木藥皆忌鐵器，而補腎藥尤忌之，否則反消肝腎，上肝傷氣，母氣愈虛矣。

【主治】堅腸耐痛。《本經》⑦。勞鐵：療賊風，燒赤投酒中飲。藏器⑧。

生鐵《別錄》⑨中品。【氣味】辛，微寒，微毒。見"鐵"下。【主治】下部及脱肛。《別錄》⑩。鎮心安五臟，治癇疾，黑鬚髮。治癬及惡瘡疥，蜘蛛咬，蒜磨，生油調傅。大明⑪。散瘀血，消丹毒。時珍。

【發明】【恭⑫曰】諸〔藥〕〔鐵〕療病，並不入〔丸〕散，皆煮取汁用之。【藏器⑬曰】鐵砂、鐵精，並入丸散。【時珍曰】鐵於五金，色黑配水，而其性則制木，故癇疾宜之。《素問》治陽氣太盛，病狂善怒者，用生鐵落，正取伐木之義。《日華子》言其鎮心安五臟，豈其然哉。《本草》載《太清服食法》，言"服鐵傷肺"者，乃"肝"字之誤。

【附方】舊五，新一。脱肛歷年不入者。生鐵二斤，水一斗，煮汁五升洗之，日再。《集驗方》⑭。熱甚耳聾。燒鐵投酒中飲之，仍以慈石塞耳，日易，夜去之。《千金方》⑮。小兒丹

---

① 管子：《管子》卷 23 "地數"　……山上有赭者，其下有鐵……
② 本經：見 479 頁注②白字。
③ 恭：《唐本草》見《證類》卷 4 "鐵精"　《唐本》注云：單言鐵者，鍒鐵也……/《嘉祐》見《證類》卷 4 "鐵"　《詳定本草》云：作熟鐵。
④ 藏器：見 479 頁注④。
⑤ 大明：《日華子》見《證類》卷 4 "鐵"　鐵，味辛，平，有毒。畏磁石、灰、炭等，能制石亭脂毒。
⑥ 敩：《證類》卷 1 "《雷公炮炙論》·序"　……鐵遇神砂，如泥似粉……
⑦ 本經：見 479 頁注②白字。
⑧ 藏器：見 479 頁注④。
⑨ 別錄：見 479 頁注③。
⑩ 別錄：見上注。
⑪ 大明：《日華子》見《證類》卷 4 "生鐵"　生鐵銹煅後，飛，淘去麤赤汁，烘乾用。治癇疾，鎮心，安五藏，能黑鬚髮。治癬及惡瘡疥，蜘蛛咬，蒜摩，生油傅並得。
⑫ 恭：《唐本草》見《證類》卷 4 "鐵精"　《唐本》注云……夫諸鐵療病，並不入丸散，皆煮取漿用之……
⑬ 藏器：《拾遺》見《證類》卷 4 "鐵精"　……按：今針砂、鐵精，俱堪染皂，（鐵）並入丸散。
⑭ 集驗方：《證類》卷 4 "生鐵"　《集驗方》：治脱肛，歷年不愈。以生鐵三斤，水一斗，煮取五升，出鐵，以汁洗，日再。
⑮ 千金方：《千金方》卷 6 "耳疾第八"　治三十年耳聾方：故鐵三十斤，以水七斗，浸三宿，取汁，入曲，釀米七斗，如常造酒法，候熟，取磁石一斤研末，浸酒中，三日乃可。飲取醉，以綿裹磁石納耳中，好覆頭臥，酒醒去磁石，即瘥。

毒。燒鐵淬水,飲一合。《陳氏本草》①。小兒燥瘡。一名爛瘡。燒鐵淬水中二七遍,浴之二三〔遍〕,起作漿。《子母秘録》②。打撲瘀血。在骨節及脇外不去,以生鐵一斤,酒三升,煮一升服。《肘後方》③。熊虎傷毒。生鐵煮令有味,洗之。《肘後方》④。

鋼鐵《別録》⑤中品【校正】併入《開寶⑥·鐵粉》《拾遺⑦·鍼砂》。

【釋名】跳鐵音條。

【集解】【時珍曰】鋼鐵有三種:有生鐵夾熟鐵鍊成者,有精鐵百鍊出鋼者,有西南海山中生成狀如紫石英者。凡刀劍斧鑿諸刃,皆是鋼鐵。其鍼砂、鐵粉、鐵精,亦皆用鋼鐵者。按沈括《筆談》⑧云:世用鋼鐵,以柔鐵包生鐵,泥封,鍊令相入,謂之團鋼,亦曰灌鋼,此乃偽鋼也。真鋼是精鐵百煉,至斤兩不耗者,純(綱)〔鋼〕也。此乃鐵之精純,其色明瑩,磨之黝然青且黑,與常鐵異。亦有鍊盡無鋼者,地產不同也。又有地溲,淬柔鐵二三次,即鋼,可切玉,見"石腦油"下。凡鐵內有硬處不可打者,名鐵核。以香油塗,燒之即散。

【氣味】甘,平,無毒。【主治】金瘡,煩滿熱中,胸膈氣塞,食不化。《別録》⑨。

鐵粉宋《開寶》⑩。【恭⑪曰】乃鋼鐵飛鍊而成者。人多取雜鐵作屑飛之,其體重,真鋼者不爾也。

---

① 陳氏本草:《拾遺》見《證類》卷4"鐵精" 《陳藏器本草》云……又云:淬鐵水,味辛,無毒。主小兒丹毒,飲一合。此打鐵器時,堅鐵槽中水。
② 子母秘録:《證類》卷4"生鐵" 《子母秘録》:治小兒得卒熛瘡,一名爛瘡:燒鐵淬水中二七遍,以浴兒三二遍,起作熛瘡漿。
③ 肘後方:《外臺》卷29"被打有瘀血方" 又若久宿血在諸骨節及脅肋外不去者方……又方:鐵一斤,酒三升,煮取一升,服之。又燒令赤,投酒,服之。(按:今本《肘後方》無此方。)
④ 肘後方:《肘後方》卷7"治爲熊虎爪牙所傷毒痛方第五十" 又煮生鐵令有味,以洗瘡上。
⑤ 別録:《別録》見《證類》卷4"鋼鐵" 味甘,無毒。主金瘡,煩滿熱中,胸膈氣塞,食不化。一名跳(音條)鐵。
⑥ 開寶:《開寶》見《證類》卷4"鐵粉" 味鹹,平,無毒。主安心神,堅骨髓,除百病,變白,潤肌膚,令人不老,體健能食,久服令人身重肥黑,合諸藥各有所主。其造作粉,飛煉有法,文多不載。人多取雜鐵作屑飛之,令體重,真鋼則不爾。其針砂,市人錯鋉鐵爲屑,和砂飛爲粉賣之,飛煉家亦莫辨也。(取鋼鐵爲粉勝之。)
⑦ 拾遺:見480頁注⑬。
⑧ 筆談:《夢溪筆談》卷3"辨證一" 世間鍛鐵所謂鋼鐵者,用柔鐵屈盤之,乃以生鐵陷其間,泥封煉之,鍛令相入,謂之團鋼,亦謂之灌鋼,此乃偽鋼耳……煉鋼亦然。但取精鐵鍛之百餘火,每鍛稱之一鍛一輕,至累鍛而斤兩不減,則純鋼也,雖百煉不耗矣。此乃鐵之精純者,其色清明,磨瑩之,則黯黯然青而且黑,與常鐵迥異。亦有煉之不盡,而全無鋼者,皆繫地之所產。
⑨ 別録:見本頁注⑤。
⑩ 開寶:見本頁注⑥。
⑪ 恭:見本頁注⑥。(按:誤注出處,當出《開寶》。)

【氣味】鹹，平，無毒。【主治】安心神，堅骨髓，除百病。變黑，潤肌膚，令人不老，體健能食，久服令人身重肥黑。合和諸藥，各有所主。《開寶》①。化痰鎮心，抑肝邪，特異。許叔微②。【發明】見"鐵落"下。

【附方】新六。驚癇發熱。鐵粉，水調少許服之。《聖惠方》③。急驚涎潮，壯熱悶亂。鐵粉二錢，朱砂一錢，爲末，每服一字，薄荷湯調下。《楊氏家藏方》④。傷寒陽毒，狂言妄語亂走，毒氣在臟也。鐵粉二兩，龍膽草一兩，爲末。磨刀水調服一錢，小兒五分。《全幼心鑑》⑤。頭痛鼻塞。鐵粉二兩，龍腦半分，研勻，每新汲水服一錢。《聖惠方》⑥。雌雄疔瘡。鐵粉一兩，蔓菁根三兩，搗如泥封之，日二換。《集玄方》⑦。風熱脫肛。鐵粉研，同白斂末傅上，按入。《直指方》⑧。

鍼砂《拾遺》⑨。【藏器⑩曰】此是作鍼家磨鑢細末也。須真鋼砂乃堪用，人多以柔鐵砂雜和之，飛爲粉，人莫能辨也。亦堪染皂。【主治】功同鐵粉。和没食子染鬢至黑。藏器⑪。消積聚腫滿黃疸，平肝氣，散癭。時珍。

---

① 開寶：見481頁注⑥。
② 許叔微：《本事方》卷2"治心小腸脾胃病"　治驚憂積氣，心受風邪，發則牙關急緊，涎潮昏塞，醒則精神若痴。驚氣圓……鉄粉非但化涎鎮心，至如推抑肝邪特異。若多恚怒，肝邪太盛，鉄粉能制伏之……
③ 聖惠方：《普濟方》卷378"驚癇"　治驚癇發熱。如無癇但似熱，即與服之……又方：右用以鐵粉水調，常服。（按：《聖惠方》無此方，誤注出處。）
④ 楊氏家藏方：《家藏方》卷17"急驚方"　朱砂鐵粉散：治小兒身體壯熱，急驚搐搦，涎潮壅塞，悶亂不醒。朱砂（一錢，別研）、鐵粉（二錢，別研）、膩粉（半錢，別研），右件同研令勻，半歲兒每服一字，一歲兒服半錢，煎薄荷湯調下，不拘時候。
⑤ 全幼心鑑：《全幼心鑑》卷2"斑毒"　龍膽散：治嬰孩小兒傷寒，陽毒毒氣在臟，狂言妄語，亂走。草龍膽（一兩）、鐵粉（二兩），右爲極細末，用磨刀水調化，食遠服。小兒多有此病。
⑥ 聖惠方：《聖惠方》卷40"治頭痛諸方"　治頭痛鼻塞，頭目不利……又方：龍腦（半分）、鐵粉（二兩），右件藥細研令勻，每於食後以新汲水調下半錢。
⑦ 集玄方：（按：僅見《綱目》引録。未能溯得其源。）
⑧ 直指方：《仁齋直指方》卷14"脫肛證治"　鐵粉散：治大腸本虛，風毒客熱乘之，脫肛紅腫。鐵粉研細，右入白斂末夾和敷之，即按入。
⑨ 拾遺：《拾遺》見《證類》卷4"鐵精"　陳藏器云：……又云：針砂，性平，無毒。堪染白爲皂，及和没食子染鬢至黑。飛爲粉，功用如鐵粉。煉鐵粉中亦別須之。針是其真鋼砂，堪用。人多以雜和之，謬也。
⑩ 藏器：《圖經》見《證類》卷4"鐵"　……作針家磨鑢細末，謂之針砂。/《開寶》見《證類》卷4"鐵粉"　……其針砂，市人錯鍒鐵爲屑，和砂飛爲粉賣之，飛煉家亦莫辨也。取鋼鐵爲粉勝之。/《拾遺》見《證類》卷4"鐵精"　《陳藏器本草》云：……按今針砂、鐵精，俱堪染皂，（鐵）並入丸散。
⑪ 藏器：見本頁注⑨。

【附方】新十。**風濕脚痛**。鍼砂、川烏頭爲末，和勻炒熱，綿包熨之。《摘玄方》①。**風痺暖手**。鐵砂四兩，硇砂三錢，黑脚白礬六錢，研末，以熱醋或水拌濕，油紙裹置袋內，任意執之，冷再拌。《聖濟録》②。**脾勞黃病**。鍼砂四兩，醋炒七次，乾漆燒存性二錢，香附三錢，平胃散五錢，爲末，蒸餅丸梧子大，任湯使下。《摘玄方》③。**濕熱黃瘴**。助脾去濕。鍼砂丸：用鍼砂不拘多少，擂盡鏽，淘洗白色，以米醋於鐵銚內浸過一指，炒乾，再炒三五次，候通紅取出。用陳粳米半升，水浸一夜，搗粉作塊，煮半熟，杵爛，入鍼砂二兩半，百草霜炒一兩半，搗千下，丸梧子大。每服五十丸，用五加皮、牛膝根、木瓜浸酒下。初服若泄瀉，其病源去也。《乾坤生意》④。**水腫尿少**。鍼砂醋煮炒乾、豬苓、生地龍各三錢，爲末，蔥涎研和，傅臍中約一寸厚，縛之，待小便多爲度，日二易之。入甘遂更妙。《德生堂方》⑤。**泄瀉無度**。諸藥不效，方同上，不用甘遂。《醫學正傳》⑥。**虛寒下痢**，腸滑不禁。鍼砂七錢半，官桂一錢，枯礬一錢，爲末，以涼水調攤臍上下，縛之。當覺大熱，以水潤之。可用三四次，名玉胞肚。《仁存方》⑦。**項下氣癭**。鍼砂入水缸中浸之，飲食皆用此水，十日一換砂，半年自消散。楊仁齋《直指方》⑧。**染白鬚髮**⑨。鍼砂醋炒七次一兩，訶

---

① 摘玄方：《丹溪摘玄》卷2"痛風門"　　濕痛熨法：針沙、川烏，右末之，和勻，炒熱熨之。

② 聖濟録：《普濟方》卷185"風濕痺"　治風濕痺脚氣痺厥，腰脚不遂，兼治一切脚膝之疾。暖手法：針沙（四兩）、硇砂（研，三錢）、白礬（脚底黑者六錢），右同研勻，以醋或水拌令濕，用油紙裹之，盛在袋兒內，任意熱之。冷即再拌。（**按**：《聖濟總録》無此方，誤注出處。）

③ 摘玄方：《丹溪摘玄》卷14"五疸門"　脾勞勝金丹：針沙（四兩，制必則二）、平胃散（五錢）、香附末（一錢）、乾漆（二錢，炒煙斷），先將針砂□紅色，米醋浸一宿，再研細，合一處，蒸餅丸，每五七十丸，任下……

④ 乾坤生意：《乾坤生意》卷下"五疸"　　針砂丸：用針砂不拘多少，以水擂盡銹，淘洗白色爲妙，就用米醋於鐵銚內浸過一指深，炒乾，再炒三五次，候銚內通紅，可取出，又用陳粳米半升，隔夜以水浸，次日漉起，於臼內搗爲粉，就作成塊如鴨彈大，入金中煮如粉劑，又以生熟相停，再杵稠粘爲度，却入百草霜炒過，一兩半，針砂二兩半，於粉內仍搗數百下，爲丸如梧桐子大。每服五十丸，用五加皮、牛膝根、木瓜浸酒吞下。初服若泄瀉，其病源去也。

⑤ 德生堂方：《普濟方》卷194"水腫小便澀"　　塗臍膏（出《德生堂》）：治水腫，小便絕少。地龍（生者好，研）、豬苓、針砂（煅紅，研），右各一兩，爲末，擂蔥涎研成膏，傅臍中約一寸高，以闊絹帛縛定，出小便多爲度。日二。更入甘遂同爲末，尤妙。

⑥ 醫學正傳：《醫學正傳》卷2"泄瀉"　　醫案：一人泄瀉，日夜無度，諸藥不效，偶得一方：用針沙、地龍、豬苓三味，共爲細末，生蔥搗汁，調方寸匕，貼臍上，小便長而瀉止。

⑦ 仁存方：《普濟方》卷211"下赤痢白痢"　　玉抱肚（出《仁存方》）：治一切虛寒下痢赤白，或時腹痛，腸滑不禁，心腹冷極。針砂（四兩）、白礬（二兩）、桂（一兩），右件和勻，只作一包，冷水調，攤在皮紙上，貼臍上下，以帛系之。如覺大熱，即以水襯之。藥乾，再以水濕，其熱如初。可用四五次。

⑧ 直指方：《直指方》卷22"癭瘤證治"　　針沙方：專治氣癭。針沙浸於水缸，平日飲食皆用此水，十日一換。針沙服之半年，自然消散，針沙能去積也。

⑨ 染白鬚髮方：《得效方》卷10"面病"　　得法染鬚方：右用針沙，以井水淘淨，濾乾，醋浸，炒黑爲末，入百藥煎少許，先一日將蕎麥粉各一半調和，打爲糊，塗在鬚上，以蓮葉包裹，更以絹巾兜定，次早用肥皂洗淨后，再用訶子五錢，好雄没石子一個醋炒爲末，百藥煎少許，又以蕎麥粉醋調作稠糊，依前封裹，其黑如漆。一方加真膽礬入，或生麝香入。（**按**：兩方原無出處，今溯得"又方"其源。）

子、白及各四錢,百藥煎六錢,綠礬二錢,爲末,用熱醋調刷鬚髮,菜葉包住,次早酸漿洗去。此不壞鬚,亦不作紅。○又方:鍼砂、蕎麪各一兩,百藥煎爲末,茶調,夜塗旦洗。再以訶子五錢,没石子醋炒一個,百藥煎少許,水和塗一夜,温漿洗去,黑而且光。

鐵落《本經》①中品

【釋名】鐵液《別録》②、鐵屑《拾遺》③、鐵蛾。【弘景④曰】鐵落,是染皂鐵漿也。【恭⑤曰】是鍛家燒鐵赤沸,砧上鍛之,皮甲落者。若以漿爲鐵落,則鋼浸之汁,復謂何等?落是鐵皮,滋液黑於餘鐵,故又名鐵液。【時珍曰】生鐵打鑄,皆有花出,如蘭如蛾,故俗謂之鐵蛾,今煙火家用之。鐵末浸醋書字於紙,背後塗墨,如碑字也。

【氣味】辛,平,無毒。【《別録》⑥曰】甘。【主治】風熱惡瘡,瘍疽瘡痂,疥氣在皮膚中。《本經》⑦。除胸膈中熱氣,食不下,止煩,去黑子,可以染皂。《別録》⑧。治驚邪癲癇,小兒客忤,消食及冷氣,並煎服之。大明⑨。主鬼打鬼疰邪氣,水漬沫出,澄清,暖飲一二盃。藏器⑩。炒熱投酒中飲,療賊風痙。又裹以熨腋下,療胡臭有驗。蘇恭⑪。平肝去怯,治善怒發狂。時珍。

---

① 本經:《本經》《別録》見《證類》卷4"鐵落"　味辛、甘、平,無毒。主風熱,惡瘡瘍疽,瘡痂疥,氣在皮膚中,除胸膈中熱氣,食不下,止煩,去黑子。一名鐵液。可以染皂。生牧羊平澤及祊(音伻)城或析城。採無時。

② 別録:見上注。

③ 拾遺:《拾遺》見《證類》卷4"鐵精"　陳藏器云:……又云:煅鑕下鐵屑……

④ 弘景:《集注》見《證類》卷4"鐵精"　陶隱居云:鐵落是染皂鐵漿……

⑤ 恭:《唐本草》見《證類》卷4"鐵精"　《唐本》注云……鐵落是煅家燒鐵赤沸,砧上煅之,皮甲落者。夫諸鐵療病,並不入丸散,皆煮取漿用之。若以漿爲鐵落,鋼生之汁,復謂何等?落是鐵皮,滋液黑於餘鐵。陶謂可以染皂,云是鐵漿,誤矣……

⑥ 別録:見本頁注①。

⑦ 本經:見本頁注①白字。

⑧ 別録:見本頁注①。

⑨ 大明:《日華子》見《證類》卷4"鐵精"　鐵屑治驚邪癲癇,小兒客忤,消食及冷氣,並煎汁服之也。

⑩ 藏器:《拾遺》見《證類》卷4"鐵精"　陳藏器云……主鬼打,鬼注,邪氣。水漬攪令沫出,澄清去滓,及暖飲一二盞。

⑪ 蘇恭:《唐本草》見《證類》卷4"鐵精"　《唐本》注云……又鐵屑炒使極熱,用投酒中飲酒,療賊風痙,又裹以熨腋,療胡臭有驗。

【發明】[時珍曰]按《素問·病態論》①云：帝曰：有病怒狂者，此病安生？岐伯曰：生於陽也。陽氣者，暴折而不決，故善怒，病名陽厥。曰：何以知之？曰：陽明者常動，巨陽、少陽不動而動大疾，此其候也。治之當奪其食則已。夫食入於陰，長氣於陽，故奪其食即已。以生鐵落爲飲。夫生鐵落者，下氣疾也。此《素問》本文也。愚嘗釋之云：陽氣怫鬱而不得疏越，少陽膽木挾三焦少陽相火、巨陽陰火上行，故使人易怒如狂，其巨陽、少陽之動脉，可診之也。奪其食，不使胃火復助其邪也。飲以生鐵落，金以制木也。木平則火降，故曰下氣疾速，氣即火也。又李仲南《永類方》②云：腫藥用鐵蛾及（人）〔鍼〕砂入丸子者，一生須斷鹽。蓋鹽性濡潤，腫若再作，不可爲矣。制法：用上等醋煮半日，去鐵（人）〔蛾〕，取醋和，蒸餅爲丸。每薑湯服三四十丸，以效爲度。亦只借鐵氣爾，故《日華子》云"煎汁服之"。不留滯於臟腑，借鐵虎之氣以制肝木，使不能尅脾土，土不受邪則水自消矣。鐵精、鐵粉、鐵華粉、鍼砂、鐵漿，入藥皆同此意。

【附方】新一。小兒丹毒。鍛鐵屎研末，猪脂和傅之。《千金方》③。

鐵精《本經》④中品

【釋名】鐵花。[弘景⑤曰]鐵精，鐵之精華也。出鍛竈中，如塵紫色，輕者爲佳。亦以摩瑩銅器用之。

【氣味】平，微溫。【主治】明目，化銅。《本經》⑥。療驚悸，定心氣，小兒風癇，陰癀脫肛。《別録》⑦。【發明】見"鐵落"。

【附方】舊五，新二。下痢脫肛。鐵精粉之。《至寶方》⑧。女人陰脫。鐵精、羊脂，

---

① 病能論：《素問·病能論篇》 ……帝曰：有病怒狂者，此病安生？岐伯曰：生於陽也。帝曰：陽何以使人狂？岐伯曰：陽氣者，因暴折而難決，故善怒也，病名曰陽厥。帝曰：何以知之？岐伯曰：陽明者常動，巨陽少陽不動，不動而動，大疾，此其候也。帝曰：治之奈何？岐伯曰：奪其食即已。夫食入於陰，長氣於陽，故奪其食即已。使之服以生鐵絡爲飲。夫生鐵絡者，下氣疾也。

② 永類方：《永類鈐方》卷3"雜病水腫" 腫藥用鍼砂鐵蛾，即鐵匠家打下飛落者，以入丸子。一生須斷鹽，蓋鹽性濡潤，腫再作不可爲矣。製法：用上等醋煮半日，去鐵蛾，取醋和蒸餅爲丸，薑湯服三四十丸，以效爲度。亦特借鐵蛾氣耳。《日華子》云：煎汁服之，不留滯於臟腑，借鐵虎之氣以制肝木，肝木弱不能克脾土，伐其土之邪，而水腫自消矣。

③ 千金方：《千金方》卷22"丹毒第四" 治小兒赤丹斑駁方……又方：銅鐵屎，以豬脂和敷之。

④ 本經：《本經》《別録》見《證類》卷4"鐵精" 平，微溫。主明目，化銅。療驚悸，定心氣，小兒風癇，陰癀脫肛。

⑤ 弘景：《集注》見《證類》卷4"鐵精" 陶隱居云……鐵精出煅竈中，如塵，紫色輕者爲佳，亦以摩瑩銅器用之。

⑥ 本經：見本頁注④白字。

⑦ 別録：見本頁注④。

⑧ 至寶方：《證類》卷4"鐵精" 姚和衆：治小兒因痢肛門脫，以鐵精粉傅之。

布裹炙熱,熨推之。《聖惠方》①。**男子陰腫**。鐵精粉傅之。《子母秘録》②。**疔腫拔根**。鐵渣一兩,輕粉一錢,麝香少許,爲末。針畫十字口,點藥入內,醋調麪糊傅之,神效。《普濟方》③。**食中有蠱**。腹內堅痛,面目青黃,淋露骨立,病變無常。用爐中鐵精研末,雞肝和丸梧子大,食前酒下五丸,不過十日愈。《肘後》④。**蛇骨刺人**毒痛。鐵精粉豆許,(次)〔吹〕入瘡內。《肘後方》⑤。

鐵華粉 宋《開寶》⑥

【釋名】鐵胤粉《日華》⑦、鐵艷粉、鐵霜。

【修治】【志⑧曰】作鐵華粉法:取鋼鍛作葉,如笏或團,平面磨錯令光净,以鹽水洒之,於醋甕中,陰處埋之一百日,鐵上衣生,即成粉矣。刮取細搗篩,入乳鉢研如麪,和合諸藥爲丸散,此鐵之精華,功用强於鐵粉也。【大明⑨曰】懸於醬瓶上生霜者,名鐵胤粉。淘去粗滓鹹味,烘乾用。

【氣味】鹹,平,無毒。【主治】安心神,堅骨髓,强志力,除風邪,養血氣,延年變(病)〔白〕,去百病,隨所冷熱,和諸藥用棗膏爲丸。《開寶》⑩。止驚悸虛癇,鎮五臟,去邪氣,治健忘,冷氣心痛,痃癖癥結,脱肛痔瘻,宿食等,及傅竹木刺入肉。大明⑪。【發明】見"鐵落"。

---

① 聖惠方:《聖惠方》卷73"治婦人陰挺出下脱諸方" 治婦人陰挺出下脱……又方:右取鐵精細研,以羊脂調,布裹炙令熱熨之,以差爲度。
② 子母秘録:《證類》卷4"鐵精" 《子母秘録》:療陰腫,鐵精粉傅上。
③ 普濟方:《普濟方》卷273"諸疔瘡" 奪命輕粉散:治疔瘡不出疔。鐵渣(一兩)、輕粉(二錢)、麝香(少許),右研爲細末,每瘡用針開十字口,將藥放入瘡內,用醋調麪糊敷貼,神效。
④ 肘後:《肘後方》卷7"治中蠱毒方第六十" 療飲中蠱毒,令人腹內堅痛,面目青黃,淋露骨立,病變無常方:取鐵精搗之,細篩,又別搗烏雞肝以和之,丸如梧子大,服三丸,甚者不過十日,微者即愈。
⑤ 肘後方:《肘後方》卷7"治蛇瘡敗蛇骨刺人入口繞身諸方第五十四" 蛇骨刺人毒痛方,以鐵精如大豆者,以管吹瘡內。
⑥ 開寶:《開寶》見《證類》卷4"鐵華粉" 味鹹,平,無毒。主安心神,堅骨髓,强志力,除風邪,養血氣,延年變白,去百病,隨體所冷熱,合和諸藥,用棗膏爲丸。作鐵華粉法:取鋼煅作葉,如笏,或團,平面磨錯令光淨,以鹽水灑之,於醋甕中,陰處埋之一百日,鐵上衣生,鐵華成矣。刮取,更細搗篩,入乳鉢研如麪,和合諸藥爲丸散。此鐵之精華,功用强於鐵粉也。
⑦ 日華:《日華子》見《證類》卷4"鐵華粉" 鐵胤粉,止驚悸,虛癇,鎮五藏,却邪氣,强志,壯筋骨,治健忘,冷氣,心痛,痃癖癥結,脱肛,痔瘻,宿食等,及傅竹木刺……
⑧ 志:見本頁注⑥。
⑨ 大明:《日華子》見《證類》卷4"鐵華粉" ……其所造之法,與華粉同,惟懸於醬瓶上,就潤地及刮取霜時研,淘去麤汁鹹味,烘乾。
⑩ 開寶:見本頁注⑥。
⑪ 大明:見本頁注⑦。

【附方】新一。婦人陰挺。鐵孕粉一錢，龍腦半錢，研，水調刷産門。《危氏得效方》①。

鐵鏽《拾遺》②

【釋名】鐵衣。【藏器③曰】此鐵上赤衣也。刮下用。

【主治】惡瘡疥癬，和油塗之。蜘蛛蟲咬，蒜磨塗之。藏器④。平肝墜熱，消瘡腫、口舌瘡。醋磨，塗蜈蚣咬。時珍。

【發明】【時珍曰】按陶華云：鐵鏽水和藥服，性沉重，最能墜熱開結，有神也。

【附方】新八。風瘙癮疹。鏽鐵磨水塗之。《集簡方》。湯火傷瘡。青竹燒油，同鐵鏽搽之。《積德堂方》⑤。丁腫初起。多年土内鏽釘，火鍛醋淬，刮下鏽末，不論遍次，煅取收之。每用少許，人乳和，挑破傅之。仍炒研二錢，以虀水煎滚，待冷調服。《普濟方》⑥。脚腿紅腫，熱如火炙，俗名赤遊風。用鐵鏽水塗，解之。《惠濟方》⑦。重舌腫脹。鐵鏽鎖燒紅，打下鏽，研末，水調一錢，噙嚥。《生生編》⑧。小兒口瘡。鐵鏽末，水調傅之。《集簡方》。内熱遺精。鐵鏽末，冷水服一錢，三服止。《活人心統》⑨。婦人難産。雜草燒鑊鏽、白芷等分，爲末，每服二錢，童尿、米醋各半和服，見效。《救急方》⑩。

鐵爇《拾遺》⑪

【釋名】刀煙《綱目》、刀油。【時珍曰】以竹木爇火於刀斧刃上燒之，津出如漆者是也。

---

① 危氏得效方：**《得效方》卷15"雜方"** 一捻金圓：又用梅花腦子半錢，鐵孕粉一錢，水調刷上。如陰畔生疱，以凉血飲，每服叁錢，加凌霄花少許煎，空心服。

② 拾遺：**《證類》卷3"三十五種陳藏器餘·鐵銹"** 主惡瘡疥癬，和油塗之。蜘蛛蟲等咬，和蒜磨傅之。此鐵上衣也。鏽生鐵上者堪用。

③ 藏器：見上注。

④ 藏器：見上注。

⑤ 積德堂方：（**按**：僅見《綱目》引録。未能溯得其源。）

⑥ 普濟方：**《普濟方》卷274"諸疔瘡"** 治疔瘡方：用多年牆内或泥土中銹釘，洗淨，以灰火内煆入醋内淬，待冷，用刀刮釘銹，又於火内煆紅入醋淬，仍前刮末，再三如此煆淬，刮末，用紗帛細羅包裹，遇人有此證，略將瘡口撥開，挑藥末在内，不以是爲膏。

⑦ 惠濟方：**王永輔《袖珍方》卷4"下部·脚氣"** 小腿紅腫，熱如火炙，俗名赤遊風，用鐵銹水涂解。

⑧ 生生編：（**按**：僅見《綱目》引録。）

⑨ 活人心統：**《活人心統》卷3"夢遺門"** 治遺精：銹三錢，爲末，空心冷水調下，作三服。

⑩ 救急方：**《急救良方》卷2"婦人第三十八"** 治難産……又方：用香白芷、雜草燒鑊銹各等分，爲末，每服二錢，童便米醋各半呷。沸湯澆入六七分，點服，見效甚速，再服即分娩矣。

⑪ 拾遺：**《拾遺》見《證類》卷4"鐵精"** 陳藏器……又云：鐵爇，主惡瘡蝕䘌，金瘡，毒物傷皮肉，止風水不入，入水不爛，手足皸坼，瘡根結筋，瘰癧，毒腫。染髭髮令永黑。並及熱未凝塗之，少當乾硬，以竹木爇火於刀斧刃上，燒之津出，如漆者是也。一名刀煙，江東人多用之防水。項邊癧子，以桃核燒熏。

江東人多用之。

【主治】惡瘡蝕䘌，金瘡、毒物傷皮肉，止風水不入，入水不爛，手足皸拆，瘡根結筋，瘰癧毒腫，染髭髮，令永黑。及熱未凝時塗之，少頃當乾硬。用之須防水。又殺蟲立效。藏器①。

【附方】新一。項邊癧子。以桃核于刀上燒烟熏之。《陳氏本草》②。

鐵漿《拾遺》③

【集解】【藏器④曰】陶氏謂鐵落爲鐵漿，非也。此乃取諸鐵於器中，以水浸之，經久色青沫出，即堪染皂者。【承⑤曰】鐵漿是以生鐵漬水服餌者。旋入新水，日久鐵上生黃膏，則力愈勝。唐太妃所服者乃此也。若以染皂者爲漿，其酸苦臭澀不可近，矧服食乎？

【氣味】鹹，寒，無毒。【主治】鎮心明目。主癲癇發熱，急黃狂走，六畜顛狂，人爲蛇、犬、虎、狼、毒刺、惡蟲等嚙，服之毒不入(肉)〔內〕，兼解諸毒入腹。藏器⑥。

【附方】舊二，新三。時氣生瘡，胸中熱。鐵漿飲之。《梅師方》⑦。一切丁腫。鐵漿日飲一升。《千金方》⑧。發背初起。鐵漿飲二升，取利。《外臺秘要》⑨。蛇皮惡瘡。鐵漿頻塗之。《談野翁方》⑩。漆瘡作痒。鐵漿頻洗，愈。《外臺》⑪。

諸鐵器《綱目》

【集解】【時珍曰】舊本鐵器條繁，今撮爲一。大抵皆是借其氣，平木解毒重墜，無他義也。

---

① 藏器：見 487 頁注⑪。
② 陳氏本草：見 487 頁注⑪。
③ 拾遺：《拾遺》見《證類》卷 4"鐵漿" 鐵法中，陶爲鐵落是鐵漿，蘇云非也。按：鐵漿，取諸鐵於器中，以水浸之，經久色青沫出，即堪染皂，兼解諸毒入腹，服之亦鎮心。主癲癇發熱，急狂走，六畜癲狂。人爲蛇、犬、虎、狼、毒刺、惡蟲等嚙，服之，毒不入內。(見陳藏器。)
④ 藏器：見上注。
⑤ 承：陳承"別説"見《證類》卷 4"鐵" 謹按：鐵漿即是以生鐵漬水服餌者。日取飲，旋添新水。日久鐵上生黃膏，則力愈勝，令人肌體輕健。唐太妃所服者，乃此也。若以染皂者爲漿，其酸苦臭澀安可近，況爲服食也。
⑥ 藏器：見本頁注③。
⑦ 梅師方：《證類》卷 4"鐵漿" 《梅師方》：治時氣病，骨中熱，生皰瘡、豌豆瘡，飲鐵漿差。
⑧ 千金：《千金方》卷 22"疔腫第一" 治一切疔腫方……又方：取鐵漿，每飲一升，立瘥。
⑨ 外臺秘要：《外臺》卷 24"發背方" 發背方……又方：飲鐵漿三升，下利爲佳。
⑩ 談野翁方：(按：未見原書，待考。)
⑪ 外臺：《外臺》卷 29"漆瘡方" 《救急》療漆瘡方：以鐵漿洗之，隨手差，頻爲之妙。

鐵杵《拾遺①》即藥杵也。【主治】婦人橫產，胞衣不下，燒赤淬酒飲，自順。藏器②。

鐵秤錘宋《開寶》③。【氣味】辛，溫，無毒。【主治】賊風。止產血瘕腹痛，及喉痹熱塞，燒赤淬酒，熱飲。《開寶》④。治男子疝痛，女子心腹妊娠脹滿，漏胎，卒下血。時珍。

【附方】新四。喉痹腫痛。菖蒲根嚼汁，燒秤錘淬一盃，飲之。《普濟方》⑤。舌腫咽痛，咽生息肉，舌腫。秤錘燒赤，淬醋一盞，嚥之。《聖惠方》⑥。誤吞竹木。秤錘燒紅，淬酒飲之。《集玄方》⑦。便毒初起。極力提起，令有聲，以鐵秤錘摩壓一夜，即散。《集簡方》。

鐵銃《綱目》。【主治】催生，燒赤淋酒，入內孔中流出，乘熱飲之，即產。舊銃尤良。

鐵斧《綱目》。【主治】婦人產難橫逆，胞衣不出，燒赤淬酒服。亦治產後血瘕，腰腹痛。時珍。

【發明】[時珍曰]古人轉女爲男法：懷妊三月，名曰始胎，血脉未流，象形而變。是時宜服藥，用斧置牀底，繫刃向下，勿令本婦知。恐不信，以鷄試之，則一窠皆雄也。蓋胎化之法，亦理之自然。故食牡鷄，取陽精之全於天產者；佩雄黃，取陽精之全於地產者；操弓矢，藉斧斤，取剛物之見於人事者。氣類潛感，造化密移，物理所必有。故妊婦見神像異物，多生鬼怪，即其徵矣。象牙、犀角，紋逐象生；山藥、鷄冠，形隨人變。以鷄卵告竈而抱雛，以苕箒掃貓而成孕。物且有感，況於人乎？[藏器⑧曰]凡人身有弩肉，可聽人家釘棺下斧聲之時，便下手速擦二七遍，以後自得消平。產婦勿用。

鐵刀《拾遺⑨》。【主治】蛇咬毒入腹，取兩刃於水中相摩，飲其汁。百蟲

---

① 拾遺：《拾遺》見《證類》卷4“秤錘”　陳藏器云：鐵杵，無毒。主婦人橫產。無杵用斧，并燒令赤，投酒中飲之，自然順生。杵，擣藥者是也。

② 藏器：見上注。

③ 開寶：《開寶》見《證類》卷4“秤錘”　主賊風，止產後血瘕腹痛及喉痹熱塞，並燒令赤，投酒中，及熱飲。時人呼血瘕爲兒枕，產後即起，痛不可忍，無錘用斧。

④ 開寶：見上注。

⑤ 普濟方：《普濟方》卷61“喉痹”　治喉痹……又方：用菖蒲根嚼，燒秤鎚令赤，內一杯酒中，沸止飲之。

⑥ 聖惠方：《聖惠方》卷35“治咽喉生癰諸方”　治咽喉卒生癰腫，飲食不通，方：右燒秤錘令赤，內一盞醋中令沸，沸止飲之。

⑦ 集玄方：（按：僅見《綱目》引錄。未能溯得其源。）

⑧ 藏器：《證類》卷3“三十五種陳藏器餘·釘棺下斧聲”　釘棺下斧聲之時，主人身弩肉。可候有時，專聽其聲，聲發之時，便下手速捺二七遍，已後自得消平也。產婦勿用。

⑨ 拾遺：《拾遺》見《證類》卷4“鐵精”　陳藏器……又云：刀刃，味辛，平，無毒。主蛇咬毒入腹者，取兩刀于水中相磨，飲其汁。又兩刀於耳門上相磨敲作聲，主百蟲入耳，聞刀聲即自出也。

入耳,以兩刀於耳門上摩敲作聲,自出。藏器①。磨刀水服,利小便,塗脱肛痔核,産腸不上,耳中卒痛。時珍。

大刀環《綱目》。【主治】産難數日不出,燒赤淬酒一盃,頓服。時珍。

剪刀股《綱目》。【主治】小兒驚風。錢氏有剪刀股丸,用剪刀環頭研破,煎湯服藥。時珍。

鐵鋸《拾遺》②。【主治】誤吞竹木入咽,燒故鋸令赤,漬酒熱飲。藏器③。

布鍼《綱目》。【主治】婦人横産,取二七枚燒赤淬酒七遍,服。時珍。

【附方】新一。眼生偷鍼。布鍼一個,對井睨視,已而折爲兩段,投井中,勿令人見。張杲《醫説》④。

鐵鏃《綱目》。【主治】胃熱呃逆,用七十二個,煎湯啜之。時珍。

鐵甲《綱目》。【主治】憂鬱結滯,善怒狂易,入藥煎服。時珍。

鐵鎖《綱目》。【主治】齆鼻不聞香臭,磨石上取末,和豬脂綿裹塞之,經日肉出,瘥。《普濟》⑤。

鑰匙《日華》⑥。【主治】婦人血噤失音衝惡,以生薑、醋、小便同煎服。弱房人亦可煎服。大明⑦。

鐵釘《拾遺》⑧。【主治】酒醉齒漏,出血不止,燒赤注孔中即止。時珍。【藏器⑨曰】有犯罪者,遇恩赦免,取枷上鐵及釘等收之。後入官帶之,得除免。

鐵鏵即鍿也。《綱目》。【主治】心虛風邪,精神恍惚健忘,以久使者四斤,燒赤投醋中七次,打成塊,水二斗,浸二七日,每食後服一小盞。時珍。

---

① 藏器:見 489 頁注⑨。
② 拾遺:《拾遺》見《證類》卷 4"秤錘" 陳藏器……又云:故鋸,無毒。主誤吞竹木入喉咽,出入不得者。燒令赤,漬酒中,及熱飲並得。
③ 藏器:見上注。
④ 醫説:《醫説》卷 4"眼疾·偷針眼" 凡患偷針眼者,以布針一個,對井,以目睛睨視之,已而折爲兩段,投井中,眼即愈。勿令人見。
⑤ 普濟:《普濟方》卷 56"鼻齆" 治鼻齆……又方:用鐵鎖磨石取末,以豬脂和綿裏納之,經日肉出,瘥。
⑥ 日華:《日華子》見《證類》卷 4"秤錘" 鑰匙治婦人血噤失音,衝惡。以生薑、醋、小便煎服。弱房人煎湯服亦得。
⑦ 大明:見上注。
⑧ 拾遺:《證類》卷 3"三十五種陳藏器餘·枷上鐵及釘" 有犯罪者,忽遇恩得免枷了,取葉釘等,後遇有人官累,帶之除得災。
⑨ 藏器:見上注。

【附方】新三。**小兒傷寒**，百日內患壯熱。用鐵鏵一斤，燒赤，水二斗，淬三七次，煎一半，入柳葉七片，浴之。《聖濟錄》①。**積年齒䘌**。舊鐵鏵頭一枚，炭火燒赤，捻硫黃一分，豬脂一分，于上熬沸。以綿包柳杖揾藥，熱烙齒縫，數次愈。《普濟方》②。**灌頂油法**。治腦中熱毒風，除目中瞖障，鎮心明目。生油二斤，故鐵鏵五兩，打碎，硝石半兩，寒水石一兩，馬牙消半兩，曾青一兩，綿裹入油中浸七日。每以一錢頂上摩之，及滴少許入鼻內，甚妙。此大食國胡商方。《聖惠方》③。

鐵犁鑱尖《日華》④。【主治】得水，制朱砂、水銀、石亭脂毒。大明⑤。

車轄即車軸鐵鐕頭，一名車缸。○宋《開寶》⑥。【主治】喉痺及喉中熱塞，燒赤，投酒中熱飲。《開寶》⑦。主小兒大便下血，燒赤，淬水服。時珍。

【附方】舊一，新一。**小兒下血**。方見上。**妊娠欬嗽**。車缸一枚，燒赤投酒中，冷飲。《聖惠方》⑧。**走注氣痛**。車缸燒赤，溫布裹熨病上。《千金方》⑨。

馬銜即馬勒口鐵也。【大明⑩曰】古舊者好，亦可作醫工鍼也。○宋《開寶》⑪。【主治】小兒癇，婦人難產，臨時持之，并煮汁，服一盞。《開寶》⑫。治馬喉痺，腫連頰，吐血（氣）數，煎水服之。《聖惠》⑬。

馬鐙《綱目》。【主治】田野燐火，人血所化，或出或沒，來逼奪人精氣，

---

① 聖濟錄：《普濟方》卷368"總論" 乳香丸，治小兒百日內，患傷寒壯熱，速宜療之：鏵鐵（一斤，燒令通赤，以水二升淬之，如此三七次，煎取二停，更入柳葉七片，浴兒……（按：《聖濟總錄》無此方，今另溯其源。）

② 普濟方：《聖惠方》卷34"治齒䘌諸方" 治齒䘌生瘡，硫黃烙方：右以硫黃一分，舊鐵鏵頭一枚，於炭火中燒令赤，撚硫黃著上，更入少許豬脂相和，熬令沸，以柳枝子綿裹頭，揾藥，乘熱烙齒縫三五遍，即差。（按：《普濟方》卷67"齒䘌"下引同方，云出《聖惠方》。）

③ 聖惠方：《聖惠方》卷32"治眼摩頂膏諸方" 治腦中熱毒風，除眼中障瞖，鎮心明目，大食國胡商灌頂油法：生油（二升）、故鏵鐵（五兩，打碎擇洗）、消石（半兩）、寒水石（一兩）、馬牙消（半兩）、曾青（一兩），右件藥以綿裹，入油中浸一七日後，可用一錢於頂上摩之，及滴少許入鼻中，甚妙。

④ 日華：《日華子》見《證類》卷4"鐵精" ……又云：犁鑱尖浸水，名爲鐵精，可制朱砂、石亭脂、水銀毒。

⑤ 大明：見上注。

⑥ 開寶：《開寶》見《證類》卷4"車轄" 無毒。主喉痺及喉中熱塞。燒令赤投酒中，及熱飲之。

⑦ 開寶：見上注。

⑧ 聖惠方：《聖惠方》卷74"治妊娠咳嗽諸方" 治妊娠咳嗽方：右以車缸燒赤，投於酒中，候冷飲之良。

⑨ 千金方：《千金方》卷17"飛屍鬼疰第八" 治走疰方：燒車釭令熱，暫入水，以濕布裹，熨病上。

⑩ 大明：《日華子》見《證類》卷4"馬銜" 古舊鋌者好，或作醫士針也。

⑪ 開寶：《開寶》見《證類》卷4"馬銜" 無毒。主難產，小兒癇，產婦臨產時手持之，亦煮汁服一盞，此馬勒口鐵也。《本經》馬條注中，已略言之。

⑫ 開寶：見上注。

⑬ 聖惠：《聖惠方》卷35"治馬喉痺諸方" 治馬喉痺，喉中深腫連頰，壯熱，吐氣數者，宜服此方：右以馬銜一具，以水三大盞煎取一盞半，分爲三服。

但以馬鐙相戞作聲即滅。故張華①云：金（葉）〔乘〕一振，遊光歛色。時珍。

石之二　玉類一十四種

玉《別錄》②上品【校正】併入《別錄③·玉屑》。

【釋名】玄真。【時珍曰】按許慎《説文》④云：玉乃石之美者。有五德：潤澤以温，仁也；鰓理自外可以知中，義也；其聲舒揚遠聞，智也；不撓而折，勇也；鋭廉而不技，潔也。其字象三玉連貫之形。葛洪《抱朴子》⑤云：玄真者，玉之別名也，服之令人身飛輕舉。故曰服玄真者，其命不極。

【集解】【《別錄》⑥曰】玉泉、玉屑，生藍田山谷，采無時。【弘景⑦曰】好玉出藍田及南陽徐善亭部界中，日南、盧容水中，外國于闐、疎勒諸處皆善。潔白如豬膏，叩之鳴者是真也。其比類者，甚多相似，宜精別之。所以燕石入笥，卞氏長號也。【珣⑧曰】《異物志》云：玉出崑崙。《別寶經》云：凡石韞玉，但將石映燈看之，内有紅光，明如初出日，便知有玉也。【頌⑨曰】今藍田、南陽、日南不聞有玉，惟于闐國出之。晉鴻臚卿張匡鄴使于闐，作《行程記》，載其國采玉之地云玉河，在于闐

---

① 張華：《説郛》弓 109 下《感應類從志》　藉草三垂，鬼魅收跡。金乘一振，遊光斂色……
② 別錄：《別錄》《藥對》見《證類》卷 3"玉屑"　味甘，平，無毒。主除胃中熱、喘息、煩滿，止渴。屑如麻豆服之，久服輕身，長年。生藍田。採無時。（惡鹿角。）
③ 別錄：見上注。
④ 説文：《説文·玉部》　石之美。有五德：潤澤以温，仁之方也。鰓理自外，可以知中，義之方也。其聲舒揚，專以遠聞，智之方也。不撓而折，勇之方也。鋭廉而不技，絜之方也。象三玉之連。
⑤ 抱朴子：《抱朴子内篇》卷 11"仙藥"　……《玉經》曰：服金者壽如金，服玉者壽如玉也。又曰：服元真者，其命不極。元真者，玉之別名也。令人身飛輕舉，不但地仙而已……
⑥ 別錄：見本頁注②。/《本經》《別錄》（《藥對》）見《證類》卷 3"玉泉"　……生藍田山谷……
⑦ 弘景：《集注》見《證類》卷 3"玉屑"　……好玉出藍田及南陽徐善亭部界中，日南、盧容水中，外國於闐、疎勒諸處皆善。《仙方》名玉爲玄真，潔白如豬膏，叩之鳴者，是真也。其比類甚多相似，宜精別之。所以燕石入笥卞氏長號也。
⑧ 珣：《海藥》見《證類》卷 3"玉屑"　按《異物志》云：出昆侖……又《別寶經》云：凡石韞玉，但夜將石映燈看之，内有紅光，明如初出日，便知有玉……
⑨ 頌：《圖經》見《證類》卷 3"玉屑"　……今藍田，南陽，日南不聞有玉，禮器及乘輿服御多是于闐國玉，晉金州防禦判官平居誨天福中，爲鴻臚卿張鄴(本二名上一字犯太祖廟諱上字)使于闐，判官回作《行程記》，載其國採玉之地云：玉河，在於闐城外。其源出昆山，西流一千三百里，至於闐界牛頭山，乃疏爲三河。一曰白玉河，在城東三十里；二曰綠玉河，在城西二十里；三曰烏玉河，在綠玉河西七里。其源雖一，而其色隨地而變，故其色不同。每歲五、六月大水暴漲，則玉隨流而至。玉之多寡，由水之大小。七、八月水退，乃可取，彼人謂之撈玉。其國之法，官未採玉，禁人輒至河濱者。故其國中器用服飾，往往用玉。今中國所有，多自彼來耳……書傳載玉之色曰：赤如雞冠，黃如蒸栗，白如截肪，黑如純漆，謂之玉符，而青玉獨無説焉。又其質温潤而澤，其聲清越以長，所以爲貴也。今五色玉，清白者常有，黑者時有，黃、赤者絶無，雖禮之六器，亦不能得其真。今儀州出一種石，如蒸栗色，彼人謂之栗玉。或云亦黃玉之類，但少潤澤，又聲不清越，爲不及耳。然服玉、食玉，惟貴純白，它色亦不取焉。

城外。其源出崑山,西流一千三百里,至于闐界牛頭山。乃疏爲三河:一曰白玉河,在城東三十里;二曰綠玉河,在城西二十里;三曰烏玉河,在綠玉河西七里。其源雖一,而其玉隨地而變,故其色不同。每歲五六月大水暴漲,則玉隨流而至。玉之多寡,由水之大小。七八月水退乃可取,彼人謂之撈玉。其國中有禁,器用服食,往往用玉。中國所有,亦自彼來。王逸《玉論》載玉之色曰:赤如鷄冠,黄如蒸栗,白如截肪,黑如純漆,謂之玉符。而青玉獨無説焉。今青白者常有,黑者時有,黄赤者絶無。雖禮之六器,亦不能得其真者。今儀州出一種石,如蒸栗色,彼人謂之栗玉,或云亦黄玉之類,但少潤澤,聲不清越,爲不及也。然服食者惟貴純白,他色亦不取焉。【承①曰】儀州栗玉,乃黄石之光瑩者,非玉也。玉堅而有理,火刃不可傷。此石小刀便可雕刻,與階州白石同體而異色爾。【時珍曰】按《太平御覽》②云:交州出白玉,夫餘出赤玉,挹婁出青玉,大秦出菜玉,西蜀出黑玉。藍田出美玉,色如藍,故曰藍田。《淮南子》③云:鍾山之玉,炊以爐炭,三日三夜而色澤不變,得天地之精也。觀此諸説,則産玉之處亦多矣。而今不出者,地方恐爲害也。故獨以于闐玉爲貴焉。古禮玄珪蒼璧,黄琮赤璋,白琥玄璜,以象天地四時而立名爾。《禮記》④云:石蘊玉則氣如白虹,精神見於山川也。《博物志》⑤云:山有穀者生玉。《尸子》⑥云:水圓折者有珠,方折者有玉。《地鏡圖》⑦云:二月山中草木生光下垂者有玉,玉之精如美女。《玉書》⑧云:玉有山玄文、水蒼文,生于山而木潤,産於水而流芳,藏于璞而文采露於外。觀此諸説,則玉有山産、水産二種。中國之玉多在山,於闐之玉則在河也。其石似玉者,斑、玞、珉、瑉、璁、瓔也。北方有罐子玉,雪白有氣眼,乃藥燒成者,不可不辨,然皆無溫潤。稗官載火玉色赤可烹鼎,暖玉可辟寒,寒玉可辟暑,香玉有香,軟玉質柔,觀日玉洞見日中宮闕,此皆希世之寶也。【宗奭⑨曰】燕玉出燕北,體柔脆,如油和粉色,不入藥用。

---

① 承:陳承"別説"見《證類》卷3"玉泉"　　謹按:《圖經》説儀州栗玉,乃黄石之光瑩者,凡玉之所以異于石者,以其堅而有理,火刃不可傷爲别爾。今儀州黄石,雖彼人强名栗玉,乃輕小刀刃便可雕刻,與階州白石同體而異色,恐不足繼諸玉類。

② 太平御覽:《御覽》卷805"玉下"　　《廣志》曰:白玉美,可照面,出交州。青玉出樓國,碧玉出夫餘。/《御覽》卷976"菜"　　《金樓子》曰:秦始皇聞鬼谷先生言,因遣徐福入海,求玉蔬金菜。/《初學記》卷27"玉第四"　　……《京兆記》曰:藍田出美玉,如藍,故曰藍田……

③ 淮南子:《淮南鴻烈解》卷2"俶真訓"　　……譬若鍾山之玉,炊以罏炭,三日三夜而色澤不變,則至德天地之精也……

④ 禮記:《禮記注疏》卷63　　……氣如白虹,天也。精神見于山川,地也……

⑤ 博物志:《博物志》卷1　　地性含水,山土泉者,引地氣也。山有沙者生金,有穀者生玉,名山生神芝不死之草……

⑥ 尸子:《御覽》卷58"水上"　　尸子曰:凡水,其方折者有玉,其圓折者有珠,清水有黄金,龍淵有玉英。

⑦ 地鏡圖:《御覽》卷850"玉下"　　《地境圖》曰:二月中,草木光生下垂者,下有美玉。/又曰:玉石之精也,其存石中……圓光之精名曰委,狀如美女……

⑧ 玉書:《古今合璧事類・外集》卷62"玉"　　財貨源流(玉,天地之精也。有山玄文者,有水蒼文者……生於山而木潤,産於水而流方,藏於埃也。而文采露於外,自然之美,莫容揜者如此。)

⑨ 宗奭:《衍義》卷4"玉泉"　　又有燕玉出燕北,體柔脆,如油和粉色,不入藥。當附於此。

玉屑《別録》①。【修治】【弘景②曰】玉屑是以玉爲屑,非别一物也。仙經服穀玉,有搗如米粒,乃以苦酒輩消令如泥,亦有合爲漿者。凡服玉,皆不得用已成器物及塚中玉璞。【恭③曰】餌玉當以消作水者爲佳。屑如麻豆,服者取其精潤臟腑,滓穢當完出也。又爲粉服者,即使人淋壅。屑如麻豆,其義殊深。化水法,在淮南《三十六水法》中。

【氣味】甘,平,無毒。【珣④曰】鹹,寒,無毒。【時珍曰】惡鹿角,養丹砂。【主治】除胃中熱,喘息煩滿,止渴,屑如麻豆服之,久服輕身長年。《別録》⑤。潤心肺,助聲喉,滋毛髮。大明⑥。滋養五臟,止煩躁,宜共金、銀、麥門冬等同煎服,有益。李珣⑦。

【附方】新三。小兒驚啼。白玉二錢半,寒水石半兩,爲末,水調塗心下。《聖惠方》⑧。痎癖鬼氣,往來疼痛及心下不可忍者。不拘大人小兒,白玉、赤玉等分,爲末,糊丸梧子大,每服三十丸,薑湯下。《聖惠方》⑨。面身瘢痕。真玉日日磨之,久則自滅。《聖濟録》⑩。

玉泉《本經》⑪。【釋名】玉札《本經》⑫、玉漿《開寶》⑬、璚漿。【普⑭曰】玉泉,一名

---

① 別録:見 492 頁注②。
② 弘景:《集注》見《證類》卷 3"玉屑" 陶隱居云:此云玉屑,亦是以玉爲屑,非應别一種物也。《仙經》服穀玉,有搗如米粒,乃以苦酒輩,消令如泥,亦有合爲漿者。凡服玉,皆不得用已成器物,及塚中玉璞也……
③ 恭:《唐本草》見《證類》卷 3"玉屑" 《唐本》注云:餌玉,當以消作水者爲佳。屑如麻豆服之,取其精潤藏府,滓穢當完出也。又爲粉服之者,即使人淋壅。屑如麻豆,其義殊深。
④ 珣:《海藥》見《證類》卷 3"玉屑" ……又云:藍田出美玉,燕口出璧玉,味鹹,寒,無毒……
⑤ 別録:見 492 頁注②。
⑥ 大明:《日華子》見《證類》卷 3"玉屑" 玉,潤心肺、明目、滋毛髮,助聲喉。
⑦ 李珣:《海藥》見《證類》卷 3"玉屑" ……主消渴,滋養五藏,止煩躁。宜共金、銀、麥門冬等同煎服之,甚有所益……
⑧ 聖惠方:《普濟方》卷 361"驚啼" 治小兒驚啼不止,白玉散:白玉(一分)、寒水石(半兩),右爲細末,用米醋或新水調塗。(按:《聖惠方》無此方,今另溯其源。)
⑨ 聖惠方:《普濟方》卷 391"癖氣" 治大人小兒痎癖氣塊,來往疼痛不止。又治心氣痛,不可忍者:白玉、赤玉(各等分),右爲細末,用水和爲丸如麻子大,每服三十丸,生薑湯下。(按:《聖惠方》無此方,今另溯其源。)
⑩ 聖濟録:《聖濟總録》卷 101"滅瘢痕" 治面上瘢痕,真玉磨方:真玉,右,取平處一面,磨瘢痕,久則無痕。
⑪ 本經:《本經》《別録》(《藥對》)見《證類》卷 3"玉泉" 味甘,平,無毒。主五藏百病,柔筋强骨,安魂魄,長肌肉,益氣,利血脉,療婦人帶下十二病,除氣癃(音隆),明耳目。久服耐寒暑,不飢渴,不老神仙,輕身長年。人臨死服五斤,死三年色不變。一名玉札。生藍田山谷。採無時。(畏款冬花。)
⑫ 本經:見上注白字。
⑬ 開寶:《開寶》見《證類》卷 3"玉泉" ……今仙經三十六水法中,化玉爲玉漿,稱爲玉泉……
⑭ 普:《御覽》卷 988"玉泉" 《吳氏本草》曰:玉泉,一名玉屑……

494

玉屑。【弘景①曰】此當是玉之精華，〔白〕者質色明澈，可消之爲水，故名玉泉。今人無復的識者，通一爲玉爾。【志②曰】按《別本》注云：玉泉者，玉之泉液也。以仙室玉池中者爲上，故一名玉液。今仙經《三十六水法》中，化玉爲玉漿，稱爲玉泉，服之長年不老，然功劣於自然泉液也。【宗奭③曰】本經言：玉泉生藍田山谷，采無時。今藍田無玉，而泉水古今不言采。陶氏言玉爲水，故名玉泉。如此則當言玉水，不當言玉泉，泉乃流布之義。今詳“泉”字乃“漿”之誤，去古既遠，文字脱誤也。《道藏經》有“金飯玉漿”之文，唐·李商隱有“璚漿未飲結成冰”之詩，是采玉爲漿，斷無疑矣。《別本》所注不可取也。若如所言，則舉世不能得，亦漫立此名耳。【時珍曰】玉泉作玉漿甚是。《別本》所注乃玉髓也，《別録》自有條，諸家未深攷爾。【修治】【青霞子④曰】作玉漿法：玉屑一升，地榆草一升，稻米一升，取白露二升，銅器中煮，米熟絞汁。玉屑化爲水，以藥納入，所謂神仙玉漿也。【藏器⑤曰】以玉（殺）〔投〕朱草汁，化成醴。朱草，瑞草也。術家取蟾蜍膏軟玉如泥，以苦酒消之成水。【氣味】甘，平，無毒。【普⑥曰】神農、岐伯、雷公：甘。李當之：平。畏款冬花、青竹。

【主治】五臟百病，柔筋强骨，安魂魄，長臟肉，益氣，利血脉，久服耐寒暑，不饑渴，不老神仙。人臨死服五斤，三年色不變。《本經》⑦。療婦人帶下十二病，除氣癃，明耳目，久服輕身長年。《别録》⑧。治血塊。大明⑨。

---

① 弘景：《集注》見《證類》卷3“玉泉” 陶隱居云：藍田在長安東南，舊出美玉，此當是玉之精華，白者質色明澈，可消之爲水，故名玉泉。今人無復的識者，惟通呼爲玉爾。
② 志：《開寶》見《證類》卷3“玉泉” 今按《别本》注云：玉泉者，玉之泉液也。以仙室玉池中者爲上。今仙經《三十六水法》中，化玉爲玉漿，稱爲玉泉。服之長年不老，然功劣于自然泉液也。一名玉液，一名瓊漿。
③ 宗奭：《衍義》卷4“玉泉” 《經》云：生藍田山谷，采無時。今藍田山谷無玉。泉水，古今不言采……陶隱居雖曰可消之爲水，故名玉泉。誠如是，則當言玉水，亦不當言玉泉也。蓋泉具流布之義，别之則無所不通……今詳泉字，乃是漿字，于義方允。漿中既有玉，故曰服五斤。去古既遠，亦文字脱誤也。采玉爲漿，斷無疑焉……又《道藏經》有金飯玉漿之文，唐李商隱有瓊漿未飲結成冰之詩，是知玉誠可以爲漿……若按《别本》注玉泉，玉之泉液也，以仙室玉池中者爲上。如此則舉世不能得，亦漫立此名，故知《别本》所注漿不可取。
④ 青霞子：《證類》卷3“玉屑” 青霞子：玉屑一升，地榆草一升，稻米一升。三物，取白露二升，置銅器中煮米熟，絞取汁。玉屑化爲水，名曰玉液。以藥内杯中。美醴，所謂神仙玉漿也。
⑤ 藏器：《證類》卷3“三十五種陳藏器餘·玉膏” ……術家取蟾蜍膏軟玉如泥，以苦酒消之成水，此則爲膏之法。今玉石間水，飲之長生，令人體潤，以玉投朱草汁中化成醴，朱草瑞物，已出金水卷中……
⑥ 普：《御覽》卷988“玉泉” 《吳氏本草》曰……神農、岐伯、雷公：甘。李氏：平。畏冬華，惡青竹。
⑦ 本經：見494頁注⑪白字。
⑧ 别録：見494頁注⑪。
⑨ 大明：《日華子》見《證類》卷3“玉泉” 玉泉治血塊。

【發明】【慎微①曰】《天寶遺事》:楊貴妃含玉嚥津,以解肺渴。王莽遺孔休玉曰:君面有疵,美玉可以滅瘢。後魏·李預得餐玉之法,乃采訪藍田,掘得若環璧雜器形者,大小百餘枚,槌作屑,日食之,經年云有效驗,而好酒損志。及疾篤,謂妻子曰:服玉當屏居山林,排棄嗜欲,而吾酒色不絕,自致於死,非藥之過也。尸體必當有異於人,勿使速殯,令後人知餐服之功。時七月中旬,長安毒熱,停尸四日,而體色不變,口無穢氣。【弘景②曰】張華云:服玉用藍田穀玉白色者,平常服之,則應神仙。有人臨死服五斤,死經三年,其色不變。古來發塚見尸如生者,其身腹內外,無不大有金玉。漢制,王公皆用珠襦玉匣,是使不朽故也。鍊服之法,水、屑隨宜。雖曰性平,而服玉者亦多發熱,如寒食散狀。金玉既天地重寶,不比餘石。若未深解節度,勿輕用之。【志曰】《抱朴子③》云:服金者,壽如金;服玉者,壽如玉。但其道遲成,須服一二百斤,乃可知也。玉可以烏米酒及地榆酒化之爲水,亦可以葱漿消之爲粕,亦可餌以爲丸,亦可以燒爲粉。服之一年以上,入水不沾,入火不灼,刃之不傷,百毒不死。不可用已成之器,傷人無益,得璞玉乃可用也。赤松子以玄蟲血漬玉爲水服之,故能乘烟霞上下。玉屑與水服之,俱令人不死。所以不及金者,令人數數發熱,似寒食散(壯)〔狀〕也。若服玉屑,宜十日一服雄黃、丹砂各一刀圭,散髮洗沐冷水,迎風而行,則不發熱也。董君異常以玉醴與盲人服,旬日而目愈也。【時珍曰】漢武帝取金莖露和玉屑服,云可長生,即此物也。但玉亦未必能使生者不死,惟使死者不朽爾。養尸招盜,反成暴棄。曷若速朽歸虛之爲見理哉。

---

① 慎微:《證類》卷3"玉屑"　李預:每羨古人餐玉之法,乃採訪藍田,躬往掘得若環璧雜器形者,大小百餘枚,稍麤黑,皆光潤可玩。預乃搥七十枚成屑,日食之,經年,云有效驗,而世事寢息,並不禁節。又加之以好酒損志,及疾篤,謂妻子曰:服玉當屏居山林,排棄嗜欲,或當有大神力,而吾酒色不絕,自致於死,非藥之過也。屍體必當有異於死,勿使速殯,令後人知餐服之驗。時七月中旬,長安毒熱,預停尸四宿,而體色不變。其妻常氏,以玉珠二枚含之,口閉。因囑,其口都無穢氣。/王莽遺孔休玉,休不受,莽曰:君面有疵,美玉可以滅瘢,休猶不受。莽曰:君嫌其價逐搥碎進休,休方受之。/《天寶遺事》唐貴妃含玉咽津,以解肺渴。

② 弘景:《集注》見《證類》卷3"玉泉"　陶隱居云……張華又云:服玉用藍田穀音角玉白色者;此物平常服之,則應神仙。有人臨死服五斤,死經三年,其色不變。古來發塚見屍如生者,其身腹內外,無不大有金玉。漢制,王公葬,皆用珠襦玉匣,是使不朽故也。鍊服之法,亦應依《仙經》服玉法,水屑隨宜。雖曰性平,而服玉者亦多發熱,如寒食散狀。金玉既天地重寶,不比餘石,若未深解節度,勿輕用之。

③ 抱朴子:《抱朴子内篇》卷11"仙藥"　……《玉經》曰:服金者,壽如金。服玉者,壽如玉也……然其道遲成,服一二百斤,乃可知耳。玉可以烏米酒及地榆酒化之爲水,亦可以葱漿消之爲粕,亦可餌以爲丸,亦可燒以爲粉,服之一年已上,入水不沾,入火不灼,刃之不傷,百毒不犯也。不可用已成之器,傷人無益,當得璞玉乃可用也……玉屑服之,與水餌之,俱令人不死,所以爲不及金者,令人數數發熱,似寒食散狀也。若服玉屑者,宜十日輒一服雄黃、丹砂各一刀圭,散髮,洗沐寒水,迎風而行,則不發熱也。董君異嘗以玉醴與盲人服之,目旬日而愈……

白玉髓《別録①·有名未用》【校正】併入《拾遺②·玉膏》。

【釋名】玉脂《綱目》、玉膏《拾遺》③、玉液。

【集解】【《別録》④曰】生藍田玉石間。【時珍曰】此即玉膏也，《別本》以爲玉泉者是矣。《山海經》⑤云：密山上多丹木，丹水出焉，西流注於稷澤。其中多白玉，是有玉膏。其源沸沸湯湯，黃帝是食是饗。是生玄玉，玉膏所出，以灌丹木。黃帝乃取（密）〔崒〕山之玉（禜）〔榮〕，而投之鍾山之陽。瑾瑜之玉爲（食）〔良〕，堅栗精密，澤而有光。五色發作，以和柔剛。天地鬼神，是食是饗。君子服之，以禦不祥。謹按：密山亦近於閬之間。是食者，服食也。是饗者，祭祀也。服之者，佩服也。玉膏，即玉髓也。《河圖玉版》⑥云：少室之山，有白玉膏，服之成仙。《十洲記》⑦云：瀛洲有玉膏如酒，名曰玉醴，飲數升輒醉，令人長生。《抱朴子》⑧云：生玉之山，有玉膏流出，鮮明如水精。以無心草末和之，須臾成水，服之一升長生。皆指此也。【藏器⑨曰】今玉石間水飲之，亦長生潤澤。

【氣味】甘，平，無毒。【主治】婦人無子，不老延年。《別録》⑩

青玉《別録⑪·有名未用》

【釋名】穀玉。【時珍曰】穀，一作瑴，又作玨，谷、角二音。二玉相合曰瑴，此玉常合生

---

① 別録：《別録》見《證類》卷30"有名未用·白玉髓"　味甘，平，無毒。主婦人無子，不老延年。生藍田玉石間。
② 拾遺：《證類》卷3"三十五種陳藏器餘·玉膏"　今玉石間水，飲之長生，令人體潤。以玉投朱草汁中化成醴。朱草瑞物，已出金水卷中。《十洲仙記》瀛洲有玉膏泉如酒，飲之數杯輒醉，令人長生。洲上多有仙家似吳兒，雖仙境之事，有可憑者，故以引爲證也。
③ 拾遺：見上注。
④ 別録：見本頁注①。
⑤ 山海經：《山海經》卷2"西山經"　……又西北四百二十里曰崒（音密）山……其上多丹木，員葉而赤莖，黃華而赤實，其味如飴，食之不飢。丹水出焉，西流注于稷澤。其中多白玉，是有玉膏。其源沸沸湯湯，黃帝是食是饗，是生玄玉。玉膏所出，以灌丹木。丹木五歲，五色乃清，五味乃馨。黃帝乃取崒山之玉榮，而投之鍾山之陽，瑾瑜之玉爲良，堅栗精密，濁澤而有光，五色發作，以和柔剛。天地鬼神是食是饗，君子服之，以禦不祥。自崒山至于鍾山四百六十里，其間盡澤也。是多奇鳥怪獸奇魚，皆異物焉。
⑥ 河圖玉版：《御覽》卷50"密山"　……《河圖》云：少室山有白玉膏，服即仙矣。此類也。
⑦ 十洲記：《御覽》卷70"泉水"　《十洲記》曰：瀛洲有玉膏山，泉如酒味，名之爲玉（泉）〔酒〕也。
⑧ 抱朴子：《抱朴子內篇》卷11"仙藥"　……又玉脂芝，生於有玉之山，常居懸危之處。玉膏流出萬年已上，則凝而成芝，有似鳥獸之形，色無常彩，率多似山玄水蒼玉也，亦鮮明如水精。得而末之，以無心草汁和之，須臾成水，服一升得一千歲也。
⑨ 藏器：見本頁注②。
⑩ 別録：見本頁注①。
⑪ 別録：《別録》見《證類》卷30"有名未用·青玉"　味甘平，無毒。主婦人無子，輕身不老長年，一名玕玉。生藍田。

497

故也。

【集解】【《別録》①曰】生藍田。【弘景②曰】張華言：合玉漿用穀玉，正縹白色，不夾石。大者如升，小者如鷄子，取於穴中者，非今作器物玉也。出（裴）〔襄〕鄉縣舊穴中。黃初時，詔征南將軍夏侯（上）〔尚〕求之。【時珍曰】按《格古論》③云：古玉以青玉爲上，其色淡青而帶黃色。綠玉深綠者佳，淡者次之。菜玉非青非綠，如菜色，此玉之最低者。

【氣味】甘，平，無毒。【主治】婦人無子，輕身不老長年。《別録》④。

【附録】璧玉。【《別録》⑤曰】味甘，無毒。主明目益氣，使人多精生子。【時珍曰】璧，瑞玉圜也。此玉可爲璧，故曰璧玉。璧外圓象天，内方象地。《爾雅》⑥云：璧大六寸謂之瑄，肉倍好謂之璧，好倍肉謂之瑗。

玉英。【《別録》⑦曰】味甘，主風瘙皮膚痒。生山竅中，明白可作鏡，一名石鏡，十二月采。

合玉石。【《別録》⑧曰】味甘，無毒。主益氣，療消渴，輕身辟穀。生常山中丘，如彘肪。【時珍曰】此即碾玉砂也，玉須此石碾之乃光。

青琅玕《本經》⑨下品【校正】併入《拾遺⑩·石闌干》。

【釋名】石闌干《拾遺》⑪、石珠《別録》⑫、青珠。【時珍曰】琅玕，象其聲也。可碾爲

---

① 別録：見 497 頁注⑪。
② 弘景：《集注》見《證類》卷 30“有名未用·青玉” 陶隱居云：張華云：合玉漿用玨玉，正縹白色，不夾石者，大如升，小者如雞子，取穴中者，非今作器物玉也。出襄鄉縣舊穴中。黃初中，詔征南將軍夏候尚求之。
③ 格古論：《格古要論》卷 6“珍奇論” 玉器……綠玉深綠色者爲佳，色淡者次之。甘青玉，其色淡青而帶黃。菜玉，非青非綠色，如菜葉，玉之最低者。/古玉……青玉上……
④ 別録：見 497 頁注⑪。
⑤ 別録：《別録》見《證類》卷 30“有名未用·璧玉” 味甘，無毒。主明目，益氣，使人多精生子。
⑥ 爾雅：《爾雅·釋器》（郭璞注） ……璧大六寸，謂之宣（《漢書》所云瑄玉是也。）肉倍好，謂之璧（肉，邊也；好，孔也。）好倍肉，謂之瑗（孔大於邊也。）肉好若一，謂之環……
⑦ 別録：《別録》見《證類》卷 30“有名未用·玉英” 味甘。主風瘙皮膚癢，一名石鏡，明白可作鏡。生山竅，十二月採。
⑧ 別録：《別録》見《證類》卷 30“有名未用·合玉石” 味甘，無毒。主益氣，療消渴，輕身，辟穀。生常山中丘，如彘肪。
⑨ 本經：《本經》《別録》（《藥對》）見《證類》卷 5“青琅玕 味辛，平，無毒。主身癢，火瘡，癰傷，白禿，疥瘙死肌，侵淫在皮膚中。煮煉服之，起陰氣，可化爲丹。一名石珠，一名青珠。生蜀郡平澤。採無時。（殺錫毒，得水銀良，畏雞骨。）
⑩ 拾遺：《證類》卷 3“三十五種陳藏器餘·石欄干” 味辛，平，無毒。主石淋，破血，産後惡血。磨服，亦煮汁服，亦火燒投酒中服。生大海底，高尺餘，如樹，有眼、莖，莖上有孔，如物點之，漁人以網罾得之，初從水出微紅，後漸青。
⑪ 拾遺：見上注。
⑫ 別録：見本頁注⑨白字。（按：誤注出處，當出《本經》。）

珠,故得珠名。

【集解】《別録》①曰：（石闌干）〔青琅玕〕生蜀郡平澤,采無時。【弘景②曰】此《蜀都賦》所稱"青珠黃環"者也。琅玕亦是崑崙山上樹名,又《九真經》中大丹名。【恭③曰】琅玕有數種色,以青者入藥爲勝,是琉璃之類,火齊寶也。今出（僬）〔嶲〕州以西烏白蠻中及於闐國。【藏器④曰】石闌干生大海底,高尺餘,如樹,有根莖,莖上有孔,如物點之。漁人以網罥得之,初從水出微紅,後漸青。【頌⑤曰】今秘書中有《異魚圖》,載琅玕青色,生海中。云海人以網於海底取之,初出水紅色,久而青黑,枝柯似珊瑚,而上有孔竅,如蟲蛀,擊之有金石之聲,乃與珊瑚相類。其説與《別録》"生蜀郡平澤"及蘇恭所云不同,人莫能之識。謹按《尚書》：雍州厥貢,球琳琅玕。《爾雅》云：西北之美者,有崑崙墟之璆、琳、琅玕。孔安國、郭璞注,皆以爲石之似珠者。而《山海經》云,崑崙山有琅玕。若然,是石之美者,明瑩若珠之色而狀森植爾。大抵古人謂石之美者,多謂之珠,《廣雅》謂琉璃、珊瑚皆爲珠是也。已上所説,皆出西北山中,而今圖乃云海底得之。蓋珍貴之物,山海或俱産焉。今醫家亦以難得而稀用也。【宗奭⑥曰】《書》云：雍州厥貢,球琳琅玕。《西域記》云,天竺國正出此物。蘇恭云,是琉璃之類。琉璃乃火成之物,琅玕非火成者,安得同類。【時珍曰】按許慎《説文》⑦云：琅玕,石之似玉者。孔安國⑧云：石之似珠者。《總龜》⑨云：生南海石厓間,狀如筍,質似玉。《玉册》⑩云：生南海崖石内,自然感陰陽之氣而成,似珠而赤。《列子》⑪云：蓬萊之山,珠玕之樹叢

---

① 別録：見 498 頁注⑨。
② 弘景：《集注》見《證類》卷 5 "青琅玕" 陶隱居云：此《蜀都賦》所稱青珠,黃環也。黃環乃是草,苟取名類而種族爲乖。琅玕亦是昆山上樹名,又《九真經》中大丹名也……
③ 恭：《唐本草》見《證類》卷 5 "青琅玕" 《唐本》注云：琅玕乃有數種色,是琉璃之類,火齊寶也。且琅玕五色,其以青者入藥爲勝。今出嶲音髓州以西烏白蠻及于闐國也。
④ 藏器：見 498 頁注⑩。
⑤ 頌：《圖經》見《證類》卷 5 "青琅玕" ……今秘書中有《異魚圖》載,琅玕青色,生海中,云海人於海底以網掛得之,初出水紅色,久而青黑,枝柯似珊瑚而上有孔竅如蟲蛀,擊之有金石之聲,乃與珊瑚相類。其説不同,人莫能之識。謹按《尚書·禹貢》：雍州厥貢璆淋琅玕。《爾雅》云：西北之美者,有昆侖墟之璆琳琅玕焉。孔安國、郭璞皆以爲石之似珠者。而《山海經》：昆侖山有琅玕,若然,是石之美者,明瑩若珠之色,而其狀森植耳。大抵古人謂石之美者多謂之珠。《廣雅》謂琉璃、珊瑚,皆爲珠是也……又如上所説,皆出西北山中,而今圖乃云海底得之。蓋珍瑰之物,山海客俱産焉。今醫方家亦以難得而稀用也。
⑥ 宗奭：《衍義》卷 6 "青琅玕" 《書》曰：三危既宅。三危,西裔之山也,厥貢惟球琳琅玕。孔穎達以謂琅玕石似玉。《新書》亦謂三苗、西戎。《西域記》云：天竺國正出此物……《唐本》注云：是琉璃之類。且琉璃火成之物,琅玕又非火成。《經》曰：生蜀郡平澤,安得同類言之,其説愈遠……
⑦ 説文：《説文·玉部》 琅玕,似珠者。
⑧ 孔安國：《尚書注疏》卷 5 "夏書" ……惟球琳、琅玕傳。球琳,皆玉名。琅玕,石而似珠。
⑨ 總龜：（按：僅有《總龜對類》殘卷存世,未能溯得其源。）
⑩ 玉册：（按：未見原書,待考。）
⑪ 列子：《列子·湯問》 ……五曰蓬萊……其上臺觀皆金玉,其上禽獸皆純縞珠,玕之樹皆叢生,華實皆有滋味,食之皆不老不死,所居之人皆仙聖之種,一日一夕,飛相往來者,不可數焉……

本草綱目金石部第八卷

499

生。據諸説,則琅玕生於西北山中及海山厓間。其云生於海底網取者,是珊瑚,非琅玕也。在山爲琅玕,在水爲珊瑚,珊瑚亦有碧色者。今回回地方出一種青珠,與碧靛相似,恐是琅玕所作者也。《山海經》①云:開明山北有珠樹。《淮南子》②云:曾城九重,有珠樹在其西。珠樹即琅玕也。餘見"珊瑚"下。

【氣味】辛,平,無毒。【之才③曰】殺錫毒,得水銀良,畏雞骨。

【主治】身痒,火瘡癰瘍,疥瘙死肌。《本經》④。白禿,浸淫在皮膚中,煮鍊服之,起陰氣,可化爲丹。《別録》⑤。療手足逆臚。弘景⑥。石闌干:主石淋,破血,産後惡血,磨服,或煮服,亦火燒投酒中服。藏器⑦。

珊瑚《唐本草》⑧

【釋名】鉢擺娑福羅梵書。

【集解】【恭⑨曰】珊瑚生南海,又從波斯國及師子國來。【頌⑩曰】今廣州亦有,云生海底作(技)〔枝〕柯狀,明潤如紅玉,中多有孔,亦有無孔者,枝柯多者更難得,采無時。謹按《海中經》云:取珊瑚,先作鐵網沉水底,珊瑚貫中而生,歲高三二尺,有枝無葉,因絞網出之,皆摧折在網中,故難得完好者。不知之取者果爾否?漢積翠池中,有珊瑚高一丈二尺,一本三柯,上有四百六十條,云是南越王趙佗所獻,夜有光景。晉石崇家有珊瑚高六七尺。今並不聞有此高大者。【宗奭⑪曰】珊瑚有紅油色者,細縱文可愛。有如鉛丹色者,無縱文,爲下品。入藥用紅油色者。波斯國海中有珊瑚洲,海人(采)〔乘〕大舶墮鐵(綱)〔網〕水底取之。珊瑚(所)〔初〕生磐石上,白如菌,一歲而黃,二

---

① 山海經:《山海經》卷 11"海内西經"　開明北有視肉、珠樹、文玉樹……
② 淮南子:《御覽》卷 803"珠下"　《淮南子》曰:曾城九重,有珠樹在其西。
③ 之才:古本《藥對》見 498 頁注⑨括號中七情文。
④ 本經:見 498 頁注⑨白字。
⑤ 別録:見 498 頁注⑨。
⑥ 弘景:《集注》見《證類》卷 5"青琅玕"　……此石今亦無用,惟以療手足逆臚(音閭)……
⑦ 藏器:見 498 頁注⑩。
⑧ 唐本草:《唐本草》見《證類》卷 4"珊瑚"　味甘,平,無毒。主宿血,去目中瞖。鼻衄,末吹鼻中。生南海。
⑨ 恭:見上注。/《唐本草》見《證類》卷 4"珊瑚"　《唐本》注云:似王、紅潤,中多有孔,亦有無孔者。又從波斯國及師子國來。
⑩ 頌:《圖經》見《證類》卷 4"珊瑚"　……今廣州亦有,云生海底,作枝柯狀,明潤如紅玉,中多有孔,亦有無孔者,枝柯多者更難得。採無時。謹按《海中經》曰:取珊瑚,先作鐵網沉水底,珊瑚貫中而生,歲高三二尺,有枝無葉,因絞網出之,皆摧折在網中,故難得完好者,不知今之取者果爾否?漢積翠池中有珊瑚,高一丈二尺,一本三柯,上有四百六十三條,云是南越王趙佗所獻,夜有光影。晉石崇家有珊瑚,高六七尺,今并不聞有此高大者。
⑪ 宗奭:《衍義》卷 5"珊瑚"　有一等紅油色,有細縱紋,可愛。又一種如鉛丹色,無縱紋,爲下。入藥用紅油色者……波斯國海中有珊瑚洲,海人乘大舶,墮鐵網水底,珊瑚初生磐石上,白如菌,一歲而黃,三歲赤,枝幹交錯,高三四尺。鐵發其根,系網舶上,絞而出之,失時不取即腐。

歲變赤，枝幹交錯，高三四尺。人没水以鐵發其根，繫網舶上，絞而出之，失時不取則腐蠹。【時珍曰】珊瑚生海底，五七株成林，謂之珊瑚林。居水中直而軟，見風日則曲而硬，變紅色者爲上，漢趙佗謂之"火樹"是也。亦有黑色者，不佳，碧色者亦良。昔人謂碧者爲青琅玕，俱可作珠。許慎《説文》①云：珊瑚色赤，亦生於海，或生於山。據此説，則生於海者爲珊瑚，生於山者爲琅玕，尤可徵矣。互見"琅玕"下。

【氣味】甘。平，無毒。【主治】去目中翳，消宿血。爲末吹鼻，止鼻衄。《唐本》②。明目鎮心，止驚癇。大明③。點眼，去飛絲。時珍。

【發明】【珣④曰】珊瑚主治與金相似。【宗奭⑤曰】今人用爲點眼筯，治目翳。【藏器⑥曰】珊瑚刺之，汁流如血。以金投之爲丸名金漿，以玉投之爲玉髓，久服長生。

【附方】舊一。小兒麩翳未堅。不可亂藥，宜以珊瑚研如粉，日少少點之，三日愈。《錢相公篋中方》⑦。

馬腦 宋《嘉祐》⑧

【釋名】瑪瑙、文石、摩羅迦隸佛書。【藏器⑨曰】赤爛紅色，似馬之腦，故名。亦云馬腦珠。胡人云是馬口吐出者，謬言也。【時珍曰】按《增韻》⑩云：玉屬也。文理交錯，有似馬腦，因以名之。《拾遺記》⑪云是鬼血所化，更謬。

【集解】【藏器⑫曰】馬腦生西國玉石間，亦美石之類，重寶也。來中國者，皆以爲器。又

---

① 説文：《説文·玉部》 珊，珊瑚色赤，生於海，或生於山。
② 唐本：見 500 頁注⑧。
③ 大明：《日華子》見《證類》卷 4"珊瑚" 鎮心止驚，明目。
④ 珣：《海藥》見《證類》卷 4"珊瑚" ……按：其主治與金相似也。
⑤ 宗奭：《衍義》卷 5"珊瑚" 治翳目，今人用爲點眼筯。
⑥ 藏器：《拾遺》見《證類》卷 4"珊瑚" 陳藏器云：珊瑚，生石岩下，刺刻之汁流如血。以金投之爲丸，名金漿。以玉投之，爲玉髓。久服長生。
⑦ 篋中方：《證類》卷 4"珊瑚" 《錢相公篋中方》：治七八歲小兒眼有膚翳未堅，不可妄傅藥。宜點珊瑚散，細研如粉，每日少少點之，三日立愈。
⑧ 嘉祐：《嘉祐》見《證類》卷 4"馬腦" 味辛，寒，無毒。主辟惡，熨目赤爛，紅色似馬腦，亦美石之類，重寶也。生西國玉石間，來中國者皆以爲器，亦云馬腦珠。是馬口中吐出，多是胡人謬言，以貴之耳。（新補。見陳藏器。）
⑨ 藏器：見上注。
⑩ 增韻：《藝文類聚》卷 84"馬瑙" 賦：魏文帝《馬瑙勒賦》曰：馬瑙，玉屬也。出自西域，文理交錯，有似馬腦，故其方人因以名之……（按：未見《增韻》，然溯得此文更早源頭。）
⑪ 拾遺記：《拾遺記》卷 1"高辛" 有丹丘之國獻瑪瑙……丹丘之野多鬼，血化爲丹石，則瑪瑙也。不可砍削彫琢，乃可鑄以爲器也……
⑫ 藏器：見本頁注⑧。/《拾遺》見《證類》卷 4"馬腦" 陳藏器：馬腦出日本國，用研木不熱爲上，研木熱非真也。

（入）〔出〕日本國。用砑木不熱者爲上，熱者非真也。【宗奭①曰】馬腦非玉非石，自是一類。有紅、白、黑三種，亦有文如纏絲者。西人以小者爲玩好之物，大者碾爲器。【時珍曰】馬腦出西南諸國，云得自然灰即軟，可刻也。曹昭《格古論》②云：多出北地、南番、西番，非石非玉，堅而且脆，刀刮不動，其中有人物鳥獸形者最貴。顧〔文〕薦《負暄錄》③云：馬腦品類甚多，出産有南北。大者如斗，其質堅硬，碾造費工。南馬腦産大食等國，色正紅無瑕，可作杯斝。西北者色青黑，寧夏、瓜、沙、羌地砂磧中得者尤奇。有柏枝馬腦，花如柏枝。有夾胎馬腦，正視瑩白，側視則若凝血，一物二色也。截子馬腦，黑白相間。合子馬腦，漆黑中有一白線間之。錦紅馬腦，其色如錦。纏絲馬腦，紅白如絲。此皆貴品。漿水馬腦，有淡水花。醬斑馬腦，有紫紅花。曲蟮馬腦，粉紅花。皆價低。又紫雲馬腦出和州，土馬腦出山東沂州，亦有紅色雲頭、纏絲、胡桃花者。又竹葉馬腦，出淮右，花如竹葉。並可作卓面、屏風。金陵雨花臺小馬腦止可充玩耳。試馬腦法，以砑木，不熱爲真。

【氣味】辛，寒，無毒。【主治】辟惡，熨目赤爛。藏器④。主目生障臀，爲末日點。時珍。

寶石《綱目》

【集解】【時珍曰】寶石出西番、回鶻地方諸坑井内，雲南、遼東亦有之。有紅、綠、碧、紫數色：紅者名刺子，碧者名靛子，翠者名馬價珠，黄者名木難珠，紫者名蠟子。又有鴉鶻石、猫精石、石榴子、紅扁豆等名色，皆其類也。《山海經》⑤言：騩山多玉，淒水出焉，西注於海，中多采石。采石即寶石也。碧者，唐人謂之瑟瑟。紅者，宋人謂之靺鞨。今通呼爲寶石。以鑲首飾器物，大者如指頭，小者如豆粒，皆碾成珠狀。張勃《吳錄》⑥云：越（雋）〔嶲〕，雲南河中出碧珠，須祭而取之，有縹碧、綠碧。此即碧色寶石也。

【主治】去臀明目，入點藥用之。灰塵入目，以珠拭拂即去。時珍。

---

① 宗奭：《衍義》卷5"馬腦"　非石非玉，自是一類。有紅、白、黑色三種，亦有其紋如纏絲者，出西裔者佳。彼土人以小者碾爲好玩之物，大者碾爲器……
② 格古論：《格古要論》卷中"瑪瑙器"　瑪瑙多出北方，南蕃、西蕃亦有，非石非玉，堅而且脆，快刀刮不動。凡看碗盞器皿，要樣範好，碾得薄，不夾石者爲佳，其中有人物、鳥獸形者最佳。
③ 負暄錄：（按：查《説郛》存《負暄雜錄》無此文，未能溯得其源。）
④ 藏器：見501頁注⑧。
⑤ 山海經：《山海經》卷2"西山經"　又西二百五十里曰騩山，（音巍，一音隗，嵬之隗。）是錞于西海……無草木，多玉，淒水出焉……西流注于海，其中多采石、黄金……多丹粟。
⑥ 吳錄：《異苑》卷2　越嶲門會元縣有元馬河，有銅鈁船，河畔有祠，中有碧珠，若不祭祀，取之不祥。（按：《吳錄》書佚，《太平御覽》卷809"碧"存此文，云出《異苑》。）

玻璨《拾遺》①

【釋名】頗黎《綱目》、水玉《拾遺》②。【時珍曰】本作頗黎。頗黎，國名也。其瑩如水，其堅如玉，故名水玉，與水精同名。

【集解】【藏器③曰】玻璨，西國之寶也。玉石之類，生土中。或云千歲冰所化，亦未必然。【時珍曰】出《南番》。有酒色、紫色、白色，瑩澈與水精相似，碾開有雨點花者爲真。外丹家亦用之。藥燒者有氣眼而輕。《玄中記》④云：大秦國有五色頗黎，以紅色爲貴。《梁四公記》⑤云：扶南人來賣碧頗黎鏡，廣一尺半，重四十斤，內外皎潔，向明視之，不見其質。蔡絛⑥云：御庫有玻璃母，乃大食所貢，狀如鐵滓，煅之但作珂子狀，青、紅、黃、白數色。

【氣味】辛，寒，無毒。【主治】驚悸心熱，能安心明目，去赤眼，熨熱腫。藏器⑦。摩瞖障。大明⑧。

水精《拾遺》⑨

【釋名】水晶《綱目》、水玉《綱目》、石英。【時珍曰】瑩澈晶光，如水之精英，會意也。《山海經》⑩謂之水玉，《廣雅》⑪謂之石英。

【集解】【時珍曰】水精亦頗黎之屬，有黑、白二色。倭國多水精第一。南水精白，北水精黑，信州、武昌水精濁。性堅而脆，刀刮不動，色澈如泉，清明而瑩，置水中無眹、不見珠者佳。古語云水

---

① 拾遺：《證類》卷3“三十五種陳藏器餘·玻璨”　味辛，寒，無毒。主驚悸心熱，能安心明目，去赤眼，熨熱腫。此西國之寶也。是水（王）〔玉〕，或云千歲冰化爲之。應玉石之類，生土石中。未必是冰……

② 拾遺：見上注。

③ 藏器：見上注。

④ 玄中記：《御覽》卷808“頗黎”　《玄中記》曰：大秦國有五色頗黎，紅色最貴。

⑤ 梁四公記：《御覽》卷808“頗黎”　《梁四公子記》曰：扶南大舶從西天竺國來，賣碧頗黎鏡，面廣一尺五寸，重四十斤，內外皎潔，置五色物於其上，向明視之，不見其質。問其價，約錢百萬貫……

⑥ 蔡絛：《鐵圍山叢談》卷5　奉宸庫者……因是併奉宸俱入內藏庫時，於奉宸中得龍涎香二，琉璃缶、玻璨母二大筐。玻璨母者，若今之鐵滓，然塊大小猶兒拳，人莫知其方。又歲久無籍，且不知其所從來，或云柴世宗顯德間大食所貢，又謂真廟朝物也。玻璨母諸璠，以意用火煅而模寫之，但能作珂子狀，青、紅、黃、白，隨其色而不克自必也……

⑦ 藏器：見本頁注①。

⑧ 大明：《日華子》見《證類》卷5“青琅玕”　玻璨，冷，無毒。安心，止驚悸，明目，摩瞖障。

⑨ 拾遺：《證類》卷3“三十五種陳藏器餘·玻璨”　味辛，寒，無毒……今水精珠精者極光明，置水中不見珠也。熨目，除熱淚。或云火燧珠，向日取得火。

⑩ 山海經：《山海經》卷1“南山經”　……多水玉。（水玉，今水精也……）

⑪ 廣雅：《廣雅》卷9“釋地”　玉：水精，謂之石英。

化，謬言也。藥燒成者有氣眼，謂之硝子，一名海水精。《抱朴子》①言，交廣人作假水精盌，是此。

【氣味】辛，寒，無毒。【主治】熨目，除熱淚。藏器②。亦入點目藥。穿串吞咽中，推引諸哽物。時珍。

【附録】火珠。【時珍曰】《說文》③謂之火齊珠。《漢書》④謂之玫瑰，音枚回。《唐書》⑤云：東南海中有羅刹國，出火齊珠，大者如雞卵，狀類水精，圓白，照數尺。日中以艾承之則得火，用灸艾炷不傷人。今占城國有之，名朝霞大火珠。又《續漢書》⑥云：哀牢夷出火精、琉璃，則火齊乃火精之訛，正與水精對。

硨石音奭。【時珍曰】出雁門。石次於玉，白色如冰，亦有赤者。《山海經》⑦云“北山多硨石”，《禮》⑧云“士佩硨玫”是也。

琉璃《拾遺》⑨

【釋名】火齊。【時珍曰】《漢書》⑩作流離，言其流光陸離也。火齊，與火珠同名。

【集解】【藏器⑪曰】《韻集》云：琉璃，火齊珠也。《南州異物志》云：琉璃本質是石，以自然灰治之可爲器，石不得此則不可釋。佛經所謂七寶者，琉璃、車渠、馬腦、玻璃、真珠是也。【時珍曰】按《魏略》云：大秦國出金銀琉璃，有赤、白、黃、黑、青、綠、縹、紺、紅、紫十種。此乃自然之物，澤潤光采，踰於衆玉。今俗所用，皆銷冶石汁，以衆藥灌而爲之，虛脆不貞。《格古論》⑫云：石琉璃出

① 抱朴子：《抱朴子內篇》卷2“論仙” ⋯⋯外國作水精椀，實是合五種灰以作之，今交廣多有得其法，而鑄作之者⋯⋯
② 藏器：見503頁注⑨。
③ 說文：《說文·玉部》 玫，火齊，玫瑰也。/《御覽》卷809“火齊”雅》 《韻雅》曰：琉璃，火齊珠也。
④ 漢書：《漢書》卷57上“司馬相如傳” （⋯⋯師古曰：火齊珠，今南方之出火珠也。玫音枚，瑰音回⋯⋯）
⑤ 唐書：《舊唐書》卷197“南蠻、西南蠻” 林邑國，漢日南象郡之地⋯⋯四年，其王范頭黎遣使獻火珠，大如雞卵，圓白皎潔，光照數尺，狀如水精。正午向日，以艾蒸之即火燃⋯⋯
⑥ 續漢書：《御覽》卷808“琉璃” 《續漢書》曰：哀牢夷出火精、琉璃。
⑦ 山海經：《山海經》卷5“中山經” ⋯⋯西五十里曰扶豬之山，其上多礝石。（音奭。）⋯⋯
⑧ 禮：《御覽》卷692“佩” 《禮》曰⋯⋯世子佩瑜玉而綦組綬，士佩瓀玫而縕組綬⋯⋯
⑨ 拾遺：《拾遺》見《證類》卷5“青琅玕” 陳藏器云：瑠璃，主身熱目赤，以水浸，令冷熨之。《韻集》曰：火齊珠也。《南州異物志》云：瑠璃本是石，以自然灰理之可爲器，車渠、馬腦並玉石類，是西國重寶。《佛經》云：七寶者，謂金、銀、瑠璃、車渠、馬腦、玻瓈、真珠是也。或云珊瑚、琥珀。今馬腦椀上刻鏤爲奇工者，皆以自然灰又昆吾刀治之，自然灰，今時以牛皮膠作假者，非也。
⑩ 漢書：《漢書》卷96上“西域傳第六十六上” ⋯⋯珠璣、珊瑚、虎魄、璧、流離⋯⋯（孟康曰：流離，青色如玉。師古曰：《魏略》云大秦國出赤、白、黑、黃、青、綠、縹、紺、紅、紫十種流離。孟言青色，不博通也。此蓋自然之物，采澤光潤，踰於衆玉，其色不恒⋯⋯）
⑪ 藏器：見本頁注⑨。
⑫ 格古論：《格古要論》卷下“石琉璃” 出高麗國，性堅，利刀刮不動，白色，厚半寸許。注油點火甚明，勝如角者，以重價收之。

高麗,刀刮不動,色白,厚半寸許,可點燈,明於牛角者。《異物志》①云:南天竺諸國出火齊,狀如雲母,色如紫金,重沓可開,拆之則薄如蟬翼,積之乃如紗縠。亦琉璃、雲母之類也。按:此石今人以作燈球,明瑩而堅,耐久。蘇頌言亦可入藥,未見用者。

【主治】身熱目赤,以水浸冷熨之。藏器②。

雲母《本經》③上品

【釋名】雲華、雲珠、雲英、雲液、雲砂《本經》④、磷石。【時珍曰】雲母以五色立名,詳見下文。按《荆南志》⑤云:華容方臺山出雲母,土人候雲所出之處,于下掘取,無不大獲,有長五六尺可爲屏風者,但掘時忌作聲也。據此,則此石乃雲之根,故得雲母之名。而雲母之根,則陽起石也。《抱朴子》⑥云:服雲母十年,雲氣常覆其上。服其母以致其子,理自然也。

【集解】【《別録》⑦曰】雲母生太山山谷、齊山、廬山及琅琊北定山石間,二月采之。雲華五色具,雲英色多青,雲珠色多赤,雲液色多白,雲砂色青黃,磷石色正白。【弘景⑧曰】按仙經,雲母有八種。向日視之,色青白多黑者名雲母,色黃白多青者名雲英,色青白多赤者名雲珠,如(沫)〔冰〕露乍黃乍白者名雲砂,黃白晶晶者名雲液,皎然純白明澈者名磷石。此六種並好,服各有時月。其黯黯純黑、有文斑斑如鐵者名雲膽,色雜黑而强肥者名地涿,此二種並不可服。鍊之

---

① 異物志:《御覽》卷 809“火齊” 《南州異物志》曰:火齊出天竺,狀如雲母,色如紫金,離別之節如蟬翼,積之如紗縠重沓。

② 藏器:見 504 頁注⑨。

③ 本經:《本經》《別録》(《藥對》)見《證類》卷 3“雲母” **味甘**,平,無毒。**主身皮死肌,中風寒熱,如在車船上,除邪氣,安五藏,益子精,明目**,下氣,堅肌,續絕補中,療五勞七傷,虛損少氣,止痢。**久服輕身延年**,悅澤不老,耐寒暑,志高神仙。**一名雲珠**,色多赤。**一名雲華**,五色具。**一名雲英**,色多青。**一名雲液**,色多白。**一名雲砂**,色青黃。**一名磷石**,色正白。生太山山谷,齊、廬山及琅邪北定山石間,二月採。(澤瀉爲之使,畏鮀甲及流水。)

④ 本經:見上注白字。(按:“釋名”項下“本經”皆同此。)

⑤ 荆南志:《御覽》卷 49“方臺山” 蕭誠《荆南志》曰:華容方臺山出雲母,土人採之,先候雲所出之處,於下掘取,無不大獲,往往有長五尺者,可以爲屏風。當掘之時,忌有聲響,則所得粗惡。

⑥ 抱朴子:《抱朴子内篇》卷 11“仙藥” ……又云:服之十年,雲氣常覆其上。服其母,以致其子,理自然也。

⑦ 別録:見本頁注③。

⑧ 弘景:《集注》見《證類》卷 3“雲母” 陶隱居云:按《仙經》雲母乃有八種:向日視之,色青白多黑者,名雲母。色黃白多青,名雲英。色青黃多赤,名雲珠。如冰露,乍黃乍白,名雲砂。黃白晶晶(形料切)名雲液。皎然純白明澈,名磷石。此六種並好服,而各有時月。且黯黯純黑、有文斑斑如鐵者,名雲膽。色雜黑而强肥者,名地涿。此二種並不可服。煉之有法,惟宜精細。不爾,入腹大害人……今江東惟用廬山者爲勝,以砂土養之,歲月生長……

有法,宜精細。不爾,入腹大害人。今江東惟用廬山者爲勝,青州者亦好,以沙土養之,歲月生長。
【頌①曰】今兗州雲夢山及江州、淳州、杭越間亦有之,生土石間。作片成層可析,明滑光白者爲上。
其片有絶大而瑩潔者,今人以飾燈籠,亦古扇屏之遺意也。江南生者多青黑,不堪入藥。謹按:方書
用雲母,皆以白澤者爲貴。惟中山衛叔卿單服法,用雲母五色具者。葛洪抱朴子云:雲母有五種,而
人不能别,當舉以向日看之,陰地不見雜色也。五色並具而多青者名雲英,宜春服之。五色並具而
多赤名雲珠,宜夏服之。五色並具而多白者名雲液,宜秋服之。五色並具而多黑者(多)〔名〕雲母,
宜冬服之。但有青黃二色者名雲砂,宜季夏服之。晶晶純白者名磷石,四時可服也。古方服五雲甚
多,然修鍊節度,恐非文字可詳,不可輕餌也。【損之②曰】青、赤、黃、紫、白者並堪服,白色輕薄通透
者爲上。黑者不任用,令人淋瀝發瘡。

　　【修治】【敩③曰】凡使,黃黑者、厚而頑赤色者、經婦人手把者,並不中用。須要光瑩如冰色
者爲上。每一斤,用小地膽草、紫背天葵、生甘草、地黃汁各一鎰,乾者細剉,濕者取汁了,于瓷堝中
安置,下天池水三鎰,着火煮七日夜,水火勿令失度,雲母自然成碧玉漿在堝底。却以天池水猛投其
中,攪之,浮如蝸涎者即去之。如此三度,淘净。取沉香一兩搗作末,以天池水煎沉香湯二升以來,
分爲三度,再淘雲母漿了,日晒任用。【《抱朴子》④曰】服五雲之法:或以桂葱水玉化之爲水,或以
露于鐵器中以原水熬之爲水,或以消石合於筒中(理)〔埋〕之爲水,或以蜜溲爲酪,或以秋露漬之百
日,韋囊(挺)〔挺〕以爲粉,或以無顛草、(撝)〔樗〕血合餌之。服至一年百病除,三年反老成童,五

---

① 頌:《圖經》見《證類》卷3"雲母"　雲母,生泰山山谷、齊廬山及琅邪北定山石間,今兗州雲夢山
　及江州、濠州、杭越間亦有之。生土石間,作片成層可折,明滑光白者爲上。江南生者多青黑色,
　不堪入藥。二月采。其片絶大,有大而瑩潔者,今人或以飾燈籠,亦古屏扇之遺事也。謹按:方
　書用雲母,皆以白澤者爲貴。惟中山衛叔卿單服法,雲母五色具者。蓋《本經》所謂一名雲華者
　是。一物中而種類有别耳。葛洪《抱朴子内篇》云:雲母有五種,而人不能别也,當舉以向日看其
　色,詳占視之,乃可知正爾,于陰地視之,不見其雜色也。五色並具而多青者,名雲英,宜以春服
　之。五色並具而多赤者,名雲珠,宜以夏服之。五色並具而多白者,名雲液,宜以秋服之。五色
　並具而多黑者,名雲母,宜以冬服之。但有青黃二色者,名雲砂,宜以季夏服之,晶晶純白者,名
　磷石,四時可服也。然則,醫方所用正白者,乃磷石一種耳。古之服五雲之法甚多,陶隱居所撰
　《太清諸石藥變化方》言之備矣。今道書中有之,然修煉節度,恐非文字可詳,誠不可輕餌也……
② 損之:《證類》卷3"雲母"　楊損之云:青、赤、白、黃、紫者,並堪服餌,惟黑者不任用,害人。
③ 敩:《炮炙論》見《證類》卷3"雲母"　雷公云:凡使,色黃黑者厚而頑,赤色者,經婦人手把者,並
　不中用。須要光瑩如冰色者爲上。凡修事一斤,先用小地膽草、紫背天葵、生甘草、地黃汁各一
　鎰,乾者細剉,濕者取汁了,於瓷堝中安置雲母并諸藥了,下天池水三鎰,著火煮七日夜,水火勿令
　失度,其雲母自然成碧玉漿在鍋底,却以天池水猛投其中,將物攪之,浮如蝸涎者即去之。如此
　三度淘淨了,取沉香一兩,搗作末,以天池水煎沉香湯三升已來,分爲三度,再淘雲母漿了,日中
　曬,任用之。
④ 抱朴子:《證類》卷3"雲母"　《抱朴子》:服五雲之法:或以桂、葱、水玉化之以爲水,或以露於鐵
　器中,以元水熬之爲水,或以消石合於筒中埋之爲水,或以蜜搜爲酪,或以秋露漬之百日,篝囊挺
　以爲粉,或以無巔草撝血合餌之。服之一年百病除,三年久服反老成童,五年不闕服,可役使
　鬼神……

年役使鬼神。【胡演①曰】鍊粉法：八九月間取雲母，以礬石拌勻，入瓦罐內，封口，三伏時則自柔軟，去礬。次日，取百草頭上露水漬之。百日，韋囊挻以爲粉。【時珍曰】道書言：鹽湯煮雲母，可爲粉。又云：雲母一斤，鹽一斗漬之，銅器中蒸一日，臼中搗成粉。又云：雲母一斤，白鹽一升，同搗細，入重布袋挼之，沃令鹽味盡，懸高處風吹，自然成粉。

【氣味】甘，平，無毒。【權②曰】有小毒，惡徐長卿，忌羊血。【之才③曰】澤瀉爲之使，畏鉈甲及流水。【弘景④曰】鍊之用礬則柔爛，亦是相畏也。百草上露乃勝東流水。亦有用五月茅屋溜水者。【獨孤滔⑤曰】制汞，伏丹砂。

【主治】身皮死肌，中風寒熱，如在車船上，除邪氣，安五臟，益子精，明目。久服輕身延年。《本經》⑥。下氣堅肌，續絕補中，療五勞七傷，虛損少氣，止痢。久服悅澤不老，耐寒暑，志高神仙。《別錄》⑦。主下痢腸澼，補腎冷。甄權⑧。

【發明】【保昇⑨曰】雲母屬金，故色白而主肺。【宗奭⑩曰】古雖有服鍊法，今人服者至少，謹之至也。惟合雲母膏，治一切癰毒瘡等，方見《和劑局方》。【慎微⑪曰】《明皇雜錄》云：開元中，名醫紀朋，觀人顏色談笑，知病淺深，不待胗脉。帝召入掖庭，看一宮人，每日昃則笑歌啼號若狂疾，

---

① 胡演：(按：《升煉丹藥祕訣》書佚，無可溯源。)
② 權：《藥性論》見《證類》卷3"雲母" 雲母粉，君，惡徐長卿，忌羊血。粉有六等，白色者上。有小毒。
③ 之才：古本《藥對》見505頁注③括號中七情文。
④ 弘景：《集注》見《證類》卷3"雲母" ……今煉之用礬石則柔爛，亦便是相畏之效。百草上露，乃勝東流水，亦用五月茅屋溜水。
⑤ 獨孤滔：《證類》卷3"雲母" 《丹房鏡源》：雲母粉制汞，伏丹砂，亦可食之。
⑥ 本經：見505頁注③白字。
⑦ 別錄：見505頁注③。
⑧ 甄權：《藥性論》見《證類》卷3"雲母" ……主下痢腸澼，補腎冷。
⑨ 保昇：《蜀本草》見《證類》卷1"序例上·梁陶隱居序" 藥有陰陽配合(臣禹錫等謹按《蜀本》注云……雲母法金，故色白而主肺……)
⑩ 宗奭：《衍義》卷4"雲母" 古雖有服煉法，今人服者至少，謹之至也。市廛多折作花朵以售之。今惟合雲母膏，治一切癰毒瘡等，《惠民局》別有法。
⑪ 慎微：《證類》卷3"雲母" 《明皇雜錄》：開元中，有名醫紀朋者，觀人顏色，談笑，知病深淺，不待診脉。帝聞之，召於掖庭中看一宮人，每日昃則笑歌啼號若狂疾，而足不能履地，朋視之，曰：此必因食飽而大促力，頓僕於地而然，乃飲以雲母湯，令熟寐，覺而失所苦。問之，乃言因太華公主載誕，宮中大陳歌吹，某乃主謳，懼其聲不能清且長，喫狵蹄羹飽而當筵歌大曲，曲罷，覺胸中甚熱，戲於砌臺上，高而墜下，久而方蘇，病狂，足不能及地。/《經效方》：青城山丈人觀主康豐傳治百病，煆制雲母粉法：雲母一斤，折〔析〕開揉碎，入一大瓶內，築實，上澆水銀一兩，封固，以十斤頂火煆通赤，取出却拌香葱、紫引翹草二件，合擣如泥，後以夾絹袋盛，於大水盆內搖取粉，餘滓未盡，再添草藥重擣，如前法取粉沉。水乾以小木盤一面，于灰上印一淺坑，鋪紙，傾粉在內，直候乾，移入火焙之，取出細研，以麪糊丸如梧桐子大。遇有病者，服之無不效。知成都府辛諫議，曾患大風，眾醫不效，遇此道士進得此方，服之有神驗。

而足不能履地。朋視之曰：此必因食飽而大促力，頓仆於地而然。乃飲雲母湯，熟寐而失所苦。問之，乃言太華公主載誕，某當主謳，懼聲不能清長，因喫狘蹄羹，飽而歌大曲。唱罷，覺胸中甚熱，戲於砌臺，因墜下，久而方甦，遂病此也。又《經效方》云：青城山丈人觀主康道豐，治百病雲母粉方：用雲母一斤，拆開，揉入大瓶內，築實，上澆水銀一兩封固，以十斤頂火煅赤。取出，却拌香葱、紫連翹草二件，合搗如泥。後以夾絹袋盛，于大水盆內搖取粉，餘滓未盡，再添草藥重搗取粉。以木盤一面，于灰上印一淺坑，鋪紙，傾粉在內，候乾焙之，以麪糊丸梧子大。遇有病者，服之無不效。知成都府辛諫議曾患大風，衆醫不愈，道豐進此，服之神驗。【《抱朴子》①曰】他物埋之即朽，着火即焦，而五雲入猛火中經時不焦，埋之不腐。故服之者長生，入水不濡，入火不燒，踐棘不傷。【時珍曰】昔人言雲母壅尸，亡人不朽。盜發馮貴人冢，形貌如生，因共姦之。發晉幽公冢，百尸縱橫，及衣服皆如生人。中並有雲母壅之故也。

【附方】舊七，新七。服食雲母。上白雲母二十斤薄擘，以露水八斗作湯，分半淘洗二次。又(作)〔取〕二斗作湯，納芒消十斤，木器中漬二十日，取出，絹袋盛，懸屋上，勿見風日，令燥。以鹿皮爲囊揉之，從旦至午，篩滓復揉，得好粉五斗，餘者棄之。以粉一斗納崖蜜二斤，攪糊，入竹筒中，薄削封口漆固，埋北垣南厓下，入地六尺，覆土。春夏四十日、秋冬三十日出之，當成水。若洞洞不消，更埋三十日。此水能治萬病及勞氣風疼。每以温水一合和服之，日三服。十日小便當變黄，二十日腹中寒澼消，三十日齲齒更生，四十日不畏風寒，五十日諸病皆愈，顏色日少，長生神仙。《千金方》②。痰飲頭痛，往來寒熱。雲母粉二兩鍊過，恒山一兩，爲末。每服方寸匕，湯服取吐。忌生葱、生菜。《深師方》③。牝瘧多寒。雲母燒二日夜，龍骨、蜀漆燒去腥，等分爲散。未發前，漿水服半錢。仲景《金匱方》④。小兒下痢赤白及水痢。雲母粉半兩，煮白粥調食之。

---

① 抱朴子：《證類》卷3“雲母” 《抱朴子》……入火不燒，入水不濡，踐棘而不傷膚，與仙人相見。他物埋地物朽，著火即焦，而五雲內猛火中，經時終不焦，埋之永不腐，故能令人長生也。服經十年，雲氣常覆其上。夫服其母，以致其子，其理之自然。

② 千金方：《千金方》卷27“服食法第六” 餌雲母水方療萬病：上白雲母二十斤，薄擘，以露水八斗作湯，分半洮洗雲母，如此再過。又取二斗作湯，納芒硝十斤，以雲母木器中漬之，二十日出，絹袋盛，懸屋上，勿使見風日，令燥，以水漬，鹿皮爲囊，揉之從旦至日中，乃以細絹下篩滓，復揉令得好粉五斗，餘者棄之。取粉一斗，納崖蜜二斤，攪令如粥，納生竹筒中薄削之，漆固口，埋北垣南岸下，入地六尺覆土。春夏四十日，秋冬三十日出之，當如(澤)〔漆〕爲成。若洞洞不消者，更埋三十日出之。先取水一合，納藥一合攪和，盡服之，日三。水寒温儘自在。服十日，小便當變黄，此先療勞氣風疹也。二十腹中寒澼消；三十日齲齒除，更新生；四十日不畏風寒；五十日諸病皆愈，顏色日少，長生神仙。吾目驗之，所以述録。

③ 深師方：《外臺》卷8“痰厥頭痛方” 又療痰飲頭痛，往來寒熱方：常山(一兩)、雲母粉(二兩)，右二味爲散，熟湯服方寸匕，吐之止。若吐不盡，更服。忌生葱、生菜。（深師云：用雲母半兩，鍊之。餘同。）

④ 金匱方：《金匱·瘧病脉證並治》 瘧多寒者，名曰牝瘧，蜀漆散主之。蜀漆散方：蜀漆(洗去腥)、雲母(燒二日夜)、龍骨(等分)，右三味杵爲散，未發前以漿水服半錢。温瘧加蜀漆半分，臨發時，服一錢匕。

《食醫心鑑》①。赤白久痢，積年不愈。飲調雲母粉方寸匕服，二服立見神效。《千金翼》②。婦人帶下。水和雲母粉方寸匕服，立見神效。《千金方》③。小便淋疾。溫水和雲母粉，服三錢。《千金方》④。婦人難產，經日不生。雲母粉半兩，溫酒調服，入口即產，不順者即順，萬不失一。陸氏云：此是何德揚方也，已救三五十人。《積德堂方》⑤。粉滓面䵟。雲母粉、杏仁等分爲末，黃牛乳拌，略蒸，夜塗旦洗。《聖濟録》⑥。風瘮遍身，百計不愈。煅雲母粉，清水調服二錢，良。《千金方》⑦。一切惡瘡。雲母粉傅之。《千金方》⑧。火瘡敗壞。雲母粉和生羊髓塗之。《聖惠方》⑨。金瘡出血。雲母粉傅之，絶妙。《事林廣記》⑩。風熱汗出。水和雲母粉服三錢，不過再服，立愈。《千金翼》⑪。

白石英《本經》⑫上品

【釋名】【時珍曰】徐鍇云：英，亦作瑛，玉光也。今五種石英，皆石之似玉而有光壁者。

【集解】【《別録》⑬曰】白石英生華陰山谷及太山，大如指，長二三寸，六面如削，白澈有光，長五六寸者彌佳。其黃端白稜，名黃石英；赤端白稜，名赤石英；青端赤稜，名青石英；黑澤有光，名

---

① 食醫心鑑：《證類》卷3"雲母" 《食醫心鏡》：治小兒赤白痢及水痢：雲母粉半大兩，研作粉，煮白粥調，空腹食之。

② 千金翼：《千金翼》卷13"服雲母第五" 赤白痢積年不差，服方寸匕，不過一兩，即差。

③ 千金方：《千金翼》卷13"服雲母第五" 帶下，服三方寸匕，三五服，差。

④ 千金方：《普濟方》卷214"小便淋秘·總論" 治淋疾：以雲母，溫水和服三錢。（按：《千金翼》卷13"服雲母第五"下亦有"淋病，服三方寸匕。"然《綱目》引文或出自《普濟》。）

⑤ 積德堂方：（按：僅見《綱目》引録。未能溯得其源。）

⑥ 聖濟録：《聖惠方》卷40"治面䵟䵟諸方" 治䵟䵟斑點，兼去瘢痕方：雲母粉（一兩）、杏人（一兩，湯浸，去皮尖），右件藥細研，入銀器中以黃牛乳拌，略蒸過，夜卧時塗面，且以漿水洗之。（按：《聖濟總録》無此方，今另溯其源。）

⑦ 千金方：《證類》卷3"雲母" 《千金方》：治風瘮遍身，百計治不差者：煅雲母粉，以清水調服之，看人大小，以意酌量與之多少服。（按：今本《千金方》無此方。）

⑧ 千金方：《證類》卷3"雲母" 《千金方》：治金瘡幷一切惡瘡：用雲母粉傅之，絶妙。（按：今本《千金方》無此方。）

⑨ 聖惠方：《聖惠方》卷68"治火燒瘡諸方" 治火瘡敗壞……又方：右以雲母粉同生羊髓和如泥，塗之。

⑩ 事林廣記：（按：已查原書，未能溯得其源。）

⑪ 千金翼：《千金翼》卷13"服雲母第五" 熱風汗出心悶，水和雲母浴之，不過再，差。

⑫ 本經：《本經》《別録》（《藥對》）見《證類》卷3"白石英" 味甘、辛，微溫，無毒。主消渴，陰痿不足，欬逆、胸膈間久寒，益氣，除風濕痹，療肺痿，下氣，利小便，補五藏，通日月光。久服輕身長年，耐寒熱。生華陰山谷及太山。大如指，長二三寸，六面如削，白澈有光。其黃端白稜名黃石英，赤端名赤石英，青端名青石英，黑端名黑石英。二月採，亦無時。（惡馬目毒公。）

⑬ 別録：見上注。

黑石英。二月采，亦無時。【弘景①曰】今醫家用新安所出，極細長白澈者。壽陽八公山多大者，不正用之。仙經大小並有用，惟須精白無瑕雜者。如此説，則大者爲佳。其四色英今不復用。【恭②曰】白石英，所在皆有，今澤州、虢州、洛州山中俱出。虢州者大，徑三四寸，長五六寸。今通以澤州者爲勝。【宗奭③曰】白石英狀如紫石英，但差大而六稜，白色若水精。【時珍曰】澤州有英鷄，食石英，性最補。見"禽部"。

【氣味】甘，微温，無毒。【《別録》④曰】辛。【普⑤曰】神農：甘。岐伯、黄帝、雷公、扁鵲：無毒。【之才⑥曰】惡馬目毒公。

【主治】消渴，陰痿不足，欬逆，胸膈間久寒，益氣，除風濕痺。久服輕身長年。《本經》⑦。療肺痿，下氣，利小便，補五臟，通日月光，耐寒熱。《別録》⑧。治肺癰吐膿，欬逆上氣，疸黄。甄權⑨。實大腸。好古⑩。

五色石英。【主治】心腹邪氣，女人心腹痛，鎮心，胃中冷氣，益毛髮，悦顔色，治驚悸，安魂定魄，壯陽道，下乳。隨臟而治：青治肝，赤治心，黄治脾，白治肺，黑治腎。大明⑪。

【發明】【藏器⑫曰】濕可去枯，白石英、紫石英之屬是也。【時珍曰】白石英，手太陰、陽明氣分藥也，治痿痺肺癰枯燥之病。但係石類，止可暫用，不宜久服。【頌⑬曰】古人服食，惟白石英爲

---

① 弘景：《集注》見《證類》卷3"白石英"　陶隱居云：今醫家用新安所出極細長白澈者；壽陽八公山多大者，不正用之。《仙經》大小並有用，惟須精白無瑕雜者。如此説，則大者爲佳。其四色英，今不復用。

② 恭：《唐本草》見《證類》卷3"白石英"　《唐本》注云：白石英所在皆有，今澤州、虢州、洛州山中俱出。虢州者大，徑三四寸，長五六寸。今通以澤州者爲勝也。

③ 宗奭：《衍義》卷4"白石英"　狀如紫石英，但差大而六稜，白色如水精。

④ 別録：見509頁注⑫。

⑤ 普：《證類》卷3"白石英"　吳氏云：白石英，神農：甘。岐伯、黄帝、雷公、扁鵲：無毒……

⑥ 之才：古本《藥對》見509頁注⑫括號中七情文。

⑦ 本經：見509頁注⑫白字。

⑧ 別録：見509頁注⑫。

⑨ 甄權：《藥性論》見《證類》卷3"白石英"　白石英，君。能治肺癰吐膿，治嗽逆上氣，疸黄。

⑩ 好古：《湯液大法》卷3"大腸"　虚……白石英。

⑪ 大明：《日華子》見《證類》卷3"白石英"　五色石英，平。治心腹邪氣，女人心腹痛，鎮心，療胃冷氣，益毛髮，悦顔色，治驚悸，安魂定魄，壯陽道，下乳，通亮者爲上。其補益隨藏色而治，青者治肝，赤者治心，黄者治（皮膚）〔脾〕，白者治肺，黑者治腎。

⑫ 藏器：《證類》卷1"序例上·右合藥分劑料理法則"　……濕可去枯，即紫石英、白石英之屬也……

⑬ 頌：《圖經》見《證類》卷3"白石英"　……古人服食，惟白石英爲重，紫石英但入五石散。其黄、赤、青、黑四種，《本經》雖有名，而方家都不見用者。故《乳石論》以鐘乳爲乳，以白石英爲石，是六英之貴者，惟白石也。又曰：乳者，陽中之陰，石者，陰中之陽。故陽生十一月後甲子服乳，陰生五月後甲子服石。然而相反畏惡，動則爲害不淺。故乳石之發，方治雖多，而罕有能濟者，誠不可輕餌也。

重。紫石英但入五石飲。其黃、赤、青、黑四種，本草雖有名而方家都不見用者。《乳石論》以鍾乳爲乳，以白石英爲石，是六英之貴，惟白石也。又曰：乳者陽中之陰，石者陰中之陽。故陽生十一月後甲子服乳，陰生五月後甲子服石。然而相反畏惡，動則爲害不淺。故乳石之發，方治雖多，而罕有濟者，誠不可輕餌也。【宗奭①曰】紫、白二石英，攻疾可暫煮汁用，未聞久服之益。張仲景只令㕮咀，不爲細末，豈無意焉？若久服，宜詳審之。

【附方】舊二，新七。服石英法②。白石英一斤，打成豆大，于砂盆中和粗砂，着水挼二三千下，洗净又挼，仍安柳(其)〔箕〕中，入蒿葉少許，同水熟挼至光净，即以綿袋盛，懸門上。每日未梳前，以水或酒吞七粒，用飯二匙壓下小腹。一切穢惡、白酒、牛肉，石家所忌者，皆不忌。久則新石推出陳石，石常在小腹内温暖，則氣息調和，經脉通達，腰腎堅強，百病自除。石若得力，一斤即止。若不得力，十斤亦須服。此物光滑，既無浮碎着人腸胃作瘡，又無石氣發作諸病也。○又法③：澤州白石英，光净無點瞖者，打小豆大，去細者，水淘净，袋盛，懸鐺内，清水五大升，煮汁一升，澄清，平早服。以汁煮粥更佳。服後飲酒三二盃，可行百步。一袋可煮二十度。如無力，以布薦埋南墻下三尺土内，百日又堪用也。○石煮豬肉法④：白石英一兩，袋盛，水三(升)〔斗〕，煮四升，豬肉一斤，同葱、椒、鹽、豉煮，以汁作羹食。○石蒸羊肉法⑤：白石英三兩，打作小塊，精羊肉一斤包之，荷葉裹

① 宗奭：《衍義》卷4“白石英”　紫、白二石英，當攻疾，可暫煮汁用，未聞久服之益。張仲景之意，只令㕮咀，不爲細末者，豈無意焉？其久服，更宜詳審。

② 服石英法：《外臺》卷37“同州孟使君餌石法”　服石法：䕩白石英一大斤，敲碎顆粒如酸棗核大，不用全取白石顆，先砂盤中和䕩磊磊砂，使壯兒仍少著水和挼二三千下訖，即净洗。取石又於砂盤中和砂更挼一二千下，依前净洗。即安柳簸箕中，蒿葉兼少許水熟挼訖，以水净淘出，曬令乾。又以手細細挼之，令浮碎挼盡，熟挼使光滑，即盛於夾帛練袋中。若出將行，若於家内，安當門牀上，每日平明未梳裹前，取七顆含於口中，以酒或水下之。一顆一迴，咽七迴，吞，直令到小腹下，以兩匙飯壓著。即依大家食，一無所忌……爲新石推陳石下……此石常在小腹内，仍附倉門，但小腹温熱，於四肢膀胱，頭目髓腦，膚體之内，元無石氣，欲發從何而作？……凡人必湏上下焦冷熱氣息調和，筋脉通達，若上熱下冷，必有痼積。服之後，即下熱自然上冷，骨氣堅實，腰腎強健，萬病自除。若不得力，十斤亦須常喫。若得力，訖一斤即止也。（按：原無出處，今溯其源。）

③ 又法：《千金翼方》卷22“飛煉研煮五石及和草藥服療第二”　煮石英服方：石英五大兩，擇州者，右一味打碎如小豆蕎麥許大，去細末，更于水中淘洗令净，重帛練袋盛之，以繩系頭，取五大升清水，於不津鐵鐺中煮之。煮時石袋不用著鐺底，恐沙石煎壞。先以一杖横鐺口，掛石袋著杖上，去底二三分許。煮取一升，汁置碗中，經宿澄取清，平旦空腹頓服。若以此汁煮稀粥服之亦佳。每服後可行三五百步，並飲三兩盞清酒。又依前煮經二十度者，石即無力，可以布裹之，埋于南墻下深三尺，滿百日又堪用，依前服之，然終不如新者。（按：原無出處，今溯其源。）

④ 石煮豬肉法：《外臺》卷37“東陵處士煉乳丸餌并補乳法”　又石汁中焦煮豬肉餌法：白石英一大兩，右一味絹袋盛，以水三斗，煎取四大升，去石。以豬肉一斤，細切，椒葱鹽豉一如食法煮之，任意服。隔十日一度，打碎煮之，一無所忌。甚妙。（按：原無出處，今溯其源。）

⑤ 石蒸羊肉法：《外臺》卷37“東陵處士煉乳丸餌并補乳法”　羊肉中蒸石英服餌法：精羊肉(一斤)、白石英(三兩)，右二味先取肉擘作兩段，鑽作孔，内石著肉中，還相合，即用荷葉裹，又將臈紙裹，又將布裹，於一石米飯中蒸之，候飯熟即取出。却石後，取肉細切，和葱椒薑等絕小作餛飩子，熟煮，每旦空腹冷漿水中吞一百子。吞訖，將冷飯壓之，百無所忌。宜春夏服大驗，其石永不發。勿令餛飩破碎，其石三、兩迴用之，乃換之。（按：原無出處，今溯其源。）

之，于一石米飯中蒸熟，取出去石，切肉和葱椒作小餛飩，煮熟。每旦空腹冷漿水吞一百個，後以冷飯壓之。百無所忌，永不發動。○石煮牛乳法①：白石英五兩，搗碎，密絹盛，以牛乳三升，酒三升，同煎至四升，去石，以瓶收之。每食前暖服三合。治虛損勞瘦，皮燥陰痿，脚弱煩疼。○石飼牸牛法②：白石英三斤，搗篩。取十歲以上生牸牛一隻，每日和豆與食，經七日，即可收乳。每旦熱服一升，餘者作粥食。百無所忌。潤養臟腑，悅澤朧肉，令人體健。○凡服石並忌芥菜、蔓菁、蕪荑、葵菜、薺苨，宜食冬瓜、龍葵，壓石氣。孫真人《千金翼》③。**風虛冷痹**，諸陽不足及腎虛耳聾。益精保神。白石英三兩，坩鍋內火煅酒淬三次，入瓶中密封，勿洩氣。每早溫服一鍾，以少飯壓之。○一法：磁石火煅醋淬五次，白石英各五兩，絹袋盛，浸一升酒中五六日，溫服。將盡，更添酒。《千金翼》④。**驚悸善忘**，心臟不安，上膈風熱。化痰安神。白石英一兩，朱砂一兩，爲散。每服半錢，食後煎金銀湯下。《簡要濟衆方》⑤。**石水腹堅**脹滿。用白石英十兩，槌豆大，瓷瓶盛好酒二斗浸之，以泥重封，將馬糞及糠火燒之，常令小沸，從卯至午住火。次日暖一中盞飲之，日三度。酒盡可再燒一度。《聖惠方》⑥。

---

① 石煮牛乳法：《千金翼》卷 22“飛煉研煮五石及和草藥服療第二”　牛乳煮石英服方：石英（三大兩，澤州者）、牛乳（一大升）、水（三大斗），右先下牛乳於鐺中，即以生密絹四重作袋，盛石英系頭，下著乳中，即勿令袋著底，以杖則之爲記訖，然後下水，以炭火涓涓煎之，水盡乳在，還以前杖則之，至刻即休，出石袋，以水濯之，其乳以綿濾之，令暖調適，每朝空腹細細服之……大補益身心，服者乃自知之。（**按**：原無出處，今溯其源。）

② 石飼牸牛法：《千金翼》卷 22“飛煉研煮五石及和草藥服療第二”　石英飼牸牛取乳方：白石英大三斤以上亦得，右一味搗篩細研，經三兩日研了，取一牸牛十歲以上養犢者，惟瘦甚佳，每日秤一大兩石末，和剉豆與服，經七日即得取乳，每日空腹熱服一升，餘者作粥，任意食之，百無所忌。以五月上旬起服大良……（**按**：原無出處，今溯其源。）

③ 千金翼：《外臺》卷 37“服石後有不可食者有通食而無益人者有益人利石者藥菜等一十條”　不可食者：油脂，又蕪荑，又薺苨，又芥子及芥菜，又蔓青菜，又葵菜。凡不可食者，勿食爲佳。/若欲食者，皆須報鍊，雜以葱椒。然可通食者蘇，又冬瓜、龍葵，又蔓青，又葵。（**按**：誤注出處。）

④ 千金翼：《千金翼》卷 22“飛煉研煮五石及和草藥服療第二”　燒白石英方：白石英（一大兩），右以坩土鍋子盛石，蓋頭，炭火燒之，先取一瓷器貯二升無灰酒，燒石令赤，即投酒中待冷，任酒性多少飲之。好石可三兩度，乃棄之，安庭中。即云吃十兩，令人年七十，氣力可共三二十時無別。/《千金翼》卷 22“飛煉研煮五石及和草藥服療第二”　石英和磁石浸酒服方：白石英（五大兩，澤州者）、磁石（五大兩，無毛連針多者，十兩亦得），右二味各別搗令碎，各用兩重帛練袋盛之，以好酒一斗置不津器中，掛藥浸經六七日以後，每日飲三兩杯，常令體中微有酒氣……

⑤ 簡要濟衆方：《證類》卷 3“白石英”　《簡要濟衆方》治心臟不安，驚悸善忘，上膈風熱化痰。白石英一兩，朱砂一兩，同研爲散。每服半錢，食後、夜臥，金銀湯調下。

⑥ 聖惠方：《聖惠方》卷 54“治石水腫諸方”　治腹堅脹滿，世號石水，宜服此方：白石英（十兩，明淨者），右搥如大豆大，以甆瓶盛，用好酒二斗浸，以泥重封瓶口，以馬糞及糠火燒之，長令酒小沸，從卯至午即住火，日可三度，暖一中盞飲之。如不飲酒，即隨性少飲之。其白石英可更一度燒用。

紫石英《本經》①上品

【集解】【《別録》②曰】紫石英生太山山谷,采無時。【普③曰】生太山或會稽,欲令如削,紫色達頭如樗蒲者。【弘景④曰】今第一用太山石,色重澈下有根。次出臨零山,亦好。又有南(成)〔城〕石,無根。又有青綿石,色亦重黑、〔不〕明澈。又有林邑石,腹裏必有一物如眼。吳興石,四面纏有紫色,無光澤。會稽諸暨石,形色如石榴子。先時並雜用,今惟采太山最勝。仙經不正用,而俗方重之。【禹錫⑤曰】按《嶺表録》云:瀧州山中多紫石英,其色淡紫,其質瑩澈,隨其大小皆五稜,兩頭如箭鏃。煮水飲之,暖而無毒,比之北中白石英,其力倍矣。【宗奭⑥曰】紫石英明澈如水精,但色紫而不匀。【時珍曰】按《太平御覽》⑦云:自大峴至太山,皆有紫石英。太山所出,甚璨瑋。平氏陽山縣所出,色深特好。烏程縣北壟山所出,甚光明,但小黑。東莞縣爆山所出,舊以貢獻。江夏礬山亦出之。永嘉固陶村小山所出,芒角甚好,但小薄爾。

【修治】【時珍曰】凡入丸散,用火煅醋淬七次,研末,水飛過,晒乾入藥。

【氣味】甘,溫,無毒。【《別録》⑧曰】辛。【普⑨曰】神農、扁鵲:味甘,平。李當之:大寒。雷公:大溫。岐伯:甘,無毒。【之才⑩曰】長石爲之使。畏扁青、附子。惡鮀甲、黃連、麥句薑。得伏(冬)〔苓〕、人參,療心中結氣。得天雄、菖蒲,療霍亂。【時珍曰】服食紫石英,乍寒乍熱者,飲

---

① 本經:**《本經》《別録》(《藥對》)** 見《證類》卷 3 "紫石英"　味甘、辛,**溫**,無毒。**主心腹欬逆邪氣,補不足,女子風寒在子宮,絕孕十年無子**,療上氣,心腹痛,寒熱邪氣,結氣,補心氣不足,定驚悸,安魂魄,填下焦,止消渴,除胃中久寒,散癰腫,令人悦澤。**久服溫中,輕身延年。**生太山山谷。採無時。(長石爲之使,得茯苓、人參、芍藥共療心中結氣;得天雄、菖蒲,共療霍亂,畏扁青、附子,不欲鮀甲、黃連、麥句薑。)

② 別録:見上注。

③ 普:《證類》卷 3 "紫石英"　吳氏云……生太山或會稽,采無時。欲令如削,紫色達頭如樗蒲者。

④ 弘景:**《集注》**見《證類》卷 3 "紫石英"　陶隱居云:今第一用太山石,色重澈,下有根。次出臨零山,亦好。又有南城石,無根。又有青綿石,色亦重黑,不明澈。又有林邑石,腹裏必有一物如眼。吳興石四面纏有紫色,無光澤。會稽諸暨石,形色如石榴子。先時並雜用。今丸散家採擇,惟太山最勝,餘處者可作丸酒餌。《仙經》不正用,而爲俗方所重也。

⑤ 禹錫:**《嘉祐》**見《證類》卷 3 "紫石英"　《嶺南録異》云:隴州山中多紫石英,其色淡紫,其實瑩澈,隨其大小皆五稜,兩頭如箭鏃,煮水飲之,暖而無毒。比北中白石英,其力倍矣。

⑥ 宗奭:**《衍義》**卷 4 "紫石英"　明澈如水精,其色紫而不匀。

⑦ 太平御覽:**《御覽》**卷 987 "紫石英"　……東莞縣西北二十五里有爆山,出紫石英,舊以貢獻。《永嘉記》曰:固陶村有小山,出紫石英。人嘗於山下得一紫石英,王府君聞之,遣人緣山掘得數升,芒光甚好,色少薄。孫府君亦掘得數升也。《從征記》曰:自天峴至太山,皆有紫石英。太山所出,時復璨殊。《吳興記》曰:烏程縣北壟山有紫石英,甚光明,但小黑。《博物志》曰:平氏陽山縣紫石英特好,其他者色淺……

⑧ 別録:見本頁注①。

⑨ 普:《證類》卷 3 "紫石英"　吳氏云:紫石英,神農、扁鵲:味甘,平。季氏:大寒。雷公:大溫。岐伯:甘,無毒……

⑩ 之才:**古本《藥對》**見本頁注①括號中七情文。

酒良。

【主治】心腹欬逆邪氣，補不足，女子風寒在子宮，絕孕十年無子。久服溫中，輕身延年。《本經》①。療上氣心腹痛，寒熱邪氣結氣，補心氣不足，定驚悸，安魂魄，填下膲，止消渴，除胃中久寒，散癰腫，令人悅澤。《別録》②。養肺氣，治驚癇，蝕膿。甄權③。

【發明】【好古④曰】紫石英，入手少陰、足厥陰經。【權⑤曰】虛而驚悸不安者，宜加用之。女子服之有子。【頌⑥曰】《乳石論》無單服紫石者，惟五石散中用之。張文仲《備急方》有鎮心單服紫石煮水法。胡洽及《千金方》則多雜諸藥同用。今方治婦人及心病，時有使者。【時珍曰】紫石英，手少陰、足厥陰血分藥也。上能鎮心，重以去怯也。下能益肝，濕以去枯也。心生血，肝藏血，其性煖而補，故心神不安、肝血不足及女子血海虛寒不孕者宜之。《別録》言其補心氣、甄權言其養肺者，殊昧氣陽血陰營衛之別。惟《本經》所言諸證，甚得此理。

【附方】舊二新一。虛勞驚悸。補虛止驚，令人能食。紫石英五兩，打如豆大，水淘一遍，以水一斗，煮取三升，細細服。或煮粥食，水盡可再煎之。《張文仲方》⑦。風熱瘛瘲。風引湯：治風熱瘛瘲及驚癇瘛瘲。紫石英、白石英、寒水石、石膏、乾薑、大黃、龍齒、牡蠣、甘草、滑石等分，㕮咀，水一升，煎去三分，食後溫呷，無不效者。仲景《金匱方》⑧。癰腫毒氣。紫石英火燒醋淬，爲末，生薑、米醋煎，傅之，摩亦得。《日華本草》⑨。

---

① 本經：見 513 頁注①白字。
② 別録：見 513 頁注①。
③ 甄權：《藥性論》見《證類》卷 3"紫石英"　……女人服之有子，生養肺氣，治驚癇，蝕膿，虛而驚悸不安，加而用之。
④ 好古：《湯液本草》卷 6"紫石英"　……入手少陰經、足厥陰經。
⑤ 權：見本頁注③。
⑥ 頌：《圖經》見《證類》卷 3"紫石英"　……《乳石論》無單服紫石者，惟五石散則通用之，張文仲有鎮心單服紫石煮水法，胡洽及《千金方》則多雜諸藥同用，今方家用者，惟治療婦人及治心病藥時有使者。
⑦ 張文仲：《聖惠方》卷 28"治虛勞驚悸諸方"　治虛勞，止驚悸，令能食，紫石英湯方：紫石英（五兩，打碎如米豆大，水淘一遍），右以水一斗，煮取二升，去滓澄清，細細溫服，或煮羹粥食亦得，服盡更煎之。（按：時珍轉引《證類》卷 3"紫石英"附方"聖惠方"，誤注出處。）
⑧ 金匱方：《金匱·中風歷節病脉證並治》　風引湯：除熱癱癇。大黃、乾薑、龍骨（各四兩）、桂枝（三兩）、甘草、牡蠣（各二兩）、寒水石、滑石、赤石脂、白石脂、紫石英石膏（各六兩），右十二味杵粗篩，以韋囊盛之，取三指撮，井花水三升，煮三沸，溫服一升。
⑨ 日華本草：《日華子》見《證類》卷 3"紫石英"　紫石英，治癰腫毒等，醋淬搗爲末，生薑、米醋煎，傅之。摩亦得。

菩薩石《日華》①

【釋名】放光石、陰精石《綱目》。義見下。

【集解】[宗奭②曰]嘉州峨眉山出菩薩石，色瑩白明澈，若太山狼牙石、上饒水精之類，日中照之有五色，如佛頂圓光，因以名之。【時珍曰】出峨眉、五臺、匡廬岩竇間。其質六稜，或大如棗栗，其色瑩潔，映日則光采微芒，有小如櫻珠，則五色粲然可喜，亦石英之類也。丹爐家煅制，作五金三黃匱。

【氣味】甘，平，無毒。

【主治】解藥毒、蠱毒及金石藥發動作癰疽渴疾，消撲損瘀血，止熱狂驚癇，通月經，解風腫，除淋，並水磨服。蛇、蠱、蜂、蠍、狼、犬、毒箭等傷，並末傅之。大明③。明目去翳。時珍。

① 日華:《嘉祐》見《證類》卷3"菩薩石"　平，無毒。解藥毒、蠱毒，及金石藥發動作癰疽渴疾，消撲損瘀血，止熱狂驚癇，通月經，解風腫，除淋，並水磨服。蛇蠱、蜂蠍、狼犬、毒箭等所傷，並末傅之，良。（新補。見《日華子》。）
② 宗奭:《衍義》卷4"菩薩石"　出峨眉山中，如水精明澈，日中照出五色光，如峨嵋普賢菩薩圓光，因以名之。今醫家鮮用。
③ 大明:見本頁注①。

本草綱目石部目録第九卷

石之三　石類上三十二種

丹砂《本經》　　水銀《本經》　　水銀粉《嘉祐》○即輕粉　粉霜《綱目》

銀朱《綱目》　　靈砂《證類》　　雄黃《本經》　　　　雌黃《本經》

石膏《本經》○即寒水石○玉火石、龍石膏附　理石《本經》○白肌石附　長石《本經》

方解石《別錄》　滑石《本經》　　不灰木《開寶》○松石附　五色石脂《本經》

桃花石《唐本》　爐甘石《綱目》　井泉石《嘉祐》　　無名異《開寶》

蜜栗子《綱目》　石鍾乳《本經》　孔公孽《本經》

殷孽《本經》○石牀、石花、石骨附　　土殷孽《別錄》　　石腦《別錄》

石髓《拾遺》　　石腦油《嘉祐》○地溲附　　　　　石炭《綱目》○然石附

石灰《本經》　　石麪《綱目》　　浮石《日華》○暈石附　石芝《綱目》

右附方舊六十九,新三百一十七。

本草綱目石部第九卷

石之三　石類上三十二種

丹砂《本經》①上品

【釋名】朱砂。【時珍曰】丹乃石名，其字從井中一點，象丹在井中之形，義出許慎《説文》②。後人以丹爲朱色之名，故呼朱砂。

【集解】《别録》③曰】丹砂生符陵山谷，采無時。光色如雲母，可拆者良，作末名真朱。【弘景④曰】即今朱砂也。俗醫别取武都仇池雄黄夾雌黄者，名爲丹砂，用之謬矣。符陵是涪州接巴郡南，今無復采者。乃出武陵、西川諸蠻夷中，皆通屬巴地，故謂之巴砂。仙經亦用越砂，即出廣州臨漳者。此二處並好，惟須光明瑩（散）〔澈〕爲佳。如雲母片者，謂之雲母砂。如樗蒲子、紫石英形者，謂之馬齒砂，亦好。如大小豆及大塊圓滑者，謂之豆砂。細末碎者，謂之末砂。此二種粗，不入藥用，但可畫用爾。（朱）〔采〕砂皆鑿坎入數丈許。雖同出一郡縣，亦有好惡。地有水井，勝火井也。仙方鍊餌，最爲長生之寶。【恭⑤曰】丹砂大略二種，有土砂、石砂。其土砂，復有塊砂、末砂，體

---

① 本經：《本經》《别録》（《藥對》）見《證類》卷3“丹砂” 味甘，微寒，無毒。主身體五藏百病，養精神，安魂魄，益氣明目，通血脉，止煩滿，消渴，益精神，悦澤人面，殺精魅邪惡鬼，除中惡、腹痛、毒氣、疥瘻、諸瘡。久服通神明不老，輕身神仙，能化爲汞。作末名真朱，光色如雲母，可析者良。生符陵山谷。採無時。（惡磁石，畏鹹水。）

② 説文：《説文·丹部》 丹：巴越之赤石也。象采丹井，一象丹形……

③ 别録：見本頁注①。

④ 弘景：《集注》見《證類》卷3“丹砂” 陶隱居云：按此化爲汞及名真朱者，即是今朱砂也。俗醫皆别取武都、仇池雄黄夾雌黄者，名爲丹砂。方家亦往往俱用，此爲謬矣。符陵是涪州，接巴郡南，今無復采者。乃出武陵、西川諸蠻夷中，皆通屬巴地，故謂之巴砂。仙經亦用越砂，即出廣州、臨漳者，此二處並好，惟須光明瑩澈爲佳。如雲母片者，謂雲母砂。如樗蒲子、紫石英形者，謂馬齒砂，亦好。如大小豆及大塊圓滑者，謂豆砂。細末碎者，謂末砂。此二種麤，不入藥用，但可畫用爾。采砂，皆鑿坎入數十丈許。雖同出一郡縣，亦有好惡。地有水井勝火井也。鍊餌之法，備載仙方，最爲長生之寶。

⑤ 恭：《唐本草》見《證類》卷3“丹砂” 《唐本》注丹砂，大略二種，有土砂、石砂。其土砂，復有塊砂、末砂，體並重而色黄黑，不任畫用，療瘡疥亦好，但不入心腹之藥爾。然可燒之，出水銀乃多。其石砂便有十數種，最上者光明砂，云一顆别生一石龕内，大者如雞卵，小者如棗栗，形似芙蓉，破之如雲母，光明照澈，在龕中石臺上生。得此者，帶之辟惡，爲上。其次，或出石中或出水内，形塊大者如拇指，小者如杏人，光明無雜，名馬牙砂，一名無重砂，入藥及畫俱善，俗間亦少有之。其有磨嵯、新井、别井、水井、火井、芙蓉、石末、石堆、豆末等説，形類頗相似。入藥及畫，當擇去其雜土石，便可用矣。南有越砂，大者如拳，小者如雞鵝卵，形雖大，其雜土石，不如細明淨者。《經》言末之名真朱，謬矣，豈有一物而以全、末爲殊名者也？

並重而色黃黑，不任畫，用療瘡疥亦好，但不入心腹之藥。然可燒之，出水銀乃多也。其石砂有十數品，最上者爲光明砂。云一顆別生一石龕內，大者如雞卵，小者如棗栗，形似芙蓉，破之如雲母，光明照徹，在龕中石臺上生。得此者帶之辟惡，爲上。其次或出石中，或出水內，形塊大者如拇指，小者如杏仁，光明無雜，名馬牙砂，一名無重砂，入藥及畫俱善，俗間亦少有之。其磨箃、新井、別井、水井、火井、芙蓉、石末、石堆、豆末等砂，形類頗相似。入藥及畫，當擇去其雜土石，便可用矣。別有越砂，大者如拳，小者如雞鴨卵，形雖大，其雜土石，不如細而明净者。經言"末之名真朱"者，謬矣，豈有一物以全末殊名乎。【斅①曰】砂凡百等，不可一一論。有妙硫砂，如拳許大，或重一鎰，有十四面，面如鏡，若遇陰沉天雨，即鏡面上有紅漿汁出。有梅柏砂，如梅子許大，夜有光生，照見一室。有白庭砂，如帝珠子許大，面上有小星現。有神座砂、金座砂、玉座砂，不經丹竈服之而自延壽命。次有白金砂、澄水砂、陰成砂、辰錦砂、芙蓉砂、鏡面砂、箭鏃砂、曹末砂、土砂、金星砂、平面砂、神末砂等，不可一一細述也。【頌②曰】今出辰州、宜州、階州，而辰砂爲最。生深山石厓間，土人采之，穴地數十〔丈〕〔尺〕始見其苗，乃白石，謂之朱砂牀。砂生石上，其大塊者如雞子，小者如石榴子，狀若芙蓉頭、箭鏃。連牀者紫黯若鐵色而光明瑩澈，碎之嶄岩作墻壁，又似雲母片可拆者，真辰砂也，無石者彌佳。過此，皆淘土石中得之，非生於石牀者。宜砂絕有大塊者，碎之亦作墻壁，但罕有類物狀，而色亦深赤，爲用不及辰砂。蓋出土石間，非白石牀所生也。然近宜州鄰地春州、融州皆有砂，故其水盡赤。每煙霧鬱蒸之氣，亦赤黃色，土人謂之朱砂氣，尤能作瘴癘，爲人患也。階砂又次之，〔都〕不堪入藥，惟可畫色爾。凡砂之絕好者，爲光明砂，其次謂之顆塊，其次謂之鹿簌，其下謂之末砂。惟光明砂入藥，餘並不用。【宗奭③曰】丹砂今人謂之朱砂。辰州砂多出蠻峒，錦州界猺獠峒老鴉井，其井深廣數十丈，先聚薪于井焚之。其青石壁迸裂處，即有小龕。龕中自有白石牀，其石如玉。牀上乃生砂，小者如箭鏃，大者如芙蓉，光明可鑑，研之鮮紅。砂泊牀大者，重七八兩至十兩。晃州

---

① 斅：《炮炙論》見《證類》卷3"丹砂" 雷公云：凡使，宜須細認取諸般，尚有百等，不可一一論之。有妙硫砂，如拳許大，或重一鎰，有十四面，面如鏡，若遇陰沉天雨，即鏡面上有紅漿汁出。有梅柏砂，如梅子許大，夜有光生，照見一室。有白庭砂，如帝珠子許大，面上有小星現。有神座砂，又有金座砂、玉坐砂，不經丹灶，服之而自延壽命。次有白金砂、澄水砂、陰成砂、辰錦砂、芙蓉砂、鏡面砂、箭鏃砂、曹末砂、土砂、金星砂、平面砂、神末砂、已上不可一一細述也……

② 頌：《圖經》見《證類》卷3"丹砂" 丹砂，生符陵山谷，今出辰州、宜州、階州，而辰州者最勝，謂之辰砂。生深山石崖間，土人采之，穴地數十尺，始見其苗，乃白石耳，謂之朱砂牀。砂生石上，其塊大者如雞子，小者如石榴子，狀若芙蓉頭、箭鏃。連牀者紫黯若鐵色，而光明瑩澈，碎之嶄岩作墻壁，又似雲母片可析者，真辰砂也，無石者彌佳。過此，皆淘土石中得之，非生於石床者……宜砂絕有大塊者，碎之亦作墻壁，但罕有類物狀，而色亦深赤，爲不及辰砂，蓋出土石間，非白石床所生也。然宜州近地春州、融州皆有砂，故其水盡赤，每煙霧鬱蒸之氣，亦赤黃色，土人謂之朱砂氣，尤能作瘴癘，深爲人患也。階砂又次，都不堪入藥，惟可畫色耳。凡砂之絕好者，爲光明砂，其次謂之顆塊，其次謂之鹿蔌，其下謂之末砂。而醫方家惟用光明砂，餘並不用。

③ 宗奭：《衍義》卷4"丹砂" 今人謂之朱砂。辰州朱砂，多出蠻峒、錦州界猺獠峒老鴉井，其井深廣數十丈，先聚薪于井，滿則縱火焚之。其青石壁迸裂處即有小龕，龕中自有白石床，其石如玉。床上乃生丹砂，小者如箭鏃，大者如芙蓉，其光明可鑑，研之鮮紅。砂泊床，大者重七八兩至十兩者。晃州亦有形如箭鏃帶石者，得自土中，非此之比也。

所出形如箭鏃帶石者，得自土中，非此比也。【承①曰】金州、商州亦出一種砂，色微黄，作土氣，陝西、河東、河北、汴東、汴西並以入藥，長安、蜀州研以代銀朱作漆器。又信州近年出一種砂，極有大者，光芒墻壁，略類宜州所産，然有砒氣，破之多作生砒色。若入藥用，見火恐殺人。今浙中市肆往往貨之，不可不審。【時珍曰】丹砂以辰、錦者爲最。麻陽即古錦州地。佳者爲箭鏃砂，結不實者爲肺砂，細者爲末砂。色紫不染紙者爲舊坑砂，爲上品；色鮮染紙者爲新坑砂，次之。蘇頌、陳承所謂階州、金、商州砂者，乃陶弘景所謂武都雄黄，非丹砂也。范成大《桂海志》②云：本草以辰砂爲上，宜砂次之。然宜州出砂處，與湖北大牙山相連。北爲辰砂，南爲宜砂，地脈不殊，無甚分別，老者亦出白石牀上。蘇頌乃云，宜砂出土石間，非石牀所生，是未識此也。別有一種色紅質嫩者，名土坑砂，乃土石間者，不甚耐火。邕州亦有砂，大者數十百兩，作塊黑暗，少墻壁，不堪入藥，惟以燒取水銀。頌云融州亦有，今融州無砂，乃邕州之訛也。矅仙《庚辛玉册》③云：丹砂石以五溪山峒中産者，得正南之氣爲上。麻陽諸山與五溪相接者次之。雲南、波斯、西胡砂，並光潔可用。柳州一種砂，全似辰砂，惟塊圓如皂角子，不入藥用。商州、黔州土丹砂，宜、信州砂，皆内含毒氣及金銀銅鉛氣，不可服。張果《丹砂要訣》④云：丹砂者，萬靈之主，居之南方。或赤龍以建號，或朱鳥以爲名。上品生於辰、錦州石穴，中品生於交、桂，下品生於衡、邵。名有數種，清濁體異，真僞不同。辰、錦上品砂，生白石

① 承：**陳承“别説”見《證類》卷3“丹砂”**　謹按：金、商州亦見出一種，作土氣色，微黄。陝西、河東、河北、京東、京西等路並入藥，及畫家亦用。長安、蜀中研以代水銀朱作漆器。又信州近年出一種，極有大者光芒墻壁，略類宜州所産，然皆有砒氣，破之多作生砒色，入藥用，見火恐殺人。今浙中市肆所貨往往多是，用者宜審諦之。

② 桂海志：**《桂海虞衡志·志金石》**　丹砂，本草以辰砂爲上，宜砂次之。今宜山人云出砂處，與湖北犬牙山北爲辰砂，南爲宜砂。地脈不殊，無甚分別。宜砂老者白色，有墻壁如鏡，生白石牀上，可入鍊，勢敵辰砂。《本草圖經》乃云宜砂出土石間，非白石牀所生，即是未識宜砂也。別有一種色紅質嫩者，名土坑砂，乃是出土石間者，不甚耐火。邕州亦有砂，大者數十百兩，作塊，黑闇少墻壁，嚼之紫黛，不堪入藥，彼人惟以燒取水銀。《圖經》又云：融州亦有砂，今融州元無砂。邕、融聲相近，蓋誤云。

③ 庚辛玉册：(**按**：未見該書存世，待考。)

④ 丹砂要訣：**《玉洞大神丹砂真要訣》見《道藏》洞神部衆術類**　第一品：辨丹砂訣：丹砂者，萬靈之主，造化之根，居之南方。或赤龍以建號，或朱鳥以爲名。上品者生於辰、錦州石穴之中，而有數色也。中品者生於交、桂，亦有數類也。下品者出於衡、邵，亦有數種也。皆緣清濁體異，真邪不同。受正氣者服之而通玄契，稟偏氣者服之亦得長生。上品光明砂，出辰、錦山石之中，白交石床之上。十二枚爲一座生，色如未開紅蓮花，光明耀日。亦有九枚爲一座生者。十二枚、九枚最靈，七枚、五枚者爲次。每一座當中有一大者，可重十餘兩爲主，四面小者亦重八九兩，亦有六七兩已下者，爲臣圍繞，朝揖中心。大者於座四面亦有雜砂一二斗，抱朱砂藏於其中。揀得芙蓉頭成顆者，夜安紅帽上，光明通徹者，亦入上品。又有如馬牙，或外白浮光明者，是上品馬牙砂；若有如雲母白光者，是中品馬牙砂也。其次又有圓長似笋生而紅紫者，亦是上品紫靈砂。又有如石片稜角生而青光者，是下品紫靈砂也。如交、桂所出，但是座生及打石得者，形似芙蓉、頭面光明者，亦入上品。如顆粒，或三五枚重一兩、通明者，爲中品。片段或明徹者爲下品也。如衡、邵所出，總是紫砂，打砂石中得而紅光者，亦是下品之砂。如溪砂，有顆粒，或通明者，伏鍊服之，只去世疾。如土砂，生於土穴之中，溪砂生於溪水砂土之中，土石相雜，故不中入上品，藥伏鍊服餌所用。

牀之上，十二枚爲一座，色如未開蓮花，光明耀日。亦有九枚爲一座。七枚、五枚者次之。每座中有大者爲主，四圍小者爲臣朝護，四面雜砂一二斗抱之。中有芙蓉頭成顆者，亦入上品。又有如馬牙光明者，爲上品；白光若雲母，爲中品。又有紫靈砂，圓長似笋而紅紫，爲上品；石片稜角生青光，爲下品。交、桂所出，但是座上及打石得，形似芙蓉、頭面光明者，亦入上品。顆粒而通明者，爲中品。片段不明澈者，爲下品。衡、邵所出雖是紫砂，得之砂石中者，亦下品也。有溪砂，生溪州砂石之中；土砂，生土穴之中。土石相雜，故不入上品，不可服餌。唐·李德裕《黃冶論》①云：光明砂者，天地自然之寶，在石室之間，生雪牀之上。如初生芙蓉，紅芭未拆。細者環拱，大者處中，有辰居之象，有君臣之位，光明外徹。采之者，尋石脉而求，此造化之所鑄也。【土宿真君②】曰丹砂受青陽之氣，始生釦石，二百年成丹砂而青女孕，又二百年而成鈆，又二百年成銀，又二百年復得太和之氣，化而爲金，故諸金皆不若丹砂金爲上也。

【修治】【敩③曰】凡修事朱砂，静室焚香齋沐後，取砂以香水浴過，拭乾，碎搗之，鉢中更研三伏時。取一瓷鍋子，每朱砂一兩，同甘草二兩，紫背天葵一鎰，五方草一鎰，着砂上，以東流水煮三伏時，勿令水闕。去藥，以東流水淘净，乾熬。又研如粉，用小瓷瓶入青芝草、山鬚草半兩蓋之，下十斤，火煅，從巳至(午)〔子〕方歇，候冷取出，細研用。如要服，則以熬蜜丸細麻子大，空腹服一丸。【時珍曰】今法惟取好砂研末，以流水飛三次用。其末砂多雜石末、鐵屑，不堪入藥。又法：以絹袋盛砂，用蕎麥灰淋汁，煮三伏時取出，流水浸洗過，研粉飛晒用。又丹砂以石膽、消石和埋土中，可化爲水。

【氣味】甘，微寒，無毒。【普④曰】神農：甘。岐伯：苦，有毒。扁鵲：苦。李當之：大寒。【權⑤曰】有大毒。【大明⑥曰】凉，微毒。【之才⑦曰】惡慈石，畏鹹水，忌一切血。【時珍曰】丹砂，《別錄》云無毒，岐伯、甄權言有毒，似相矛盾。按何孟春《餘冬錄》⑧云：丹砂性寒而無毒，入火則熱

---

① 黃冶論：《説郛》弓 25《窮愁志·黃冶》　……夫光明砂者，天地自然之寶。在石室之間，生雪床之上，如初生芙蓉，紅苞未拆。細者環拱，大者處中，有辰居之象，有君臣之位，光明外澈。採之者，尋石脉而求，此造化之所鑄也……

② 土宿真君：(按：未見該書存世，待考。)

③ 敩：《炮炙論》見《證類》卷 3"丹砂"　……夫修事朱砂，先於一静室内，焚香齋沐，然後取砂，以香水浴過了，拭乾，即碎搗之，後向鉢中更研三伏時，竟取一瓷鍋子著研了砂於内，用甘草、紫背天葵、五方草各剉之，著砂上下，以東流水煮亦三伏時，勿令水火闕失。時候滿，去三件草，又以東流水淘，令净。乾曬，又研如粉，用小瓷瓶子盛。又入青芝草，山須草半兩蓋之，下十斤火鍛，從巳至子時方歇。候冷，再研似粉。如要服，則入熬蜜，丸如細麻子許大，空腹服一丸。如要入藥中用，則依此法……

④ 普：《御覽》卷 985"丹"　《吳氏本草》曰：丹砂，神農：甘。黃帝、岐伯：苦，有毒。扁鵲：苦。李氏：大寒。或生武陵。採無時。能化朱成水銀，畏磁石，惡鹹水……

⑤ 權：《藥性論》見《證類》卷 3"丹砂"　丹砂，君，有大毒……

⑥ 大明：《日華子》見《證類》卷 3"丹砂"　凉，微毒……

⑦ 之才：古本《藥對》見 517 頁注①括號中七情文。

⑧ 餘冬錄：(按：《餘冬序錄》未查到此文，待考。)

而有毒,能殺人,物性逐火而變。此説是也。丹砂之畏慈石、鹹水者,水克火也。【敦①曰】鐵遇神砂,如泥似粉。【土宿真君②曰】丹砂用陰地蕨、地骨皮、車前草、馬鞭草、皂莢、石韋、決明、瞿麥、南星、白附子、烏頭、三角酸、藕荷、桑椹、地榆、紫河車、地丁,皆可伏制。而金公以砂爲子,有相生之道,可變化。

【主治】身體五臟百病,養精神,安魂魄,益氣明目,殺精魅邪惡鬼。久服通神明不老。能化爲汞。《本經》③。通血脉,止煩滿消渴,益精神,悦澤人面,除中惡腹痛,毒氣疥瘻諸瘡。輕身神仙。《別録》④。鎮心,主尸疰抽風。甄權⑤。潤心肺,治瘡痂息肉,并塗之。大明⑥。治驚癇,解胎毒痘毒,驅邪瘧,能發汗。時珍。

【發明】[保昇⑦曰]朱砂法火,色赤而主心。【杲⑧曰】丹砂純陰,納浮溜之火而安神明,凡心熱者非此不能除。【好古⑨曰】乃心經血分主藥,主命門有餘。【青霞子⑩曰】丹砂外包八石,內含金精。稟氣於甲,受氣於丙,出胎見壬,結塊成庚,增光歸戊。陰陽升降,各本其原,自然不死。若以氣衰血敗,體竭骨枯,八石之功,稍能添益。若欲長生久視,保命安神,須餌丹砂。且丹石見火,悉成灰燼;丹砂伏火,化爲黃銀。能重能輕,能神能靈,能黑能白,能暗能明。一斛人擎,力難升舉;萬斤遇火,輕速上騰。鬼神尋求,莫知所在。【時珍曰】丹砂生於炎方,稟離火之氣而成,體陽而性陰,故外顯丹色而內含真汞。其氣不熱而寒,離中有陰也。其味不苦而甘,火中有土也。是以同遠志、龍骨之類,則養心氣;同當歸、丹參之類,則養心血;同枸杞、地黃之類,則養腎;同厚朴、川椒之類,則養脾;同南星、川烏之類,則祛風。可以明目,可以安胎,可以解毒,可以發汗,隨佐使而見功,無所往而不可。夏子益《奇疾方》⑪云:凡人自覺本形作兩人,並行並卧,不辨真假者,離魂病也。用辰砂、人

----

① 敦:《證類》卷1"序例上・雷公炮炙論序" ……鐵遇神砂,如泥似粉;石經鶴糞,化作塵飛。
② 土宿真君:(按:未見該書存世,待考。)
③ 本經:見517頁注①白字。
④ 別録:見517頁注①。
⑤ 甄權:《藥性論》見《證類》卷3"丹砂" ……鎮心,主尸疰,抽風。
⑥ 大明:《日華子》見《證類》卷3"丹砂" ……潤心肺,治瘡疥痂息肉。服并塗用。
⑦ 保昇:《證類》卷1"序例上・梁陶隱居序" 《蜀本》注云:……丹砂法火,故色赤而主心……
⑧ 杲:《內外傷辨惑論》 朱砂安神丸……朱砂納浮溜之火而安神明也。/《珍珠囊・朱砂》:心熱非此不能除。/《湯液本草》卷6"硃砂" 《珍》云:心熱非此不能除。(按:時珍所引"杲曰",乃糅合李杲《內外傷辨惑論》與張元素《珍珠囊》之文。)
⑨ 好古:《湯液大法》卷3"心" 有餘爲熱(血:硃砂……)。
⑩ 青霞子:《證類》卷3"丹砂" 《青霞子》:丹砂,自然不死,若以氣衰血散,體竭骨枯,入石之功,稍能添益,若欲長生久視,保命安神,須餌丹砂。且八石見火,悉成灰燼,丹砂伏火,化爲黃銀,能重能輕,能神能靈,能黑能白,能暗能明,一斛人擎,力難升舉,萬斤遇火,輕速上騰,鬼神尋求,莫知所在。
⑪ 奇疾方:《傳信適用方》卷下"夏子益治奇疾方三十八道" 人自覺自形作兩人並卧,不別真假,不語問亦無對,乃是離魂。治用辰砂、人參、茯苓濃煎湯服之,真者氣爽,假者化矣。

參、伏苓，濃煎日飲，真者氣爽，假者化也。《類編》①云:錢丕少卿夜多惡夢，通宵不寐，自慮非吉。遇鄧州推官胡用之曰:昔常如此。有道士教戴辰砂如箭鏃者，涉旬即驗，四五年不復有夢。因解髻中一絳囊遺之。即夕無夢，神魂安静。道書謂丹砂辟惡安魂，觀此二事可徵矣。○【《抱朴子》②曰】臨沅縣廖氏家，世世壽考。後徙去，子孫多夭折。他人居其故宅，復多壽考。疑其井水赤，乃掘之，得古人埋丹砂數十斛也。飲此水而得壽，況錬服者乎?【頌③曰】鄭康成注《周禮》，以丹砂、石膽、雄黄、礜石、慈石爲五毒。古人惟以攻瘡瘍，而《本經》以丹砂爲無毒，故多錬治服食，鮮有不爲藥患者，豈五毒之説勝乎? 當以爲戒。【宗奭④曰】朱砂鎮養心神，但宜生使。若錬服，少有不作疾者。一醫疾，服伏火者數粒，一旦大熱，數夕而斃。沈存中⑤云:表兄李善勝錬朱砂爲丹，歲餘，沐砂再入鼎，誤遺一塊。其徒丸服之，遂發懵冒，一夕而斃。夫生硃砂，初生小兒便可服。因火力所變，遂能殺人，不可不謹。【陳文中⑥曰】小兒初生，便服朱砂、輕粉、白蜜、黄連水，欲下胎毒。此皆傷脾敗陽之藥。輕粉下痰損心，朱砂下涎損神，兒實者服之軟弱，弱者服之易傷，變生諸病也。【時珍曰】葉石林《避暑録》⑦

---

① 類編:《醫説》卷 5"心疾健忘·治惡夢" 錢丕少卿忽夜多惡夢，但就枕便成，輒通夕不止。後因赴官經漢上，與鄧州推官胡用之相遇，驛中同宿，遂説近日多夢，慮非吉兆。胡曰:昔嘗如此，驚怕特甚，有道士教戴丹砂。初任辰州推官，求得霊砂雙箭鏃者，戴之，不涉旬即驗，四五年不復有夢，至今秘惜。因解髻中一絳紗袋遺之。即夕無夢，神魂安静。《真誥》及他道書多載丹砂辟惡，豈不信然。(出《類編》。)

② 抱朴子:《抱朴子内篇》卷 11"仙藥" ……余亡祖鴻臚少卿，曾爲臨沅令，云此縣有廖氏家，世世壽考，或出百歲，或八九十。後徙去，子孫轉多夭折。他人居其故宅，復如舊，後累世壽考。由此乃覺是宅之所爲，而不知其何故。疑其井水殊赤，乃試掘井左右，得古人埋丹砂數十斛，去數尺，此丹砂汁因泉漸入井，是以飲其水而得壽。況乃餌錬丹砂而服之乎?

③ 頌:《圖經》見《證類》卷 3"丹砂" ……謹按:鄭康成注《周禮》，以丹砂、石膽、雄黄、礜石、磁石爲五毒，古人惟以攻瘡瘍。而《本經》以丹砂爲無毒，故人多煉治服食，鮮有不爲藥患者。豈五毒之説勝乎? 服餌者，當以爲戒。

④ 宗奭:《衍義》卷 4"丹砂" 此物鎮養心神，但宜生使。煉服，少有不作疾者，亦不減硫黄輩。又一醫流，服伏火者數粒，一旦大熱，數夕而斃……

⑤ 沈存中:《夢溪筆談》卷 24"雜志一" 予中表兄李善勝，曾與數同輩錬朱砂爲丹，經歲餘，因沐砂再入鼎，誤遺下一塊，其徒丸服之，遂發懵冒，一夕而斃。朱砂至涼藥，初生嬰子可服。因火力所變，遂能殺人。以變化相對言之，既能變而爲大毒，豈不能變而爲大善? 既能變而殺人，則宜有能生人之理。但未得其術耳。以此知神仙羽化之方，不可謂之無。然亦不可不戒也。

⑥ 陳文中:《陳氏小兒病源方論》卷 1"論下胎毒" 古方言小兒始生，落草之時，便服朱砂、輕粉、白蜜、黄連水，欲下胎毒，蓋今人比古者起居攝養大段不同，其朱砂、輕粉、白蜜、黄連，乃能傷脾敗陽之藥，若與服之後必生患……/"養子十法" 九者:勿服輕、朱。輕粉(味辛，性冷)，下痰損心氣。朱砂(味甘，性寒)，下涎損神氣。二味相合，雖下痰涎，其性寒冷，損心損神，亦不可獨用也。若兒胎受壯實，服之軟弱也。若兒胎受怯弱，服之易傷也……

⑦ 避暑録:《避暑録話》卷上 士大夫服丹砂死者，前此固不一。余所目擊，林彦振平日充實，飲啖兼人……服三年，疽發于胸，始見髮際如粟，越兩日項頷與胸背略平，十日死……謝任伯平日聞人畜伏火丹砂，不問其方，必求之，服唯恐盡。去歲亦發胸疽。有人與之語，見其疾將作，俄頃覺形神頓異。而任伯猶未之覺，既覺如風雨，經夕死。十年間親見此兩人，可以爲戒矣。

載：林彥振、謝任伯皆服伏火丹砂，俱病腦疽死。張杲《醫説》①載：張慤服食丹砂，病中消數年，發鬢疽而死。皆可爲服丹之戒。而周密《野語》②載：臨川周推官平生羸弱，多服丹砂、烏、附藥，晚年發背疽。醫悉歸罪丹石，服解毒藥不效。瘍醫老祝胗脉曰：此乃極陰證，正當多服伏火丹砂及三建湯。乃用小劑試之，復作大劑，三日後用膏敷貼，半月而瘡平，凡服三建湯一百五十服。此又與前諸説異。蓋人之臟腑禀受萬殊，在智者辨其陰陽脉證，不以先入爲主。非妙入精微者，不能企此。

【附方】舊八，新二十六。服食丹砂。三皇真人鍊丹方：丹砂一斤，研末重篩，以醇酒沃之如泥狀。盛以銅盤，置高閣上，勿令婦女見。燥則復以酒沃，令如泥，陰雨疾風則藏之。盡酒三斗，乃曝之，三百日當紫色。齋戒沐浴七日，静室飯丸麻子大，常以平旦向日吞三丸。一月三蟲出，半年諸病瘥，一年鬚髮黑，三年神人至。《太上玄變經》。③　小神丹方。真丹末三斤，白蜜六斤，攪合日曝，至可丸，丸麻子大，每旦服十丸。一年白髮反黑，齒落更生，身體潤澤，老翁成少。《抱朴子内篇》④。　明目輕身，去三尸，除瘡癩。美酒五升，浸朱砂五兩，五宿，日乾研末，蜜丸小豆大。每服二十丸，白湯下，久服見效。《衞生易簡方》⑤。　神注丹方。白伏苓四兩，糯米酒煮軟，竹刀切片，陰乾爲末，入朱砂末二錢，以乳香水打糊丸梧子大，朱砂末二錢爲衣。陽日二丸，陰日一丸。要秘精，新汲水下；要逆氣過精，温酒下。並空心。王好古《醫壘元戎》⑥。　烏髭變白。小雌雞二

① 醫説：《醫説》卷9"服丹之過"　張中書慤，自壯歲時無日不服丹砂……經年之後，姪家爲椁空。忽髮際生瘡，浸淫及頂，巍然若高阜，結爲三十六瘡。旬餘，爆裂有聲，瘡翻而外向，如人口反脣而卒。（庚志。）

② 野語：《齊東野語》卷9"疽陰陽證"　族伯臨川推官，平生以體羸氣弱，多服烏、附、丹砂，晚年疽發背，其大如扇。醫者悉歸罪於丹石之毒，凡菉粉、羊血解毒之品莫不遍試，殊不少損。或以後市街老祝醫爲薦者，祝本瘍醫，然指下極精，診脉已，即云：非敢求異於諸公，然此乃極陰證，在我法中正當多服伏火硃砂及三建湯，否則非吾所知也。諸子皆有難色，然其勢已殆，姑嘗試一二小料。而祝復俾作大劑，頓服三日後，始用膏藥敷貼，而丹砂、烏、附略不輟口，餘半月而瘡遂平，凡服三建湯二百五十服，此亦可謂奇工矣……

③ 太上玄變經：《證類》卷3"丹砂"　《太上八帝玄變經》：三皇真人鍊丹方：丹砂一斤，色發明者，研末，重絹篩之，令靡靡，以醇酒不見水者沃丹，撓之令如薺泥狀，盛以銅盤中，置高閣上，勿令婦人見，曝之，身自起居數撓燥，復沃之，當令如泥。若陰雨疾風，復藏之無人處。天晏，出曝之，盡酒三斗而成，能長曝之三百日，當紫色，握之不污手，如著手，未乾可丸。欲服時，沐浴蘭香，齋戒七日，勿令婦人近藥過傍，丸如麻子大，常以平旦向日吞三丸，服之一月，三蟲出。服之五、六月，腹内諸病皆差。服之一年，眉髮更黑，歲加一丸。服之三年，神人至。

④ 抱朴子：《抱朴子内篇》卷4"金丹"　……小神丹方：用真丹三斤，白蜜六斤，攪合，日暴，煎之令可丸，旦服如麻子許十丸。未一年，髮白者黑，齒落者生，身體潤澤長肌，服之不老，老翁成少年，長生不死矣。

⑤ 衞生易簡方：《衞生易簡方》卷7"眼目"　治眼昏……又方：用美酒五升，以朱砂五兩，浸五宿，曝乾，研細，蜜丸小豆大，每服二十丸，久則明目輕身，去三屍，除瘡癩。

⑥ 醫壘元戎：《醫壘元戎》卷9"天門冬例"　神注丹（在志丸前）：茯苓（四兩）、硃砂（四錢），右糯米酒煎茯苓至軟，切作片子，陰乾爲末，入硃砂末二錢，和匀，乳香水打糊，爲丸桐子大，硃砂爲衣，餘不盡者養藥。陽日二丸，陰日一丸，要秘，新汲水下。要逆氣過，空心温酒下。疑作陽一陰二，可較也。

隻，只與烏油麻一件，同水飼之。放卵時，收取先放者打竅，以朱砂末填入糊定，同衆卵抱出鷄，取出，其藥自然結實，研粉，蒸餅和丸緑豆大。每酒下五七丸。不惟變白，亦且愈疾。張潞方①。**小兒初生**六日，解胎毒，温腸胃，壯氣血。朱砂豆大，細研，蜜一棗大，調與吮之，一日令盡。姚和衆《至寶方》②。**預解痘毒**。初發時或未出時，以朱砂末半錢，蜜水調服，多者可少，少者可無，重者可輕也。丹溪方③。**初生兒驚**。月内驚風欲死，朱砂磨新汲水塗五心，最驗。《斗門方》④。**小兒驚熱**，夜卧多啼。朱砂半兩，牛黄一分，爲末。每服一字，犀角磨水調下。《普濟方》⑤。**急驚搐搦**。丹砂半兩，天南星一個一兩重者，炮裂酒浸，大蠍三個，爲末。每服一字，薄荷湯下。○《聖濟録》⑥。**驚忤不語**。打撲驚忤，血入心竅，不能言語。朱砂爲末，以雄猪心血和丸麻子大，每棗湯下七丸。○《直指方》⑦。**客忤卒死**。真丹方寸匕，蜜三合和，灌之。《肘後方》⑧。**癲癇狂亂**。歸神丹：治一切驚憂思慮多忘，及一切心氣不足，癲癇狂亂。猳猪心二個，切，入大朱砂二兩、燈心三兩在内，麻扎，石器煮一伏時，取砂爲末，以伏神末二兩，酒打薄糊丸梧子大。每服九

① 張潞方：《證類》卷3“丹砂” 張潞云：烏髭鬢大效方：以小雌雞一對，别處各養喂，不得令食蟲并雜物，只與烏油麻一件，并與水吃，使雞長大放卵時專覷取出，先放者卵，收取及别處更放，卵絶，却收先放者卵，細研好朱砂一兩，擊破卵巔，些些作竅，入砂於卵内安置，用紙粘損處數重，候乾用。後放者卵，一齊令雞抱，候雞子出爲度。其藥在卵内，自然結實，打破取出，爛研如粉，用蒸餅丸如菉豆大，不計時候，酒下五、七丸，不惟變白，亦愈疾矣。

② 至寶方：《證類》卷3“丹砂” 姚和衆：小兒初生六日，温腸胃，壯血氣方：煉成朱砂如大豆許，細研，以蜜一棗大熟調，以綿揾取，令小兒吮之，一日令盡。

③ 丹溪方：《金匱鈎玄》卷3“痘瘡” 解痘瘡法：已出未出皆可用：朱砂爲末，以蜜水調服，多者可減，少者可無。

④ 斗門方：《證類》卷3“丹砂” 《斗門方》：治小兒未滿月驚著似中風欲死者，用朱砂以新汲水濃磨汁，塗五心上，立差，最有神驗。

⑤ 普濟方：《聖惠方》卷83“治小兒心熱夜卧多狂語諸方” 治小兒心肺積熱，黃瘦毛燋，睡卧多驚，狂語……又方：朱砂（半兩）、牛黄（一分），右件藥同研如面，每服以水磨犀角調下一字。（**按**：《普濟方》無此方，今另溯其源。）

⑥ 聖濟録：《普濟方》卷370“急驚風” 聖紅散：治小兒急驚風，搐搦。天南星（一個，重一兩者，先炮製於五月一日，用好酒浸，每日換酒，浸至端午日，用大蠍七枚熟蒸，窨乾，去蠍末，用天南星）、丹砂（半兩，細末，與天南星同研令勻），右爲末，同研爲散，每服一字，薄荷湯調下。（**按**：《聖濟總録》無此方，今另溯其源。）

⑦ 直指方：《直指方》卷26“血疾證治” 朱砂丸：治打撲驚忤，血入心竅，不能語言。朱砂爲細末，右以雄猪心生血和丸麻子大，曬乾，每服七丸，石菖蒲煎湯下。棗湯亦可。

⑧ 肘後方：《肘後方》卷1“救卒客忤死方第三” 客忤者，中惡之類也，多於道間門外得之，令人心腹絞痛脹滿，氣冲心胸，不即治亦殺人，救之方……又方：真丹方寸匕，蜜三合和服。口噤者，折齒下之。

丸至十五丸、至二十五丸，麥門冬湯下。甚者，乳香人參湯下。《百一選方》①。**産後癲狂**。敗血及邪氣入心，如見祟物，顛狂。用大辰砂一二錢，研細飛過，用飲兒乳汁三四茶匙調濕，以紫項地龍一條入藥，滾三滾，刮净，去地龍不用，入無灰酒一盞，分作三四次服。《何氏方》②。**心虛遺精**。豬心一個，批片相連，以飛過朱砂末摻入，線縛，白水煮熟食之。《唐瑶經驗方》③。**離魂異病**。方見"發明"。**夜多惡夢**。方見"發明"。**男婦心痛**。朱砂、明礬枯等分，爲末，沸湯調服。《摘玄方》④。**心腹宿癥**及卒得癥。朱砂研細，搜飯，以雄鶏一隻，餓二日，以飯飼之，收糞曝燥爲末，溫酒服方寸匕，日三服。服盡更作，愈乃止。《外臺秘要》⑤。**霍亂轉筋**，身冷，心下微溫者。朱砂研二兩，蠟三兩和丸，着火籠中熏之，周圍厚覆，勿令烟洩，兼牀下着火，令腹微煖，良久當汗出而甦。《外臺秘要》⑥。**辟瘴正陽**。丹砂三兩，水飛。每服半錢，溫蜜湯下。《聖濟録》⑦。**傷寒發汗**。《外臺秘要》⑧治傷寒時氣溫疫，頭痛壯熱脉盛，始得一二日者，取真丹一兩，水一斗，煮一升，頓服，覆被取汗。忌生血物。○《肘後》⑨：用真丹末酒調，遍身塗之，向火坐，得汗愈。**辟禳溫疫**。上品朱砂一兩，細研，蜜和丸麻子大，常以太歲日平旦，一家大小勿食諸物，向東各吞三七

---

① 百一選方：《百一選方》卷1"第二門" 歸神丹，治一切驚憂思慮，或夢思恍惚，作事多忘，但是一切心氣不足，癲癇狂亂，悉皆治之（華宮使傳，續添）：顆塊朱砂（二兩）、豬心（二箇）、燈心（三兩），右將豬心切開，入朱砂、燈心在内，麻線繫合，於銀石器内煮一伏時取出，不用豬心及燈心，只將朱砂研極細，用真茯神末二兩，酒煮薄糊，和朱砂爲元如桐子大，每服九元至十五元，加至二十一元，用去心麥門冬煎湯下。癲癇至甚者，乳香、人參湯下；夜寢不寐，或多亂夢，炒酸棗仁湯下。

② 何氏方：《婦人良方》卷18"産後顛狂方論第六" 何氏方：療産後因敗血及邪氣入心，如見祟物，顛狂方。用大辰砂一二錢重，研令極細，用飲兒乳汁三四茶脚許調，仍掘紫項活地龍一條，入藥候地龍袞三袞，取出地龍不用，不令帶藥出，但欲得地龍身上涎耳，却入無灰酒，與前乳汁相合七八分盞，重湯溫，遇疾作，分三二服。

③ 唐瑶經驗方：（**按**：書佚，無可溯源。）

④ 摘玄方：《丹溪摘玄》卷13"心氣門" 治男子婦人、小兒一切心氣疼痛：朱砂（好者揀用，如夾軟石者也）、明礬（飛），右二件各等分，末，臨發時沸湯調服。

⑤ 外臺秘要：《外臺》卷12"療癥方" 《集驗》療心腹宿癥，及卒得癥方：取雄雞一頭，飼之令肥，肥後餓二日，以好赤朱溲飯，極令朱多以飼雞，安雞著板上，取糞，暴燥末，溫清酒服五分匕，可至方寸匕，日三。若病困急者，晝夜可五、六服。一雞少，更飼餘雞，取足。

⑥ 外臺秘要：《外臺》卷6"霍亂轉筋方" 《救急》霍亂脚轉筋，絶四肢已冷强，氣絶，心上微暖者，猶可救之：取朱砂二兩，熟研，蠟三兩，和之爲丸，待冷著火籠中，如熏衣被，厚覆勿令煙泄，兼牀下著火，令腹微暖徹，良久當汗，則漸氣通便活。忌生血物。

⑦ 聖濟録：《聖濟總録》卷37"瘴氣" 治瘴正陽，丹砂散方：丹砂（三兩，水飛，研），右一味飛研取細，每服半錢匕，溫蜜水調下，平旦一服。

⑧ 外臺秘要：《外臺》卷1"集驗方" 《集驗》療傷寒時氣溫疫，頭痛壯熱，脉盛，始得一二日者方：真丹砂一兩，末，右一味以水一斗煮之，取一升，頓服之，覆取汗。忌生冷物。

⑨ 肘後：《肘後方》卷2"治傷寒時氣溫病方第十三" 治傷寒及時氣溫病，及頭痛，壯熱脉大，始得一日方……又方，以真丹塗身令遍，面向火坐，令汗出，瘥。

丸,勿令近齒,永無温疫。《外臺》①。 **諸般吐血**。朱砂、蛤粉等分,爲末,酒服二錢。○又方:丹砂半兩,金薄四片,蚯蚓三條,同研,丸小豆大。每冷酒下二丸。《聖濟録》②。 **妊婦胎動**。朱砂末一錢,和鷄子白三枚,攪勻頓服。胎死即出,未死即安。《普濟方》③。 **子死腹中**不出。朱砂一兩,水煮數沸,爲末。酒服立出。《十全博救方》④。 **目生障瞖**。生辰砂一塊,日日擦之,自退。王居雲病此,用之如故。《普濟方》⑤。 **目膜息肉**。丹砂一兩,五月五日研勻,銅器中以水漿一盞,臘水一盞,浸七日,暴乾,銅刀刮下,再研瓶收。每點少許眦上。《聖濟録》⑥。 **目生弩肉**及珠管。真丹、貝母等分,爲末,點注,日三四度。《肘後方》⑦。 **面上皯黵**。鷄子一枚去黄,朱砂末一兩,入鷄子内封固,入白伏雌下,抱至雛出,取塗面即去。不過五度,面白如玉。此乃陳朝張貴妃常用方,出《西王母枕中方》。《外臺秘要》⑧。 **沙蜂叮螫**。朱砂末,水塗之。《摘玄方》⑨。 **木蛭瘡毒**。南方多雨,有物曰木蛭,大類鼻涕,生於古木之上,聞人氣則閃閃而動。人過其下,墮人

---

① 外臺:《外臺》卷4"辟温方" 又斷温疫,朱蜜丸方:白蜜和上等朱砂粉一兩,常乙太歲日平旦,大小勿食,向東方立,人吞三七丸,如麻子大,勿令齒近之。併吞赤小豆七枚,投井泉水中,終身勿忘此法。
② 聖濟録:《聖濟總録》卷68"吐血" 治諸般吐血,朱粉散方:丹砂(研飛)、蛤粉,右二味等分,研細,合和令勻,每服二錢匕,温酒調下。/治吐血,神效金朱丸方:丹砂(半兩)、金薄(四片)、蚯蚓(三條),右三味,先將丹砂、金薄研細,後將蚯蚓同研,和前二味爲丸如小皂子大,每服一丸,冷酒下,不嚼。
③ 普濟方:《普濟方》卷342"損胎" 療妊娠:用朱砂末一錢,以生鷄子三顆,取白和朱砂,頓服,胎若死即出,如未死即安。
④ 十全博救方:《證類》卷3"丹砂" 《十全博救》:療子死腹中不出,用朱砂一兩,以水煮數沸,末之,然後取酒服之,立出。
⑤ 普濟方:《普濟方》卷78"内外障眼" ……王居用云:常病眼障,全不見物,止用生辰砂一塊,每日眼中擦之,《海上方》云:不數日障瞖盡退,目明如初。
⑥ 聖濟録:《聖濟總録》卷109"息肉淫膚" 治息肉淫膚赤白膜……又方:丹砂(一兩),右一味,五月五日研令如粉,置銅器中,以漿水、臘水各一盞浸一日,暴乾,用銅刀子刮取再研,以瓷合收,每點如黍米大於目眥頭,如此一月愈。
⑦ 肘後方:《普濟方》卷84"眼眉骨及頭痛" 目中生肉欲滿,及生珠管方(出《肘後方》):搗貝母,絹篩,真丹等,三攪和,以注目上,日三四度,數日愈。(**按:**今本《肘後方》無此方。)
⑧ 外臺秘要:《外臺》卷32"面皯黵方" 《備急》療皯黵方:鷄子(一枚,去黄)、朱砂末(一兩),右二味,朱砂末内鷄子中,封固口,與鷄同令伏雛,候鷄雛出,即取之以塗面,立去也。/《肘後方》卷6"治面皰髮秃身臭心昏鄙醜方第四十九" 面多皯黵,或似雀卵色者……又别方,出《西王母枕中》,陳朝張貴妃常用膏方:鷄子(一枚)、丹砂(二兩),末之。仍云安白鷄腹下伏之,餘同。鷄子令面皮急而光滑,丹砂發紅色,不過五度敷面,面白如玉,光潤照人,大佳。(**按:**時珍乃揉合此二方而成文。)
⑨ 摘玄方:《丹溪摘玄》卷19"唇門" 沙蜂,水磨辰砂……

體間,即立成瘡,久則遍體。惟以朱砂、麝香塗之,即愈。張杲《醫説》①。產後舌出不收。丹砂傅之,暗擲盆盎作墮地聲驚之,即自收。《集簡》。

水銀《本經》②中品

【釋名】汞《別録》③、澒汞同、靈液《綱目》、姹女《藥性》④。【時珍曰】其狀如水似銀,故名水銀。澒者,流動貌。方術家以水銀和牛、羊、豕三脂杵成膏,以通草爲炷,照於有金寶處,即知金銀銅鐵鉛、玉龜蛇妖怪,故謂之靈液。【頌⑤曰】《廣雅》:水銀謂之澒,丹竈家名汞,其字亦通用耳。

【集解】《别録》⑥曰水銀生符陵平土,出於丹砂。【弘景⑦曰】今水銀有生熟。此云生符陵平土者,是出朱砂腹中。亦有別出沙地者,青白色,最勝。出於丹砂者,是今燒粗末朱砂所得,色小白濁,不及生者。其能消化金銀,使成泥,人以鍍物是也。燒時飛着釜上灰,名汞粉,俗呼爲水銀灰,最能去(風)〔蝨〕。【恭⑧曰】水銀出於朱砂,皆因熱氣,未聞朱砂腹中自出之者。火燒飛取,人皆解法。南人蒸取之,得水銀雖少,而朱砂不損,但色少變黑爾。【頌⑨曰】今出秦州、商州、道州、邵武軍,而秦州乃來自西羌界。經云出於丹砂者,乃是山石中采粗次朱砂,作爐,置砂於中,下承以水,上覆以盆,器外加火煅養,則烟飛於上,水銀溜於下,其色小白濁。陶氏言別出沙地者青白色,今不聞有此。西羌人亦云如此燒取,但其山中所生極多,至於一山自拆裂,人采得砂石,皆大塊如升斗,

---

① 醫説:《醫説》卷10"瘤・木癭成瘡" 南方多雨,有物曰木癭,其大概類鼻涕,積陰而生於古木之上,聞人氣則閃閃而動,人過其下,有墮於人體間者,即立成瘡,久則遍其肌體。時有客患其木癭之瘡,遇一道士,謂曰:以朱砂、麝香塗之當愈。客如其言,果愈。

② 本經:《本經》《别録》(《藥對》)見《證類》卷4"水銀" 味辛,寒,有毒。主疥瘙,痂瘍,白禿,殺皮膚中蝨,墮胎,除熱,以傅男子陰,陰消無氣。殺金、銀、銅、錫毒,熔化還復爲丹。久服神仙不死。一名汞。生符陵平土,出於丹砂。(畏磁石。)

③ 别録:見上注。

④ 藥性:《藥性論》見《證類》卷4"水銀" 水銀,君,殺金、銅毒,姹女也,有大毒……

⑤ 頌:《圖經》見《證類》卷4"水銀" ……謹案:《廣雅》水銀謂之澒,丹竈家乃名汞,蓋字亦通用耳……

⑥ 别録:見本頁注②。

⑦ 弘景:《集注》見《證類》卷4"水銀" 陶隱居云:今水銀有生熟。此云生符陵平土者,是出朱砂腹中。亦別出沙地,皆青白色,最勝。出於丹砂者,是今燒麤末朱砂所得,色小白濁,不及生者。其能消化金銀,使成泥,人以鍍物是也……燒時飛著釜上灰,名汞粉,俗呼爲水銀灰,最能去蝨。

⑧ 恭:《唐本草》見《證類》卷4"水銀" 《唐本》注云:水銀出於朱砂,皆因熱氣,未聞朱砂腹中自出之者。火燒飛取,人皆解法。南人蒸取之,得水銀雖少,而朱砂不損,但色少變黑爾。

⑨ 頌:《圖經》見《證類》卷4"水銀" 水銀,生符陵平土,今出秦州、商州、道州、邵武軍,而秦州乃來自西羌界。《經》云:出於丹砂者,乃是山石中采麤次朱砂,作爐置砂於中,下承以水,上覆以盆,器外加火煅養,則煙飛于上,水銀溜於下,其色小白濁。陶隱居云:符陵平土者,是出朱砂腹中,亦別出沙地,皆青白色。今不聞有此。至於西羌來者,彼人亦云如此燒煅。但其山中所生極多,至於一山自折裂,人采得砂石,皆大塊如升斗,碎之乃可燒煅,故西來水銀極多於南方者……/《證類》卷29"馬齒莧" ……此有二種,葉大者不堪用,葉小者勝乾之,十斤中得水銀八兩至十兩者。然至難燥,當以木槌搗碎,向日東作架曝之,三、兩日即乾,如經年矣。

碎之乃可燒煅，故西來水銀極多於南方者。又取草汞法：用細葉馬齒莧乾之，十斤得水銀八兩或十兩。先以槐木槌之，向日東作架晒之，三二日即乾。如經年久，燒存性，盛入瓦甕內，封口，埋土坑中四十九日，取出自成矣。【時珍曰】汞出於砂爲真汞。雷斅言有草汞。陶弘景言有沙地汞。《淮南子》①言弱土之氣生白礜石，礜石生白澒。蘇頌言陶説者不聞有之。按陳霆《墨談》②云：拂林國當日没之處，地有水銀海，周圍四五十里。國人取之，近海十里許，掘坑井數十，乃使健夫駿馬，皆貼金薄，行近海邊。日照金光晃耀，則水銀滾沸，如潮而來，其勢若粘裹。其人即回馬疾馳，水銀隨趕。若行緩，則人馬俱撲滅也。人馬行速，則水銀勢遠力微，遇坑塹而溜積於中。然後取之，用香草同煎，則成花銀，此與中國所産不同。按此説似與陶氏"沙地所出"相合，又與陳藏器言"人服水銀病拘攣，但炙金物熨之，則水銀必出蝕金"之説相符。蓋外番多丹砂，其液自流爲水銀，不獨鍊砂取出，信矣。胡演《丹藥秘訣》③云：取砂汞法，用瓷瓶盛朱砂，不拘多少，以紙封口，香湯煮一伏時，取入水火鼎內，炭塞口，鐵盤蓋定。鑿地一孔，放盌一個盛水，連盤覆鼎於盌上，鹽泥固縫，周圍加火煅之，待冷取出，汞自流入盌矣。邕州溪峒燒取極易，以百兩爲一銚，銚之制似豬脬，外糊厚紙數重，貯之即不走漏。若撒失在地，但以川椒末或茶末收之。或以真金及鍮石引之即上。【嘉謨④曰】取去汞之砂殼，名天流，可點化。

　　【修治】【斅⑤曰】凡使勿用草汞，并舊朱漆中者，經別藥制過者，在尸中過者，半生半死者。其朱砂中水銀色微紅，收得後用壺蘆貯之，免遺失。若先以紫背天葵并夜交藤自然汁二味同煮一伏時，其毒自退。若修十兩，二汁（合）〔各〕七鎰。

　　【氣味】辛，寒，有毒。【權⑥曰】有大毒。【大明⑦曰】無毒。【之才⑧曰】畏慈石、砒霜。【宗奭⑨曰】水銀得鈆則凝，得硫則結，併棗肉研則散。別法煅爲膩粉、粉霜，唾研之死蝨。銅得之則

───────────────────

① 淮南子：《淮南鴻烈解》卷4"墜形訓"　……弱土之氣御于白天，白天九百歲生白礜，白礜九百歲生白澒，白澒九百歲生白金。（白礜，礜石也。西方金色，白，其數九，故九百歲而一化。）……

② 墨談：《兩山墨談》卷16　元延祐間，佛林國使來朝。備言其城當日没之處，地有水銀海，周圍可四五十里。國人取之之法，先於近海十里，掘坑井數十，然後使健夫駿馬皆貼以金薄，迤迩行近海，日照金，光晃耀，則水銀滾沸如潮而來，勢若粘裹其人，即回馬疾馳，水銀隨後趕到。若行稍緩，則人馬俱爲水銀撲没。人馬既迴速，於是水銀之勢漸遠，力漸微，却復奔回，遇坑井，則水銀溜積其中，然後旋取之。用香草同煎，則花銀矣。水銀中國亦産，固非奇物……

③ 丹藥秘訣：（按：書佚，無可溯源。）

④ 嘉謨：《蒙筌》卷8"丹砂"　……皮殼名曰天硫，仙方謂之已土。倘修煉得法，可點銅成銀。

⑤ 斅：《炮炙論》見《證類》卷4"水銀"　雷公云：凡使，勿用草中取者，并舊朱漆中者，勿用經別藥制過者，勿用在屍過者、半生半死者。其水銀若在朱砂中産出者，其水銀色微紅，收得後用葫蘆收之，免遺失。若先以紫背天葵并夜交藤自然汁二味，同煮一伏時，其毒自退。若修十兩，用前二味汁各七鎰，和合煮足爲度。

⑥ 權：見527頁注④。

⑦ 大明：《日華子》見《證類》卷4"水銀"　水銀，無毒……

⑧ 之才：古本《藥對》見527頁注②括號中七情文。

⑨ 宗奭：《衍義》卷5"水銀"　……得鉛則凝，得硫黃則結，並棗肉研之則散。別法煅爲膩粉、粉霜，唾研斃蝨。銅得之則明，灌屍中則令屍後腐。以金、銀、銅、鐵置其上則浮，得紫河車則伏……／《證類》卷4"水銀"　《丹房鏡源》：可以勾金，可爲湧泉匱，蓋藉死水銀之氣也。

明，灌尸中則後腐，以金銀銅鐵置其上則浮，得紫河車則伏，得川椒則收。可以勻金，可爲涌泉匱，蓋藉死水銀之氣也。【土宿真君①曰】荷葉、松葉、松脂、穀精草、萱草、金星草、瓦松、夏枯草、忍冬、莨菪子、雁來紅、馬蹄香、獨脚蓮、水慈姑，皆能制汞。

【主治】(疹)〔疥〕瘻，痂瘍白禿，殺皮膚中蝨，墮胎，除熱，殺金銀銅錫毒。鎔化還復爲丹，久服神仙不死，《本經》②。以傅男子陰，陰消無氣。《別錄》③。利水道，去熱毒。藏器④。主天行熱疾，除風，安神鎮心，治惡瘡痂疥，殺蟲，催生，下死胎。大明⑤。治小兒驚熱涎潮。宗奭⑥。鎮墜痰逆，嘔吐反胃。時珍。

【發明】【弘景⑦曰】還復爲丹，事出仙經。酒和日暴，服之長生。【權⑧曰】水銀有大毒，朱砂中液也。乃還丹之元母，神仙不死之藥，能伏鍊五金爲泥。【《抱朴子》⑨曰】丹砂燒之成水銀，積變又還成丹砂，其去凡草木遠矣，故能令人長生。金汞在九竅，則死人爲之不朽，況服食乎？○【藏器⑩曰】水銀入耳能食人腦至盡，入肉令百節攣縮，倒陰絶陽。人患瘡疥，多以水銀塗之。性滑重，直入肉，宜謹之。頭瘡切不可用，恐入經絡，必緩筋骨，百藥不治也。【宗奭⑪曰】水銀入藥，雖各有

---

① 土宿真君：(按：未見該書存世，待考。)
② 本經：見 527 頁注②白字。
③ 別錄：見 527 頁注②。
④ 藏器：《拾遺》見《證類》卷 4 "水銀"　《陳藏器本草》云：水銀，本功外，利水道，去熱毒……
⑤ 大明：《日華子》見《證類》卷 4 "水銀"　……治天行熱疾，催生，下死胎，治惡瘡，除風，安神鎮心……
⑥ 宗奭：《衍義》卷 5 "水銀"　……今人治小兒驚熱涎潮，往往多用……
⑦ 弘景：《集注》見《證類》卷 4 "水銀"　……還復爲丹，事出《仙經》。酒和日暴，服之長生……
⑧ 權：《藥性論》見《證類》卷 4 "水銀"　……有大毒。朱砂中液也，此還丹之元母，神仙不死之藥。伏煉五金爲泥，生能墮胎。主療疥等，緣殺蟲。
⑨ 抱朴子：《抱朴子內篇》卷 4 "金丹"　……凡草木燒之即燼，而丹砂燒之成水銀，積變又還成丹砂，其去凡草木亦遠矣，故能令人長生，神仙獨見此理矣。/《抱朴子內篇》卷 3 "對俗"　……金玉在於九竅，則死人爲之不朽。鹽鹵沾於肌髓，則脯腊爲之不爛。況於以宜身益命之物，納之於己，何怪其令人生乎？
⑩ 藏器：《拾遺》見《證類》卷 4 "水銀"　……入耳能食腦至盡，入肉令百節攣縮，倒陰絶陽，人患瘡疥，多以水銀塗之，性滑重，直入肉，宜慎之……
⑪ 宗奭：《衍義》卷 5 "水銀"　入藥雖各有法，極須審慎，有毒故也。婦人多服絶娠……唐韓愈云：太學博士李干，遇信安人方士柳賁，能燒水銀爲不死藥。以鉛滿一鼎，按中爲空，實以水銀，蓋封四際，燒爲丹砂，服之下血，比四年病益急，乃死。余不知服食說自何世起，殺人不可計，而世慕尚之益至，此其惑也。在文書所記，及耳聞傳者不說，今直取目見，親與之遊，而以藥敗者六七公，以爲世誡。工部尚書歸登，自說既服水銀得病，若有燒鐵杖自顛貫其下，摧而爲火，射竅節以出，狂痛號呼乞絶，其茵席得水銀，發且止。唾血十數年以斃。殿中御史李虛中，疽發其背內。邢部尚書李遜謂余曰：我爲藥誤。遂死。邢部侍郎李建，一旦無病死。工部尚書孟簡邀我于萬州，屛人曰：我得秘藥，不可獨死，今遺子一器，可用棗肉爲丸服之。別一年而病。後有人至，訊之，曰：前所服藥誤，方且下之，下則平矣。病二歲卒。東川節度御史大夫盧坦，溺血，肉痛不可忍，乞死。金吾將軍李道古，以柳賁得罪，食賁藥，五十死海上。此可爲誡者也。蘄不死，乃速得死，謂之智者不可也。五穀三牲，鹽醯果蔬，人所常禦，人相厚勉，必曰强食。今惑者皆曰五穀令人夭，當務減節，臨死乃悔。嗚呼，哀也已！(按："柳賁"，據《舊唐書》《新唐書》，當作"柳泌"。)

法，極須審謹，有毒故也。婦人多服絕姙。今有水銀燒成丹砂，醫人不曉誤用，不可不謹。唐·韓愈云：太學士李干遇方士柳（沁）〔泌〕，能燒水銀爲不死藥，以鈆滿一鼎，按中爲空，實以水銀，蓋封四際，燒爲丹砂。服之下血，四年病益急，乃死。余不知服食説自何世起，殺人不可計，而世慕尚之益至，此其惑也。在文書所記、耳聞者不説，今直取目見，親與之游而以藥敗者六七公，以爲世誡。工部尚書歸登，自説服水銀得病，有若燒鐵杖自顚貫其下，撜可爲火，射竅節以出，狂痛呼號泣絶。其裀席得水銀，發且止，唾血十數年以斃。殿中御史李虚中，疽發其背死。刑部尚書李遜謂余曰：我爲藥誤。遂死。刑部侍郎李建，一旦無病死。工部尚書孟簡，邀我於萬州，屏人曰：我得秘藥，不可獨不死，今遺子一器，可用棗肉爲丸服之。別一年而病。後有人至，訊之，曰：前所服藥誕，方且下之，下則平矣。病二歲卒。東川節度御史大夫盧坦，溺血，肉痛不可忍，乞死。金吾將軍李道古，以柳泌得罪，食泌藥，五十死海上。此皆可爲戒者也。蘄不死，乃速得死，謂之智，可不可也？五穀三牲，鹽醢果蔬，人所常御。人相厚勉，必曰“强食”。今惑者皆曰：“五穀令人夭，三牲皆殺人，當務減節。”一簋之饌，禁忌十之二三。不信常道而務鬼怪，臨死乃悔。後之好者又曰：“彼死者皆不得其道也，我則不然。”始動，曰：“藥動故病，病去藥行，乃不死矣。”及且死又悔。嗚呼！可哀已已。【時珍曰】水銀乃至陰之精，禀沉着之性。得凡火煅煉，則飛騰靈變；得人氣熏蒸，則入骨鑽筋。絶陽蝕腦，陰毒之物無似之者。而大明言其無毒，《本經》言其久服神仙，甄權言其還丹元母，《抱朴子》以爲長生之藥。六朝以下貪生者服食，致成廢篤而喪厥軀，不知若干人矣。方士固不足道，本草其可妄言哉！水銀但不可服食爾，而其治病之功，不可掩也。同黑鈆結砂，則鎮墜痰涎；同硫黃結砂，則拯救危病。此乃應變之兵，在用者能得肯綮而執其樞機焉爾。餘見“鈆白霜”及“靈砂”下。

【附方】舊五，新二十四。**初生不乳**，咽中有噤物如麻豆許。用水銀米粒大與之，下咽即愈。《聖惠方》①。**小兒癇疾**。能壓一切熱，水銀小豆許，安戔中，沉湯内煮一食頃與服。勿仰兒頭，恐入腦也。《聖濟方》②。**急驚墜涎**③。水銀半兩，生南星一兩，麝香半分，爲末，入石腦油同搗，和丸綠豆大。每服一丸，薄荷湯下。**失心風疾**。水銀一兩，藕節八個，研成砂子，丸如芡子大，每服二丸，磨刀水下，一二服。《經驗方》④。**精魅鬼病**。水銀一兩，漿水一升，炭火煎減三

---

① 聖惠方：《聖惠方》卷82“治小兒口噤諸方” 治小兒口噤，其病在咽中如麻豆許，令兒吐沫，不能乳哺，水銀方：右以水銀如黍米大與兒服，覺病無早晚，水銀下嚥便愈。以意量之，不過麻子許爲度也。以意稍加，百日兒不可過如半麻子也。

② 聖濟方：《普濟方》卷376“一切癇” 治小兒癇……又方：右用水銀小豆許，安一甆盞中，沉湯煮之一食久。服時勿大仰兒頭，恐入腦。亦可以壓一切熱矣。近世多不煮，只以紙裂過服。（**按**：《聖濟總錄》無此方，今另溯其源。）

③ 急驚墜涎：《聖惠方》卷85“治小兒急驚風諸方” 治小兒急驚風，搐搦，墜涎，抵聖圓方：水銀（半兩）、麝香（半分）、天南星（一兩，生用），右件藥搗天南星爲末，次入水銀，又以石腦油同搗，硬軟得所，又入麝香搗三二百杵，圓如菉豆大，不計時候以薄荷湯下，化破一圓服之，量兒大小加減。（**按**：原無出處，今溯得其源。）

④ 經驗方：《證類》卷4“水銀” 《經驗後方》：治心風秘。水銀一兩，藕節八個，先研藕節令細，次入水銀同研成沙子，丸如雞頭大。每服二丸，磨刀水下，一二服差。

分。取水銀一豆許，神符裹吞之，晚又服，一二日止。《廣濟方》①。**反胃吐食**，水不能停。黑鉛、水銀各一錢半，結砂，舶硫黄五錢，官桂一錢，爲末，每服六錢，一半米湯，一半自然薑汁，調作一處服。《聖濟録》②。**消渴煩熱**。水銀一兩，鉛一兩，結砂，皂莢一挺酥炙，麝香一錢，爲末。每服半錢，白湯下。《聖濟録》③。**膽熱衄衊**，血上妄行。水銀、朱砂、麝香等分，爲末，每服半錢，新汲水下。《宣明方》④。**血汗不止**。方同上。**妊婦胎動**，母欲死，子尚在，以此下之。水銀、朱砂各半兩，研膏，以牛膝半兩，水五大盞，煎汁，入蜜調服半匙。《聖惠方》⑤。**婦人難産**。水銀二兩，先煮後服，立出。《梅師方》⑥。**胎死腹中**，其母欲死。水銀二兩吞之，立出。《梅師方》⑦。**婦人斷産**。水銀以麻油煎一日，空心服棗大一丸，永斷，不損人。《婦人良方》⑧。**解金銀毒**。水銀一兩，服之即出。《千金方》⑨。**誤吞金銀**及鐶子、釵子。以汞半兩吞之，再服即出。《聖惠方》⑩。**百蟲入耳**。水銀豆許，傾入耳中，以耳向下，擊銅物數聲即出。能食人腦，非急切勿用。《聖濟録》⑪。**頭上生蝨**。水銀和蠟燭油揩之，一夜皆死。《摘玄方》⑫。**腋下胡臭**。水銀、

---

① 廣濟方:《外臺》卷13"鬼魅精魅方八首" 《廣濟》……又療精魅病方:水銀(一兩)，右取水銀，内漿水一升，炭火上煎三分，減二即去火，取水銀如熟豆大，取當日神符裹水銀，空服吞之，晚又吞一服，三日止。無所忌。

② 聖濟録:《普濟方》卷36"胃反" 治翻胃吐食，水不能停:黑錫(一錢五分，名黑鉛)、舶上硫黄(五錢)、官桂(一錢)、水銀(一錢五分，於慢火上焙炒乾，爲細末)，右爲末，用小米湯調三錢，再用生薑自然汁三錢，調和一處，空心服之。(**按**:《聖濟總録》無此方。另溯其源。)

③ 聖濟録:《聖濟總録》卷58"消渴" 治消渴不止，鉛黄散方:鉛(一斤)、水銀(二兩，先熔鉛，旋投入水銀，候鉛面上有花暈上，便以鐵匙掠取，於乳鉢内研細)、皂莢(一挺，不蚛者，塗酥炙令黄，去皮子，入麝香一錢，同研爲末)，右三味爲散，每抄皂莢末一錢匕，以水一中盞，煎至六分，去滓放温，食後調下鉛黄散一錢匕服之。

④ 宣明方:《宣明論方》卷1"衄衊證" 膽受胃熱，循脉而上于腦，陽絡溢，血妄行，在鼻空衊，目瞑者，定命散主之。治膽受熱，血妄行，鼻中衄衊，並血汗不止。朱砂、水銀、麝香(各等分)，右爲末，每服半錢，新汲水調下，不計時候。如用藥，看老幼虛實加減。

⑤ 聖惠方:《聖惠方》卷77"治妊娠胎動安不得却須下諸方" 治胎動安不得，尚在腹，母欲死，須以牛膝湯下之，方:牛膝(半斤，剉，去苗)、水銀(二兩)、朱砂(二兩，末)，右件藥以水五大盞，煮牛膝可餘一半，去滓，即以少蜜和朱砂及水銀研如膏，每服以牛膝汁一小盞調下半匙，頻服。

⑥ 梅師方:《證類》卷4"水銀" 《梅師方》……又方:治難産。以水銀二兩，先煮之，後服立差。

⑦ 梅師方:《證類》卷4"水銀" 《梅師方》:治胎死腹中不出，其母氣絶。以水銀二兩吞之，立出。

⑧ 婦人良方:《千金方》卷3"雜治第八" 婦人斷産方……又方:油煎水銀，一日勿息。空肚服棗大一枚，永斷，不損人。(**按**:《婦人良方》卷13"斷産方論第六"引同方，云出《千金》。)

⑨ 千金方:《千金方》卷24"解百藥毒第二" 金銀毒:服水銀數兩即出……

⑩ 聖惠方:《聖惠方》卷35"治誤吞諸物諸方" 治誤吞金銀環子及釵子:右以水銀半兩吞之，再服即出。

⑪ 聖濟録:《聖濟總録》卷115"百蟲入耳" 治蚰蜒入耳，灌耳水銀方:水銀(一豆大)，右一味傾入耳中，欹耳孔向下，於耳上擊銅器物數聲，其蟲即出。

⑫ 摘玄方:《丹溪摘玄》卷19"唇門" 髮中虱……又方:水銀和即香蠟油調匀，揩髮中，經宿虱皆半死。

胡粉等分,以面脂和,頻掺之。《千金方》①。**少年面皰**。水銀、胡粉等分,研,臘豬脂和,夜塗旦拭,勿見水,三度瘥。《肘後方》②。**老小口瘡**。水銀一分,黃連六分,水二升,煮五合,含之,日十次。《普濟方》③。**白癜風痒**。水銀數拭之,即消。《千金方》④。**蟲癬瘙痒**。水銀、胡粉等分,研傅。○又水銀、蕪荑,和酥傅之。《外臺秘要》⑤。**痔蟲作痒**。水銀、棗膏各二兩同研,綿裹納下部,明日蟲出。《梅師方》⑥。**惡肉毒瘡**。一女年十四,腕軟處生物如黃豆大,半在肉中,紅紫色,痛甚,諸藥不效。一方士以水銀四兩,白紙二張揉熟,蘸銀擦之,三日自落而愈。李樓《怪證方》⑦。**一切惡瘡**。水銀、黃連、胡粉熬黃,各一兩,研勻傅之,乾則以唾調。《肘後方》⑧。**楊梅毒瘡**。⑨水銀、黑鉛各一錢結砂,黃丹一錢,乳香、没藥各五分,爲末。以紙卷作小撚,染油點燈,日照瘡三次,七日見效。○方廣《附餘》:用水銀、黑鉛結砂、銀朱各二錢,白花蛇一錢,爲末,作紙撚七條,頭日用三條,自後日用一條,香油點燈于爐中,放被内熏之,勿透風。頭上有瘡,連頭蓋之。○一方:水銀一錢二分,黑鉛、白錫各八分,共結砂,黃丹四分,朱砂六分,爲末,分作十二紙撚,以香油浸燈盞内,點於小桶中。以被圍病人坐之,以鼻細細吸烟,三日後口出惡物爲效。**痘後生翳**。水銀一錢,虢丹五錢,研作六丸,坩鍋糊定,火煅一日取出,薄綿裹之。左翳塞右耳,右翳塞左

① 千金方:《千金方》卷24"胡臭漏腋第五"　治漏腋,腋下及足心、手掌、陰下、股裏常如汗濕臭者……又方:水銀、胡粉(《外臺》作粉霜),右二味以面脂研和塗之,大良驗。
② 肘後:《肘後方》卷6"治面皰髮禿身臭心昏鄙醜方第四十九"　葛氏,療年少氣充,面生皰瘡:胡粉、水銀、臘月豬脂,和熟研令水銀消散,向暝以粉面,曉拭去。勿水洗,至暝又塗之。三度即瘥。
③ 普濟方:《普濟方》卷365"口瘡諸疾"　治小兒口瘡。水銀(一分)、黃連(六分),右以水二升半,煮五合,兒小不能含,以綿搵拭口中,日十遍。
④ 千金方:《千金方》卷23"疥癬第四"　治白癜風方……又方:以水銀拭之令熱,即消癢,數數拭之,瘥乃止。
⑤ 外臺秘要:《外臺》卷30"乾濕癬方"　《肘後》療燥癬方:水銀和胡粉研令調,以塗之。/《外臺》卷30"疥癬惡瘡方"　《近效》療熱瘡疥癬,癢痛不可忍者方……又方:水銀、蕪荑,酥和塗之。
⑥ 梅師方:《證類》卷4"水銀"　《梅師方》……又方:治痔,穀道中蟲癢不止。以水銀、棗膏各二兩,同研相和,撚如棗形狀,薄綿片裹,内下部,明日蟲出。若痛者,加粉三大分作丸。
⑦ 怪證方:《怪證奇方》卷上　一女十六歲,四腕軟皮處生惡物如黃豆大,半在肉内,紅紫色甚,諸藥不效。一方士教貫水銀四兩,以白紙二張,揉熟,蘸水銀擦,三日自落而愈。
⑧ 肘後:《肘後方》卷5"治瘑癬疥漆瘡諸惡瘡方第三十九"　又療惡瘡粉方:水銀、黃連、胡粉(熬令黃,各二兩),下篩,粉瘡。瘡無汁者,唾和之。
⑨ 楊梅毒瘡:《丹溪心法附餘》卷16"楊梅瘡"　薰楊梅瘡方:雄黃、沉香(各三分)、乳香、没藥、硃砂(各五分)、血竭(三分)、黑鉛、水銀(各一錢),右爲末,均作紙撚七條,用香油點燈,放床上,令病人兩腿抱住,上用單被通身盖之,口噙冷水,頻頻換之則不損目,頭一日用三條,後每日用一條,薰之,有效。又方:水銀、板硃、黑鉛(各三錢)、白花蛇(一錢),共研爲末,作紙撚七條,頭一日用三條,後每日用一條,用香油點燈,放兩腿單被連頭盖了,口噙冷水,頻換。(**按**:最後一方未能溯得其源。)

耳,自然墜下。《危氏方》①。

水銀粉 宋《嘉祐》②

【釋名】汞粉、輕粉《拾遺》③、峭粉《日華》④、膩粉。【時珍曰】輕言其質,峭言其狀,膩言其性。昔蕭史與秦穆公錬飛雲丹,第一轉乃輕粉,即此。

【修治】【時珍曰】升錬輕粉法:用水銀一兩,白礬二兩,食鹽一兩,同研不見星,鋪于鐵器内,以小烏盆覆之。篩竈灰、鹽水和,封固盆口。以炭打二炷香取開,則粉升於盆上矣。其白如雪,輕盈可愛。一兩汞,可升粉八錢。又法:水銀一兩,皂礬七錢,白鹽五錢,同研,如上升錬。又法:先以皂礬四兩,鹽一兩,焰硝五錢,共炒黃爲麴。水銀一兩,又麴二兩,白礬二錢,研勻,如上升錬。《海客論》⑤云:諸礬不與水銀相合,而緑礬和鹽能制水銀成粉,何也? 蓋水銀者金之魂魄,緑礬者鐵之精華,二氣同根,是以暫制成粉。無鹽則色不白。

【氣味】辛,冷,無毒。【大明⑥曰】畏慈石、石黃、忌一切血,本出于丹砂故也。【時珍曰】温燥有毒,升也,浮也。黃連、土伏苓、陳醬、黑鉛、鐵漿,可制其毒。【主治】通大腸,轉小兒疳(瘰)〔并〕瘰癧,殺瘡疥癬蟲及鼻上酒皶,風瘡瘙痒。藏器⑦。治痰涎積滯,水腫鼓脹,毒瘡。時珍。

【發明】【宗奭⑧曰】水銀粉下膈涎并小兒涎潮瘈瘲藥多用。然不可常服及過多,多則損人。若兼驚則危,須審之。蓋驚爲心氣不足,不可下。下之裏虛,驚氣入心不可治。其人本虛,更須禁

---

① 危氏方:《普濟方》卷404"瘡疹入眼" 塞耳丹:治疹瘡入眼。用水銀一錢,號丹五錢同丸,作六丸,入熔銀鍋中,圓瓦上蓋,濕紙糊護定,用香爐盛灰,燒一日後取出,以薄綿裹之,疹瘡在右則塞左耳,在左則塞右耳,立見墜下。(按:《世醫得效方》無此方。另溯其源。)

② 嘉祐:《嘉祐》見《證類》卷4"水銀粉" 味辛,冷,無毒。畏磁石、石黃。通大腸,轉小兒疳,并瘰癧,殺瘡疥癬蟲,及鼻上酒皶,風瘡瘙癢。又名汞粉、輕粉、峭粉。忌一切血。(新補。見陳藏器及日華子。)

③ 拾遺:見上注。

④ 日華:見上注。

⑤ 海客論:《海客論》見《道藏・太玄部》 ……光元曰:諸礬制伏水銀不得,亦不與水銀相和,又見碌礬和鹽制水銀成粉成霜,是何理也? 曰:水銀者,金之魂魄,碌礬者,鐵之精華,論五金,則二氣同根,議鉛汞則銅鐵殊遠,是以暫制水銀成粉,亦無大功,亦如飛燒砒黃,上覆其鹽即白,若無鹽,其色不白,悉皆小事,非關大道爾。但窮究,永除他慮也……

⑥ 大明:見本頁注②。

⑦ 藏器:見本頁注②。

⑧ 宗奭:《衍義》卷5"水銀粉" 下涎藥,并小兒涎潮,瘈瘲多用。然不可常服及過多,多則其損兼行。若兼驚,則尤須審慎。蓋驚爲心氣不足,不可下,下之裏虛,驚氣入心不可治。若其人本虛,便須禁此一物,慎之至也。

此，慎之至也。【劉完素①曰】銀粉能傷牙齒。蓋上下齒齦屬手足陽明之經，毒氣感於腸胃，而精神氣血水穀既不勝其毒，則毒即循經上行，而至齒齦嫩薄之分爲(審)〔害〕也。【時珍曰】水銀乃至陰毒物，因火煅丹砂而出，加以鹽、礬鍊而爲輕粉，加以硫黄升而爲銀朱，輕飛靈變，化純陰爲燥烈。其性走而不守，善劫痰涎，消積滯。故水腫風痰、濕熱毒瘡被劫，涎從齒齦而出，邪鬱爲之暫開，而疾因之亦愈。若服之過劑，或不得法，則毒氣被蒸，竄入經絡筋骨，莫之能出。痰涎既去，血液耗亡，筋失所養，營衛不從。變爲筋攣骨痛，發爲癰腫疳漏，或手足皸裂，蟲癬頑痺，經年累月，遂成廢痼，其害無窮。觀丹客升鍊水銀、輕粉，鼎器稍失固濟，鐵石撼透，況人之筋骨皮肉乎？陳文中言輕粉下痰而損心氣，小兒不可輕用，傷脾敗陽，必變他證，初生尤宜慎之。而演山氏謂小兒在胎，受母飲食熱毒之氣，畜在胸膈，故生下個個發驚，宜三日之內與黃連去熱，膩粉散毒，又與人參朱砂蜜湯，解清心肺，積毒既化，兒可免此患。二說不同，各有所見。一謂無胎毒者，不可輕服；一謂有胎毒者，宜預解之。用者宜審。

【附方】舊三，新三十二。**小兒初生**。浴湯中入鹽少許，拭乾，以膩粉少許摩其身，既不畏風，又散諸氣。《全幼心鑑》②。**初生鎖肚**。證由胎中熱毒，結於肛門。兒生之後，閉而不通三日者，急令婦人啞兒前後心、手足心并臍七處四五次，以輕粉半錢，蜜少許，溫水化開，時時與少許，以通爲度。《全幼心鑑》③。**小兒涎喘**服藥不退者。用無雄雞子一個取清，入輕粉抄十錢拌和，銀器盛，置湯瓶上蒸熟。三歲兒盡食，當吐痰或泄而愈。氣實者乃可用。演山《活幼口議》④。**幼兒呃乳**不止。服此立效。膩粉一錢，鹽豉七粒，去皮研勻，丸麻子大，每服三丸，藿香湯下。《活幼口議》⑤。**小兒喫泥**及膖肚。用膩粉一分，沙糖和丸麻子大，空心米飲下一丸，良久泄出泥土，瘥。《經驗方》⑥。**大小便閉**，脹悶欲死，二三日則殺人。膩粉一錢，生麻油一合，相和，空心服。

---

① 劉完素：《原病式·六氣爲病·熱類》　吐下霍亂……況銀粉亦能傷牙齒者，謂毒氣感於腸胃，而精神氣血水穀不能勝其毒，故毒氣循經上行，而至齒齦嫩薄之分，則爲害也。上下齒縫者，手足陽明胃之經也。凡用此藥，先當固濟爾……

② 全幼心鑑：《全幼心鑑》卷 2 "初生浴法"　浴兒湯熟，添少許漿水，一捻鹽，浴兒訖，拭乾，膩粉摩兒，既不畏風，又引散諸氣……

③ 全幼心鑑：《全幼心鑑》卷 2 "鎖肚證"　初生兒有鎖肚證，由在胎中□食諸熱物，熱毒壅盛，結於肛門，閉而不通，兒生之後，無復滋□，所以如此。至若第三日不通，急令婦人以溫水洗嗽口了，吸啞兒前後心并臍下、手足心共七處，凡四五次，仍以輕粉半錢，蜜少許，溫水化開，時時將少許服，以通爲度……

④ 活幼口議：《永類鈐方》卷 21 "冷熱咳嗽證治"　雞青膏：治小兒涎鳴喘急，服藥不退者，氣實兒可用。用無□雄雞子一個，取清，入輕粉抄十錢拌和，銀器盛湯瓶上頓熟。三歲盡食，當吐痰，或瀉，即瘥。上喘或咳有痰，可吐。如嘔多，則可下之，用珍珠丸等。（**按**：《活幼口議》無此方。）

⑤ 活幼口議：《活幼口議》卷 19 "小兒吐證方議"　治幼幼呃乳不止，宜服此，立效。兼小沉香圓、鹽豉圓良方：鹹豉(七粒，口內含去皮)、膩粉(一錢匕)，右研圓如麻子大，每服三圓至五圓，藿香湯下。乳頭吻亦得。

⑥ 經驗方：《證類》卷 4 "水銀粉"　《經驗方》治小兒吃泥膖肚。膩粉一分，用沙糖搜和丸如麻子大。空心米飲下一丸，良久瀉出泥差。

《聖惠方》①。**大便壅結**。膩粉半錢,沙糖一彈丸,研,丸梧子大。每服五丸,臨臥溫水下。〇又方:膩粉二錢,黃丹一錢,爲末,每米飲服一錢。《普濟方》②。**血痢腹痛**。膩粉五錢,定粉三錢,同研,水浸蒸餅心少許,和丸綠豆大,每服七丸或十丸,艾一枚,水一盞,煎湯下。《秘寶方》③。**消中嗜食**。多因外傷(痺)〔瘅〕熱,內積憂思,啖食鹹物及麪,致脾胃乾燥,飲食倍常,不生肌肉,大便反堅,小便無度。輕粉一錢爲末,薑汁拌勻,長流水下,齒浮是效。後服豬肚丸補之。危氏《得效方》④。**一切虛風**。不二散:用膩粉一兩,湯煎五度如麻腳,慢火焙乾,麝香半兩,細研。每服一字,溫水調下。孫用和《秘寶方》⑤。**水氣腫滿**。汞粉一錢,烏雞子去黃,盛粉,蒸餅包,蒸熟取出,苦葶藶炒一錢,同蒸餅杵丸綠豆大,每車前湯下三五丸,日三服,神效。《醫壘元戎》⑥。**痘瘡生瞖**。輕粉、黃丹等分,爲末,左目患吹右耳,右目吹左耳,即退。王氏《痘疹方》⑦。**女人面脂**。太真紅玉膏:輕粉、滑石、杏仁去皮,等分,爲末,蒸過,入腦、麝少許,以鷄子清調勻,洗面畢傅之,旬日後,色如紅玉。《閨閣事宜》⑧。**抓破面皮**。生薑自然汁調輕粉末搽之,更無痕迹。《救急方》⑨。**牙齒疼痛**。輕粉一錢,大蒜一瓣,杵餅,安膈骨前陷中。先以銅錢隔了,用蜆殼蓋定扎住,一宿愈。左疼安右,右疼安左。《摘玄方》⑩。**風蟲牙疳**,膿血有蟲。輕粉一錢,黃連一兩,爲

---

① 聖惠方:《聖惠方》卷58"治關格大小便不通諸方"　治大小便關格不通,腹脹喘急……又方:膩粉(一錢)、生麻油(一合),右件藥相和,空腹服之。

② 普濟方:《普濟方》卷39"大便秘澀不通"　粉糖丸:治大腸壅結不通。膩粉(半錢)、沙糖(如彈丸大一塊),右研令勻,丸梧桐子大,每服五丸,臨臥溫熟水下。/治大便旬日不通……又方:膩粉(一分)、黃丹(一錢),右爲末,每服一錢,粥飲調下。

③ 秘寶方:《證類》卷4"水銀粉"　孫用和……又方:治血痢。膩粉五錢,定粉三錢,同研勻,用水浸蒸餅心少許和爲丸,如綠豆大。每服七丸或十丸。艾一枝,水一盞,煎湯下,艾湯多亦妙。

④ 得效方:《得效方》卷7"痟渴"　治消中,多因外傷瘅熱,內積憂思,喜啖鹹食及面,致脾胃乾燥,飲食倍常,不爲肌膚,大便反堅,小便無度:生薑(研汁)、輕粉,右搜勻,每服貳錢匕,長流水調下,齒浮是效。次投附子豬肚圓補。

⑤ 秘寶方:《證類》卷4"水銀粉"　孫用和:治虛風。不二散:膩粉一兩,用湯煎五度如茶腳,慢火上焙乾,麝香半兩,細研如粉。每服一字,溫水調。但是風,臨時服半錢或一錢匕,看虛實加減。

⑥ 醫壘元戎:《醫壘元戎》卷10"藏用丸加減例"　神方:烏雞子一個,去頂,取清黃汁,調膩粉一大錢,令勻,內殼中,以蒸餅劑裹之,蒸熟去殼,取熟黃,葶藶等分炒,爲末,與上并黃蒸餅和丸如豆大,每服三五十丸,車前子湯下。小便澀不通,煎瞿麥湯下。

⑦ 痘疹方:《普濟方》卷364"眼生瞖膜"　治小兒出痘疹,眼內有雲瞖方。輕粉、黃丹(各等分),右用竹筒吹在耳內。左眼有瞖吹右耳內,右眼有瞖吹左耳內,即退。(**按**:明代名"痘疹"之書甚多,此冠"王氏",疑或指王日新《小兒方》,然此書佚,無可溯源。)

⑧ 閨閣事宜:《香奩潤色》"面部"　太真紅玉膏:杏仁(去皮)、滑石、輕粉(各等分)。右爲細末,蒸過,入腦、麝各少許,用鷄(彈)〔蛋〕清汁調勻,早起洗面畢,傅之。旬日後色如紅玉。(**按**:《閨閣事宜》無此文,今另溯其源。)

⑨ 救急方:《得效方》卷10"面病"　指爪破面:右用生薑自然汁調輕粉,傅破處,更無痕瑕。(**按**:《新增救急易方》無此方。)

⑩ 摘玄方:《丹溪摘玄》卷19"齒門"　治蚛牙:輕粉一分、大蒜一瓣,和研勻,丸如彈大,安高骨前陷中,先用銅錢隔了,用蜆殼蓋定,扎之一宿愈妙,左疼安右,右疼安左。

末掺之。《普濟方》①。**小兒耳爛**。輕粉、棗子灰等分，研，油調傅。《摘玄方》②。**底耳腫痛**，汁水不絕。輕粉一錢，麝香一分，爲末掺之。《簡便方》③。**爛弦風眼**。膩粉末，口津和，點大眥，日二三次。《聖惠方》④。**小兒頭瘡**。葱汁調膩粉塗之。○又方：雞子黃炒出油，入麻油及膩粉末，傅之。《集簡方》。**小兒生癬**。豬脂和輕粉抹之。《直指方》⑤。**牛皮惡癬**。五更食炙牛肉一片，少刻以輕粉半錢，溫酒調下。《直指方》⑥。**楊梅瘡癬**。《嶺南衛生方》⑦用汞粉、大風子肉等分，爲末，塗之即愈。○《醫方摘玄》⑧用輕粉二錢，杏仁四十二個去皮，洗瘡拭乾搽之，不過三次即愈。乾則以鵝膽汁調。**楊梅毒瘡**。《醫學統旨》⑨用輕粉一錢，雄黃、丹砂各二錢半，槐花炒、龜版炙各一兩，爲末，糊丸梧子大，每服一錢，冷茶下，日二服，七日愈。○楊誠《經驗方》⑩用輕粉、胡桃仁、槐花炒研、紅棗肉各二錢，搗丸，分作三服。初日雞湯下，二日酒下，三日茶下，三日服盡，五日瘡乾，七日痂落。○一方：用獖豬腎一對，去膜批開，各掺輕粉一錢扎定，麻油二兩煤熟，頓食，不破口腫牙。仍服金銀花藥。○一方：用大雞卵一個，去黃留白，入輕粉一錢攪勻，紙糊，飯上蒸熟食。**下疳陰瘡**。輕粉末乾掺之，即結靨而愈。萬表《積善堂方》⑪。**臁瘡不合**。以薑汁溫洗拭乾，用葱汁調輕粉傅之。○一方：輕粉五分，黃蠟一兩，以粉掺紙上，以蠟鋪之，縛在瘡上，黃水出即愈。《永類方》⑫。**癰疽惡瘡**，楊梅諸瘡。水銀一兩，朱砂、雄黃各二錢半，白礬、綠礬各二兩半，研勻罐盛，燈盞蓋定，鹽泥固濟，文武火鍊升，罐口掃收。每以三錢，入乳香、沒藥各五分，洒太乙膏上貼之，絕效。名曰五寶霜。

---

① 普濟方：《普濟方》卷67"風疳" 牙疳藥：輕粉(一錢)、黃連(二兩)，右爲細末，搽牙患處。
② 摘玄方：《丹溪摘玄》卷18"耳門" 小兒耳邊耳朵疳爛瘡：棗子灰、輕粉，加韶粉十分之二，燒紅，上末之，油調。
③ 簡便方：《奇效單方》卷下"十六眼目" 治耳底腫痛，膿水不絕：輕粉(一錢)、麝香(一分)，右爲細末，先以綿拭乾膿水，後上此藥。
④ 聖惠方：《聖惠方》卷32"治眼赤爛諸方" 治眼赤爛，開不得，宜服膩粉膏方：膩粉(一兩)，右件藥以口脂調如膏，每日於大眥上點三五度。
⑤ 直指方：《直指方》卷24"疥癬證治" 又久癬方……又方：豬脂蘸真膩粉擦。
⑥ 直指方：《直指方》卷24"疥癬證治" 輕粉治癬方：五更吃炙牛肉一片，細嚼下，少刻以真輕粉醇酒調下。
⑦ 嶺南衛生方：《嶺南衛生方》卷中 治楊梅瘡方，敷藥方……又方：大楓子(三錢)、輕粉(一錢)，右二味爲末，塗瘡上，即愈。
⑧ 醫方摘玄：(**按**：書佚，無可溯源。)
⑨ 醫學統旨：《醫學統旨》卷7"瘡瘍" 槐花丸：治時行楊梅瘡。槐花(微炒，一兩)、龜板(酥炙，一兩)、硃砂(二錢半)、雄黃(二錢半)、真輕粉(一錢)，右各爲細末，飛麵打糊丸如桐子大，每服一錢，冷茶湯送下，日進二次。瘡在上，多食後服。在下，空心服，七日止藥。
⑩ 楊誠經驗方：(**按**：書佚，無可溯源。)
⑪ 積善堂方：《積善堂方》卷下 治下疳瘡，用輕粉一味，研細乾掺之，即結乾靨而愈。
⑫ 永類方：《永類鈐方》卷7"臁瘡" 遠年臁瘡不愈：先用薑汁煎溫，淨拭乾，用葱涎調輕粉敷上。夏月取荷花片陰乾，隨瘡口大小剪，蓋之以帛。如有膿水，以指擦從側畔出。忌夾住發，不半月除根。無薑汁，以水煎沸，入少醋。(**按**："一方"未能溯得其源。)

粉霜《綱目》

【釋名】水銀霜、白雪《綱目》、白靈砂。【時珍曰】以汞粉轉升成霜,故曰粉霜。《抱朴子》①云:白雪,粉霜也。以海鹵爲匱,蓋以土鼎,勿洩精華,七日乃成。要足陽氣,不爲陰侵。惟薑、藕、地丁、河車可以煉之點化。在仙爲玄壺,在人爲精原,在丹爲木精,在造化爲白雪,在天爲甘露。

【修治】【時珍曰】升煉法:用真汞粉一兩,入瓦罐内令匀。以燈盞仰蓋罐口,鹽泥塗縫。先以小炭火鋪罐底四圍,以水濕紙,不住手在燈盞内擦,勿令間斷。逐漸加火至罐頸,住火,冷定取出,即成霜如白蠟。按《外臺秘要》②載古方崔氏造水銀霜法云:用水銀十兩,石硫黄十兩,各以一鐺熬之。良久銀熱黄消,急傾爲一鐺,少緩即不相入,仍急攪之。良久硫成灰,銀不見,乃下伏龍肝末十兩,鹽末一兩,攪之。別以鹽末鋪鐺底一分,入藥在上,又以鹽末蓋面一分,以瓦盆覆之,鹽土和泥塗縫,炭火煅一伏時,先文後武,開盆掃下,凡一轉。後分舊土爲四分,以一分和霜,入鹽末二兩,如前法飛之訖。又以土一分,鹽末二兩,和飛如前,凡四轉。土盡更用新土。如此七轉,乃成霜用之。此法後人罕知。故附於此云。

【氣味】辛,温,有毒。【時珍曰】畏蕎麥稈灰、硫黄。

【主治】下痰涎,消積滯,利水,與輕粉同功。時珍。

【發明】【元素③曰】粉霜、輕粉,亦能潔净府,去膀胱中垢膩,既毒而損齒,宜少用之。【時珍曰】其功過與輕粉同。

【附方】新六。小兒急驚,搐搦涎盛。粉霜二錢,白牽牛炒、輕粉各一錢,爲末,每服一字,薄荷湯下,吐涎爲效。《全嬰方》④。小兒躁渴。粉霜一字,大兒半錢,蓮花湯調下。冬月用

———————

① 抱朴子:(**按**:未能溯得其源。)
② 外臺秘要:《外臺》卷32“造水銀霜法” 崔氏造水銀霜法:水銀、石硫黄、伏龍肝(各十兩,細研)、鹽花(一兩,鹽末是也),右四味以水銀別鐺熬,石硫黄碎如豆,並別鐺熬之良久,水銀當熱,石硫黄消成水,即併於一鐺中和之,宜急傾併,併不急即兩物不相入,併訖下火急攪,不得停手,若停手即水銀別在一邊,石硫黄如灰死,亦別在一處,攪之良久,硫黄成灰,不見水銀,即與伏龍肝和攪令調,并和鹽末攪之,令相得,別取鹽末羅於鐺中令遍,底厚一分許,乃羅硫黄、伏龍肝、鹽末等於鐺中,如覆蒸餅,勿令全遍底,羅訖,乃更別羅鹽末覆之,亦厚一分許,即以盆覆鐺,以灰鹽和土作泥塗其縫,勿令乾裂,裂即塗之,唯令勿洩漏火氣飛之,一復時開之,用火先緩後急,開訖以老雞羽掃取,皆在盆上。凡一轉後,即分舊土爲四分,以一分和成霜研之令調,又加二兩鹽末,準前法,飛之訖弃其土,又以餘一分土和飛之四分。凡得四轉,及初飛與五轉,每一轉則弃其土,五轉而土盡矣。若須多轉,更用新土依前法飛之七轉,而可用之。
③ 元素:(**按**:未能溯得其源。)
④ 全嬰方:《全嬰方論》卷6“急驚通用諸方” 太白散:治小兒急驚,搐溺涎盛。粉霜(貳錢)、輕粉、白牽牛(炒,各壹錢),右爲末,每服壹字,薄荷湯調下,吐涎爲效。

蓮肉。《保幼大全》①。**風熱驚狂**。神白丹：治傷寒積熱及風生驚搐，或如狂病，諸藥不效。粉霜一兩，以白麪六錢，和作餅子，炙熟同研，輕粉半兩，鉛白霜二錢半，爲末，滴水丸梧子大，每服十九至十五丸，米飲下。《宣明方》②。**瘢疹生臀**。粉霜八分，朱砂一錢，爲末。水調少許，傾入耳內。《鴻飛集》③。**腋下胡臭**。粉霜、水銀等分，以面脂和塗之。《聖濟録》④。**楊梅惡瘡**。粉霜一味搽之。集簡方。

銀朱《綱目》

【釋名】猩紅、紫粉霜。【時珍曰】昔人謂水銀出於丹砂，鎔化還復爲朱者，即此也。名亦由此。

【集解】【時珍曰】胡演《丹藥秘訣》⑤云：升鍊銀朱，用石亭脂二斤，新鍋內鎔化，次下水銀一斤，炒作青砂頭，炒不見星。研末罐盛，石版蓋住，鐵線縛定，鹽泥固濟，大火煅之。待冷取出，貼罐者爲銀朱，貼口者爲丹砂。今人多以黃丹及礬紅雜之，其色黃黯，宜辨之。真者謂之水華朱。每水銀一斤，燒朱一十四兩八分，次朱三兩五錢。

【氣味】辛，溫，有毒。【主治】破積滯，劫痰涎，散結胸，療疥癬惡瘡，殺蟲及蝨，功同粉霜。時珍。

【發明】【時珍曰】銀朱乃硫黃同汞升鍊而成，其性燥烈，亦能爛齦攣筋，其功過與輕粉同也。今厨人往往以之染色供饌，宜去之。

【附方】新二十。**小兒內釣**，多啼。銀朱半錢，乳香、煨蒜各一錢，爲末。研丸黍米大。半歲五丸，薄荷湯下。《心鑑》⑥。**男女陰毒**。銀朱、輕粉各一錢，用五日獨蒜一枚，搗和作餅，貼手心，男左女右，兩手合定，放陰下，頃間氣回汗出即愈。但口中微有氣，即活。《唐瑶經驗方》⑦。**痰氣結胸**。鶴頂丹：不問陰陽虛實，(炒)〔妙〕過陷胸、瀉心等藥。用銀朱半兩，明礬一兩，同碾。以

---

① 保幼大全：《小兒衛生總微論》卷15"渴論"　蓮湯散：治嬰小發渴心燥。右以粉霜研極細，每嬰孩一字，三四歲下者半錢，煎蓮花湯調下。冬月無花時，蓮肉代之。

② 宣明方：《宣明論方》卷3"諸風總論"　神白丹：治傷寒積熱，及風生驚搐，或如狂病，諸藥不效，此方不可盡述。鉛白霜(一分)、輕粉(半兩)、粉霜(一兩，用白麪六錢和作餅子，炙熟，同研)，右爲末，滴水爲丸如桐子大，每服十九至十五丸，米飲下。量虛實加減。

③ 鴻飛集：《普濟方》卷404"瘡疹入眼"　透耳藥：治斑疹入眼。朱砂(一錢)、粉霜(八分)，右研爲極細末，水調少許，用銅杓頭傾一兩點於耳內。後用前通聖散。(**按**：今本《鴻飛集論》無此方。)

④ 聖濟録：《聖濟總録》卷101"狐臭"　治腋下、手掌足心常如汗出而臭者，銀粉膏方：水銀、胡粉(各一分)，右二味研令極細，以面脂研和塗之。

⑤ 丹藥秘訣：(**按**：書佚，無可溯源。)

⑥ 心鑑：《全幼心鑑》卷2"內瘹"　驚風內瘹，腹痛多啼，脣黑囊腫，傴僂反張，眼內有紅筋斑血者……桃符丸：銀朱(半錢)、乳香(一錢)、蒜(煨，一箇)，右爲極細末，同蒜研匀，圓如黍米大，半周五圓，薄荷煎湯，食遠服。

⑦ 唐瑶經驗方：(**按**：書佚，無可溯源。)

熨斗盛火,瓦盞盛藥,鎔化,急刮搓丸,每服一錢,真茶入薑汁少許服之。心上隱隱有聲,結胸自散。不動臟腑,不傷真氣,明礬化痰,銀朱破積故也。曾世榮《活幼心書》①。**正水腫病**,大便利者。銀朱半兩,硫黃煅四兩,爲末,麪糊丸梧子大,每飲下三十丸。《普濟方》②。**咽喉疼痛**。銀朱、海螵蛸末等分,吹之取涎。《救急方》③。**火焰丹毒**。銀朱調鷄子清塗之。李樓《怪症方》④。**湯火灼傷**。銀朱研細,菜油調傅,二次愈。《多能鄙事》⑤。**疽瘡發背**。銀朱、白礬等分,煎湯溫洗,却用桑柴火遠遠炙之,日三次,甚效。《救急方》⑥。**魚臍丁瘡**,四面赤,中央黑。銀朱,水和丸。每服一丸,溫酒下。名走馬丹。《普濟方》⑦。**楊梅毒瘡**。銀朱、官香等分,爲末,以紙卷作撚,點燈置桶中,以鼻吸烟,一日一作,七日愈。○又方:銀朱二錢,孩兒茶一錢,龍掛香一錢,皂角子一錢,爲末,如上法用。○又方:銀朱、輕粉各一錢,黃蠟、清油各一兩,化開和收,以油紙攤貼,瘡痂自脱也。**筋骨疼痛**。猩紅三錢,枯礬四錢,爲末,作三紙撚。每旦以一撚蘸油點火熏臍,被覆卧之,取汗。《纂要奇方》⑧。**日久頑瘡**不收者。銀朱一錢,千年地下石灰五分,松香五錢,香油一兩,爲末。化攤紙上貼之。《應急良方》⑨。**臁瘡不歛**。方同上。**血風臁瘡**。生脚股上,乃濕毒成風也。黃蠟一兩溶化,入銀朱一兩,攪攤紙上,刺孔貼之。《簡便方》⑩。**黃水濕瘡**。銀朱、鹽梅,和搗傅之。《集玄方》⑪。**癬瘡有蟲**。銀朱、牛骨髓、桐油調搽。《醫方摘要》⑫。**頭上生虱**。銀朱浸醋,日日梳頭。○包銀朱紙以盌覆燒之,茶清洗下烟子,揉之,包頭一夜,至旦虱

---

① 活幼心書:《**活幼心書**》卷下"**信效方・丹飲門**" 鶴頂丹三:治陰陽二證結胸神妙,勝陷胸、承氣、瀉心三藥。明白礬(一兩)、真銀硃(半兩),右二味同研爲末,用熨斗盛火炭火,坐小瓦盞在上,平抄礬、硃末一錢入盞中鎔化,急刮出,就搓成圓。如有前證,每用一圓研細,茶清調匀溫服,或入薑汁少許同炒,下聽心上,有隱隱微聲結者自散,不動藏府,不傷真氣,無問虚實證,皆可投。白礬能化痰解毒,銀硃是水銀或硫黃煉成汁,專破積聚,故治結胸。

② 普濟方:《**普濟方**》卷192"**諸腫**" 銀朱丹:專治正水,大便利者。硫黃(四兩,火煅過)、銀朱(三兩),右研極細,麪糊丸如梧桐子大,每服三十丸,米飲下。

③ 救急方:(**按**:已查《證類》及《急救良方》未能溯得其源。)

④ 怪症方:《**怪證奇方**》卷下 火丹:銀珠入雞子清,銀簪調傅。

⑤ 多能鄙事:《**多能鄙事**》卷6"**百藥類・經效方**" 湯火傷方……用銀硃研細,菜油調付兩次,立效。

⑥ 救急方:(**按**:已查《證類》及《急救良方》未能溯得其源。)

⑦ 普濟方:《**普濟方**》卷274"**諸疔瘡**" ……一方用銀朱,水爲丸,每服一丸,溫酒下。名走馬丹,治魚臍疔瘡。以新火針,瘡四邊赤,中央黑,可針刺之。若不大痛,則殺人。

⑧ 纂要奇方:(**按**:書佚,無可溯源。)

⑨ 應急良方:《**應急良方**》"**通用**" 治一切日久頑瘡不收歛者。香油(一兩)、松香(五錢)、銀朱(一錢)、千年地下灰(五分),右溶開,蘸軟紙上用之。又治臁瘡,甚效。

⑩ 簡便方:《**奇效單方**》卷上"**十二瘡瘍**" 治脚股濕毒血風,一云風癩瘡:用黃蠟一兩熔化,入銀朱末一兩,攪匀,攤紙上,以針刺孔,貼之。

⑪ 集玄方:(**按**:僅見《綱目》引録。未能溯得其源。)

⑫ 醫方摘要:《**醫方摘要**》卷9"**癬**" 擦癬有驗……一方:用牛骨髓、銀硃、桐油調塗,下以牛糞捻船灰燒煙薰之,一日一次即安。

盡死。《積德堂方》①。

<h1 style="text-align:center">靈砂《證類》②</h1>

【釋名】二氣砂。【慎微③曰】《茅亭客話》載,以靈砂餌胡孫、鸚鵡、鼠、犬等,變其心,輒會人言,丹之通爲靈者。【時珍曰】此以至陽鈎至陰,脱陰反陽,故曰靈砂。

【修治】【慎微④曰】靈砂,用水銀一兩,硫黃六銖,細研炒作青砂頭,後入水火既濟爐,抽之如束鍼紋者,成就也。【時珍曰】按胡演《丹藥秘訣》⑤云:升靈砂法:用新鍋安逍遥爐上,蜜揩鍋底,文火下燒,入硫黃二兩溶化,投水銀半斤,以鐵匙急攪作青砂頭。如有焰起,噴醋解之。待汞不見星,取出細研,盛入水火鼎内,鹽泥固濟,下以自然火升之,乾水十二盞爲度,取出如束鍼紋者,成矣。《庚辛玉册》⑥云:靈砂者,至神之物也。硫汞制而成形,謂之丹基。奪天地造化之功,竊陰陽不測之妙。可以變化五行,鍊成九還。其未升鼎者,謂之青金丹頭。已升鼎者,乃曰靈砂。靈砂有三:以一伏時周天火而成者,謂之金鼎靈砂;以九度抽添用周天火而成者,謂之九轉靈砂;以地數三十日炒煉而成者,謂之醫家老火靈砂。並宜桑灰淋醋煮伏過用,乃良。

【氣味】甘,温,無毒。【主治】五臟百病,養神安魂魄,益氣明目,通血脉,止煩滿,益精神,殺精魅惡鬼氣。久服通神明,不老輕身神仙,令人心靈。慎微⑦。主上盛下虛,痰涎壅盛,頭旋吐逆,霍亂反胃,心腹冷痛,升降陰陽,既濟水火,調和五臟,輔助元氣。研末,糯糊爲丸,棗湯服,最能鎮墜,神丹也。時珍。

【發明】【時珍曰】硫黃,陽精也;水銀,陰精也。以之相配,夫婦之道,純陰純陽,二體合璧。故能奪造化之妙,而升降陰陽,既濟水火,爲扶危拯急之神丹,但不可久服爾。蘇東坡言:此藥治久患反胃及一切吐逆,小兒驚吐,其效如神,有配合陰陽之妙故也。時珍常以陰陽水送之,尤妙。

【附方】新七。伏熱吐瀉。陰陽丸:用硫黃半兩,水銀一錢,研黑,薑汁糊丸小豆大。三歲三丸,冷水下。大人三四十丸。鄭氏《小兒方》⑧。諸般吐逆。方同上。霍亂吐逆。不問虛實冷熱,二氣散,一名青金丹。用水銀、硫黃等分,研不見星。每服一字至半錢,生薑湯調下。錢

---

① 積德堂方:(**按**:僅見《綱目》引録。未能溯得其源。)
② 證類:《證類》卷4"靈砂" 味甘,性温,無毒。主五藏百病,養神,安魂魄,益氣明目,通血脉,止煩滿,益精神,殺精魅惡鬼氣。久服通神明,不老輕身神仙,令人心靈。一名二氣砂。水銀一兩,硫黃六銖細研,先炒作青砂頭,後入水火既濟爐,抽之如束針絞者,成就也。惡磁石,畏鹹水。
③ 慎微:《證類》卷4"靈砂" 《茅亭話》:楊子度餌猢猻靈砂,輒會人語,然可教好事者知之,多以靈砂飼猢猻、鸚鵡、犬、鼠等教之。
④ 慎微:見本頁注②。
⑤ 丹藥秘訣:(**按**:書佚,無可溯源。)
⑥ 庚辛玉册:(**按**:未見該書存世,待考。)
⑦ 慎微:見本頁注②。
⑧ 鄭氏小兒方:《全要方論》卷4"論霍亂" 治小兒伏熱吐瀉,并諸般吐逆不定。硫黃(半兩)、水銀(壹錢),右同研無星,如墨煤色,生薑汁煮糊圓小豆大,叁歲叁圓,冷水送下,食前。

氏《小兒方》①。**脾疼反胃**。靈砂一兩,蚌粉一兩,同炒赤,丁香、胡椒各四十九粒,爲末,自然薑汁煮,半夏粉糊丸梧子大,每薑湯下二十丸。《普濟方》②。**冷氣心痛**。靈砂三分,五靈脂一分,爲末,稀糊丸麻子大,每服二十丸,食前石菖蒲、生薑湯下。《直指方》③。**九竅出血**,因暴驚而得,其脉虛者。靈砂三十粒,人參湯下,三服愈。此證不可錯認作血得熱則流,妄用涼藥誤事。楊仁齋《直指方》④。**養正丹**。又名交泰丹,乃寶林真人谷伯陽方也。却邪輔正,助陽接真。治元氣虧虛,陰邪交蕩,上盛下虛,氣不升降,呼吸不足,頭旋氣短,心怯驚悸,虛煩狂言,盜汗,腹痛腰痛,反胃吐食,霍亂轉筋,欬逆。又治中風涎潮,不省人事,陽氣欲脱,四肢厥冷。傷寒陰盛自汗,脣青脉沉。婦人產後月候不勻,帶下腹痛。用黑盞一隻,入黑鉛溶汁,次下水銀,次下朱砂末,炒不見星,少頃乃下硫黃末,急攪。有焰,洒醋解之。取出研末,糯粉煮糊丸綠豆大。每服二十丸,鹽湯下。四味皆等分,此藥升降陰陽,既濟心腎,神效不可具述。《和劑局方》⑤。

雄黃《本經》⑥中品

【釋名】黃金石《本經》⑦、石黃《唐本》⑧、熏黃。【普⑨曰】雄黃生山之陽,是丹之雄,

---

① 錢氏小兒方:《小兒藥證直訣》卷下"二氣散"　治冷熱驚吐,反胃,一切吐利,諸治不效者。硫黃(半兩,研)、水銀(貳錢半,研不見星),右每服壹匙至伍分,生薑水調下。或同炒結砂爲圓。

② 普濟方:《普濟方》卷36"胃反"　粉靈砂:治脾疼翻胃。靈砂(一兩)、蚌粉(一兩,二味同炒略變色,研細)、丁香、胡椒(各四十九粒),右爲末,生薑自然汁煮半夏糊丸梧桐子大,每服三十丸,翻胃生薑湯吞,虛人脾痛炒鹽湯下,煨薑尤佳。

③ 直指方:《直指方》卷6"心疼證治"　靈砂丹:治冷氣乘心作痛。好靈砂(三分)、川五靈脂(二分),右研極細,稀糕糊丸麻子大,每服二十丸,食前石菖蒲、生薑煎湯下。

④ 直指方:《直指方》卷26"血疾證治"　又方,暴驚風,九竅血,其脉虛者:靈砂百粒,分三次,人參煎湯下。(此證不可錯認,血得熱則宣流,妄用涼藥,誤矣。)

⑤ 和劑局方:《局方》卷5"治癇冷"　養正丹:(出寶林真人谷伯陽《傷寒論》中,一名交泰丹。)却邪輔正,助陽接真。治元氣虛虧,陰邪交蕩,正氣乖常,上盛下虛,氣不升降,呼吸不足,頭旋氣短,心神怯弱,夢寐驚悸,遍體盜汗,腹痛腰疼。或虛煩狂言,口乾上喘,翻胃吐食,霍亂轉筋,咳逆不定。又治中風涎潮,不省人事,陽氣欲脱,四肢厥冷。如傷寒陰盛,自汗脣青,脉沉,最宜服之。及婦人產後,血氣身熱,月候不均,帶下腹痛,悉能治療。常服濟心火,強腎水,進飲食。水銀、硫黃(研細)、朱砂(研細)、黑錫(去滓,秤,與水銀結砂,各一兩),右用黑盞一隻,火上熔黑錫成汁,次下水銀,以柳枝子攪勻,次下朱砂,攪令不見星子,放下少時,方入硫黃末,急攪成汁和勻。如有焰,以醋灑之,候冷取出,研如粉極細,用糯米粉煮糊爲丸如綠豆大。每服二十丸,加至三十粒,鹽湯下。此藥升降陰陽,既濟心腎,空心食前棗湯送下,神效不可具述。

⑥ 本經:《本經》《別錄》見《證類》卷4"雄黃"　**味苦**、甘、**平**、**寒**,大溫,有毒。**主寒熱**、**鼠瘻惡瘡**、**疽痔死肌**,療疥蟲䘌瘡,目痛,鼻中息肉,及絶筋破骨,百節中大風,積聚癖氣,中惡腹痛,鬼疰,**殺精物惡鬼邪氣**、**百蟲毒**、**勝五兵**,殺諸蛇虺毒,解藜蘆毒,悅澤人面。**煉食之**、**輕身神仙**。餌服之,皆飛入人腦中,勝鬼神,延年益壽,保中不飢。得銅可作金。**一名黃食石**。生武都山谷、敦煌山之陽。採無時。

⑦ 本經:見上注白字。

⑧ 唐本:《唐本草》見《證類》卷4"雄黃"　《唐本》注云:出石門,名石黃者,亦是雄黃……

⑨ 普:《嘉祐》見《證類》卷4"雄黃"　……山陰有丹雄黃,生山之陽,故曰雄,是丹之雄,所以名雄黃也。

所以名雄黃也。【恭①曰】出石門者名石黃，亦是雄黃，而通名黃金石，石門者爲劣爾。惡者名熏黃，止用熏瘡疥，故名之。【藏器②曰】今人敲取石黃中精明者爲雄黃，外黑者爲熏黃。雄黃燒之不臭，熏黃燒之則臭，以此分別。【權③曰】雄黃，金之苗也。故南方近金(治)〔冶〕處時有之，但不及西來者真好爾。【宗奭④曰】非金苗也。有金窟處無雄黃。【時珍曰】雄黃入點化黃金用，故名黃金石，非金苗也。

【集解】【《別録》⑤曰】雄黃生武都山谷、燉煌山之陽，采無時。【弘景⑥曰】武都，氐羌也，是爲仇池。宕昌亦有之，小劣。燉煌在涼州西數千里，近來紛擾，皆用石門、始興石黃之好者耳。涼州黃好者作鷄冠色，不臭而堅實。其黯黑及虛軟者，不好也。【恭⑦曰】宕昌、武都者爲佳，塊方數寸，明澈如鷄冠，或以爲枕，服之辟惡。其青黑堅者，不入藥用。貞觀年中，以宕州新出有得方數尺者，但重脆不可全致之耳。【禹錫⑧曰】《水經注》云：黃水出零陵縣西北，連巫山溪，出雄黃，頗有神異。常以冬月祭祀，鑿石深數丈，方采得之，故溪水取名焉。又《抱朴子》云：雄黃當得武都山所出者，純而無雜，其赤如鷄冠，光明曄曄者，乃可用。其但純黃似雌黃色、無光者，不任作仙藥，可合理病藥耳。【頌⑨曰】今階州即古武都，山中有之。形塊如丹砂，明澈不夾石，其色如鷄冠者真。有青黑色而堅者名熏黃，有形色似真而氣臭者名臭黃，並不入服食，只可療瘡疥。其臭以醋洗之便去，足以亂

---

① 恭：《唐本草》見《證類》卷4"雄黃" 《唐本》注云：出石門，名石黃者，亦是雄黃，而通名黃食石。而石門者最爲劣爾……又云：惡者名熏(音訓)黃，用熏瘡疥，故名之，無別熏黃也……
② 藏器：《拾遺》見《證類》卷4"雄黃" 陳藏器：按石黃，今人敲取中精明者爲雄黃，外黑者爲熏黃。主惡瘡，殺蟲，熏瘡疥蟨虱，及和諸藥熏嗽。其武都雄黃燒不臭，熏黃中者燒則臭，以此分別之……
③ 權：《藥性論》見《證類》卷4"雄黃" 雄黃，金苗也……/《圖經》見《證類》卷4"雄黃" ……或云：雄黃，金之苗也，故南方近金坑冶處時或有之，但不及西來者真好耳……
④ 宗奭：《衍義》卷5"雄黃" 非金苗。今有金窟處無雄黃……
⑤ 別録：見541頁注⑥。
⑥ 弘景：《集注》見《證類》卷4"雄黃" ……合丸皆用石門、始興石黃之好者爾……好者作鷄冠色，不臭而堅實。若黯黑及虛軟者，不好也。武都、氐羌是爲仇池。宕昌亦有，與仇池正同而小劣。敦煌在涼州西數千里，所出者未嘗得來江東，不知當復云何？此藥最要，無所不入。
⑦ 恭：《唐本草》見《證類》卷4"雄黃" ……宕昌、武都者爲佳，塊方數寸，明澈如鷄冠，或以爲枕，服之辟惡。其青黑堅者，不入藥用。若火飛之而療瘡亦無嫌……貞觀年中，以宕州新出有得方數尺者，但重脆不可全致之爾。
⑧ 禹錫：《嘉祐》見《證類》卷4"雄黃" 《水經》云：黃水出零陽縣西北連巫山溪，出雄黃，頗有神異。採常以冬月祭祀，鑿石深數丈方得，故溪水取名焉。《抱朴子》云：雄黃當得武都山所出者，純而無雜，其赤如鷄冠，光明曄曄者，乃可用耳，其但純黃似雌黃色無光者，不任作仙藥，可以合理病藥耳。(按：《水經注》卷37"澧水"所記幾同，時珍或轉引自《證類》。)
⑨ 頌：《圖經》見《證類》卷4"雄黃" 雄黃，生武都山谷敦煌山之陽，今階州山中有之。形塊如丹砂，明澈不夾石，其色如鷄冠者爲真。有青黑色而堅者名熏(音訓)黃，有形色似真而氣臭者名臭黃，並不入服食，只可療瘡疥耳。其臭以醋洗之便可斷氣，足以亂真，用之尤宜細辨。又階州接西戎界，出一種水窟雄黃，生於山岩中有水泉流處。其石名青煙石、白鮮石。雄黃出其中，其塊大者如胡桃，小者如粟豆，上有孔竅，其色深紅而微紫，體極輕虛，而功用勝於常雄黃，丹竈家尤所貴重……

真,尤宜辨。又階州接西戎界,出一種水窟雄黃,生于山岩中有水流處。其石名青煙石、白鮮石。雄黃出其中,其塊大者如胡桃,小者如(栗)〔粟〕豆,上有孔竅,其色深紅而微紫,體極輕虛而功用更勝,丹竈家尤貴重之。【時珍曰】武都水窟雄黃,北人以充丹砂,但研細色帶黃爾。《丹房鑑源》①云:雄黃千年化爲黃金。武都者上,西番次之。鐵色者上,鷄冠次之。以沉水銀脚鐵末上拭了,旋有黃衣生者爲真。一云:驗之可以煅蟲,死者爲真。細嚼,口中含湯不臭辣者次之。【敩②曰】凡使勿用:臭黃,氣臭;黑(雄)〔鷄〕黃,色如烏鷄頭;夾膩黃,一重黃,一重石。並不堪用。真雄黃,似鷓鴣鳥肝色者爲上。

【修治】【敩③曰】每雄黃三兩,以甘草、紫背天葵、地膽、碧稜花各五兩,細剉,東流水入坩鍋中,煮三伏時,漉出,搗如粉,水飛,澄去黑者,晒乾再研用。其內有劫鐵石,又號赴矢黃,能劫于鐵,並不入藥用。○【思邈④曰】凡服食,用武都雄黃,須油煎九日九夜,乃可入藥。不爾有毒,慎勿生用。【時珍曰】一法:用米醋入蘿蔔汁煮乾用良。《抱朴子》⑤曰】餌法:或以蒸煮,或以消石化爲水,或以猪脂裹蒸之于赤土下,或以松脂和之,或以三物煉之,〔引之〕如布,白如冰。服之令人長生,除百病,殺三蟲。伏火者,可點銅成金,變銀成金。

【氣味】苦,平、寒,有毒。【《別錄》⑥曰】甘,大溫。【權⑦曰】辛,有大毒。【大明⑧曰】微毒。【土宿真君⑨曰】南星、地黃、蓠苣、五加皮、紫河車、地榆、五葉藤、黃芩、白芷、當歸、地錦、鵝腸草、鷄腸草、苦參、鵝不食草、圓桑、猬脂,皆可制雄黃。

【主治】寒熱,鼠瘻惡瘡,疽痔死肌,殺精物惡鬼,邪氣百蟲毒,勝五兵。鍊食之,輕身神仙。《本經》⑩。療疥蟲蠚瘡,目痛,鼻中息肉,及絕筋破骨,百

① 丹房鑑源:《丹房鑑源》卷上"諸黃篇第二"　雄黃(訣曰:雄黃千年化爲黃金。黃帝曰:雄黃化銅。武都者上,西番者次。鐵色者上,鷄冠者次。沉水銀脚,鐵末上拭了,旋有黃衣生者上。)
② 敩:《炮炙論》見《證類》卷4"雄黃"　雷公云:凡使,勿用黑鷄黃、自死黃、夾膩黃。其臭黃真似雄黃,只是臭不堪用,時人以醋洗之三兩度,便無臭氣,勿誤用也。次有夾膩黃,亦似雄黃,其內一重黃一重石,不堪用。次有黑鷄黃,亦似雄黃,如烏鷄頭上冠也。凡使,要似鷓鴣鳥肝色爲上……
③ 敩:《炮炙論》見《證類》卷4"雄黃"　……凡修事,先以甘草、紫背天葵、地膽、碧棱花四件並細剉,每件各五兩,雄黃三兩,下東流水入坩堝中,煮三伏時,漉出,搗如粉,水飛,澄去黑者,暾乾再研,方入藥用。其內有劫鐵石,是雄黃中有,又號赴矢黃,能劫於鐵,並不入藥用。
④ 思邈:《千金方》卷12"萬病丸散第七"　述曰……凡雄黃,皆以油煎九日九夜,乃可入丹,不爾有毒,慎勿生用。丹必熱毒不堪服,慎之。
⑤ 抱朴子:《證類》卷4"雄黃"　抱朴子餌之法:或以蒸煮,或以酒服,或以消石化爲水乃疑之,或以猪脂裹蒸之於赤土下,或以松脂和之,或以三物煉之,引之如布,白如冰。服之皆令人長生,百病除,三屍下,瘢痕滅,白髮黑,墮齒生,千日,玉女來侍,可使鬼神……/《寶藏論》:雄黃,若以草藥伏住者,熟煉成汁,胎色不移。若將制諸藥成汁并添得者,上可服食,中可點銅成金,下可變銀成金。
⑥ 別錄:見541頁注⑥。
⑦ 權:《藥性論》見《證類》卷4"雄黃"　……味辛,有大毒……
⑧ 大明:《日華子》見《證類》卷4"雄黃"　雄黃,微毒……
⑨ 土宿真君:(按:未見該書存世,待考。)
⑩ 本經:見541頁注⑥白字。

節中大風，積聚癖氣，中惡腹痛，鬼疰，殺諸蛇虺毒，解藜蘆毒，悦澤人面。餌服之者，皆飛入腦中，勝鬼神，延年益壽，保中不饑。得銅可作金。《別錄》①。主疥癬風邪，癲癇嵐瘴，一切蟲獸傷。大明②。搜肝氣，瀉肝風，消涎積。好古③。治瘧疾寒熱，伏暑泄痢，酒飲成癖，驚癇，頭風眩運，化腹中瘀血，殺勞蟲疳蟲。時珍。

【發明】【權④曰】雄黄能殺百毒，辟百邪，殺蠱毒。人佩之，鬼神不敢近。入山林，虎狼伏。涉川水，毒物不敢傷。《抱朴子》⑤曰】帶雄黄入山林，即不畏蛇。若蛇中人，以少許傅之，登時愈。吳楚之地，暑濕鬱蒸，多毒蟲及射工、沙虱之類，但以雄黄、大蒜等分，合搗一丸佩之。或已中者，塗之亦良。【宗奭⑥曰】焚之，蛇皆遠去。治蛇咬方，見"五靈脂"下。《唐書》云：甄立言究習方書，爲太常丞。有尼年六十餘，患心腹鼓脹，身體羸瘦已二年。立言診之，曰：腹内有蟲，當是誤食髮而然。令餌雄黄一劑，須臾吐出一蛇，如拇指，無目，燒之猶有髮氣，乃愈。又《明皇雜錄》⑦云：有黄門奉使交廣回。太醫周顧曰：此人腹中有蛟龍。上驚，問黄門有疾否？曰：臣馳馬大庾嶺，熱困且渴，遂飲澗水，竟腹中堅痞如石。周遂以消石、雄黄煮服。立吐一物，長數寸，大如指，視之鱗甲皆具。此皆殺蠱毒之驗也。【頌⑧曰】雄黄治瘡瘍尚矣。《周禮》：瘍醫，療瘍以五毒攻之。鄭康成注云：今醫方有五毒之藥，作之，合黄甃，置石膽、丹砂、雄黄、(礬)〔礜〕石、慈石其中，燒之三日三夜，其烟上

---

① 別錄：見 541 頁注⑥。

② 大明：《日華子》見《證類》卷 4"雄黄" ……治疥癬風邪，癲癇，嵐瘴，一切蛇蟲犬獸傷咬……

③ 好古：《湯液大法》卷 3"肝" 有餘則聚，聚則宜通，氣(……雄黄)/風實則泄(……雄黄)/卷 4 "五積"涎積(雄黄……)

④ 權：《藥性論》見《證類》卷 4"雄黄" ……殺百毒……能治尸疰，辟百邪鬼魅，殺蠱毒。人佩之，鬼神不能近。入山林，虎狼伏。涉川濟，毒物不敢傷。

⑤ 抱朴子：《抱朴子内篇》卷 17"登涉" ……今帶武都雄黄，色如雞冠者，五兩以上，以入山林草木，則不畏蛇。蛇若中人，以少許雄黄末内瘡中，亦登時愈也……抱朴子答曰……今吳楚之野，暑濕鬱蒸，雖衡霍正岳，猶多毒蠚也。又有短狐，一名蜮，一名射工，一名影射，其實水蟲也……以雄黄、大蒜等分，合搗，帶一丸如雞子大者，亦善。若已爲所中者，可以此藥塗瘡，亦愈……

⑥ 宗奭：《衍義》卷 5"雄黄" 別法，治蛇咬。焚之熏，蛇遠去。又武都者，鑴磨成物形，終不免其臭。唐甄立言仕爲太常丞，有道人病心腹滿煩，彌二歲。診曰：腹有蟲，誤食髮而然。令餌雄黄一劑，少選吐一蛇如拇指，無目，燒之有髮氣，乃愈。此殺毒蟲之驗也。

⑦ 明皇雜錄：《證類》卷 4"雄黄" 《明皇雜錄》：有黄門奉使交廣回，周顧謂曰：此人腹中有蛟龍。上驚問黄門曰：卿有疾否？曰：臣馳馬大庾嶺，時當大熱，困且渴，遂飲水，覺腹中堅痞如石。周遂以消石及雄黄煮服之，立吐一物，長數寸，大如指，視之鱗甲具，投之水中，俄頃長數尺，復以苦酒沃之如故，以器覆之，明日已生一龍矣。上甚訝之。

⑧ 頌：《圖經》見《證類》卷 4"雄黄" ……謹案：雄黄治瘡瘍尚矣。《周禮·瘍醫》凡療瘍，以五毒攻之。鄭康成注云：今醫方有五毒之藥，作之合黄甃(音武)，置石膽、丹砂、雄黄、礜石、磁石其中，燒之三日三夜，其煙上著，以雞羽掃取之，以注創，惡肉破骨則盡出。故翰林學士楊億常《筆記》：直史館楊嶠年少時有瘍生於頰，連齒輔車外腫若覆甌，内潰出膿血不輟，吐之痛楚難忍，療之百方，彌年不差，人語之，依鄭法合燒藥成，注之創中，少頃，朽骨連兩牙潰出，遂愈，後便安寧。信古方攻病之速也。黄甃若今市中所貨有蓋瓦合也，近世合丹藥猶用黄瓦鬲，亦名黄甃，事出於古也。

着,鸡羽扫取以注瘑,恶肉破骨则尽出也。杨亿《笔记》载:杨岿少时,有瘍生于烦,连齿辅车,外腫若覆瓯,内溃出脓血,痛楚难忍,百疗弥年不瘥。人令依郑法烧药注之,少顷,朽骨连牙溃出,遂愈。信古方攻病之速也。黄垄,音武,即今有盖瓦合也。【時珍曰】五毒药,范汪《東陽方》①變爲飛黄散,治緩疽惡瘡,蝕惡肉。其法取瓦盆一個,安雌黄于中,丹砂居南。慈石居北,曾青居東,白石英居西,礜石居上,石膏次之,鍾乳居下,雄黄覆之,雲母布於下,各二兩,末。以一盆蓋之,羊毛泥固濟,作三隅竈,以陳葦燒一日,取其飛黄用之。夫雄黄乃治瘡殺毒要藥也,而入肝經氣分,故肝風肝氣、驚癇痰涎、頭痛眩運、暑瘧泄痢、積聚諸病,用之有殊功。又能化血爲水。而方士乃鍊治服餌,神異其說,被其毒者多矣。按洪邁《夷堅志》②云:虞雍公允文感暑痢,連月不瘥。忽夢至一處,見一人如仙官,延之坐。壁間有藥方,其辭云:暑毒在脾,濕氣連脚,不泄則痢,不痢則瘧。獨鍊雄黄,蒸餅和藥。别作治療,醫家大錯。公依方,用雄黄水飛九度,竹筒盛,蒸七次,研末,蒸餅和丸梧子大。每甘草湯下七丸,日三服。果愈。《太平廣記》③載成都劉無名服雄黄長生之説,方士言耳,不可信。

【附方】舊十三,新四十九。卒中邪魔。雄黄末吹鼻中。《集驗方》④。鬼擊成病,腹中煩滿欲絶。雄黄粉酒服一刀圭,日三服,化血爲水也。孫真人《千金方》⑤。辟禳魘魔。以雄黄帶頭上,或以棗許繫左腋下,終身不魘。《張文仲方》⑥。家有邪氣。用真雄黄三錢,水一盌,以東南桃枝咒洒滿屋,則絶迹。勿令婦女見知。《集簡方》。女人病邪。女人與邪物交通,獨言獨笑,悲思恍惚者。雄黄一兩,松脂二兩,溶化,以虎爪攪之,丸如彈子。夜燒於籠中,令女坐其上,以被蒙之,露頭在外,不過三劑自斷。仍以雄黄、人参、防風、五味子等分爲末,每旦井水服方寸匕,取愈。○《肘後方》⑦。小丹服法。雄黄、柏子仁各二斤,松脂煉過十斤,合搗爲丸,每旦北向

---

① 東陽方:《外臺》卷24"緩疽方四首" 范汪飛黄散:療緩疽惡瘡,食惡肉方。取丹砂著瓦盆,南雌黄著中央,磁石、北曾青、東白石英、西礜石、上石膏、次鍾乳、下雄黄、覆雲母薄布下各二兩,先擣篩瓦盆中,以一盆覆上,羊毛泥令厚,作三隅竈,燒之以陳葦,一日成,取其飛者使之,甚妙。
② 夷堅志:《夷堅志》甲卷17"夢藥方" 虞並甫,紹興二十八年,自渠州守被召至臨安,憩北郭外接待院。因道中冒暑得疾,泄痢連月。重九日,夢至一處,類神仙居,一人被服如仙官,延之坐。視壁間有韻語藥方一紙,讀之數過。其詞曰:暑毒在脾,濕氣連脚,不泄則痢,不痢則瘧。獨鍊雄黄,炁面和藥,甘草作湯,服之安樂。别作治療,醫家大錯。夢回尚能記,即録之。蓋治暑泄方也,如方服之,遂愈。
③ 太平廣記:《太平廣記》卷41"劉無名" 劉無名,成都人也……劉授丹訣,還於霧中山,築室修鍊三年乃成。開成二年,猶駐於蜀,自述無名,傳以示後人。入青城去,不知所終。(出《仙傳拾遺》。)
④ 集驗方:《證類》卷4"雄黄" 《集驗方》:治卒魘:雄黄擣爲末,細篩,以管吹入鼻孔中。
⑤ 千金方:《千金方》卷25"卒死第一" 卒中鬼擊,及刀兵所傷,血漏腹中不出,煩滿欲絶方:雄黄粉酒服一刀圭,日三,血化爲水。
⑥ 張文仲方:《外臺》卷28"卒魘方二十一首" 文仲療卒魘方……又方:取雄黄如棗核,繫左腋下,令人終身不魘也。
⑦ 肘後方:《肘後方》卷3"治卒得驚邪恍惚方第十八" 治女人與邪物交通,獨言獨笑,悲思恍惚者:末雄黄一兩,以松脂二兩溶,和虎爪攪,令如彈丸,夜納火籠中燒之,令女人寢坐其上,被急自蒙,唯出頭耳。一次未瘥,不過三劑過,自斷也。又方:雄黄一兩、人参一兩、防風一兩、五味子一升,擣篩,清旦以井水服方寸匕,三服差。

服五丸。百日後拘魂制魄,與神人交見。○《太上玄變經》①。**轉女爲男**。婦人覺有妊,以雄黃一兩,絳囊盛之,養胎,轉女成男,取陽精之全于地産也。○《千金方》②。**小兒諸癇**。雄黃、朱砂等分爲末,每服一錢,豬心血入薑水調下。《直指方》③。**骨蒸發熱**。雄黃末一兩,入小便一升,研如粉,乃取黃理石一枚,方圓一尺者,炭火燒之三食頃,濃淋汁于石上。置薄氈于上,患人脱衣坐之,衣被圍住,勿令洩氣,三五度瘥。《外臺秘要》④。**傷寒欬逆**。服藥無效,雄黃二錢,酒一盞,煎七分,乘熱嗅其氣,即止。《活人書》⑤。**傷寒狐惑**,蟲蝕下部,痛痒不止。雄黃半兩,燒于瓶中,熏其下部。《聖惠方》⑥。**偏頭風病**。至靈散:用雄黃、細辛等分爲末,每以一字吹鼻,左痛吹右,右痛吹左。《博濟方》⑦。**五尸注病**。發則痛變無常,昏〔光〕〔恍〕沉重,纏結臟腑,上衝心脇,即身中尸鬼接引爲害也。雄黃、大蒜各一兩,杵丸彈子大,每熱酒服一丸。《肘後方》⑧。**腹脇痞塊**。雄黃一兩,白礬一兩,爲末,麵糊調膏攤貼,即見功效。未效再貼,待大便數百斤之狀乃愈,秘方也。《集玄方》⑨。**脇下疢癖**及傷飲食。煮黃丸:用雄黃一兩,巴豆五錢,同研,入白麪二兩,

---

① 太上玄變經:《證類》卷4"雄黃"　《太上八帝玄變經》:小丹法:用雄黃、柏子。拘魂制魄方:柏子細篩去淬,松脂十斤,以和柏子、雄黃各二斤,色如赤李,合藥臼中復搗,如蒸藥一日。如餌,正坐北向,平旦頓服五丸,百日之後,與神人交見。

② 千金方:《千金方》卷2"求子第一"　治婦人始覺有娠,養胎並轉女爲男……又方:取雄黃一兩,絳囊盛,帶之。要女者,帶雌黃。

③ 直指方:《仁齋小兒方》卷2"定癇治法"　星朱散:定癇利痰。南星(濕紙炮香熟,一兩)、朱砂(二錢),右爲末,用帶性豬心血爲丸桐子大,每服一丸,煎防風湯調下。(按:《直指方》未見此方。今錄楊仁齋書近似方以備參。)

④ 外臺秘要:《外臺》卷13"骨蒸方"　又療骨蒸極熱方……又方:用雄黃一大兩,和小便一大升,研令爲粉,乃取黃理石一枚,方圓可一尺左側,以炭火燒之三食頃極熱,灌雄黃汁于石上,恐太熱不可近,宜著一片薄氈置石上,令患人脱衣坐上,石冷停,以衣被圍繞身,勿令藥氣泄出,莫辤衣物臭也。凡經三五度,如此必差。

⑤ 活人書:(按:查《類證活人書》無此方,未能溯得其源。)

⑥ 聖惠方:《聖惠方》卷13"治傷寒狐惑諸方"　治傷寒狐惑,毒蝕下部,肛外如䘌,痛癢不止,方:雄黃(半兩),右件藥先用瓶子一個口稍大者,内入灰土,如裝香火,將雄黃燒之,候煙出,以瓶口當病處熏之。

⑦ 博濟方:《證類》卷4"雄黃"　《博濟方》:治偏頭痛至靈散:雄黃、細辛等分研令細,每用一字已下,左邊疼吹入右鼻,右邊疼吹入左鼻,立效。

⑧ 肘後方:《肘後方》卷1"治卒中五尸方第六"　凡五尸,即身中死鬼接引也,共爲病害,經術甚有消滅之方,而非世徒能用,今復撰其經要,以救其敝方:雄黃(一兩)、大蒜(一兩),令相和似彈丸許,納二合熱酒中,服之,須臾瘥。未瘥更作。已有疹者,常蓄此藥也。

⑨ 集玄方:(按:僅見《綱目》引錄。未能溯得其源。)

滴水爲丸梧子大，每服二十四丸，漿水煮三十沸，入冷漿水沉冷吞下，以利爲度，如神。《保命集》①。**飲酒成癖**。酒癖丸：治飲酒過度，頭旋惡心嘔吐，及酒積停于胃間，遇飲即吐，久而成癖。雄黃皂角子大六個，巴豆連皮油十五個，蠍稍十五個，同研，入白麴五兩半，滴水丸豌豆大，將乾，入麩內炒香。將一粒放水試之，浮則取起收之。每服二丸，溫酒下。《和劑局方》②。**髮癥飲油**。有飲油五升以來方快者，不爾則病，此是髮入于胃，氣血裹之，化爲蟲也。雄黃半兩爲末，水調服之，蟲自出。夏子益《奇疾方》③。**癥瘕積聚**。去三尸，益氣延年却老。雄黃二兩爲末，水飛九度，入新竹筒內，以蒸餅一塊塞口，蒸七度，用好粉脂一兩，和丸綠豆大。每服七丸，酒下，日三服。《千金方》④。**小腹痛滿**，不得小便。雄黃末蜜丸，塞陰孔中。《傷寒類要》⑤。**陰腫如斗**，痛不可忍。雄黃、礬石各二兩，甘草一尺，水五升，煮二升，浸之。《肘後方》⑥。**中飲食毒**。雄黃、青黛等分，爲末，每服二錢，新汲水下。《鄧筆峰方》⑦。**蠱毒蟲毒**。雄黃、生礬等分，端午日研化，蠟丸梧子大。每服七丸，念藥王菩薩七遍，熟水下。蘇東坡《良方》⑧。**結陰便血**。雄黃不拘多少，入棗內，線繫定，煎湯。用鉛一兩化汁，傾入湯內同煮，自早至晚，不住添沸湯，取出爲末，共棗杵，和

---

① 保命集：《保命集》卷中"**內傷論第十五**" 煮黃丸：雄黃（一兩另研）、巴豆（五錢，生用，去皮研爛，入雄黃末），右二味再研，入白麵二兩，同再和研均，滴水爲丸如桐子大。每服時先煎漿水令沸，下藥二十四丸，煮三十沸，撈入冷漿水中，沉冰冷，一時下二丸，一日二十四丸也。加至微利爲度，用浸藥水送下此藥。治脅下疙癖痛如神。

② 和劑局方：《局方》卷 3"**治一切氣（附積聚、脾胃）**" 酒癖丸：治飲酒過度，頭旋噁心，嘔吐不止，及酒積停於胃間，遇飲即吐，久而成癖。雄黃（揀六個，如皂莢子大）、巴豆（不去皮，不出油）、蠍梢（各十五個），右三味同研細，入白麵稱重五兩半，滴水和如豌豆大，候稍乾，入麩內同炒香，將一粒放水中，如藥粒浮于水上，即去麩不用。每服二粒，溫酒下，食後服。尋常傷酒，每服一粒，茶酒任下。

③ 奇疾方：《傳信適用方》卷下"**夏子益治奇疾方三十八道**" 第十五：有飲油四五升方始快意，長得吃則安，不爾則病，此是髮入胃被氣血裹了化爲蟲也。治用雄黃半兩，爲末，水調服，蟲自出。如蟲，出活者置於油中，逡巡間自耗。

④ 千金方：《證類》卷 4"**雄黃**" 《千金方》……又方：治癥瘕積聚，去三尸，益氣延年却老：以雄黃二兩，細研爲末，九度水飛過，却入新淨竹筒內盛，以蒸餅一塊塞筒口，蒸七度，用好粉脂一兩爲丸如菉豆大，日三服，酒下七丸至十九，三年後道成，益力不飢，玉女來侍。（**按**：今本《千金方》無此方。）

⑤ 傷寒類要：《證類》卷 4"**雄黃**" 《傷寒類要》：治小腹痛滿，不得小便，及療天行病。雄黃細研蜜丸如棗核，內溺孔中。

⑥ 肘後方：《肘後方》卷 5"**治卒陰腫痛癩卵方第四十二**" 陰莖中卒痛不可忍：雄黃、礬石（各二兩）、甘草一尺，水五升，煮取二升，漬。姚云：療大如斗者。

⑦ 鄧筆峰方：（**按**：書佚，無可溯源。）

⑧ 良方：《直指方》卷 25"**蠱毒證治**" 東坡雄黃丸：治蠱毒及蟲蛇畜獸毒。雄黃、明白礬（生研，等分），右端午日研細，溶黃蠟爲丸桐子大，每七丸，念藥王菩薩、藥王菩薩七遍，熟水送下。（**按**：《蘇沈良方》無此方。今另溯其源。）

丸梧子大。每服三十丸，煎黑鉛湯空心下，只三服止。《普濟方》①。**暑毒泄痢**。方見"發明"下。**中風舌强**。正舌散：用雄黃、荊芥穗等分，爲末。豆淋酒服二錢。《衛生寶鑑》②。**破傷中風**。雄黃、白芷等分，爲末。酒煎灌之，即甦。邵真人《經驗方》③。**風狗咬傷**。雄黃五錢，麝香二錢，爲末，酒下，作二服。《救急良方》④。**百蟲入耳**。雄黃燒撚熏之，自出。《十便良方》⑤。**馬汗入瘡**。雄黃、白礬各一錢，烏梅三個，巴豆一個，合研，以油調半錢傅之良。《經驗方》⑥。**蜘蛛傷人**。雄黃末傅之。《朝野僉載》⑦。**金瘡內漏**。雄黃半豆大，納之，仍以小便服五錢，血皆化爲水。《肘後方》⑧。**杖瘡腫痛**。雄黃二分，密陀僧一分，研末。水調傅之，極妙。《救急方》⑨。**中藥箭毒**。雄黃末傅之，沸汁出愈。《外臺秘要》⑩。**解藜蘆毒**。水服雄黃末一錢。《外臺》⑪。**小兒痘疔**。雄黃一錢，紫草三錢，爲末，胭脂汁調。先以銀簪挑破，搽之極妙。《痘疹證治》⑫。**白禿頭瘡**。雄黃、豬膽汁和傅之。《聖濟録》⑬。**眉毛脱落**。雄黃末一兩，醋和塗之。《聖濟録》⑭。**筋肉化蟲**。有蟲如蟹走于皮下，作聲如小兒啼，爲筋肉之化。雄黃、雷丸各

---

① 普濟方：《普濟方》卷38"臟毒下血"　金屑丸：治便血，一切血妄行結陰。用葉子雄黃不拘多少，入在棗肉内，線縛定，滿湯煎，用黑鉛一兩鎔成汁，傾入湯内同煮，自早至晚不住，沸添湯，取出研令極細，其棗肉以瓷器盞子盛，於飯上蒸過，取肉丸梧桐子大，每服三丸，煎黑鉛湯下。便血甚者，只三服瘥。

② 衛生寶鑑：《衛生寶鑑》卷8"風中臟諸方"　正舌散：治中風舌强語澀。雄黃（研）、荊芥穗（各等分），右爲末，每服二錢，豆淋酒調下。

③ 經驗方：《秘傳經驗方》　立效散：治破傷風。雄黃、香白芷，右件各等分，咬咀，好酒濃煎服之。如牙關緊急者，灌之即活。

④ 救急良方：《急救良方》卷1"諸蟲蛇傷第六"　治咬傷及經久復發者：用雄黃（黃明者，五錢）、麝香（五分），右研匀，以酒調服二錢，服後得睡爲佳。俟其自醒，利下惡物，再進一服，即見效。

⑤ 十便良方：《十便良方》卷40"蟲獸傷"　又方，治百蟲入耳方江陽方：上以火頭一冨，雄黃少許，以煙熏之。

⑥ 經驗方：《證類》卷4"雄黃"　《經驗方》：治馬汗入肉。雄黃、白礬等分，更用烏梅三個，槌碎，巴豆一個，合研爲細末。以半錢比，油調傅患處。

⑦ 朝野僉載：《朝野僉載》卷1　醫書言……蜘蛛齧者，雄黃末傅之。

⑧ 肘後方：《證類》卷4"雄黃"　《肘後方》：若血内漏者：以雄黃末如大豆，内瘡中。又服五錢比，血皆化爲水，卒以小便服之。（**按**：今本《肘後方》無此方。）

⑨ 救急方：《救急易方》卷6"瘡瘍門·一百六十五"　治杖瘡……又方：用雄黃二分，無名異一分，研細，水調傅，極效。（**按**：未能溯得此方之源。録近似方備參。）

⑩ 外臺秘要：《外臺》卷29"被刀箭傷方"　《小品》療被毒箭傷方：雄黃末敷之，愈。

⑪ 外臺：《外臺》卷31"解諸藥草中毒方"　又中藜蘆毒方，雄黃、葱汁並解之。

⑫ 痘疹證治：（**按**：書佚，無可溯源。）

⑬ 聖濟録：（**按**：《聖濟總録》無此方，未能溯得其源。）

⑭ 聖濟録：《聖惠方》卷41"令生眉毛諸方"　治眉癢毛落方：雄黃（一兩，細研），右以醋和，每夜於眉上塗之。（**按**：《聖濟總録》無此方。今另溯其源。）

一兩爲末,摻豬肉上炙(熱)〔熟〕,喫盡自安。夏氏《奇疾方》①。**風痒如蟲**。成煉雄黄、松脂等分,研末,蜜丸梧子大,每飲下十丸,日三服,百日(不)〔愈〕。忌酒肉鹽豉。《千金方》②。**丁瘡惡毒**。《千金方》③:刺四邊及中心,以雄黄末傅之,神驗。○《積德堂方》④:用雄黄、蟾酥各五分,爲末,葱、蜜搗丸小米大,以針刺破瘡頂,插入,甚妙。**廣東惡瘡**。雄黄一錢半,杏仁三十粒去皮,輕粉一錢,爲末,洗净,以雄豬膽汁調上,二三日即愈。百發百中,天下第一方。出武定侯府内。《積德堂方》⑤。**蛇纏惡瘡**。雄黄末,醋調傅之。《普濟方》⑥。**纏喉風痺**。雄黄磨新汲水一盞服,取吐、下愈。《續十全方》⑦。**風熱痛**。(有)〔用〕雄黄、乾薑(不)〔各〕等分,爲末,㗜鼻,左痛㗜右,右痛㗜左⑧。**牙齒蟲痛**。雄黄末,和棗肉丸,塞孔中。《類要》⑨。**走馬牙疳**,臭爛出血。雄黄豆大七粒,每粒以淮棗去核包之,鐵線串,于燈上(澆)〔燒〕化爲末,每以少許摻之,去涎,以愈爲度。《全幼心鑑》⑩。**小兒牙疳**。雄黄一錢,銅緑二錢,爲末貼之。《陳氏小兒方》⑪。**疳蟲蝕(鼻)〔齒〕**。雄黄、葶藶等分,研末,(獵)〔臘〕豬膽和,(不)〔以〕槐枝點之。《金匱方》⑫。

---

① 奇疾方:《傳信適用方》卷下"夏子益治奇疾方三十八道" 第二十三:有蟲如蟹,走于皮下,作聲如小兒啼,爲筋肉之化。治用雷丸、雄黄各一兩,爲末,摻在豬肉一片上炙熟,吃盡自安。

② 千金方:《千金方》卷23"惡疾大風第五" 治風,身體如蟲行方……又方:成煉雄黄、松脂等分,蜜和飲服十丸如梧桐子大,日三,百日愈。慎酒、肉、鹽、豉等。

③ 千金方:《千金方》卷22"疔腫第一" 治疔腫病……又方:針刺四邊及中心,塗雄黄末,立可愈,神驗。

④ 積德堂方:(**按**:僅見《綱目》引録。未能溯得其源。)

⑤ 積德堂方:(**按**:僅見《綱目》引録。未能溯得其源。)

⑥ 普濟方:《得效方》卷19"腎臟風癢瘡十方" 蛇纏瘡,用雄黄爲末,醋調塗。仍用酒服。凡爲蛇傷及蜂蠆、蜈蚣、毒蟲、顛犬所傷,皆可用。(**按**:《普濟方》卷272"諸瘡"下引有同方出《危氏方》。)

⑦ 續十全方:《證類》卷4"雄黄" 《續十全方》:治纏喉風。雄黄一塊,新汲水磨,急灌,吐下,差。

⑧ 風熱痛方:《普濟方》卷66"牙齒門" 雄黄散:治牙疼。雄黄、乾薑(各等分),右爲細末,口含水㗜一字鼻中,三次疼止。(**按**:原無出處,今溯得其源。)

⑨ 類要:《證類》卷4"雄黄" 《傷寒類要》……又方:殺齒蟲,以末如棗塞牙間。

⑩ 全幼心鑑:《全幼心鑑》卷4"腎疳即急疳" 雄黄散:治嬰孩小兒腎疳,又名急疳,又走走馬牙疳,齒齦宣露,臭爛出血。雄黄(如菉豆大,七粒)、淮棗(去核,七箇),右將一粒雄黄入一箇淮棗内,却將小鐵線纏定,留三四寸長,用油燈上燒,以棗外黑、内乾爲度,將碗合定,再燒第二箇,如前法,候燒得七箇,齊,停少時,爲極細末,少許乾擦牙齦臭爛出血處,停少時,唾去涎,再擦,以血止爲度。

⑪ 陳氏小兒方:《小兒痘疹方》"類集痘疹已效名方" 雄黄散:治小兒因痘瘡,牙齦生疳蝕瘡。雄黄(一錢)、銅緑(二錢),右二味同研極細,量瘡大小乾摻。

⑫ 金匱方:《金匱·婦人雜病脉證並治》 小兒疳蟲蝕齒方:雄黄、葶藶,右二味末之,取臘月豬脂,鎔,以槐枝綿裹頭四五枚,點藥烙之。

耳出臭膿。雄黃、雌黃、硫黃等分爲末，吹之。《聖濟方》①。䊓瘡日久。雄黃二錢，陳（皮）〔艾〕五錢，青布捲作大撚。燒烟熏之，熱水流出，數次愈。《筆峰雜興》②。鼻準赤色。雄黃、硫黃各五錢，水粉二錢，用頭生乳汁調傅，不過三五次愈。《攝生衆妙方》③。

熏黃。【主治】惡瘡疥癬，殺蟲虱，和諸藥熏嗽。

【附方】新五。小便不通。熏黃末豆許，内孔中，良。《崔氏方》④。卅年呷嗽。熏黃、木香、莨菪子等分爲末，羊脂塗青紙上，以末鋪之，竹筒燒烟，吸之。《崔氏方》⑤。欬嗽熏法。熏黃一兩，以蠟紙調捲作筒十枚，燒烟吸嚥，取吐止。一日一熏，惟食白粥，七日後以羊肉羹補之。《千金方》⑥。水腫上氣，欬嗽腹脹。熏黃一兩，款冬花二分，熟艾一分，以蠟紙鋪艾，洒二末于上，（狄）〔荻〕管捲成筒，燒烟，吸嚥三十口則瘥。三日盡一劑，百日斷鹽、醋。《外臺秘要》⑦。手足甲疽。熏黃、蛇皮等分爲末，以泔洗净，割去甲入肉處，傅之，一頃痛定，神效。《近效方》⑧。

雌黃《本經》⑨中品

【釋名】䃣七火切。【時珍曰】生山之陰，故曰雌黃。《土宿本草》⑩云：陽石氣未足者爲雌，

---

① 聖濟方：《普濟方》卷55"耳聾有膿" 三黃散，治耳内流膿：雄黃、硫黃、雌黃，右等分，爲細末，吹耳内，貼之立止。（**按**：《聖濟總録》無此方。今另溯其源。）

② 筆峰雜興：（**按**：書佚，無可溯源。）

③ 攝生衆妙方：《攝生衆妙方》卷9"鼻門" 赤鼻方：雄黃（五錢，用透明成塊，無石，紅色者爲佳）、硫黃（五錢）、陳水粉（二錢真正者），共爲細末，合一處，用頭生男乳汁調敷，不過三五次即愈。

④ 崔氏方：《外臺》卷27"小便不通方" 崔氏療小便不通方：取熏黃如豆許，末之，納小孔中，神良。

⑤ 崔氏方：《外臺》卷9"呷咳方" 崔氏三十年以來呷咳，並療之方：莨菪子（新者）、南青木香（真者）、薰黃（無石臭者），右三味等分，擣篩爲散，以羊脂塗青紙一張，以散藥著紙上，卷裏之。平旦空腹燒，裏頭令煙出，吸取十咽，日中時復吸十咽，日晚後吸十咽。七日内禁生冷、醋滑。三日則瘥。

⑥ 千金方：《千金方》卷18"咳嗽第五" 治嗽熏法……又方：熏黃研令細，一兩，以蠟紙並上熏黃，令與蠟相入，調勻，卷之如前法，熏之亦如上法，日一二止，以吐爲度。七日將息後，以羊肉羹補之。

⑦ 外臺秘要：《外臺》卷9"熏咳法" 又療咳，腹脹，氣上不得臥，身體水腫，長孫振熏法：蠟紙一張，熟艾薄布遍紙上，熏黃（末，三分）、款冬花（末，二分），右三味並擣佈艾上，著一葦筒卷之，寸别，以繩系之，燒下頭，欬煙咽之，亦可三十咽，欬訖則差，欬盡三劑。一百日斷鹽、醋。日一，每欬三寸，三日盡一劑。

⑧ 近效方：《外臺》卷29"甲疽方" 《近效》療甲疽瘡神妙方：熏黃（慳好者）、蛇皮，右二味等分，更和研之。又先以温泔清浸洗瘡令軟，以尖刀子割去甲角入肉處，裏乾，取藥棗栗許大，以敷瘡上，用軟綿裹之半日許，藥濕即易之，一日許即永除。其先痛者，敷藥訖，一飯頃即宜痛定……

⑨ 本經：《本經》《别録》見《證類》卷4"雌黃" 味辛、甘、平、大寒，有毒。主惡瘡，頭秃，痂疥，殺毒蟲虱，身癢，邪氣諸毒，蝕鼻中息肉，下部䘌瘡，身面白駁，散皮膚死肌，及恍惚邪氣，殺蜂蛇毒。煉之久服，輕身增年不老，令人腦滿。生武都山谷，與雄黃同山生。其陰山有金，金精熏則生雌黃，採無時。

⑩ 土宿本草：（**按**：未見該書存世，待考。）

已足者爲雄,相距五百年而結爲石。造化有夫婦之道,故曰雌雄。

【集解】【《别録》[①]曰】雌黄生武都山谷,與雄黄同山生。其陰山有金,金精熏則生雌黄。采無時。【弘景[②]曰】今雌黄出武都仇池者,謂之武都仇池黄,色小赤。出扶南林邑者,謂之崑崙黄,色如金,而似雲母甲錯,畫家所重。既有雌雄之名,又同山之陰陽,合藥便當以武都爲勝。仙經無單服法,惟以合丹砂、雄黄飛鍊爲丹爾。金精是雌黄,銅精是空青,而服空青反勝于雌黄,其義難了。【斆[③]曰】雌黄一塊重四兩,拆開得千重,軟如爛金者佳。其夾石及黑如鐵色者,不可用。【時珍曰】按獨孤滔《丹房鑑源》[④]云:背陰者,雌黄也。溜成者,即黑色輕乾,如焦錫塊。臭黄作者,硬而無衣。試法:但于甲上磨之,上色者好。又燒熨斗底,以雌劃之,如赤黄線一道者好。舶上來如噀血者上,湘南者次之,青者尤佳。葉子者爲上,造化黄金,非此不成。亦能柔五金,乾汞,轉硫黄,伏粉霜。又云,雄黄變鐵,雌黄變錫。

【修治】【斆[⑤]曰】凡修事,勿令婦人、鷄、犬、新犯淫人、有患人、不男人、非形人,及曾是刑獄臭穢之地;犯之則雌黄黑如鐵色,不堪用也,反損人壽。每四兩,用天碧枝、和陽草、粟遂子草各五兩,入瓷鍋中煮三伏時,其色如金汁一垛在鍋底下。用東流水猛投于中,如此淘三度,去水拭乾,臼中擣篩,研如塵用。又曰:雌得芹花,立便成庾。芹花一名立起草,形如芍藥,煮雌能住火也。

【氣味】辛,平,有毒。【《别録》[⑥]曰】大寒。不入湯用。【土宿真君[⑦]曰】芎藭、地黄、獨帚、益母、羊不食草、地榆、五加皮、瓦松、冬瓜汁,皆可制伏。又雌見鉛及胡粉則黑。【主治】惡瘡頭秃痂疥,殺毒蟲蝨,身痒邪氣諸毒。鍊之久服,輕身增年不老。《本

---

① 别録:見 550 頁注⑨。

② 弘景:**《集注》見《證類》卷 4"雌黄"** 陶隱居云:今雌黄出武都仇池者,謂爲武都仇池黄,色小赤。扶南林邑者,謂昆侖黄,色如金而似雲母甲錯,畫家所重。依此言,既有雌雄之名,又同山之陰陽,於合藥便當以武都爲勝,用之既稀,又賤於昆侖者。仙經無單服法,惟以合丹砂、雄黄共飛煉爲丹爾。金精是雌黄,銅精是空青,而服空青反勝於雌黄,其義難了。

③ 斆:**《炮炙論》見《證類》卷 4"雌黄"** 雷公云:凡使,勿誤用夾石黄、黑黄、珀熟等。雌黄一塊重四兩。按《乾寧記》云:指開拆得千重,軟如爛金者上……

④ 丹房鑑源:**《丹房鑑源》卷上"諸黄篇第二"** 雌黄(溜成者即黑色,乾輕如焦錫塊,臭黄作者硬而無衣。試法:但於甲上磨,上甲者好。又燒熨斗底,以雌劃之,如赤黄線一道者好。造黄金非此不成。雌黄背陰者,雌也。能柔五金。亦可乾汞。舶上如噀血者上,湘南者次。青者尤佳。葉子上可轉硫黄,可伏粉霜。)

⑤ 斆:**《炮炙論》見《證類》卷 4"雌黄"** ……凡修事,勿令婦人、雞、犬、新犯、淫人、有患人、不男人、非形人、曾是刑獄地臭穢,已上並忌。若犯觸者,雌黄黑如鐵,不堪用也,及損人壽。凡修事,四兩,用天碧枝、和陽草、粟遂子草各五兩,三件乾,濕加一倍,用瓷堝子中煮三伏時了,其色如金汁,一垛在堝底下,用東流水猛投於中,如此淘三度了,去水取出拭乾,却於臼中擣篩過,研如塵,可用之。/**《證類》卷 1"序例上·雷公炮炙論序"** 雌得芹花(其草名爲立起,其形如芍藥,花色青,可長三尺已來,葉上黄斑色,味苦澀,堪用,煮雌黄立住火),立便成庚。

⑥ 别録:見 550 頁注⑨。

⑦ 土宿真君:(**按**:未見該書存世,待考。)

經》①。蝕鼻中息肉，下部䘌瘡，身面白駁，散皮膚死肌及恍惚邪氣，殺蜂蛇毒。久服令人腦滿。《別録》②。治冷痰勞嗽，血氣蟲積，心腹痛，癲癇，解毒。時珍。

【發明】【保昇③曰】雌黃法土，故色黃而主脾。【時珍曰】雌黃、雄黃同產，但以山陽山陰受氣不同分別。故服食家重雄黃，取其得純陽之精也，雌黃則兼有陰氣故爾。若夫治病，則二黃之功亦仿佛，大要皆取其溫中、搜肝殺蟲、解毒祛邪焉爾。

【附方】舊七，新五。反胃吐食。(雄)〔雌〕黃一分，甘草生半分，爲末，飯丸梧子大，以五葉草、糯米煎湯，每服四丸。《聖濟録》④。停痰在胃，喘息不通，呼吸欲絶。雌黃一兩，雄黃一錢，爲末，化蠟丸彈子大。每服一丸，半夜時投熱糯米粥中食之。○《濟生方》⑤。心痛吐水，不下飲食，發止不定。雌黃二兩，醋二斤，慢火煎成膏，用乾蒸餅和丸梧子大，每服七丸，薑湯下。《聖惠方》⑥。婦人久冷，血氣攻心，痛不止。以葉子雌黃二兩，細研，醋一升，煎濃，和丸小豆大，每服十五丸，醋湯下。《聖惠方》⑦。小腹痛滿。天行病，小腹滿，不得小便。雌黃末蜜丸，納尿孔中，入半寸。《肘後方》⑧。癲癇瘈瘲，眼暗嚼舌。雌黃、黃丹炒各一兩，爲末，入麝香少許，以牛乳汁半升熬成膏，和杵千下，丸麻子大。每溫水服三五丸。○《直指方》⑨。肺勞欬嗽。雌黃一兩，入瓦合內，不固濟，坐地上，以(火焙)〔灰培〕之，厚二寸。以炭一斤簇定，頂火煅，三分去一，退

---

① 本經：見 550 頁注⑨白字。
② 別録：見 550 頁注⑨。
③ 保昇：《嘉祐》見《證類》卷 1"本草經‧藥有陰陽配合" 《蜀本》注云……雌黃法土，故色黃而主脾……
④ 聖濟録：《聖濟總録》卷 47"胃反" 治胃反嘔吐不止，飲食不下，雌黃丸方：雌黃(一分，研)、甘草(半分，生)，右二味爲末，爛飯和丸梧桐子大，用五葉草、糯米同煎湯，下四丸。
⑤ 濟生方：《濟生方》咳喘痰飲門"喘論治" 二黃丸：治停痰在胃，喘息不通，呼吸欲絶。雌黃(一錢)、雄黃(一兩)，右二味，研羅極細，用黃蠟爲丸如彈子大，每服一丸，於半夜時熟煮糯米粥，乘熱以藥投在粥內，攪轉和粥吃。
⑥ 聖惠方：《聖惠方》卷 43"治久心痛諸方" 治久心痛，時發不定，多吐清水，不下飲食，宜服此方：雌黃(二兩，細研)，右以醋二升，下雌黃末慢火煎成膏，入乾蒸餅末和圓如梧桐子大，每服以生薑醋湯下七圓。
⑦ 聖惠方：《聖惠方》卷 71"治婦人血氣心痛諸方" 治婦人久冷，血氣攻心，疼痛不止……又方：葉子雌(二兩，細研)，右以醋一升煎似稠糊，圓如小豆大，每服不計時候用醋湯下五圓。
⑧ 肘後方：《肘後方》卷 2"治傷寒時氣溫病方第十三" 若小腹滿，不得小便方：細末雌黃，蜜和丸，取如棗核大，納溺孔中令半寸，亦以竹管注陰，令痛朔之通。
⑨ 直指方：《仁齋小兒方》卷 2"定癇治法" 本事雌黃丸：治癲癇搐搦，惡聲嚼舌。雌黃、黃丹(微炒，各半兩)、麝(半錢)，右爲末，拌和，用牛乳三合，熬成膏，入藥末杵三百下，丸如麻子大，每服二丸，溫熟水下。

火出毒,爲末,(糖)〔蟾〕酥和丸粟米大。每日空心杏仁湯下三丸。《斗門方》①。**久嗽暴嗽**。金粟丸:用葉子雌黃一兩,研,以紙筋泥固濟小合子一個,令乾,盛藥,水調赤石脂封口,更以泥封,待乾,架在地上,炭火十斤簇煅。候火消三分之一,去火候冷取出,當如鏡面,光明紅色。鉢內細研,蒸餅丸粟米大。每服三丸、五丸,甘草水服。服後睡良久。《勝金方》②。**腎消尿數**。乾薑半兩,以鹽四錢炒黃成顆,雌黃一兩半,爲末,蒸餅和丸綠豆大,每服十丸至三十丸,空心鹽湯下。○《聖濟錄》③。**小便不禁**。顆塊雌黃一兩半研,乾薑半兩、鹽四錢,同炒薑色黃,爲末,水和蒸餅丸綠豆大,每服十丸至二十丸,空心鹽湯下之。《經驗方》④。**烏癩蟲瘡**。雌黃粉,醋和雞子黃調,塗之。《聖惠方》⑤。**牛皮頑癬**。雌黃末,入輕粉,和豬膏傅之。《直指方》⑥。

石膏《本經》⑦中品

【釋名】細理石《別錄》⑧、寒水石《綱目》。【震亨⑨曰】火煅,細研醋調,封丹竈,其固密甚於脂膏。此蓋兼質與能而得名,正與石脂同意。【時珍曰】其文理細密,故名細理石。其性大寒如水,故名寒水石,與凝水石同名異物。

---

① 斗門方:《證類》卷 4"雌黃" 《斗門方》:治肺勞咳嗽。以雌黃一兩,入瓦合內,不固濟,坐合子於地上,用灰培之,周匝令實,可厚二寸。以炭一斤簇定,頂以火煅之,三分去一,退火待冷,出,研如麵,用蟾酥爲丸如粟大。每日空心杏人湯下三丸,差。

② 勝金方:《證類》卷 4"雌黃" 《勝金方》:治久嗽,暴嗽,勞嗽。金粟丸:葉子雌一兩研細,用紙筋泥固濟,小合子一個令乾,勿令泥厚。將藥入合子內,水調赤石脂封合子口,更以泥封之,候乾,坐合子於地上,上面以未入窯瓦坯子彈子大,擁合子,令作一尖子,上用炭十斤簇定,頂上著火一熨斗籠起,令火從上漸熾,候火消三分去一,看瓦坯通赤則去火候冷,開合子取藥,當如鏡面,光明紅色。入乳鉢內細研,湯浸蒸餅心爲丸如粟米大。每服三丸、五丸,甘草水服。服後睡良久,妙。

③ 聖濟錄:《聖濟總錄》卷 96"小便利多" 治小便滑數,雌黃丸方:雌黃(研如粉,一兩半)、乾薑(半兩,剉,入鹽四錢匕,同炒黃色),右二味搗研爲末,用乾蒸餅爲末,入水內拌和搗熟,丸如綠豆大,每服十丸,加至二十丸,空心鹽湯下。

④ 經驗方:《證類》卷 4"雌黃" 《經驗方》:縮小便。以顆塊雌黃一兩半,研如粉,乾薑半兩切碎,入鹽四大錢同炒,令乾薑色黃,同爲末,乾蒸餅入水,爲丸如菉豆大。每服十丸至二十丸,空心鹽湯下。

⑤ 聖惠方:《聖惠方》卷 24"治烏癩諸方" 治烏癩瘡,殺蟲方:雌黃(不限多少),右件藥細研如粉,以醋並雞子黃和令勻,塗於瘡上,乾即更塗。

⑥ 直指方:《直指方》卷 24"疥癬證治" 遍身牛皮癬方……又方:雌黃末,入輕粉,豬膏調抹。

⑦ 本經:《本經》《別錄》(《藥對》)見《證類》卷 4"**石膏**" 味辛、甘、**微寒**、大寒,無毒。**主中風寒熱,心下逆氣驚喘,口乾舌焦,不能息,腹中堅痛,除邪鬼,產乳,金瘡**,除時氣,頭痛身熱,三焦大熱,皮膚熱,腸胃中隔氣,解肌發汗,止消渴,煩逆腹脹,暴氣喘息,咽熱,亦可作浴湯。一名細石,細理白澤者良,黃者令人淋。生齊山山谷及齊盧山、魯蒙山。採無時。(雞子爲之使,惡莽草,馬目毒公。)

⑧ 別錄:見上注。

⑨ 震亨:《格致餘論·石膏論》 ……以石膏火煅,細研醋調,封丹爐,其固密甚于脂,苟非有膏,焉能爲用。此兼質與能而得名,正與石脂同意……

【集解】【《別録》①曰】石膏生齊山山谷及齊盧山、魯蒙山，采無時。細理白澤者良，黃者令人淋。【弘景②曰】二郡之山，即青州、徐州也。今出錢塘縣，皆在地中，雨後時時自出，取之如棋子，白澈最佳。彭城者亦好。近道多有而大塊，用之不及彼也。仙經不須此。【恭③曰】石膏、方解石大體相似，而以未破爲異。今市人皆以方解代石膏，未見有真石膏也。石膏生於石旁。其方解不因石而生，端然獨處，大者如升，小者如拳，或在土中，或生溪水，其上皮隨土及水苔色，破之方解，大者方尺。今人以此爲石膏，療風去熱雖同，而解肌發汗不如真者。【大明④曰】石膏通亮，理如雲母者上。又名方解石。【斅⑤曰】凡使勿用方解石。方解雖白不透明，其性燥。若石膏則出剡州（若）〔茗〕縣義情山，其色瑩净如水精，性良善也。【頌⑥曰】石膏今汾、孟、虢、耀州，〔興〕元府亦有之。生于山石上，色至瑩白，與方解石肌理形段剛柔絶相類。今難得真者。用時惟以破之皆作方稜者，爲方解石。今石膏中時時有瑩澈可愛有縱理而不方解者，或以爲石膏，然據本草又似長石。或又謂青石間往往有白脉貫徹類肉之膏肪者爲石膏，此又本草所謂理石也。不知石膏定是何物？今且依市人用方解石爾。【閻孝忠⑦曰】南方以寒水石爲石膏，以石膏爲寒水石，正與汴京相反，乃大誤也。石膏潔白堅硬，有墙壁。寒水石則軟爛，以手可碎，外微青黑，中有細文。又一種堅白全類石膏，而敲之成方者，名方解石也。【承⑧曰】陶言錢塘山中雨後時時自出。今錢塘人鑿山取之甚多，搗作齒藥貨

---

① 別録：見 553 頁注⑦。

② 弘景：《集注》見《證類》卷 4 "石膏"　陶隱居云：二郡之山，即青州、徐州也。今出錢塘縣，皆在地中，雨後時時自出，取之皆如棋子，白澈最佳。彭城者亦好，近道多有而大塊，用之不及彼。仙經不須此。

③ 恭：《唐本草》見《證類》卷 4 "石膏"　《唐本》注云：石膏、方解石，大體相似，而以未破爲異。今市人皆以方解石代石膏，未見有真石膏也。石膏生於石傍，其方解石不因石而生，端然獨處，大者如升，小者若拳，或在土中，或生溪水，其（土）〔上〕皮隨土及水苔色，破之方解，大者方尺。今人以此爲石膏，療風去熱雖同，而解肌發汗不如真者。

④ 大明：《日華子》見《證類》卷 4 "石膏"　……通亮，理如雲母者上，又名方解石。

⑤ 斅：《炮炙論》見《證類》卷 4 "石膏"　雷公云：凡使，勿用方解石。方解石雖白，不透明，其性燥。若石膏出剡州茗山縣義情山，其色瑩淨如水精，性良善也……

⑥ 頌：《圖經》見《證類》卷 4 "石膏"　石膏，生齊山山谷及齊盧山、魯蒙山，今汾、孟、虢、耀州，興元府亦有之。生於山石上，色至瑩白，其黃者不堪。此石與方解石絶相類，今難得真者，用時惟取未破者以別之。其方解石不附石而生，端然獨處，外皮有土及水苔色，破之皆作方稜。石膏自然明瑩如玉石，此爲異也……今石膏中，時時有瑩澈可愛，有縱理，而又不方解者，好事者或以爲石膏，然據本草，又似長石。又有議者以謂青石間，往往有白脉貫澈類肉之有膏肪者，爲石膏，此又本草所謂理石也。然不知石膏定是何物。今且依市人用方解石，然博物者亦宜堅考其實也……

⑦ 閻孝忠：《小兒藥證直訣》卷下 "瀉黃散"　南方以寒水石爲石膏，以石膏爲寒水石，正與京師相反，乃大誤也。蓋石膏潔白堅硬，有墙壁，而寒水石則軟爛，以手可碎，外惟青黑，中有細紋……又有一等，堅白全類石膏而方，敲之亦皆成方者，名方解石也，可代石膏用之……

⑧ 承：陳承 "別説" 見《證類》卷 4 "石膏"　謹按：陶説出錢塘山中，雨後時時自出。今錢塘人乃鑿山以取之，甚多，搗爲末，作齒藥貨用。浙人呼爲寒水石，然入藥最勝他處者。今既鑿山石而取，乃是因石而生，即石膏也……

用,浙人呼爲寒水石,入藥最勝他處者。【宗奭①曰】石膏紛辯不決,未悉厥理。本草只言生齊山、盧山、蒙山,細理白澤者良,即知他處者非石膏也。【震亨②曰】本草藥之命名,多有意義,或以色,或以形,或以氣,或以質,或以味,或以能,或以時是也。石膏固濟丹爐,苟非有膏,豈能爲用? 此蓋兼質與能而得名。昔人以方解爲石膏,誤矣。石膏味甘而辛,本陽明經藥,陽明主肌肉。其甘也,能緩脾益氣,止渴去火。其辛也,能解肌出汗,上行至頭,又入〔手〕太陰、〔手〕少陽。彼方解石止有體重質堅性寒而已,求其有膏而可爲三經之主治者焉在哉?【時珍曰】石膏有軟、硬二種。軟石膏,大塊生於石中,作層如壓扁米糕形,每層厚數寸。有紅白二色,紅者不可服,白者潔净,細文短密如束針,正如凝成白蠟狀,鬆軟易碎,燒之即白爛如粉。其中明潔,色帶微青而文長細如白絲者,名理石也。與軟石膏乃一物二種,碎之則形色如一,不可辨矣。硬石膏,作塊而生,直理起稜,如馬齒堅白,擊之則段段橫解,光亮如雲母、白石英,有墻壁,燒之亦易散,仍硬,不作粉。其似硬石膏成塊,擊之塊塊方解,墻壁光明者,名方解石也,燒之則姹散亦不爛。與硬石膏乃一類二種,碎之則形色如一,不可辨矣。自陶弘景、蘇恭、大明、雷斅、蘇頌、閻孝忠皆以硬者爲石膏,軟者爲寒水石。至朱震亨始斷然以軟者爲石膏,而後人遵用有驗,千古之惑始明矣。蓋昔人所謂寒水石者,即軟石膏也。所謂硬石膏者,乃長石也。石膏、理石、長石、方解石四種,性氣皆寒,俱能去大熱結氣。但石膏又能解肌發汗爲異爾。理石即石膏之類,長石即方解之類,俱可代用,各從其類也。今人以石膏收豆腐,乃昔人所不知。

【修治】【斅③曰】凡使,石臼中搗成粉,羅過,生甘草水飛過,澄晒篩研用。【時珍曰】古法惟打碎如豆大,絹包入湯煮之。近人因其性寒,火煅過用,或糖拌炒過,則不妨脾胃。

【氣味】辛,微寒,無毒。《別録》④曰甘,大寒。【好古⑤曰】入足陽明、手太陰、少陽

---

① 宗奭:《衍義》卷5"石膏"   二書紛辨不決,未悉厥理。詳《本經》原無方解石之文,止緣《唐本》注:石膏、方解石大體相似。因此一說,後人遂惑。《經》曰:生齊山山谷,及齊盧山、魯蒙山,采無時,即知他處者爲非……

② 震亨:《格致餘論》"石膏論"   本草藥之命名,固有不可曉者,中間亦多有意義,學者不可以不察。以色而名者,大黃、紅花、白前、青黛、烏梅之類是也。以形而名者,人參、狗脊、烏頭、貝母、金鈴子之類是也。以氣而名者,木香、沉香、檀香、麝香、茴香之類是也。以質而名者,厚朴、乾薑、茯苓、生熟地黃之類是也。以味而名者,甘草、苦參、淡竹葉、草龍膽、苦酒之類是也。以能而名者,百合、當歸、升麻、防風、滑石之類是也。以時而名者,半夏、茵陳、冬葵、寅雞、夏枯草之類是也。以石膏火煅,細研醋調,封丹爐,其固密甚于脂,苟非有膏,焉能爲用。此兼質與能而得名,正與石脂同意。閻孝忠妄以方解石爲石膏,況石膏其味甘而辛,本陽明經藥。陽明主肌肉。其甘也,能緩脾益氣,止渴去火。其辛也,能解肌出汗。上行至頭,又入手太陰、手少陽。彼方解石者,止有體重質堅,性寒而已。求其所謂有膏而可爲三經之主治者,焉在哉?醫欲責效,不亦難乎!

③ 斅:《炮炙論》見《證類》卷4"石膏"   ……凡使之,先于石臼中搗成粉,以夾物羅過,生甘草水飛過了,水盡令乾,重研用之。

④ 別録:見553頁注⑦。

⑤ 好古:《湯液本草》卷6"石膏"   氣寒,味甘、辛,微寒,大寒,無毒。入手太陽經、少陽經、足陽明經。

經氣分。【之才①曰】鷄子爲之使。惡莽草、巴豆、馬目毒公。畏鐵。

【主治】中風寒熱，心下逆氣驚喘，口乾舌焦，不能息，腹中堅痛，除邪鬼，産乳金瘡。《本經》②。除時氣頭痛身熱，三膲大熱，皮膚熱，腸胃中結氣，解肌發汗，止消渴，煩逆腹脹，暴氣喘〔息〕，咽熱。亦可作浴湯。《別錄》③。治傷寒頭痛如(烈)〔裂〕，壯熱皮如火燥。和葱煎茶，去頭痛。甄權④。治天行熱狂，頭風旋，下乳，揩齒益齒。大明⑤。除胃熱肺熱，散陰邪，緩脾益氣。李杲⑥。止陽明經頭痛，發熱惡寒，日晡潮熱，大渴引飲，中暑潮熱，牙痛。元素⑦。

【發明】【成無己⑧曰】風，陽邪也；寒，陰邪也。風喜傷陽，寒喜傷陰。營衛陰陽，爲風寒所傷，則非輕劑所能獨散。必須輕重之劑同散之，乃得陰陽之邪俱去，營衛之氣俱和。是以大青龍湯，以石膏爲使。石膏乃重劑，而又專達肌表也。又云：熱淫所勝，佐以苦甘。知母、石膏之苦甘以散熱。【元素⑨曰】石膏性寒，味辛而淡，氣味俱薄，體重而沉，降也，陰也，乃陽明經大寒之藥。善治本經頭痛牙痛，止消渴、中暑、潮熱。然能寒胃，令人不食，非腹有極熱者，不宜輕用。又陽明經中熱，發熱惡寒，燥熱，日晡潮熱，肌肉壯熱，小便濁赤，大渴引飲，自汗，苦頭痛之藥，仲景用白虎湯是也。若無以

---

① 之才：**古本《藥對》**見 553 頁注⑦括號中七情文。
② 本經：見 553 頁注⑦白字。
③ 別錄：見 553 頁注⑦。
④ 甄權：**《藥性論》**見《證類》卷 4"石膏" ……能治傷寒頭痛如裂，壯熱皮如火燥，煩渴解肌，出毒汗。主通胃中結，煩悶，心下急，煩躁。治唇口乾焦。和葱煎茶去頭痛。
⑤ 大明：**《日華子》**見《證類》卷 4"石膏" 治天行熱狂，下乳，頭風旋，心煩躁，揩齒益齒……
⑥ 李杲：**《湯液本草》**卷 6"石膏" 《心》云：胃經大寒藥，潤肺除熱，發散陰邪，緩脾益氣。
⑦ 元素：**《潔古老人珍珠囊》**(《拔粹》本)"石膏" 止陽明頭痛，止消渴、中暑、潮熱。/**《醫學啟源》**卷下"用藥備旨·石膏" 治足陽明經中熱，發熱，惡熱，躁熱，日晡潮熱，自汗，小便濁赤，大渴引飲……止陽明頭痛，胃弱者不可服。治下牙痛，用香芷爲引，搗細用。
⑧ 成無己：**《傷寒明理論》**卷 4"藥方論" 大青龍湯方……石膏味甘辛，微寒。風，陽邪也。寒，陰邪也。風則傷陽，寒則傷陰。榮衛陰陽，爲風寒兩傷，則非輕劑所能獨散也，必須輕重之劑以同散之，乃得陰陽之邪俱已，榮衛之氣俱和，是以石膏爲使。石膏爲重劑，而又專達肌表者也。大青龍湯發表之重劑也，非桂枝湯之所同，用之稍過，則又有亡陽之失。/**《註解傷寒論》**卷 4"辨太陽病脉證并治法下第七" 白虎湯方(……《內經》曰：熱淫所勝，佐以苦甘，知母、石膏之苦甘以散熱。熱則傷氣，甘以緩之，甘草、粳米之甘以益氣。)
⑨ 元素：**《醫學啟源》**卷下"用藥備旨·石膏" 氣寒，味辛甘。治足陽明經中熱，發熱，惡熱，躁熱，日晡潮熱，自汗，小便濁赤，大渴引飲，身體肌肉壯熱，苦頭痛之藥，白虎湯是也。善治本經頭痛。若無此有餘之證，醫者不識而誤用之，則不可勝救也。《主治秘〔要〕》云：性寒味淡，氣味俱薄，體重而沉降，陰也，乃陽明經大寒藥，能〔傷〕胃〔氣〕，令人不食，非腹有極熱者，不宜輕用。又云：辛甘，陰中陽也，止陽明頭痛，胃〔弱者〕不可服，〔治〕下牙痛。/**《潔古老人珍珠囊》**(《拔粹》本)"石膏" 止陽明頭痛，止消渴、中暑、潮熱。(**按**：其中"多有血虛發熱……與此證同"一句，未能溯得其源。)

上諸證,勿服之。多有血虛發熱象白虎證,及脾胃虛勞,形體病證,初得之時,與此證同。醫者不識而誤用之,不可勝救也。【杲①曰】石膏,足陽明藥也。故仲景治傷寒陽明證,身熱、目痛、鼻乾、不得臥。身以前,胃之經也。胸前,肺之室也。邪在陽明,肺受火制,故用辛寒以清肺氣,所以有白虎之名。又治三膲皮膚大熱,入手少陽也。凡病脉數不退者,宜用之。胃弱者,不可用。【宗奭②曰】孫兆言,四月以後天氣熱時,宜用白虎。但四方氣候不齊,歲中運氣不一,亦宜兩審。其説甚雅。【時珍曰】東垣李氏③云,立夏前多服白虎湯者,令人小便不禁,此乃降令太過也。陽明津液不能上輸于肺,肺之清氣亦復下降故爾。初虞世《古今録驗方》④,治諸蒸病有五蒸湯,亦是白虎加人參、伏苓、地黃、葛根,因病加減。王燾《外臺秘要》⑤治骨蒸勞熱久嗽,用石膏文如束鍼者一斤,粉甘草一兩,細研如麪,日以水調三四服。言其無毒有大益,乃養命上藥,不可忽其賤而疑其寒。《名醫録》⑥言,睦州楊(士)〔寺〕丞女,病骨蒸内熱外寒,衆醫不瘥,處州吳醫用此方而體遂涼。愚謂此皆少壯肺胃火盛,能食而病者言也。若衰暮及氣虛血虛胃弱者,恐非所宜。廣濟⑦林訓導年五十,病痰嗽發熱。或令單服石膏藥至一斤許,遂不能食,而欬益頻,病益甚,遂至不起。此蓋用藥者之瞀瞀也,石膏何與焉。楊士瀛⑧云:

① 杲:《湯液本草》卷6"石膏" 《東垣》云:微寒,足陽明也。又治三焦皮膚大熱,手少陽也。仲景治傷寒陽明證,身熱,目痛鼻乾,不得臥。身已前,胃之經也;胸,胃肺之室。邪在陽明,肺受火制,故用辛寒以清肺,所以號爲白虎湯也。/《珍》云……胃弱不可服。(**按:**"凡病脉數不退者,宜用之"一句未能溯得其來源。)

② 宗奭:《衍義》卷5"石膏" 仲景白虎湯中,服之如神。《新校正》仲景《傷寒論》後言,四月已後天氣熱時,用白虎者是也。然四方氣候不齊,又歲中氣運不一,方所既異,雖其説甚雅,當此之時,亦宜兩審……

③ 東垣李氏:《東垣試效方》卷"誤服白虎湯變證" 西臺掾肖君瑞,二月中,病傷寒發熱,以白虎投之,病者面黑如墨,本證遂不復見,脉沉細,小便不禁。先師初不知也。及診之曰:此立夏以前,誤服白虎,白虎大寒,非行經之藥,止能寒臟腑,不善用之則傷寒……先師曰:病隱於經絡間,陽不升則經不行,經行而本證見矣。本證見又何難焉。果如其言。

④ 古今録驗方:《外臺》卷13"虛勞骨蒸方" 《古今録驗》解五蒸湯方:甘草(一兩,炙)、茯苓(三兩)、人參(二兩)、竹葉(二把)、葛根、乾地黃(各三兩)、知母、黃芩(各二兩)、石膏(五兩,辟)、粳米(一合),右十味切,以水九升,煮取二升半,分爲三服。亦可以水三升,煮小麥一升,乃煮藥。忌海藻、菘菜、蕪荑、火醋。

⑤ 外臺秘要:《普濟方》卷236"骨蒸咳嗽" 治骨蒸勞瘦出《經驗良方》,及久咳不愈者常服,直至取效爲度:石膏(一觔,不用方解石者,以細紋如棗針者良,打碎)、粉甘草(一兩),右爲細末,重羅過如麪,溫湯調服,日夜三四服之。(**按:**《外臺》無此方。)

⑥ 名醫録:《神秘名醫録》卷下 睦州楊寺丞有女,嫁鄭迪,有骨蒸内熱之病,時發外寒,寒過内熱。附骨蒸盛之時,四肢微瘦,足趾腫者,其病在五臟六腑之中。衆醫不瘥,因還處州。行醫吳先生看曰:請爲治之。止用單行石膏散,服之全體微涼如故……

⑦ 廣濟:(**按:**已查《證類》《外臺》等書,未能溯得其源。此非書名,乃地名,今屬湖北。)

⑧ 楊士瀛:《直指方》卷22"癰疽證治" 發頤方……石膏性寒,始亦疑之,然火煅通紅,盆覆地上以出火毒,最能收暈,使瘡口把就,不至爛肌。

石膏煅過，最能收瘡暈，不至爛肌。按劉跂《錢乙傳》①云：宗室子病嘔泄，醫用溫藥加喘。乙曰：病本中熱，奈何以剛劑燥之，將不得前後溲，宜與石膏湯。宗室與醫皆不信。後二日果來召。乙曰：仍石膏湯證也。竟如言而愈。又按古方所用寒水石，是凝水石；唐、宋以來諸方所用寒水石，即今之石膏也，故寒水石諸方多附於後。近人又以長石、方解石為寒水石，不可不辨之。

【附方】舊四，新二十五。**傷寒發狂**，踰垣上屋。寒水石二錢，黃連一錢，為末。煎甘草冷服，名鵲石散。《本事方》②。**風熱心躁**，口乾狂言，渾身壯熱。寒水石半斤，燒半日，淨地坑內盆合，四面濕土擁起，經宿取出，入甘草末、天竺黃各二兩，龍腦二分，糯米糕丸彈子大，蜜水磨下。《集驗方》③。**解中諸毒**。方同上。**乳石發渴**。寒水石一塊含之，以瘥為度。《聖濟錄》④。**男女陰毒**。寒水石不拘多少為末，用兩餾飯搗丸栗子大，日乾，每用一丸，炭火煅紅燒研，以滾酒調服，飲蔥醋湯投之，得汗愈。《蔡氏經驗必用方》⑤。**小兒丹毒**。寒水石末一兩，和水塗之。《集玄方》⑥。**小兒身熱**。石膏一兩，青黛一錢，為末，糕糊丸龍眼大，每服一丸，燈心湯化下。《普濟方》⑦。**骨蒸勞病**。外寒內熱，附骨而蒸也。其根在五臟六腑之中，必因患後得之。骨肉日消，飲食無味，或皮燥而無光。蒸盛之時，四肢漸細，足（跌）〔跌〕腫起。石膏十兩，研如乳粉，水和服方寸匕，日再，以身涼為度。《外臺秘要》⑧。**熱盛喘嗽**。石膏二兩，甘草炙半兩，為末，每服三錢，生薑、蜜調下。《普濟方》⑨。**痰熱喘嗽**，痰涌如泉。石膏、寒水石各五錢，為末，每人參湯

---

① 錢乙傳：《小兒藥證直訣》"錢乙傳" ……宗室王子病嘔泄，醫以藥溫之，加喘。乙曰：病本中熱，脾且傷，奈何以剛劑燥之，將不得前後溲，與石膏湯。王與醫皆不信，罷謝。乙曰：毋庸復召我。後二日果來召。適有故，不時往，王疑且怒，使人十數輩趣之。至曰：固石膏湯證也。竟如言而效……

② 本事方：《本事方》卷9"傷寒" 治傷寒發狂，或棄衣奔走，逾墻上屋，鵲石散：黃連（去須）、寒水石（各等分），右細末，每服二錢，濃煎甘草湯，放冷調服。

③ 集驗方：《普濟方》卷103"風熱" 龍腦甘露丸（出《廣南四時攝生論》）：治一切風熱傷寒熱病，及心神煩悶，口乾渴，狂言亂語，渾身壯熱，及中諸毒。寒水石（半斤，燒半日，淨地坑內盆合，四面濕土壅起，候經宿取出）、甘草（末）、天竺黃（各二兩）、龍腦（二分），右都研，拌合一處，同研三五百遍後，用糯米粥先以生絹隔卻粗末，只用汁和丸如彈子大，每服將生薑蜜水磨下半丸。如中藥毒，入板藍根汁同服。小兒一丸分為四服，更少入膩粉。

④ 聖濟錄：《聖濟總錄》卷184"乳石發諸藥不治者" 治一切丹石發方：寒水石一塊，右一味如杏子許大，含之，以差為度。

⑤ 蔡氏經驗必用方：（**按**：僅見《綱目》引錄。未能溯得其源。）

⑥ 集玄方：（**按**：僅見《綱目》引錄。未能溯得其源。）

⑦ 普濟方：《普濟方》卷384"諸熱" 青丸子：治小兒身熱不除。石膏（一兩）、青黛（一錢），右為末，用糕糊為丸如圓眼核大，每服一丸，用燈心湯化開之。

⑧ 外臺秘要：《外臺》卷13"虛勞骨蒸方" 五曰內蒸，所以言內蒸者，必外寒內熱，把手附骨而熱也。其根在五藏六腑之中，其人必因患後得之，骨肉自消，食飲無味，或皮燥而無光。蒸盛之時，四肢漸細，足跌腫起者：石膏十兩，研如乳粉法，水和服方寸匕，日再，以體涼為度。

⑨ 普濟方：《普濟方》卷159"熱嗽" 石膏散：治熱嗽喘甚者久不愈，以愈為度。石膏（二兩）、甘草（半兩，炙），右為末，每服三錢，新汲水調下。又生薑汁蜜調下……

服三錢。○《保命集》①。　食積痰火。瀉肺火胃火，白石膏火煅，出火毒，半斤，爲末，醋糊丸梧子大，每服四五十丸，白湯下。○丹溪方②。　胃火牙疼。好軟石膏一兩，火煅，淡酒淬過，爲末，入防風、荆芥、細辛、白芷五分，爲末，日用揩牙，甚效。《保壽堂方》③。　老人風熱，內熱，目赤頭痛，視不見物。石膏三兩，竹葉五十片，沙糖一兩，粳米三合，水三大盞，煎石膏、竹葉，去滓，取二盞，煮粥入糖食。《養老方》④。　風邪眼寒。乃風入頭，係敗血凝滯，不能上下流通，故風寒客之而眼寒也。石膏煅二兩，川芎二兩，甘草炙半兩，爲末，每服一錢，葱白、茶湯調下，日二服。《宣明方》⑤。　頭風涕淚，疼痛不已，方同上。　鼻衄頭痛，心煩。石膏、牡蠣〔各〕一兩，爲末，每新汲水服二錢，并滴鼻內。《普濟方》⑥。　筋骨疼痛因風熱者。石膏三錢，飛羅麫七錢，爲末，水和煅紅，冷定，滾酒化服，被蓋取汗，連服三日，即除根。《筆峰雜興》⑦。　雀目夜昏，百治不效。石膏末每服一錢，猪肝一片薄批，摻藥在上纏定，沙瓶煮熟，切食之，一日一服。《明目方》⑧。　濕温多汗，妄言煩渴。石膏、炙甘草等分爲末，每服二錢匕，漿水調下。龐安時《傷寒論》⑨。　小便卒數，非淋，令人瘦。石膏半斤搗碎，水一斗，煮五升，每服五合。《肘後方》⑩。　小兒吐瀉。黃色者，傷熱也。

---

① 保命集:《保命集》卷下"咳嗽論第二十一"　雙玉散:治痰熱而喘，痰湧如泉。寒水石、石膏(各等分)，右爲細末，煎人參湯調下三錢，食後服。
② 丹溪方:《丹溪心法》卷3"痞三十四"　玉液丸:軟石膏(不以多少，又云:火焰紅出火毒)，右爲末，醋糊丸如綠豆大。服之專能瀉胃火，並治食積痰火。
③ 保壽堂方:《保壽堂方》卷4"口齒門"　擦牙方:用好軟石膏一兩，火煅紅，入淡酒中淬過，爲末，入防風、荆芥、細辛、白芷各五分，爲末。時時用之。軟石膏淬過後鋪于淨地紙上，碗盆出火氣。此方治胃經風熱牙疼甚效。
④ 養老方:《壽親養老》卷1"食治眼目方"　食治老人膈上風熱，頭目赤痛，目視䀮䀮，竹葉粥方:竹葉(五十片，淨洗)、石膏(三兩)、沙糖(一兩)、浙粳米(三合)，右以水三大盞，煎石膏等二味，取二盞，去滓，澄清用煮粥熟，入沙糖食之。
⑤ 宣明方:《宣明論方》卷2"目風眼寒證"　風入系頭，則血脉凝滯，不能上下通流於目，令風寒客之，目風眼寒也，石膏散主之。治目風眼寒，及偏正頭疼，夾腦風，鼻出清涕，目淚，疼痛不已。石膏(二兩，炭火燒，研細末)、川芎(一兩)、甘草(半兩，炙)，右爲末，每服一錢，葱白、好茶同煎湯調下，食後，日二服。
⑥ 普濟方:《聖惠方》卷37"治鼻衄不止諸方"　治鼻衄日夜不止，頭痛心煩，宜服此方:石膏(一兩，細研)、牡蠣(一兩，燒爲粉)，右件藥都細研爲散，以新汲水調如稀麫糊，候血滴間斷時，便點三五滴於鼻中，仍以新汲水調兩錢服之。(**按**:《普濟方》卷189"鼻血不止"引同方，云出《聖惠方》。)
⑦ 筆峰雜興:(**按**:書佚，無可溯源。)
⑧ 明目方:(**按**:已查《明目神驗方》，未能溯得其源。)
⑨ 龐安時傷寒論:《傷寒總病論》卷5"傷寒感異氣成温病壞候並瘥證"　濕温多汗，妄言，煩渴，石膏甘草散:石膏、甘草(等分)，細末，漿水調下二錢匕，日三服。
⑩ 肘後方:《證類》卷4"石膏"　《肘後方》葛氏療小便卒大數非淋，令人瘦，以石膏半斤搗碎，水一斗，煮取五升，稍飲五合。(**按**:今本《肘後方》無此方。)

559

玉露散：用石膏、寒水石各五錢，生甘草二錢半，爲末，滾湯調服一錢。錢乙《小兒方》①。**水瀉腹鳴**如雷有火者。石膏火煅，倉米飯和丸梧子大，黃丹爲衣，米飲下二十丸。不二服，效。《李樓奇方》②。**乳汁不下**。石膏三兩，水二升，煮三沸，三日飲盡，妙。《子母秘錄》③。**婦人乳癰**。一醉膏：用石膏煅紅，出火毒，研，每服三錢，溫酒下，添酒盡醉。睡覺，再進一服。陳日華《經驗方》④。**油傷火灼**，痛不可忍。石膏末傅之，良。《梅師方》⑤。**金瘡出血**。寒水石、瀝青等分，爲末，乾摻，勿經水。《積德堂方》⑥。**刀瘡傷濕**，潰爛不生肌。寒水石煅一兩，黃丹二錢，爲末，洗敷。甚者加龍骨一錢，孩兒茶一錢。《積德堂方》⑦。**瘡口不歛**。生肌肉，止疼痛，去惡水。寒水石燒赤，研，二兩，黃丹半兩，爲末，摻之。名紅玉散。《和劑局方》⑧。**口瘡咽痛**，上膈有熱。寒水石煅三兩，朱砂三錢半，腦子半字，爲末摻之。《三因方⑨》。

　　【附錄】玉火石。【頌⑩曰】密(洲)〔州〕九仙山東南隅地中，出一種石，青白而脆，擊之內有火，謂之玉火石。彼醫用之。其味甘、微辛，溫。療傷寒發汗，止頭目昏眩痛，功與石膏等，土人以當石膏用之。

　　龍石膏。【《別錄⑪·有名未用》曰】無毒，主消渴，益壽。生杜陵，如鐵脂中黃。

---

① 小兒方：《小兒藥證直訣》卷下"玉露圓"（又名甘露散）：治傷熱吐瀉，黃瘦。寒水石(軟而微青黑，中有細紋者是)、石膏(堅白而牆壁手不可折者是好，各半兩)、甘草(生，壹錢)，右同爲細末，每服壹匙或半錢、壹錢，食後溫湯調下。
② 李樓奇方：《怪證奇方》卷下　水瀉，腹中響如雷者：軟石膏火煅，老米飯爲丸如梧桐子大，飛過黃丹爲衣，每服二十丸，米飲下，不二服即效。
③ 子母秘錄：《證類》卷4"石膏"　《子母秘錄》：治乳不下，以石膏三兩，水二升，煮之三沸。三日飲令盡，妙。
④ 經驗方：《婦人良方》卷23"乳癰方論第十五"　陳日華方，一醉膏：治奶癰。石膏不以多少，煅通赤，取於地上，椀覆出火毒，細研，每服三錢，溫酒調下。添酒盡醉，睡覺再進一服……
⑤ 梅師方：《證類》卷4"石膏"　《梅師方》：治熱油、湯、火燒瘡，痛不可忍。取石膏搗末細研，用粉，瘡愈。
⑥ 積德堂方：(按：僅見《綱目》引錄。未能溯得其源。)
⑦ 積德堂方：(按：僅見《綱目》引錄。未能溯得其源。)
⑧ 和劑局方：《局方》卷8"治瘡腫傷折"　紅玉散：歛瘡口，生肌肉，止疼痛，去惡水，不問日近年深，並治之。寒水石(炭火燒通赤，候冷細研，二兩)、黃丹(半兩)，右同研細，乾摻瘡口內，後用萬金膏貼，每日一上，再上尤妙。
⑨ 三因方：《三因方》卷16"口病證治"　龍石散：治上膈壅毒，口舌生瘡，咽嗌腫痛。以少許摻患處，咽津。寒水石(煅，三兩)、辰砂(二錢半，別研)、生腦子(半字)，右爲末，日夜數次用。小兒瘡疹攻口，先以五福化毒丹掃，却用此藥摻立效。
⑩ 頌：《圖經》見《證類》卷4"石膏"　……今密州九仙山東南隅，地中出一種石，青白而脆，擊之內有火，謂之玉火石，彼土醫人常用之。云味甘、微辛，溫。療傷寒發汗，止頭目昏眩痛，功與石膏等。彼土人或以當石膏，故以附之。
⑪ 別錄：《別錄》見《證類》卷30"有名未用·龍石膏"　無毒。主消渴，益壽。生杜陵，如鐵脂中黃。

理石《本經》①中品

【釋名】肌石《別録》②、立制石《本經》③。【時珍曰】理石即石膏之順理而微硬有肌者，故曰理石、肌石。【弘景④曰】仙經時〔須〕，呼爲長理石。石膽一名立制，今此又名立制，疑必相亂。

【集解】《別録》⑤曰：理石如石膏，順理而細，生漢中山谷及盧山，采無時。【弘景⑥曰】漢中屬梁州，盧山屬青州。今出寧州。俗用亦稀。【恭⑦曰】此石夾兩石間如石脉，打用之，或在土中重叠而生。皮正赤，肉白，作鍼理文，全不似石膏。市人或刮削去皮，以代寒水石，并以當礜石，並是假偽。今盧山亦無此物，見出襄州西汜水側。【宗奭⑧曰】理石如長石。但理石如石膏，順理而細。其非順理而細者，爲長石。療體亦不相遠。【時珍曰】理石即石膏中之長文細直如絲而明潔，色帶微青者。唐人謂石膏爲寒水石，長石爲石膏，故蘇恭言其不似石膏也。此石與軟石膏一類二色，亦可通用，詳《石膏》下。

【氣味】甘，寒，無毒。【《別録》⑨曰】大寒。【之才⑩曰】滑石爲之使，惡麻黃。【主治】身熱，利胃解煩，益精明目，破積聚，去三蟲。《本經》⑪。除營衛中去來大熱結熱，解煩毒，止消渴及中風痿痹。《別録》⑫。漬酒服，療癖，令人肥悦。蘇恭⑬。

---

① 本經:《本經》《別録》(《藥對》) 見《證類》卷 4 "理石"　味辛、甘、寒、大寒，無毒。主身熱，利胃，解煩，益精明目，破積聚，去三蟲，除榮衛中去來大熱，結熱，解煩毒，止消渴及中風痿痹。一名立制石，一名肌石，如石膏，順理而細。生漢中山谷及盧山。採無時。(滑石爲之使，惡麻黃。)

② 別録:見上注。

③ 本經:見上注白字。

④ 弘景:《集注》見《證類》卷 4 "理石"　……仙經時須，亦呼爲長理石。石膽一名立制，今此又名立制，疑必相類。

⑤ 別録:見本頁注①。

⑥ 弘景:《集注》見《證類》卷 4 "理石"　陶隱居云：漢中屬梁州，盧山屬青州，今出寧州。俗用亦稀……

⑦ 恭:《唐本草》見《證類》卷 4 "理石"　《唐本》注云：此石夾兩石間如石脉，打用之。或在土中重叠而生。皮黃赤，肉白，作斜理文，全不似石膏……市人或刮削去皮，以代寒水石，并以當礜石，並是假偽。今盧山亦無此物，見出襄州西泛水側也。

⑧ 宗奭:《衍義》卷 5 "理石"　如長石，但理石如石膏，順理而細，其非順理而細者爲長石。治療亦不相遠。

⑨ 別録:見本頁注①。

⑩ 之才:古本《藥對》見本頁注①括號中七情文。

⑪ 本經:見本頁注①白字。

⑫ 別録:見本頁注①。

⑬ 蘇恭:《唐本草》見《證類》卷 4 "理石"　……漢中人取酒漬服之，療癖，令人肥悦……

【附録】白肌石。【《別録①·有名未用》曰】味辛,無毒。主強筋骨,止渴不飢,陰熱不足。一名肌石,一名洞石,生廣卷山青石間。【時珍曰】按此即理石也,其形名氣味主療皆同。

長石《本經》②中品

【釋名】方石《本經》③、直石《別録》④、土石《別録》、硬石膏《綱目》。

【集解】【《別録》⑤曰】長石,理如馬齒,方而潤澤,玉色。生長子山谷及太山、臨淄,采無時。【弘景⑥曰】長子縣屬上黨,臨淄縣屬青州。俗方、仙經並無用此者。【恭⑦曰】此石狀同石膏而厚大,縱理而長,文似馬齒。今均州遼坂山有之,土人以爲理石。【頌⑧曰】今惟潞州有之,如蘇恭所説。按《本經》理石、長石二物,味效亦別。又云:理石似石膏,順理而細。陶隱居言,亦呼爲長理石。今靈寶丹用長理石爲一物,醫家相承用者,乃似石膏,與今(路)〔潞〕州所出長石無異,而諸郡無復出理石者,醫方亦不見單用,往往呼長石爲長理石。【時珍曰】長石即俗呼硬石膏者,狀似軟石膏而塊不扁,性堅硬潔白,有粗理,起齒稜,擊之則片片橫碎,光瑩如雲母、白石英,亦有墻壁似方解石,但不作方塊爾。燒之亦不粉爛而易散。方解燒之亦然,但姹聲爲異爾。昔人以此爲石膏,又以爲方解,今人以此爲寒水石,皆誤矣。但與方解乃一類二種,故亦名方石,氣味功力相同,通用無妨。唐、宋諸方所用石膏,多是此石,昔醫亦以取效,則亦可與石膏通用,但不可解肌發汗耳。

【氣味】辛、苦,寒,無毒。【主治】身熱,胃中結氣,四肢寒厥,利小便,通血脉,明目去瞖眇,下三蟲,殺蠱毒。久服不饑。《本經》⑨。止消渴,下氣,除脇肋肺間邪氣。《別録》⑩。

---

① 別録:《證類》卷30"有名未用·白肌石"　味辛,無毒。主強筋骨,止渴不飢,陰熱不足。一名肌石,一名洞石。生廣焦國卷(音權)山青石間。

② 本經:《本經》《別録》見《證類》卷4"長石"　味辛、苦,寒,無毒。主身熱,胃中結氣,四肢寒厥,利小便,通血脉,明目,去瞖眇,下三蟲,殺蠱毒,止消渴,下氣,除脇肋肺間邪氣。久服不飢。一名方石,一名土石,一名直石,理如馬齒,方而潤澤,玉色。生長子山谷及太山、臨淄。採無時。

③ 本經:見上注白字。

④ 別録:見上注。(按:"釋名"項下"別録"同此。)

⑤ 別録:見上注。

⑥ 弘景:《集注》見《證類》卷4"長石"　陶隱居云:長子縣屬上黨郡,臨淄縣屬青州。俗方及仙經並無用此者。

⑦ 恭:《唐本草》見《證類》卷4"長石"　《唐本》注云:此石狀同石膏而厚大,縱理而長,文似馬齒。今均州遼阪山有之,土人以爲理石者,是長石也。

⑧ 頌:《圖經》見《證類》卷4"長石"　長石……今惟潞州有之……謹按《本經》理石、長石,二物二條,其味與功效亦別。又云:理石如石膏,順理而細。陶隱居云:理石亦呼爲長理石……今靈寶丹用長、理石爲一物。醫家相承用者,乃似石膏,與今潞州所出長石無異,而諸郡無復出理石,醫方亦不見單用,往往呼長石爲長理石

⑨ 本經:見本頁注②白字。

⑩ 別録:見本頁注②。

方解石 《別録》①下品

【釋名】黄石。【志②曰】敲破,塊塊方解,故以爲名。

【集解】【《別録》③曰】方解石生方山,采無時。【弘景④曰】《本經》長石一名方石,療體相似,疑即此也。【恭⑤曰】此物大體與石膏相(以)〔似〕,不附石而生,端然獨處。大者如升,小者如拳,甚大者方尺。或在土中,或生溪水,其上皮隨土及水苔色,破之方解。今人以爲石膏用,療風去熱雖同,而解肌發汗不及也。【志⑥曰】今沙州大(烏)〔鳥〕山出者佳。【頌⑦曰】方解石本草言生方山。陶隱居疑與長石爲一物,蘇恭云療熱不減石膏。若然,似可通用,但主頭風不及石膏也。其肌理形段剛柔皆同,但以附石不附石爲言,豈得功力頓異?如雌黄、雄黄亦有端然獨處者,亦有附石生者,不聞別有名號,功力相異也。【時珍曰】方解石與硬石膏相似,皆光潔如白石英,但以敲之段段片碎者爲硬石膏,塊塊方稜者爲方解石,蓋一類二種,亦可通用。唐、宋諸方皆以此爲石膏,今人又以爲寒水石,雖俱不是,(不)〔而〕其性寒治熱之功,大抵不相遠,惟解肌發汗不能如硬石膏爲異耳。

【氣味】苦、辛,大寒,無毒。【之才曰】惡巴豆。【主治】胸中留熱結氣,黄疸,通血脉,去蠱毒。《別録》⑧。

滑石 《本經》⑨上品

【釋名】畫石《衍義》⑩、液石《別録》⑪、脊石音遼、脱石音奪、冷石弘景⑫、番石

---

① 別録:《別録》(《藥對》)見《證類》卷5"方解石" 味苦、辛,大寒,無毒。主胸中留熱結氣,黄疸,通血脉,去蠱毒。一名黄石。生方山。採無時。(惡巴豆。)

② 志:《開寶》見《證類》卷5"方解石" 今注:此物大體與石膏相似,惟不附石而生,端然獨處,形塊大小不定,或在土中,或生溪水,得之敲破皆方解,故以爲名……

③ 別録:見本頁注①。

④ 弘景:《集注》見《證類》卷5"方解石" 陶隱居云:按《本經》長石,一名方石,療體亦相似,疑是此也。

⑤ 恭:《唐本草》見《證類》卷5"方解石" 《唐》注:此石性冷,療熱不減石膏也。/《唐本草》見《證類》卷4"石膏" 唐本注云:石膏、方解石,大體相似……其方解石不因石而生,端然獨處,大者如升,小者若拳,或在土中,或生溪水,其(土)〔上〕皮隨土及水苔色,破之方解,大者方尺。今人以此爲石膏,療風去熱雖同,而解肌發汗不如真者。

⑥ 志:《開寶》見《證類》卷5"方解石" ……今沙州大鳥山出者佳。

⑦ 頌:《圖經》見《證類》卷4"石膏" ……方解石舊出下品,《本經》云:生方山。陶隱居以爲長石,一名方石,療體相似,疑是一物。蘇恭云:療熱不減石膏。若然,似可通用,但主頭風不及石膏也……今詳石膏既與方解石肌理、形段、剛柔皆同,但以附石不附石,豈得功力相異也……

⑧ 別録:見本頁注①。

⑨ 本經:《本經》《別録》(《藥對》)見《證類》卷3"滑石" 味甘,寒,大寒,無毒。**主身熱洩澼,女子乳難,癃(音隆)閉**,利小便,**蕩胃中積聚寒熱,益精氣**,通九竅六腑津液,去留結,止渴,令人利中。**久服輕身,耐飢長年**。一名液石,一名共石,一名脱石,一名番石。生赭陽山谷及太山之陰,或掖北白山,或卷山。採無時。(石韋爲之使,惡曾青。)

⑩ 衍義:《衍義》卷4"滑石" 今謂之畫石,以其軟滑可寫畫。

⑪ 別録:見本頁注⑨。(按:"釋名"項下"別録"同此。)

⑫ 弘景:《集注》見《證類》卷3"滑石" ……又有冷石……

《别録》、共石。【宗奭①曰】滑石今謂之畫石,因其軟滑可寫畫也。【時珍曰】滑石性滑利竅,其質又滑膩,故以名之。表畫家用刷紙代粉,最白膩。脅乃脂膏也,因以名縣。脱乃肉無骨也。此物取滑膩,無硬者爲良,故有諸名。

【集解】【《别録》②曰】滑〔石〕生赭陽山谷及太山之陰,或掖北白山,或卷山,采無時。【弘景③曰】滑石色正白,仙經用之爲泥。今出湘州、始安郡諸處。初取軟如泥,久漸堅强,人多以作塚中明器物。赭陽屬南陽,掖縣屬青州東萊,卷縣屬司州榮陽。又有冷石,小青黃,並冷利,能熨油污衣物。【恭④曰】此石所在皆有。嶺南始安出者,白如(疑)〔凝〕脂,極軟(骨)〔滑〕。出(夜)〔掖〕縣者,理粗質青有黑點,惟可爲器,不堪入藥。齊州南山神通寺南谷亦大有,色青白不佳,而滑膩則勝。【藏器⑤曰】始安、掖縣所出二石,形質既異,所用又殊。始安者軟滑而白,宜入藥。東萊者硬澀而青,乃作器石也。【敩⑥曰】凡使有多般。其白滑石如方解石,色似冰白,畫石上有白膩文者,真也。烏滑石似堅,畫石上有青白膩文,入用亦妙。綠滑石性寒有毒,不入藥用。黃滑石似金、顆顆圓,畫石上有青黑色者,勿用,殺人。冷滑石青蒼色,畫石上作白膩文,亦勿用之。【頌⑦曰】今道、永、萊、濠州皆有之。凡二種。道、永州出者白滑如凝脂。《南(城)〔越〕志》云:脅(成)〔城〕縣出脅石,即滑石也。土人以爲燒器,烹魚食,是也。萊、濠州出者理粗質青,有黑點,亦謂之斑石。二種皆可作

---

① 宗奭:見 563 頁注⑩。
② 别録:見 563 頁注⑨。
③ 弘景:《集注》見《證類》卷 3"滑石" 陶隱居云:滑石,色正白,仙經用之以爲泥。又有冷石,小青黃,性並冷利,亦能熨油污衣物。今出湘州、始安郡諸處。初取軟如泥,久漸堅强,人多以作塚中明器物……赭陽縣先屬南陽……掖縣屬青州東萊,卷縣屬司州榮陽。
④ 恭:《唐本草》見《證類》卷 3"滑石" 《唐本》注云:此石所在皆有。嶺南始安出者,白如凝脂,極軟滑。其出掖縣者,理麤質青白黑點,惟可爲器,不堪入藥。齊州南山神通寺南谷亦大有,色青白不佳,至於滑膩,猶勝掖縣者。
⑤ 藏器:《拾遺》見《證類》卷 3"滑石" 陳藏器云:按始安及掖縣所出二石,形質既異,所用又殊……其始安者,軟滑而白,是滑石。東萊者硬澀而青,乃作器石也。
⑥ 敩:《炮炙論》見《證類》卷 3"滑石" 雷公云:凡使有多般,勿誤使之。有白滑石、綠滑石、烏滑石、冷滑石、黃滑石。其白滑石如方解石,色白,於石上畫有白膩文,方使得。滑石綠者性寒有毒,不入藥中用。烏滑石似黳色,畫石上有青白膩文,入用妙也。黃滑石色似金,顆顆圓,畫石上有青黑色者,勿用,殺人。冷滑石青蒼色,畫石上作白膩文,亦勿用。若滑石色似冰,白青色,畫石上有白膩文者,真也……
⑦ 頌:《圖經》見《證類》卷 3"滑石" 滑石,生赭陽山谷及泰山之陰,或掖北白山、或卷山,今道、永、萊、濠州皆有之。此有二種,道、永州出者,白滑如凝脂。《南越志》云:脅城縣出脅石,脅石即滑石也。土人以爲燒器,用以烹魚是也。萊、濠州出者,理麤質青,有白黑點,亦謂之斑石。二種皆可作器用,甚精好。初出軟爛如泥,久漸堅强,彼人皆就穴中乘其軟時製作,用力殊少,不然堅强費功。本經所載土地,皆是北方,而今醫家所用,多是色白者,乃自南方來……或云沂州出一種白滑石,甚佳,與《本經》所云泰山之陰相合。然彼土不取爲藥,故醫人亦鮮知用之。今濠州醫人所供青滑石,云性微寒,無毒。主心氣澀滯。與《本經》大同小異,又《吴録·地理志》及《太康地記》云:郁林州布山縣多岨,其毒殺人,有冷石可以解之,石色赤黑,味苦,屑之著瘡中,并以切齒立蘇。一名切齒石。今人多用冷石作粉,治痱瘡,或云即滑石也,但味之甘苦不同耳……

器,甚精好。初出軟柔,彼人就穴中制作,用力殊少也。本草所載土地皆是北方,而今醫家所用白色者,自南方來。或云沂州所出甚白佳,與本草所云太山之陰相合,而彼土不取爲藥。今濠州所供青滑石,云性寒無毒,主心氣濇滯,與本經大同小異。又張(勑)〔勃〕《吳録·地理志》及《大康地記》云:鬱林州布山縣馬湖、馬嶺山皆有岨,甚毒殺人,有冷石可以解之。石色赤黑,味苦,屑之着瘡中,并以切齒,立蘇,一名切齒石。今人多用冷石作粉,治痱瘡,或云即滑石也,但味之甘苦不同耳。【時珍曰】滑石,廣之桂林各巴及猺峒中皆出之,即古之始安也。白黑二種,功皆相似。山東蓬萊縣桂府村所出者亦佳,故醫方有桂府滑石,與桂林者同稱也。今人亦以刻圖書,不甚堅牢。滑石之根爲不灰木。滑石中有光明黃子爲石腦芝。

【修治】【斅①曰】凡用白滑石,先以刀刮净研粉,以牡丹皮同煮一伏時。去牡丹皮,取滑石,以東流水淘過,晒乾用。

【氣味】甘,寒,無毒。【《別録》②曰】大寒。【之才③曰】石韋爲之使,惡曾青,制雄黄。

【主治】身熱洩澼,女子乳難,癃閉,利小便,蕩胃中積聚寒熱,益精氣。久服輕身,耐飢長年。《本經》④。通九竅六腑津液,去留結,止渴,令人利中。《別録》⑤。燥濕,分水道,實大腸,化食毒,行積滯,逐凝血,解燥渴,補脾胃,降心火,偏主石淋爲要藥。震亨⑥。療黃疸,水腫脚氣,吐血衄血,金瘡血出,諸瘡腫毒。時珍。

【發明】【頌⑦曰】古方治淋瀝,多單使滑石。又與石韋同搗末,飲服刀圭,更駛。又主石淋,取十二分研粉,分作兩服,水調下。煩熱定,即停後服。【權⑧曰】滑石療五淋,主産難,服其末。又末與丹參、蜜、豬脂爲膏,入其月即空心酒下彈丸大,臨産倍服,令胎滑易生,除煩熱心躁。【元素⑨

① 斅:《炮炙論》見《證類》卷3"滑石" ……凡使,先以刀刮,研如粉,以牡丹皮同煮一伏時出,去牡丹皮,取滑石,却用東流水淘過,於日中曬乾方用。
② 別録:見 563 頁注⑨。
③ 之才:古本《藥對》見 563 頁注⑨括號中七情文。
④ 本經:見 563 頁注⑨白字。
⑤ 別録:見 563 頁注⑨。
⑥ 震亨:《衍義補遺·白滑石》 屬金,而有土與水。無甘草以和之勿用。燥濕,分水道,實大府,化食毒,行積滯,逐凝血,解燥渴,補脾胃,降妄火之要藥也……
⑦ 頌:《圖經》見《證類》卷3"滑石" ……按古方利小便,治淋瀝,多單使滑石。又與石韋同搗末,飲服刀圭更駛。又主石淋發煩悶,取滑石十二分,研粉,分兩服,以水和攪令散,頓服之。煩熱定,即停後服。未已,盡服必差。
⑧ 權:《藥性論》見《證類》卷3"滑石" ……能療五淋,主難産。服其末,又(木)〔末〕與丹參、蜜、豬脂爲膏,入其月即空心酒下彈丸大,臨産倍服,令滑胎易生。除煩熱心躁,偏主石淋。
⑨ 元素:《醫學啓源》卷下"用藥備旨·滑石" 氣寒味甘。治前陰竅澀不利,性沉重,能泄氣,上令下行,故曰滑則利竅。不比與淡滲諸藥同。

曰】滑石氣温味甘,治前陰竅濇不利,性沉重,能泄上氣令下行,故曰滑則利竅,不與諸淡滲藥同。【好古①曰】入足太陽經,滑能利竅,以通水道,爲至燥之劑。豬苓湯用滑石、阿膠,同爲滑劑以利水道;葱、豉、生薑同煎,去滓澄清以解利。淡味滲洩爲陽,故解表利小便也。若小便自利者,不宜用。【時珍曰】滑石利竅,不獨小便也。上能利毛腠之竅,下能利精溺之竅。蓋甘淡之味,先入于胃,滲走經絡,遊溢津氣,上輸于肺,下通膀胱。肺主皮毛,爲水之上源。膀胱司津液,氣化則能出。故滑石上能發表,下利水道,爲蕩熱燥濕之劑。發表是蕩上中之熱,利水道是蕩中下之熱;發表是燥上中之濕,利水道是燥中下之濕。熱散則三焦寧而表裏和,濕去則闌門通而陰陽利。劉河間之用益原散,通治表裏上下諸病,蓋是此意,但未發出耳。

　　【附方】舊六,新一十二。益元散。又名天水散、太白散、六一散。解中暑傷寒疫癘,飢飽勞損,憂愁思慮,驚恐悲怒,傳染并汗後遺熱勞復諸疾。兼解兩感傷寒,百藥酒食邪熱毒。治五勞七傷,一切虛損,内傷陰痿,驚悸健忘,癲癇煩滿,短氣痰嗽,肌肉疼痛,腹脹悶痛,淋閟澀痛,服石石淋。療身熱嘔吐泄瀉,腸澼下痢赤白。除煩熱,胸中積聚寒熱。止渴,消畜水。婦人産後損液,血虛陰虛熱甚,催生下乳。治吹乳乳癰,牙瘡齒疳。此藥大養脾腎之氣,通九竅六腑,去留結,益精氣,壯筋骨,和氣,通經脉,消水穀,保真元,明耳目,安魂定魄,强志輕身,駐顔益壽,耐勞役飢渴,乃神驗之仙藥也。白滑石水飛過六兩,粉甘草一兩,爲末,每服三錢,蜜少許,温水調下。實熱用新汲水下,解利用葱豉湯下,通乳用豬肉麫湯調下,催生用香油漿下。凡難産或死胎不下,皆由風熱燥濇,結滯緊斂,不能舒緩故也。此藥力至,則結滯頓開而瘥矣。劉河間《傷寒直格》②。膈上煩熱多渴。利

---

① 好古:《湯液本草》卷6"滑石"　《本草》云……入足太陽。滑能利竅,以通水道。爲至燥之劑。豬苓湯用滑石與阿膠,同爲滑劑,以利水道。葱、豉、生薑同煎去渣,澄清以解利。淡味滲泄爲陽,解表、利小便也。若小便自利,不宜以此解之。

② 傷寒直格:《傷寒直格》卷中"習醫要用直格"　益元散(一名天水散,一名太白散):治身熱嘔吐,泄瀉腸澼,下痢赤白,治淋閉癃閟疼痛,利小腑,偏主石淋,蕩胸中積聚寒熱。大益精氣,通九竅六腑,津液去留,結滯畜水,止渴利中。除煩熱心燥,治腹脹痛悶。補益五臟,大養脾腎之氣(此腎水之臟,非胃土之腑也)。理内傷陰痿,安魂定魄,補五勞七傷,一切虛損。主癲癇,驚悸健忘,止煩滿短氣,臟傷咳嗽。療飲食不下,肌肉疼痛。治口瘡,牙齒疳蝕。明耳目,壯筋骨,通經脉,和氣血,消水穀,保真元。解百藥、酒食邪熱毒。耐勞役,飢渴寒熱,辟中外諸邪所傷。久服强志輕身,注顔益壽。及解中暑傷寒,疫癘,饑飽勞損,憂愁思慮,恚怒驚恐,傳染并汗後遺熱勞復諸疾,兼解兩感傷寒。能遍身結滯,宣通和氣而愈。及婦人下乳催生,并産後損液,血虛陰虛熱甚,一切諸證,並宜服之。兼治吹乳,乳發,或已覺吹乳,乳癰,頻服即愈,洒神驗之仙藥也。/《傷寒直格方》卷下"諸證藥石分劑"　益元散(一名天水散,一名太白散):滑石(六兩,白膩好者)、甘草(一兩),右爲細末,每服三錢,蜜多許,温水調下。或無蜜亦可。每時日三服。或欲冷飲者,新井泉調下亦得。解利發汗,煎葱白、豆豉湯下。每服水一盞,葱白五寸,豆豉五十粒,煮取汁七分,調併三四服,以效爲度……或下乳,用豬肉、麫羹、粥飲湯之類調下四錢,不拘時候,日三服,及宜豬肉麫羹粥。催産,温香油漿調下五錢,併二三服,以産爲度……凡難産或死胎不下,皆由風熱燥澁,緊斂結滯,而不能舒緩,故産户不得自然開通也。此藥力至,則結滯頓開而産矣……

九竅。滑石二兩搗,水三大琖,煎二盞,去滓,入粳米煮粥食。《聖惠方》①。**女勞黃疸**。日晡發熱惡寒,小腹急,大便溏黑,額黑。滑石、石膏等分,研末,大麥汁服方寸匕,日三,小便大利愈,腹滿者難治。《千金方》②。**傷寒衄血**。滑石末,飯丸梧子大。每服十丸,微嚼破,新水嚥下,立止。湯晦叔云:鼻衄乃當汗不汗所致。其血紫黑時,不以多少,不可止之,且服溫和藥,調其營衛。待血鮮時,急服此藥止之也。《本事方》③。**乳石發動**,煩熱煩渴。滑石粉半兩,水一盞,絞白汁,頓服。《聖惠方》④。**暴得吐逆**不下食。生滑石末二錢匕,溫水服,仍以細麪半盞押定。寇氏《衍義》⑤。**氣壅關格**不通,小便淋結,臍下妨悶兼痛。滑石粉一兩,水調服。《廣利方》⑥。**小便不通**。滑石末一升,以車前汁和,塗臍之四畔,方四寸,乾即易之。冬月水和。《楊氏產乳》⑦。**婦人轉脬**。因過忍小便而致。滑石末,葱湯服二錢。《聖惠方》⑧。**妊娠子淋**,不得小便。滑石末水和,泥臍下二寸。《外臺秘要》⑨。**伏暑水泄**。白龍丸:滑石火煅過一兩,硫黃四錢,爲末,麪糊丸綠豆大,每用淡薑湯隨大小服。《普濟方》⑩。**伏暑吐泄**。或吐,或泄,或瘧,小便赤,煩

---

① 聖惠方:《聖惠方》卷96"食治煩熱諸方" 治膈上煩熱,多渴,通利九竅,滑石粥方:滑石(二兩,碎)、粳米(二合),右以水三大盞煎滑石,至二盞去滓,下米煮粥,溫溫食之。
② 千金方:《千金方》卷10"傷寒發黃第五" 黃疸之爲病,日晡所發熱惡寒,小腹急,身體黃,額黑,大便溏黑,足下熱,此爲女勞。腹滿者難治。治之方:滑石、石膏(各等分),右二味治下篩,以大麥粥汁服方寸匕,日三,小便極利則瘥。
③ 本事:《本事方》卷8"傷寒時疫" 治傷寒衄血,滑石丸:滑石末,不拘多少,飯圓如桐子大,每服十丸,微嚼破,新水咽下立止。只用藥末一大錢,飯少許,同嚼下亦得。老幼皆可服。湯晦叔云:鼻衄者當汗不汗所致,其血青黑時,不以多少,勿得止,且服溫和藥以調其榮衛。才見血鮮,急以此藥止之。
④ 聖惠方:《聖惠方》卷38"治乳石發動煩渴諸方" 治乳石發動,燥熱煩渴不止,宜服滑石湯方:滑石(半兩),右細研如粉,以水一中盞絞如白飲,頻服之,未差再服。
⑤ 衍義:《衍義》卷4"滑石" 淋家多用。若暴得吐逆,不下食,以生細末二錢匕,溫水服。仍急以熱面半盞,押定。
⑥ 廣利方:《證類》卷3"滑石" 《廣利方》:治氣壅,關格不通,小便淋結,臍下妨悶兼痛。以滑石八分研如麪,以水五大合,和攪頓服。
⑦ 楊氏產乳:《證類》卷3"滑石" 《楊氏產乳》:療小便不通。滑石末一升,以車前汁和塗臍四畔,方四寸,熱即易之,冬月水和亦得。
⑧ 聖惠方:《聖惠方》卷72"治婦人脬轉諸方" 治婦人過忍小便致脬轉……又方:右以滑石末,葱湯調二錢服之。
⑨ 外臺秘要:《外臺》卷33"妊娠小便不通利方五首" 又療妊娠不得小便方:滑石水和,泥臍〔下〕二寸。
⑩ 普濟方:《普濟方》卷208"水瀉" 硫黃散:治暴瀉,所下如破水。生硫黃、白滑石,右爲末,溫水調下,立止。

渴。玉液散：用桂府滑石燒四兩，藿香一錢，丁香一錢。爲末。米湯服二錢。《普濟方》①。**霍亂及瘧**。方同上。**痘瘡狂亂**，循衣摸牀，大熱引飲。用益原散，加朱砂二錢，冰片三分，麝香一分，每燈草湯下二三服。王氏《痘疹方》②。**風毒熱瘡**，遍身出黃水。桂府滑石末傅之，次日愈。先以虎杖、豌豆、甘草等分，煎湯，洗後乃搽。《普濟方》③。**陰下濕汗**。滑石一兩，石膏煅半兩，枯白礬少許，研摻之。《集簡方》。**脚指縫爛**。方同上。**杖瘡腫痛**。滑石、赤石脂、大黃等分爲末，茶湯洗净，貼。《趙氏經驗方》④。**熱毒怪病**。目赤鼻脹，大喘，渾身出斑，毛髮如鐵，乃因中熱毒氣結于下焦。用滑石、白礬各一兩，爲末，作一服。水三盞，煎減半，不住飲之。夏子益《奇病方》⑤。

<h1 style="text-align:center">不灰木<small>宋《開寶》⑥</small></h1>

【釋名】無灰木<small>見下。</small>

【集解】【頌⑦曰】不灰木出上黨，今澤、潞山中皆有之，蓋石類也。其色白如爛木，燒之不然，以此得名。或云滑石之根也，出滑石處皆有之。采無時。【藏器⑧曰】要燒成灰，但斫破，以牛乳煮了，黃牛糞燒之，即成灰。【時珍曰】不灰木有木、石二種。石類者其體堅重，或以紙裹，蘸石腦油然燈，徹夜不成灰，人多用作小刀靶。《開山圖》⑨云：徐無山出不灰之木，生火之石。山在今順天府

---

① 普濟方：《普濟方》卷203"霍亂嘔噦"　藿香吐液散：治大人小兒諸嘔逆吐瀉，或霍亂不安。丁香（一錢）、桂府滑石（四兩，燒）、藿香（四錢），右爲極細末，每服二錢。小兒半錢，清米飲調下，温冷服。大人吐瀉，水打臘茶調下二錢，立效。及治大人小兒傷寒瘧病，前後嘔噦，躁不得眠睡，腹脹。或小便赤澀，大便瀉，燥渴悶亂。

② 王氏痘疹方：（按：書目不明，待考。）

③ 普濟方：《普濟方》卷274"熱瘡"　白金散：治風攻注毒，便及手足生熱瘡，疼痛，有黃水出者。用桂府滑石爲細末，先用虎杖、甘草、豌豆各等分，約半兩許，二椀水煎上項藥，煎至一椀，去滓，微熱淋洗瘡。水冷拭乾，上摻滑石末，冷通便睡，至明決愈。

④ 趙氏經驗方：（按：查《秘傳經驗方》，未能溯得其源。）

⑤ 奇病方：《傳信適用方》卷下"夏子益治奇疾方三十八道"　第二十二：眼赤，鼻張大喘，渾身生斑，毛髮起如銅鐵。蓋胃中熱毒氣結于下焦。治用白礬、滑石各一兩，爲末，都作一服，水三碗煎，去半，冷，不住飲，候盡乃安。

⑥ 開寶：《開寶》見《證類》卷5"不灰木"　大寒。主熱痱瘡，和棗葉、石灰爲粉，傅身。出上黨。如爛木，燒之不然，石類也。

⑦ 頌：《圖經》見《證類》卷5"不灰木"　不灰木，出上黨。今澤、潞山中皆有，蓋石類也。其色青白如爛木，燒之不然，以此得名。或云滑石之根也，出滑石處皆有，亦名無灰木。採無時

⑧ 藏器：《拾遺》見《證類》卷5"不灰木"　陳藏器：要燒成灰，即斫破，以牛乳煮了便燒，黃牛糞燒之成灰……

⑨ 開山圖：《水經注》卷14　鮑丘水……《開山圖》曰：山出不灰之木，生火之石。按注云：其木色黑似炭而無葉，有石赤色如丹，以二石相磨（案：二近刻訛作一），則火發以然無灰之木，可以終身。今則無之……

玉田縣東北。《庚辛玉册》①云：不灰木，陰石也。生西南蠻夷中，黎州、茂州者好，形如針文全若木，燒之無烟。此皆言石者也。伏（深）〔琛〕《齊地記》②云：東武城有勝火木，其木經野火燒之不滅，謂之不灰木。楊慎《丹鉛錄》③云：《太平寰宇記》云，不（木灰）〔灰木〕俗多爲鋌子，燒之成炭而不灰，出膠州。其葉如蒲草，今人束以爲燎，謂之萬年火把。此皆言木者也。時珍常得此火把，乃草葉束成，而中夾松脂之類，一夜僅燒一二寸耳。

【附錄】松石。【頌④曰】今處州出一種松石，如松幹而實石也。或云松久化爲石。人多取（傍）〔飾〕山亭及琢爲枕。雖不入藥，與不灰相類，故附之。

【氣味】甘，大寒，無毒。【獨孤滔⑤曰】煮汞，結草砂，煅三黄，匱五金。

【主治】熱疿瘡，和棗葉、石灰爲粉，傅之。《開寶》⑥。除煩熱陽厥。時珍。

【發明】【時珍曰】不灰木性寒，而同諸熱藥治陰毒。劉河間《宣明方》⑦，治陽絕心腹痛痛，金針丸中亦用服之。蓋寒熱並用，所以調停陰陽也。

【附方】新四。肺熱欬嗽臥時盛者。不灰木一兩半，太陰玄精石二兩，甘草炙半兩，貝母一兩半，天南星、白礬水煮過半兩，爲末，每服半錢，薑湯下。《聖濟錄》⑧。咽喉腫痛，五心煩熱。不灰木以牛糞燒赤四兩，太陰玄精石煅赤四兩，真珠一錢，爲末，糯米粥丸芡子大，每服一丸，以生地黄汁、粟米泔研化服，日二次。《聖濟錄》⑨。霍亂煩滿，氣逆腹脹，手足厥冷。不灰木、陽起石煅、阿魏〔各〕半兩，巴豆去心，杏仁去皮，各二十五個，爲末，粟飯丸櫻桃大，穿一孔，每服一丸，燈上燒烟盡，研，米薑湯下，以利爲度。《聖濟錄》⑩。陰毒腹痛。回陽丹：用不灰木煅、牡蠣煅、高良

---

① 庚辛玉册：(按：未見該書存世，待考。)

② 齊地記：《水經注》卷26　濰水……《齊地記》曰：東武城東南有盧水，水側有勝火木，方俗音曰樨子，其木經野火燒死炭不滅，故東方朔云不灰之木者也……

③ 丹鉛錄：《升菴集》卷66“不灰木、火浣布”　《太平寰宇記》曰：不灰木，俗多爲鋌子，燒之成炭而不灰。出膠州。予親見之。其葉如蒲草，束以爲燎，謂之萬年火把。(按：《丹鉛總錄》無此文。)

④ 頌：《圖經》見《證類》卷5“不灰木”　……今處州山中出一種松石，如松幹而實石也，或云松久化爲石，人家多取以飾山亭，及琢爲枕。雖不入藥，然與不灰木相類，故附之。

⑤ 獨孤滔：《證類》卷5“不灰木”　《丹房鏡源》云：不灰木煮汞。

⑥ 開寶：見568頁注⑥。

⑦ 宣明方：《宣明論方》卷13“諸痛總論”　金針丸(亦名陸神丸)：治陽絕痛氣，心腹痛不可忍者……

⑧ 聖濟錄：《聖濟總錄》卷65“熱嗽”　治肺經伏熱，夜臥咳嗽，玉粉散方：天南星(白礬水煮軟，切，焙，半兩)、太陰玄精石(二兩，研)、甘草(炙，剉，半兩)、貝母(去心，一兩)、不灰木(一兩半)，右五味搗研極細，每服半錢匕，煎生薑烏梅湯調下，食後、夜臥服。

⑨ 聖濟錄：《聖濟總錄》卷122“咽喉腫痛”　治手足心煩熱壅悶，咽喉腫痛，真珠丸方：真珠末(一錢匕)、太陰玄精石(煅赤，研末，四兩)、不灰木(用牛糞燒赤，取末，四兩)，右三味同研勻細，用糯米粥爲丸如雞頭大，每服一丸，食後，用生地黄汁粟米泔研化下，日二。

⑩ 聖濟錄：《聖濟總錄》卷22“傷寒結胸”　治傷寒結胸氣逆，手足厥冷，嘔逆不定，大金針丸方：陽起石(研)、不灰木、阿魏(研，各半兩)、巴豆(二十五枚，去皮心膜，不出油，研)、杏人(二十五枚，去皮尖、雙人，研)，右五味搗研爲細末，用軟粟米飯爲丸，如小彈丸大，每服一丸，用針穿燈焰上燒，煙絕爲末，生薑米飲調服，以利爲效。

薑炒、川烏頭炮、白芍藥各一錢,爲末,入麝香少許,每用一錢,男用女唾調塗外腎,女用男唾調塗乳上,得汗即愈。《玉機微義》①。

五色石脂《本經》②上品【校正】併入五種石脂。

【釋名】【時珍曰】膏之凝者曰脂。此物性粘,固濟爐鼎甚良,蓋兼體用而言也。

【集解】【《別錄》③曰】五色石脂生南山之陽山谷中。又曰:青石脂生齊區山及海涯。黃石脂生嵩高山,色如鶯雛。黑石脂生潁川陽城。白石脂生太山之陰。赤石脂生濟南、射陽,又太山之陰。並采無時。【普④曰】五色石脂一名五色符。青符生南山或海涯。黃符生嵩山,色如狐腦雁雛。黑符生洛西山空地。白符生少室、天婁山或太山。赤符生少室或太山,色絳,滑如脂。【弘景⑤曰】今俗惟用赤石、白石二脂。好者出吳郡,亦出武陵、建平、義陽。義陽者出酈縣界東八十里,狀如狐腦。赤者鮮紅可愛,隨采復生。餘三色石脂無正用,但黑石脂入畫用耳。【恭⑥曰】義陽即申州,所出乃桃花石,非石脂也。白石脂今出慈(陽)〔州〕諸山,勝於餘處者。赤石脂今出虢州盧氏縣、澤州陵川縣,又慈州呂鄉縣、宜州諸山亦有,並色理鮮膩爲佳。二脂太山不聞有之,舊出蘇州、餘杭山,今不收采。【承⑦曰】今蘇州見貢赤白二石脂,但入藥不甚佳。惟延州山中所出最良,揭兩石中取之。

① 玉機微義:《玉機微義》卷 32“腹痛治法·和解之劑” 廻陽丹:治陰毒。牡蠣(燒)、不灰木(燒)、良薑(炒)、川烏、白芍(各一錢)、麝香(少許),右細末,每用一錢,男病用女唾津調塗外腎,女病用男唾調塗乳上。

② 本經:《本經》《別錄》見《證類》卷 3 青石、赤石、黃石、白石、黑石脂等,味甘,平。主黃疸,洩痢腸澼膿血,陰蝕下血赤白,邪氣癰腫,疽痔惡瘡,頭瘍疥瘙。久服補髓益氣,肥健不飢,輕身延年。五石脂各隨五色補五藏,生南山之陽山谷中。

③ 別錄:見上注。/見 571 頁注⑧。/見 572 頁注①。/見 572 頁注②。/見 572 頁注⑪。/見 573 頁注⑨。

④ 普:《嘉祐》見《證類》卷 3“黑石脂” 吳氏云:五色石脂,一名青、赤、黃、白、黑符。青符……生南山或海涯。采無時。赤符……或生少室,或生太山。色絳,滑如脂。黃符……或生嵩山。色如豚腦、雁雛,采無時。白符,一名隨……或生少室、天婁山,或太山。黑符……生洛西山空地。

⑤ 弘景:《集注》見《證類》卷 3“黑石脂” ……今俗用赤石、白石二脂爾,仙經亦用白石脂,以塗丹釜。好者出吳郡,猶與赤石脂同源。赤石脂多赤而色好,惟可斷下,不入五石散用。好者亦出武陵、建平、義陽。今五石散皆用義陽者,出酈縣界東八十里,狀如豚腦,色鮮紅可愛,隨采復而生,不能斷痢,而不用之。餘三色脂有而無正用,黑石脂乃可畫用爾。

⑥ 恭:《唐本草》見《證類》卷 3“黑石脂” 《唐本》注云:義陽即申州也,所出者,名桃花石,非五色脂……舊出蘇州,余杭山大有,今不收採爾。/《唐本草》見《證類》卷 3“白石脂” 《唐本》注云:白石脂,今出慈州諸山,勝於餘處者。太山左側不聞有之。/《唐本草》見《證類》卷 3“赤石脂” 《唐本》注云:此石濟南太山不聞出者,今虢州盧氏縣、澤州陵川縣及慈州呂鄉縣並有,色理鮮膩。宜州諸山亦有……

⑦ 承:陳承“別説”見《證類》卷 3“白石脂” 謹按:唐注云:出蘇州、余杭山,今不採。而蘇州今乃見貢赤、白二種,然入藥不甚佳。唯延州山中所出最良,揭兩石中取之……

【頌①曰】白石脂、赤石脂，今惟潞州出之，潞與慈州相近也。【宗奭②曰】赤、白石脂四方皆有，以理膩粘舌綴唇者爲上。

【修治】【斅③曰】凡使赤脂，研如粉，新汲水飛過三度，晒乾用。【時珍曰】亦有火煅水飛者。

【氣味】五種石脂，並甘、平。【大明④曰】並溫，無毒。畏黃芩、大黃、官桂。

【主治】黃疸，洩痢腸澼膿血，陰蝕下血赤白，邪氣癰腫，疽痔惡瘡，頭瘍疥瘙。久服補髓益氣，肥健不饑，輕身延年。五石脂各隨五色，補五臟。《本經》⑤。治洩痢，血崩帶下，吐血衄血，澀精淋瀝，除煩，療驚悸，壯筋骨，補虛損。久服悦色。治瘡癤痔漏，排膿。大明⑥。

青石脂。【氣味】酸，平，無毒。【普⑦曰】青符：神農：甘。雷公：酸，無毒。桐君：辛，無毒。李當之：(大)〔小〕寒。

【主治】養肝膽氣，明目，療黃疸，洩痢腸澼，女子帶下百病，及〔疽〕痔惡瘡。久服補髓益氣，不饑延年。《別錄》⑧。

黃石脂。【氣味】苦，平，無毒。【普⑨曰】黃符：雷公：苦。李當之：小寒。【之才⑩曰】曾青爲之使，惡細辛，畏蜚蠊、黃連、甘草。【斅⑪曰】服之忌卵味。【主治】養脾氣，安五臟，調中。大人小兒洩痢腸澼下膿血，去白蟲，除黃疸癰疽蟲。久服輕身延

---

① 頌：《圖經》見《證類》卷3"赤石脂" ……今出潞州……/《圖經》見《證類》卷3"白石脂" ……今惟潞州有焉，潞與慈相近……

② 宗奭：《衍義》卷4"赤石脂" 今四方皆有。以舌試之，粘著者爲佳。

③ 斅：《炮炙論》見《證類》卷3"黃石脂" 雷公云：凡使，須研如粉，用新汲水投於器中，攪不住手了，傾作一盆。如此飛過三度。澄者去之，取飛過者，任入藥中使用，服之不問多少，不得食卵味。

④ 大明：《日華子》見《證類》卷3"黑石脂" 五色石脂，並溫，無毒。畏黃芩、大黃……

⑤ 本經：見570頁注②白字。

⑥ 大明：《日華子》見《證類》卷3"黑石脂" ……治瀉痢，血崩帶下，吐血衄血，并澀精淋瀝，安心，鎮五藏，除煩，療驚悸，排膿，治瘡癤痔瘻，養脾氣，壯筋骨，補虛損，久服悦色。文理膩，綴唇者爲上也。

⑦ 普：《嘉祐》見《證類》卷3"黑石脂" 吳氏云……青符，神農：甘。雷公：酸，無毒。桐君：辛，無毒。季氏：小寒……

⑧ 別錄：《別錄》見《證類》卷3"青石脂" 味酸，平，無毒。主養肝膽氣，明目，療黃疸，洩痢腸澼，女子帶下百病，及疽痔惡瘡。久服補髓益氣，不饑延年。生齊區山及海崖。採無時。

⑨ 普：《嘉祐》見《證類》卷3"黑石脂" 吳氏云……黃符，季氏：小寒。雷公：苦……

⑩ 之才：古本《藥對》見572頁注①括號中七情文。/《證類》卷3"黃石脂" 《唐本餘》：畏黃連、甘草、蜚蠊。

⑪ 斅：見本頁注③。

年。《别録》①。

　　黑石脂。【《别録》②曰】一名石墨,一名石涅。【時珍曰】此乃石脂之黑者,亦可爲墨,其性粘舌,與石炭不同。南人謂之畫眉石。許氏《説文》③云:黛,畫眉石也。【氣味】鹹,平,無毒。【普④曰】黑符:桐君:甘,無毒。【主治】養腎氣,强陰,主陰蝕瘡,止腸澼洩痢,療口瘡咽痛。久服益氣,不饑延年。《别録》⑤。

　　白石脂。【氣味】甘、酸,平,無毒。【普⑥曰】白符,一名隨。岐伯、雷公:酸,無毒。桐君:甘,無毒。扁鵲:辛。李當之:小寒。【權⑦曰】甘、辛。【杲⑧曰】温。【之才⑨曰】得厚朴,米汁飲,止便膿。燕屎爲之使,惡松脂,畏黄芩。【頌⑩曰】畏黄連、甘草、飛廉、馬目毒公。【主治】養肺氣,厚腸,補骨髓,療五臟驚悸不足,心下煩,止腹痛下水,小腸澼熱,溏便膿血,女子崩中漏下赤白沃,排癰疽瘡痔。久服安心不饑,輕身長年。《别録》⑪。澀大腸。甄權⑫。

　　【附方】舊四,新二。小兒水痢,形(之)〔羸〕,不勝湯藥。白石脂半兩研粉,和白粥空肚食之。《子母秘録》⑬。小兒滑泄。白龍丸:白石脂、白龍骨等分爲末,水丸黍米大,每量大小,木

---

① 别録:《别録》(《藥對》)見《證類》卷3"黄石脂"　味苦,平,無毒。主養脾氣,安五藏,調中,大人、小兒洩痢腸澼,下膿血,去白蟲,除黄疸、癰疽蟲。久服輕身延年。生嵩高山。色如鶯雛。採無時。(曾青爲之使,惡細辛,畏蜚蠊。)

② 别録:《别録》見《證類》卷3"黑石脂"　味鹹,平,無毒。主養腎氣,强陰,主陰蝕瘡,止腸澼洩痢,療口瘡咽痛。久服益氣,不飢延年。一名石涅,一名石墨。出潁川陽城。採無時。

③ 説文:《説文解字》卷10"黑部"　黛,畫眉也……

④ 普:《嘉祐》見《證類》卷3"黑石脂"　吳氏云……黑符,一名石泥。桐君:甘,無毒……

⑤ 别録:見本頁注②。

⑥ 普:《嘉祐》見《證類》卷3"黑石脂"　吳氏云……白符,一名隨。岐伯、雷公:酸,無毒。季氏:小寒。桐君:甘,無毒。扁鵲:辛……

⑦ 權:《藥性論》見《證類》卷3"白石脂"　白石脂,一名白符。惡馬目毒公。味甘、辛。澀大腸。

⑧ 杲:《湯液本草》卷6"赤石脂·白石脂"　《心》云:甘,温。

⑨ 之才:古本《藥對》見本頁注⑪括號中七情文。

⑩ 頌:《嘉祐》見《證類》卷3"白石脂"　《蜀本》及蕭炳云:畏黄連、甘草、飛廉。/見本頁注⑦。(按:時珍誤注出處。)

⑪ 别録:《别録》(《藥對》)見《證類》卷3"白石脂"　味甘、酸,平,無毒。主養肺氣,厚腸,補骨髓,療五藏驚悸不足,心下煩,止腹痛,下水,小腸澼熱溏,便膿血,女子崩中漏下,赤白沃,排癰疽瘡痔。久服安心,不飢輕身長年。生泰山之陰。採無時。(得厚朴并米汁飲,止便膿。燕屎爲之使。惡松脂,畏黄芩。)

⑫ 甄權:見本頁注⑦。

⑬ 子母秘録:《證類》卷3"白石脂"　《子母秘録》治小兒水痢,形羸不勝大湯藥:白石脂半大兩,研如粉,和白粥空肚與食。

瓜、紫蘇湯下。《全幼心鑑》①。 **久泄久痢**。白石脂、乾薑等分，研，百沸湯和麪爲稀糊搜之，倂手丸梧子大，每米飲下三十丸。《斗門方》②。 **兒臍汁出**赤腫。白石脂末熬溫，撲之，日三度，勿揭動。韋宙《獨行方》③。 **兒臍血出**，多啼。方同上。寇氏《衍義》④。 **粉滓面䵟**。白石脂六兩，白歛十二兩，爲末，鷄子白和，夜塗旦洗。《聖濟録》⑤。

赤石脂。【氣味】甘、酸、辛，大溫，無毒。【普⑥曰】赤符：神農、雷公：甘。黃帝、扁鵲：無毒。李當之：小寒。【之才⑦曰】畏芫花，惡大黃、松脂。【頌⑧曰】古人亦單服食，云發則心痛，飲熱酒不解。用綿裹葱、豉，煮水飲之。【主治】養心氣，明目益精，療腹痛腸澼，下痢赤白，小便利，及癰疽瘡痔，女子崩中漏下，產難，胞衣不出。久服補髓，好顏色，益智不饑，輕身延年。《別録》⑨。補五臟虛乏。甄權⑩。補心血，生肌肉，厚腸胃，除水濕，收脫肛。時珍。

【發明】【弘景⑪曰】五色石脂，《本經》療體亦相似，《別録》分條具載，今俗惟用赤、白二脂斷下痢耳。【元素⑫曰】赤、白石脂俱甘、酸，陽中之陰，固脫。【杲⑬曰】降也，陽中陰也。其用有二：

---

① 全幼心鑑：《全幼心鑑》卷4"吐瀉" 白龍圓：治嬰孩小兒泄瀉不止。白石脂、龍骨（各二錢半），右爲極細末，滴水圓如黍米大，每三圓用紫蘇、木瓜煎湯，食前服。
② 斗門方：《圖經》見《證類》卷3"白石脂" ……又《斗門方》：治瀉痢。用白石脂、乾薑二物停搗，以百沸湯和麪爲稀糊，搜勻，倂手丸如梧子，暴乾，飲下三十丸。久痢不定，更加三十丸。霍亂，煎漿水爲使。
③ 獨行方：《圖經》見《證類》卷3"白石脂" ……唐韋宙《獨行方》治小兒臍中汁出不止，兼赤腫，以白石脂細末，熬溫，撲臍中，日三，良……
④ 衍義：《衍義》卷4"白石脂" 有初生未滿月小兒，多啼叫，致臍中血出，以白石脂細末貼之，即愈。未愈，微微炒過，放冷再貼，仍不得剝揭。
⑤ 聖濟録：《普濟方》卷51"面䵟䵟" 治粉滓䵟䵟方：白歛（十二銖）、白石脂（六銖），右搗篩，以鷄子白和，夜臥塗面，且以井花水洗却。（按：《聖濟總録》卷101"面皯"雖有同類方，但多一味杏人，且劑量不同。或時珍誤注出處。）
⑥ 普：《嘉祐》見《證類》卷3"黑石脂" 吳氏云……赤符，神農、雷公：甘。黃帝、扁鵲：無毒。季氏：小寒……
⑦ 之才：古本《藥對》見本頁注⑨括號中七情文。
⑧ 頌：《圖經》見《證類》卷3"赤石脂" ……古人亦有單服食者。《乳石論》載服赤石脂，發則心痛，飲熱酒不解，治之用葱豉綿裹，水煮飲之……
⑨ 別録：《別録》（《藥對》）見《證類》卷3"赤石脂" 味甘、酸、辛，大溫，無毒。主養心氣，明目益精，療腹痛，洩澼下痢赤白，小便利，及癰疽瘡痔，女子崩中漏下，產難胞衣不出。久服補髓，好顏色，益智，不饑輕身延年。生濟南、射陽及太山之陰。採無時。（惡大黃，畏芫花。）
⑩ 甄權：《藥性論》見《證類》卷3"赤石脂" 赤石脂君。惡松脂。補五藏虛乏。
⑪ 弘景：《集注》見《證類》卷3"黑石脂" 陶隱居云：此五石脂如《本經》，療體亦相似，《別録》各條，所以具載……
⑫ 元素：《珍珠囊》 赤石脂：甘酸，陽中之陰。固脫。白石脂同。
⑬ 杲：《珍珠囊藥性賦》卷上"諸品藥性主治指掌" 赤石脂……降也，陽中之陰也。其用有二：固脾胃，有收斂之能。下胎衣，無推蕩之峻。

固腸胃有收斂之能，下胎衣無推（湯）〔蕩〕之峻。【好古①曰】澀可去脱，石脂爲收斂之劑，赤入丙，白入庚。【時珍曰】五石脂皆手足陽明藥也。其味甘，其氣温，其體重，其性澀。澀而重，故能收濕止血而固下；甘而温，故能益氣生肌而調中。中者，腸胃肌肉，驚悸黄疸是也；下者，腸澼泄痢，崩帶失精是也。五種主療，大抵相同。故《本經》不分條目，但云各隨五色補五臟。《別録》雖分五種，而性味主治亦不甚相遠，但以五味配五色爲異，亦是强分爾。赤白二種，一入氣分，一入血分。故時用尚之。張仲景用桃花湯治下痢便膿血。取赤石脂之重澀，入下焦血分而固脱；乾薑之辛温，暖下焦氣分而補虚；粳米之甘温，佐石脂、乾薑而潤腸胃也。

【附方】舊五，新七。**小兒疳瀉。**赤石脂末，米飲調服半錢，立瘥。加京芎等分，更妙。《斗門方》②。**大腸寒滑**，小便精出。赤石脂、乾薑各一兩，胡椒半兩，爲末，醋糊丸梧子大，每空心米飲下五七十丸。有人病此，熱藥服至一斗二升，不效。或教服此，終四劑而息。寇氏《衍義》③。**赤白下痢。**赤石脂末，飲服一錢。《普濟方》④。**冷痢腹痛**，下白凍如魚腦。桃花丸：赤石脂煅，乾薑炮，等分爲末，蒸餅和丸，量大小服，日三服。《和劑局方》⑤。**老人氣痢**虚冷。赤石脂五兩水飛，白麪六兩，水煮熟，入葱、醬作餺，空心食，三四次即愈。《養老方》⑥。**傷寒下痢**，便膿血不止。桃花湯主之。赤石脂一斤，一半全用，一半末用，乾薑一兩，粳米半升，水七升，煮米熟去滓，每服七合。（細）〔内〕末方寸匕，日三服，愈乃止。○張仲景方⑦。**痢後脱肛。**赤石脂、伏龍肝爲末，傅之。一加白礬。錢氏《小兒方》⑧。**反胃吐食。**絶好赤石脂爲末，蜜丸梧子大，每空腹薑

---

① 好古：《湯液本草》卷6"赤石脂"　……《本經》云：澀可去脱，石脂爲收斂之劑……赤入丙、白入庚。

② 斗門方：《證類》卷3"赤石脂"　《斗門方》：治小兒疳瀉。用赤石脂杵羅爲末如麪，以粥飲調半錢服，立差。或以京芎等分同服，更妙。

③ 衍義：《衍義》卷4"赤石脂"　有人病大腸寒滑，小便精出，諸熱藥服及一斗二升，未甚效。後有人教服赤石脂、乾薑各一兩，胡椒半兩，同爲末，醋糊丸如梧桐子大，空心及飯前米飲下五七十丸，終四劑，遂愈。

④ 普濟方：《普濟方》卷211"下赤痢白痢"　治赤白痢，用赤石脂爲末，以飯飲調下。

⑤ 和劑局方：《局方》卷6"治瀉痢"　桃花丸：治腸胃虚弱，冷氣乘之，臍腹攪痛，下痢純白，或冷熱相搏，赤白相雜，腸滑不禁，日夜無度。赤石脂、乾薑（炮，各等分），右爲末，水麪糊爲丸如梧桐子大。每服三十丸，温米飲送下，空心食前，日三服。

⑥ 養老方：《壽親養老》卷1"食治老人瀉痢諸方"　食治老人腸胃冷氣，痢下不止。赤石脂餺飥方：赤石脂（五兩，碎，篩如麪）、白麪（七兩），右以赤石脂末和麪，搜作之，煮熟，下葱、醬五味，臛頭，空心食之，三四服皆愈。

⑦ 張仲景方：《傷寒論·辨少陰病脉證並治》　少陰病，下利便膿血者，桃花湯主之。桃花湯方：赤石脂（一斤，一半全用，一半篩末）、乾薑（一兩）、粳米（一升），右三味以水七升，煮米令熟，去滓，温服七合，内赤石脂末方寸匕，日三服。若一服愈，餘勿服。

⑧ 小兒方：《小兒衛生總微論》卷11"脱肛論"　赤石脂散：治因瀉痢努躽氣下，推出肛頭不入。真赤石脂、伏龍肝等分，右爲細末，每用半錢，敷肛頭上，頻用按入。（**按**：錢氏《小兒藥證直訣》無此方。今另溯其源。）

湯下一二十丸。先以巴豆仁〔一〕枚，勿令破，以津吞之，後乃服藥。聖惠方①。**痰飲吐水**無時節者。其原因冷飲過度，遂令脾胃氣弱，不能消化飲食。飲食入胃，皆變成冷水，反吐不停，赤石脂散主之。赤石脂〔一〕斤，搗篩，服方寸匕，酒飲自任，稍加至三匕。服盡一斤，則終身不吐痰水，又不下痢。補五藏，令人肥健。有人痰飲，服諸藥不效，用此遂愈。《千金翼方》②。**心痛徹背**。赤石脂、乾薑、蜀椒各四分，附子炮二分，烏頭炮一分，爲末，蜜丸梧子大，先食服一丸。不知，稍增之。張仲景《金匱方》③。**經水過多**。赤石脂、破故紙〔各〕一兩，爲末。每服二錢，米飲下。《普濟方》④。**小便不禁**。赤石脂煅，牡蠣煅，各三兩，鹽一兩，爲末，糊丸梧子大，每鹽湯下十五丸。《普濟方》⑤。

桃花石《唐本草》⑥

【集解】【恭⑦曰】桃花石出申州鍾山縣，似赤石脂，但舐之不着舌者是也。【珣⑧曰】其狀亦似紫石英，色若桃花，光潤而重，目之可愛。【頌⑨曰】今信州有之，形塊似赤石脂、紫石英輩，采無時。陶弘景言赤石脂出義陽者，狀如犲腦，鮮紅可愛。蘇恭非之，云是桃花石，久服肥人。今土人以

---

① 聖惠方：《聖惠方》卷 47"治反胃嘔噦諸方" 治反胃病吐後，令永差，赤石脂圓方：赤石脂（一斤，好膩無砂者），右搗羅研，以蜜和圓如梧桐子大，每日空腹以生薑湯下十圓，加至二十圓。一云：水飛，圓如綠豆大，令乾，以布揩令光淨，空腹津吞十圓，仍先以巴豆一枚去皮，勿令破，津吞之後服藥。

② 千金翼方：《千金翼方》卷 19"痰飲第四" 凡痰飲盛，吐水無時節，其源爲冷飲過度，遂令痼冷脾胃羸，不能消於食飲，食飲入胃，皆變成冷水，反吐不停者。赤石脂散主之方：赤石脂三斤，右一味搗篩爲散，服方寸匕，日三。酒飲並可下之。稍稍漸加至三匕，服盡三斤，則終身不吐水，又不下利，補五藏，令肥健。有人痰飲，服諸藥不瘥，惟服此一斤即愈。

③ 金匱：《金匱·胸痹心痛短氣病脉證治》 心痛徹背，背痛徹心，烏頭赤石脂丸主之。赤石脂丸方：蜀椒（一兩，一法二分）、烏頭（一分，炮）、附子（半兩，一法一分）、乾薑（一兩，一法一分）、赤石脂（一兩，一法二分），右五味末之，蜜丸如梧子大，先食服一丸，日三服。

④ 普濟方：《普濟方》卷 334"月水不斷" 調經散：治婦人經脉過多，此方主之。赤石脂、破故紙（各一兩），右爲細末，每服二錢，粥飲調下。

⑤ 普濟方：《普濟方》卷 216"小便遺失" 牡蠣丸：治小便不禁。牡蠣（白者，三兩）、赤石脂（三兩，搗碎），右同研勻，酒煮麵糊丸如梧桐子大，每服十五丸，空心鹽湯送下。

⑥ 唐本草：《唐本草》見《證類》卷 4"桃花石" 味甘，溫，無毒。主大腸中冷，膿血痢。久服令人肌熱，能食。

⑦ 恭：《唐本草》見《證類》卷 4"桃花石" 《唐本》注云：出申州鍾山縣，似赤石脂，但舐之不著舌者爲真。

⑧ 珣：《證類》卷 4"桃花石" 《南海藥譜》：云：其狀亦似紫石英，若桃花，其潤且光而重，目之可愛是也。（**按**：時珍誤將李珣《海藥本草》與《南海藥譜》視爲同書。）

⑨ 頌：《圖經》見《證類》卷 4"桃花石" ……今信州亦有之。形塊似赤石脂、紫石英輩……採無時。陶隱居解赤石脂云：用義陽者，狀如犲腦，色鮮紅可愛。蘇恭以爲非是，即桃花石也。久服肥人，土人亦以療痢，然則功用亦不相遠矣。

療痢,功用亦不相遠。【宗奭①曰】桃花石有赤、白二等,有赤地淡白點如桃花片者,有淡白地赤點如桃花片者。人往往鐫磨爲器用,人亦罕服之。【時珍曰】此即赤白石脂之不粘舌、堅而有花點者,非別一物也,故其氣味功用皆同石脂。昔張仲景治痢用赤石脂名桃花湯,《和劑局方》治冷痢有桃花丸,皆即此物耳。

【氣味】甘,溫,無毒。【主治】大腸中冷膿血痢。久服令人肥悦能食。《唐本》②。

爐甘石《綱目》

【釋名】爐先生。【土宿真君③曰】此物點化爲神藥絶妙,九天三清俱尊之曰爐先生,非小藥也。【時珍曰】爐火所重,其味甘,故名。

【集解】【時珍曰】爐甘石所在坑冶處皆有,川蜀、湘東最多,而太原、澤州、陽城、高平、靈丘、融縣及雲南者爲勝,金銀之苗也。其塊大小不一,狀似羊腦,鬆如石脂,亦粘舌。産于金坑者,其色微黃,爲上。産於銀坑者,其色白,或帶青,或帶綠,或粉紅。赤銅得之,即變爲黃,今之黃銅,皆此物點化也。《造化指南》④云:爐甘石受黃金、白銀之氣熏陶,三十年方能結成。以大穢浸及砒煮過,皆可點化,不減三黃。崔昉《外丹本草》⑤云:用銅一斤,爐甘石一斤,鍊之即成鍮石一斤半。非石中物取出乎?真鍮石生波斯,如黃金,燒之赤而不黑。【修治】【時珍曰】凡用爐甘石,以炭火煅紅,童子小便淬七次,水洗净,研粉,水飛過,晒用。

【氣味】甘,溫,無毒。【主治】止血,消腫毒,生肌,明目去瞖退赤,收濕除爛。同龍腦點,治目中一切諸病。時珍。

【發明】【時珍曰】爐甘石,陽明經藥也。受金銀之氣,故治目病爲要藥。時珍常用爐甘石煅淬、海螵蛸、硼砂各一兩,爲細末,以點諸目病,甚妙。入朱砂五錢,則性不粘也。

【附方】新十五。目暴赤腫。爐甘石火煅尿淬、風化消等分,爲末,新水化一粟點之。《御藥院方》⑥。諸般瞖膜。爐甘石、青礬、朴消等分,爲末,每用一字,沸湯化開,温洗,日三次。《宣明方》⑦。一切目疾。真爐甘石半(升)〔斤〕,用黃連四兩,剉豆大,銀石器内,水二盌,煮二伏時,去黃連,爲末,入片腦二錢半,研勻罐收。每點少許,頻用取效。○又方:爐甘石煅一錢,盆消

---

① 宗奭:《衍義》卷5"桃花石" 有赤、白兩等。有赤地淡白點如桃花片者,有淡白地、有淡赤點如桃花片者。人往往鐫磨爲器用,今人亦罕服食。

② 唐本:見575頁注⑥。

③ 土宿真君:(**按**:未見該書存世,待考。)

④ 造化指南:(**按**:未見該書存世,待考。)

⑤ 外丹本草:(**按**:未見該書存世,待考。)

⑥ 御藥院:《御藥院方》卷10"治眼目門" 神應散:治眼暴赤疼痛。玄明粉(生用,風化,樸飛便是)、爐甘石(燒通赤爲度,各等分),右同研極細,每用藥一粟米粒大,用新水一匙調藥,點無時。

⑦ 宣明方:(**按**:已查劉完素諸書,未能溯得其源。)

一錢,爲末,熱湯泡洗。**目中諸病**。石連光明散:治眼中五輪八廓諸證,神效。爐甘石半斤,取如羊腦、鴨頭色者,以桑柴灰一斗,火煅赤研末,用雅州黃連各四兩,切片,煎水浸石,澄取粉,晒乾。用鉛粉二定,以二連水浸過,炒之。雄黃研末。每用甘石、鉛粉各三分,雄黃一分,片腦半分,研勻,點眼甚妙。張氏方①。**目暗昏花**。爐甘石火煅、童尿淬七次,代赭石火煅醋淬七次,黃丹水飛,各四兩,爲末。白沙蜜半斤,以銅鐺鍊去白沫,更添清水五六盌,熬沸下藥,文武火熬至一盌,滴水不散,以夾紙濾入瓷器收之,頻點日用。《衛生易簡方》②。**爛弦風眼**。劉長春③:治風眼流淚,爛弦。白爐甘石四兩,火煅童尿淬七次,地上出毒三日,細研。每用椒湯洗目後,臨臥點三四次,次早以茶湯洗去,甚妙。○又方:爐甘石一斤火煅,黃連四兩煎水淬七次,爲末,入片腦,每用點目。○宣明眼科方④:用爐甘石、石膏各一錢,海螵蛸三分,爲末,入片腦、麝香各少許,收點。○《衛生易簡方》⑤用爐甘石二兩,以黃連一兩煎水,入童尿半盞再熬,下朴消一兩又熬成。以火煅石淬七次,洗净爲末,入密陀僧末一兩研勻,收點之。(停)〔聤〕**耳出汁**。爐甘石、礬石各二錢,臙脂半錢,麝香少許,爲末,繳净吹之。《普濟方》⑥。**齒疏陷物**。爐甘石煅、寒水石等分,爲末,每用少許擦牙,忌用刷牙,久久自密。《集玄方》⑦。**漏瘡不合**。童尿制爐甘石、牡蠣粉,外塞之。內服滋補藥。《雜病治例》⑧。**下疳陰瘡**。爐甘石火煅醋淬五次一兩,孩兒茶三錢,爲末,麻油調傅,立愈。

---

① 張氏方:《普濟方》卷86"一切眼疾難治" 光明散(出《海上方》):治一切眼疾,不問病因。爐甘石、黃連(各四兩),右先將黃連細剉,用新汲水二升,將黃連浸之三四日後,藥味已出,去黃連淬,用汁將爐甘石火內煅,至黃連汁盡了,地上出去火毒,用乳鉢內慢慢細乳之,用水半碗,水內飛之,去砂以盡爲度。用甘石末四兩,再入乳鉢內細細研之,入腦子一錢,麝香一錢,再研細爲度。每用一匙,或點,或沸湯泡洗之。一方無麝香,用水煮。(**按**:時珍出"張氏"未知所指,姑錄此近似方以備參。)

② 衛生易簡方:《衛生易簡方》卷7"眼目" 治眼目昏花……又方:用爐甘石(研)、代赭石(煅,醋淬七次)、黃丹(水飛,各四兩,爲末)、白沙蜜(半斤),用銅鍋鍊去白沫,更添水五六碗熬沸,下前末,以文武火熬至一碗,用銅器攪,試將藥滴水中,沉下爲度,以夾紙四重濾於瓷器內貯,密封。不時點之,有驗。

③ 劉長春方:《秘傳經驗方》 珍珠散:治風眼流淚,弦爛,皆應神效。用白爐(干)〔甘〕石,粘舌緊者,半斤,火煅通紅,以童子小便淬七次,蓋放乾净地上三日出火毒,研爲極細末。先令患者以花椒鹽湯點眼,臨睡以藥點四眼角,次日早先以温茶洗眼,然後洗臉。此藥極效。

④ 宣明眼科方:(**按**:書佚,無可溯源。)

⑤ 衛生易簡方:《衛生易簡方》卷7"眼目" 治赤瞎:用爐甘石(二兩)、密陀僧、黃連、朴硝(各一兩),先將黃連水熬成汁,入童便再熬,後下硝又熬少時,用火煅爐甘石紅,黃連汁內淬七次,與密陀僧末同再研細,臨臥貼之。

⑥ 普濟方:《普濟方》卷55"聤耳" 紅綿散(一名紅散,出《醫方大成》):治聤耳出膿及黃汁。亦治滴耳。枯礬(二錢)、胭脂(半錢)、爐甘石(研,二錢)、麝香(少許),右爲細末,用綿子纏繳耳中膿汁盡,別用綿子蘸藥。或乾吹少許入耳亦可……(**按**:查《醫方大成》卷8"耳"下有此方出《本事方》,然二書同方方組皆無爐甘石。時珍乃引自《普濟》,并予簡文。)

⑦ 集玄方:(**按**:僅見《綱目》引錄。未能溯得其源。)

⑧ 雜病治例:(**按**:已查原書,未能溯得其源。)

《通妙邵真人方》①。**陰汗濕痒**。爐甘石一分，真蚌粉半分，研粉撲之。《直指方》②。

井泉石 宋《嘉祐》③

【釋名】【時珍曰】性寒如井泉，故名。

【集解】【禹錫④曰】井泉石，近道處處有之，以出饒陽郡者爲勝。生田野中間，穿地深丈餘得之。形如土色，圓方長短大小不等，内實而外圓，重重相叠，采無時。又一種如薑石者，時人多指爲井泉石，非是。【頌⑤曰】深州城西二十里，劇家村出之。

【修治】【禹錫⑥曰】凡用，細研水飛過。不爾，令人淋。

【氣味】甘，大寒，無毒。【主治】諸熱，解心臟熱結。熱嗽，小兒熱疳，雀目青盲，眼赤腫痛，消腫毒。得決明、菊花，療小兒眼疳生翳膜。得大黄、卮子，治眼瞼腫赤。《嘉祐》⑦。

【附方】新四。**膀胱熱閉**，小便不快。井泉石、海金沙、車前子、滑石各一兩，爲末，每服二錢，蜜湯下。《聖濟録》⑧。**風毒赤目**。井泉石半兩，井中苔焙〔半兩〕、穀精草一兩，豉焙一合，爲末，每服二錢，空心井華水服。聖濟録⑨。**産後搐搦**。俗名雞爪風。舒筋散：用井泉石四兩另研，天麻酒浸、木香各一兩，人參、川芎、官桂、丁香各半兩，爲末，每服三錢，大豆淋酒調下，出汗

---

① 邵真人方：《仙傳外科》卷 10"救解諸毒傷寒雜病一切等證" 治疳瘡，爐乾石火煅醋淬爲末，油調搽。加香茶孩兒泥尤妙。

② 直指方：《直指方》卷 24"諸瘡證治" 治陰汗濕癢方：綠色爐甘石（一分）、真蚌粉（半分），右細末，撲敷。

③ 嘉祐：《嘉祐》見《證類》卷 5"井泉石" 大寒，無毒。主諸熱，治眼腫痛，解心藏熱結，消去腫毒，及療小兒熱疳，雀目青盲。得大黄、栀子，治眼瞼腫。得決明、菊花，療小兒眼疳生瞖膜甚良。亦治熱嗽。近道處處有之，以出饒陽郡者爲勝，生田野間地中，穿地深丈餘得之。形如土色，圓方長短、大小不等，内實而外則重重相迭，採無時。用之當細研爲粉。不爾使人淋。又有一種如薑石，時人多指以爲井泉石者，非是。

④ 禹錫：見上注。

⑤ 頌：《圖經》見《證類》卷 5"井泉石" 井泉石，生深州城西二十里劇家村地泉内，深一丈許……

⑥ 禹錫：見本頁注③。

⑦ 嘉祐：見本頁注③。

⑧ 聖濟録：《聖濟總録》卷 53"膀胱實熱" 順膀胱，利小便，解煩熱，車前子散方：車前子、海金沙、井泉石、滑石（碎，各一兩）、葶藶（紙上炒，一分），右五味搗羅爲散，每服二錢匕，蜜熟水調下，未利再服。

⑨ 聖濟録：《聖濟總録》卷 105"目積年赤" 治風毒赤眼，無問久新，穀精草散方：穀精草（去根，一兩）、井泉石（淨洗，研，半兩）、豉（焙乾，一合）、井中苔（焙乾，半兩），右四味，搗羅爲細散，每服二錢匕，空心以井花水調服。

即愈。《宣明方》①。 **痤痱瘙痒**。井泉石生三兩,寒水石煅四兩,腦子半錢,爲末撲之。《聖濟録》②。

無名異 宋《開寶》③

【釋名】【時珍曰】無名異,廋詞也。

【集解】【志④曰】無名異出大食國,生於石上,狀如黑石(灰)〔炭〕。番人以油鍊如鼞石,嚼之如餳。【頌⑤曰】今廣州山石中及宜州〔南〕八(星)〔里〕龍濟山中亦有之。黑褐色,大者如彈丸,小者如(黑)〔墨〕石子,采無時。【斆⑥曰】無名異形似石炭,味别。【時珍曰】生川、廣深山中,而桂林極多,一包數百枚,小黑石子也,似蛇黄而色黑,近處山中亦時有之。用以煮蟹,殺腥氣。煎鍊桐油,收水氣。塗剪剪燈,則燈自斷也。

【氣味】甘,平,無毒。【頌⑦曰】鹹,寒。伏硫黄。【主治】金瘡折傷内損,止痛,生肌肉。《開寶》⑧。消腫毒癰疽,醋摩傅之。蘇頌⑨。收濕氣。時珍。

【發明】【時珍曰】按雷斆《炮炙論·序》⑩云:無名止楚,截指而似去甲毛。崔昉《外丹本草》⑪云:無名異,陽石也。昔人見山鷄被網損其足,脱去,御一石摩其損處,遂愈而去。乃取其石理傷折,大效,人因傳之。

【附方】新十。**打傷腫痛**。無名異爲末,酒服,趕下四肢之末,血皆散矣。《集驗方》⑫。

---

① 宣明方:《宣明論方》卷3"諸風總論" 舒筋散:治婦人血氣,並產後風熱搐搦,舒筋,俗云鷄爪風。人參、川芎、官桂、丁香(各半兩)、木香、天麻(酒浸,焙,各一兩)、井泉石(四兩,别爲末),右爲末,每服三錢。井泉石末三錢,大豆半升,淨淘,好酒一大升,煮豆軟,去豆,用豆汁酒調下,後以酒送下。蓋覆,汗出爲效。

② 聖濟録:《普濟方》卷274"痱瘡" 玉粉散,治痱痤:寒水石(四兩,火煅紅,取出地上去火毒)、井泉石(二兩,生用)、腦子(半錢),右件細研,新水調敷。乾撲亦得。(按:《聖濟總録》無此方,今另溯其源。)

③ 開寶:《開寶》見《證類》卷3"無名異" 味甘,平。主金瘡折傷内損,止痛,生肌肉。出大食國。生於石上。狀如黑石炭,蕃人以油鍊如鼞石,嚼之如餳。

④ 志:見上上注。

⑤ 頌:《圖經》見《證類》卷3"無名異" 無名異,出大食國,生於石上。今廣州山石中,及宜州南八里龍濟山中亦有之。黑褐色,大者如彈丸,小者如墨石子。採無時……

⑥ 斆:(按:未能溯得其源。或爲"志曰"之誤。)

⑦ 頌:《圖經》見《證類》卷3"無名異" ……今云味鹹,寒……

⑧ 開寶:見本頁注③。

⑨ 蘇頌:《圖經》見《證類》卷3"無名異" ……消腫毒癰疽……用時以醋磨塗傅所苦處……

⑩ 炮炙論·序:《證類》卷1"雷公炮炙論序" ……無名、止楚,截指而似去甲毛……

⑪ 外丹本草:(按:未見該書存世,待考。)

⑫ 集驗方:《普濟方》卷310"打撲損傷" 治一切墜壓摘撲傷損,至重困者,一方用無名異末,熱酒服,趁下手摩,血皆散矣。

損傷接骨。無名異、甜瓜子各一兩,乳香、没藥各一錢,爲末,每服五錢,熱酒調服,小兒三錢。服畢,以黃米粥塗紙上,摻左顧牡蠣末裹之,竹篦夾住。○《多能鄙事》①。臨杖預（報）〔服〕。無名異末,臨時溫服三五錢,則杖不甚痛,亦不甚傷。《談埜翁試效方》②。赤瘤丹毒。無名異末,葱汁調塗立消。《簡便方》③。痔漏腫痛。無名異炭火煅紅,米醋淬七次,爲細末,以溫水洗瘡,綿裹筯頭填末入瘡口,數次愈。《簡便方》④。天泡濕瘡。無名異末,井華水調服之。《普濟方》⑤。臁瘡潰爛。無名異、虢丹細研,清油調搽,濕則乾搽之。《濟急方》⑥。股陰瘨瘧。無名異二錢,麝香一字,研,酒半盞,午後空腹服,立效。○《多能鄙事》⑦。拳毛倒睫。無名異末,紙卷作撚,點燈吹殺熏之,睫自起。《保命集》⑧。消渴引飲。無名異一兩,黃連二兩,爲末,蒸餅丸綠豆大,每服百丸,以茄根、蠶繭煎湯送下。《聖濟録》⑨。脚氣痛楚。無名異末,化牛皮膠調塗之,頻換。《衛生易簡方》⑩。

蜜栗子《綱目》

【集解】【時珍曰】蜜栗子生川、廣、江、浙金坑中,狀如蛇黃而有刺,上有金線纏之,色紫褐,亦無名異之類也。丹爐家采作五金匱藥,制三黃。

【主治】金瘡折傷,有效。時珍。

① 多能鄙事:《多能鄙事》卷 6 "百藥類·經效方"　接骨藥方:無名異、甜瓜子（各一兩）、乳香、（末）〔没〕藥（各一錢）,右爲細末,每服五錢,熱酒筶,通口服。小兒三錢。服藥訖,以紙攤黃米粥於上,摻左顧牡蠣末裹傷處,用竹篦夾之。

② 談埜翁試效方:（按:未見原書,待考。）

③ 簡便方:《奇效單方》卷下 "廿二小兒"　一以無名異末,葱汁調敷,立消。

④ 簡便方:《奇效單方》卷上 "十二瘡瘍"　治痔漏:無名異不拘多少,炭火内煅紅,漬米醋内七次,爲極細末,以綿縛筯頭,溫茶攪洗瘡淨,將藥傾入瘡口,如此數次愈。

⑤ 普濟方:《普濟方》卷 272 "諸瘡"　治天皰瘡……又方:用無名異爲細末,井花水調,敷之愈。

⑥ 濟急方:《秘傳外科》卷 10 "救解諸毒傷寒雜病一切等證"　治臁瘡……一方:谷丹、無名異細研,清油調搽,濕則乾傅其上。

⑦ 多能鄙事:《多能鄙事》卷 6 "百藥類·經效方"　治瘨瘧方:無名異（二錢）、麝香（一字）,右研細,以酒半椀解。午後勿飲,夜飯飲之,立效。

⑧ 保命集:《保命集》卷下 "眼目論第二十五"　治倒睫:無名異,末之,摻在紙中,卷作撚子,點著,到藥處吹殺,以煙熏目,睫自起。

⑨ 聖濟録:《普濟方》卷 176 "痟渴·辨六經渴病並治"　止渴丸:黃連（二兩）、無名異（一兩）,右爲細末,用蒸餅打糊爲丸綠豆大,每服百丸,用茄根、繭殼煎湯送下。薑湯亦得。（按:《聖濟總録》無此方,今另溯其源。）

⑩ 衛生易簡方:《衛生易簡方》卷 3 "脚氣"　治脚氣:用無名異末,化牛皮膠,調匀,貼痛處。

石鍾乳《本經》①上品

【釋名】留公乳《別錄》②、虛中《吳普》③、蘆石《別錄》、鵝管石《綱目》、夏石《別錄》、黃石砂《藥性》④。【時珍曰】石之津氣，鍾聚成乳，滴溜成石，故名石鍾乳。蘆與鵝管，象其空中之狀也。

【集解】《別錄》⑤曰：石鍾乳生少室山谷及太山，采無時。【普⑥曰】生太山山谷陰處岸下，溜（汗）〔汁〕所成，如乳汁，黃白色，空中相通，二月三月采，陰乾。【弘景⑦曰】第一出始興，而江陵及東境名山石洞亦皆有。惟通中輕薄如鵝翎管，碎之如爪甲，中無雁齒、光明者爲善。長挺乃有一二尺者。色黃，以苦酒洗刷則白。仙經少用，而俗方所重。【恭⑧曰】第一始興，其次廣、連、澧、朗、郴等州者，雖厚而光潤可愛，餌之並佳。今峽州、青溪、房州三洞出者，亞于始興。自餘非其土地，不可輕服。多發淋渴，止可搗篩，白練裹之，合諸藥草浸酒服之。陶云有一二尺者，謬說也。【思邈⑨曰】乳石必須土地清白光潤，羅紋、鳥翮、蟬翼一切皆成，白者可用。其非土地者，慎勿服之，殺人甚於（鵶）〔鳩〕毒。【志⑩曰】《別本》注云：凡乳生於深洞幽穴，皆龍蛇潛伏，或龍蛇毒氣，或洞口陰陽

---

① 本經：**《本經》《別錄》（《藥對》）**見《證類》卷 3 "**石鍾乳**" **味甘，溫**，無毒。**主欬逆上氣，明目益精，安五藏，通百節，利九竅，下乳汁**，益氣，補虛損，療腳弱疼冷，下焦傷竭，強陰。久服延年益壽，好顏色，不老，令人有子。不鍊服之，令人淋。一名公乳，一名蘆石，一名夏石。生少室山谷及太山。採無時。（蛇牀爲之使，惡牡丹、玄石、牡蒙，畏紫石英、襄草。）

② 別錄：見上注。（**按**："釋名"項下"別錄"皆同此。）

③ 吳普：《嘉祐》見《證類》卷 3 "石鍾乳" 吳氏云：鍾乳，一名虛中……

④ 藥性：《藥性論》見《證類》卷 3 "石鍾乳" 鐘乳亦名黃石砂……

⑤ 別錄：見本頁注①。

⑥ 普：《嘉祐》見《證類》卷 3 "石鍾乳" 吳氏云……生山谷陰處岸下。溜汁成如乳汁，黃白色，空中相通，二月、三月采，陰乾。

⑦ 弘景：《集注》見《證類》卷 3 "石鍾乳" 陶隱居云：第一出始興，而江陵及東境名山石洞亦皆有。惟通中輕薄如鵝翎管，碎之如爪甲，中無雁齒，光明者爲善。長挺乃有一二尺者。色黃，以苦酒洗刷則白。《仙經》用之少，而俗方所重，亦甚貢。

⑧ 恭：《唐本草》見《證類》卷 3 "石鍾乳" 《唐本》注云：鐘乳，第一始興，其次廣、連、澧、郎、郴等州者，雖厚而光潤可愛，餌之並佳。今峽州、青溪、房州三洞出者，亞於始興。自餘非其土地，不可輕服，多發淋渴，止可搗篩，白練裹之，合諸藥草浸酒服之。陶云鐘乳一二尺者，謬說。

⑨ 思邈：《千金方》卷 24 "解五石毒第三" ……然其乳石必須土地清白光潤，羅紋、鳥翮一切皆成，乃可入服。其非土地者，慎勿服之，多皆殺人，甚於鳩毒。

⑩ 志：《開寶》見《證類》卷 3 "石鍾乳" 今按《別本》注云：凡乳生於深洞幽穴，皆龍蛇潛伏，或龍蛇毒氣，或洞口陰陽不勻，或通風氣。雁齒澀，或黃或赤，乳無潤澤，或其煎煉火色不調，一煎已後不易水，則生火毒，即令服人發淋。又乳有三種：有石乳、竹乳、茅山之乳。石乳者，以其山洞純石，以石津相滋，陰陽交備，蟬翼文成，謂爲石乳。竹乳者，以其山洞，遍生小竹，以竹津相滋，乳如竹狀，謂爲竹乳。茅山之乳者，山有土石相雜，遍生茅草，以茅津相滋爲乳，乳色稍黑而滑潤。石乳性溫，竹乳性平，茅山之乳微寒。一種之中，有上、中、下色，餘處亦有，不可輕信，凡乳光澤爲好也。

不均,或通風氣,雁齒齾,或黃或赤,乳無潤澤,或煎鍊火色不調,一煎已後不易水,則生火毒,服即令人發淋。又乳有三種:石乳者,其山洞純石,以石津相滋,陰陽交備,蟬翼紋成,其性温;竹乳者,其山洞遍生小竹,以竹津相滋,乳如竹狀,其性平;茅山之乳者,其山有土石相雜,遍生茅草,以茅津相滋爲乳,乳色稍黑而滑潤,其性微寒。一種之中,有上中下色,皆以光澤爲好。餘處亦有,不可輕信。【炳①曰】如蟬翅者上,爪甲者次,鵝管者下。明白而薄者可服。【頌②曰】今道州江華縣及連、英、韶、階、峽州山中皆有之。生嵒穴陰處,溜山液而成,空中相通,長者六七寸,如鵝翎管狀,色白微紅。唐·李補闕鍊乳法云:取韶州鍾乳,無問厚薄,但令顏色明净光澤者,即堪入鍊,惟黃、赤二色不任用。柳宗元書亦云:取其色之美而已,不必惟土之信。是此藥所重,惟在明白者,不必如上所説數種也。今醫家但以鵝管中空者爲最。又《本經》中品載殷孽云:鍾乳根也。孔公孽,殷孽根也。石花、石牀並與殷孽同。又有石腦,亦種乳之類。凡此五種,醫家亦復稀用,但用鍾乳爾。【時珍曰】按范成大《桂海志》③所説甚詳明。云桂林接宜、融山洞穴中,鍾乳甚多。仰視石脉涌起處,即有乳牀,白如玉雪,石液融結者。乳牀下垂,如倒數峰小山,峰端漸鋭且長如冰柱,柱端輕薄中空如鵝翎。乳水滴瀝不已,且滴且凝,此乳之最精者,以竹管仰承取之。鍊治家又以鵝管之端,尤輕明如雲母爪甲者爲勝。

【修治】【敩④曰】凡使勿用頭粗厚并尾大者,爲孔公石,不用。色黑及經大火驚過,并久在地上收者,曾經藥物制者,並不得用。須要鮮明、薄而有光潤者,似鵝翎筒子爲上,有長五六寸者。凡修事法:鍾乳八兩,用沈香、零陵香、藿香、甘松、白茅各一兩,水煮過,再煮汁,方用煮乳,一伏時漉

---

① 炳:《四聲本草》見《證類》卷3"石鍾乳" 蕭炳云:如蟬翅者上,爪甲者次,鵝管者下。明白薄者可服。

② 頌:《圖經》見《證類》卷3"石鍾乳" 石鍾乳,生少室山谷及泰山,今道州江華縣及連、英、韶、階、峽州山中皆有之。生岩穴陰處,溜山液而成,空中相通,長者六七寸,如鵝瓴管狀,碎之如爪甲,中無雁齒,光明者善,色白微紅。採無時……而唐李補闕《煉鍾乳法》云:取韶州鍾乳,無問厚薄,但令顏色明净光澤者,即堪入煉。惟黃、赤二色不任用。柳宗元與崔連州論鍾乳書云:取其色之美而已,不必惟土之信。是此藥所重,惟明白者,不必盡如上所説數種也。今醫家但以鵝管中空者爲最。又《本經》中品載殷孽:鍾乳根也……又云:孔公孽,殷孽根也。生梁山山谷。又云:石花、石床並與殷孽同……又有石腦云:亦鍾乳之類,凡此五種,今醫家稀復用之,但用鍾乳耳……

③ 桂海志:《桂海虞衡志·志金石》 鍾乳,桂林接宜融山中洞穴至多,勝連州遠甚。余遊洞親訪之,仰視石脉湧起處,即有乳床如玉雪,石液融結所爲也。乳牀下垂,如倒數峯,小山峯端漸鋭,且長如冰柱,柱端輕薄,中空如鵝管。乳水滴瀝未已,且滴且凝,此乳之最精者,以竹管仰盛折取之。煉治家又以鵝管之端,尤輕明如雲母爪甲者爲勝。

④ 敩:《炮炙論》見《證類》卷3"石鍾乳" 雷公云:凡使,勿用頭巃厚并尾大者,爲孔公石,不用。色黑及經大火驚過,并久在地上收者,曾經藥物制者,並不得用。須要鮮明、薄而有光潤者,似鵝翎筒子爲上,有長五六寸者。凡修事法,以五香水煮過一伏時,然後漉出,又別用甘草、紫貝天葵汁漬,再煮一伏時,凡八兩鍾乳,用沉香、零陵、藿香、甘松、白茅等各一兩,以水先煮過一度了,第二度方用甘草等二味各二兩再煮了,漉出拭乾,緩火焙之,然後入臼,杵如粉,篩過,却入鉢中。令有力少壯者三兩人不住研三日夜勿歇。然後用水飛澄了,以絹籠之,于日中曬令乾,又入鉢中,研二萬遍後,以瓷合子收貯用之。

出。以甘草、紫背天葵各二兩同煮，漉出拭乾，緩火焙之，入臼杵粉，篩過入鉢中。令有力少壯者二三人不住研，三日三夜勿歇。然後以水飛澄過，絹籠於日中晒乾，入鉢再研二萬遍，乃以瓷盒收之。【慎微①曰】《太清經》鍊鍾乳法：取好細末置金銀器中，瓦一片密蓋，勿令洩氣，蒸之，自然化作水也。李補闕鍊乳法見後。

【氣味】甘，溫，無毒。【普②曰】神農：辛。桐君、黃帝、醫和：甘。扁鵲：甘，無毒。【權③曰】有大毒。【之才④曰】蛇牀爲之使。惡牡丹、玄石、牡蒙。畏紫石英、（蓑）〔蘘〕草。忌羊血。【時珍曰】《相感志》⑤云：服乳石，忌參、术，犯者多死。【土宿真君⑥曰】鍾乳產於陽洞之内，陽氣所結，伏之可柔五金。麥門冬、獨蒜、韭實、胡葱、胡荽、猫兒眼草，皆可伏之。

【主治】欬逆上氣，明目益精，安五臟，通百節，利九竅，下乳汁。《本經》⑦。益氣，補虛損，療腳弱疼冷，下焦傷竭，強陰。久服延年益壽，好顔色，不老，令人有子。不鍊服之，令人淋。《別錄》⑧。主泄精寒嗽，壯元氣，益陽事，通聲。甄權⑨。補五勞七傷。大明⑩。補髓，治消渴引飲。青霞子⑪。

【發明】【慎微⑫曰】柳宗元《與崔連州書》云：草木之生也依於土，有居山之陰陽，或近木，或附石，其性移焉。況石鍾乳直產於石，石之精粗疏密，尋尺特異，而穴之上下，土之厚薄，石之高下不可知，則其依而產者，固不一性。然由其精密而出者，則油然而清，（汩）〔炯〕然而輝，其竅滑以夷，其肌廉以微。食之使人榮華溫柔，其氣宣流，生胃通腸，壽考康寧。其粗疏而下者，則奔突結澀，乍大乍小，色如枯骨，或類死灰，（奄頓）〔淹領〕不發，叢齒積〔額〕，重濁頑璞。食之使人傴塞壅鬱，泄火生風，戟喉痒肺，幽關不聰，心煩喜怒，肝羃氣剛，不能平和。故君子慎取其色之美，而不必惟土之

---

① 慎微：《證類》卷3"石鍾乳" 《太清石壁記》：鍊鍾乳法《太清經》云：取好細末，置全銀甌器中，瓦一片，密蓋甌上，勿令泄氣，蒸之，自然化作水。
② 普：《嘉祐》見《證類》卷3"石鍾乳" 吳氏云……神農：辛。桐君、黃帝、醫和：甘。扁鵲：甘，無毒……
③ 權：《藥性論》見《證類》卷3"石鍾乳" ……有大毒……
④ 之才：古本《藥對》見581頁注①括號中七情文。
⑤ 相感志：《物類相感志·藥品》 服乳石忌參、术。犯者多死。
⑥ 土宿真君：（按：未見該書存世，待考。）
⑦ 本經：見581頁注①白字。
⑧ 別錄：見581頁注①。
⑨ 甄權：《藥性論》見《證類》卷3"石鍾乳" ……主泄精、寒嗽、壯元氣，建益陽事，能通聲。忌羊血。
⑩ 大明：《日華子》見《證類》卷3"石鍾乳" 補五勞七傷……
⑪ 青霞子：《證類》卷3"石鍾乳" 青霞子：補髓添精。
⑫ 慎微：《證類》卷3"石鍾乳" 柳宗元《與崔連州書》：論石鍾乳，直產于石，石之精麤疏密，尋尺特異，而穴之上下，土之薄厚不可知，則其依而產者，固不一性。然由其精密而出者，則油然而清，炯然而輝，其竅滑以夷，其肌廉以微，食之使人榮華溫柔，其氣宣流，生胃通腸，壽考康寧。其麤疏而下者，則奔突結澀，乍大乍小，色如枯骨，或類死灰，淹領不發，叢齒積額，重濁頑璞。食之使人傴塞壅鬱，泄火生風，戟喉癢肺，幽關不聰，心煩喜怒，肝羃氣剛，不能平和。故君子慎取其色之美，而不必唯土之信，以求其至精，凡爲此也。

信,以求其至精,凡爲此也。【震亨①曰】石鍾乳爲慓悍之劑。《内經》云:石藥之氣悍,仁哉言也。凡藥氣之偏者,可用於暫而不可久,夫石藥又偏之甚者也。自唐時太平日久,膏粱之家惑於方士服食致長生之説,以石藥體厚氣厚,習以成俗,迨宋至今,猶未已也。斯民何辜,受此氣悍之禍而莫之能救,哀哉!本草讚其久服延年之功,柳子厚又從而述美之,予不得不深言也。【時珍曰】石鍾乳乃陽明經氣分藥也,其氣慓疾,令陽氣暴充,飲食倍進,而形體壯盛。昧者得此自慶,益肆淫泆,精氣暗損,石氣獨存,孤陽愈熾。久之營衛不從,發爲淋渴,變爲癰疽。是果乳石之過耶?抑人之自取耶?凡人陽明氣衰,用此合諸藥以救其衰,疾平則止,夫何不可?五穀五肉久嗜不已,猶有偏絶之弊,況石藥乎?《種樹書》②云:凡果樹作穴,納鍾乳末少許固密,則子多而味美。納少許於老樹根皮間,則樹復茂。信然,則鍾乳益氣、令人有子之説,亦可類推。但恐嗜欲者未獲其福,而先受其禍也。然有稟賦異常之人,又不可執一而論。張杲《醫説》③載:武帥雷世賢多侍妾,常餌砂、母、鍾乳,日夜煎鍊,以濟其欲。其妾父苦寒泄不嗜食,求丹十粒服之,即覺臍腹如火,少焉熱狂,投井中,救出,遍身發紫泡,數日而死。而世賢餌餌千計,了無病惱,異哉!沈括《筆談》④載:夏英公性豪侈,而稟賦異於人。纔睡即身冷而僵如死者,常服仙茅、鍾乳、硫黄,莫知紀極。每晨以鍾乳粉入粥食之。有小吏竊食,遂發疽死。此與終身服附子無恙者,同一例也。沈括又云:醫之爲術,苟非得之于心,未見能臻其妙也。如服鍾乳,當終身忌术,术能動鍾乳也。然有藥勢不能蒸,須要其動而激發者。正如火少必借風氣鼓之而後發,火盛則鼓之反爲害。此自然之理也。凡服諸藥,皆宜倣此。又《十便良方》⑤云:

---

① 震亨:《衍義補遺·石鍾乳》 爲剽悍之劑。《經》曰:石鍾乳之氣悍。仁哉言也。天生斯民不厭藥,則氣之偏,可用於暫,而不可久,夫石藥又偏之甚者也。自唐時太平日久,膏粱之家惑於方土服食致長生之説,以石藥體厚氣厚,習以成俗,迨至宋及今,猶未已也。斯民何辜,受此氣悍之禍,而莫知能救,哀哉!《本草》讚服有延年之功,而柳子厚又從而述美之,予不得不深言也。

② 種樹書:《種樹書·果》 鑿果樹,納少鍾乳粉,則子多且美。又樹老,以鍾乳末和泥,於根上揭去皮,抹之,復茂。(當於樹下掘穴見根,納粉於樹根皮内。)

③ 醫説:《醫説》卷9"金石藥之戒·雷世賢丹藥" 馬軍帥雷世賢家貲富厚,侍妾數十人。出戍建康,一意聲色,常餌丹砂、乳藥以濟其欲……使一妾謹信者專掌之。妾父自臨安來依其女,雷以近舍屋處之。父苦寒泄,不嗜食。妾取雷所服丹十粒與之,父但進其半,下嚥未久,覺臍腹間如火,少焉熱不可奈,繞舍狂走,且百匝後,有井徑投。其中家人救出之,遍身已突起紫泡如巨李,經日皆陷,凡泡處輒成一穴,深寸許,叫呼六日而卒。雷君平日所餌,不啻千計,了無病惱,此人才吞五粒,旋喪厥身,亦異矣。

④ 筆談:《夢溪筆談》卷9"人事一" 夏文莊性豪侈,稟賦異於人。纔睡即身冷而僵,一如逝者,既覺須令人温之,良久方能動。人有見其陸行,兩車相連,載一物巍然,問之,乃綿帳也,以數千兩綿爲之。常服仙茅、鍾乳、硫黄,莫知紀極。晨朝每食鍾乳粥,有小吏竊食之,遂發疽,幾不可救。/《夢溪筆談》卷18"技藝" 醫之爲術,苟非得之於心,而恃書以爲用者,未見能臻其妙。如术能動鍾乳。按《乳石論》曰:服鍾乳當終身忌术……五石散雜以衆藥,用石殊少,勢不能蒸,須藉外物激之令發耳。如火少,必因風氣所鼓而後發,火盛則鼓之反爲害,此自然之理也……

⑤ 十便良方:《十便良方》卷36"雜方" 補乳法:《千金方》:凡三日服乳,三日補之。十日服乳,十日補之。以此爲度。補乳法欲得飽食,服乳法欲得少食。補乳以牛、羊、獐、鹿等骨並煎,取汁任意作羹哾之。不得食倉米、臭肉等物,及陽事。待經一月以後,稍覺精氣滿盛,百脉流通,身體覺熱,繞臍肉起,此爲得力之狀,爾然可稍近陽事,舒瀉亦不得頻數,令藥氣頓竭,彌更害人。戒之慎之!其乳所以名之爲乳者,以其狀人之乳也。宜與神丹作地,與一切凡石迥殊,故乳稱石精,凡石稱石滓。先師云:上士服石服其精,下士服石服其滓。滓之與精力遠矣。

凡服乳人，服乳三日，即三日補之；服乳十日，即十日補之。欲飽食，以牛、羊、麞、鹿等骨煎汁，任意作羹食之。勿食倉米、臭肉，及犯房事。一月後精氣滿盛，百脉流通，身體覺熱，遶臍肉起，此爲得力。可稍近房事，不得頻數，令藥氣頓竭，彌更害人，戒之慎之。名之爲乳，以其狀人之乳也。與神丹相配，與凡石迥殊，故乳稱石。語云：上士服石服其精，下士服石服其滓。滓之與精，其力遠也。此説雖明快，然須真病命門火衰者宜之，否則當審。

【附方】新十一。**李補闕服乳法**。主五勞七傷，欬逆上氣，治寒嗽，通音聲，明目益精，安五臟，通百節，利九竅，下乳汁，益氣，補虛損，療脚弱疼冷，下焦傷竭，强陰。久服延年益壽不老，令人有子。取韶州鍾乳，無問厚薄，但顔色明净光澤者即堪入鍊，惟黄赤二色不任用。置於金銀器中，大鐺着水，沉器煮之，令如魚眼沸，水減即添。乳少三日三夜，乳多七日七夜，候乾，色變黄白即熟。如疑生，更煮滿十日最佳。取出，去水，更以清水煮半日，其水色清不變即止，乳無毒矣。入瓷鉢中，玉槌着水研之。覺乾澀，即添水，常令如稀米泔狀。研至四五日，揹之光膩，如書中白魚，便以水洗之。不隨水落者即熟，落者更研，乃澄取暴乾。每用一錢半，温酒空腹調下，兼和丸散用。其煮乳黄濁水，切勿服。服之損人咽喉，傷肺，令人頭痛，或下利不止。其有犯者，但食猪肉解之。孫真人《千金方》①。**鍾乳煎**。治風虛勞損，腰脚無力，補益强壯。用鍾乳粉鍊成者三兩，以夾練袋盛之，牛乳一大升，煎減三之一，去袋飲乳，分二服，日一作。不吐不利，虛冷人微溏無苦。一袋可煮三十度，即力盡，別作袋。每煎訖，須濯净，令通氣。其滓和麪餵鷄，生子食之。此崔尚書方也。孫真人《千金翼》②。**鍾乳酒**。安五臟，通百節，利九竅，主風虛，補下瞧，益精明目。鍾乳鍊成粉五兩，以夾練袋盛之，清酒六升，瓶封，湯内煮減三之二，取出添滿，封七日，日飲三合。忌房事、葱、豉、

---

① 千金方：《千金翼方》卷22"飛鍊研煮鍾乳及和草藥服療第一" 鍊鍾乳法：鍾乳無問厚薄，但令顔色明淨光澤者即堪入鍊，惟黄赤二色不堪用，一斤，置金銀器中，可鎮心益氣。無者用瓷器亦得。大鐺中著水，置乳器于水令没煮之，常令如魚眼沸，水減更添，若薄乳三日三夜，若鴈齒及厚肥乳管者七日七夜，候乳色變黄白即熟。如疑生，更煮滿十日爲佳，煮訖出金銀器，其鐺内水盡黄濁棄之，勿令人服。若服此水，便戟人咽喉，傷人肝肺，令人頭痛，又令人下利。有犯者，噉猪肉即止。棄此黄汁，更著清水，還内上件乳器煮之，半日許出之，其水猶清不變即止，乳無毒矣。研鍾乳法：取所鍊鍾乳於瓷器中，用玉錘搗令碎，著水研之，水盡更添，常令如稀泔狀，乳細者皆浮在上，粗者沉在下，復繞錘研之易碎，滿五日狀如乳汁，至七八日其乳放白光，非常可愛，取少許置臂上拭之，狀如撣書中白魚滑，自然白光出，便以水澆之，不隨水落便熟。若得水而落者即生，更須研之，以不落爲度。熟已，澄取暴乾，丸散任意服之。（**按**：《外臺》卷37"李補闕研鍊鍾乳法一首"文同。《千金方》卷27"服食法第七"記"鍊鍾乳粉法"與此亦大同小異。時珍或揉合三書而成文。）

② 千金翼：《千金翼方》卷22"飛鍊研煮鍾乳及和草藥服療第一" 崔尚書乳煎鍾乳，主治積冷上氣，坐臥不得，並療風虛勞損，腰脚弱，補益充悦，强氣力方：鍾乳三兩，右一味研如面，以夾帛練袋盛，稍寬容，緊繫頭，内牛乳一大升中煎之，三分減一分即好。去袋，空飲乳汁，不能頓服，分爲再服亦得。若再服，即取晚間食消時服之。如能頓服，即平旦盡之。不吐不利，若稍虛冷人，即微下少鴨溏，亦無所苦。明旦又以一大升牛乳，准前煎之，依法餌之。其袋子每煎訖，即以少許冷水濯之，不然，氣不通泄。如此三十度以上，四十度以下即力盡。其袋中滓和麪飼母鷄，取其生子食亦好。不然用浸藥酒亦得……

生食、硬食。《外臺秘要》①。**鍾乳丸**。治丈夫衰老，陽絕肢冷，少氣減食，腰疼脚痺，下氣消食，和中長肌。鍾乳粉二兩，兔絲子酒浸焙、石斛各一兩，吳茱萸湯泡七次炒半兩，爲末，煉蜜和丸梧子大。每服七丸，空心溫酒或米湯下，日二服。服訖行數百步，覺胸口熱，稍定，即食乾飯、豆醬。忌食粗臭惡食及聞尸穢等氣。初服七日，勿爲陽事，過七日乃可行，不宜傷多。服過半劑，覺有功，乃續服。此曹公卓方也。《和劑局方》②。**元氣虛寒**。方見"陽起石"下。**一切勞嗽**，胸膈痞滿。焚香透膈散：用鵝管石、雄黃、佛耳草、款冬花等分，爲末。每用一錢，安香爐上焚之，以筒吸烟入喉中，一日二次。《宣明方》③。**肺虛喘急**，連綿不息。生鍾乳粉光明者五〔錢〕〔兩〕，蠟三兩化，和飯甑內蒸熟，研丸梧子大。每溫水下一丸。《聖濟錄》④。**吐血損肺**。煉成鍾乳粉，每服二錢，糯米湯下，立止。《十便良方》⑤。**大腸冷滑**不止。鍾乳粉一兩，肉豆蔻煨半兩，爲末，煮棗肉丸梧子大。每服七十丸，空心米飲下。《濟生方》⑥。**乳汁不通**。氣少血衰，脉濇不行，故乳少也。煉成鍾乳粉二錢，濃煎漏蘆湯調下。或與通草等分爲末，米飲服方寸匕，日三次。《外臺秘要》⑦。**精**

---

① 外臺秘要：《外臺》卷 37"雜餌鍾乳酒法"　《纂靈記》鍾乳酒，主風虛氣上，安五藏，通百節，利九竅，益精明目，補下焦傷竭，脚弱疼，久服延年益壽，肥健，好顏色，不老法：鍾乳三兩，細研，兩重綿練袋盛，內六升清酒中，用白瓷器盛，密封，安湯中煎，令三分可減二分，即出湯，還添酒滿元數，封頭七日，取飲，一服三合。（忌如藥法。）

② 和劑局方：《局方》卷 5"治癇冷"　曹公卓鍾乳丸：主五勞七傷，肺損氣急。療丈夫衰老，陽氣絕，手足冷，心中少氣，髓虛腰疼，脚痺體煩，口乾不能食。此藥下氣消食，長肌和中，安五臟，除萬病。菟絲子(酒浸，搗，焙)、石斛(去根，各一兩)、鍾乳粉(二兩)、吳茱萸(湯洗七次，炒)，右爲細末，煉蜜和丸如梧桐子大。每服七丸，空心溫酒或溫湯、米飲下，日再。服訖行數百步，飲溫酒三合，復行二三百步，覺口胸內熱，稍定，即食乾飯豆醬，過一日食如常，須暖將息。不得聞見屍穢等氣，亦不可食粗臭陳惡食。初服七日內勿爲陽事，過七日後任性，然亦不宜傷多。服過半劑覺有效，即相續服三劑，終身更無所忌。

③ 宣明方：《宣明論方》卷 9"勞門"　焚香透膈散：治一切勞嗽壅滯，胸膈痞滿。雄黃、佛耳草、鵝管石、款冬花(各等分)，右爲末，每服用藥一錢，安在香爐子上，焚著，以開口吸煙在喉中，立驗。

④ 聖濟錄：《聖濟總錄》卷 49"肺藏壅熱"　治肺虛壅熱，喘急連綿不息，鍾乳丸方：生鍾乳(五兩，取長半寸以來，明淨有光潤者用之，細研如粉)、黃蠟(三兩，到)，右二味，先取黃蠟盛於細瓷器，用慢火化開，投入鍾乳粉末，攪和令匀，取出用物封蓋定，於飯甑內蒸熟，研如膏，旋丸如梧桐子大，每服一兩丸，溫水下。

⑤ 十便良方：《楊氏家藏方》卷 20"雜方五十八道"　補肺散：治暴吐損肺，吐血不止。成煉鍾乳粉，右件每服二錢，煎糯米湯調下，立止。如無糯米，只用粳米，不拘時候。（**按**：《十便良方》卷 17"肺"下引同方，云出《楊氏家藏方》。）

⑥ 濟生方：《嚴氏濟生續方》卷 6"瀉痢評治"　乳豆丸：治大腸虛寒，滑泄不止。鍾乳粉(一兩)、肉豆蔻(半兩，面裹煨香，去面不用)，右爲細末，煮棗肉杵和爲丸如梧桐子大，每服七十丸，空心食前用米飲送下。

⑦ 外臺秘要：《千金方》卷 2"下乳第九"　治婦人乳無汁……又方：通草、石鍾乳，右二味各等分，末，粥飲服方寸，日三，後可兼養兩兒。（通草，橫心者是，勿取羊桃根，色黃無益。）……/治乳無汁方……又方：石鍾乳、漏蘆(各二兩)，右二味治下篩，飲服方寸匕，即下。（**按**：《外臺》無"鍾乳、漏蘆"方，"鍾乳、通草"方，出《千金》。）

滑不禁，大府溏泄，手足厥冷，方見“陽起石”下。

孔公孽 《本經》①中品

【釋名】孔公石《綱目》、通石。【時珍曰】孔竅空通，附垂于石，如木之芽蘗，故曰孔公蘗，而俗訛爲孔公爾。【恭②曰】此蘗次于鍾乳，狀如牛羊角，中有孔通，故名通石。《別錄》誤以此爲殷蘗之根，而俗猶呼爲孔公蘗是也。

【集解】【《別錄》③曰】孔公蘗，殷蘗根也。青黄色，生梁山山谷。【弘景④曰】梁山屬馮翊郡，此即今鍾乳牀也。亦出始興，皆大塊，打破之。凡鍾乳之類有三種，同一體。從石室上汁溜積久盤結者，爲鍾乳牀，即孔公蘗也。其以次小瓏嵸者爲殷蘗，大如牛羊角，長一二尺，今人呼此爲孔公蘗也。殷蘗復溜，輕好者爲鍾乳。雖同一類，而療體各異，貴賤懸殊。三種同根，而所生各處，當是隨其土地爲勝爾。【保昇⑤曰】鍾乳之類凡五種：鍾乳、殷蘗、孔公蘗、石牀、石花也。雖同一體，而主療各異。【頌⑥曰】孔公蘗、殷蘗既與鍾乳同生，則有蘗處皆當有乳，今不聞有之。豈用之既寡，則采者亦稀乎？抑時人不知蘗中有乳，不盡采乎？不能盡究也。【恭⑦曰】孔公蘗次于鍾乳，《別錄》誤以爲殷蘗之根。殷蘗即孔公蘗之根，俗人乃以孔公蘗爲殷蘗。陶氏依之，以孔公蘗爲鍾乳牀，非矣。【時珍曰】以薑石、通石二名推之，則似附石生而粗者，爲殷蘗。接殷蘗而生，以漸空通者，爲孔公蘗。接孔公蘗而生者，爲鍾乳。當從蘇恭之説爲優。蓋殷蘗如人之乳根，孔公蘗如乳房，鍾乳如乳頭也。

【氣味】辛，温，無毒。【普⑧曰】神農：辛。岐伯：鹹。扁鵲：酸，無毒。【大明⑨曰】甘，

---

① 本經：《本經》《別錄》（《藥對》）見《證類》卷 4“孔公蘗” **味辛**，温，無毒。**主傷食不化，邪結氣惡，瘡疽瘻痔，利九竅，下乳汁**，男子陰瘡，女子陰蝕，及傷食病，常欲眠睡。一名通石，殷蘗根也。青黄色。生梁山山谷。（木蘭爲之使。惡細辛。）
② 恭：《唐本草》見《證類》卷 4“孔公蘗” 《唐本》注云：此蘗次於鍾乳，如牛羊角者，中尚孔通，故名通石。《本經》誤以爲殷蘗之根，陶依《本經》以爲今人之誤，其實是也。
③ 別錄：見本頁注①。
④ 弘景：《集注》見《證類》卷 4“孔公蘗” 陶隱居云：梁山屬馮翊郡，此即今鍾乳牀也，亦出始興，皆大塊打破之。凡鍾乳之類，三種同一體，從石室上汁溜積久盤結者，爲鍾乳牀，即此孔公蘗也。其次以小瓏嵸者，爲殷蘗，今人呼爲孔公蘗。殷蘗復溜輕好者爲鍾乳。雖同一類，而療體爲異，貴賤相殊……按今三種同根，而所生各處，當是隨其土地爲勝爾。
⑤ 保昇：《蜀本草》見《證類》卷 4“孔公蘗” 凡鍾乳之類有五種：一鍾乳、二殷蘗、三孔公蘗、四石牀、五石花，雖一體而(注)〔主〕療有異……
⑥ 頌：《圖經》見《證類》卷 3“石鍾乳” ……又觀二蘗所出州郡不同，陶云三種同根，而所出各處，當是隨其土地爲勝，既云是鍾乳同生，則有蘗處，皆當有乳，今並不聞之，豈用之既寡，則采者亦稀乎？抑時人不知蘗中有乳，故不盡采乎？不能盡究也……
⑦ 恭：見本頁注②。
⑧ 普：《嘉祐》見《證類》卷 4“孔公蘗” 吳氏云：孔公蘗，神農：辛。岐伯：鹹。扁鵲：酸，無毒。色青黄。
⑨ 大明：《日華子》見《證類》卷 4“孔公蘗” 孔公蘗，味甘，暖……

煖。【權①曰】甘,有小毒。【之才②曰】木蘭爲之使,惡細辛、术,忌羊血。【主治】傷食不化,邪結氣惡,瘡疽瘻痔,利九竅,下乳汁。《本經》③。男子陰瘡,女子陰蝕,及傷食病,常欲眠睡。《別錄》④。主腰冷膝痺毒氣,能使喉聲圓亮。甄權⑤。輕身充肌。青霞子⑥。

【發明】【弘景⑦曰】二蘗不堪丸散,止可水煮湯,并酒漬飲之,甚療脚弱脚氣。

【附方】新一。風氣脚弱。孔公蘗二斤,石斛五兩,酒二斗,浸服。《肘後方》⑧。

<h3 style="text-align:center">殷蘗《本經》⑨中品</h3>

【釋名】薑石。【時珍曰】殷,隱也。生于石上,隱然如木之蘗也。【恭⑩曰】此即孔公蘗根也,盤結如薑,故名薑石。俗人乃以孔公蘗爲之,誤矣。詳《孔公蘗》下。

【集解】【《別錄》⑪曰】殷蘗,鍾乳根也。生趙國山谷,又梁山及南海,采無時。【弘景⑫曰】趙國屬冀州。亦出始興。

【氣味】辛,温,無毒。【之才⑬曰】惡防己,畏术。【主治】爛傷瘀血,洩痢寒熱,鼠瘻,癥瘕結氣,脚冷疼弱。《本經》⑭。熏筋骨弱并痔瘻,及下乳汁。《別錄》⑮。

---

① 權:《藥性論》見《證類》卷4"孔公蘗" 孔公蘗,忌羊血,味甘,有小毒……
② 之才:古本《藥對》見587頁注①括號中七情文。/見本頁注①。
③ 本經:見587頁注①白字。
④ 別錄:見587頁注①。
⑤ 甄權:《藥性論》見《證類》卷4"孔公蘗" ……主治腰冷膝痺毒風,男女陰蝕瘡。治人常欲多睡。能使喉聲圓朗。
⑥ 青霞子:《證類》卷4"孔公蘗" 青霞子:蘗,輕身充肌。
⑦ 弘景:《集注》見《證類》卷4"孔公蘗" ……此二蘗不堪丸散,人皆擣末酒漬飲之,甚療脚弱。其前諸療,恐宜水煮爲湯也……
⑧ 肘後方:《肘後方》卷3"治風毒脚弱痺滿上氣方第二十一" 脚氣之病……治之多用湯酒、摩膏,種數既多,不但一劑,今只取單效,用兼灸法……又方:孔公蘗二斤 石斛五兩,酒二斗浸,服之。
⑨ 本經:《本經》《別錄》(《藥對》)見《證類》卷4"殷蘗" 味辛,温,無毒。主爛傷瘀血,洩痢寒熱,鼠瘻,癥瘕結氣,脚冷疼弱。一名薑石,鍾乳根也。生趙國山谷,又梁山及南海。採無時。(惡防己,畏术。)
⑩ 恭:《唐本草》見《證類》卷4"殷蘗" 《唐本》注云:此即石堂下孔公蘗根也,盤結如薑,故名薑石。俗人乃爲孔公蘗,爲之誤爾。
⑪ 別錄:見本頁注⑨。
⑫ 弘景:《集注》見《證類》卷4"殷蘗" 陶隱居云:趙國屬冀州……亦出始興。
⑬ 之才:古本《藥對》見本頁注⑨括號中七情文。
⑭ 本經:見本頁注⑨白字。
⑮ 別錄:見本頁注⑨。

【發明】見"孔公蘖"下。

【附録】石牀《唐本草》①。【恭②曰】味甘,温,無毒。酒漬服,與殷蘖同功。一名乳牀,一名逆石,一名石笋。生鍾乳堂中,采無時。鍾乳水滴下凝積,生如笋狀,久漸與上乳相接爲柱也。陶謂孔公蘖爲乳牀,非也。殷蘖、孔公蘖在上,石牀、石花在下,性體雖同,上下有別。

石花《唐本草》③。【恭④曰】味甘,温,無毒。主腰脚風冷,漬酒服,與殷蘖同功。一名乳花。生乳穴堂中,乳水滴石上,散如霜雪者。三月、九月采之。【大明⑤曰】壯筋骨,助陽道。○【宗奭⑥曰】石花白色,圓如覆大馬杓,上有百十枝,每枝各槎牙分歧如鹿角。上有細文起,以指撩之,錚錚然有聲。其體甚脆,不禁觸擊。多生海中石上,世方難得,家中曾得一本。本條所注皆非是。【時珍曰】石花是鍾乳滴于石上迸散,日久積成如花者。蘇恭所説甚明。寇宗奭所説乃是海中石梅、石柏之類,亦名石花,不入藥用,非本草石花,正自誤矣。

石骨。【恭⑦曰】石骨,服之力勝鍾乳,似骨,如玉堅潤,生五石脂中。

土殷蘖《別録》⑧下品

【釋名】土乳《唐本》⑨。【志⑩曰】此則土脂液也。生於土穴,狀如殷蘖,故名。

【集解】【《別録》⑪曰】生高山厓上之陰,色白如脂,采無時。【弘景⑫曰】此猶似鍾乳、孔公

---

① 唐本草:《唐本草》見《證類》卷4"石牀" 味甘,温,無毒。酒漬服,與殷蘖同一名乳牀,一名逆石。(《唐本》注云:陶謂孔公蘖即乳牀,非也。二蘖在上,牀、花在下,性體雖同,上下有別。鍾乳水下凝積,生如笋狀,漸長,久與上乳相接爲柱也。出鍾乳堂中,採無時。)

② 恭:見上注。

③ 唐本草:《唐本草》見《證類》卷4"石花" 味甘,温,無毒。酒漬服。主腰脚風冷,與殷蘖同。一名乳花。《唐本》注云:三月、九月采之。乳水滴水上,散如霜雪者,出乳穴堂中。

④ 恭:見上注。

⑤ 大明:《日華子》見《證類》卷4"石花" 石花,治腰膝及壯筋骨,助陽……

⑥ 宗奭:《衍義》卷5"石花" 白色,圓如覆大馬杓,上有百十枝,每枝各槎牙,分歧如鹿角。上有細文起,以指撩之,錚錚然有聲,此石花也。多生海中石上,世方難得。家中自有一本,後又于大相國宮中見一本,其體甚脆,不禁觸擊。本條所注皆非。

⑦ 恭:《唐本草》見《證類》卷3"赤石脂" 《唐本》注云:……此五石脂中,又有石骨,似骨,如玉堅潤,服之力勝鍾乳。

⑧ 別録:《別録》見《證類》卷5"土陰蘖" 味鹹,無毒。主婦人陰蝕,大熱乾痂。生高山崖上之陰,色白如脂。採無時。

⑨ 唐本:《唐本草》見《證類》卷5"土陰蘖" 《唐本》注云:此即土乳是也……

⑩ 志:《開寶》見《證類》卷5"土陰蘖" 今按《別本》注云:此則土脂液也,生於土穴,狀如殷蘖,故名土陰蘖。

⑪ 別録:見本頁注⑧。

⑫ 弘景:《集注》見《證類》卷5"土陰蘖" 陶隱居云:此猶似鍾乳、孔公蘖之類,故亦有蘖名,但在崖上爾,今時有之,但不復採用。

蘗之類，故亦有蘗名，但在厓上爾，今不知用。【恭①曰】此即土乳也。出渭州鄣縣三交驛西北坡平地土窟中，見有六十餘坎，昔人采處。土人云：服之亦同鍾乳而不發熱。陶及本草云"生厓上"，非也。【時珍曰】此即鍾乳之生於山厓土中者，南方名山多有之。人亦掘爲石山，貨之充玩，不知其爲土鍾乳也。

【氣味】鹹，平，無毒。【主治】婦人陰蝕，大熱乾痂。《別録》②。

石腦《別録》③中品

【釋名】石飴餅《別録》④、石芝《綱目》、化公石。【時珍曰】其狀如結腦，故名。昔有化公服此，又名化公石。

【集解】【《別録》⑤曰】石腦生名山土中，采無時。【弘景⑥曰】此石亦鍾乳之類，形如曾青而白色，黑斑而軟，易破。今茅山東及西平山並有之，鑿土龕取出。【恭⑦曰】出徐州宋里山，初在爛石中，入土一丈以下得之，大如鷄卵，或如棗許，觸着即散如麪，黃白色。土人號爲握雪礜石，云服之長生。【保昇⑧曰】蘇恭引握雪礜石爲注，非矣。【時珍曰】按《抱朴子内篇》⑨云：石腦芝生滑石中，亦如石中黃子狀，但不皆有耳。打破大滑石千計，乃可得一枚。初破之，在石中五色光明而自得，服一升得長生，乃石芝也。《別録》所謂石腦及諸仙服食，當是此物也。蘇恭所説本是石腦，而又以注握雪礜石，誤矣。握雪乃石上之液，與此不同。見後本條。

【氣味】甘，溫，無毒。【主治】風寒虛損，腰脚疼痺，安五臟，益氣。《別録》⑩。

---

① 恭：《唐本草》見《證類》卷 5"土陰蘗"　《唐本》注云：此即土乳是也。出渭州鄣縣三交驛西北坡平地土窟中，見有六十餘坎，昔人採處。土人云：服之亦同鐘乳而不發熱。陶及《本經》俱云在崖上，此説非也。今渭州不復採用。

② 別録：見 589 頁注⑧。

③ 別録：《別録》見《證類》卷 4"石腦"　味甘，溫，無毒。主風寒虛損，腰脚疼痺，安五藏，益氣。一名石飴餅。生名山土石中。採無時。

④ 別録：見上注。

⑤ 別録：見上注。

⑥ 弘景：《集注》見《證類》卷 4"石腦"　陶隱居云：此石亦鐘乳之類，形如曾青而白色黑斑，軟易破。今茅山東及西平山并有，鑿土龕取之……

⑦ 恭：《唐本草》見《證類》卷 4"石腦"　《唐本》注云：隋時在化公者，所服亦名石腦，出徐州宋里山，初在爛石中，入土一丈已下得之，大如鷄卵，或如棗許，觸著即散如麪，黃白色，土人號爲握雪礜石，云服之長生。與李整相會。

⑧ 保昇：《蜀本草》見《證類》卷 4"石腦"　今據下品握雪礜石，主療與此不同。蘇妄引握雪礜石注爲之。

⑨ 抱朴子内篇：《抱朴子内篇》卷 11"仙藥"　……石腦芝生滑石中，亦如石中黃子狀。但不皆有耳。打破大滑石千許，乃可得一枚。初破之，其在石中五色光明而自動，服一升得千歲矣。

⑩ 別録：見本頁注③。

【發明】【弘景①曰】俗方不見用,仙經有劉君導仙散用之。又《真誥》云:李整采服,療風痹虛損,而得長生。【恭②曰】隋時化公所服,亦名石腦。【時珍曰】《真誥》③載姜伯真在大橫山服石腦,時時使人身熱而不渴,即此。

石髓 《拾遺》④

【集解】【藏器⑤曰】石髓生臨海華蓋山石窟。土人采取,澄淘如泥,作丸如彈子,有白有黃彌佳。【時珍曰】按《列仙傳》⑥言,卭疏煮石髓服,即鍾乳也。仙經⑦云:神(仙)〔山〕五百年一開,石髓出,服之長生。王列入山見石裂,得髓食之,因撮少許與嵇康,化爲青石。《北史》⑧云:龜茲國北大山中,有如膏者,流出成川,行數里入地,狀如醍醐,服之齒髮更生,病人服之皆愈。《方鎮編年錄》⑨云:高展爲并州判官,一日見砌間沫出,以手撮塗老吏面,皺皮頓改,如少年色。展以爲神藥,問承天道士。道士曰:此名地脂,食之不死。乃發砌,無所見。此數説皆近石髓也。

【氣味】甘,溫,無毒。【主治】寒熱,羸瘦,無顏色,積聚,心腹脹滿,食飲不消,皮膚枯槁,小便數疾,癖塊,腹內腸鳴,下痢,腰脚疼冷,性壅,宜寒瘦人。藏器⑩。

---

① 弘景:《集注》見《證類》卷 4“石腦”　……俗方不見用,仙經有劉君導仙散用之。又《真誥》曰:李整採服,療風痹虛損而得長生。
② 恭:見 590 頁注⑦。
③ 真誥:《真誥》卷 13“稽神樞第三”　罡山東北有穴,通大句曲南之方山之南穴。姜伯真數在此山上取石腦,石腦在方山北穴下。繁陽子昔亦取服。(此罡山猶是大橫山……)服此,時時使人發熱,又使人不渴。
④ 拾遺:《證類》卷 3“三十五種陳藏器餘·石髓”　味甘,溫,無毒。主寒熱中,羸瘦無顏色,積聚心腹脹滿,食飲不消,皮膚枯槁,小便數疾,癖塊,腹內腸鳴,下利,腰脚疼冷,男子絕陽,女子絕產,血氣不調。令人肥健能食。合金瘡。性擁,宜寒瘦人。生臨海蓋山石窟。土人採取,澄淘如泥,作丸如彈子。有白有黃,彌佳矣。
⑤ 藏器:見上注。
⑥ 列仙傳:《列仙傳》卷上“卭疏”　卭疏者,周封史也。能行氣練形,煑石髓而服之,謂之石鍾乳。至數百年,往來入太室山中,有卧石藏枕焉。
⑦ 仙經:《神仙傳》卷 6“王烈”　……少爲書生,嵇叔夜與之游,烈嘗入太行山,聞山裂聲,往視之,山斷數百丈,有青泥出如髓。取搏之,須臾成石……仙經云:神(仙)〔山〕五百歲輒一開,其中有髓,得服之者舉天地齊畢。
⑧ 北史:《北史》卷 97“列傳第八十五·西域”　龜茲國……其國西北大山中,有如膏者,流出成川,行數里入地,狀如餳餬,甚臭。服之,髮齒已落者,能令更生,癃人服之皆愈……
⑨ 方鎮編年錄:《雲仙雜記》卷 2“地脂”　高展爲并門判官,一日見砌間沫出,以手撮之,試塗一老吏面上,皺皮頓改,如少年色。展以謂必神藥,問承天道士。答曰:此名地脂,食之不死。展乃發甎,已無所覩。(《方鎮編年》)
⑩ 藏器:見本頁注④。

石腦油宋《嘉祐》①【校正】併入《拾遺②·石漆》。

【釋名】石油《綱目》、石漆《拾遺》③、猛火油、雄黄油、硫黄油《綱目》。

【集解】【禹錫④曰】石腦油宜以瓷器貯之。不可近金銀器，雖至完密，直爾透過。道家多用，俗方不甚須。【宗奭⑤曰】真者難收，多滲蝕器物。入藥最少。燒鍊家研生砒入油，再研如膏，入坩鍋内，瓦蓋置火上，俟油泣盡出之，又研，又入油，又上火鍊之，砒即伏矣。【時珍曰】石油所出不一，出陝之肅州、鄜州、延州、延長，及雲南之緬甸，廣之南雄者，自石岩流出，與泉水相雜，汪汪而出，肥如肉汁。土人以草挹入缶中，黑色頗似淳漆，作雄硫氣。土人多以然燈，甚明，得水愈熾，不可入食。其烟甚濃。沈存中⑥宦西時，掃其煤作墨，光黑如漆，勝于松烟。張華《博物志》⑦載：延壽縣南山石泉注爲溝，其水有脂。挹取着器中，始黄後黑如凝膏，然之極明，謂之石漆。段成式《酉陽雜俎》⑧載：高奴縣有石脂水，膩浮水上如漆。采以膏車及然燈。康譽之《昨夢録》⑨載：猛火油出高麗東，日烘石熱所出液也，惟真琉璃器可貯之。入水涓滴，烈焰遽發，餘力入水，魚鼈皆死。邊人用以禦敵。此數説皆石腦油也。國朝正德末年，嘉州開鹽井，偶得油水，可以照夜，其光加倍。沃之以水則焰彌甚，撲之以灰則滅。作雄硫氣，土人呼爲雄黄油，亦曰硫黄油。近復開出數井，官司主之。此亦石油，但出于井爾。蓋皆地産雄、硫、石脂諸石，源脉相通，故有此物。王冰謂龍火得濕而焰，遇水而燔，光焰詣天，物窮方止，正是此類，皆陰火也。

---

① 嘉祐：《嘉祐》見《證類》卷5"石腦油"　主小兒驚風，化涎，可和諸藥作丸服。宜以瓷器貯之，不可近金銀器，雖至完密，直爾透之。道家多用，俗方亦不甚須。

② 拾遺：《證類》卷3"三十五種陳藏器餘·石漆"　堪燃燭膏半缸如漆，不可食，此物水石之精，固應有所主療，檢諸方，見有説《博物志》，酒泉南山石出水，其如肥肉汁，取著器中如凝脂，正黑，與膏無異，彼方人爲之石漆。今檢不見其方，深所恨也。

③ 拾遺：見上注。

④ 禹錫：見本頁注①。

⑤ 宗奭：《衍義》卷6"石腦油"　真者難收，多滲蝕器物。今入藥最少，燒煉或須也。仍常用有油（去聲）器貯之。又研生砒霜，入石腦油再研如膏，入坩鍋子内，用淨瓦片子蓋定，置火上，俟鍋子紅泣盡油，出之。又再研，再入油，再上火，凡如此共兩次，即砒霜伏。

⑥ 沈存中：《夢溪筆談》卷24"雜誌一"　鄜延境内有石油，舊説高奴縣出脂水，即此也。生於水際，沙石與泉水相雜，惘惘而出。土人以雉尾裛之，乃採入缶中，頗似淳漆，燃之如麻，但煙甚濃，所霑幄幕皆黑。予疑其煙可用，試掃其煤以爲墨，黑光如漆，松墨不及也。遂大爲之……

⑦ 博物志：《博物志》卷9　酒泉延壽縣南山出泉，水大如筥，注地爲溝。其水有脂如煮肉汁，挹取若著器中，始黄後黑，如不凝膏。然之極明，與膏無異，膏車及水碓缸甚佳，但不可食。彼方人謂之石漆。

⑧ 酉陽雜俎：《酉陽雜俎》卷10"物異"　石漆，高奴縣石脂水，水膩，浮水上如漆，採以膏車，及燃燈極明。

⑨ 昨夢録：《説郛》弓34《昨夢録》　……猛火油者，聞出於高麗之東數千里。日初出之時，因盛夏日力烘石，極熱則出液，他物遇之即爲火，惟真瑠璃器可貯之。中山府治西有大陂池，郡人呼爲海子。余猶記郡帥就之，以按水戰，試猛火油池之別岸，爲敵人營壘，用油者以油涓滴自火熖中，過則烈焰遽發，頃刻敵營浄盡。油之餘力入水，藻荇俱盡，魚鼈遇之皆死。

【附録】地溲。【時珍曰】溝澗流水，及引水灌田之次，多有之。形狀如油，又如泥，色如黄金，甚腥烈。冬月收取，以柔鐵，燒赤投之，二三次，剛可切玉。

【氣味】辛，苦，有毒。【獨孤滔①曰】化銅，制砒。【主治】小兒驚風，化涎，可和諸藥作丸散。《嘉祐》②。塗瘡癬蟲癩，治鍼箭入肉藥中用之。時珍。

【發明】【時珍曰】石油氣味與雄、硫同，故殺蟲治瘡。其性走竄，諸器皆滲，惟瓷器、琉璃不漏。故錢乙③治小兒驚熱膈實，嘔吐痰涎，銀液丸中，用和水銀、輕粉、龍腦、蠍尾、白附子諸藥爲丸，不但取其化痰，亦取其能透經絡、走關竅也。

石炭《綱目》

【釋名】煤炭、石墨、鐵炭、烏金石《綱目》、焦石。【時珍曰】石炭即烏金石，上古以書字，謂之石墨，今俗呼爲煤炭，煤墨音相近也。《拾遺記》④記言焦石如炭，《嶺表録》⑤言康州有焦石穴，即此也。

【集解】【時珍曰】石炭南北諸山産處亦多，昔人不用，故識之者少。今則人以代薪炊爨，煅鍊鐵石，大爲民利。土人皆鑿山爲穴，横入十餘丈取之。有大塊如石而光者，有疏散如炭末者，俱作硫黄氣，以酒噴之則解。入藥用堅塊如石者。昔人言夷陵黑土爲劫灰者，即此疏散者也。《孝經援神契》⑥云：王者德至山陵，則出（墨）〔黑〕丹。《水經》⑦言：石炭可書，然之難盡，烟氣中人。《酉陽雜俎》⑧云：無勞縣出石墨，爨之彌年不消。《夷堅志》⑨云：彰德南郭村井中産石墨。宜陽縣有石墨山。汧陽縣有石墨洞。燕之西山，楚之荆州、興國州、江西之廬山、袁州、（澧）〔豐〕城、贛州，皆産石炭，可以炊爨。並此石也。又有一種石墨，舐之粘舌，可書字、畫眉，名畫眉石者，即黑石脂也。見"石脂"下。

---

① 獨孤滔：《丹房鑑源》卷下"諸油篇第十六" 石腦油（化銅，制砒霜。）

② 嘉祐：見 592 頁注①。

③ 錢乙：《小兒藥證直訣》卷下"銀液圓" 治驚熱膈實，嘔吐，上盛涎熱。水銀（半兩）、天南星（貳錢，炮）、白附子（壹錢，炮），右爲末，用石腦油爲膏，每服壹皂子大，薄荷湯下。

④ 拾遺記：《拾遺記》卷 10"岱輿山" 岱輿山有員淵千里，常沸騰，以金石投之，則爛如土矣……人掘之入數尺，得燋石如炭，滅有碎火……

⑤ 嶺表録：《嶺表録異》卷上 康州悦城縣北百餘里山中，有樵石穴……

⑥ 孝經援神契：《御覽》卷 985"丹" 《孝經援神契》曰：德至山陵，則陵出黑丹。（宋均注：丹應五典，備五色也。）

⑦ 水經：《水經注》卷 10"濁漳水清漳水" ……石墨可書，又燃之難盡，亦謂之石炭……

⑧ 酉陽雜俎：《酉陽雜俎》卷 10"物異" 石墨：無勞縣山出石墨，爨之彌年不消。

⑨ 夷堅志：《丹鉛總録》卷 2"地理類" 石墨……今在彰德府南郭村，井産石墨，可以書……又宜陽縣有石墨山，汧陽縣有石墨洞，贛州、興國縣上洛山皆産石墨。廣東始興縣小溪中亦産石墨。婦女取以畫眉，名畫眉石……（按：查《夷堅志》無"石墨"文，今另溯其源。）

【附録】然石。【時珍曰】曹叔雅《異物志》①云:豫章有石,黄色而理疏,以水灌之便熱,可以烹鼎,冷則再灌。張華謂之然石。高安亦有之。

【氣味】甘、辛,温,有毒。【時珍曰】人有中煤氣毒者,昏瞀至死,惟飲冷水即解。【獨孤滔②曰】去錫暈,制三黄、硇砂、消石。【主治】婦人血氣痛及諸瘡毒,金瘡出血,小兒痰癇。時珍。

【附方】新五。金瘡出血。急以石炭末厚傅之。瘡深不宜速合者,加滑石。《醫學集成》③。誤吞金銀及錢,在腹中不下者。光明石炭一杏核大,硫黄一皂子大,爲末,酒下。《普濟方》④。腹中積滯。烏金石即鐵炭也,三兩,自然銅爲末,醋熬一兩,當歸一兩,大黄童尿浸晒一兩,爲末,每服二錢,紅花酒十盞,童尿半盞,同調,食前服,日二服。張子和《儒門事親》⑤。月經不通。巴豆去油,如綠豆大三丸,以烏金石末一錢,調湯送下,即通。《衛生易簡方》⑥。産後兒枕刺痛。黑白散:用烏金石燒酒淬七次,寒水石煅爲末,等分,每用粥飲服一錢半,即止,未止再服。潔古《保命集》⑦。

石灰《本經》⑧中品

【釋名】石堊弘景⑨、堊灰《本經》⑩、希灰《別錄》⑪、鍛石《日華》⑫、白虎《綱目》、

---

① 異物志:《御覽》卷52"石下" 曹叔雅《異物志》曰:豫章有石,黄白色而理疏,以水灌之便熱,以鼎加其上,炊足以熟,冷則灌水。雷焕以問張華,華曰:然石也。

② 獨孤滔:《證類》卷5"石灰" 《丹房鏡源》云:石灰伏硫黄,去錫上暈,制雄黄,制硇砂可用之。

③ 醫學集成:《醫學集成》卷11"杖瘡百五十二" 一方:急以石炭厚傅之,裹。如瘡深,不宜速合者,加滑石末。

④ 普濟方:《聖濟總錄》卷124"誤吞諸物" 治誤吞金銀物或錢在腹内不下方:石炭(光明者,一杏核大)、硫黄(一皂子大),右二味同研爲末,酒調下,不拘時。(按:《普濟方》卷64"誤吞諸物"下引同方,云出《聖濟》。)

⑤ 儒門事親:《儒門事親》卷12"調治" 烏金散:當歸(一兩)、自然銅(金色者,煅爲末,醋熬,一兩)、烏金石(鐵炭是也,三兩)、大黄(一兩,童子小便浸用),右爲末,每服二錢,紅花酒半盞,童子小便半盞,同調下,食前,日二服。

⑥ 衛生易簡方:《衛生易簡方》卷11"經候不通" 治經不通:用巴豆去油,如綠豆大,三丸,以烏金石末一錢,調湯送下,即通。年小者丸如菜子大。

⑦ 保命集:《保命集》卷下"婦人胎産論第二十九" 治産後兒枕大痛,黑白散:烏金石(燒紅,醋淬七遍,另爲細末)、寒水石(燒存性,末),右二味各等分,另頓放,臨服各抄末一錢半,粥飲湯下。痛止便不可服,未止再服,大效。

⑧ 本經:《本經》《別錄》見《證類》卷5"石灰" 味辛,温。主疽瘍疥瘙,熱氣惡瘡癩疾,死肌墮眉,殺痔蟲,去黑子息肉,療髓骨疽。一名惡灰,一名希灰。生中山川谷。

⑨ 弘景:《集注》見《證類》卷5"石灰" ……俗名石堊……

⑩ 本經:見本頁注⑧白字。

⑪ 別錄:見本頁注⑧。

⑫ 日華:《日華子》見《證類》卷5"石灰" ……又名鍛石。

礦灰《綱目》。

【集解】《别録》①曰：石灰生中山川谷。【弘景②曰】近山生石，青白色，作竈燒竟，以水沃之，即熱蒸而解。俗名石堊。【頌③曰】所在近山處皆有之，燒青石爲灰也。又名石鍛。有風化、水化二種：風化者，取鍛了石置風中自解，此爲有力；（人）〔水〕化者，以水沃之，熱蒸而解，其力差劣。【時珍曰】今人作窰燒之，一層柴或煤炭一層在下，上累青石，自下發火，層層自焚而散。入藥惟用風化，不夾石者良。

【氣味】辛，溫，有毒。【大明④曰】甘，無毒。【獨孤滔⑤曰】伏雄黃、硫黃、硇砂，去錫暈。

【主治】疽瘍疥瘙，熱氣惡瘡，（癎）〔癩〕疾死肌墮眉，殺痔蟲，去黑子息肉。《本經》⑥。療髓骨疽。《别録》⑦。治瘑疥，蝕惡肉。止金瘡血，甚良。甄權⑧。生肌長肉，（吐）〔止〕血，白癜癧瘍，瘢疵痔瘻，瘿贅疣子，婦人粉刺，産後陰不能合。解酒酸，治酒毒，暖水臟，治氣。大明⑨。墮胎。保昇⑩。散血定痛，止水瀉血痢，白帶白淫，收脱肛陰挺，消積聚結核，貼口喎，黑鬚髮。時珍。

【發明】【弘景⑪曰】石灰性至烈，人以度酒飲之，則腹痛下利。古今多以構塚，用捍水而辟蟲。故古塚中水洗諸瘡，皆即瘥。【恭⑫曰】《别録》及今人用療金瘡，止血大效。若五月五日采繁

───────────

① 别録：見594頁注⑧。
② 弘景：《集注》見《證類》卷5"石灰"　陶隱居云：中山屬代郡。今近山生石，青白色，作竈燒竟，以水沃之，即熱蒸而解末矣……
③ 頌：《圖經》見《證類》卷5"石灰"　石灰，生中山川谷，今所在近山處皆有之。此燒青石爲灰也，又名石鍛。有兩種：風化，水化。風化者，取鍛了石，置風中自解，此爲有力。水化者以水沃之，則熱蒸而解，力差劣……
④ 大明：《日華子》見《證類》卷5"石灰"　味甘，無毒……
⑤ 獨孤滔：《證類》卷5"石灰"　《丹房鏡源》云：石灰伏硫黃，去錫上暈，制雄黃，制硇砂可用之。
⑥ 本經：見594頁注⑧白字。
⑦ 别録：見594頁注⑧。
⑧ 甄權：《藥性論》見《證類》卷5"石灰"　石灰，治瘑疥，蝕惡肉，不入湯服。止金瘡血，和雞子白，敗船茹，甚良。
⑨ 大明：《日華子》見《證類》卷5"石灰"　……生肌長肉，止血，并主白癜癧瘍瘢疵等。療冷氣，婦人粉刺，痔瘻疽瘡，瘿贅疣子。又治産後陰不能合，濃煎汁熏洗。解酒味酸，令不壞。治酒毒，暖水藏，倍勝爐灰……
⑩ 保昇：《蜀本草》見《證類》卷5"石灰"　有毒。墮胎。
⑪ 弘景：《集注》見《證類》卷5"石灰"　……性至烈，人以度酒，飲之則腹痛下痢，療金瘡亦甚良。俗名石堊。古今多以構塚，用捍水而辟蟲。故古塚中水，洗諸瘡，皆即差……
⑫ 恭：《唐本草》見《證類》卷5"石灰"　《唐本》注云：《别録》及今人用療金瘡止血，大效。若五月五日採繁蔞葉、葛葉、鹿活草、槲葉、芍藥、地黃葉、蒼耳葉、青蒿葉合石灰，搗爲團如雞卵，暴乾，末，以療瘡生肌，大神驗。

縷、葛葉、鹿活草、檞葉、芍藥、地黃葉、蒼耳葉、青蒿葉，合石灰搗爲團如鷄卵，暴乾，末，以療瘡生肌，大妙神驗。【權①曰】止金瘡血，和鷄子白、敗船茹，甚良。不入湯飲。【頌②曰】古方多用合百草團末，治金瘡殊勝。今醫家或以臘月黃牛膽汁搜和，納入膽中風乾研用，更勝草藥者。古方以諸草雜石灰熬煎，點疣痣黑子，丹竈家亦用之。【時珍曰】石灰，止血神品也。但不可着水，着水即爛肉。

【附方】舊十四，新三十二。人落水死。裹石灰納下部中，水出盡即活。《千金方》③。痰厥氣絕心頭尚温者，千年石灰一合，水〔一〕盞，煎滾去清水，再用一盞煎極滾，澄清灌之，少頃痰下自（不）〔甦〕。《集玄方》④。中風口喎。新石灰醋炒，調如泥塗之，左塗右，右塗左，立便牽正。寇氏《衍義》⑤。風牙腫痛。二年石灰、細辛等分，研，搽即止。《普濟方》⑥。蟲牙作痛。礦灰，沙糖和，塞孔中。《普濟方》⑦。風蟲牙痛。百年陳石灰爲末四兩，蜂蜜三兩，（不）〔和〕勻，鹽泥固濟，火煅一日，研末，擦牙神效。名神仙失笑散。張三丰方⑧。乾霍亂病。千年石灰，沙糖水調服二錢，或淡醋湯亦可。名落盞湯。《摘玄方》⑨。偏墜氣痛。陳石灰炒、五倍子、山巵子等分，爲末，麫和醋調，敷之，一夜即消。《醫方摘要》⑩。婦人血氣。方見"獸部·猪血"下。產後血渴不煩者。新石灰一兩，黃丹半錢，渴時漿水調服一錢。名桃花散。張潔古《活法機要》⑪。白帶白淫。風化石灰一兩，白伏苓三兩，爲末，糊丸梧子大，每服二三十丸，空心米飲下，絕妙。《集玄方》⑫。水瀉不止。方同上。酒積下痢。石灰五兩，水和作團，黃泥包，

---

① 權：見 595 頁注⑧。

② 頌：《圖經》見《證類》卷5"石灰"　……古方多用合百草團末，治金創殊勝。今醫家或以臘月黃牛膽，取汁搜和，却内膽中，掛之當風百日，研之，更勝草葉者……古方以諸灰雜石灰熬煎，以點疣痣、黑子等，丹灶亦用之……

③ 千金方：《千金方》卷25"卒死第一"　治落水死方……又方：裹石灰納下部中，水出盡則活。

④ 集玄方：（按：僅見《綱目》引録。未能溯得其源。）

⑤ 衍義：《衍義》卷6"石灰"　又取新硬石灰一合，以醋炒，調如泥，於患偏風牽口喎邪入口唇上，不患處一邊塗之，立便牽正。

⑥ 普濟方：《普濟方》卷66"牙齒疼痛"　治牙疼（出《經驗方》）：用華陰細辛、多年陳石灰（等分），研爲細末，擦牙疼處即止。如石灰得之城頭上，尤佳。

⑦ 普濟方：《普濟方》卷68"蟲蝕牙齒"　砂糖丸（出《經驗良方》）：治牙痛蛀牙，用礦石灰出山石灰未化者，用砂糖爲丸，塞入蛀孔，立效。

⑧ 張三丰：《萬應方》卷1"仙方"　神仙失笑散：治男婦風虫牙疼不可忍者，擦之神效。百年陳石灰，爲細末，四兩蜂蜜三兩，和勻，用鹽泥固濟，火煅一日，取出爲末，用唾拈末擦牙，立有神效。

⑨ 摘玄：《丹溪摘玄》卷13"腹痛門"　呷沙……又方：用千年石（板）〔灰〕末之，砂糖湯調下。或酒亦可。/又方，落盞湯：即陳石灰，熱淡醋湯下。

⑩ 醫方摘要：《醫方摘要》卷5"疝"　敷藥：敷偏墜立效。炒陳石灰、五倍子、山梔子（各等分，共爲末），用麫他醋調敷一宿，來早兩睾丸一樣大即愈。

⑪ 活法機要：《保命集》卷下"產後藥"　桃花散：治產後不煩而渴。新石灰（一兩）、黃丹（半錢），右細末，渴時冷漿水調一錢服。

⑫ 集玄方：（按：僅見《綱目》引録。未能溯得其源。）

煅一日夜,去泥爲末,醋糊丸梧子大,每服三十丸,薑湯空心下。《摘玄方》①。血痢十年。石灰三升熬黃,水一斗投之,澄清,一服一升,日三服。崔知悌方②。虛冷脫肛。石灰燒熱,故帛裹坐,冷即易之。《聖惠方》③。產門不閉。產後陰道不閉,或陰脫出。石灰一斗熬黃,以水二斗投之,澄清熏。《肘後方》④。產門生合不開。用銅錢磨利割開,以陳石灰傅之,即愈。《通變方》⑤。腹脇積塊。風化石灰半斤,瓦器炒極熱,入大黃末一兩,炒紅,取起,入桂末半兩,略燒,入米醋和成膏,攤絹上貼之。內服消塊藥,甚效。《丹溪心法》⑥。瘧疾寒熱,一日一發或二三發,或三日一發。古城石灰二錢,頭垢、五靈脂各一錢,研末,飯丸皂子大,每服一丸,五更無根水下,即止。《集玄方》⑦。老小暴嗽。石灰一兩,蛤粉四錢,爲末,蒸餅丸豌豆大,焙乾。每服三十丸。溫薑汁下。《普濟方》⑧。卒暴吐血。石灰于刀頭上燒,研,井水下二錢。《普濟方》⑨。髮落不止,乃肺有勞熱,瘙癢。用石灰三升,水拌炒焦。酒三斗浸之。每服三合,常令酒氣相接,則新髮更生,神驗。《千金方》⑩。染髮烏鬚。礦灰一兩,水化開,七日,用鉛粉一兩研勻,好醋調搽,油紙包一夜。先以皂角水洗净乃用。《集玄方》⑪。身面疣目。苦酒漬石灰,六七日,取汁頻滴

---

① 摘玄方:《丹溪摘玄》卷8"痢疾門"　治酒積痢:石灰五兩,羅過,水溲作一團,外以黃泥包裹,煅一晝夜,去泥,右末之,醋糊丸桐子大,每三十丸,空心薑湯下。

② 崔知悌方:《外臺》卷25"血痢方"　崔氏療痢血數十年:石灰(三大升,炒令黃),右一味,以水一斗,攪令澄清,一服一升,三服止。

③ 聖惠方:《聖惠方》卷60"治脫肛諸方"　治大腸久積虛冷,每因大便脫肛,收不能入,宜用此方:右熬石灰令熱,以故帛裹坐其上,冷即換之。

④ 肘後方:《證類》卷5"石灰"　《肘後方》:治產後陰道不閉:石灰一斗,熬之,以水二斗投灰中,適寒溫入水中坐,須臾更作。(按:今本《肘後方》無此方。《千金方》卷2"雜治第八"有此方,文字小異。)

⑤ 通變方:《世醫通變要法》卷下"產後二百三"　又方經驗:治新產後因睡一邊,陰門合閉,用磨銅錢割開,又用石磚上陳石灰研末,傅之即愈。其證古方多不開載,予治效多矣。

⑥ 丹溪心法:《丹溪心法》卷3"積聚痞塊五十四"　三聖膏:未化石灰半斤,爲末,瓦器中炒令淡紅色,提出火,候熱稍減,次下大黃末一兩,就爐外炒,候熱減,下桂心末半兩,略炒,入米醋熬攪成黑膏,厚紙攤貼患處。痞塊在皮裏膜外,須用補氣藥香附開之,兼二陳湯加補氣藥。先須斷厚味。

⑦ 集玄方:(按:僅見《綱目》引錄。未能溯得其源。)

⑧ 普濟方:《普濟方》卷158"暴咳嗽"　大白丸:治大人小兒暴嗽。石灰(一兩)、蛤粉(四錢),右爲細末,湯浸蒸餅和丸如豌豆大,焙乾,每服二十丸,溫薑汁下。小兒服七丸至十丸,早晚食後臨卧服。

⑨ 普濟方:《普濟方》卷190"血妄行"　石灰散:治吐血妄行。以石灰刀頭上燒,用井水調下。後用扁柏葉,同墻前草根研自然汁,咽下。

⑩ 千金方:《千金方》卷13"頭面風第八"　治頭髮落不止,石灰酒方:石灰三升,細篩,水拌令濕,極熟蒸之,炒令至焦,以木劄投之,火即著爲候,停冷取三升,絹袋貯之,以酒三斗漬三宿,初服半合,日三四夜二,稍加至一合,甚神驗。

⑪ 集玄方:(按:僅見《綱目》引錄。未能溯得其源。)

之,自落。《千金方》①。**面黶疣痣**。水調礦灰一盞,好糯米全者,半插灰中,半在灰外,經宿米色變如水精。先以針微撥動,點少許于上,經半日汁出,剔去藥,不得着水,二日而愈也。《集玄方》②。**疣痣留贅**。石灰一兩,用桑灰淋汁熬成膏,刺破點之。〇《普濟方》③。**癰疽瘀肉**。石灰半斤,蕎麥稭灰半斤,淋汁煎成霜,密封,每以針畫破塗之,自腐。《普濟方》④。**疔瘡惡腫**。石灰、半夏等分,研末,傅之。《普濟方》⑤。**腦上癰癤**。石灰入飯內搗爛,合之。《李樓奇方》⑥。**痰核紅腫**,寒熱,狀如瘰癧。石灰火煅爲末,以白果肉同搗,貼之,蜜調亦可。《活人心統》⑦。**痄腮腫痛**。醋調石灰傅之。〇《簡便方》⑧。**多年惡瘡**。多年石灰研末,雞子清和成塊,煅過再研,薑汁調傅。《救急方》⑨。**瘻瘡不合**。古冢中石灰厚傅之。《千金方》⑩。**痔瘡有蟲**。古石灰、川烏頭炮,等分,爲末,燒飯丸梧子大,每服二三十丸,白服下。《活法機要》⑪。**疥瘡有蟲**。石灰淋汁,洗之數次。《孫真人方》⑫。**血風濕瘡**。千年陳石灰研搭,痛即止,瘡即愈,神效。(蘭)〔藺〕氏方⑬。**火焰丹毒**。醋和石灰塗之,或同青靛塗。《摘玄方》⑭。**卒發風瘙**。醋漿和石灰塗之,隨手滅。元希聲侍郎秘方也。《外臺秘要》⑮。**夏月痱疱**。石灰煅一兩,蛤粉二兩,

---

① 千金方:《千金方》卷23"疥癬第四" 去疣目方……又方:苦酒漬石灰六七日,滴取汁點疣上,小作痛即落。

② 集玄方:(**按**:僅見《綱目》引録。未能溯得其源。)

③ 普濟方:《普濟方》卷51"黶痣" 治疣痣黑子出《本草》:以諸灰雜石灰熬煎,以點之。

④ 普濟方:《普濟方》卷51"黶痣" 治出黶方。用蕎麥秸一擔,不爛者,燒灰存性,入石灰半斤,同灰一齊過冷火滅,然後以熱水淋灰,淋下灰水,用鐵器內煮,以漆匙攪成膏子,於黶上點出。或先以草莖刺破亦可。

⑤ 普濟方:《普濟方》卷273"諸疔瘡" 治疔腫毒氣……又方:半夏(生用)、石灰(等分),右搗末,以敷瘡上。

⑥ 李樓奇方:《怪證奇方》卷下 腦癰:石灰,入飯內搗爛,傅之。

⑦ 活人心統:《活人心統》卷4"瘰瘤門" 神妙散:治鬱痰結核,狀如瘰癧,紅腫在於頭、下身、背,或痛寒熱。石灰或礦灰(火煅),右爲末,量核大小,白果內搗膏貼之,或蜜調敷。

⑧ 簡便方:《奇效單方》卷上"十二瘡瘍" 治痄腮,用陳石灰,爲末,好醋調搭。

⑨ 救急方:《救急易方》卷6"瘡瘍門·一百四十七" 治多年惡瘡,……又方:或用多年石灰研細,雞子清調成塊,火煅過,候冷,再爲末,薑汁調傅。

⑩ 千金方:《千金方》卷5"癰疽瘰癧第八" 治小兒瘻瘡方:塚中石灰敷之,厚著之良。

⑪ 活法機要:《保命集》卷下"痔疾論第二十八" 又方:川烏(炮)、古石灰(等分),依前丸服。(前方服法爲:爲細末,燒飯爲丸桐子大,每服三十丸,食前酒或米飲下。)

⑫ 孫真人方:《千金方》卷22"隱疹第五" 治風搔隱疹方:石灰淋取汁,洗之良。

⑬ 藺氏方:(**按**:書佚,無可溯源。)

⑭ 摘玄方:《丹溪摘玄》卷18"大丹門" 火丹:千年石灰、青靛調塗。/珠子火丹:新石灰,好醋調塗。

⑮ 外臺秘要:《外臺》卷15"癮疹風疹" 元侍郎《希聲集》療卒風疹秘驗方:石灰隨多少,和醋漿水塗疹上,隨手即滅。

甘草一兩,研,撲之。《集玄方》①。 **湯火傷灼**。年久石灰傅之,或加油調。《肘後方》②。 **杖瘡腫痛**。新石灰,麻油調搽,甚妙。《集簡方》。 **刀刃金瘡**。石灰裹之,定痛止血,又速愈。瘡深不宜速合者,入少滑石傅之。《肘後方》③。 **誤吞金銀**或錢,在腹內不下。石灰,硫黃一皂子大,同研爲末,酒調服之。孫用和《秘寶方》④。 **馬汗入瘡**。石灰傅之。《摘玄方》⑤。 **螻蛄咬人**。醋和石灰塗之。《聖惠方》⑥。 **蚯蚓咬人**,其毒如大風,眉鬚皆落。以石灰水浸之,良。《經驗方》⑦。

古墓中石灰。名地龍骨。【**主治**】頑瘡瘻瘡,膿水淋漓,斂諸瘡口。棺下者尤佳。時珍。

艎船油石灰。名水龍骨。【**主治**】金瘡跌撲傷損,破皮出血,及諸瘡瘻,止血殺蟲。時珍。

【**附方**】新三。 **軟癤不愈**。爛船底油石灰,研末,油調傅之。《胡氏方》⑧。 **下體癬瘡**。艎船灰、牛糞,燒烟熏之,一日一次,即安。《醫方摘玄》⑨。 **血風臁瘡**。船上舊油灰,將泥作釜,火煅過研末,入輕粉少許,苦茶洗淨傅之。忌食發物。邵真人《經驗方》⑩。

石麪《綱目》

【**集解**】【時珍曰】石麪不常生,亦瑞物也。或曰饑荒則生之。唐玄宗天寶三載,武威番禾縣醴泉涌出,石化爲麪,貧民取食之。憲宗元和四年,山西雲、蔚、代三州山谷間,石化爲麪,人取食之。宋真宗祥符五年四月,慈州民饑,鄉寧縣山生石脂如麪,可作餅餌。仁宗嘉祐七年三月,彭城地生麪;五月,鍾離縣地生麪。哲宗元豐三年五月,青州臨朐、益都石皆化麪,人取食之。搜集於此,以備食者考求云。

① 集玄方:(**按**:僅見《綱目》引録。未能溯得其源。)
② 肘後方:《證類》卷5"石灰" 《肘後方》……又方:治湯火灼瘡:石灰細篩,水和塗之,乾即易。
③ 肘後方:《證類》卷5"石灰" 《肘後方》……又方:治金刃所傷,急以石灰裹之,既止痛,又速愈。無石灰,灰亦可用。瘡若深,未宜速合者,以滑石傅之。
④ 秘寶方:《證類》卷5"石灰" 孫用和:治誤吞金銀或錢,在腹內不下方:石灰一杏核大,硫黃一皂子大,同研爲末,酒調下,不計時候服。
⑤ 摘玄方:《丹溪摘玄》卷19"唇門" 馬汗瘡,石灰末傅之。
⑥ 聖惠方:《聖惠方》卷57"治諸蟲咬人諸方" 治螻蛄咬人:右以石灰醋調和塗之。
⑦ 經驗方:《證類》卷5"石灰" 《經驗方》:治蚯蚓蟲咬,其形如大風,眉須皆落。以石灰水浸身亦良。
⑧ 胡氏方:《衛生易簡方》卷8"頭面" 治軟癤流膿不愈:用爛船底油灰爲末,油調敷,極效。
⑨ 醫方摘玄:(**按**:書佚,無可溯源。)
⑩ 經驗方:《秘傳經驗方》 治臁瘡:用舊舡石灰(一兩,火煅過)、輕粉(一兩),右爲細末,先用苦茶洗淨,然後濕乾摻,乾用香油調敷,綁緊。忌雞、羊、發物,立效。

【氣味】甘,平,無毒。【主治】益氣調中,食之止饑。時珍。

浮石《日華》①【校正】併入《拾遺②·水花》。

【釋名】海石《綱目》、水花。

【集解】【時珍曰】浮石乃江海間細沙、水沫凝聚,日久結成者。狀如水沫及鍾乳石,有細孔如蛀窠,白色,體虛而輕。今皮作家用磨皮垢甚妙。海中者味鹹,入藥更良。【《抱朴子》③云】燒泥爲瓦,燔木爲炭,水沫爲浮石,此皆去其柔脆,變爲堅剛也。《交州記》④云“海中有浮石,輕虛可以磨腳,煮水飲之止渴”,即此也。

【氣味】鹹,平,無毒。【時珍曰】不⑤寒。【主治】煮汁飲,止渴,治淋,殺野獸毒。大明⑥。止欬。弘景⑦。去目瞖。宗奭⑧。清金降火,消積塊,化老痰。震亨⑨。消瘤瘿結核疝氣,下氣,消瘡腫。時珍。

【發明】【藏器⑩曰】水花主遠行無水,止渴,和苦栝樓爲丸,每旦服二十丸,永無渴也。【震亨⑪曰】海石治老痰積塊,鹹能軟堅也。【時珍曰】浮石乃水沫結成,色白而體輕,其質玲瓏,肺之象也。氣味鹹寒,潤下之用也。故入肺除上焦痰熱,止欬嗽而軟堅。清其上源,故又治諸淋。按余琰《席上腐談》⑫云:肝屬木,當浮而反沈,肺屬金,當沈而反浮,何也? 肝實而肺虛也。故石入水則沈,而南海有浮水之石。木入水則浮,而南海有沈水之香。虛實之反如此。

【附方】新十二。欬嗽不止。浮石末湯服,或蜜丸服。《肘後方》⑬。消渴引飲。

---

① 日華:《日華子》見《證類》卷4“石蟹” ……又云:浮石,平,無毒。止渴,治淋,殺野獸毒。
② 拾遺:《證類》卷5“三十五種陳藏器餘·水花” 平,無毒。主渴。遠行山無水處,和苦栝樓爲丸,朝預服二十九,永無渴。亦入殺野獸藥,和狼毒、皂莢、礬石爲散,揩安獸食餘肉中,當令不渴,渴恐飲水藥解,名水沫。江海中間,久沫成乳石,故如石水沫,猶軟者是也。
③ 抱朴子:《初學記》卷5“地理上” 石第九……水沫爲浮石(抱朴子云:燒泥爲瓦,燔木爲炭,蜂窠爲蠟,水沫爲浮石,凡此皆去其柔脆,變爲堅剛。)
④ 交州記:《御覽》卷52“石下” 《交州記》曰:有浮石山在海中,〔石〕虛輕可以磨腳,煮飲之止渴。
⑤ 不:(按:下“發明”項時珍曰“鹹寒”,故“不”字或衍,或“小”之誤。)
⑥ 大明:見本頁注①。
⑦ 弘景:《集注》見《證類》卷30“有名未用·石肺” 陶隱居云:今浮石亦療咳,似肺而不黑澤,恐非是。
⑧ 宗奭:《衍義》卷6“浮石” 水飛,治目中瞖。
⑨ 震亨:《丹溪心法》卷2“痰十三” ……海粉即海石,熱痰能降,濕痰能燥,結痰能軟,頑痰能消。可入丸子、末之,不可入煎藥……
⑩ 藏器:見本頁注②。
⑪ 震亨:《丹溪心法》卷2“痰十三” ……老痰,用海石……痰結核在咽喉中,燥不能出入,用化痰藥和鹹藥軟堅之味……海石……
⑫ 席上腐談:《席上腐談》卷上 肝屬木,當浮而反沉。肺屬金,當沉而反浮,何也? 肝實而肺虛也。石入水則沉,而南海有浮石之山。木入水則浮,而南海有沉水之烏木,虛實之相反也。
⑬ 肘後方:《肘後方》卷3“治卒上氣咳嗽方” 治卒得咳嗽方……又方:末浮散石服,亦蜜丸。

《本事方》①：浮石、舶上青黛等分，麝香少許，爲末，温湯服一錢。○又方：白浮石、蛤粉、蟬殼等分，爲末，鯽魚膽汁七個，調服三錢，神效。**血淋砂淋**，小便澀痛。用黃爛浮石爲末，每服二錢，生甘草煎湯調服。《直指方》②。**石淋破血**。浮石滿一手，爲末，以水三升，酢一升，和煮二升，澄清，每服一升。《傳信適用方》③。**小腸疝氣**，莖縮囊腫者。《直指方》④用浮石爲末，每服二錢，木通、赤(狀)〔伏〕苓、麥門冬煎湯調下。○丹溪方⑤：用海石、香附等分，爲末，每服二錢，薑汁調下。**頭核腦痹**。頭枕後生痰核，正者爲腦，側者爲痹。用輕虛白浮石燒存性，爲末，入輕粉少許，麻油調，掃塗之。勿用手按，即漲。或加焙乾黃牛糞尤好。亦治頭瘨。○《直指方》⑥。**底耳有膿**。海浮石一兩、沒藥一錢、麝香一字，爲末，繳净吹之。《普濟方》⑦。**疳瘡不愈**。海浮石燒紅、醋淬數次二兩，金銀花一兩，爲末，每服二錢半，水煎服。病在上食後，在下食前。一年者，半年愈。《儒門事親》⑧。**疔瘡發背**。白浮石半兩，沒藥二錢半，爲末，醋糊丸梧子大，每服六七丸，臨臥，冷酒下。《普濟方》⑨。**諸般惡瘡**。方同上。

【附録】**暈石**《拾遺》⑩。【藏器⑪曰】生海底，狀如暈石，紫褐色，極緊似石，是鹹水結成，自然生暈。味鹹，寒，無毒。主石淋，磨汁飲之，亦燒赤，投酒中飲。

---

① 本事方：《本事方》卷6“諸嗽虛汗消渴” 治消渴方。浮石、舶上青黛(各等分)、麝(少許)，右細末，每服一錢，温湯調下。/《普濟方》卷179“痟渴飲水過度” 神效散：治渴疾，飲水不止。白浮石、蛤粉、蟬殼(各等分)，右爲末，用鯽魚膽七個，調三錢服，不拘時，神效。

② 直指方：《直指方》卷16“諸淋證治” 海金散：治血淋、沙淋，小便澀痛：黃爛浮石於草陰地爲末，每服二錢，生甘草煎湯調下。

③ 傳信適用方：《傳信適用方》卷下“小腸氣、**淋疾**、**痔漏**、**便血**、**秘澀等疾**” 治沙石淋極疼痛者：海浮石爲末，每服一錢，熱酒服下。

④ 直指方：《直指方》卷18“腎氣證治” 海浮石散：治腎氣熱證，小便秘澀黃色。海浮石，上細末，每二錢，煎麥門冬、赤茯苓湯調下。

⑤ 丹溪方：《金匱鈎玄》卷2“疝” 治諸疝發時，用海石、香附二味，爲末，以生薑汁湯調服。亦能治心痛。

⑥ 直指方：《直指方》卷24“諸瘡證治” 頭痹頭腦方：頭枕後生，正者爲腦，側者爲痹。輕浮白浮石(燒存性，爲末)，右麻油、輕粉調，雞羽刷上，勿用手，按即漲。或用黃牛糞於瓦上焙乾，加之尤好。亦治頭瘨。

⑦ 普濟方：《普濟方》卷55“聤耳” 沒藥散：治底耳。海浮石(一兩)、沒藥(一錢)、麝香(一字)，右爲細末，每用半字，吹入耳中。

⑧ 儒門事親：《儒門事親》卷15“瘡瘍癰腫第一” 治疳瘡久不愈者：海浮石(燒紅，醋淬數次)、金銀花，右海石二停，金銀花一停，同爲細末，每服二錢半，如簽茶一般，日用二服。瘡在上，食後。在下，食前服。如病一年，服藥半年則愈。

⑨ 普濟方：《普濟方》卷273“諸疔瘡” 耆老丹：治一切疔瘡，發背，惡瘡等疾。白浮石(半兩)、沒藥(二錢)，右爲細末，醋糊爲丸如桐子大，每服六丸，冷酒送下。

⑩ 拾遺：《證類》卷3“三十五種陳藏器餘·暈石” 無毒。主石淋。磨服之。亦燒令赤，投酒中服。生大海底。如暈石，紫褐色，極緊似石，是鹹水結成之，自然有暈也。

⑪ 藏器：見上注。

石芝《綱目》

【集解】【葛洪①曰】芝有石、(本)〔木〕、草、菌、肉五類，各近百種。道家有《石芝圖》。石芝者，石象芝也。生于海隅名山島嶼之涯有積石處。其狀如肉，有頭尾四足如生物，附於大石。赤者如珊瑚，白者如截肪，黑者如澤漆，青者如翠羽，黃者如紫金，皆光明洞徹。大者十餘斤，小者三四斤，須齋祭取之，搗末服。其類有七明九光芝，生臨水高山石厓之間。狀如盤盌，不過徑尺，有莖連綴之，起〔三〕四寸。有七孔者名七明，九孔者名九光。光皆如星，百步内夜見其光。常以秋分伺之，搗服方寸匕，入口則歘然身熱，五味甘美。得盡一斤，長生不老，可以夜視也。玉脂芝，生于有玉之山。玉膏流出，百千年凝而成芝。有鳥獸之形，色無常彩，多似玄玉、蒼玉及水精。得而末之，以無心草汁和之，須臾成水。服至一升，長生也。石蜜芝生少室石戶中。有深谷不可過，但望見石蜜從石戶上入石匽蓋中，良久輒有一滴。得服一升，長生不老也。石桂芝生石穴中，有枝條似桂樹而實石也。高尺許，光明而味辛。【時珍曰】神仙之說，渺茫不知有無。然其所述之物，則非無也。貴州普定分司署内有假山，山間有樹，根幹枝條皆石，而中有葉如榴，裊裊茂翠，開花似桂微黃。嘉靖丁巳，僉事焦希程賦詩紀之，以比康干斷松化石之事，而不知其名。時珍按圖及《抱朴子》之說，此乃石桂芝也。海邊有石梅，枝幹橫斜，石柏，葉如側柏，亦是石桂之類云。

【主治】諸芝搗末，或化水服，令人輕身，長生不老。葛洪②。

---

① 葛洪：《抱朴子內篇》卷 11 "仙藥"　……五芝者，有石芝，有木芝，有草芝，有肉芝，有菌芝，各有百許種也。石芝者，石象，芝生於海隅名山，及島嶼之涯有積石者，其狀如肉象，有頭尾四足者良，似生物也，附于大石，喜在高岫險峻之地，或却著仰綴也。赤者如珊瑚，白者如截肪，黑者如澤漆，青者如翠羽，黃者如紫金，而皆光明洞徹如堅冰也。晦夜去之三百步，便望見其光矣。大者十餘斤，小者三四斤。非久齊至精，及佩老子入山靈寶五符，亦不能得見此輩也。凡見諸芝，且先以開山却害符置其上，則不得復隱蔽化去矣。徐徐擇王相之日，設醮祭以酒脯，祈而取之，皆從日下禹步閉氣而往也……又玉脂芝，生於有玉之山，常居懸危之處，玉膏流出，萬年以上則凝而成芝，有似鳥獸之形，色無常彩，率多似山元水蒼玉也，亦鮮明如水精，得而末之，以無心草汁和之，須臾成水，服一升得一千歲也。七明九光芝，皆石也，生臨水之高山石崖之間，狀如盤椀，不過徑尺，以還有莖蒂連綴之。起三四寸，有七孔者名七明，九孔者名九光，光皆如星，百餘步内，夜皆望見其光，其光自別，可散不可合也。常以秋分伺之，得之擣服方寸匕，入口則歘然身熱，五味甘美，盡一斤則得千歲，令人身有光，所居暗地如月，可以夜視也。石蜜芝生少室石戶中，戶中便有深谷，不可得過，以石投谷中，半日猶聞其聲也。去戶外十餘丈有石柱，柱上有匽蓋石，高度徑可一丈許，望見蜜芝從石戶上，隨入匽蓋中，良久輒有一滴有似雨後屋之餘漏，時時一落耳。然蜜芝墮不息而匽，蓋亦終不溢也。戶上刻石爲科斗字曰：得服石蜜芝一斗者，壽萬歲……石桂芝生名山石穴中，似桂樹而實石也，高尺許，大如徑尺，光明而味辛。有枝條擣服之一斤，得千歲也。

② 葛洪：《抱朴子內篇》卷 11 "仙藥"　……凡此草芝，又有百二十種，皆陰乾服之，則令人與天地相畢，或得千歲、二千歲……

本草綱目石部目録第十卷

石之四　石類下三十九種

右附方舊二十五,新九十五。

本草綱目石部第十卷

石之四　石類下三十九種

陽起石《本經》①中品

【釋名】羊起石《別録》②、白石《本經》③、石生。【時珍曰】以能命名。

【集解】【《別録》④曰】陽起石生齊山山谷及琅琊或雲山，雲母根也。采無時。【普⑤曰】生太山。【弘景⑥曰】此所出與雲母同，而甚似雲母，但厚異爾。今（從）〔用〕乃出益州，與礜石同處，色小黃黑。但礜石、雲母根未知何者是？俗用乃稀，仙經服之。【恭⑦曰】此石以白色肌理似殷蘖，仍夾帶雲母滋潤者爲良，故《本經》一名白石。今用純黑如炭者，誤矣。雲母之黑者名雲膽，服之損人，則黑陽起石亦必惡矣。今齊山在齊州西北，無陽起石。石乃在齊山西北六七里盧山出之。本經"雲山"或"盧"字訛也。太山、沂州惟有黑者，白者獨出齊州。【珣⑧曰】太山所出黃者絶佳，邢州鵲

---

① 本經：《本經》《別録》（《藥對》）見《證類》卷4"陽起石"　味鹹，微温，無毒。主崩中漏下，破子藏中血，癥瘕結氣，寒熱腹痛，無子，陰痿不起，補不足，療男子莖頭寒，陰下濕癢，去臭汗，消水腫。久服不飢，令人有子。一名白石，一名石生，一名羊起石，雲母根也。生齊山山谷及琅邪或雲山、陽起山。採無時。（桑螵蛸爲之使，惡澤瀉、菌桂、雷丸、蛇蜕皮，畏菟絲。）

② 別録：見上注。

③ 本經：見上注白字。

④ 別録：見上注。

⑤ 普：《嘉祐》見《證類》卷4"陽起石"　吳氏云……或生泰山。

⑥ 弘景：《集注》見《證類》卷4"陽起石"　陶隱居云：此所出即與雲母同，而甚似雲母但厚實爾。今用乃出益州與礜石同處，色小黃黑即礜石。雲母根未知何者是？俗用乃稀。仙經亦服之。

⑦ 恭：《唐本草》見《證類》卷4"陽起石"　《唐本》注云：此石以白色、肌理似殷蘖，仍夾帶雲母綠潤者爲良，故《本經》一名白石。今有用純黑如炭者，誤矣。雲母條中既雲黑者名雲膽，又名地涿，服之損人，黑陽起石必爲惡矣。《經》言生齊山，齊山在齊州歷城西北五六里，採訪無陽起石，陽起石乃齊山西北六七里盧山出之。《本經》云：或雲山，"雲"，"盧"字訛矣。今泰山、沂州惟有黑者，其白者獨出齊州也。

⑧ 珣：《證類》卷4"陽起石"　《南海藥譜》云：陽起石惟太山所出黃者絶佳，邢州鵲山出白者亦好。

山出白者亦好。【頌①曰】今惟出齊州，他處不復有，齊州惟一土山，石出其中，彼人謂之陽起山。其山常有溫暖氣，雖盛冬大雪徧境，獨此山無積白，蓋石氣熏蒸使然也。山惟一穴，官中常禁閉。至初冬則州發丁夫，遣人監取。歲月積久，其穴益深，鑱鑿他石，得之甚難。以白色明瑩若狼牙者爲上，亦有挾他石作塊者不堪。每歲采擇上供之餘，州中貨之，不爾無由得也。貨者雖多而精好者亦難得。舊說是雲母根，其中猶帶雲母，今不復見此矣。古方服食不見用者，今補下藥多(便)〔使〕之。【時珍曰】今以雲頭雨脚、輕鬆如狼牙者爲佳，其鋪茸茁角者不佳。(王建平)〔建平王〕《典術》②乃云黃白而赤重厚者佳，雲母之根也。《庚辛玉册》③云：陽起，陽石也。齊州揀金山出者勝，其尖似箭鏃者力強，如狗牙者力微，置大雪中倏然没者爲真。

【修治】【大明④曰】凡入藥燒後水煅用之，凝白者佳。【時珍曰】凡用火煅赤，酒淬七次，研細水飛過，日乾。亦有用燒酒浸過，同樟腦入罐升煉，取粉用者。

【氣味】鹹，微溫，無毒。【普⑤曰】神農、扁鵲：酸，無毒。桐君、雷公、岐伯：鹹，無毒。李當之：小寒。【權⑥曰】甘，平。【之才⑦曰】桑螵蛸爲之使，惡澤瀉、菌桂、雷丸、石葵、蛇蛻皮，畏兔絲子，忌羊血，不入湯。【主治】崩中漏下，破子臟中血，癥瘕結氣，寒熱腹痛，無子，陰痿不起，補不足。《本經》⑧。療男子莖頭寒，陰下濕癢，去臭汗，消水腫。久服不飢，令人有子。《別錄》⑨。補腎氣精乏，腰疼膝冷濕痺，子宮久冷，冷癥寒瘕，止月水不定。甄權⑩。治帶下，溫疫冷氣，補五勞七傷。大明⑪。補命門不足。好古⑫。散諸熱腫。時珍。

① 頌：《圖經》見《證類》卷4“陽起石” ……今惟出齊州，他處不復有，或雲邢州鵲山亦有之，然不甚好。今齊州城西惟一土山，石出其中，彼人謂之陽起山，其山常有溫暖氣，雖盛冬大雪遍境，獨此山無積白，蓋石氣薰蒸使然也。山惟一穴，官中常禁閉。至初冬，則州發丁夫，遣人監視取之。歲月積久，其穴益深，鑱鑿他石得之甚艱。以色白、肌理瑩明若狼牙者爲上。亦有夾他石作塊者不堪。每歲採擇上供之餘，州中貨之。不爾，市賈無由得也。貨者雖多，而精好者亦難得，舊說是雲母根，其中猶夾帶雲母，今不復見此色。古服食方不見用者，今補下藥多使之。採無時。
② 典術：《御覽》卷808“雲母” 王建平《典術》曰：雲母有五名……黃白而赤，重厚，名陽起石，雲母根也……(按：《御覽》引“王建平”，《綱目》因襲其誤。據《隋書·經籍志》當作“建平王”。)
③ 庚辛玉册：(按：未見該書存世，待考。)
④ 大明：《日華子》見《證類》卷4“陽起石” ……合藥時燒後水煅用之，凝白者爲上。
⑤ 普：《嘉祐》見《證類》卷4“陽起石” 吳氏云：陽起石，神農、扁鵲：酸，無毒。桐君、雷公、岐伯：鹹，無毒。季氏：小寒……
⑥ 權：《藥性論》見《證類》卷4“陽起石” 陽起石，惡石葵，忌羊血。味甘，平……
⑦ 之才：古本《藥對》見604頁注①括號中七情文。/見上注。
⑧ 本經：見604頁注①白字。
⑨ 別錄：見604頁注①。
⑩ 甄權：《藥性論》見《證類》卷4“陽起石” ……主補腎氣，精乏腰疼，膝冷濕痺，能暖女子子宮久冷，冷症寒瘕，止月水不定。
⑪ 大明：《日華子》見《證類》卷4“陽起石” 治帶下，溫疫，冷氣，補五勞七傷……
⑫ 好古：《湯液大法》卷3“腎” 腎：命門不足(……陽起石。)

605

【發明】【宗奭①曰】男子婦人下部虛冷，腎氣乏絕，子臟久寒者，須水飛用之。凡石藥冷熱皆有毒，亦宜斟酌。【時珍曰】陽起石，右腎命門氣分藥也，下焦虛寒者宜用之，然亦非久服之物。張子和《儒門事親》②云：喉痺，相火急速之病也。相火，龍火也，宜以火逐之。一男子病纏喉風腫，表裏皆〔作〕，藥不能下。以涼藥灌入鼻中，下十餘行。外以陽起石燒赤、伏龍肝等分，細末，日以新汲水調掃百遍。三日熱始退，腫始消。此亦從治之道也。

【附方】新三。丹毒腫痒。陽起石煅研，新水調塗。《儒門事親》③。元氣虛寒，精滑不禁，大腑（唐世）〔溏泄〕，手足厥冷。陽起石煅研、鍾乳粉各等分，酒煮附子末同麪糊丸梧子大，每空心米飲服五十丸，以愈爲度。《濟生方》④。陰痿陰汗。陽起石煅爲末，每服二錢，鹽酒下。《普濟方》⑤。

慈石《本經》⑥中品

【釋名】玄石《本經》⑦、處石《別錄》⑧、爉鐵石《衍義》⑨、吸鍼石。【藏器⑩曰】慈石取鐵，如慈母之招子，故名。【時珍曰】石之不慈者，不能引鐵，謂之玄石，而《別錄》復出玄石于後。

---

① 宗奭：《衍義》卷 5"陽起石"　如狼牙者佳。其外色不白，如薑石。其大塊者，亦內白。治男子、婦人下部虛冷，腎氣乏絕，子藏久寒。須水飛研用。凡石藥，冷熱皆有毒，正宜斟酌。

② 儒門事親：《儒門事親》卷 3"喉舌緩急砭藥不同解二十一"　……余謂一言可了者，火是也。故十二經中，言嗌乾嗌痛，咽腫頷腫，舌本強，皆君火爲之也。唯喉痺急速，相火之所爲也。夫君火者，猶人火也。相火者，猶龍火也。人火焚木其勢緩，龍火焚木其勢速……又治一男子纏喉風腫，表裏皆作，藥不能下，余以涼藥灌於鼻中，下十餘行，外以拔毒散敷之，陽起石燒赤，與伏龍肝各等分細末，每日以新水掃百遍，三日熱始退，腫始消……

③ 儒門事親：《儒門事親》卷 12"獨治於外者"　陽起石散：陽起石燒，上研末，新水調塗腫痛處。

④ 濟生方：《濟生方》諸虛門"虛損論治"　白丸：治元氣虛寒，精滑不禁，大腸溏泄，手足厥冷。陽起石（煅，研令極細）、鐘乳粉（各等分），右爲細末，酒煮附子糊爲丸如桐子大，每服五十丸，空心米飲下。

⑤ 普濟方：（按：已查原書，未能溯得其源。）

⑥ 本經：（《本經》《別錄》（《藥對》）見《證類》卷 4"磁石"　味辛、鹹、寒，無毒。主周痺。（《蜀本》注云：凡痺，隨血脉上下，不能左右去者，爲周痺。）風濕肢節中痛，不可持物，洗洗酸痟，除大熱、煩滿及耳聾，養腎藏，強骨氣，益精，除煩，通關節，消癰腫，鼠瘻頸核，喉痛，小兒驚癎。煉水飲之，亦令人有子。一名玄石，一名處石。生太山川谷及慈山山陰，有鐵處則生其陽。採無時。（柴胡爲之使，殺鐵毒，惡牡丹、莽草，畏黃石脂。）

⑦ 本經：見上注白字。

⑧ 別錄：見上注。

⑨ 衍義：《衍義》卷 5"磁石"　……俗謂之爉鐵石……

⑩ 藏器：《拾遺》見《證類》卷 4"磁石"　陳藏器云……出相州北山。磁石毛，鐵之母也。取鐵如母之招子焉……

【集解】【《别録》①曰】慈石生太山川谷及慈山山陰，有鐵處則生其陽。采無時。【弘景②曰】今南方亦有好者。能懸吸鐵，虚連三爲佳。仙經丹房黄白術中多用之。【藏器③曰】出（雄）〔相〕州北山。【頌④曰】今（慈）〔磁〕州、徐州及南海傍山中皆有之。慈州者歲貢最佳，能吸鐵虚連數十鐵，或一二斤刀器，回轉不落者尤良。采無時。其石中有孔，孔中有黄赤色，其上有細毛，功用更勝。按《南（川）〔州〕異物志》云：漲海崎頭水淺而多慈石，徼外大舟以鐵葉固之者，至此皆不得過。以此言之，海南所出尤多也。【敩⑤曰】凡使勿誤用玄中石并中麻石。此二石俱似慈石，只是吸鐵不得。而中麻石心有赤，皮粗，是鐵山石也。誤服令人生惡瘡，不可療。真慈石一片，四面吸鐵一斤者，此名延年沙。四面只吸鐵八兩者，名續采石。四面吸五兩者，名慈石。【宗奭⑥曰】慈石其毛輕紫，石上頗澀，可吸連鐵，俗謂之熁鐵石。其玄石即慈石之黑色者，慈磨（鐵）〔針〕鋒，則能指南，然常偏東，不全南也。其法取新纊中獨縷，以半芥子許蠟綴于（鐵）〔針〕腰，無風處垂之，則鍼常指南。以鍼横貫燈心，浮水上，亦指南。然常偏丙位，蓋丙爲大火，庚辛受其制，物理相感爾。【土宿真君⑦曰】鐵受太陽之氣，始生之初石産焉。一百五十年而成慈石，又二百年孕而成鐵。

【脩治】【敩⑧曰】凡修事一斤，用五花皮一鎰，地榆一鎰，（取）〔故〕綿十五兩，三件並剉。于石上槌碎作二三十塊。將石入瓷瓶中，下草藥，以東流水煮三日夜，漉出拭乾，布裹再槌細，乃碾如塵，水飛過，再碾用。【宗奭⑨曰】入藥須火燒醋淬，研末水飛。或醋煮三日夜。

---

① 别録：見 606 頁注⑥。
② 弘景：《集注》見《證類》卷 4"磁石" 陶隱居云：今南方亦有，好者能懸吸針，虚連三四爲佳。殺鐵毒，消金。仙經丹方黄白術中多用之。
③ 藏器：見 606 頁注⑩。
④ 頌：《圖經》見《證類》卷 4"磁石" 磁石，生泰山山谷及慈山山陰，有鐵處則生其陽。今磁州、徐州及南海傍山中皆有之。慈州者歲貢最佳，能吸鐵虚連十數針，或一二斤刀器回轉不落者尤真。採無時。其石中有孔，孔中黄赤色，其上有細毛，性溫，功用更勝。謹按《南州異物志》云：漲海崎頭水淺而多磁石，徼外大舟以鐵禁錮之者，至此多不得過。以此言之，海南所出尤多也。
⑤ 敩：《炮炙論》見《證類》卷 4"磁石" 雷公云：凡使，勿誤用玄中石并中麻石。此石之二真相似磁石，只是吸鐵不得。中麻石心有赤，皮皵，是鐵山石也。誤服之，令人有惡瘡不可療。夫欲驗者，一斤磁石，四面只吸鐵一斤者，此名延年沙。四面只吸得鐵八兩者，號曰續末石。四面只吸得五兩已來者，號曰磁石……
⑥ 宗奭：《衍義》卷 5"磁石" 色輕紫，石上皸澀，可吸連針鐵……其玄石，即磁石之黑色者也，多滑淨。其治體大同小異，不可分而爲二也。磨針鋒則能指南，然常偏東，不全南也。其法取新纊中獨縷，以半芥子許蠟綴於針腰，無風處垂之，則針常指南。以針横貫燈心，浮水上，亦指南。然常偏丙位，蓋丙爲大火，庚辛金受其制，故如是，物理相感爾。
⑦ 土宿真君：（按：未見該書存世，待考。）
⑧ 敩：《炮炙論》見《證類》卷 4"磁石" 雷公云……若夫修事一斤，用五花皮一鎰，地榆一鎰，故綿十五兩，三件并細剉，以槌於石上，碎作二三十塊了。將磁石於瓷瓶子中，下草藥，以東流水煮三日夜，然後漉出拭乾，以布裹之，向大石上再槌，令細了，却入乳鉢中研細如塵，以水沉飛過了，又研如粉用之。
⑨ 宗奭：《衍義》卷 5"磁石" ……入藥，須燒赤醋淬……

【氣味】辛，寒，無毒。【權①曰】鹹，有小毒。【大明②曰】甘、濇，平。【藏器③曰】性溫，云寒誤也。【之才④曰】柴胡爲之使，殺鐵毒，消金，惡牡丹、莽草，畏黃石脂。【獨孤滔⑤曰】伏丹砂，養汞，去銅暈。【主治】周痺風濕，肢節中痛，不可持物，洗洗酸消，除大熱煩滿及耳聾。《本經》⑥。養腎臟，强骨氣，益精除煩，通關節，消癰腫，鼠瘻頸核，喉痛，小兒驚癇。鍊水飲之，亦令人有子。《別錄》⑦。補男子腎虛風虛。身强，腰中不利，加而用之。甄權⑧。治筋骨羸弱，(鋪)〔補〕五勞七傷，眼昏，除煩躁。小兒誤吞鍼鐵等，即研細末，以筋肉莫令斷，與末同吞，下之。大明⑨。明目聰耳，止金瘡血。時珍。

【發明】【宗奭⑩曰】養腎氣，填精髓，腎虛耳聾目昏者皆用之。【藏器⑪曰】重可去怯，慈石、鐵粉之類是也。【時珍曰】慈石法水，色黑而入腎，故治腎家諸病而通耳明目。一士子頻病目，漸覺昏暗生翳。時珍用東垣羌活勝風湯加減法與服，而以磁硃丸佐之。兩月遂如故。蓋慈石入腎，鎮養真精，使神水不外移。朱砂入心，鎮養心血，使邪火不上侵。而佐以神麴，消化滯氣，生熟並用，溫養脾胃發生之氣，乃道家黃婆媒合嬰姹之理，制方者宜窺造化之奧乎。方見孫真人《(十金石)〔千金方〕》⑫神麴丸，但云明目，百歲可讀細書，而未發出藥微義也，孰謂古方不可治今病耶。獨孤滔⑬云：慈石乃堅頑之物，無融化之氣，止可假其(而)〔氣〕服食，不可久服渣滓，必有大患。夫藥以治病，中病則止。砒、硇猶可餌服，何獨慈石不可服耶？慈石既鍊末，亦匪堅頑之物，惟在用者能得病情而中的爾。《淮南萬畢術》⑭云：慈石懸井，亡人自歸。註云：以亡人衣裹慈石懸于井中，逃人自反也。

---

① 權：《藥性論》見《證類》卷4"磁石"　磁石，臣，味鹹，有小毒……
② 大明：《日華子》見《證類》卷4"磁石"　磁石，味甘、濇，平……
③ 藏器：《拾遺》見《證類》卷4"磁石"　陳藏器云：磁石毛，味鹹，溫，無毒……又言磁石寒，此彌誤也。
④ 之才：古本《藥對》見606頁注⑥括號中七情文。
⑤ 獨孤滔：《證類》卷4"磁石"　《丹房鏡源》：磁石四兩，協物上者，伏丹砂，養汞，去銅暈，軟硬汞……
⑥ 本經：見606頁注⑥白字。
⑦ 別錄：見606頁注⑥。
⑧ 甄權：《藥性論》見《證類》卷4"磁石"　……能補男子腎虛風虛，身强，腰中不利，加而用之。
⑨ 大明：《日華子》見《證類》卷4"磁石"　……治眼昏，筋骨羸弱，補五勞七傷，除煩躁，消腫毒。小兒誤吞針鐵等。即細末，筋肉莫令斷，與磁石同下之。
⑩ 宗奭：《衍義》卷5"磁石"　……養益腎氣，補填精髓，腎虛耳聾目昏皆用之……
⑪ 藏器：《證類》卷1"序例上·右合藥分劑料理法則"　……重可去怯，即磁石、鐵粉之屬是也……
⑫ 千金方：《千金方》卷15"目病第一"　神麴圓：主明目，百歲可讀注書：神麴（四兩）、磁石（二兩）、光明砂（一兩），右三味爲末，鍊蜜爲丸如梧子，飲服三丸，日三，不禁。常服益眼力，衆方不及，學者宜知。此方神驗，不可言當，秘之。
⑬ 獨孤滔：《證類》卷4"磁石"　《丹房鏡源》……堅頑之物。服食不可長久，多服必有大患。
⑭ 淮南萬畢術：《御覽》卷988"磁石"　《淮南萬畢術》曰……又曰：磁石懸入井，亡人自歸。

【附方】舊三，新一十二。耳卒聾閉。熰鐵石半錢，入病耳内，鐵砂末入不病耳内，自然通透。《直指方》①。腎虛耳聾。真慈石一豆大，穿山甲燒存性研一字，新綿〔裹了〕塞耳内，口含生鐵一塊，覺耳中如風雨聲即通。《濟生方》②。老人耳聾。慈石一斤搗末，水淘去赤汁，綿裹之，豬腎一具，細切，以水五斤煮石，取二斤，入腎，下鹽豉作羹食之。米煮粥食亦可。《養老方》③。

老人虛損，風濕，腰肢痺痛。慈石三十兩，白石英二十兩，搥碎甕盛，水二斗浸于露地，每日取水作粥食，經年氣力强盛，顏如童子。養老方④。陽事不起。慈石五斤研，清酒漬二七日，每服三合，日三夜一。《千金》⑤。眼昏内障。慈朱丸：治神水寬大漸散，昏如霧露中行，漸覷空花，物成二體，久則光不收，及内障，神水淡綠、淡白色者。真慈石火煅醋淬七次二兩，朱砂一兩，神麴生用三兩，爲末。更以神麴末一兩煮糊，加蜜丸梧子大，每服二十丸，空心飯湯下。服後俯視不見，仰視微見星月，此其效也。亦治心火乘金、水衰反制之病。久病累發者服之，永不更作。倪(微)〔維〕德《原機啓微集》⑥。小兒驚癇。慈石鍊水飲之。《聖濟錄》⑦。子宫不收⑧，名瘭疾，痛不可

---

① 直指方：《直指方》卷21“耳病證治” 耳聾方……又方：用猛熰石半錢，捶碎，生研細，入聾耳孔，別用針砂末，入不聾耳孔，自然通透，然後傾出。

② 濟生方：《濟生方》耳門“耳論治” 鳴聾散：治耳中如潮聲蟬聲，或暴聾。(一稱通耳法，治耳聾無所聞。)磁石(一塊如豆大)、穿山甲(燒存性，爲末，一字)，右用新綿子裹了，塞於所患耳内，口中銜小生鐵，覺耳内如風聲即住。

③ 養老方：《壽親養老》卷1“食治耳聾耳鳴方” 食治老人久患耳聾，養腎臟，强骨氣。磁石豬腎羹方：磁石(一斤，杵碎，水淘去赤，用綿裹)、豬腎(一對，去脂膜，細切)，右以水五升煮磁石，取二升，去磁石，投腎調和，以葱、豉、薑、椒作羹，空腹食之。作粥及入酒並得。磁石常留起，依前法用之。

④ 養老方：《壽親養老》卷1“食治老人虛損羸瘦諸方” 食治老人腎氣虛損，陰痿，固痹風濕，肢節中痛，不可持物，石英煮粥方：白石英(二十兩)、磁石(三十兩，捶碎)，右件藥以水二斗，器中浸，於露地安置，夜則揭蓋，令得星月氣。每日取水作羹粥，及煎茶湯吃，皆用之。用却一升，即添一升。如此經年，諸風並差，氣力强盛，顏如童子。

⑤ 千金：《千金方》卷20“雜補第七” 治陽不起方……又方：磁石五斤，研，清酒三斗，漬二七日，一服三合，日三夜一。

⑥ 原機啓微集：《原機啓微集》卷下“附方” 千金磁朱丸：治神水寬大漸散，昏如霧露中行，漸覷空中有黑花，漸覷物成二體，久則光不收，及内障，神水淡綠色、淡白色者。磁石(吸針者，二兩)、辰砂(一兩)、神曲(四兩)，先以磁石置巨火中煅，醋淬七次，曬乾，另研極細二兩，辰砂另研極細一兩，生神曲末三兩，與前藥和勻，更以神曲末一兩，水和作餅，煮浮爲度，搜入前藥，煉蜜爲丸如梧桐子大。每服一十丸，加至三十丸，空心飯湯下……服藥後俯視不見，仰視漸覷星月者，此其效也。亦治心火乘金，水衰反制之病。久病累發者，服之則永不更作。空心服此，午前更以石斛夜光丸主之。

⑦ 聖濟錄：《普濟方》卷378“驚癇” 治小兒驚癇方：右以磁石煉水，食之。(按：《聖濟總錄》無此方，今另溯其源。)

⑧ 子宫不收：《得效方》卷15“雜方” 磁石(散)〔圓〕：治子宫不收，名瘭疾，有痛不可忍者。磁石(酒浸火煅)，右爲末，糯米糊圓梧子大，每服二十圓，空心滑石湯下。/《普濟方》卷326“下部諸疾” 鐵粉散：治同前。當歸、磁石(酒浸)、鐵粉(各等分)，右爲末，米飲調下。隔夜用角藥，次日服此。角藥用鐵屑、螺青爲末，磨刀水調下。(按：原無出處，今溯得其源。)

忍。慈石丸：用慈石酒浸煅，研末，米糊丸梧子大，每臥時滑石湯下四十丸。次早用慈石散，米湯服二錢。散用慈石酒浸半兩，鐵粉二錢半，當歸五錢，爲末。**大腸脫肛**。《直指方》①：慈石半兩，火煅醋淬七次，爲末。每空心米飲服一錢。○《簡便方》②用慈石末，麫糊調塗顖上，入後洗去。**金瘡腸出**。納入，以慈石、滑石各三兩爲末，米飲服方寸匕，日再。《劉涓子鬼遺方》③。**金瘡血出**。慈石末傅之，止痛斷血。《千金方》④。**誤吞鍼鐵**。真慈石棗核大，鑽孔線穿吞，拽之立出。《錢相公篋中方》⑤。**丁腫熱毒**。慈石末，酢和封之，拔根立出。《外臺秘要》⑥。**諸般腫毒**。吸鐵石三錢，金銀藤四兩，黃丹八兩，香油斤，如常熬膏，貼之。《乾坤秘韞》⑦。

　　磁石毛。【氣味】鹹，温，無毒。【主治】補絶傷，益陽道，止小便白數，腰脚，去瘡瘻，長肌膚，令人有子，宜入酒。【藏器⑧曰】《本經》言石不言毛，毛、石功狀殊也。

<h2 style="text-align:center">玄石《別録》⑨中品</h2>

　　【釋名】玄水石《別録》⑩、處石。【時珍曰】玄以色名。

---

① 直指方：《直指方》卷14“脫肛證治”　磁石散：治脫肛。磁石（半兩，蘸入煎沸醋中凡七次），右爲末，每服一錢，空心米飲調下。
② 簡便方：《奇效單方》卷上“七諸虚”　一用磁石爲末，麵糊調敷顖門上，其肛自入，平後洗去。
③ 鬼遺方：《證類》卷4“磁石”　《鬼遺方》：治金瘡腸出欲入之。磁石、滑石各三兩爲末，以白米飲調方寸匕服，日再服。
④ 千金方：《千金方》卷25“火瘡第四”　金瘡方……又方：磁石末敷之，止痛斷血。
⑤ 篋中方：《證類》卷4“磁石”　錢相公《篋中方》：療誤吞鍼。以磁石棗許大一塊，含之立出。
⑥ 外臺秘要：《外臺》卷30“丁腫方二十首”　《古今録驗》療丁腫方……又方：取磁石搗爲粉，釀醋和封之，立拔根出。
⑦ 乾坤秘韞：《乾坤秘韞·膏藥》　神應膏：治諸般腫毒，金傷之類，治之立效。金銀藤（剉碎，用四兩）、好吸鐵石（研極細末，用三錢）、黃丹（火飛黑色，用八兩）、香油（一斤），右用銅鍋一口，桑柴文武火熬，先將油熬沸，下金銀藤枯黑色，濾淨，下黃丹成膏，將鍋取下，入吸鐵石，用槐柳條一順攪勻爲度。
⑧ 藏器：《拾遺》見《證類》卷4“磁石”　……《本經》有磁石，不言毛。毛、石功狀殊也……
⑨ 別録：《別録》（《藥對》）見《證類》卷4“玄石”　味鹹，温，無毒。主大人小兒驚癇，女子絶孕，少腹冷痛，少精身重，服之令人有子。一名玄水石，一名處石。生太山之陽。山陰有銅，銅者雌，黑者雄。（惡松脂、柏實、菌桂。）
⑩ 別録：見上注。

【集解】《別録》①曰玄石生太山之陽，山陰有銅。銅者雌，鐵者雄。【弘景②曰】《本經》慈石一名玄石。《別録》又出玄石，一名處石。名既同，療體又相似，而寒温、銅鐵、畏惡有異。俗方不用，亦無識者，不知與磁石相類否？【恭③曰】此物鐵液也。慈石中有細孔，孔中黄赤色，初破好者能拾鐵吸鐵。其無孔而光澤純黑者，玄石也，不能拾，療體亦劣于慈石。【頌④曰】今北番以慈石作禮物，其塊多光澤，吸鐵無力，疑即此玄石也。醫方罕用。【時珍曰】慈石生山之陰有鐵處，玄石生山之陽有銅處，雖形相似，性則不同，故玄石不能吸鐵。

【氣味】鹹，温，無毒。【之才⑤曰】（畏）〔惡〕松脂、（拍）〔柏〕實、菌桂。【主治】大人小兒驚癇，女子絶孕，小腹冷痛，少精身重。服之令人有子。《別録》⑥。

代赭石 《本經》⑦下品

【釋名】須丸《本經》⑧、血師《別録》⑨、土朱《綱目》、鐵朱。【別録》⑩曰】出代郡者名代赭，出姑幕者名須丸。【時珍曰】赭，赤色也。代，即雁門也。今俗呼爲土朱、鐵朱。《管子》⑪云：山上有赭，其下有鐵。鐵朱之名或緣此，不獨因其形色也。

【集解】《別録》⑫曰】代赭生齊國山谷，赤紅青色，如雞冠有澤，染爪甲不渝者良。采無時。【弘景⑬

---

① 别録：見 610 頁注⑨。
② 弘景：《弘景》見《證類》卷 4 "玄石"　陶隱居云：《本經》磁石，一名玄石。《别録》各一種。今按：其一名處石既同，療體又相似，而寒温銅鐵及畏惡有異。俗方既不復用之，亦無識其形者，不知與磁石相類否？
③ 恭：《唐本草》見《證類》卷 4 "玄石"　《唐本》注云：此物鐵液也，但不能拾針，療體如《經》，劣於磁石。磁石中有細孔，孔中黄赤色，初破好者，能連十針，一斤鐵刀亦被回轉。其無孔光澤純黑者，玄石也，不能吸針。
④ 頌：《圖經》見《證類》卷 4 "磁石"　……今北蕃以磁石作禮物，其塊多光澤，又吸針無力，疑是此石，醫方罕用。
⑤ 之才：古本《藥對》見 610 頁注⑨括號中七情文。
⑥ 别録：見 610 頁注⑨。
⑦ 本經：《本經》《别録》（《藥對》）見《證類》卷 5 "代赭"　**味苦、甘、寒**，無毒。**主鬼疰賊風，蠱毒，殺精物惡鬼，腹中毒邪氣，女子赤沃漏下**，帶下百病，産難，胞衣不出，墮胎，養血氣，除五藏血脉中熱，血痺血瘀，大人小兒驚氣入腹及陰痿不起。**一名須丸**，（出姑幕者名須丸，出代郡者名代赭。）一名血師。生齊國山谷。赤紅青色如雞冠，有澤，染爪甲不渝者良。採無時。（畏天雄。）
⑧ 本經：見上注白字。
⑨ 别録：見上注。
⑩ 别録：見上注。
⑪ 管子：《管子・地數》　……管子對曰：山上有赭者，其下有鐵……
⑫ 别録：見本頁注⑦。
⑬ 弘景：《集注》見《證類》卷 5 "代赭"　陶隱居云：舊説云：是代郡城門下土。江東久絶，頃魏國所獻，猶是彼間赤土爾，非復真物，此於俗用乃疏，而爲仙方之要，并與戎鹽、鹵鹹皆是急須。

曰】是代郡城門下赤土也。江東久絶，俗用乃疏，而爲仙方之要，與戎鹽、鹵鹹皆是急須。【恭①曰】此石多從代州來，云山中采得，非城門下土也。今齊州亭山出赤石，其色有赤紅青者。其赤者亦如雞冠且潤澤，土人惟采以丹楹柱，而紫色且暗，與代州出者相似，古來用之。今靈州鳴沙縣界河北，平地掘深四五尺得者，皮上赤滑，中紫如雞肝，大勝齊、代所出者。【頌②曰】今河東、〔汴〕〔京〕東山中亦有之。古方紫丸治小兒用代赭，云無真，以左顧牡蠣代使，乃知真者難得。今醫家所用，多擇取大塊，其上文頭有如浮漚丁者爲勝，謂之丁頭代赭。《北山經》云：少陽之山，中多美赭。《西山經》云：石脆之山，灌水出焉。中有流赭，以塗牛馬無病。郭璞注云：赭，赤土也。今人以塗牛角，云辟惡。【時珍曰】赭石處處山中有之，以西北出者爲良。宋時虔州歲貢萬斤。崔昉《外丹本草》③云：代赭，陽石也。與太乙餘粮並生山峽中。研之作朱色，可點書，又可罨金益色赤。張華④以赤土拭寶劍，〔陪〕〔倍〕益精明，即此也。

【脩治】【斆⑤曰】凡使研細，以臘水重重飛過，水面上有赤色如薄雲者去之。乃用細茶脚湯煮一伏時，取出又研一萬匝。以净鐵鐺燒赤，下白蜜蠟一兩，待化，投新汲水冲之，再煮一二十沸，取出晒乾用。【時珍曰】今人惟煅赤，以醋淬三次或七次，研，水飛過用，取其相制，并爲肝經血分引用也。《相感志》⑥云：代赭以酒醋煮之，插鐵釘于内，扇之成汁。

【氣味】苦寒，無毒。【《別録》⑦曰】甘。【權⑧曰】甘，平。【之才⑨曰】畏天雄、附子。乾薑爲之使。【主治】鬼疰賊風蠱毒，殺精物惡鬼，腹中毒邪氣，女子赤沃漏

---

① 恭：《唐本草》見《證類》卷5"代赭" 《唐本》注云：此石多從代州來，云山中採得，非城門下土。又言生齊地山谷，今齊州亭山出赤石，其色有赤、紅、青者。其赤者，亦如雞冠且潤澤，土人惟採以丹楹柱，而紫色且暗，此物與代州出者相似，古來用之。今靈州鳴沙縣界河北，平地掘深四五尺得者，皮上赤滑，中紫如雞肝，大勝齊、代所出者。

② 頌：《圖經》見《證類》卷5"代赭" 代赭，生齊國山谷，今河東、京東山中亦有之，以赤紅青色如雞冠有澤，染爪甲不渝者良。古方紫丸治小兒用代赭，云無真者，以左顧牡蠣代使，乃知真者難得。今醫家所用，多擇取大塊，其上文頭有如浮漚丁者爲勝，謂之丁頭代赭……《山海經·西山經》：石郒（音脆）之山，其陰灌水出焉，而北流于愚水，其中有流赭，以塗牛馬無病。郭璞注云：赭，赤土也。今人以朱塗牛角，云以辟惡……/《山海經》卷3"北山經" ……又西二百五十里曰少陽之山，其上多玉，其下多赤銀（銀之精也）。酸水出焉，而東流注于汾水，其中多美赭。

③ 外丹本草：（按：未見該書存世，待考。）

④ 張華：《晉書·張華傳》 ……華得劍，寶愛之，常置坐側。華以南昌土不如華陰赤土……因以華陰土一斤致焕，焕更以拭劍，倍益精明……

⑤ 斆：《炮炙論》見《證類》卷5"代赭" 雷公云：凡使，不計多少，用蠟水細研盡，重重飛過，水面上有赤色如薄雲者去之。然後用細茶脚湯煮之，一伏時了，取出又研一萬匝，方入用。净鐵鐺一口，著火得鐺熱底赤，即下白蠟一兩於鐺底，逡巡間，便投新汲水冲之於中，沸一二千度了，如此放冷，取出使之。

⑥ 相感志：《物類相感志·雜著》 代赭石以醋酒煮之，鐵釘插在内，扇之作汁。

⑦ 別録：見611頁注⑦。（按：此當出《本經》。）

⑧ 權：《藥性論》見《證類》卷5"代赭" 代赭，使。雁門城土，乾薑爲使。味甘，平……

⑨ 之才：古本《藥對》見611頁注⑦括號中七情文。/見上注。

本草綱目引文溯源 一 圖例百病主治水火土金石部

612

下。《本經》①。帶下百病，産難胞不出，墮胎，養血氣，除五臟血脉中熱，血痺血(痢)〔瘀〕，大人小兒驚氣入腹，及陰痿不起。《別録》②。安胎建脾，止反胃吐血鼻衄，月經不止，腸風痔瘻，瀉痢脱精，遺溺夜多，小兒驚癇疳疾，金瘡長肉，辟鬼魅。大明③。

【發明】[好古④曰]代赭入手少陰、足厥陰經。怯則氣浮，重所以鎮之。代赭之重，以鎮虛逆。故張仲景⑤治傷寒汗吐下後心下痞(鞭)〔鞕〕，噫氣不(深)〔除〕者，旋覆代赭湯主之。用旋覆花三兩，代赭石一兩，人參二兩，生薑五兩，甘草三兩，半夏半斤，大棗十二枚。水一斗，煮六升，去滓，再煎三升，温服一升，日三服。【時珍曰】代赭乃肝與包絡二經血分藥也，故所主治皆二經血分之病。昔有小兒瀉後眼上，三日不乳，目黄如金，氣將絶。有名醫曰：此慢肝驚風也，宜治肝。用水飛代赭石末，每服半錢，冬瓜仁煎湯調下，果愈。

【附方】舊二，新一十四。哮呷有聲，臥睡不得。土朱末，米醋調，時時進一二服。《普濟方》⑥。傷寒無汗。代赭石、乾薑等分爲末，熱醋調塗兩手心，合掌握定，夾于大腿内側，温覆汗出乃愈。《傷寒藴要》⑦。嬰兒瘧疾，無計可施。代赭石五枚煅紅醋淬，朱砂五分，砒霜一豆大，同以紙包七重，打濕煨乾，入麝香少許爲末。香油調一字，塗鼻尖上及眉心、四肢，神應。《保幼大全》⑧。急慢驚風。弔眼撮口，搐搦不定。代赭石火燒醋淬十次，細研水飛，日乾，每服一錢，或半錢，煎真金湯調下，連進三服。兒脚脛上有赤斑，即是驚氣已出，病當安也。無斑點者不可治。

① 本經：見 611 頁注⑦白字。
② 別録：見 611 頁注⑦。
③ 大明：《日華子》見《證類》卷 5"代赭"　代赭，畏附子。止吐血鼻衄，腸風痔瘻，月經不止，小兒驚癇，疳疾，反胃，止瀉痢，脱精尿血，遺溺，金瘡長肉，安胎，健脾。又治夜多小便。
④ 好古：《湯液本草》卷 6"代赭石"　……出姑幕者，爲須丸。出代郡者，名代赭。入手少陰經、足厥陰經……《聖濟經》云：怯則氣浮，重則所以鎮之。怯者亦驚也。
⑤ 張仲景：《傷寒論·辨太陽病脉證並治下》　傷寒發汗，若吐，若下，解後心下痞鞕，噫氣不除者，旋覆代赭湯主之。方：旋覆花(三兩)、人參(二兩)、生薑(五兩)、代赭(一兩)、甘草(炙，三兩)、半夏(洗，半升)、大棗(擘，十二枚)，右七味以水一斗，煮取六升，去滓，再煎取三升，温服一升，日三服。
⑥ 普濟方：《普濟方》卷 163"哮呴"　紅散子：治諸呀呷有聲，睡臥不得。右(吐)〔土〕朱不拘多少，極爲細末，米醋調，時時進一二服。
⑦ 傷寒藴要：《傷寒藴要》卷 4"傷寒易簡秘方"　一方：治傷寒汗不出，用乾薑、代赭石各等分，爲末，熱醋調塗兩手心，合掌握拳，夾於大腿内側，温覆取效，汗出乃愈。
⑧ 保幼大全：《小兒衛生總微論》卷 16"瘧病論"　鬼見愁：治乳奶嬰小患瘧，無計可治，服此的驗神應。代赭石(用丁頭五粒，火煅醋淬十次，研極細)、朱砂(透明塊子，半錢，水飛)、砒霜(皂子大)，右三味用濕紙七重同裹，慢火内煨至紙乾，取出頓地上出火毒，次入腦射各半字，金箔五片，同研，共爲細末。每一字，於發日早，以麻油一滴調藥，傅鼻尖上，立止。

《直指方》①。慢肝驚風。方見"發明"。小腸疝氣。代赭石火煅醋淬，爲末，每白湯服二錢。
《壽域方》②。腸風下血。血師一兩，火煅，米醋淬，盡醋一升，搗羅如麪，每服一錢，白湯下。
《斗門》③。吐血衄血。方同。墮胎下血不止。代赭石末一錢，生地黃汁半盞調，日三五次，
以〔產〕〔瘥〕爲度。《聖濟録》④。婦人血崩。赭石火〔煅〕醋淬七次，爲末，白湯服二錢。《普濟
方》⑤。赤眼腫閉。土朱二分，石膏一分，爲末，新汲水調傅眼頭尾及太陽穴。《直指方》⑥。喉
痺腫痛。紫朱煮汁飲。《普濟方》⑦。牙宣有蠚。土朱、荊芥同研，揩之三日。《普濟方》⑧。
諸丹熱毒。土朱、青黛各二錢，滑石、荊芥各一錢，爲末，每服一錢半，蜜水調下，仍外傅之。《直
指方》⑨。一切瘡瘻。土朱、號丹、牛皮膠等分，爲末，好酒一盞冲之，澄清服，以渣傅之，乾再上。
《朱氏集驗方》⑩。百合病發，已汗下復發者。百合七個擘破，泉水浸一宿，赭一兩，滑石三兩，泉
水二鍾，煎一鍾，入百合汁，再煎一鍾，溫服。《傷寒蘊要》⑪。

【附録】〔玄黃石〕。【藏器⑫曰】出淄川、北海山谷土石中，如赤土、代赭之類，土人以當

---

① 直指方:《仁齋小兒方》卷 2"定癇治法" 代赭石散:陰陽癇通用。代赭石(煅，醋淬，研爲末，水
飛過，日乾)，右每服半錢，以金銀煎湯，和金銀箔調下，連進二服。良久，小兒脚脛上有自赤斑，
即邪氣發出，其病隨瘥。若無赤斑，則難治也。

② 壽域方:《延壽神方》卷 3"下部" 治小腸氣，用代赭石一兩，米醋一升，以火燒石通紅，淬入醋
中，以淬醋盡爲度，爲末，用湯調下一錢。

③ 斗門:《證類》卷 5"代赭" 《斗門方》:治小腸氣。用血師一兩，米醋一升，以火燒血師通赤，淬入
醋中，以(淬)〔醋〕竭爲度，搗羅如面。用湯調下一大錢，即差如神矣。血師即代赭也。

④ 聖濟録:《聖濟總録》卷 158"妊娠墮胎後血出不止" 治妊娠墮胎後血出不止方:取生地黃汁半
盞，調代赭末一錢匕，一日三五服，以差爲度。

⑤ 普濟方:《普濟方》卷 330"崩中漏下" 治崩中淋瀝不止:用大赭石研爲細末，醋湯調服。代赭一
名赤土也。

⑥ 直指方:《直指方》卷 20"眼目證治" 敷眼方:治患眼赤腫閉合。土朱(二分)、爛石膏(一分)，
右末，新水入蜜調，敷眼頭尾及太陽處。仍以山梔煎湯，調治眼流氣飲服，一泄而愈。

⑦ 普濟方:《普濟方》卷 60"喉痺" 治喉痺(出《本草》):以紫(珠)〔朱〕煮汁服。

⑧ 普濟方:《百一選方》卷 8"第十一門" 治牙宣:赤土、荊芥，同爲細末，揩齒上，以荊芥湯漱。
(按:《普濟方》卷 68"齒齦宣露"下引同方，云出《百一選方》。)

⑨ 直指方:《直指方》卷 24"丹毒證治" 朱黛散:解丹熱諸毒。青黛、土朱(各一分)、軟滑石、荊芥
穗(各半分)，右爲末，每一錢半，蜜水調下，兼與撲身。

⑩ 朱氏集驗方:《朱氏集驗方》卷 12"瘡療" 土朱散:治一切瘡。土朱、號丹、牛皮膠，右細末，用好
酒一碗，溶牛皮膠，入此二味和勻澄清，吃清藥酒，留脚傅之瘡上，乾又再貼。

⑪ 傷寒蘊要:《傷寒蘊要》卷 4"傷寒百合病治例" 百合代赭湯:治百合已經下後更發者。百合(七
個)，制如前(劈破，以泉水浸一宿，取出)，另用拉水二鍾，煎滑石(二兩)，至一鍾，和入百合汁
内，同煎至一鍾，去相溫服。

⑫ 藏器:《證類》卷 3"三十五種陳藏器餘·玄黃石" 味甘，平，溫，無毒。主驚恐身熱邪氣，鎮心。
久服令人眼明，令人悅澤。出淄川北海山谷土石中。如赤土，代赭之類。又有一名零陵，極細，
研服之如代赭，土人用以當朱，呼爲赤石，恐是代赭之類也，人未用之。

朱,呼爲赤石,一名零陵,恐是代赭之類。味甘,平、温,無毒。主驚恐,身熱邪氣,鎮心。久服令人眼明悦澤。【時珍曰】此亦他方代赭耳,故其功(遠)〔效〕不甚相遠也。

禹餘粮 《本經》①上品

【釋名】白餘粮。【時珍曰】石中有細粉如麪,故曰餘粮,俗呼爲太一禹餘粮。見"太一"下。【承②曰】會稽山中出者甚多。彼人云昔大禹會稽于此,餘粮者本爲此爾。

【集解】《别録》③曰禹餘粮生東海池澤,及山島中或池澤中。【弘景④曰】今多出東陽,形如鵝鴨卵,外有殼重叠,中有黄細末如蒲黄,無沙者佳。近年茅山鑿地大得之,極精好,狀如牛黄,重重甲錯。其佳處乃紫色靡靡如麪,嚼之無復(嗲)〔磣〕,仙經服食之。南人又呼平澤中一種藤,葉如菝葜,根作塊有節,似菝葜而色赤,(味)〔根形〕似薯蕷,謂爲禹餘粮,此與生池澤者復有仿佛。或疑今石即是太一也。【頌⑤曰】今惟澤州、潞州有之。舊説形如鵝鴨卵,外有殼。今圖上者全是山石之形,都不作卵狀,與舊説小異。采無時。張華《博物志》言:扶海洲上有薡草,其實食之如大麥,名自然穀,亦名禹餘粮,世傳禹治水棄其所餘食于江中而爲藥。則薡草與此異物同名,抑與生池澤者同種乎?【時珍曰】禹餘糧乃石中黄粉,生于池澤;其生山谷者,爲太一餘粮。本文明白。陶引藤生禹餘粮,蘇引草生禹餘粮,雖名同而實不同,殊爲迂遠。詳"太一餘糧"下。

【修治】【弘景⑥曰】凡用,細研水洮,取汁澄之,勿令有沙土也。【斅⑦曰】見"太一"下。

---

① 本經:《本經》《别録》見《證類》卷3"禹餘粮" 味甘,寒、平,無毒。主欬逆,寒熱煩滿,下赤白,血閉癥瘕,大熱,療小腹痛結煩疼。鍊餌服之,不飢輕身延年。一名白餘粮。生東海池澤及山島中,或池澤中。

② 承:陳承"别説"見《證類》卷3"禹餘粮" 謹案:越州會稽山中,見出一種甚良。彼人云:昔大禹會稽於此地,餘粮者,本爲此爾。

③ 别録:見本頁注①。

④ 弘景:《集注》見《證類》卷3"禹餘粮" 陶隱居云:今多出東陽,形如鵝鴨卵,外有殼重叠,中有黄細末如蒲黄,無砂者爲佳。近年茅山鑿地大得之,極精好,乃有紫華靡靡。仙經服食用之。南人又呼平澤中有一種藤,葉如菝葜,根作塊有節,似菝葜而色赤,根形似薯蕷,謂爲禹餘粮……生池澤復有髴髴。或疑今石者,即是太一也……

⑤ 頌:《圖經》見《證類》卷3"禹餘粮" 禹餘粮,生東海池澤及山島中、或池澤中,今惟澤、潞州有之。舊説形如鵝鴨卵,外有殼重叠,中有黄,細末如蒲黄。今圖上者,全是山石之形,都不作卵狀,與舊説小異。採無時……又按張華《博物志》曰:扶海州上,有草焉,名曰篩草,其實食之,如大麥,從七月稔熟,民斂至冬乃訖,名自然穀,亦曰禹餘粮。今藥中有禹餘粮者,世傳昔禹治水,棄其所余食于江中,而爲藥也。然則,篩草與此異物而同名也。其云棄之江中而爲藥,乃與生海池澤者同種乎?

⑥ 弘景:《圖經》見《證類》卷3"禹餘粮" ……雖然用之,宜細研,以水洮取汁澄之,勿令有沙土也……(按:誤注出處,當見《圖經》。)

⑦ 斅:見618頁注⑤。

【氣味】甘，寒，無毒。【《別録》①曰】平。【權②曰】鹹。【之才③曰】牡丹爲之使。伏五金，制三黃。【主治】欬逆，寒熱煩滿，下赤白，血閉癥瘕，大熱。錬餌服之，不飢輕身延年。《本經》④。療小腹痛結煩疼。《別録》⑤。主崩中。甄權⑥。治邪氣及骨節疼，四肢不仁，痔瘻等疾。久服耐寒暑。大明⑦。催生，固大腸。時珍。

【發明】【成無己⑧曰】重可去怯，禹餘粮之重，爲鎮固之劑。【時珍】曰：禹餘粮手足陽明血分重劑也。其性濇，故主下焦前後諸病。李知先⑨詩曰：下焦有病人難會，須用餘粮赤石脂。《抱朴子》⑩云：禹餘粮丸日再服，三日後令人多氣力，負擔遠行，身輕不極。其方藥多不録。

【附方】舊三，新六。大腸欬嗽，欬則遺矢者。赤石脂禹餘粮湯主之。方同下。《潔古家珍》⑪。冷勞腸泄不止。神效太一丹：禹餘粮四兩，火煅醋淬，烏頭一兩，冷水浸一夜，去皮臍焙，爲末，醋糊丸梧子大，每食前温水下五丸。《聖惠方》⑫。傷寒下痢不止，心下痞（靳）〔鞕〕，利在下焦者。赤石脂禹餘粮湯主之。赤石脂、禹餘粮各一斤，並碎之，水六升，煮取二升，去滓，分再服。仲景《傷寒論要》⑬。赤白帶下。禹餘粮火煅醋淬，乾薑等分，赤下乾薑減半，爲末，空心服二錢匕。《勝金方》⑭。崩中漏下，青黃赤白，使人無子。禹餘粮煅研，赤石脂煅研，牡蠣煅研，烏

---

① 別録：見 615 頁注①。
② 權：《藥性論》見《證類》卷 3"禹餘粮"　禹餘粮，君，味鹹……
③ 之才：《嘉祐》見《證類》卷 3"禹餘糧"　蕭炳云：牡丹爲使。（按：誤注出處，當見《嘉祐》。）
④ 本經：見 615 頁注①白字。
⑤ 別録：見 615 頁注①。
⑥ 甄權：《藥性論》見《證類》卷 3"禹餘粮"　……主治崩中。
⑦ 大明：《日華子》見《證類》卷 3"禹餘粮"　治邪氣及骨節疼，四肢不仁，痔瘻等疾。久服耐寒暑……
⑧ 成無己：《註解傷寒論》卷 4"辨太陽病脉證并治法下第七"　赤石脂禹餘糧湯方……（《本草》云：濇可去脱，石脂之濇以收斂之。重可去怯，餘糧之重已鎮固。）
⑨ 李知先詩：（按：李知先《活人書括》已佚，無可溯源。）
⑩ 抱朴子：《抱朴子內篇》卷 15"雜應"　……問諸曾斷穀積久者，云差少病痛，勝於食穀時，其服术及餌黃精又禹餘粮，九日再服三日，令人多氣力，堪負擔遠行，身輕不極。其服諸石藥一服，守中十年五年者，及吞氣服符飲神水輩，但爲不饑耳，體力不任勞也……
⑪ 潔古家珍：（按：查《潔古家珍》一卷本，未能溯得其源。）
⑫ 聖惠方：《聖惠方》卷 28"治冷勞諸方"　治冷勞大腸轉泄不止，神效太一丹方：禹餘糧（四兩，火燒令赤、于米醋內淬，如此七遍後搗研如面）、烏頭（一兩，冷水浸一宿，去皮臍，焙乾，搗羅爲末），右件藥相和，用醋煮麵糊和圓如菉豆大，每服食前以温水下五圓。
⑬ 傷寒論要：《傷寒論·辨太陽病脉證並治下》　傷寒服湯藥，下利不止，心下痞鞕……此利在下焦，赤石脂禹餘糧湯主之……赤石脂（一斤，碎）　太一禹餘糧（一斤，碎），右二味以水六升，煮取二升，去滓，分温三服。
⑭ 勝金方：《證類》卷 3"禹餘粮"　《勝金》：治婦人帶下，白下：即禹餘粮一兩，乾薑等分。赤下：禹餘粮一兩，乾薑半兩，右件禹餘粮用醋淬，搗研細爲末，空心温酒調下二錢匕。

賊骨,伏龍肝炒,桂心,等分爲末,温酒服方寸匕,日〔二〕服。忌葱、蒜。張文仲《備急方》①。**育腸氣痛**,婦人少腹痛。禹餘粮爲末,每米飲服二錢,日二服,極效。《衛生易簡方》②。**産後煩躁**。禹餘粮一枚,狀如酸餡者,入地埋一半緊築,炭灰一斤煆之。濕土罨一宿,打破,去外面石,取裹面細者研,水淘五七度,日乾,再研萬遍。用甘草湯服二錢,一服立效。《經驗方》③。**身面瘢痕**。禹餘粮、半夏等分,爲末,雞子黄和傅。先以布拭赤,勿見風,日三。十日,十年者亦滅。《聖濟録》④。**大風癩疾**,眉髮(落)〔墮〕落,遍身頑痺。禹餘粮二斤,白礬一斤,青鹽一斤,爲末。(錐)〔罐〕子固(齊)〔濟〕,炭火一秤煆之,從辰至戌。候冷研粉,埋土中三日取出。每一兩,入九蒸九暴炒熟胡麻末三兩。每服二錢,荆芥茶下,日二服。《聖惠方》⑤。

太一餘粮《本經》⑥上品

【釋名】石腦、《本經》⑦。禹哀。吳普⑧。【藏器⑨曰】太一者,道之宗源。太者大也,一者道也。大道之師,即理化神君,禹之師也。師嘗服之,故有太一之名。張司空云:還魂石中黄子,

① 備急方:《外臺》卷34"婦人崩中方一十一首" 文仲療婦人崩中漏下,去青黃赤白,使人無子,方:禹餘粮(研)、赤石脂(研)、牡蠣(熬,研)、桂心、烏賊魚骨、灶下黄土(各等分),右六味爲散,以清酒服方寸匕,日二服。忌生葱。(**按**:此書即唐代張文仲《隨身備急方》。)
② 衛生易簡:《衛生易簡方》卷11"産後及雜證" 治婦人小腹痛,面青或黃或赤或黑,不能喘息……又方:用禹餘糧,爲末,每服二錢匕,米飲調下,日二三服,極效。
③ 經驗方:《證類》卷3"禹餘粮" 《經驗方》:治産後煩躁,禹餘粮一枚,狀如酸鎌者,入地埋一半,四面緊築,用炭一秤,發頂火一斤煆,去火三分耗二角度,用濕砂土罨一宿取,打去外面一重,只使裹内細研水淘澄五、七度,將紙淋乾再研數千遍。患者用甘草煎湯調二錢匕,只一服立效。
④ 聖濟録:《千金方》卷6"面藥第九" 治滅瘢痕方……又方:禹餘糧、半夏(等分),爲末,以雞子黄和,先以新布拭瘢處令赤,後用藥傅之。勿見風。日二,十日瘥。十年者亦滅。(**按**:《聖濟總録》無此方,誤注出處。)
⑤ 聖惠方:《聖惠方》卷24"治大風鬚眉墮落諸方" 治大風疾,眉鬚墮落,遍身結腫,皮肉頑痺,青鹽散方:青鹽(一斤)、禹餘糧(二斤)、白礬(一斤),右件藥搗細羅爲散,更研令匀,入甆罐子内盛,瓦子蓋頭固濟,初用炭火二斤燒,漸漸添火,至一秤已來,從早晨燒至夜,常須添炭,至一秤火盡爲度,隔宿候冷,取之細研如粉,用夾熱帛包裹,取一生淨土,水拌令浥浥,中心焙藥兩日,出火毒,又別取胡麻子六斤揀簸淨潔秤之,九蒸九曝畢,炒令香熟,搗羅爲末,每三兩胡麻末管一兩燒者藥末,相和令匀,每服用荆芥茶調下二錢,空心及晚食前服,其效不可具述。
⑥ 本經:《本經》《別録》(《藥對》)見《證類》卷3"太一餘粮" 味甘,平,無毒。主欬逆上氣,癥瘕血閉,漏下,除邪氣,肢節不利,大飽絕力身重。久服耐寒暑,不飢輕身,飛行千里神仙。一名石腦。生太山山谷。九月採。(杜仲爲之使,畏貝母、昌蒲、鐵落。)
⑦ 本經:見上注白字。
⑧ 吳普:《嘉祐》見《證類》卷3"太一餘粮" 吳氏:太一禹餘粮,一名禹哀……
⑨ 藏器:《拾遺》見《證類》卷3"太一餘粮" 陳藏器云……且太一者,道之宗源,太者大也,一者道也,大道之師,即禹之理化。神君,禹之師也。師常服之,故有太一之名。兼服混然。張司空云:還魂石中黄子,鬼物愛獸守之,不可妄得,即其神物也。會稽有地名蓼,出餘粮,土人掘之,以物請買,所請有數。依數必得,不可妄求,此猶有神,豈非太一也。

鬼物禽獸守之，不可妄得。會稽有地名蓼，出餘粮。土人掘之，以物請買，所請有數，依數必得。此猶有神，豈非太一乎？

【集解】【《別録》①曰】太一餘粮生太山山谷，九月采。【普②曰】生太山。上有甲，甲中有白，白中有黄，如雞子黄色。采無時。【弘景③曰】本草有太一餘粮、禹餘粮兩種，治體相同。而今世惟有禹餘粮，不復識太一。《登真隱訣》：長生四鎮丸云，太一禹餘粮，定六府，鎮五臟。合其二名，莫辨何者的是？今人亦總呼爲太一禹餘粮。有人于銅官采空青于石坎，大得黄赤色石，極似今之餘粮，而色過赤好，疑此是太一也。彼人呼爲雌黄，塗物正如雄色。【恭④曰】太一餘粮及禹餘粮，乃一物而以精粗爲名爾。其殻若瓷，方圓不定。初在殻中未凝結，猶是黄水，名石中黄子。久凝乃有數色，或青或白，或赤或黄。年多變赤，因赤漸紫。紫及赤者，俱名太一。其諸色通謂禹餘粮。今太山不見采得，而會稽、王屋、澤、潞州諸山皆有。陶云黄赤色，疑是太一。然無殻裏，殊非的稱。【敩⑤曰】凡使，勿誤用石中黄并卵石黄，二石真相似。其石中黄（句）〔向〕裏赤黑黄，味淡微粗。卵石黄味酸。箇箇（卬卬）〔如卵〕，内有子一塊，不堪用。若誤餌之，令人腸乾。太一餘粮看即如石，輕敲便碎如〔粉〕，兼重重如葉子雌黄也。【宗奭⑥曰】太一餘粮，是用其殻也，故入藥須火燒醋淬。石中黄是殻中乾者及細末者。石中黄水，是未成餘粮黄濁水也。【時珍曰】按《別録》言，禹餘粮生東海池澤及山島，太一餘粮生太山山谷，石中黄出餘粮處有之，乃殻中未成餘粮黄濁水也。據此則三者一物也。生于池澤者爲禹餘粮，生于山谷者爲太一餘粮，其中水黄濁者爲石中黄水，其凝結如粉者爲餘粮，凝乾如石者爲石中黄。其説本明，而注者臆度，反致義晦。晉宋以來，不分山谷、池澤所産，故通呼爲太一禹餘粮。而蘇恭復以紫赤色者爲太一，諸色爲禹餘粮。皆由未加詳究本文也。寇宗

---

① 別録：見 617 頁注⑥。

② 普：《嘉祐》見《證類》卷 3 "太一餘粮" 《吳氏》……生太山上，有甲，甲中有白，白中有黄，如雞子黄色。九月采，或無時。

③ 弘景：《集注》見《證類》卷 3 "太一餘粮" 陶隱居云：今人惟總呼爲太一禹餘粮……/《集注》見《證類》卷 3 "禹餘粮" ……適有人於銅官採空青於石坎，大得黄赤色石，極似今之餘粮，而色過赤好，疑此是太一也。彼人呼爲雌黄，試塗物，正如雄黄色爾。/《圖經》見《證類》卷 3 "禹餘粮" ……《本經》又有太一餘粮。謹按：陶隱居《登真隱訣》載長生四鎮丸云：太一禹餘粮，定六府，鎮五藏。注云：按本草有太一餘粮，禹餘粮兩種。治體猶同。而今世惟有禹餘粮，不復識太一。此方所用，遂合其二名，莫辨何者的是……（按：時珍將二家之説揉合而成文。）

④ 恭：《唐本草》見《證類》卷 3 "太一餘粮" 《唐本》注云：太一餘粮及禹餘粮，一物而以精麤爲名爾。其殻若瓷，方圓不定，初在殻中未凝結者，猶是黄水，名石中黄子。久凝乃有數色，或青或白，或赤或黄。年多變赤，因赤漸紫，自赤及紫，俱名太一。其諸色通謂餘粮。今太山不見採得者，會稽、王屋、澤、潞州諸山皆有之。

⑤ 敩：《炮炙論》見《證類》卷 3 "太一餘粮" 雷公云：凡使，勿誤用石中黄并卵石黄，此二名石，真似禹餘粮也。其石中黄，向裏赤、黑、黄，味淡微粗。卵石黄，味酸。個個如卵，内有子一塊，不堪用也。若誤餌之，令人腸乾。太一禹餘粮看即如石，輕敲便碎可如粉也，兼重重如葉子雌黄……

⑥ 宗奭：《衍義》卷 4 "石中黄子" 此又字誤也，子當作水。况當條自言未成餘粮黄濁水，焉得却名之子也……又曰：太一餘粮者，則是兼石言之者。今醫家用石中黄，只石中乾者及細末者，即便是若用禹粮石，即用其殻。故本條言一名石腦，須火燒醋淬。如此即是石中黄水爲一等，石中黄爲一等，太一餘粮爲一等，斷無疑焉。

爽及醫方乃用石殼爲禹餘粮，殊不察未成餘粮黃濁水之文也。其殼粗頑不入藥。《庚辛玉册》①云：太一禹餘粮，陰石也，所在有之。片片層疊，深紫色。中有黃土，名曰石黃。其性最熱，冬月有餘粮處，其雪先消。《雲林石譜》②云：鼎州祈閣山出石，石中有黃土，目之爲太一餘粮。色紫黑，礧〔塊〕大小圓扁，外多粘綴碎石，滌去黃土，即空虛可貯水爲硯滴。《丹房鑑源》③云：五色餘粮及石中黃，皆可乾〔汞〕，出金色。

【修治】【斅④曰】凡修事，用黑豆五合，黃精五合，水二斗，煮取五升。置瓷鍋中，下餘粮四兩煮之。旋添，汁盡爲度，其藥氣自然香如新米，搗了，又研一萬杵，方用。

【氣味】甘，平，無毒。【普⑤曰】神農、岐伯、雷公：甘，平。李當之：小寒。扁鵲：甘，無毒。【之才⑥曰】杜仲爲之使。畏貝母、菖蒲、鐵落。【主治】欬逆上氣，癥瘕血閉漏下，除邪氣，肢節不利。久服耐寒暑不飢，輕身飛行千里，神仙。《本經》⑦。治大飽絕力身重。《別錄》⑧。益脾，安臟氣。雷斅⑨。定六腑，鎮五臟。弘景⑩。

【發明】【時珍曰】禹餘粮、太一餘粮、石中黃水，性味功用皆同，但入藥有精粗之等爾。故服食家以黃水爲上，太一次之，禹餘粮又次之。《列仙傳》⑪言"巴戎赤斧上華山，餌禹餘粮"，即此。

石中黃子《唐本草》⑫

【釋名】【宗奭⑬曰】子當作水。既云黃濁水，焉得名子？

---

① 庚辛玉册：(**按**：未見該書存世，待考。)
② 雲林石譜：《雲林石譜》卷中"祈閣石"　鼎州祈閣山出石，石中有黃土，目之爲太一餘糧，色紫黑，其質磊魂，大小圓匾，外多霝綴碎石，滌盡黃土即虛空，間有小如拳者，可貯水爲硯滴，或栽植菖蒲水竄，頗佳。
③ 丹房鑑源：《丹房鑑源》卷下　五色禹餘糧（乾汞）。
④ 斅：《炮炙論》見《證類》卷3"太一餘糧"　……凡修事四兩，先用黑豆五合，黃精五合，水二斗，煮取五升，置於瓷鍋中，下禹餘糧，著火煮，旋添，汁盡爲度。其藥氣自然香如新米，搗了又研一萬杵方用。
⑤ 普：《嘉祐》見《證類》卷3"太一餘糧"　吳氏……神農、歧伯、雷公：甘，平。季氏：小寒。扁鵲：甘，無毒……
⑥ 之才：古本《藥對》見617頁注⑥括號中七情文。
⑦ 本經：見617頁注⑥白字。
⑧ 別錄：見617頁注⑥。
⑨ 雷斅：《炮炙論》見《證類》卷3"太一餘糧"　雷公云……此能益脾，安藏氣……
⑩ 弘景：《圖經》見《證類》卷3"禹餘粮"　……謹按：陶隱居《登真隱訣》載長生四鎮丸云：太一禹餘粮，定六府，鎮五藏……
⑪ 列仙傳：《列仙傳》卷下"赤斧"　赤斧者，巴戎人也……後數十年上華山，取禹餘糧餌，賣之於蒼梧湘江間。累世傳見之，手掌中有赤斧焉。
⑫ 唐本草：《唐本草》見《證類》卷3"石中黃子"　味甘，平，無毒。久服輕身，延年不老。此禹餘粮殼中未成餘粮黃濁水也。出餘粮處有之。陶云：芝品中有石中黃子，非也。（唐本先附。）
⑬ 宗奭：《衍義》卷4"石中黃子"　此又字誤也，子當作水。況當條自言未成餘糧黃濁水，焉得却名之子也……

【集解】【恭①曰】此禹餘粮殼中未成餘粮黃濁水也。出餘粮處有之。【頌②曰】今惟河中府中條山谷出之。其石形如麪劑，紫黑色。石皮内黃色者，謂之中黃。葛洪《抱朴子》云：石中黃子所在有之，沁水山尤多。在大石中，其石常潤濕不燥。打其石有數十重，見之赤黃溶溶，如雞子之在殼中也。即當(木)〔未〕堅時飲之。不爾，便漸堅凝如石，不中服也。破一石中，多者有一升，少者數合，可頓服之。【機③曰】石中乾者及細末者，當名餘粮，不當名石中黃。詳本文"未成餘粮"四字可見。【時珍曰】餘粮乃石中已凝細粉也，石中黃則堅凝如石者也。石中黃水則未凝者也。故雷斆云，用餘粮勿用石中黃，是矣。

【氣味】甘，平，無毒。【主治】久服輕身延年不老。《唐本》④。

空青《本經》⑤上品

【釋名】楊梅青。【時珍曰】空言質，青言色，楊梅言似也。

【集解】【《別錄》⑥曰】空青生益州山谷，及越嶲山有銅處。銅精熏則生空青，其腹中空。三月中采，亦無時。能化銅鐵鉛錫作金。【弘景⑦曰】越嶲屬益州。益州諸郡無復有，恐久不采之故也。今出銅官者色最鮮深，出始興者弗如。涼州(高)〔西〕平郡有空青山亦甚多。今空青但圓實如鐵珠無空腹者，皆鑿土石中取之，而以合丹，成則化鉛爲金。諸石藥中，惟此最貴。醫方乃稀用之，而多充畫色，殊爲可惜。【恭⑧曰】出銅處兼有諸青，但空青爲難得。今出蔚州、蘭州、宣州、梓州。

---

① 恭：見 619 頁注⑫。
② 頌：《圖經》見《證類》卷 3 "石中黃子"　……今惟出河中府中條山谷内。舊説是餘糧殼中未成餘糧黃濁水。今云其石形如面劑，紫黑色，石皮内黃色者，謂之中黃。兩説小異。謹按葛洪《抱朴子》云：石中黃子所在有之，近水之山尤多，在大石中，其石常潤濕不燥，打石，石有數十重，見之赤黃溶溶，如雞子之在殼，得者即當飲之，不爾，便堅凝成石，不中服也。破一石中，多者一升，少者數合……若然舊説，是初破取者。今所用，是久而堅凝者耳。採無時。
③ 機：(按：或出《本草會編》。書佚，無可溯源。)
④ 唐本：見 619 頁注⑫。
⑤ 本經：《本經》《別錄》見《證類》卷 3 "空青"　味甘、酸、寒、大寒，無毒。主青盲，耳聾，明目，利九竅，通血脉，養精神，益肝氣，療目赤痛，去膚翳，止淚出，利水道，下乳汁，通關節，破堅積。久服輕身，延年不老，令人不忘，志高神仙。能化銅、鐵、鉛、錫作金。生益州山谷及越嶲山有銅處。銅精熏則生空青，其腹中空。三月中旬採，亦無時。
⑥ 別錄：見上注。
⑦ 弘景：《集注》見《證類》卷 3 "空青"　陶隱居云：越嶲屬益州。今出銅官者，色最鮮深，出始興者弗如，益州諸郡無復有，恐久不採之故也。涼州西平郡有空青山，亦甚多。今空青但圓實如鐵珠，無空腹者，皆鑿土石中取之。又以合丹成，則化鉛爲金矣。諸石藥中，惟此最貴。醫方乃稀用之，而多充畫色，殊爲可惜。
⑧ 恭：《唐本草》見《證類》卷 3 "空青"　《唐本》注云：此物出銅處有，乃兼諸青，但空青爲難得。今出蔚州、蘭州、宣州、梓州。宣州者最好，塊段細，時有腹中空者。蔚州、蘭州者片塊大，色極深，無空腹者。/《證類》卷 3 "白青"　《唐本》注云：陶所云今空青圓如鐵珠，色白而腹不空者是也……

宣州者最好，塊段細，時有腹中空者。蔚州、蘭州者片塊大，色極深，無空腹者。陶氏所謂圓實如鐵珠者，乃白青也。【大明①曰】空青大者如鷄子，小者如相思子，其青厚如荔枝殻，其內有漿，酸甜。【藏器②曰】銅之精華，大者即空緑，次即空青也。【頌③曰】今饒、信州亦時有之，狀若楊梅，故名楊梅青。其腹中空、破之有漿者，絶難得。【宗奭④曰】真宗常詔取空青中有水者，久而方得。其楊梅青，信州穴山而取，極難得，治〔翳〕極有功，中亦或有水者，用與空青同，第有優劣爾。【時珍曰】張果《玉洞要訣》⑤云：空青似楊梅，受赤金之精，甲乙陰靈之氣，近泉而生，久而含潤。新從坎中出，鑽破中有水，久即乾如珠，金星燦燦。《庚辛玉册》⑥云：空青，陰石也。産上饒，似鍾乳者佳，大片含紫色有光采。次出蜀嚴道及北代山，生金坎中，生生不已，故青爲之丹。有如拳大及卵形者，中空有水如油，治盲立效。出銅坑者亦佳，堪畫。又有楊梅青、石青，皆是一體，而氣有精粗。點化以曾青爲上，空青次之，楊梅青又次之。《造化指南》⑦云：銅得紫陽之氣而生緑，緑二百年而生石緑，銅始生其中焉。曾、空二青，則石緑之得道者，均謂之鑛。又二百年得青陽之氣，化爲鍮石。觀此諸説，則空青有金坑、銅坑二種，或大如拳、卵，小如豆粒，或成片塊，或若楊梅。雖有精粗之異，皆以有漿爲上，不空無漿者爲下也。方家以藥塗銅物生青，刮下僞作空青者，終是銅青，非石緑之得道者也。

【氣味】甘、酸，寒，無毒。【《別録》⑧曰】大寒。【權⑨曰】畏兔絲子。酒浸醋拌制過，乃可變化。【主治】青盲耳聾，明目，利九竅，通血脉，養精神，益肝氣。久服輕身延年。《本經》⑩。療目赤痛，去膚翳，止淚出，利水道，下乳汁，通關節，破

① 大明：《日華子》見《證類》卷3"空青"　空青大者如雞子，小者如相思子，其青厚如荔枝殻，内有漿酸甜……
② 藏器：《拾遺》見《證類》卷5"銅青"　陳藏器云……生熟銅皆有青，即是銅之精華，大者即空緑，以次空青也……
③ 頌：《圖經》見《證類》卷3"空青"　……今信州亦時有之。狀若楊梅，故別名楊梅青。其腹中空，破之有漿者絶難得……
④ 宗奭：《衍義》卷4"空青"　功長於治眼。仁廟朝，嘗詔御藥院，須中空有水者，將賜近戚，久而方得。其楊梅青，治翳極有功，中亦或有水者，其用與空青同，弟有優劣耳。今信州穴山而取，世謂之楊梅青，極難得。
⑤ 玉洞要訣：《大洞鍊真寶經九還金丹妙訣·修金合藥品第三》　空青、曾青，甲乙之氣，赤金之精，精結受其陰靈而所化也……空青似楊梅，新從坎中出。打破其中有水，久而即乾如珠，金星燦燦，近泉而生，常而含潤，受極陰之氣，與硝石同功，力亦不可知耳……
⑥ 庚辛玉册：(按：未見該書存世，待考。)
⑦ 造化指南：(按：未見該書存世，待考。)
⑧ 別録：見620頁注⑤。
⑨ 權：《藥性論》見《證類》卷3"空青"　空青，君，畏菟絲子……
⑩ 本經：見620頁注⑤白字。

堅積。令人不忘,志高神仙。《別錄》①。治頭風,鎮肝。瞳人破者,得再見物。
甄權②。鑽孔取漿,點多年青盲内障瞖膜,養精氣。其殼摩瞖。大明③。中風
口喎不正,以豆許含嚥,甚效。時珍,出《范汪方》④。

【發明】【保昇⑤曰】空青法木,故色青而主肝。【頌⑥曰】治眼瞖障爲最要之藥。【時珍
曰】東方甲乙,是生肝膽,其氣之清者爲肝血,其精英爲膽汁,開竅于目,而五臟之英皆因而注
之爲神。膽汁充則目明,汁減則目昏。銅亦青陽之氣所生,其氣之清者爲綠,猶肝血也;其精
英爲空青之漿,猶膽汁也。其爲治目神藥,蓋亦以類相感應耳。石中空者,埋土中三五日,自
有漿水。

【附方】舊二,新三。眼目眹眹不明。空青少許,漬露一宿,點之。《千金方》⑦。黑瞖
覆瞳。空青、礬石燒各一兩,貝子四枚,研細,日點。《聖濟録》⑧。膚(醫)〔瞖〕昏暗。空青
二錢,蕤仁去皮一兩,片腦三錢,細研,日點。《聖濟録》⑨。一切目疾。雀目、赤目、青盲、内外障
瞖、風眼用此,覺目中凉冷爲驗。楊梅青洗净,胡黃連洗,各二錢半;槐芽,日未出時勿語采之,入青
竹筒内,垂于天、月二德方,候乾,勿見雞犬,爲末,一錢半。爲末,入龍腦一字密收。每卧時,漱口仰
頭,吹一字入兩鼻内便睡,隔夜便用。《聖濟録》⑩。中風口喎。見“主治”。

---

① 別錄:見 620 頁注⑤。
② 甄權:《藥性論》見《證類》卷 3“空青” ……能治頭風,鎮肝,瞳人破者,再得見物。
③ 大明:《日華子》見《證類》卷 3“空青” ……能點多年青盲内障瞖膜,養精氣,其殼又可摩瞖也。
④ 范汪方:《外臺》卷 14“風口喎方九首” 又口喎不正方:取空青如豆一枚,含之即愈。(范汪同。)
⑤ 保昇:《證類》卷 1“序例上·梁陶隱居序” 藥有陰陽配合(《蜀本》注云……所以空青法木,故色
青而主肝……)
⑥ 頌:《圖經》見《證類》卷 3“空青” ……古方雖稀用,而今治眼瞖障,爲最要之物……
⑦ 千金方:《千金方》卷 6“目病第一” 空青方,治眼眹眹不明,以空青少許,漬露一宿,以水點之。
⑧ 聖濟録:《聖惠方》卷 89“治小兒眼生瞖膜諸方” 治小兒眼生黑瞖覆瞳子,方:空青(一分)、貝齒
(一枚)、白礬(一分),右件藥都研令細,取黍米大點瞖上,日再點之。(按:《聖濟總録》無此方,誤
注出處。)
⑨ 聖濟録:《普濟方》卷 80“目生膚瞖” 磨瞖膏(出《聖濟總録》),治目生膜膚瞖,逆順者:空青(二
錢)、片腦(三錢)、蕤仁(一兩,口含,去皮殼),右於乳鉢内研,合盛取點之。(按:《聖濟總録》無
此方。)
⑩ 聖濟録:《普濟方》卷 83“雀目” 槐芽散,一名空心散(出《聖濟總録》),治雀目及内外障眼、風
毒青盲,暴赤眼:(羊)〔楊〕梅青(好者,水浴過,空乾,研)、胡黃連(水浴過,爲細末,各二分)、槐
芽(切出嫩雀舌,時於日未出,勿食不語摘之,不計多少,入一青竹筒内,不令雞犬等見,每於天月
(得)〔德〕上候乾,爲末,一錢半用之),右研同匀細如粉,入龍腦一字計,更研匀蜜收。每夜卧,
先溫净水漱口,仰面卧,用葦筒子吹藥一字入兩鼻中,但令如常喘息,便自睡著,眼中覺凉冷。隔
夜一次用之,效。(按:《聖濟總録》卷 112“目青盲”下有此方,但方組劑量及制法各不相同,時珍
或據《普濟》而揉合成文。)

曾青《本經》①上品

【釋名】【時珍曰】曾,音層。其青層層而生,故名。或云其生從實至空,從空至層,故曰曾青也。

【集解】【《別録》②曰】曾青生蜀中山谷及越嶲。采無時。能化金銅。【普③曰】生蜀郡石山。其山有銅處,曾青出其陽。青者銅之精。【弘景④曰】舊説與空青同山,療體亦相似。今銅官更無曾青,惟出始〔與〕〔興〕。形累累如黄連相綴,色理相類空青,甚難得而貴,仙經少用之。化金之事,法同空青。【恭⑤曰】出蔚州者好,鄂州者次之,餘州並不任用。【時珍曰】但出銅處,年古即生。形如黄連相綴,又如蚯蚓屎,方稜,色深如波斯青黛,層層而生,打之如金聲者爲真。《造化指南》⑥云:層青生銅礦中,乃石緑之得道者。肌膚得東方正色,可以合鍊大丹,點化與三黄齊驅。《衡山記》⑦云:山有層青岡,出層青,可合仙藥。

【修治】【斅⑧曰】凡使勿用夾石及銅青。每一兩要紫背天葵、甘草、青芝草三件,乾濕各一鎰,細剉,放瓷堝内,安青于中。東流水二鎰,緩緩煮之,五晝夜,勿令水火失時。取出以東流水浴過,研乳如粉用。

【氣味】酸。小寒,無毒。【之才⑨曰】畏兔絲子。【獨孤滔⑩云】曾青住火成膏,可結汞,制丹砂,蓋含金氣所生也。須酒醋漬煮用。【葛洪⑪曰】曾青塗鐵,色赤如銅。【主治】目

---

① 本經:《本經》《別録》(《藥對》)見《證類》卷3"曾青" **味酸,小寒,**無毒。**主目痛、止泪出、風痹、利關節、通九竅、破癥堅積聚、**養肝膽,除寒熱,殺白蟲,療頭風、腦中寒,止煩渴,補不足,盛陰氣,**久服輕身不老。能化金、銅。**生蜀中山谷及越嶲,採無時。(畏菟絲子。)(**按**:《政和證類》晦明軒本該藥正文全爲黑大字,即全爲《别録》文。《新修本草》《大觀證類》有《本經》文。)

② 别録:見上注。

③ 普:《御覽》卷988"曾青" 《本草經》曰:曾青生蜀郡石山,其山有銅者,曾青出其陽。青者銅之精,能化金銅。(**按**:此無"吴氏"之名,乃早期《本草經》傳本之一。)

④ 弘景:《集注》見《證類》卷3"曾青" 陶隱居云:此説與空青同山,療體亦相似。今銅官更無曾青,惟出始興。形累累如黄連相綴,色理小類空青,甚難得而貴。仙經少用之。化金之法,事同空青。

⑤ 恭:《唐本草》見《證類》卷3"曾青" 《唐本》注云:曾青出蔚州、鄂州,蔚州者好,其次鄂州,餘州並不任用。

⑥ 造化指南:(**按**:未見該書存世,待考。)

⑦ 衡山記:《藝文類聚》卷6"岡" 《衡山記》曰:衡山有曾青岡,出曾青,可合仙藥……

⑧ 斅:《炮炙論》見《證類》卷3"曾青" 雷公云:凡使,勿用夾石及銅青。若修事一兩,要紫背天葵、甘草、青芝草三件,乾、濕各一鎰,並細剉,放於一瓷堝内,將曾青於中。以東流水二鎰并諸藥等,緩緩煮之五晝夜,勿令水火失時,足取出,以東流水浴過,却入乳鉢中,研如粉用。

⑨ 之才:古本《藥對》見本頁注①括號中七情文。

⑩ 獨孤滔:《證類》卷3"曾青" 《丹房鏡源》:曾青結汞制丹砂,金氣之所生。

⑪ 葛洪:《抱朴子内篇》卷16"黄白" ……詐者,謂以曾青塗鐵,鐵赤色如銅。以雞子白化銀,銀黄如金。而皆外變而内不化也。

痛,止淚出,風痺,利關節,通九竅,破癥堅積聚。久服輕身不老。《本經》①。養肝膽,除寒熱,殺白蟲,療頭風腦中寒,止煩渴,補不足,盛陰氣。《別錄》②。

【發明】【時珍曰】曾青治目,義同空青。古方辟邪太乙神精丹用之,扁鵲治積聚留飲有層青丸,並見《古今錄驗方》,藥多不錄。

【附方】新三。班瘡入目不退者。曾青一錢,丹砂二錢,爲末,螃蟹五枚,搗汁和點。《聖濟錄》③。風熱目病。曾青散:治一切風熱毒氣上攻,目赤或爛,怕日羞明,隱澀眵淚,或痒或痛。曾青四兩,蔓荊子二兩,白薑炮、防風各一兩,爲末,每以少許(畜)〔搐〕鼻中,立有功效。《和劑局方》④。耳內惡瘡。曾青五錢,雄黃七錢半,黃芩二錢五分,爲末,傅之。《衛生寶鑒》⑤。

緑青《本經》⑥上品

【釋名】石緑《唐本》⑦、大緑《綱目》。

【集解】【《別錄》⑧曰】緑青生山之陰穴中,色青白。【弘景⑨曰】此即用畫緑色者,亦出空青中,相挾帶。今畫工呼爲碧青,而呼空青作緑青,正相反矣。【恭⑩曰】緑青即扁青也,畫工呼爲石緑。其碧青即白青也,不入畫用。【頌⑪曰】舊不著所出州土,(且)〔但〕云生山之陰穴中。次"空青"條上云,生益州山谷及越嶲山有銅處,此物當是生其山之陰爾。今出韶州、信州。其色青白,畫

---

① 本經:見 623 頁注①白字。
② 別錄:見 623 頁注①。
③ 聖濟錄:《聖惠方》卷 33"治斑豆瘡入眼諸方" 治斑豆瘡入眼不退,宜用螃蟹點眼方:螃蟹(五枚,搗絞爲汁)、曾青(一錢)、朱砂(二錢),右件藥先研曾青、朱砂如粉,後入螃蟹汁同調令稀稠得所,每點少許,極妙。(按:《聖濟總錄》無此方,誤注出處。)
④ 和劑局方:《局方》卷 7"治眼目疾" 曾青散:治一切風熱毒氣上攻兩眼,多生眵淚,怕日羞明,隱澀難開,眶爛赤腫,或痒或痛,及時行暴赤眼,睛昏澀痛,悉皆治之。白薑(炮)、防風(去蘆,各一兩)、曾青(四兩)、蔓荊子(去皮,二兩),右爲細末,每用少許末搐入鼻中,立有功效。
⑤ 衛生寶鑑:《衛生寶鑑》卷 10"耳中生瘡諸方" 曾青散:治耳內有惡瘡。雄黃(七錢半)、曾青(五錢)、黃芩(二錢半),右爲末,每用少許納耳中。如有膿汁,用綿杖子拭乾用之。
⑥ 本經:《別錄》見《證類》卷 3"緑青" 味酸,寒,無毒。主益氣,療鼽(音求)鼻,止洩痢。生山之陰穴中,色青白。(按:此爲《別錄》藥,原出處當誤。)
⑦ 唐本:《唐本草》見《證類》卷 3"緑青" 《唐本》注云:緑青即扁青也,畫工呼爲石緑。其碧青即白青也,不入畫用。
⑧ 別錄:見本頁注⑥。
⑨ 弘景:《集注》見《證類》卷 3"緑青" 陶隱居云:此即用畫緑色者,亦出空青中,相帶挾。今畫工呼爲碧青,而呼空青作緑青,正反矣。
⑩ 恭:見本頁注⑦。
⑪ 頌:《圖經》見《證類》卷 3"緑青" 緑青,今謂之石緑。舊不著所出州土,但云生山之陰穴中,《本經》次空青條上云:生益州山谷及越嶲山有銅處,此物當是生其山之陰耳。今出韶州、信州。其色青白,即畫工用畫緑色者,極有大塊,其中青白花文可愛。信州人用琢爲腰帶環及婦人服飾。其入藥者,當用顆塊如乳香不挾石者佳……

工用爲綠色者。極有大塊，其中青白花文可愛，信州人琢爲腰帶器物及婦人服飾。其入藥，當用顆塊如乳香者佳。【宗奭①曰】其色黑綠色者佳。【時珍曰】石綠，陰石也。生銅坑中，乃銅之祖氣也。銅得紫陽之氣而生綠，綠久則成石，謂之石綠。而銅生於中，與空青、曾青同一根源也。今人呼爲大綠。范成大《桂海志》②云：石綠，銅之苗也，出廣西右江有銅處。生石中，質如石者，名石綠。一種脆爛如碎土者，名泥綠，品最下。《大明會典》③云：青綠石礦〔一斤〕，淘淨綠一十一兩四錢。暗色綠（每）〔石〕礦一斤，淘淨綠一十兩八錢。硇砂一斤，燒造硇砂綠一十五兩五錢。

【氣味】【時珍曰】有小毒。【主治】益氣，止洩痢，療䘌鼻。《別錄》④。吐風痰甚效。蘇頌⑤。

【發明】【頌⑥曰】今醫家多用吐風痰。其法揀上色精好者研篩，水飛再研。如風痰眩悶，取二三錢同生龍腦三四豆許研勻，以生薄荷汁合酒溫調服之。偃臥須臾，涎自口角流出乃愈。不嘔吐，其功速于他藥，今人用之比比皆效，故著之。【宗奭⑦曰】同硇砂作吐上涎藥，驗則驗矣，亦能損心。【時珍曰】痰在上宜吐之，在下宜利之，亦須觀人之虛實強弱而察其脉，乃可投之。初虞世有金虎、碧霞之戒，正此意也。金虎丹治風痰，用天雄、膩粉諸藥者。

【附方】新四。急驚昏迷，不省人事。石綠四兩、輕粉一錢，爲末，薄荷汁入酒調一字服，取吐。《全嬰方》⑧。風痰迷悶。碧霞丹：用石綠十兩，烏頭尖、附子尖、蠍稍各七十箇，爲末，糊丸芡子大，每服一丸，薄荷汁入酒半合化下，須臾吐出痰涎。《和劑局方》⑨。小兒疳瘡。腎疳、鼻疳、頭瘡、耳瘡久不瘥者。石綠、白芷等分爲末。先以甘草水洗瘡，拭淨傅之，一日愈。《集玄

① 宗奭：《衍義》卷4“綠青” 即石碌是也。其石黑綠色者佳……
② 桂海志：《桂海虞衡志·志金石》 綠，銅之苗也。亦出右江有銅處，生石中，質如石者名石綠。又有一種脆爛如碎土者，名泥綠，品最下，價亦賤。
③ 大明會典：《明會典》卷157“顏料·諸司職掌” 次青碌石礦一斤，淘造淨青碌一十一兩四錢三分。暗色碌石礦一斤，淘造淨石碌一十兩八錢七分六釐。蛤粉一斤，燒造紫粉一斤一兩六錢。硇砂一斤，燒造硇砂碌一十五兩五錢。
④ 別錄：見624頁注⑥。
⑤ 蘇頌：《圖經》見《證類》卷3“綠青” ……今醫家多用吐風痰。其法，揀取上色精好者，先擣下篩，更用水飛過至細，乃再研治之。如風痰眩悶，取二三錢匕，同生龍腦三四豆許研勻，以生薄荷汁合酒溫調服。使偃臥須臾，涎自口角流出，乃愈。不嘔吐，其功速於它藥，今人用之，比比皆效，故以其法附之云……
⑥ 頌：見上注。
⑦ 宗奭：《衍義》卷4“綠青” ……又同硇砂，作吐風涎藥，驗則驗矣，亦損心肺。
⑧ 全嬰方：《全嬰方論》卷6“急驚通用諸方” 碧雲散：治小兒急風卒中，涎潮氣粗，不省人事。石碌（四錢）、輕粉（壹錢），右爲末，每服壹字，薄荷湯入酒少許，同調下，良久先吐後利。
⑨ 和劑局方：《局方》卷1“治諸風” 碧霞丹：治卒中急風，眩暈僵僕，痰涎壅塞，心神迷悶，牙關緊急，目睛上視，及五種癇疾，涎潮搐搦。石綠（研九度飛，十兩）、附子尖、烏頭尖、蠍梢（各七十個），右將三味爲末，入石綠令勻，麵糊爲丸如雞頭大。每服急用薄荷汁半盞化下一丸，更入酒半合溫暖服之，須臾吐出痰涎，然後隨證治之。如牙關緊急，斡開灌之，立驗。

方》①。**腋下胡臭**。石緑三錢，輕粉一錢，濃醋調塗，五次斷根。《集玄方》②。

扁青《本經》③上品

【釋名】石青綱目、大青。【時珍曰】扁以形名。

【集解】【別録④曰】扁青生朱厓山谷、武都、朱提，采無時。【弘景⑤曰】朱提，音殊匙，在南海中。仙經、〔俗〕方都無用者。【普⑥曰】生蜀郡。【恭⑦曰】此即緑青也。朱厓已南及林邑、扶南舶上來者，形塊大如拳，其色又青，腹中亦時有空者。武昌者，片塊小而色更佳。簡州、梓州者，形扁作片而色淺。【時珍曰】蘇恭言"即緑青"者，非也，今之石青是矣。繪畫家用之，其色青翠不渝，俗呼爲大青，楚、蜀諸處亦有之。而今貨石青者，有天青、大青、西夷回回青、佛頭青，種種不同，而回青尤貴。本草所載扁青、層青、碧青、白青，皆其類耳。

【氣味】甘，平，無毒。【普⑧曰】神農、雷公：小寒，無毒。【主治】目痛明目，折跌癰腫，金瘡不瘳，破積聚，解毒氣，利精神。久服輕身不老。《本經》⑨。去寒熱風痺，及丈夫莖中百病，益精。《別録》⑩。治丈夫内絶，令人有子。吳普⑪。吐風痰癲癇，平肝。時珍。

【附方】新一。**頑痰不化**。石青一兩，石緑半兩，並水飛爲末，麴糊丸緑豆大，每服十丸，溫水下。吐去痰一二盆，不損人。《瑞竹堂方》⑫。

---

① 集玄方：(**按**：僅見《綱目》引録。未能溯得其源。)
② 集玄方：(**按**：僅見《綱目》引録。未能溯得其源。)
③ 本經：《本經》《別録》見《證類》卷3"扁青"　味甘，平，無毒。主目痛明目，折跌(音送)，癰腫，金瘡不瘳(音抽)，破積聚，解毒氣，利精神，去寒熱風痺，及丈夫莖中百病，益精。久服輕身不老。生朱崖山谷、武都、朱(音殊)提(音時)。採無時。
④ 別録：見上注。
⑤ 弘景：《集注》見《證類》卷3"扁青"　陶隱居云：仙經俗方都無用者。朱崖郡先屬交州，在南海中，晉代省之。朱提郡今屬寧州。
⑥ 普：《嘉祐》見《證類》卷3"扁青"　吳氏云……生蜀郡……
⑦ 恭：《唐本草》見《證類》卷3"扁青"　《唐本》注云：此即前條陶謂緑青是也。朱崖、巴南及林邑、扶南舶上來者，形塊大如拳，其色又青，腹中亦時有空者。武昌者，片塊小而色更佳。簡州、梓州者，形扁作片，而色淺也。
⑧ 普：《嘉祐》見《證類》卷3"扁青"　吳氏云：扁青，神農、雷公：小寒，無毒……
⑨ 本經：見本頁注③白字。
⑩ 別録：見本頁注③。
⑪ 吳普：《嘉祐》見《證類》卷3"扁青"　吳氏云……治丈夫内絶，令人有子。
⑫ 瑞竹堂方：《瑞竹堂方》卷5"痰飲門"　化痰丸：治頑痰不化。石青(一兩，水飛)、石碌(半兩，水飛)，右爲末，麴糊爲丸如菉豆大，每服十丸，溫湯下，有痰即吐，去一二椀不損人。

白青 《本經》①上品

【釋名】碧青《唐本》②、魚目青。

【集解】《別錄》③曰：白青生豫章山谷，采無時。可消爲銅劍，（碎）〔辟〕五兵。【弘景④曰】醫方不用，市無賣者，仙經《三十六水方》中時有須處。銅劍之法，在《九元子術》中。【恭⑤曰】此即陶氏所云“空青，圓如鐵珠色白而腹不空者”是也。研之色白如碧，亦謂之碧青，不入畫用。無空青時亦用之，名魚目青，以形似魚目故也。今出簡州、梓州者好。【時珍曰】此即石青之屬，色深者爲石青，淡者爲碧青也。今繪彩家亦用。《范子計然》⑥云：白青出弘農、豫章、新淦，青色者善。《淮南萬畢術》⑦云：白青得鐵，即化爲銅也。

【氣味】甘、酸、鹹，平，無毒。【普⑧曰】神農：甘，平。雷公：鹹，無毒。【主治】明目，利九竅，耳聾，心下邪氣，令人吐，殺諸毒三蟲。久服通神明輕身。《本經》⑨。

【附錄】緑膚青。【《別錄》⑩曰】味辛、鹹，平，無毒。主蟲毒及蛇菜肉諸毒惡瘡。不可久服，令人瘦。一名推青，一名推石。生益州山谷。【弘景⑪曰】俗方、仙經無用，人亦不識。

碧石青。【《別錄》⑫曰】味甘，無毒。主明目益精，去白癬，延年。

---

① 本經：《本經》《別錄》見《證類》卷 3 “白青”　味甘、酸、鹹，平，無毒。主明目，利九竅，耳聾，心下邪氣，令人吐，殺諸毒三蟲。久服通神明，輕身延年不老。可消爲銅劍，辟五兵。生豫章山谷。採無時。

② 唐本：《唐本草》見《證類》卷 3 “白青”　……研之色白如碧，亦謂之碧青……

③ 別錄：見本頁注①。

④ 弘景：《集注》見《證類》卷 3 “白青”　陶隱居云：此醫方不復用，市人亦無賣者，惟仙經《三十六水方》中時有須處。銅劍之法，具在《九元子術》中。

⑤ 恭：《唐本草》見《證類》卷 3 “白青”　《唐本》注云：陶所云今空青，圓如鐵珠，色白而腹不空者是也。研之色白如碧，亦謂之碧青，不入畫用。無空青時，亦用之，名魚目青，以形似魚目故也。今出簡州、梓州者好。

⑥ 范子計然：《藝文類聚》卷 81 “空青”　范子計然曰：空青出巴郡，白青、曾青出弘農、豫章。白青出新淦。青色者善。

⑦ 淮南萬畢術：《御覽》卷 988 “白青”　《淮南萬畢術》：白青得鐵即化爲銅……

⑧ 普：《御覽》卷 988 “白青”　《吳氏本草》曰：神農：甘，平。雷公：鹹，無毒……

⑨ 本經：見本頁注①白字。

⑩ 別錄：《本經》《別錄》見《證類》卷 4 “膚青”　味辛、鹹，平，無毒。主蟲毒及蛇、菜、肉諸毒，惡瘡。不可久服，令人瘦。一名推青，一名推石。生益州川谷。（按：誤注出處，當出《本經》。）

⑪ 弘景：《集注》見《證類》卷 4 “膚青”　陶隱居云：俗方及仙經並無用此者，亦相與不復識。

⑫ 別錄：《證類》卷 30 “有名未用·碧石青”　味甘，無毒。主明目益精，去白瘢（音癬），延年。

石膽《本經》①上品

【釋名】膽礬《綱目》、黑石《本經》②、畢石《本經》③、君石當之④、銅勒吳普⑤、立制石。【時珍曰】膽以色味命名,俗因其似礬,呼爲膽礬。

【集解】【《別録》⑥曰】石膽生秦州羌道山谷大石間,或羌里句青山。二月庚子、辛丑日采。其爲石也,青色多白文,易破,狀似空青。能化鐵爲銅,合成金銀。【弘景⑦曰】仙經時用,俗方甚少,此藥殆絶。今人時有采者,其色青緑,狀如琉璃而有白文,易破折。梁州、信都無復有,俗乃以青色礬當之,殊無仿佛。【恭⑧曰】此物出銅處有之,形似曾青,兼緑相間,味極酸苦,磨鐵作銅色,此是真者。出蒲州虞鄉縣東亭谷窟及薛集窟中,有塊如雞卵者爲真。陶云似琉璃者,乃絳礬也,比來人亦以充之。又以醋揉青礬爲之,並僞矣。【頌⑨曰】今惟信州鉛山縣有之。生於銅坑中,采得煎鍊而成。又有自然生者,尤爲珍貴。並深碧色。今南方醫人多使之。又著其説云:石膽最上出蒲州,大者如拳,小者如桃栗,擊之縱橫解,皆成疊文,色青,見(用)〔風〕久則緑,擊破,其中亦青。其次出上饒、曲江銅坑間者,粒細有廉稜,如釵股米粒。本草言"僞者以醋揉青礬爲之",全不然。但取粗惡石膽,合消石銷溜而成之。塊大色淺,渾渾無脉理,擊之則碎無廉稜者是也。亦(氣)〔有〕挾石者,乃削取石膽牀,溜造時投消石中,(乃)〔及〕凝則相着也。【時珍曰】石膽出蒲州山穴中,鴨觜色者爲上,俗呼膽礬;出羌里者,色少黑次之;信州者又次之。此物乃生于石,其經煎鍊者,即多僞也。但以

---

① 本經:《本經》《别録》(《藥對》)見《證類》卷3"石膽" 味酸,辛,寒,有毒。主明目目痛,金瘡,諸癇痙(巨郢切),女子陰蝕痛,石淋寒熱,崩中下血,諸邪毒氣,令人有子,散癥積,欬逆上氣,及鼠瘻惡瘡。鍊餌服之不老,久服增壽神仙。能化鐵爲銅,成金銀。一名畢石,一名黑石,一名棋石,一名銅勒。生羌道山谷羌里句青山。二月庚子、辛丑日採。(水英爲之使,畏牡桂、菌桂、芫花、辛夷、白薇。)

② 本經:見上注。(按:當出"别録",誤注出處。)

③ 本經:見上注白字。

④ 當之:《御覽》卷987"石膽" 《本草經》曰:一名畢石,一名君石……(按:未載出"當之"。)

⑤ 吳普:《御覽》卷987"石膽" 《吳氏本草經》曰:石膽一名黑石,一名銅勒……

⑥ 别録:見本頁注①。

⑦ 弘景:《集注》見《證類》卷3"石膽" 陶隱居云:仙經有用此處,俗方甚少,此藥殆絶。今人時有採者,其色青緑,狀如琉璃而有白文,易破析。梁州、信都無復有,俗用乃以青色礬石當(去聲)之,殊無髣髴。仙經一名立制石。

⑧ 恭:《唐本草》見《證類》卷3"石膽" 《唐本》注云:此物出銅處有,形似曾青,兼緑相間,味極酸苦,磨鐵作銅色,此是真者。陶云色似琉璃,此乃絳礬。比來亦用絳礬爲石膽,又以醋揉青礬爲之,並僞矣。真者出蒲州虞鄉縣東亭谷窟及薛集窟中,有塊如雞卵者爲真。

⑨ 頌:《圖經》見《證類》卷3"石膽" 石膽,生羌道山谷羌裏句青山,今惟信州鉛山縣有之。生於銅坑中,採得煎煉而成。又有自然生者,尤爲珍貴。並深碧色……今南方醫人多使之。又著其説云:石膽最上出蒲州,大者如拳,小者如桃栗,擊之縱橫解皆成疊文,色青,見風久則緑,擊破其中亦青也。其次出上饒曲江銅坑間者,粒細有廉稜,如釵股米粒。本草注言,僞者以醋揉青礬爲之。今不然,但取麤惡石膽合消石銷溜而成。今塊大色淺,渾渾無脉理,擊之則碎無廉稜者,是也。亦有挾石者,乃削取石膽床,溜造時投消汁中,及凝則相著也。

火燒之成汁者，必僞也。塗于鐵及銅上燒之紅者，真也。又以銅器盛水，投少許入中，及不青碧，數日不異者，真也。《玉洞要訣》①云：石膽，陽石也。出嵩岳及蒲州中條山。禀靈石異氣，形如瑟瑟，其性流通，精感入石，能化五金，變化無窮。沈括《筆談》②載：鉛山有苦泉，流爲澗，挹水熬之，則成膽礬。所熬之釜，久亦化爲銅也。此乃煎熬作僞，非真石膽也，不可入藥。

【氣味】酸、辛，寒，有毒。【普③曰】神農：酸，小寒。李當之：大寒。桐君：辛，有毒。扁鵲：苦，無毒。【大明④曰】酸、澀，無毒。【權⑤曰】有大毒。【之才⑥曰】水英爲之使。畏牡桂、菌桂、芫花、辛夷、白微。【主治】明目目痛，金瘡，諸癇痓，女子陰蝕痛，石淋寒熱，崩中下血，諸邪毒氣，令人有子。鍊餌服之，不老。久服，增壽神仙。《本經》⑦。散癥積，欬逆上氣，及鼠瘻惡瘡。《別錄》⑧。治蟲牙，鼻内息肉。大明⑨。帶下赤白，面黃，女子臟急。蘇恭⑩。入吐風痰藥最快。蘇頌⑪。

【發明】【時珍曰】石膽氣寒，味酸而辛，入少陽膽經。其性收斂上行，能涌風熱痰涎，發散風木相火，又能殺蟲，故治咽喉口齒瘡毒有奇功也。周密《齊東野語》⑫云：密過南浦，有老醫授治喉痺極速垂死方：用真鴨觜膽礬末，醋調灌之，大吐膠痰數升，即瘥。臨汀一老兵妻苦此，絶水粒三日矣，如法用之即瘥。屢用無不立驗，神方也。又周必大《陰德錄》⑬云：治蠱脹及水腫秘方，有用蒲州、信州膽礬明亮如翠琉璃似鴨觜者，米醋煮，以君臣之藥服之，勝于鐵砂、鐵蛾。蓋膽礬乃銅之精液，味

本草綱目石部第十卷

---

① 玉洞要訣：《玉洞大神丹砂真要訣》"第十二品·辨諸石藥訣"　辨石膽，此藥出嵩嶽及蒲州中條山。禀之靈石異氣，形如瑟瑟，本性流通，精感八石，化五金精……伏制變化，頗有大功也……

② 筆談：《夢溪筆談》卷25"雜誌二"　信州鉛山縣有苦泉，流以爲澗，挹其水熬之則成膽礬。烹膽礬則成銅。熬膽礬鐵釜，久之亦化爲銅。

③ 普：《嘉祐》見《證類》卷3"石膽"　吳氏云：石膽，神農：酸，小寒。季氏：大寒。桐君：辛，有毒。扁鵲：苦，無毒。

④ 大明：《日華子》見《證類》卷3"石膽"　味酸、澀，無毒……

⑤ 權：《藥性論》見《證類》卷3"石膽"　石膽，君，有大毒……

⑥ 之才：古本《藥對》見628頁注①括號中七情文。

⑦ 本經：見628頁注①白字。

⑧ 別錄：見628頁注①。

⑨ 大明：《日華子》見《證類》卷3"石膽"　……治蚘牙，鼻内息肉。通透清亮，蒲州者爲上也。

⑩ 蘇恭：《唐本餘》見《證類》卷3"石膽"　《唐本餘》：下血赤白，面黃，女子藏寒。（按：誤注出處。）

⑪ 蘇頌：《圖經》見《證類》卷3"石膽"　……入吐風痰藥用最快……

⑫ 齊東野語：《齊東野語》卷4"經驗方"　喉閉之疾，極速而烈……辛丑歲，余侍親自福建還，沿途多此症……及抵南浦，有老醫教以用鴨嘴膽礬研細，以釅醋調灌……及先子守臨汀日，鈐下一老兵，素愿謹，忽垂泣請告曰：老妻苦喉閉，絶水粒者三日，命垂殆矣。偶藥笈有少許，即授之，俾如法用。次日喜拜庭下，云藥甫下咽，即大吐去膠痰凡數升，即差。其後凡治數人，莫不立驗。

⑬ 陰德錄：《永類鈐方》卷3"雜病水腫"　又周益公《陰德錄》治蠱腫秘方用膽礬，水腫亦用，信州、蒲州明亮如翠琉璃、似鴨嘴者，亦以米醋煮制，勝針鐵矣。蓋膽礬亦銅之精液，以其味辛酸，（補）〔入〕肝膽，（利）〔制〕脾（鬼）〔胃〕，皆佐以君臣之藥。安城魏清臣腫科黑元子，消腫，獨不傳。此其妙也……（按：《普濟方》卷194"蠱病"下引方幾同，出《永類鈐方》，時珍或據《永類》，參《普濟》而成文。）

辛酸，入肝膽制脾鬼故也。安城魏清臣腫科黑丸子，消腫甚妙，不傳，即用此者。

【附方】舊五，新一十五。**老小風痰**。膽礬末一錢，小兒一字，温醋湯調下，立吐出涎，便醒。《譚氏小兒方》①。**女人頭運**。天地轉動，名曰心眩，非血風也。膽子礬一兩，細研，用胡餅劑子一箇，按平一指厚，以筐子勒成骰子，大塊勿界斷，于瓦上焙乾，每服一骰子，爲末，燈心竹茹湯調下。許學士《本事方》②。**喉痺喉風**。二聖散：用鴨觜膽礬二錢半，白僵蠶炒五錢，研，每以少許吹之，吐涎。《濟生方》③。**齒痛及落**。研細石膽，以人乳和膏擦之，日三四次，止痛，復生齒，百日後復故乃止。每日以新汲水漱净。王燾《外臺秘要》④。**口舌生瘡**，衆療不差。膽礬半兩，入銀鍋内火煅赤，出毒一夜，細研，每以少許傅之，吐去酸涎水，二三次瘥。《勝金方》⑤。**走馬牙疳**。北棗一枚去核，入鴨觜膽（樊）〔礬〕，紙包煅赤，出火毒，研末傅之，追涎。楊起《簡便方》⑥。**小兒齒疳**。鴨觜膽礬一錢，匙上煅紅，麝香少許，研匀，傅齦上，立效。《活幼口議》⑦。**小兒鼻疳**蝕爛。膽礬燒烟盡，研末摻之，一二日愈。《集簡方》。**風眼赤爛**。膽礬三錢，燒研，泡湯日洗。《明目經驗方》⑧。**百蟲入耳**。膽礬末和醋灌之，即出。《千金方》⑨。**風犬咬毒**。膽礬末傅之，立愈。《濟急方》⑩。**一切諸毒**。膽子礬末，糯米糊丸如雞頭子大，以朱砂爲衣，仍以朱

---

① 譚氏小兒方：《證類》卷3"石膽"　《譚氏小兒方》：治初中風癱緩。一日内，細研膽礬如麵，每使一字許，用温醋湯下，立吐出涎，漸輕。

② 本事方：《婦人良方》卷4"婦人虛風頭目眩暈及心眩方論第四"　治女人頭旋，即天動地轉，名曰心眩，非血風也。心眩方：膽子礬一兩，細研，用胡餅劑子一個，拌停，放板子上按平，指厚，以莄子勒成如骰子大塊，不須界斷，於瓦上焙乾。每服一骰子大，爲末，煎燈心竹茹湯調下。（**按**：《普濟本事方》無此方，今另溯其源。）

③ 濟生方：《濟生方》"咽喉門·咽喉論治"　二聖散：治纏喉風，急喉痺。鴨嘴膽礬（二錢）、白僵蠶（去絲嘴，半兩），右爲細末，每服少許，以竹管吹入喉中，立驗。

④ 外臺秘要：《外臺》卷22"齒痛方"　《廣濟》療齒痛及落盡，石膽傅方：取石膽研，以人乳汁和，以傅齒痛上，或孔中，日三兩度。止痛後生齒，百日復故。齒生止。每以新汲水漱冷淨。

⑤ 勝金方：《證類》卷3"石膽"　《勝金方》……又方：治口瘡衆療不效。膽礬半兩，入銀堝子内，火煅通赤，置於地上，出火毒一夜，細研。每取少許傅瘡上，吐酸水清涎，甚者，一兩上便差。

⑥ 簡便方：《奇效單方》卷下"廿二小兒"　治小兒走馬疳，用：北棗一枚，去核，入鴨嘴膽礬一片，紙裹，火煅紅，出火毒，研細敷上。

⑦ 活幼口議：《活幼口議》卷18"疳疾證候方議"　治小兒走馬疳，牙齒潰爛，以至崩砂出血，齒落……又方：傅齒立效散。鴨嘴膽礬（一兩重，匙上煅紅，研）、麝（少許），右研匀，每以少許傅牙齒齦上。

⑧ 明目經驗方：《明目神驗方》"明目洗眼藥類"　又方，洗赤爛眼，用膽礬三錢，火内煅過。右爲末熱水調洗。

⑨ 千金方：《普濟方》卷55"百蟲入耳"　療百蟲入耳方（出《千金方》）：以膽礬末。和醋少許灌之即出。（**按**：今本《千金方》無此方。）

⑩ 濟急方：《仙傳外科》卷10"救解諸毒傷寒雜病一切等證"　顛狗咬：……又真膽礬爲末，貼瘡上，立愈。

本草綱目引文溯源　一　圖例百病主治水火土金石部

砂養之，冷水化一丸服，立愈。《勝金方》①。**挑生蠱毒**，胸口痛者，膽礬二錢，茶清泡服，即吐出。《嶺南衛生方》②。**腋下胡臭**。膽礬半生半熟，入膩粉少許，爲末，每用半錢，以自然薑汁調塗，十分熱痛乃止。數日一用，以愈爲度。黎居士《簡易方》③。**赤白癜風**。膽礬、牡蠣粉各半兩，生研，醋調，摩之。《聖濟録》④。**甲疽腫痛**。石膽一兩，燒烟盡，研末，傅之，不過四五度瘥。《梅師方》⑤。**痔瘡熱腫**。鴨觜青膽礬煅研，蜜水調傅，可以消脱。《直指方》⑥。**腫毒不破**。膽礬、雀屎各少許，點之。《直指方》⑦。**楊梅毒瘡**。醋調膽礬末搽之。痛甚者，加乳香、没藥。出惡水，一二上即乾。〇又方：膽礬、白礬、水銀各三錢半，研不見星，入香油、津唾各少許，和匀。坐帳內，取藥塗兩足心，以兩手心對足心摩擦，良久再塗再擦，盡即卧。汗出，或大便去垢，口出穢涎爲驗。每一次，强者用四錢，弱者二錢，連用三日。外服疏風散，并澡洗。《劉氏經驗方》⑧。

礬石《本經》⑨下品

【釋名】白礬石、太白石《別録》⑩、立制石《本經》⑪、青介石、固羊石本經、石

---

① 勝金方：《證類》卷3"石膽" 《勝金方》：治一切毒。以膽子礬爲末，用糯米糊丸如雞頭實大，以朱砂衣，常以朱砂養之，冷水化一丸，立差。
② 嶺南衛生方：《嶺南衛生方》卷中"驗蠱毒法" 挑生之害……在上膈方：膽礬半錢，投在一盞熱茶内，候礬溶化，通口服，少頃以雞翎攪喉中，即吐出毒物。
③ 簡易方：《黎居士簡易方》卷11"胸膈背脊腋脅臍腹腰膝" 葉氏治腋氣：好生膽礬，如琉璃片，無灰色石頭者爲妙，不拘多少，半生半煅，爲細末，入膩粉少許，同研細，每用半錢末，先浴了，次用生薑自然汁調藥，擦患處，候十分熱疼，不能忍得，即已之。
④ 聖濟録：《聖濟總録》卷18"紫癜風" 治紫癜風，牡蠣散方：牡蠣、膽礬（各半兩），右二味生用爲散，釅醋調摩患處。
⑤ 梅師方：《證類》卷3"石膽" 《梅師方》：治甲疽。以石膽一兩，於火上燒令煙盡，碎研末，傅瘡上。不過四五度立差。
⑥ 直指方：《直指方》卷23"諸痔證治" 通用方，又：鴨嘴青膽礬煅，爲末，用清蜜調，筆敷，可以消脱。
⑦ 直指方：《直指方》卷22"癰疽證治" 湧泉膏：治癰疽軟而瘡頭不破，或已破而瘡頭腫結無膿……或用緑礬、直雀屎少許，用餅藥調一點，敷瘡頭軟處，亦破。須四圍塗藥護之。
⑧ 劉氏經驗方：（按：已查《秘傳經驗方》及《保壽堂經驗方》，未能溯得其源。）
⑨ 本經：《本經》《別録》（《藥對》）見《證類》卷5"**礬石**" **味辛**，甘、**大熱**、生温、熟熱，有毒。**主寒熱，鼠瘻蝕瘡死肌，風痺，腹中堅**。辟邪氣，除熱，明目，下氣，除膈中熱，止消渴，益肝氣，破積聚，痼冷腹痛，去鼻中息肉。久服令人筋攣。火煉百日，服一刀圭。不煉服，則殺人及百獸。**一名青分石，一名立制石，一名固羊石**，一名白礬石，一名太白石，一名澤乳，一名食鹽。生漢中山谷及少室。採無時。（得火良，棘針爲之使，惡馬目毒公、鶩屎、虎掌、細辛，畏水。）
⑩ 別録：見上注。（按："釋名"項下"別録"同此。）
⑪ 本經：見上注白字。（按："釋名"項下"本經"皆同此。）

鹽《別錄》、澤乳吳普①、鼠鄉吳普②。【時珍曰】"礜"義不解。許氏《説文》③云：礜，毒石也。《西山經》④云：皋塗之山，有白石，其名曰礜，可以毒鼠。郭璞注云：鼠食則死，蠶食而肥，則鼠鄉之意以此。

【集解】【《別錄》⑤曰】礜石生漢中山谷及少室，采無時。【當之⑥曰】或生少室，或生魏興，十二月采。【弘景⑦曰】今蜀漢亦有，而好者出南康南野溪及彭城界中、（汶陽縣）〔洛陽城〕南塹。又（湖）〔湘〕東新寧及零陵皆有。白礜石，能柔金。以黃泥包，炭火燒之，一日一夕則解，可用。丹房及黃白術多用之。【恭⑧曰】此石能拒火，久燒但解散，不可脱其堅。今市人乃取潔白理石當之，燒即爲灰也。今漢川武當西遼坂名"礜石谷"，即是真出處。少室有粒細理，不如漢中者。【頌⑨曰】今〔潞〕州、階州亦有之。【時珍曰】詳見"特生礜石"下。

【氣味】辛，大熱，有毒。【《別錄》⑩曰】甘，生溫、熟熱。【普⑪曰】神農、岐伯：辛，有毒。桐君、黃帝：甘，有毒。【權⑫曰】甘，有小毒。鉛丹爲之使。惡羊血，不入湯。【之才⑬曰】得火良。棘針爲之使。惡馬目毒公、鶩屎、虎掌、細辛，畏水。【主治】寒熱鼠瘻，蝕死肌，風痺，腹中堅癖邪氣。《本經》⑭。除熱明目，下氣，除膈中熱，止消渴，益肝氣，破積聚，痼冷腹痛，去鼻中息肉，久服令人筋攣。火鍊百日，服一刀圭。不

---

① 吳普：見 631 頁注⑨。（按：此出"別錄"，誤注爲"吳普"。）

② 吳普：《嘉祐》見《證類》卷 5"礜石" 吳氏云：白礜石一名鼠鄉……

③ 説文：《説文·石部》 毒石也。出漢中。

④ 西山經：《山海經》卷 2"西山經" 西南三百八十里曰皋塗之山……有白石焉，其名曰礜……可以毒鼠。（郭注：今礜石殺鼠，音豫，蠶食之而肥。）

⑤ 別錄：見 631 頁注⑨。

⑥ 當之：《嘉祐》見《證類》卷 5"礜石" 吳氏云……季氏云：或生魏興，或生少室，十二月采。

⑦ 弘景：《集注》見《證類》卷 5"礜石" 陶隱居云：今蜀漢亦有，而好者出南康南野溪及彭城界中、洛陽城南塹。常取少室生礜石，内水中，令水不冰，如此則生亦大熱。今以黃土泥包，炭火燒之，一日一夕，則解碎可用，療冷結爲良。丹方及黃白術多用之，此又湘東新寧及零陵皆有。白礜石能柔金。

⑧ 恭：《唐本草》見《證類》卷 5"礜石" 《唐本》注云：此石能拒火，久燒但解散，不可奪其堅。今市人乃取潔白細理石當之，燒即爲灰，非也……今漢川武當西遼阪名礜石谷，此即是其真出處。少室亦有，粒細理，不如漢中者也。

⑨ 頌：《圖經》見《證類》卷 5"礜石" 礜石，生漢中山谷及少室，今潞州亦有焉……

⑩ 別錄：見 631 頁注⑨。

⑪ 普：《嘉祐》見《證類》卷 5"礜石" 吳氏云……神農、岐柏：辛，有毒。桐君：有毒。黃帝：甘，有毒……

⑫ 權：《藥性論》見《證類》卷 5"礜石" 礜石，使，鉛丹爲之使，味甘，有小毒……忌羊血。

⑬ 之才：古本《藥對》見 631 頁注⑨括號中七情文。

⑭ 本經：見 631 頁注⑨白字。

錬服，則殺人及百獸。《別錄》①。除胸膈間積氣，去冷濕風痺、瘯痒積年者。
甄權②。

【發明】【弘景③曰】常取生礜石納水，令水不冰，如此則生者性亦大熱矣。【張仲景④云】生用，破人心肝。【恭⑤曰】此藥攻擊積冷之病爲良。若以餘物代之，療病無效，正爲此也。【宗奭⑥曰】治久積及久病腹冷（用）〔有〕功，直須慎用，其毒不可試也。【時珍曰】礜石性氣與砒石相近，蓋亦其類也。古方礜石、礬石常相渾混書，蓋二字相似，故誤耳。然礬石性寒無毒，礜石性熱有毒，不可不審。陸農師⑦云：礜石之力，十倍鍾乳。按《洪容齋隨筆》⑧云：王子敬《静息貼》言“礜石深是可疑”。凡喜散者輒發癰，蓋散者，寒食散也，古人多服之，中有礜石，性熱有毒，故云深可疑也。劉表在荆州，與王粲登鄣山，見一岡不生百草。粲曰：此必古冢，其人在世服生礜石，熱不出外，故草木焦滅。表掘之，果有礜石滿塋。又今洛水不冰，下亦有礜，古人謂之温洛是也。取此石安甕中，水亦不冰。文鶴伏卵，取石置巢中，以助温氣，其性如此，豈可服？予兄文安公鎮金陵，秋暑減食。醫者湯三益教服礜石丸。已而飲啖日進，遂加意服之。越十月而毒作，衄血斗餘。自是數數不止，竟至精液皆竭而死。時珍竊謂洪文安之病，未必是礜石毒發。蓋亦因其健啖自恃，厚味房勞，縱恣無忌，以致精竭而死。夫因減食而服石，食既進則病去，藥當止矣。而猶服之不已，恃藥妄作，是果藥之罪歟？

【附方】新一。風冷腳氣。白礜石煅二斤，酒三斗，漬三日，稍稍飲之。《肘後方》⑨。

---

① 別錄：見 631 頁注⑨。
② 甄權：《藥性論》見《證類》卷5“礜石” ……主除胸膈間積氣，去冷濕風痺，瘯癢皆積年者……
③ 弘景：見 632 頁注⑦。
④ 張仲景：《金匱·果實菜穀禁忌並治》 礜石生入腹，破人心肝。亦禁水。
⑤ 恭：《唐本草》見《證類》卷5“礜石” 《唐本》注云……此藥攻擊積聚痼冷之病爲良，若以餘物代之，療病無效，正爲此也……
⑥ 宗奭：《衍義》卷6“礜石並特生礜石” 然治久積及久病胸腹冷有功，直須慎用，蓋其毒不可當。
⑦ 陸農師：《晁氏客語》 農師上殿神廟，問洛河何以不凍？奏云：臣聞之，有礜石焉。礜石之力，比鍾乳十倍。（按：陸農師撰《埤雅》，然此文不出《埤雅》，今溯其源。）
⑧ 容齋隨筆：《容齋四筆》卷四“礜石之毒” 讀黃伯思《東觀餘論》，内評王大令書一節曰：《静息帖》云：礜石，深是可疑事。兄憙患散，輒發癰。散者，寒食散之類。散中蓋用礜石，是性極熱有毒，故云深可疑也。劉表在荆州，與王粲登障山，見一岡不生百草。粲曰：此必古冢，其人在世服生礜石，熱蒸出外，故草木焦滅。鑿看，果墓礜石滿塋。又今洛水冬月不冰，古人謂之温洛，下亦有礜石。今取此石置甕水中，水亦不冰。又鶴伏卵，以助煖氣。其烈酷如此，固不宜餌服。子敬之語實然。淮南子曰：人食礜石死，蠶食之而不饑。予仲兄文安公鎮金陵，因秋暑減食，當塗醫湯三益，教以服礜石圓，已而飲啖日進，遂加意服之。越十月而毒作，鼻衄血斗餘。自是數數不止，竟至精液皆竭，迨於捐館。偶見其語，使人追痛，因書之以戒未來者。
⑨ 肘後方：《肘後方》卷3“治風毒腳弱痺滿上氣方第二十一” 腳氣之病……今只取單效，用兼灸法……又方：白礜石二斤，亦可用鍾乳末，附子三兩，豉三升，酒三斗，漬四五日，稍飲之……

特生礜石《別錄》①下品

【釋名】蒼礜石、蒼石《別錄》②、鼠毒。【恭③曰】特生礜石,一名蒼礜石。梁州礜石亦有青者,漢中人亦以毒鼠,不入方用。【宗奭④曰】礜石、特生礜石止是一物,但以特生、不特生爲異(用)〔耳〕。所謂特生者,不附着他石爲特爾,今用者絕少。【時珍曰】礜石有蒼、白二種,而蒼者多特生,故此云一名蒼礜石,則《別錄》蒼石係重出矣。其功療皆相同,今併爲一。

【集解】《別錄》⑤曰:特生礜石一名蒼礜石,生西域,采無時。又曰:蒼石生西域,采無時。【弘景⑥曰】舊説(鵲)〔鸛〕巢中者佳。(鵲)〔鸛〕常入水冷,故取以壅(卬)〔卵〕令熱。今不可得。惟出漢中者,其外形紫赤色,内白如霜,中央有白,狀形如齒者佳。又出荆州新城郡房陵縣縹白(赤)〔色〕者爲好。亦先以黃土包燒一日,亦可納斧孔中燒之,合玉壺諸丸。仙經不言特生,止是白礜石耳。【恭⑦曰】陶説中如齒白形者正是。今出梁州,北馬道戍澗中亦有之。形塊小于白礜石,而肌粒大數倍,乃如小豆許。其白礜粒細如粟米耳。今房陵、漢川、均州、荆州與白礜石同處,有色青者,是也。【宗奭⑧曰】《博物志》言,鸛伏卵,取礜石入巢助暖,方家得此石乃真。陶氏以注特生礜石,則二石是一物明矣。但屢檢鸛巢無此石,況礜石焉得處處有之?若鸛入水冷故取此石,則鸂鶒之類皆食于水,亦自然生化繁息。此則乃俗士之言,未嘗究其實而窮其理也。【時珍曰】礜石有數種,白礜石、蒼礜石、紫礜石、紅皮礜石、桃花礜石、金星礜石、銀星礜石、特生礜石俱是一物,但以形

---

① 別錄:《別錄》(《藥對》)見《證類》卷5"特生礜石"　味甘,温,有毒。主明目,利耳,腹内絕寒,破堅結及鼠瘻,殺百蟲惡獸。久服延年。一名蒼礜石,一名鼠毒。生西域。採無時。(火煉之良,畏水。)

② 別錄:《別錄》見《證類》卷5"蒼石"　味甘,平,有毒。主寒熱,下氣,瘻蝕,殺禽獸。生西域。採無時。

③ 恭:《唐本草》見《證類》卷五"蒼石"　《唐本》注云:特生礜,一名蒼礜石。而梁州特生,亦有青者……漢中人亦取以毒鼠,不入方用……

④ 宗奭:《衍義》卷6"礜石並特生礜石"　……隱居又言:仙經不云特生,則止是前白礜石。今《補注》但隨文解義,不見特生之意。蓋二條止是一物,但以特生不特生爲異耳。所謂特生者,不附著他石爲特耳。今用者絕少,惟兩字礜石入藥。然極須慎用,其毒至甚。

⑤ 別錄:見本頁注①。

⑥ 弘景:《集注》見《證類》卷五"特生礜石"　陶隱居云:舊鸛巢中者最佳,鸛常入水冷,故取以壅卵令熱。今不可得。惟出漢中者,其外形紫赤色,内白如霜,中央有白,形狀如齒者佳。《大散方》云:又出荆州新城郡房陵縣,縹白色爲好。用之亦先以黃土包燒之一日,亦可内斧孔中燒之,合玉壺諸丸用此。仙經不云特生,則止是前白礜石爾。

⑦ 恭:《唐本草》見《證類》卷五"特生礜石"　《唐本》注云:陶所説特生云:中如齒白形者是。今出梁州,北馬道戍澗中亦有之。形塊小於白礜石,而肌粒大數倍,乃如小豆許。白礜石粒細,若粟米爾。/《唐本草》見《證類》卷五"蒼石"　……今房陵、漢川與白礜石同處,有色青者……

⑧ 宗奭:《衍義》卷6"礜石並特生礜石"　《博物志》及陶隱居皆言,此二石鸛取之以壅卵。如此則是一物也……及至論鸛巢中者,又却從謬説。鸛巢中皆無此石,乃曰鸛常入水冷,故取以壅卵。如此則鸂鶒、鵁鶄之類,皆食于水,亦自繁息生化,復不用此二石。其説往往取俗士之言,未嘗究其實而窮其理也……

色立名。其性皆熱毒，並可毒鼠制汞，惟蒼、白二色入藥用。諸礜生于山，則草木不生，霜雪不積；生于水則水不冰凍，或有溫泉，其氣之熱可知矣。《庚辛玉册》①云：礜，陽石也，生山谷水中，濯出似礜，有文理橫截在中者爲佳。伏火，制砂汞。其狀頗與方解石相似，但投水不冰者爲真。其出金穴中者，名握雪礜石。

【氣味】甘，溫有毒。【之才②曰】火鍊之良，畏水。【主治】明目利耳，腹内絕寒，破堅結及鼠瘻，殺百蟲惡獸。久服延年。《别録》③。蒼石：主寒熱下氣瘻蝕，殺禽獸。《别録》④。

【發明】【時珍曰】《别録》言，礜石久服令人筋攣，特生礜石久服延年。丹書亦云，礜石化爲水，能伏水銀，鍊入長生藥。此皆方士謬説也，與服砒石、汞長生之義同，其死而無悔者乎？

握雪礜石《唐本草》⑤

【集解】【恭⑥曰】握雪礜石出徐州宋里山。入土丈餘，於爛土石間得之。細散如麪，黃白色。土人號爲握雪礜石，一名化〔公〕石，一名石腦，云服之長生。【時珍曰】謹按獨孤滔《丹房鑑源》⑦云：握雪礜石出曲灘澤。盛寒時有髓生于石上，可采。一分結汞十兩。又按：南宮從《峋嶁神書》⑧云：石液，即丹礜之脂液也。此石出襄陽曲灘澤中，或在山，或在木，色白而粗糯。至冬月有脂液出其上，旦則見，日而伏。當于日未出時，以銅刀刮置器内，火煅通赤，取出，楮汁爲丸，其液沾處便如鐵色。以液一銖，制水銀四兩，器中火之立乾。但此液亦不多得，乃神理所惜，采時須用白雞、清酒祭之。此石華山、嵩山皆出，而有脂液者，惟此曲灘。又熊太古《冀越集》⑨亦言：丹山礜十兩，可乾汞十兩。此乃人格物之精，發天地之秘也。據三書所引，則握雪礜石乃石之液，非土中石腦也。蘇恭所説，自是石腦。其説與《别録》及陶弘景所注石腦相合，不當復注于此。又按：諸書或作礜石，或作礬石，未知孰是。古書二字每每訛混。以理推之，似是礬石。礜石有毒，礬石無毒故也。

【氣味】甘，溫，無毒。【主治】痼冷積聚，輕身延年。多食令人熱。《唐

① 庚辛玉册：(**按**：未見該書存世，待考。)
② 之才：**古本《藥對》**見 634 頁注①括號中七情文。
③ 别録：見 634 頁注①。
④ 别録：見 634 頁注②。
⑤ 唐本草：《唐本草》見《證類》卷 5"握雪礜石" 味甘，溫，無毒。主痼冷積聚，輕身延年。多食令人熱。(《唐本》注云：出徐州西宋里山。入土丈餘於爛土石間，黃白色，細軟如麪。一名化公石，一名石腦。煉服別有法。)
⑥ 恭：見上注。
⑦ 丹房鑑源：《丹房鑑源》卷中"諸石篇第六" 握雪礜石(出曲灘驛。盛寒有髓生於石上，可採。一分結十兩汞。)
⑧ 峋嶁神書：(**按**：已查原書一卷本，未能溯得其源。)
⑨ 冀越記：《冀越集記》後集"金銀" ……以丹山礜十兩，乾汞十兩成銀。此人格物之精，發天地之秘也。

本》①。治大風瘡。時珍。

砒石宋《開寶》②

【釋名】信石、人言《綱目》。生者名砒黃,鍊者名砒霜。【時珍曰】砒,性猛如貔,故名。惟出信州,故人呼爲信石,而又隱"信"字爲"人言"。

【集解】【頌③曰】砒霜不著所出郡縣,今近銅山處亦有之,惟信州者佳。其塊有甚大者,色如鵝子黃,明澈不雜。此類本處自是難得之物,一兩大塊真者,人競(作)〔珍〕之,不啻于金。古服食方中亦載用之,必得此類,乃可入藥。其市肆所畜片如細屑,亦夾土石,入藥服之,爲害不淺。【承④曰】信州玉山有砒井,官中封禁甚嚴。生不夾石者,色赤甚于雄黃,以冷水磨,解熱毒,近火即殺人,所謂"不啻金價"者此也。今市貨者,取山中夾砂石者,燒烟飛作白霜,乃碎屑而芒刺,其傷火多者,塊大而微黃,所謂如鵝子色明澈者此也。古方並不入藥,惟燒煉丹石家用之。近人多以治瘧,但以瘧本傷暑,而此物生者能解熱毒也。今俗醫不究其理,即以所燒霜服之,必大吐下,因此幸有安者,遂爲所損極多,不可不慎。初燒霜時,人在上風十餘丈外立,下風所近草木皆死。又以和飯毒鼠,死鼠猫犬食之亦死,毒過于射罔遠矣。衡山所出一種,力差劣于信州者。【宗奭⑤曰】今信鑿坑井下取之。其坑常封(銷)〔鎖〕,坑中有濁綠水,先絞水盡,然後下鑿取。生砒謂之砒黃,色如牛肉,或有淡白路,謂石非石,謂土非土。磨酒飲,治(積裁)〔癖積氣〕。(有)〔見〕火便有毒,不可造次服也。取法:將生砒就置火上,以器覆之,令烟上飛,着器凝結。纍然下垂如乳尖者入藥爲勝,平短者

---

① 唐本:見 635 頁注⑤。
② 開寶:《開寶》見《證類》卷 5"砒霜"　味苦、酸,有毒。主諸瘧,風痰在胸膈。可作吐藥,不可久服,能傷人。飛煉砒黃而成,造作別有法。
③ 頌:《圖經》見《證類》卷 5"砒霜"　砒霜,舊不著所出郡縣,今近銅山處亦有之,惟信州者佳。其塊甚有大者,色如鵝子黃,明澈不雜。此類本處自是難得之物,每一兩大塊真者,人競珍之,市之不啻金價。古服食方中亦或用之,必得此類,乃可入藥。其市肆所蓄,片如細屑,亦夾土石,入藥服之,爲害不淺……
④ 承:陳承"別說"見《證類》卷 5"砒霜"　謹按:今信州玉山有砒井,官中封禁甚嚴。生不夾石者,色赤甚,如雄黃,以冷水磨,解熱毒,治痰壅甚效。近火即殺人,《圖經》所謂不啻金價者此也。若今市人通貨者,即取山中夾砂石者,燒煙飛作白霜,乃碎屑而芒刺,其傷火多者,塊大而微黃,則《圖經》所謂如鵝子色明澈者此也。古方並不入藥,唯見燒煉丹石家用。近人多以治瘧,然大意本以生者能解熱毒,蓋瘧本傷暑,故用。今俗醫乃不究其理,即以所燒霜用,服之必吐下,因此幸有安者,遂爲定法,爾後所損極多,不可不慎也。初取飛燒霜時,人在上風十餘丈外立,下風所近草木皆死。又多見以和飯毒鼠,若貓、犬食死鼠者亦死,其毒過於射罔遠矣,可不察之。又衡山所出一種,力差劣於信州者云。
⑤ 宗奭:《衍義》卷 6"砒霜"　今信州鑿坑井下取之。其坑常封鎖,坑中有濁綠水,先絞水盡,然後下鑿取。生砒謂之砒黃,其色如牛肉,或有淡白路,謂石非石,謂土非土。磨研酒飲,治癖積氣有功。才見火,更有毒,不可造次服也。取砒之法:將生砒就置火上,以器覆之,令砒煙上飛,著覆器,遂凝結,纍然下垂如乳,尖者爲勝,平短者次之。《圖經》言大塊者,其大塊者以已是下等,片如細屑者極下也。入藥當用如乳尖長者,直須詳謹。

次之,大塊乃是下等,片如細屑者極下也。【時珍曰】此乃錫之苗,故新錫器盛酒日久能殺人者,爲有砒毒也。生砒黃以赤色者爲良,熟砒霜以白色者爲良。

【修治】【斅①曰】凡使用,以小瓷瓶盛,後入紫背天葵、石龍芮二味,火煅從巳至申,便用甘(從)〔草〕水浸,從申至子,出拭乾,入瓶再煅,別研三萬下用。【時珍曰】草家皆言生砒輕見火則毒甚,而雷氏治法用火煅,今所用多是飛鍊者,蓋皆欲求速效,不惜其毒也,曷若用生者爲愈乎?

【氣味】苦、酸,暖,有毒。【時珍曰】辛、酸,大熱,有大毒。【大明②曰】畏綠豆、冷水、醋。入藥醋煮殺毒用。【土宿真君③曰】砒石用草制,鍊出金花成汁,化銅乾汞。青鹽、鶴頂草、消石、蒜、水蓼、常山、益母、獨帚、木律、菖蒲、三角酸、鵝不食草、波稜、萵苣,皆能伏砒。

【主治】砒黃:治瘧疾腎氣,帶之辟蚤蝨。大明④。冷水磨服,解熱毒,治痰壅。陳承⑤。磨服,治癖積氣。宗奭⑥。除齁喘積痢,爛肉,蝕瘀腐瘰癧。時珍。○砒霜:療諸瘧,風痰在胸膈,可作吐藥。不可久服,傷人。《開寶》⑦。治婦人血氣衝心痛,落胎。大明⑧。蝕癰疽敗肉,枯痔,殺蟲,殺人及禽獸。時珍。

【發明】【宗奭⑨曰】砒霜瘧家用,或過劑,則吐瀉兼作,須煎綠豆汁兼冷水飲之。【劉純⑩曰】瘧丹多用砒霜大毒之藥。本草謂主諸瘧風(疾)〔痰〕在胸膈,可作吐藥。蓋以性之至烈,大能燥痰也。雖有燥痰之功,大傷(胸)〔胃〕氣,脾胃虛者,切宜戒之。【時珍曰】砒乃大熱大毒之藥,而砒霜之毒尤烈。鼠雀食少許即死,猫犬食鼠雀亦殆,人服至一錢許亦死。雖鉤吻、射罔之力,不過如此,而宋人著本草不甚言其毒,何哉?此亦古者礜石之一種也。若得酒及燒酒,則腐爛腸胃,頃刻殺人,雖綠豆冷水亦難解矣。今之收瓶酒者,往往以砒烟熏瓶,則酒不壞,其亦嗜利不仁者哉!飲酒潛受其毒者,徒歸咎於酒耳。此物不入湯飲,惟入丹丸。凡痰瘧及齁喘用此,真有劫病立地之效。但須冷水吞之,不可飲食杯勺之物,靜臥一日或一夜,亦不作吐。少物引發,即作吐也。其燥烈純熱之

---

① 斅:《炮炙論》見《證類》卷5"砒霜"　雷公云:凡使,用小瓷瓶子盛,後入紫背天葵、石龍芮二味,三件便下火煅,從巳至申,便用甘草水浸,從申至子,出,拭乾,却入瓶盛,於火中煅,別研三萬下用之。

② 大明:《日華子》見《證類》卷5"砒霜"　砒霜,暖。治婦人血氣冲心痛,落胎。又砒黃,暖,亦有毒。畏菉豆、冷水、醋。治瘧疾,腎氣。帶辟蚤蝨。入藥以醋煮殺毒,乃用。

③ 土宿真君:(按:未見該書存世,待考。)

④ 大明:見本頁注②。

⑤ 陳承:見636頁注④。

⑥ 宗奭:見636頁注⑤。

⑦ 開寶:見636頁注②。

⑧ 大明:見本頁注②。

⑨ 宗奭:《衍義》卷6"砒霜"　瘧家或用。才過劑,則吐瀉兼作,須濃研綠豆汁,仍兼冷水飲。得石腦油即伏。

⑩ 劉純:《玉機微義》卷7"痎瘧"　截瘧諸丹:按:瘧丹多用砒霜大毒之藥。本草主諸瘧,風痰在胸膈,可作吐藥。蓋以其性之至烈,大能燥痰也……大抵瘧丹雖有燥痰之功,大傷胃氣。脾胃虛者,切宜戒之。

性,與燒酒、焰消同氣,寒疾濕痰被其劫而怫鬱頓開故也。今烟火家用少許,則爆聲更大,急烈之性可知矣。此藥亦止宜于山野藜藿之人。若嗜酒膏粱者,非其所宜,疾亦再作,不慎口慾故爾。凡頭瘡及諸瘡見血者,不可用此。其毒入經必殺人。《李樓奇方》①云:一婦病心痛數年不愈。一醫用人言半分,茶末一分,白湯調下,吐瘀血一塊而愈。得《日華子》治婦人血氣心痛之旨乎?

【附方】舊五,新十。中風痰壅,四肢不收,昏憒若醉。砒霜如綠豆大,研,新汲水調下少許,以熱水投之,大吐即愈。未吐再服。《聖惠方》②。寒熱痁疾。孫貞宗《秘寶方》③用信砒二兩研粉,寒水石三兩別搗末。用生鐵銚一箇,鋪石末,後鋪砒在上,又以石末蓋之。厚盞覆定,醋糊紙條密封十餘重,炭火一斤煅之。待紙條黑時取出,候冷,刮瑴上砒末乳細,粟米飯丸綠豆大,辰砂爲衣。每用三四丸,小兒一二丸,發日早以臘茶清下,一日不得食熱物。男人患,女人着藥入口中;女人患,男人着藥入口中。○《本事方》④用人言一錢,綠豆末一兩,爲末,無根井水丸綠豆大,黃丹爲衣,陰乾。發日五更冷水下五七丸。○《衛生寶鑑》⑤一剪金:用人言醋煮、硫黃、綠豆等分,爲末。每一豆許,用紅絹包之,采絲扎定。每剪下一粒,新汲水空心吞下,治瘧聖藥也。○《醫壘元戎》⑥九轉靈砂丹:用砒霜、黃丹、紫河車各一錢,爲末,雄黑豆一百粒,水浸一夜,研泥,和丸梧子、綠豆、黍米三樣大。每服一二十丸,發日五更向東,無根水下。紫河車、綠豆、黑豆,皆解砒毒也。○《本草權度》⑦不二散:用砒一錢,麪二兩,和勻,香油一斤煎黃色,以草紙壓去油,入茶三兩,爲末。每服一

---

① 李樓奇方:《怪證奇方》卷下　治婦人患心痛數年,茶末一分,人言半分,白湯調下,吐瘀血一塊而愈。

② 聖惠方:《聖惠方》卷20"治卒中風諸方"　治卒中風,昏憒若醉,痰涎壅盛,四肢不收,方:右用砒霜如綠豆大,細研,以新汲水調下,少用熱水投,得大吐即愈。如未吐再服。

③ 秘寶方:《證類》卷5"砒霜"　孫尚藥治痁疾。信砒二兩,別研如粉,寒水石三兩,別搗爲末。右用一生鐵銚子,先鋪石末一半,後堆砒末在上,又以石末蓋頭。然後取厚盞蓋之,周迴醋糊紙條子密封約十重,以炭火一斤已來,安銚子在上。候紙條子黑取出,置冷地上候冷,取開蓋子,淨刮取砒石末一處,入乳鉢內細研,以軟粟米飯和丸如梧子,更別作小丸子一等,以備小兒服,以飛過辰砂爲衣,候乾,入瓷合收。每人服時,於發日早,臘茶清下一丸,一日內不得熱物。合時先掃灑一淨室中合之,不得令婦人、貓、犬、雞、鼠等見,收得時亦如然。若婦人患則男著在口中,男子患亦然。

④ 本事方:《普濟方》卷197"諸瘧"　鬼哭丹出《本事方》:治瘧疾不問一日一發,間日一發,或三日者,多寒少寒,多熱少熱,頭疼渴欲飲冷者。人言(一錢,研末)、新綠豆(一兩),爲末,二味攪勻,以無根水搜爲一丸如皂莢子大,却將黃丹爲衣,陰乾。小兒丸如綠豆大。臨發日五更用桃柳枝露水送下。忌熱物半日。(按:《普濟本事方》無此方,今另溯其源。)

⑤ 衛生寶鑑:《衛生寶鑑》卷16"瘧病脉病並治"　一剪金:治瘧疾寒熱,乃瘧中聖藥。硫黃、信(各等分),右同研末,用緋紅絹子手撚藥一撚,放於絹上,裹如豆大,上用細絲線緊纏,係數遭,系定用剪子剪切。切須緊系。如不緊恐藥有失。每服一丸,星宿全時新汲水送下,空心服,無得人知。如服藥,先一日夜服,至明正發日,早去野處避,不令人知。廣宇亦得。

⑥ 醫壘元戎:《醫壘元戎》卷5"《金匱要略》瘧病脉證并治證三條方六首"　九轉靈砂丹:治瘧。紫河車(一錢八分,研細,和後二味)、鉛(一錢)、信(一錢),右用雄黑豆一百粒,水浸一宿,去皮透時,研如泥,和三味勻末,丸桐子大、綠豆大、黍米大三等,量虛實老幼大小服之。每服一二丸,或三丸,臨晨日未出,面東無根水下,不發日服。經曰:當其盛必毀,因其衰也,是必大昌,此之謂也。

⑦ 本草權度:《本草權度》卷上"瘧"　不二散:白麪(二兩)、砒(一錢),和勻,以香油一斤煎之黃色似褐,用草紙壓之去油,爲末,入江茶三兩,每服一字。

錢，發日早冷茶下。**一切積痢**。砒霜、黄丹等分，蠟和收，旋丸緑豆大。每米飲下三丸。《普濟方》①。**休息下痢**，經一二年不瘥，羸瘦衰弱。砒霜成塊者爲末、黄（丹）〔蠟〕各半兩，化蠟入砒，以柳條（覺）〔攪〕，焦則换，至七條，取起收之。每旋丸梧子大，冷水送下。小兒，黍米大。《和劑局方》②。**脾疼腰痛**。即上方，用冷水下。**婦人血氣**心痛。方見"發明"下。**走馬牙疳**。惡瘡，砒石、銅緑等分，爲末，攤紙上貼之，其效如神。○又方：砒霜半兩，醋調如糊，盌内盛，待乾刮下。用粟米大，綿裹安齒縫，來日取出，有蟲自死。久患者不過三日即愈。《普濟方》③。**項上瘰癧**。〔信〕州砒黄研末，濃墨汁丸梧子大，銚内炒乾，竹筒盛之。每用針破，將藥半丸貼之，自落，蝕盡爲度。《靈苑方》④。**痰喘齁䶎**。方見"穀部·豉"下。**一切漏瘡**有孔。用信石，新瓦火煅，研末，以津調少許於紙撚上，插入，蝕去惡管。漏多勿齊上。最妙。《急救易方》⑤。

土黄《綱目》

【修治】【時珍曰】用砒石二兩，木鱉子仁、巴豆仁各半兩，硇砂二錢，爲末，用木鼈子油、石腦油和成一塊，油裹，埋土坑内，四十九日取出，劈作小塊，甆器收用。

【氣味】辛、酸，熱，有毒。【獨孤滔⑥曰】土黄制雄黄。

【主治】枯瘤贅痔，乳食瘻癧并諸瘡惡肉。時珍。

① 普濟方：《普濟方》卷210"諸痢" 木香煮散：治純下白痢，及淡紅黑痢。治一切痢。砒霜、黄丹（各等分），右同研細，用黄蠟溶和藥末爲膏，旋丸如緑豆大，每服三丸，飯飲下。小兒丸如粟米大，亦飯飲下。忌葷腥。
② 和劑局方：《局方》卷6"治瀉痢" 縛虎丸：治休息痢經一二年不瘥，羸瘦衰弱。兼治脾疼腰痛。砒（成塊好者乳細）、黄蠟（各半兩），右將黄蠟熔開，下砒，以柳條七個，逐個攪，頭焦即换，俟用足取起，旋丸如梧桐子大，每服一丸。痢，冷水下。脾疼亦然。腰痛，冷酒下，並食前。小兒丸如黍米大，每服一丸，湯使同上。
③ 普濟方：《普濟方》卷67"急疳" 青金散：治走馬惡疳，牙疳蝕損，唇舌肉腐，牙落臭爛，其效如神。信砒、銅緑（各一分），右研爲細末，攤紙上，塗疳蝕處。/《聖惠方》卷34"治牙齒急疳諸方" 治急疳……又方：右用砒霜半兩，以醋調稀如糊，於茶碗子内慢火熬，攪令不著底，待醋乾即刮下，每用如粟米大，用綿裹安齒縫内，來日取出，有蟲自死。久患者，不過三上。（按：所引"又方"，《普濟方》卷67"急疳"引同方，云出《聖惠》。）
④ 靈苑方：《證類》卷5"砒霜" 《靈苑方》：治瘰癧。用信州砒黄，細研，滴濃墨汁丸如梧桐子大，於銚子内炒令乾，後用竹筒子盛。要用，於所患處灸破或針，將藥半丸敲碎貼之，以自然蝕落爲度。覺藥盡時，更貼少許。
⑤ 急救易方：《救急易方》卷6"漏瘡" 治漏瘡……又方：用信石，新瓦上火煅過，爲末，以津液潤紙探子，蘸少許，撚入瘡孔内。如瘡多不可齊上，免使害人。
⑥ 獨孤滔：《丹房鑑源》卷中"諸土篇第十三" 土黄（制雄黄。）

金星石 宋《嘉祐》① （附）銀星石

【集解】【頌②曰】金星石、銀星石並出濠州、并州，采無時。二石主療大體相似。【宗奭③曰】二石治大風疾，別有法，須燒用之。金星石生於蒼石內，外有金色麩片，銀星石有銀色麩片。又一種深青色堅潤，中有金色如麩片者，不入藥用。工人碾爲器，或婦人首飾用。【時珍曰】金星有數種。蘇頌所説二石，武當山亦有之。或云金星出膠東，銀星出雁門，蓋亦礞石之類也。寇宗奭所説二石治大風者，今考《聖惠方·大風門》，皆作金星礬石、銀星礬石，則似是礬石之類。《丹房鑑源·礬石篇》中，亦載二石名，似與蘇説者不同。且金星、銀星無毒，主熱涎血病。礬石則有毒，主風癲疾。觀此，則金星、銀星入藥，各有二種矣。又歙州硯石，亦有金星、銀星者。璃州亦出金星石，皆可作硯。翡翠石能屑金，亦名金星石。此皆名同物異也。劉河間《宣明方》點眼藥方中用金精石、銀精石，不知即此金星、銀星否也。

【氣味】甘，寒，無毒。【主治】脾肺壅毒及肺損吐血嗽血，下熱涎，解衆毒。《嘉祐》④。水磨少許服，鎮心神不寧，亦治骨哽。時珍。

【附方】新二。吐血嗽血肺損者。金星石、銀星石、玄精石、不灰木、羊起石、雲母石等分。用甘鍋一箇，鋪冬月水牛糞一二寸，鋪藥一層，鋪灰二寸，又藥一層，重重如此，以灰蓋之，鹽泥固濟。用炭一秤，火煅一日夜，埋土中一夜，取出藥塊，去灰爲末。每一兩入龍腦、麝香各半錢，阿膠二錢半炒。每服一錢，糯米湯下，日三服。《聖惠方》⑤。大風蟲瘡。有五色蟲取下。諸石丸：用金星礬石、銀星礬石、雲母石、禹餘粮石、滑石、陽起石、慈石、凝水石、密陀僧、自然銅、龍涎石等分，搗碎瓶盛，鹽泥固濟之。炭火十斤，煅過爲末，醋糊丸小豆大。每服十五丸，白花蛇酒下，一日三服，

---

① 嘉祐：《嘉祐》見《證類》卷5"金星石" 寒，無毒。主脾肺壅毒，及主肺損吐血嗽血，下熱涎，解衆毒。今多出濠州。又有銀星石，主療與金星石大體相似。（新定。）

② 頌：《圖經》見《證類》卷5"金星石" 金星石，生并州、濠州。寒，無毒。主脾、肺壅毒及肺損出血嗽血，下熱涎，解衆毒。又有一種銀星石，體性亦相似。採無時。

③ 宗奭：《衍義》卷6"金星石（附銀星石）" 治大風疾，別有法，須燒用。金星石於蒼石內，外有金色麩片。銀星石，有如銀色麩片。又一種深青色，堅潤中有金色如麩片，不入藥，工人碾爲器，或婦人首飾。餘如《經》。

④ 嘉祐：見本頁注①。

⑤ 聖惠方：《聖濟總録》卷68"吐血" 治肺損，吐血嗽血，通聖散方：金星石、銀星石、太陰玄精石、雲母、陽起石、不灰木，右六味等分，以砂鍋子一枚，先入羅過紫冬灰（水牛糞是也），可厚一二寸，鋪藥一重，以灰一二寸，築令實，又鋪藥一重，准前以灰蓋，後鋪藥盡爲度，上下以灰封蓋，以鹽泥固濟，不限藥多少，皆用炭一秤，於静室中周密不通風處，火煅一日一夜，候冷取出，於淨地掘一坑子，深一尺許，埋鍋子一宿，取出，先揀出藥塊子，餘以粗羅羅去灰，取藥碾爲末，更入乳鉢，研令極細，即入罐子内收之，每藥末一兩，入龍腦、麝香各半錢，阿膠一分，炒，同研，入前件藥末一兩内，合和令匀，每服一錢或半錢匕，以糯米少許研細，入薄荷汁、蜜各少許，同煎爲飲，候温調下，空心、日午、臨卧各一服。（按：《聖惠方》無此方，今另溯其源。）

以愈爲度。《太平聖惠方》①。

【附録】金石《拾遺》②。【藏器③曰】味甘,温,無毒。主久羸瘦,不能食,無顔色,補腰脚冷,令人健壯,益陽,有暴熱脱髮,飛鍊服之。生五臺山清凉寺,石中金屑,作赤褐色也。

婆娑石 宋《開寶》④

【釋名】摩挲石。【時珍曰】姚西溪《叢話》⑤云:舶船過産石山下,愛其石,以手捫之,故曰摩挲。不知然否?

【集解】【志⑥曰】婆娑石生南海,胡人采得之。其石緑色,無班點,有金星,磨成乳汁者爲上。又有豆班石,雖亦解毒,而功力不及。復有鄂緑,有文理,磨鐵成銅色,人多以此爲之,非真也。驗法,以水磨點雞冠熱血,當化成水是也。【宗奭⑦曰】石如淡色石緑,間微有金星者佳。又有豆班石,亦如此石,但有黑班點,無金星。【頌⑧曰】胡人尤珍貴之,以金裝飾作指弸帶之。每欲食及食罷,輒含吮數次以防毒。今人有得指面許塊,則價直百金也。【時珍曰】《庚辛玉册》⑨云:摩挲石,陽石也。出三佛齊。海南有山,五色聳峙,其石有光焰。其水下滾如箭,船過其下,人以刀斧擊取。燒之作硫黄氣。以形如黄龍齒而堅重者爲佳。匱五金,伏三黄,制鉛汞。

【氣味】甘、淡,寒,無毒。

【主治】解一切藥毒,瘴疫熱悶頭痛。《開寶》⑩。

---

① 太平聖惠方:《聖濟總録》卷18“大風癩病” 治大風疾,取五色蟲,諸石丸方:金星石、銀星石、雲母石、禹餘糧石、滑石、自然銅、磁石、生乾地黄、龍仙石(出齊州,又名龍涎石)、陽起石、蜜陀僧、凝水石(各一兩),右一十二味搗碎,以罐子盛,用炭火十斤煨,以火盡爲度,取出搗研爲末,醋煎麵糊爲丸,如小豆大,每服十五丸,用後補藥下。(按:《聖惠方》無此方,今另溯其源。)

② 拾遺:《證類》卷3“三十五種陳藏器餘·金石” 味甘,無毒。主久羸瘦不能食,無顔色。補腰脚冷,令人健壯,益陽。有暴熱脱髮,飛煉服之。生五臺山清凉寺石中,金屑作赤褐色。

③ 藏器:見上注。

④ 開寶:《開寶》見《證類》卷3“婆娑石” 主解一切藥毒瘴疫,熱悶頭痛。生南海。胡人採得之,無斑點,有金星,磨成乳汁者爲上。又有豆班石,雖亦解毒,功力不及。復有鄂緑,有文理,磨鐵成銅色,人多以此爲之,非真也。凡欲驗真者,以水磨點雞冠熱血,當化成水是也。(此即俗謂之摩娑石也。)

⑤ 叢話:《西溪叢語》卷下 雞跖載摩磻石,出西番山石澗中,辟諸毒爐火,本草云陽石也……又謂舶船上下,愛其山石者,多以手捫之,故云摩磻石……

⑥ 志:見本頁注④。

⑦ 宗奭:《衍義》卷4“婆娑石” 今則轉爲磨娑石,如淡色石緑間微有金星者佳。磨之如淡乳汁,其味淡。又有豆班石,亦如此石,但于石上有黑班點,無金星。

⑧ 頌:《圖經》見《證類》卷3“無名異” ……又有婆娑石,生南海……胡人尤珍貴之,以金裝飾作指弸帶之。每欲食及食罷,輒含吮數四以防毒,今人有得指面許塊,則價(直)〔值〕百金……

⑨ 庚辛玉册:(按:未見該書存世,待考。)

⑩ 開寶:見本頁注④。

礞石 宋《嘉祐》①

【釋名】青礞石。【時珍曰】其色濛濛然，故名。

【集解】【時珍曰】礞石，江北諸山往往有之，以盱山出者爲佳。有青、白二種，以青者爲佳。堅細而青黑，打開中有白星點，煅後則星黃如麩金。其無星點者，不入藥用。通城縣一山產之，工人以爲器物。

【修治】【時珍曰】用大坩鍋一箇，以礞石四兩打碎，入消石四兩拌勻。炭火十五斤簇定，煅至消盡，其石色如金爲度。取出研末，水飛去消毒，晒乾用。

【氣味】甘、鹹，平，無毒。

【主治】食積不消，留滯臟腑，宿食癥塊久不瘥。小兒食積羸瘦，婦人積年食癥，攻刺心腹。得巴豆、硇砂、大黃、荊三稜作丸服良。《嘉祐》②。治積痰驚癇，欬嗽喘急。時珍。

【發明】【時珍曰】青礞石氣平味鹹，其性下行，陰也，沉也，乃厥陰之藥。肝經風木太過，來制脾土，氣不運化，積滯生痰，壅塞上中二焦，變生風熱諸病，故宜此藥重墜。制以消石，其性疏快，使木平氣下，而痰積通利，諸證自除。湯衡《嬰孩寶書》③言，礞石乃治驚利痰之聖藥。吐痰在水上，以石末糝之，痰即隨水而下，則其沉墜之性可知。然止可用之救急，氣弱脾虛者，不宜久服。楊士瀛④謂其功能利痰，而性非胃家所好。如慢驚之類，皆宜佐以木香。而王隱君⑤則謂痰爲百病，不論虛實寒熱，概用滾痰丸通治百病，豈理也哉。朱丹溪⑥言：一老人忽病目盲，乃大虛證，一醫與礞石藥服之，至夜而死。吁！此乃盲醫虛虛之過，礞石豈殺人者乎？況目盲之病，與礞石並不相干。

【附方】新四。滾痰丸。通治痰爲百病，惟水瀉、雙娠者不可服。礞石、焰硝各二兩，煅過研飛，晒乾，一兩，大黃酒蒸八兩，黃芩酒洗八兩，沉香五錢。爲末，水丸梧子大，常服一二十丸，欲

---

① 嘉祐：《嘉祐》見《證類》卷5"礞石"　治食積不消，留滯在藏腑，宿食癥塊久不差，及小兒食積羸瘦，婦人積年食癥，攻刺心腹。得硇砂、巴豆、大黃、京三稜等良。可作丸服用之，細研爲粉。一名青礞石。（新定。）

② 嘉祐：見上注。

③ 嬰孩寶書：（按：原書佚，查存其佚文之《編集諸家嬰兒病證幼幼方論》，亦未見時珍所引"礞石"文。未能溯得其源。）

④ 楊士瀛：《仁齋小兒方》卷2"慢驚下痰證治"　礞石散……慢風、慢脾風用南木香煎湯調下。礞石、焰硝、古文錢輂，雖能利痰，然其性非胃家所好，須以木香佐之。

⑤ 王隱君：（按：見《泰定養生主論》卷14"痰證"，文繁不録。時珍乃從此總結成語。）

⑥ 朱丹溪：《丹溪纂要》卷3"第四十七目病"　一老人忽盲，他無所苦，予以大虛治之，急煎人參膏二斤。服二日，一醫與青（磁）〔礞〕石藥，予曰：今夜死矣。果然。

利大便則服一二百丸,温水下。王隱君《養生主論》①。**一切積病**。金寶神丹:治一切虚冷久積,滑泄久痢,癖塊,血刺心腹,下痢,及婦人崩中漏下。青礞石半斤爲末,消石末二兩,坩鍋内鋪頭蓋底,按實。炭火二十斤,煅過取出,入赤石脂末二兩,滴水丸芡子大。候乾,入坩鍋内,小火煅紅,收之。每服一丸至二三丸,空心温水下,少(許)〔食〕壓之。久病瀉痢,加至五七丸。《楊氏家藏方》②。**急慢驚風**。奪命散:治急慢驚風,痰涎壅塞咽喉,命在須臾,服此墜下風痰,乃治驚利痰之聖藥也。真礞石一兩,焰硝一兩,同煅過爲末,每服半錢或一錢。急驚痰熱者,薄荷自然汁入生蜜調下。慢驚脾虚者,木香湯入熟蜜調下。亦或雪糕丸綠豆大,每服二三丸。湯氏《嬰孩寶書》③。**小兒急驚**。青礞石磨水服。《衛生方》④。

花乳石 宋《嘉祐》⑤

【釋名】花蕊石。【宗奭⑥曰】黄石中間有淡白點,以此得花之名。《圖經》作花蕊石,是取其色黄也。

【集解】【禹錫⑦曰】花乳石出陝、華諸郡。色正黄,形之大小方圓無定。【頌⑧曰】出陝州閿

---

① 養生主論:《養生主論》卷 14"痰證" 衮痰圓歌括:甑裏翻身甲掛金,(藥性無毒,利痰順氣,蕩滌腹中寒熱,走而不守。有孕者不可單服。)於今頭戴草堂深。(藥性微寒,利痰清肺,除熱安胎神妙。陽明引經之藥也。)相逢二八求斤正,砂煅青礞倍若沉。十七兩中令半兩,水圓桐子意常斟。千般怪證如神效,水瀉雙身却不任。

② 楊氏家藏方:《楊氏家藏方》卷 5"積聚方" 金寶神丹:治諸積癖塊,攻刺心腹,下痢赤白。及婦人崩中漏下,一切虚冷之疾。尤治飲食過多,臟腑滑泄,久積久痢,並皆治之。青礞石(半斤,搗羅過,用硝石二兩細研於坩堝内,鋪頭蓋底按實,用圓瓦覆口,用炭二十斤煨之,取出,入赤石脂二兩,同研極細),右件滴水丸如小雞頭大,候乾,再入坩堝内,用少火煅紅收之。每有虚冷病,服一丸至二三丸,空心温水送下,以少食壓之。久病泄瀉,加至五七丸,或十丸亦不妨。

③ 嬰孩寶書:《普濟方》卷 374"一切驚風" 奪命散(一名霹靂散,出《醫方大成》):大控風涎,不問慢驚風、急驚風……青礞石、焰硝(各一兩),右入沙鍋子,用鹽泥固濟,炭火煅通紅,須待硝盡爲灰,藥令如金色,取出研爲極細末,煎膏薄糊丸綠豆大,每服二九。如急驚風痰壅上,身熱如火,濃煎薄荷湯,入蜜少許調匀,微温服之。或荊芥湯調下。如慢驚脾風,用南木香煎湯調下……但先用此藥入喉,其痰墜下,功有萬全,奪天地之造。原得之聖僧,累試有驗。(**按**:原書佚,查存其佚文之《編集諸家嬰兒病證幼幼方論》無此方。《醫方大成》亦查無此方。)

④ 衛生方:《衛生易簡方》卷 12"急慢驚風" 治小兒急慢驚風……又方:用青礞石磨水,灌服。

⑤ 嘉祐:《嘉祐》見《證類》卷 5"花乳石" 主金瘡止血,又療產婦血暈惡血。出陝、華諸郡。色正黄,形之大小方圓無定。欲服者,當以大火燒之。金瘡止血正爾,刮末傅之即合,仍不作膿潰。或名花藥石。(新定。)

⑥ 宗奭:《衍義》卷 5"花乳石" ……今出陝、華間,于黄石中,間有淡白點,以此得花之名。今《惠民局》花乳石散者是。此物陝人又能鐫爲器。《圖經》第二卷中,易其名爲花藥石,是却取其色黄也,更無花乳之名……

⑦ 禹錫:見本頁注⑤。

⑧ 頌:《圖經》見《證類》卷 5"花乳石" 花乳石,出陝州閿鄉縣。體至堅重,色如硫黄,形塊有極大者,人用琢器……採無時。

鄉，體至堅重，色如硫黃，形塊有極大者，陝西人鑴爲器用，采無時。【時珍曰】《玉册》①云：花乳石，陰石也。生代州山谷中，有五色，可代丹砂匱藥。蜀中汶山、彭縣亦有之。

【脩治】【時珍曰】凡入丸散，以罐固濟，頂火煅過，出火毒，研細水飛晒乾用。

【氣味】酸、澀，平，無毒。

【主治】金瘡出血，刮末傅之即合，仍不作膿。又療婦人血運惡血。《嘉祐》②。治一切失血，傷損內漏，目臀。時珍。

【發明】【頌③曰】花蕊石古方未有〔用〕者。近世以合硫黃同（銀）〔煅〕研末，傅金瘡，其效如神。人有（瘡）〔倉〕卒中金刃，不及煅治者，但刮末傅之亦效。【時珍曰】花蕊石舊無氣味。今嘗試之，其氣平，其味澀而酸，蓋厥陰經血分藥也。其功專于止血，能使血化爲水，酸以收之也。而又能下死胎，落胞衣，去惡血，惡血化則胎與胞無阻滯之患矣。東垣所謂胞衣不出，澀劑可以下之，故赤石脂亦能下胞胎，與此同義。葛可久治吐血出升斗有花蕊石散，《和劑局方》治諸血及損傷金瘡胎産有花蕊石散，皆云能化血爲水。則此石之功，蓋非尋常草木之比也。

【附方】新五。花蕊石散。治五內崩損，噴血出斗升，用此治之。花蕊石煅存性，研如粉。以童子小便一鐘，男人酒一半，女人醋一半，煎溫，食後調服三錢，甚者五錢。能使瘀血化爲黃水，後以獨參湯補之。葛可久《十藥神書》④。花蕊石散。治一切金刃箭鏃傷及打撲傷損，狗咬至死者，急以藥摻傷處，其血化爲黃水，再摻便活，更不疼痛。如內損血入臟腑，煎童子小便，入酒少許，熱調一錢服，立效。畜牲抵傷，腸出〔不損〕者，急納入，桑白皮線縫之，摻藥，血止立活。婦人産後敗血不盡，血運，惡血奔心，胎死腹中，胎衣不下，至死，但心頭溫暖者，急以童子小便調一錢，取下惡物如豬肝，終身不患血風血氣。若膈上有血，化爲黃水，即時吐出，或隨小便出，甚效。硫黃四兩，花蕊石一兩，並爲粗末拌勻，以膠泥固濟，日乾，瓦罐一箇盛之，泥封口，焙乾，安在（西）〔四〕方磚上，磚上書八卦五行字。用炭一秤簇匝，從巳午時自下生火，煅至炭消，冷定取出，爲細末，瓶收用。《和劑局方》⑤。金瘡出血。方

---

① 玉册：（**按**：未見該書存世，待考。）

② 嘉祐：見 643 頁注⑤。

③ 頌：《圖經》見《證類》卷5"花乳石" ……古方未有用者，近世以合硫黃同煅，研末傅金瘡，其效如神。又人倉卒中金刃，不及煅合，但刮石上取細末傅之，亦效……

④ 十藥神書：《十藥神書》"乙字號花蘂石散" 五臟崩損，湧噴血出成升斗者，用此止之。花蘂石（火煅存性，研爲粉，不拘多少），右用童便一鍾，頓溫，調末三錢，甚者五錢，食後服下。男子用酒一半，女子用醋一半，與童便和藥服。使瘀血化爲黃水。服此以後藥補之。

⑤ 和劑局方：《局方》卷8"治瘡腫傷折" 花蕊石散：治一切金刃箭鏃傷中，及打撲傷損，貓狗咬傷，或至死者，急於傷處摻藥，其血化爲黃水，再摻藥便活，更不疼痛。如內損血入藏腑，熱煎童子小便，入酒少許，調一大錢，服之立效。若牛觝腸出不損者，急內入，細絲桑白皮尖茸爲線，縫合肚皮，縫上摻藥，血止立活。如無桑白皮，用生麻縷亦得。並不得封裹瘡口，恐作膿血。如瘡乾，以津液潤之，然後摻藥。婦人産後敗血不盡，血迷血運，惡血奔心，胎死腹中，胎衣不下至死者，但心頭暖，急以童子小便調一錢，取下惡物如豬肝片，終身不患血風血氣。若膈上有血，化爲黃水，即時吐出，或隨小便出，立效。硫黃（上色明淨者，搗爲粗末，四兩）、花蕊石（搗爲粗末，一兩），右二味相拌令勻，先用紙筋和膠泥固濟瓦罐子一個，內可容藥，候泥乾入藥內，密泥封口了，焙籠內焙乾，令透熱，便安在四方磚上，磚上書八卦五行字，用炭一秤，籠迭周匝，自巳午時從下生火，令漸漸上徹，有墜下火，旋夾火上，直至經宿，火冷炭消盡。又放經宿，罐冷定，取出細研，以絹羅子羅至細，瓷盒內盛，依前法使用。

見“主治”。**多年障翳**。花蕊石水飛焙、防風、川芎藭、甘菊花、白附子、牛蒡子各一兩,甘草炙半兩,爲末,每服半錢,臘茶下。《衛生家寶方》①。**脚縫出水**。好黄丹,入花乳石末,摻之。談野翁《試效方》②。

白羊石宋《圖經》③

【集解】【頌④曰】生兗州白羊山,春中掘地采之,以白瑩者爲良。又有黑羊石,生兗州宮山之西,亦春中掘地采之,以黑色、有墻壁、光瑩者爲上。

【氣味】淡,生凉、熟熱,無毒。

【主治】解藥毒。黑羊石同。蘇頌⑤。

金牙石《別録》⑥下品

【釋名】黄牙石。【時珍曰】象形。

【集解】【《別録》⑦曰】金牙生蜀郡,如金色者良。【弘景⑧曰】今出蜀漢,似粗金,大如棋子而方。又有銅牙亦相似,但外黑,内色小淺,不入藥用。【恭⑨曰】金牙離本處,入土水中,久皆黑色,不可謂之銅牙也。此出漢中金牙湍,湍兩岸石間打出者,内即金色,岸〔頹〕〔擢〕入水,久者皆黑。近南山溪谷,茂州、維州亦有,勝于漢中者。【頌⑩曰】今雍州亦有之。【時珍曰】《崔昉本草》⑪云:金牙石,陽石也。生川、陝山中,似蜜〔粟〕〔栗〕子,有金點形者妙。《聖濟經》治癘風大方中,用金牙石、銀牙石。銀牙恐即金牙石之白色者爾,方書並無言及者,姑闕之。

---

① 衛生家寶方:《衛生家寶方》卷5“治一切眼疾” 花乳石散:治多年内外障。花乳石(一兩,細研,澄爲粉,焙乾)、防風(一兩,去蘆頭秤)、川芎(一兩)、甘菊(一兩)、甘草(半兩,炙)、牛蒡子(半兩,揀去灰土秤,炒)、白附子(一兩),右爲末,每服二大錢,臘茶調下,不拘時候。
② 試效方:(**按**:未見原書,待考。)
③ 圖經:《圖經》見《證類》卷4“兗州黑羊石” 黑羊石生兗州宮山之西。味淡,性熱,解藥毒。春中掘地採之,以黑色有墻壁光瑩者爲上。/《圖經》見《證類》卷4“兗州白羊石” 白羊石生兗州白羊山。味淡,其性熟用即大熱,生用即凉。解衆藥毒。春中掘地採之,以白瑩者爲良。
④ 頌:見上注。
⑤ 蘇頌:見上注。
⑥ 別録:《別録》見《證類》卷5“金牙” 味鹹,無毒。主鬼疰毒蠱諸疰。生蜀郡,如金色者良。
⑦ 別録:見上注。
⑧ 弘景:《集注》見《證類》卷5“金牙” 陶隱居云:今出蜀漢,似粗金,大如棋子而方。又有銅牙亦相似,但外色黑,内色小淺,不入藥用……
⑨ 恭:《唐本草》見《證類》卷5“金牙” 《唐本》注云:金牙,離本處入土水中,久皆色黑,不可謂之銅牙也。此出漢中,金牙湍湍兩岸入石間打出者,内即金色,岸擢入水,久者皆黑。近南山溪谷、茂州、雍州亦有,勝於漢中者。
⑩ 頌:《圖經》見《證類》卷5“金牙” 金牙,生蜀郡,今雍州亦有之……
⑪ 崔昉本草:(**按**:未見該書存世,待考。)

【修治】【大明①曰】入藥，燒赤去粗〔汁〕乃用。

【氣味】鹹，平，無毒。【大明②曰】甘，平。

【主治】鬼疰毒蠱諸痒。《別錄》③。治一切冷風氣，筋骨攣急，腰脚不遂，燒，浸酒服。甄權④。煖腰膝，補水臟，驚悸，小兒驚癇。大明⑤。

【發明】【弘景⑥曰】金牙惟酒、散及五疰丸用之，餘方少用。【頌⑦曰】葛洪《肘後方》，治風毒厥，有大小金牙酒，但浸其汁飲之。孫思邈《千金方》治風毒及鬼疰、南方(障)〔瘴〕氣、傳尸等，各有大小金牙散之類是也。小金牙酒主風疰百病，虛勞濕冷，緩弱不仁，不能行步，近人用之多效。故著其法云：金牙、細辛、莽草、防風、地膚子、地黃、附子、茵蔯、續斷、蜀椒、蒴藋根各四兩，獨活一斤，十二物。金牙搗末，別盛練囊，餘皆薄切，同入一大囊，以清酒四兩漬之，密器泥口，四宿酒成。溫服二合，日二次，取效。

金剛石《綱目》

【釋名】金剛鑽。【時珍曰】其砂可以鑽玉補瓷，故謂之鑽。

【集解】【時珍曰】金剛石出西番、天竺諸國。葛洪《抱朴子》⑧云：扶南出金剛，生水底石上，如鍾乳狀，體似紫石英，可以刻玉。人没水取之，雖鐵椎擊之亦不能傷。惟羚羊角扣之，則濯然冰泮。《丹房鑑源》⑨云：紫背鉛能碎金剛鑽。周密《齊東野語》⑩云：玉人攻玉，以恒河之砂，以金剛鑽

---

① 大明：《日華子》見《證類》卷5"金牙"　金牙石，味甘，平。治一切冷風氣，暖腰膝，補水藏，驚悸，小兒驚癇。入藥並燒淬去粗汁乃用。

② 大明：見上注。

③ 別錄：見645頁注⑥。

④ 甄權：《藥性論》見《證類》卷5"金牙"　金牙石，君。治一切風，筋骨攣急，腰脚不遂，燒浸服之良。

⑤ 大明：見本頁注①。

⑥ 弘景：《集注》見《證類》卷5"金牙"　……金牙惟合酒、散及五疰丸，餘方不甚須此。

⑦ 頌：《圖經》見《證類》卷5"金牙"　……葛洪治風毒厥，有大小金牙酒，但浸其汁而飲之。古方亦有燒淬去毒入藥者。孫思邈治風毒及鬼疰，南方瘴氣、傳尸等，各有大小金牙散之類是也……小金牙酒，主風疰百病，虛勞，濕冷緩不仁，不能行步，近人用之多效，故著其法云：金牙、細辛、地膚子、莽草、乾地黃、蒴藋根、防風、附子、茵芋、續斷、蜀椒各四兩，獨活一斤，十二物，金牙搗末，別盛練囊，餘皆薄切，并金牙共内大絹囊，以清酒四斗漬之，密泥器口，四宿酒成，溫服二合，日三，漸增之。

⑧ 抱朴子：《御覽》卷786"扶南國"　《抱朴子》曰：扶南國出金鋼，可以刻玉，狀似紫石英。其所生在百丈水底盤石上，如鍾乳，人没水取之，竟日乃出。以鐵搥之，不傷鐵，反自損。以殺羊角扣之，淮然冰泮。

⑨ 丹房鑑源：《證類》卷5"鉛"　《丹房鏡源》云……嘉州隴隑利州出鉛精之葉，深有變形之狀文，曰紫背鉛，鉛能碎金鋼鑽……

⑩ 齊東野語：《齊東野語》卷16"金剛鑽"　玉人攻玉，必以邢河之沙，其鐫鏤之具，必用所謂金剛鑽者，形如鼠糞，色青黑，如鐵如石。相傳產西域諸國，或謂出回紇國，往往得之河北沙磧間，鷙鳥海東青所遺糞中。然竟莫知為何物也……

鏤之，其形如鼠矢，青黑色如石如鐵。相傳出西域及回紇高山頂上，鷹隼粘帶食入腹中，遺糞于河北砂磧間，未知然否。《玄中記》①云：大秦國出金剛，一名削玉刀，大者長尺許，小者如稻黍，着環中，可以刻玉。觀此則金剛有甚大者，番僧以充佛牙是也。欲辨真僞，但燒赤淬醋中，如故不酥碎者爲真。若覺鈍，則煅赤，冷定即銳也。故西方以金剛喻佛性，羚羊角喻煩惱。《十洲記》②載西海流砂有昆吾石，治之則劍如鐵，光明如水精，割玉如泥，此亦金剛之大者也。又獸有貘及嚙鐵、狡兔，皆能食鐵，其糞俱可爲兵切玉，詳見"獸部·貘"下。

【主治】磨水塗湯火傷。作釵環服佩，辟邪惡毒氣。時珍。

砭石 音邊○《綱目》

【釋名】鍼石。

【集解】【時珍曰】案《東山經》③云：高氏之山，鳧麗之山，皆多鍼石。郭璞注云：可爲砭鍼也。《素問·異法方宜論》④云：東方之域，魚鹽之地，海濱傍水，其病爲癰瘍，其治宜砭石，故砭石亦從東方來。王冰注云：砭石如玉，可以爲鍼。蓋古者以石爲鍼，季世以鍼代石，今人又以瓷鍼刺病，亦砭之遺意也。但砭石無識者，豈即石砮之屬爲之歟。

【附錄】石砮。【時珍曰】石砮出肅慎。國人以枯木爲矢，青石爲鏃，施毒，中人即死。石生山中。《禹貢》荊州、梁州皆貢砮，即此石也。又南方藤州以青石爲刀劍，如銅鐵，婦人用作環玦。琉璃國人墾田，以石爲刀，長尺餘。皆此類也。

【主治】刺百病癰腫。

越砥 《別錄》⑤中品

【釋名】磨刀石藏器⑥、羊肝石《綱目》、礪石。【時珍曰】《尚書》⑦：荊州厥貢砥礪。

---

① 玄中記：《御覽》卷813"金剛"　《玄中記》曰：金剛出天竺大秦國，一名削玉刀，削玉如鐵。刀削木，大者長尺許，小者如稻米。欲刻玉時，當作大金鐶，着手指，開其背如月，以割玉刀内鐶中以刻玉。

② 十洲記：《藝文類聚》卷6"石"　《十洲記》曰：流洲在西海中，上多積石，名爲昆吾石，治成鐵作劍，光明照洞如水精狀，割玉物如切泥土焉。

③ 東山經：《山海經》卷4"東山經"　又南四百里曰高氏之山，其上多玉，其下多箴石（可以爲砥鍼，治癰腫者……）

④ 素問：《素問·異法方宜論》　……故東方之域，天地之所始生也。魚鹽之地，海濱傍水，其民食魚而嗜鹹，皆安其處，美其食魚者，使人熱中。鹽者勝血，故其民皆黑色疎理，其病皆爲癰瘍。其治宜砭石。（……砭石，謂以石爲鍼也……）

⑤ 別錄：《別錄》見《證類》卷30"有名未用·越砥"　味甘，無毒。主目盲，止痛，除熱瘙。

⑥ 藏器：《證類》卷4"礪石"　無毒。主破宿血，下石淋，除癥結，伏鬼物惡氣。一名磨石。燒赤熱投酒中，飲之。即今磨刀石，取垽，傅蠼螋溺瘡，有效。又不欲人踢之，令人患帶下，未知所由。又有越砥石，極細，磨汁滴目，除障闇，燒赤投酒中，破血瘕痛。功狀極同，名又相近，應是礪矣。《禹貢》注云：砥細於礪，皆磨石也。（新補，見陳藏器。）

⑦ 尚書：《尚書正義》卷3"禹貢"　……礪砥砮丹……疏（……《正義》曰：砥以細密爲名，礪以粗糲爲稱，故砥細于礪，皆磨石也。鄭曰：砥礪，磨刀刃石也，精者曰砥……）

注云：砥以細密爲名，礪以粗糲爲稱。俗稱者爲羊肝石，因形色也。【弘景[1]曰】越砥，今細礪石也。出臨平。

【氣味】甘，無毒。

【主治】目盲，止痛，除熱瘙。《本經》[2]。磨汁點目，除障翳。燒赤投酒飲，破血瘕痛。藏器[3]。

礪石。【主治】破宿血，下石淋，除結瘕，伏鬼物惡氣，燒赤投酒中飲之。人言躡之患帶下，未知所由。藏器[4]。

磨刀垽—名龍白泉粉。【主治】傅蠼螋尿瘡，有效。藏器[5]。塗瘰癧結核。時珍。

礓石《唐本草》[6]

【釋名】硠磇石。【時珍曰】礓石以形名。或作礓礫。邵伯温云：天有至戾，地有至幽，石類得之，則爲礓礫是也。俗作硠磇。

【集解】【恭[7]曰】礓石所在有之，生土石間，狀如薑，有五種，以色白而爛不碈者良，齊（城）〔州〕歷城東者好，采無時。【宗奭[8]曰】所在皆有，須不見日色旋取，微白者佳。

【氣味】鹹，寒，無毒。【主治】熱豌豆瘡，丁毒等腫。《唐本》[9]。

【附方】舊二，新三。丁毒腫痛。白礓石末，和雞子清傅之，乾即易，丁自出，神效。《崔氏方》[10]。乳癰腫大。如盌腫痛，方同上。《外臺秘要》[11]。產後脹衝，氣噎。硠磇石、代赭

---

① 弘景：《集注》見《證類》卷30"有名未用·越砥"　陶隱居云：今細礪石出臨平者。

② 本經：見647頁注⑤。（**按**：誤注出處，當出《別錄》。）

③ 藏器：見647頁注⑥。

④ 藏器：見647頁注⑥。

⑤ 藏器：見647頁注⑥。

⑥ 唐本草：《唐本草》見《證類》卷5"礓石"　味鹹，寒，無毒。主熱豌豆瘡，丁毒等腫。生土石間，狀如薑，有五種色，白者最良。所在有之，以爛不碈（插苴切）者好，齊州歷城東者良。

⑦ 恭：見上注。

⑧ 宗奭：《衍義》卷6"礓石"　所在皆有，須不見日色，旋取微白者佳。治丁腫殊效。

⑨ 唐本：見本頁注⑥。

⑩ 崔氏方：《圖經》見《證類》卷5"礓石"　……崔氏療丁腫，單用白礓石末，和雞子清傅之，丁自出……

⑪ 外臺秘要：《外臺》卷34"乳癰腫方"　《救急》療乳癰腫痛，如升碗大，痛不可忍方：取白礓石，搗末一二升，用雞子白和如稀泥，敷腫，乾更易之。此方頻試驗。

石等分,爲末,醋糊丸梧子大。每服三五十丸,醋湯下。潔古《保命集》①。 **通身水腫**。薑石燒赤,納黑牛尿中,熱服,日飲一升。《千金方》②。

麥飯石 宋《圖經》③

【釋名】【時珍曰】象形。

【集解】【時珍曰】李迅云:麥飯石處處山溪中有之。其石大小不等,或如拳,或如鵝卵,或如盞,或如餅,大略狀如握聚一團麥飯,有粒點如豆如米,其色黃白,但於溪間麻石中尋有此狀者即是。古方云,曾作磨者佳,誤矣。此石不可作磨。若無此石,但以舊䃺磨近齒處石代之,取其有麥性故耳。

【氣味】甘,溫,無毒。

【主治】一切癰疽發背。時珍。

【發明】【頌曰】大凡石類多主癰疽。世傳麥飯石膏,治發背瘡甚效,乃中岳山人呂子華秘方。裴員外啗之以名第,河南尹脅之以重刑,呂寧絕榮望,守死不傳其方。取此石碎如棋子,炭火燒赤,投米醋中浸之,如此十次,研末篩細,入乳鉢內,用數人更碾五七日,要細膩如䃺,四兩。鹿角一具,要生取連腦骨者,其自脫者不堪用,每二三寸截之,炭火燒令烟盡即止,爲末研細,二兩。白斂生研末,二兩。用三年米醋入銀石器內,煎令魚目沸,旋旋入藥在內,竹杖子不住攪,熬一二時久,稀稠得所,傾在盆內,待冷以紙蓋收,勿令塵入。用時,以鵝翎拂膏,于腫上四圍赤處盡塗之,中留錢大洩氣。如未有膿即內消,已作頭即撮小,已潰即排膿如湍水。若病久肌肉爛落,見出筋骨者,即塗細布上帖之,乾即易,逐日瘡口收斂。但中隔不穴者,即無不瘥。已潰者,用時先以豬蹄湯洗去膿血,故帛挹乾,乃用藥。其瘡切忌手觸動,嫩肉仍不可以口氣吹風,及腋氣、月經、有孕人見之,合藥亦忌此等。初時一日一洗一換,十日後二日一換。此藥要極細方有效。若不細,塗之即極痛也。此方孫真

---

① 保命集:《保命集》卷下"婦人胎產論第二十九" 治產後冲脹,胸中有物狀,是噎氣不降。紫金丹:代赭石、羌礌石(各等分),右爲細末,醋糊丸如桐子大,每服三五十丸,酒下。胸中痛,加當歸湯下。久服治血癖。

② 千金方:《千金方》卷21"水腫第四" 治水通身腫方……又方:燒薑石令赤,納黑牛尿中令熱,服一升,日一。

③ 圖經:《圖經》見《證類》卷5"薑石" 大凡石類多主癰疽。北齊馬嗣明醫楊遵彥背瘡,取粗理黃石如鵝卵大,猛烈火燒令赤,內釅醋中,因有屑落醋裏,頻燒淬石至盡,取屑暴乾,擣篩和醋塗之,立愈。《劉禹錫》謂之煉石法:用之傅瘡腫無不愈者。世人又傳麥飯石亦治發背瘡。麥飯石者,粗黃白,類麥飯,曾作磨䃺者尤佳。中岳山人呂子華方云:取此石碎如棋子,炭火燒赤,投米醋中浸之,良久又燒,如此十遍,鹿角一具連腦骨者,二三寸截之,炭火燒令煙出即止,白斂末與石末等分,鹿角倍之,三物同杵篩令精細,取三年米醋,於鐺中煎如魚眼沸,即下前藥調和,令如寒食餳,以篦傅於腫上,惟留腫頭如指面,勿令有藥,使熱氣得泄,如未有腫膿,即當內消,若已作頭,即撮令小。其病久,得此膏,直至肌肉爛落出筋骨者,即于細布上塗之,貼於瘡上,乾即易之,但中膈不穴者,即無不差。其瘡腫時,切禁手觸,其效極神異。此方,孫思邈《千金·月令》已有之,與此大同小異,但此本論説稍備耳……

人《千金月令》已有之，但不及此詳悉耳。又北齊·馬嗣明治楊遵彥背瘡，取粗黃石如鵝卵大者，猛火燒赤，納濃醋中，當有屑落醋中，再燒再淬，石至盡，取屑日乾，擣篩極細末，和醋塗之，立愈。劉禹錫《傳信方》謂之"鍊石法"，用傅瘡腫無不驗。

水中白石《拾遺》①

【集解】【時珍曰】此石處處溪澗中有之。大者如雞子，小者如指頂，有黑白二色，入藥用白小者。

【主治】食魚鱠多，脹滿成瘕，痛悶，日漸羸弱。取數十枚燒赤，投五升水中七徧，熱飲。如此三五度，當利出瘕也。又燒淬水中，納鹽三合，洗風瘙癮疹。藏器②。治背上忽腫如盤，不識名者。取一二盌，燒熱投水中，頻洗之，立瘥。蘇頌③。

【發明】【時珍曰】昔人有煮石爲糧法，即用此石也。其法用胡葱汁或地榆根等煮之，即熟如芋，謂之石羹。《抱朴子》④云：洛陽道士董威辟穀方：用防風、〔莧〕子、甘草之屬十許種爲散，先服三方寸匕，乃吞石子如雀卵十二枚。足百日，不食，氣力顏色如故。欲食，則飲葵湯，下去石子。又有赤龍血、青龍膏，皆可煮石。又有引石散，投方寸匕，可煮白石子一斗，立熟如芋，可食。

河砂《拾遺》⑤

【釋名】砂，小石也。字從少石，會意。

【主治】石淋，取細白沙三升炒熱，以酒三升淋汁，服一合，日再服。又主絞腸沙痛，炒赤，冷水淬之，澄清，服一二合。時珍。風濕頑痺不仁，筋骨

---

① 拾遺：《證類》卷3"三十五種陳藏器餘·水中石子"　無毒。主食魚膾腹中脹滿，成瘕痛悶，飲食不下，日漸瘦。取水中石子數十枚，火燒赤，投五升水中，各七遍，即熱飲之。如此三五度，當利出瘕也。

② 藏器：見上注。

③ 蘇頌：《圖經》見《證類》卷5"菫石"　……又水中圓石，治背上忽腫，漸如楪子，不識名者，以水中圓石一兩椀，燒令極熱，瀉入清水中，沸定後洗腫處，立差。

④ 抱朴子：《抱朴子內篇》卷15"雜應"　……洛陽有道士董威輦，常止白社中，了不食。陳子叙共守事之，從學道，積久乃得。其方云：以甘草、防風、莧實之屬十許種，搗爲散，先服方寸匕，乃吞石子大如雀卵十二枚。足辟百日，輒更服散，氣力顏色如故也。欲還食穀者，當服葵子湯下石子，乃可食耳。又赤龍血、青龍膏，作之用丹砂、曾青水，以石內其中，復須臾，石柔而可食也。若不即取，便消爛盡也。食此石以口取飽，令人丁壯。又有引石散，以方寸匕，投一斗白石子中，以水合煮之，亦立熟如芋子，可食以當穀也……

⑤ 拾遺：《證類》卷3"三十五種陳藏器餘·六月河中諸熱砂"　主風濕頑痺不仁，筋骨攣縮，脚疼，冷風攣癱緩，血脉斷絕。取乾沙日暴令極熱，伏坐其中，冷則更易之，取熱徹通汗。然後隨病進藥，及食忌風冷勞役。

攣縮,冷風癱緩,血脉斷絕。六月取河砂,烈日暴令極熱,伏坐其中,冷即易之。取熱徹通汗,隨病用藥。切忌風冷勞役。藏器①。

【附方】新一。人溺水死。白沙炒,覆死人面上下,惟露七孔,冷濕即易。《千金》②。

杓上砂《綱目》

【集解】【時珍曰】此淘米杓也。有木杓、瓢杓,皆可用。

【主治】面上風粟,或青或黄赤,隱暗澀痛,及人唇上生瘡者,本家杓上刮去唇砂一二粒,即安。又婦人吹乳,取砂七枚,温酒送下,更以炊帚枝通乳孔。此皆莫解其理。時珍。

石燕《唐本草》③

【集解】【李勣④曰】石燕出零陵。【恭⑤曰】永州祁陽縣西北一十里有土岡上,掘深丈餘取之。形似蚶而小,堅重如石也。俗云因雷雨則自石穴中出,隨雨飛墮者,妄也。【頌⑥曰】祁陽縣江畔沙灘上有之。或云生洞中,凝僵似石者佳,采無時。【宗奭⑦曰】石燕如蜆蛤之狀,色如土,堅重如石。既無羽翼,焉能飛出? 其言近妄。【時珍曰】石燕有二:一種是此,乃石類也,狀類燕而有文,圓大者爲雄,長小者爲雌。一種是鍾乳穴中石燕,似蝙蝠者,食乳汁,能飛,乃禽類也,見"禽部"。禽石燕食乳,食之補助,與鍾乳同功,故方書助陽藥多用之。俗人不知,往往用此石爲助陽藥,刊于方册,誤矣。

【氣味】甘,凉,無毒。

【主治】淋疾,煮汁飲之。婦人難産,兩手各把一枚,立驗。《唐本》⑧。療眼目障翳,諸般淋瀝,久患消渴,臟腑頻瀉,腸風痔瘻,年久不瘥,面色虚黄,

---

① 藏器:見 650 頁注⑤。
② 千金:《千金方》卷 25 "卒死第一" 治落水死方……又方:熬沙覆死人,面上下有沙,但出鼻口耳,沙冷濕即易。
③ 唐本草:《唐本草》見《證類》卷 5 "石燕" 以水煮汁飲之,主淋有效。婦人難産,兩手各把一枚,立驗。出零陵。
④ 李勣:見上注。
⑤ 恭:《唐本草》見《證類》卷 5 "石燕" 《唐本》注云:俗云因雷雨則從石穴中出,隨雨飛墮者,妄也。永州祁陽縣西北百一十五里土岡上,掘深丈餘取之。形似蚶而小,堅重如石也。
⑥ 頌:《圖經》見《證類》卷 5 "石燕" 石燕,出零陵郡,今永州祁陽縣江傍沙灘上有之……採無時。/《日華子》見《證類》卷 5 "石燕" ……出南土穴中,凝疆似石者佳。
⑦ 宗奭:《衍義》卷 6 "石燕" 今人用者如蜆蛤之狀,色如土,堅則石也。既無羽翼,焉能自石穴中飛出? 何故只墮沙灘上? 此説近妄……
⑧ 唐本:見本頁注③。

飲食無味。婦人月水湛濁,赤白帶下多年者,每日磨汁飲之。一枚用三日,以此爲準。亦可爲末,水飛過,每日服半錢至一錢,米飲服。至一月,諸疾悉平。時珍。

【發明】〔時珍曰〕石燕性凉,乃利竅行濕熱之物。宋人修本草,以食鍾乳禽石燕混收入此石燕下。故世俗誤傳此石能助陽,不知其正相反也。

【附方】舊三,新七。**傷寒尿澀**,小腹脹滿。石燕爲末,葱白湯調半錢,脹通爲度。《聖惠方》①。**小便淋痛**。石燕子七枚,搗黍米大,新桑根白皮三兩(到)〔剉〕,拌匀,分作七帖,每帖用水一盞,煎七分,空心、午前各一服。《簡要濟衆方》②。**血淋心煩**。石燕子、商陸、赤小豆、紅花等分,爲末。每服一錢,葱白湯調下。《聖惠方》③。**久年腸風**。石燕磨水,常服勿歇。《靈苑方》④。**赤白帶下**,多年不止。石燕一枚,磨水服,立效。《徐氏家傳方》⑤。**襁褓吐乳**,欬嗽久不愈。石燕子爲末,以蜜調少許,塗唇上,日三五次。《衛生寶鑑》⑥。**拳毛倒睫**。石燕子一雌一雄,磨水點搽眼。先以鑷子摘去拳毛,乃點藥,後以黄連水洗之。《乾坤生意》⑦。**牢牙止痛**。石燕三對,火燒醋淬七次,青鹽、乳香各一兩,細辛半兩,爲末。揩之,荆芥湯漱口。一方去乳香、細辛,加麝香。**齒疏不堅**。石燕子五對,火煅米醋淬七次,爲末,青鹽、麝香各少許,研匀。日用揩牙後,以温(洒嗽燕)〔酒漱嚥〕之。元遺山方⑧。**服石發動**。石燕子七箇,打碎,水三升,煮二升,頻頻淋洗,以瘥爲度。《聖濟方》⑨。

---

① 聖惠方:《聖惠方》卷13"治傷寒小便不通諸方" 治傷寒小腹脹滿,小便不通,方:石燕,右件藥搗細羅爲散,不計時候以葱白湯調下半錢,頻服,以得通爲度。
② 簡要濟衆方:《證類》卷5"石燕" 《簡要濟衆》:治淋疾。石燕子七個,搗如黍米粒大,新桑根白皮三兩,到如豆粒,同拌令均,分作七貼。用水一盞煎一貼,取七分去滓,每服空心、午前各一服。
③ 聖惠方:《聖惠方》卷58"治血淋諸方" 治血淋心煩,水道中澀痛,宜服此:石燕(半兩)、赤小豆(半兩)、商陸子(半兩)、紅藍花(半兩),右件藥搗細羅爲散,每於食前煎葱白湯調下一錢。
④ 靈苑:《證類》卷5"石燕" 《靈苑》:治久患腸風痔瘻一二十年不差……用石燕淨洗,刷去泥土收之。右每日空心取一枚,於堅硬無油瓷器内,以温水磨服之,如彈丸大者一個分三服,大小以此爲准,晚食更一服……此方偏治久年腸風痔,須常服勿令歇,服至及一月,諸疾皆愈。
⑤ 徐氏家傳方:《急救仙方》卷3"婦女雜病品" 治月候湛濁,赤白帶下多年不差者。石燕一枚,於堅硬甕器内,以温水磨服之。(**按**:此即徐守貞《徐氏胎産方》。)
⑥ 衛生寶鑑:《衛生寶鑑》卷19"咳嗽" 塗唇膏:治繦褓小兒,咳嗽吐乳,久不愈。石燕子,右一味爲末,每用一撚,蜜少許,調塗兒唇上,日三五次,不拘飲食前後。
⑦ 乾坤生意:《乾坤生意》卷下"眼疾" 治拳毛倒睫眼:用石燕子一雌一雄,圓大者爲雌,長小者爲雄,磨水點搽眼内。先以鑷子摘去拳毛,次用藥點,以黄連水洗。
⑧ 元遺山方:《普濟方》卷70"牙齒脱落" 牢牙石燕子散:治牙齒齗肉不固,及腎弱齒疏,或血出侵蝕:青鹽、麝香(各一兩)、石燕子(十對,火燒),右合研匀,每用藥半錢,以醋煎藥,刷搽牙齗上,合口少時後,用温酒漱漱吐出。早晨只用一遭。
⑨ 聖濟方:《聖濟總録》卷184"乳石發身體腫" 治乳石發熱,初欲作腫,石燕子淋洗方:石燕子(七枚),右一味粗搗篩,以水三升,煮取二升,頻淋洗癰腫處,以差爲度。

石蟹 宋《開寶》①

【集解】【志②曰】石蟹生南海,云是尋常蟹爾,年月深久,水沫相着,因化成石,每遇海潮即(瓢)〔飄〕出。又有一種,入洞穴年深者亦然。皆細研水飛,入諸藥相助用之。【頌③曰】近海州郡皆有之。體質石也,而都與蟹相似,但有泥與粗石相着爾。【時珍曰】按顧玠《海槎録》④云:崖州榆林港内半里許,土極細膩,最寒,但蟹入則不能運動,片時成石矣。人獲之名石蟹,置之几案,云能明目也。復有石鰕似鰕,出海邊。石魚似魚,出湘山縣石魚山,並不入藥用。《一統志》⑤言,鳳翔汧陽縣西有山魚隴,(握)〔掘〕地破石得之,云可辟蠹也。

【氣味】鹹,寒,無毒。

【主治】青盲目淫,膚瞖丁瞖,漆瘡。《開寶》⑥。解一切藥毒并蠱毒,天行熱疾,催生落胎,療血運,並熱水磨服。大明⑦。醋摩傅癰腫。(熱)〔熟〕水磨服,解金石毒。蘇頌⑧。

【附方】新一。喉痺腫痛。石蟹磨水飲,并塗喉外。《聖濟録》⑨。

石蛇 宋《圖經》⑩

【集解】【頌⑪曰】石蛇出南海水旁山石間,其形盤屈如蛇,無首尾,内空,紅紫色,以左盤者

---

① 開寶:《開寶》見《證類》卷4"石蟹" 味鹹,寒,無毒。主青盲目淫,膚瞖及丁瞖,漆瘡。生南海。又云:是尋常蟹爾,年月深久,水沫相著,因化成石,每遇海潮即飄出。又一般入洞穴,年深者亦然。皆細研水飛過,入諸藥相佐用之,點目良。

② 志:見上注。

③ 頌:《圖經》見《證類》卷4"石蟹" 石蟹,出南海,今嶺南近海州郡皆有之。體質石也,而都與蟹相似。或云是海蟹多年水沫相著,化而爲石,每海潮風飄出,爲人所得……

④ 海槎録:《海槎餘録》 石蟹,生於崖之榆林港,港内半里許,土極細膩,最寒,但蟹入則不能運動,片時成石矣,人獲之則曰石蟹。相傳置之几案,能明目。

⑤ 一統志:《明一統志》卷34"鳳翔府・土産" 石魚(汧陽縣西四十里,有魚隴。掘地破石得之,狀若鰍鯽,鱗鬣俱備。可辟衣蠹。)

⑥ 開寶:見本頁注①。

⑦ 大明:《日華子》見《證類》卷4"石蟹" 石蟹,凉。解一切藥毒并蠱毒,催生落胎,療血運,消癰,治天行熱疾等。並熟水磨服也。

⑧ 蘇頌:《圖經》見《證類》卷4"石蟹" ……醋磨傅癰腫,亦解金石毒……

⑨ 聖濟録:《聖濟總録》卷122"喉痺" 治喉痺水漿不入方:右取石蟹,冷水磨飲之,兼塗喉上,差。

⑩ 圖經:《圖經》見《證類》卷4"石蛇" 出南海水傍山石間,其形盤屈如蛇也,無首尾,内空,紅紫色。又似車螺,不知何物所化?大抵與石蟹同類,功用亦相近。尤能解金石毒,以左盤者良。採無時。味鹹,性平,無毒。

⑪ 頌:見上注。

良。又似車螺,不知何物所化。大抵與石蟹同類,功用亦相近。【宗奭①曰】石蛇色如古墙上土,盤結如查梨大,空中,兩頭巨細一等。不與石蟹同類。蟹則真蟹所化,蛇非真蛇。今人用之絕少。【時珍曰】按姚寬《西溪叢話》②云:南恩州海邊有石山骨,每蟹過之則化爲石,蛇過亦然。此説不知果否? 若然,則石蛇亦真蛇所化矣。

【氣味】鹹,平,無毒。【主治】解金石毒。蘇頌③。

石蠶宋《開寶》④

【釋名】石僵蠶《綱目》。

【集解】【志⑤曰】石蠶生海岸石旁,狀如蠶,其實石也。

【氣味】苦,熱,無毒。【《藥訣》⑥曰】苦,熱,有毒。【獨孤滔⑦曰】制丹砂。【主治】金瘡,止血生肌。破石淋血結,磨服,當下碎石。《開寶》⑧。

石鼊《綱目》

【集解】【時珍曰】石鼊生海邊,形狀大小儼如盧蟲,蓋亦化成者。盧蟲俗名土鼊。

【氣味】甘,凉,無毒。

【主治】淋疾血病,磨水服。時珍。

蛇黄《唐本草》⑨

【集解】【恭⑩曰】蛇黄出嶺南,蛇腹中得之,圓重如錫,黄黑青雜色。【志⑪曰】蛇黄多赤色,

---

① 宗奭:《衍義》卷5"石蛇" ……其色如古墙上土,盤結如楂梨大,中空,兩頭巨細一等,無蓋。不與石蟹同類,蟹則真蟹也,蛇非真蛇也。今人用之絕少。
② 西溪叢話:《西溪叢語》卷下 王治知南恩州,其子蓋臣云:海邊有石山骨,每蟹過之則化爲石。蛇亦然。
③ 蘇頌:見653頁注⑩。
④ 開寶:《開寶》見《證類》卷5"石蠶" 無毒。主金瘡,止血生肌,破石淋血結。摩服之,當下碎石。生海岸石傍,狀如蠶,其實石也。
⑤ 志:見上注。
⑥ 藥訣:《嘉祐》見《證類》卷5"石蠶" 《藥訣》云:石蠶,味苦,熱,有毒。
⑦ 獨孤滔:《丹房鑑源》卷中"諸石中藥第七" 石僵蠶(制丹砂。)
⑧ 開寶:見本頁注④。
⑨ 唐本草:《唐本草》見《證類》卷5"蛇黄" 主心痛疰忤,石淋,産難,小兒驚癇,以水煮研服汁。出嶺南,蛇腹中得之,圓重如錫,黄黑青雜色。
⑩ 恭:見上注。
⑪ 志:《開寶》見《證類》卷5"蛇黄" 今注:蛇黄多赤色,有吐出者,野人或得之。

有吐出者，野人或得之。【頌①曰】今越州、信州亦有之。今醫所用，云是蛇冬蟄時所含土，到春發蟄吐之而去，大如彈丸，堅如石，外黃內黑色，二月采之。與舊説不同，未知孰是。【時珍曰】蛇黃生腹中，正如牛黃之意。世人因其難得，遂以蛇含石代之，以其同出於蛇故爾。廣西平南縣有蛇黃岡，土人九月掘下七八尺，始得蛇黃，大者如雞子，小者如彈丸，其色紫。《庚辛玉册》②云：蛇含自是一種石，云蛇入蟄時，含土一塊，起蟄時化作黃石，不稽之言也。有人掘蛇窟尋之，並無此説。

【脩治】【大明③曰】入藥，燒赤醋淬三四次，研末水飛用。

【氣味】冷，無毒。

【主治】心痛疰忤，石淋，小兒驚癇，婦人産難，以水煮研服汁。《唐本》④。鎮心。大明⑤。磨汁，塗腫毒。時珍。

【附方】新六。暗風癇疾。忽然仆地，不知人事，良久方醒。蛇黃，火煅醋淬七次，爲末，每調酒服二錢，數服愈。年深者亦效。危氏《得效方》⑥。驚風癇痓。神穴丹：治急驚風、癇疾、天弔、疳熱等證。用紫色蛇黃四兩煅過，獖猪屎二兩小者泥固煅過，鐵粉一兩，朱砂半兩，麝香一錢，爲末，糯粉糊丸芡子大，漆盤晒乾。看之每丸有一小穴，故名神穴丹。每服一丸，薄荷酒化下，立甦。疳熱，冷水化下。《靈苑方》⑦。小兒項軟因風虛者。蛇含石一塊，煅七次，醋淬七次研，鬱金等分，爲末，入麝香少許，白米飯丸龍眼大。每服一丸，薄荷湯化服，一日一服。《活幼全書》⑧。瘴瘧鬼瘧，食瘧。蛇含石末一兩，信石末一兩，研匀，入水火鼎內，上以盞蓋，六一泥固濟，煅至藥升

① 頌：《圖經》見《證類》卷5“蛇黃” 蛇黃，出嶺南，今越州、信州亦有之……今醫家用者，大如彈丸，堅如石，外黃內黑色，二月採。云是蛇冬蟄時所含土，到春發蟄，吐之而去。與舊説不同，未知孰是？
② 庚辛玉册：（按：未見該書存世，待考。）
③ 大明：《日華子》見《證類》卷5“蛇黃” 冷，無毒。鎮心。如入藥，燒赤三四次醋淬，飛研用之。
④ 唐本：見654頁注⑨。
⑤ 大明：見本頁注③。
⑥ 得效方：《得效方》卷13“熱證” 治暗風，忽然仆地，不知人事，良久方醒：蛇黃（不以多少，米醋燒淬柒次），右爲末，每服二錢，溫酒下，數服便愈。年深者亦效。
⑦ 靈苑方：《幼幼新書》卷10“天瘹第六” 《靈苑》歸命丹：治感厥急風心邪，癇疾，小兒天瘹驚風，及疳熱等疾。蛇黃（四兩，紫色者佳，用火煅令通赤，取出以紙襯地上出火毒一宿，杵羅爲末，更入乳鉢研如麪）、硃砂（半兩）、鐵粉（一兩）、獖猪糞（二兩，野放小硬乾者，用瓶子固濟，燒纏烟盡爲度，勿令白過，恐藥劣，候冷研令細）、麝香（一錢，研），右五味都入乳鉢內同研極細，以糯米粥爲丸如雞頭大。一切風，用薄荷湯、酒磨下一丸，小兒半丸。疳熱，用冷水磨下一丸，分作四服……此藥又名神穴丹。合了排漆盤，於日內曬之，及乾翻看，每丸下有一小穴通丸內，其藥中空也。
⑧ 活幼全書：《活幼全書》卷8“項軟第四十三” 天柱丸：治因風氣頸項軟，頭偏，或前去後。蛇含石（大一塊，煅紅七次，醋淬七次，研）、鬱金，右爲末，入麝香少許，白米飯爲丸如龍眼大，每服一丸，荊芥或薄荷，或薑湯磨化服之。風熱項軟，凉肝丸最效。

在盞,刮下爲末,米糕糊丸緑豆大,雄黄爲衣。每服一丸,黑豆研水,五更送下。《摘玄方》①。**血痢不止**。蛇含石二枚,火煅醋淬,研末。每服三錢。米飲下。○《普濟方》②。**腸風下血**,脱肛。蛇黄二顆,火煅醋淬七次,爲末,每服三錢,陳米飲下。《普濟方》③。

霹靂碪《拾遺》④

【釋名】雷楔。【時珍曰】舊作針及屑,誤矣。

【集解】【藏器⑤曰】此物伺候震處,掘地三尺得之。其形非一,有似斧刀者,剉刀者,有安二孔者。一云出雷州,并(可)〔河〕東山澤間。因雷震後得者。多似斧,色青黑斑文,至硬如(土)〔玉〕。或言是人間石造,納與天曹,不知事實。【時珍曰】按《雷書》⑥云:雷斧如斧,銅鐵爲之。雷碪似碪,乃石也,紫黑色。雷鎚重數斤,雷鑽長尺餘,皆以鋼鐵,雷神以劈物擊物者。雷環如玉環,乃雷神所珮遺落者。雷珠乃神龍所含遺下者,夜光滿室。又《博物志》⑦云:人間往往見細石形如小斧,名霹靂斧,一名霹靂楔。《玄中記》⑧云:玉門之西有一國,山上立廟,國人年年出鑽,以給雷用。此謬言也。雷雖陰陽二氣激薄有聲,實有神物司之,故亦隨萬物啓蟄,斧鑽碪鎚皆實物也。若曰在天成象,在地成形,如星隕爲石。則雨金石、雨粟麥、雨毛血及諸異物者,亦在地成形者乎?必太虛中有神物使然也。陳時蘇紹雷鎚重九斤。宋時沈括⑨于震木之下得雷楔,似斧而無孔。鬼神之道幽微,誠不可究極。

【主治】無毒。主大驚失心,恍惚不識人,并石淋,磨汁服,亦煮服。作

---

① 摘玄方:《丹溪摘玄》卷6"瘧疾門" 黃金丹:蛇含石(一兩半)、信石(一兩),右爲末,和勻,入水大鼎内,上以罅蓋鼎口,罅内盛水,以赤石脂和六七泥抿罅口,不令泄氣,待含石、信石鼎在罅底上,括下爲末,米糕糊丸緑豆大,雄黃爲衣,每一丸以桃頭研水,五更送下。

② 普濟方:《普濟方》卷38"臟毒下血" 蛇黃散出《聖惠方》:治腸風下血不止,及脱肛腫痛。用蛇黃兩顆,煅,醋淬七遍,搗研如面,每服三錢,陳米飲調下。(**按**:《聖惠方》卷60"治腸風下血諸方"下有此方,但時珍引文更合《普濟》。)

③ 普濟方:見上注。

④ 拾遺:《證類》卷3"三十五種陳藏器餘·霹靂鍼" 無毒。主大驚失心,恍惚不識人。并下淋,磨服,亦煮服。此物伺候震處,掘地三尺得之。其形非一,或言是人所造,納與天曹,不知事實。今得之,亦有似斧刃者,亦有如剉刃者,亦有安二孔者。一用人間石作也。注出雷州,并河東山澤間。因雷震後時,多似斧,色青黑,斑文,至硬如玉。作枕,除魔夢,辟不祥。名霹靂屑也。

⑤ 藏器:見上注。

⑥ 雷書:(**按**:僅見《綱目》引録。未能溯得其源。)

⑦ 博物志:《續博物志》卷1 ……人間往往見細石,形如小斧,謂之霹靂斧,或謂云霹靂楔…… (**按**:張華《博物志》無此文。)

⑧ 玄中記:《説郛》弓60《玄中記》 玉門之西有一國,國中有山,山上有祠廟。國人歲歲出石碪數千輪,廟中名曰霹靂,碪給霹靂用,從春雷出,碪日減,至秋而盡。

⑨ 沈括:《夢溪筆談》卷20"神奇" 世人有得雷斧、雷楔者,云雷神所墜,多於震雷之下得之,而未嘗親見。元豐中,予居隨州,夏月大雷,震一木折,其下乃得一楔,信如所傳。凡雷斧,多以銅鐵爲之,楔乃石耳,似斧而無孔……

枕，除魘夢不祥。藏器①。刮末服，主瘵疾，殺勞蟲，下蠱毒，止洩泄。置箱簀間，不生蛀蟲。諸雷物珮之，安神定志，治驚邪之疾。時珍，出《雷書》②。

雷墨《綱目》

【集解】【時珍曰】按《雷書》③云：凡雷書木石，謂木札，入二三分，青黃色。或云：雄黃、青黛、丹砂合成，以雷楔書之。或云蓬萊山石脂所書。雷州每雷雨大作，飛下如沙石，大者如塊，小者如指，堅硬如石，黑色光艷至重。劉恂《嶺表錄》④云：雷州驟雨後，人于野中得石如黳石，謂之雷公墨，扣之錚然，光瑩可愛。又李肇《國史補》⑤云：雷州多雷，秋則伏蟄，狀如〔鼍〕，人掘取食之。觀此，則〔雷〕果有物矣。

【主治】小兒驚癇，邪魅諸病，以桃符湯磨服即安。時珍。

---

① 藏器：見 656 頁注④。
② 雷書：(**按**：僅見《綱目》引錄。未能溯得其源。)
③ 雷書：同上。
④ 嶺表錄：《説郛》卷116《括異志》　雷州西有雷公廟，百姓歲納雷鼓車，人有以黃魚與鼉肉同食，立遭雷震。每大雷，人多於野中掘得礜石，號雷公墨，光瑩如漆。(**按**：《嶺表錄異》無此説，今另溯其源。)
⑤ 國史補：《唐國史補》卷下　或曰：雷州春夏多雷，無日無之。雷公秋冬則伏地中，人取而食之。其狀類鼉……

本草綱目石部目錄第十一卷

石之五　鹵石類二十種　附録二十七種

食鹽《別録》　　戎鹽《本經》　　光明鹽《唐本》　　鹵鹹《本經》

凝水石《本經》○即寒水石　玄精石《開寶》　緑鹽《唐本》　　鹽藥《拾遺》○懸石附

朴消《本經》　　玄明粉《藥性》　消石《本經》○即焰消　硇砂《唐本》

蓬砂《日華》○特蓬殺、石藥附　石流黄《本經》　石流赤《別録》

石流青《別録》○流黄香附　礬石《本經》　　緑礬《日華》

黄礬《綱目》　　　　　　湯瓶内鹼《綱目》

右附方舊一百零二，新二百四十九。

附録：諸石二十七種。

本草綱目石部第十一卷

石之五　鹵石類二十種　附録二十七種

食鹽《別録》①中品【校正】【志②曰】元在米部，
今移入此。【時珍曰】併入《本經③·大鹽》。

【釋名】䤹音磋。【時珍曰】鹽字象器中煎鹵之形。《禮記》④：鹽曰鹹䤹。《爾雅》⑤云：天生曰鹵，人生曰鹽。許慎《說文》⑥云：鹽，鹹也。東方謂之斥，西方謂之（鹹）〔鹵〕，河東謂之鹹。黃帝之臣宿沙氏，初煮海水爲鹽。《本經》大鹽，即今解池顆鹽也。《別録》重出食鹽，今併爲一。方士呼鹽爲海砂。

【集解】【《別録》⑦曰】大鹽出邯鄲及河東池澤。【恭⑧曰】大鹽即河東印鹽也，人之常食者，形粗于食鹽。【弘景⑨曰】有東海鹽、北海鹽、南海鹽、河東鹽池、梁益鹽井、西羌山鹽、胡中樹鹽，色類不同，以河東者爲勝。東海鹽、官鹽白，草粒細，北海鹽黃，草粒粗。以作魚鮓及鹹葅，乃言北勝，

---

① 別録：《別録》見《證類》卷4"食鹽"　味鹹，温，無毒。主殺鬼蠱邪疰毒氣，下部䘌瘡，傷寒寒熱，吐胸中痰癖，止心腹卒痛，堅肌骨。多食傷肺，喜欬。
② 志：《開寶》見《證類》卷4"食鹽"　今注：《唐本》元在米部，今移。
③ 本經：《本經》《別録》（《藥對》）見《證類》卷5"大鹽"　味甘、鹹，寒，無毒。主腸胃結熱，喘逆，胸中病。令人吐。生邯鄲及河東池澤。（漏蘆爲之使。）
④ 禮記：《禮記注疏》卷5"曲禮下"　凡祭宗廟之禮……鹽曰鹹䤹……
⑤ 爾雅：《古今韻會》卷12　鹵（……西方鹹地天生曰鹵，人生曰鹽。）（按：《爾雅》無此文，另溯其源。）
⑥ 說文：《說文解字》卷12上　鹵：西方鹹地也……安定有鹵縣。東方謂之庌，西方謂之鹵……/鹽：鹹也……古者宿沙初作煮海鹽……
⑦ 別録：見本頁注③。
⑧ 恭：《唐本草》見《證類》卷5"大鹽"　《唐本》注云：大鹽，即河東印鹽也，人之常食者是，形粗於末鹽，故以大別之。
⑨ 弘景：《集注》見《證類》卷4"食鹽"　陶隱居云：五味之中，惟此不可闕。有東海、北海鹽及河東鹽池，梁、益鹽井，交、廣有南海鹽，西羌有山鹽，胡中有樹鹽，而色類不同，以河東者爲勝。東海鹽、官鹽白，草粒細。北海鹽黃，草粒粗。以作魚鮓及鹹葅，乃言北勝。而藏繭必用鹽官者，蜀中鹽小淡，廣州鹽鹹苦。不知其爲療體復有優劣否

而藏繭必用鹽官者。蜀中鹽小淡，廣州鹽鹹苦，不知其為療體復有優劣否。【藏器①曰】四海之內何處無之，惟西南諸夷稍少，人皆燒竹及木鹽當之。【頌②曰】并州末鹽，乃刮鹼煎鍊者，不甚佳，所謂鹵鹹是也。大鹽生河東池澤，粗于末鹽，即今解鹽也。解州、安邑兩池取鹽，於池旁耕地，沃以池水，每得南風急，則宿夕成鹽滿畦，彼人謂之種鹽，最為精好。東海、北海、南海鹽者，今滄、密、楚、秀、溫、台、明、泉、福、廣、瓊、化諸州，煮海水作之，謂之澤鹽，醫方謂之海鹽。海邊掘坑，上布竹木，覆以蓬茅，積沙于上。每潮汐衝沙，由鹵鹹淋于坑中。水退則以火炬照之，鹵氣衝火皆滅。因取海鹵貯盤中煎之，頃刻而就。其煮鹽之器，漢謂之牢盆，今或鼓鐵為之。南海人編竹為之，上下周以蜃灰，橫丈深尺，平底，置于竈背，謂之鹽盤。梁益鹽井者，今歸州及四川諸郡皆有鹽井，汲其水以煎作鹽，如煮海法。又濱州有土鹽，煎鍊草土而成，其色最粗黑，不堪入藥。通、泰、海州並有停（夕）〔户〕，刮鹹煎鹽輸官，如并州末鹽之類，而味更優，以供給江湖，極為饒衍。【時珍曰】鹽品甚多。海鹽取海鹵煎鍊而成，今遼冀、山東、兩淮、閩浙、廣南所出是也。井鹽取井鹵煎鍊而成，今四川、雲南所出是也。池鹽出河東安邑、西夏靈州，今惟解州種之。疏鹵地為畦隴，而塹圍之。引清水注入，久則色赤。待夏秋南風大起，則一夜結成，謂之鹽南風。如南風不起，則鹽失利。亦忌濁水淤澱鹽脉也。海豐、深州者，亦引海水入池晒成。并州、河北所出，皆鹼鹽也，刮取鹼土，煎鍊而成。階、成、鳳（川）〔州〕所出，皆崖鹽也，生于土崖之間，狀如白礬，亦名生鹽。此五種皆食鹽也。上供國課，下濟民用。海鹽、井鹽、鹼鹽三者出于人，池鹽、崖鹽二者出于天。《周禮》③云：鹽人掌鹽之政令。祭祀供其苦鹽、散鹽；賓客供其形鹽；王之膳羞，供其飴鹽。苦鹽，即顆鹽也，出于〔池〕，其鹽為顆，未鍊治，其味鹹苦。散鹽，即末鹽，出于海及井，并煮鹼而成者，其鹽皆散末也。形鹽，即印鹽，或以鹽刻作虎形。或云積鹵所結，其形如虎也。飴鹽，以飴拌成者。或云生于戎地，味甜而美也。此外又有崖鹽生于山崖，戎鹽生于土中，傘子鹽生于井，石鹽生于石，木鹽生于樹，蓬鹽生于草。造化生物之妙，誠難殫知也。

---

① 藏器：《拾遺》見《證類》卷 4 "食鹽"　……四海之內，何處無之。惟西南諸夷稍少，人皆燒竹及木鹽當之。

② 頌：《圖經》見《證類》卷 4 "食鹽"　……又有并州兩監末鹽，乃刮鹹（音減）煎煉，不甚佳，其鹹蓋下品所著鹵鹹，生河東鹽池者，謂此也。下品又有大鹽，生邯鄲及河東池澤。蘇恭云：大鹽即河東印鹽，人之常食者，形粗於末鹽，乃似今解鹽也。解人取鹽，于池傍耕地，沃以池水，每臨南風急，則宿昔成鹽滿畦，彼人謂之種鹽。東海、北海、南海鹽者，今滄、密、楚、秀、溫、台、明、泉、福、廣、瓊、化諸州官場煮海水作之，以給民食者，又謂之澤鹽，醫方所謂海鹽是也。其煮鹽之器，漢謂之牢盆，今或鼓鐵為之，或編竹為之，上下周以蜃灰，廣丈深尺，平底，置於灶，皆謂之鹽盤……梁、益鹽井者，今歸州及西川諸郡皆有鹽井，汲其水以煎作鹽，如煮海之法，但以食彼方之民耳……又通、泰、海州並有停戶刮鹹，煎鹽輸官，如并州末鹽之類，以供給江湖，極為饒衍，其味乃優於并州末鹽。濱州亦有人户煎鍊草土鹽，其色最粗黑，不堪入藥，但可噉馬耳……

③ 周禮：《周禮注疏》卷 6　鹽人掌鹽之政令，以共百事之鹽……祭祀，共其苦鹽、散鹽……疏（……釋曰：苦當為盬鹽，謂出於鹽池，今之顆鹽是也。散鹽，煑水為之，出於東海……見今海旁出鹽之處謂之鹽，云直用不凍治者。）賓客共其形鹽、散鹽……疏（釋曰：此形鹽即左氏傳鹽虎形是也……）王之膳羞共飴鹽，后及世子亦如之……疏（釋曰：言飴鹽，故云鹽之恬者，云今戎鹽有焉者，即石鹽是也。）凡齊事鬻鹽，以待戒令。

【修治】【時珍曰】凡鹽，人多以礬、消、灰、石之類雜之。入藥須以水化，澄去脚滓，煎鍊白色乃良。

大鹽。【氣味】甘、鹹，寒，無毒。【《別録》①曰】食鹽鹹，溫，無毒。多食傷肺，喜欬。【權②曰】有小毒。【時珍曰】鹹、微辛，寒，無毒。【保昇③曰】多食令人失色膚黑，損筋力。【之才④曰】漏蘆爲之使。【敦⑤曰】敝箅淡鹵，烏賊骨亦淡鹵。

【主治】腸胃結熱喘逆，胸中病，令人吐。《本經》⑥。傷寒寒熱，吐胸中痰癖，止心腹卒痛，殺鬼蠱邪疰毒氣，下部䘌瘡，堅肌骨。《別録》⑦。除風邪，吐下惡物，殺蟲，去皮膚風毒。調和臟腑，消宿物，令人壯健。藏器⑧。助水臟，及霍亂，心痛，金瘡，明目，止風淚邪氣，一切蟲傷，瘡腫，火灼瘡，長肉補皮膚，通大小便，療疝氣，滋五味。大明⑨。空心揩齒，吐水洗目，夜見小字。甄權⑩。解毒，涼血潤燥，定痛止痒，吐一切時氣風熱、痰飲關格諸病。時珍。

【發明】【弘景⑪曰】五味之中，惟此不可缺。西北方人食不耐鹹，而多壽少病好顏色；東南方人食絶欲鹹，而少〔早〕〔壽〕多病，便是損人傷肺之效也。然以浸魚肉則能經久不敗，以沾布帛則易致朽爛，所施各有所宜也。【宗奭⑫曰】《素問》云：鹹走血。故東方食魚鹽之人多黑色，走血之驗可知。病喘嗽人及水腫者，宜全禁之。北狄用以淹尸，取其不壞也。其燒剥金銀鎔汁作藥，仍須解州

---

① 別録：見 659 頁注①。

② 權：《藥性論》見《證類》卷 4"食鹽"　鹽，有小毒……

③ 保昇：《蜀本草》見《證類》卷 4"食鹽"　多食，令人失色膚黑，損筋力也。

④ 之才：古本《藥對》見 659 頁注③括號中七情文。

⑤ 敦：《證類》卷 1"《雷公炮炙論序》"　……弊箅淡鹵（常使者甑中箅，能淡鹽味……/《證類》卷 21 "烏賊魚骨"　《丹房鏡源》：烏賊魚骨，淡鹽。

⑥ 本經：見 659 頁注③。

⑦ 別録：見 659 頁注①。

⑧ 藏器：《拾遺》見《證類》卷 4"食鹽"　陳藏器云：按鹽本功外，除風邪，吐下惡物，殺蟲，明目，去皮膚風毒，調和腑藏，消宿食，令人壯健……

⑨ 大明：《日華子》見《證類》卷 4"食鹽"　暖水藏，及霍亂心痛，金瘡，明目，止風淚，邪氣，一切蟲傷瘡腫，消食，滋五味，長肉，補皮膚，通大小便。

⑩ 甄權：《藥性論》見《證類》卷 4"食鹽"　……又空心揩齒，少時吐水中洗眼，夜見小字，良……

⑪ 弘景：《集注》見《證類》卷 4"食鹽"　陶隱居云：五味之中，惟此不可闕……西方、北方人，食不耐鹹，而多壽少病，好顏色。東方、南方人，食絶欲鹹，而少壽多病，便是損人，則傷肺之效矣。然以浸魚肉，則能經久不敗。以沾布帛則易致朽爛。所施處各有所宜也。

⑫ 宗奭：《衍義》卷 5"食鹽"　《素問》曰：鹹走血。故東方食魚鹽之人多黑色，走血之驗，故可知矣。病嗽及水者，宜全禁之。北狄用以淹屍，取其不壞也，至今如此。若中蚯蚓毒，當以鹽洗沃，亦宜湯化飲汁。其燒剥金銀，熔汁作藥，仍須解州池鹽爲佳……

大鹽爲佳。【時珍曰】《洪範》①"水曰潤下作鹹"，《素問》②曰"水生鹹"，此鹽之根源也。夫水周流于天地之間，潤下之性無所不在，其味作鹹，凝結爲鹽，亦無所不在。在人則血脉應之。鹽之氣味鹹腥，人之血亦鹹腥。鹹走血，血病無多食鹹，多食則脉凝泣而變色，從其類也。煎鹽者用皂角收之，故鹽之味微辛。辛走肺，鹹走腎。喘嗽水腫消渴者，鹽爲大忌。或引痰吐，或泣血脉，或助水邪故也。然鹽爲百病之主，百病無不用之。故服補腎藥用鹽湯者，鹹歸腎，引藥氣入本臟也。補心藥用炒鹽者，心苦虛，以鹹補之也。補脾藥用炒鹽者，虛則補其母，脾乃心之子也。治積聚結核用之者，鹽能耎堅也。諸癰疽眼目及血病用之者，鹹走血也。諸風熱病用之者，寒勝熱也。大小便病用之者，鹹能潤下也。骨病齒病用之者，腎主骨，鹹入骨也。吐藥用之者，鹹引水聚。能收豆腐，與此同義。諸蠱及蟲傷用之者，取其解毒也。【頌③曰】唐·柳柳州纂《救三死方》云：元和十一年十月，得霍亂，上不可吐，下不可利，出冷汗三大斗許，氣即絕。河南房偉傳此方，入口即吐，絕氣復通。(一)〔其〕法用鹽一大匙，熬令黃，童子小便一升，合和溫服，少頃吐下即愈也。

【附方】舊四十二，新二十七。**鍊鹽黑丸。**崔中丞鍊鹽黑丸方：鹽末一升，納粗瓷瓶中，實築泥頭，初以塘火燒，漸漸加炭火，勿令瓶破。候赤徹，鹽如水汁，即去火，待凝，破瓶取出。豉一升熬煎，桃仁一兩和麩炒熟，巴豆二兩去心膜，紙中炒令油出，須生熟得所，熟即少力，生又損人。四物搗勻，入蜜和丸梧子大，每服三丸，平旦時服。天行時氣，豉汁及茶下。心痛，酒下，入口便止。血痢，飲下，初變水痢，後便止。鬼瘧，茶飲下。骨蒸，蜜湯下。忌久冷漿水。合藥久則稍加之。凡服藥後吐利，勿怪。吐利若多，服黃連汁止之。或遇殺藥人，藥久不動者，更服一兩丸。藥後忌口二三日。其藥臘月合之，瓷瓶密封，勿令洩氣。一劑可救百人。或在道途，或在村落，無藥可求，但用此藥〔一刀圭〕，即敵大黃、朴消數兩，曾用有效。小兒、女子不可服，被攪作也。劉禹錫《傳信方》④。

---

① 洪範：《御覽》卷17"五行" 《尚書·洪範》曰……水曰潤下，火曰炎上……

② 素問：《素問·陰陽應象大論篇》 ……水生鹹(凡物之味鹹者，皆水氣之所生也。《尚書·洪範》曰：潤下作鹹。)

③ 頌：《圖經》見《證類》卷4"食鹽" ……唐柳州纂《救三死治霍亂鹽湯方》云：元和十一年十月得乾霍亂，上不可吐，下不可利，出冷汗三大斗許，氣即絕。河南房偉傳此湯，入口即吐，絕氣復通。其法：用鹽一大匙，熬令黃，童子小便一升，二物溫和服之，少頃吐下即愈……

④ 傳信方：《圖經》見《證類》卷4"食鹽" ……劉禹錫《傳信方》著崔中丞煉鹽黑丸方：鹽一升擣末，內粗瓷瓶中，實築，泥頭訖，初以塘火燒，漸漸加炭火，勿令瓶破，候赤徹，鹽如水汁，即去火，其鹽冷即凝，破瓶取之。豉一升熬焦，桃人一大兩和麩熬令熟，巴豆二大兩，去心膜，紙中熬令油出，須生熟得所，熟即少力，生又損人，四物各用研擣成熟藥，秤量蜜和丸如梧子，每服三丸，皆平旦時服。天行時氣，豉汁及茶下並得。服後多吃茶汁行藥力。心痛酒下，入口便止。血痢飲下，初變水痢，後便止。鬼瘧茶飲下。骨熱白蜜湯下。忌冷漿水。合藥久則丸稍加令大。凡服藥後吐痢，勿怪。服藥一日，忌口兩日，吐痢若多，即煎黃連汁服止之。平旦服藥，至小食時已來，不吐痢者，或遇殺藥人，即便服一兩丸投之。其藥冬中合，臘月尤佳，瓷合子中盛貯，以臘紙封之，勿令洩氣。清河崔能云：合得一劑，可救百人。天行時氣，卒急覓諸藥不得，又恐過時，或道途或在村落，無諸藥可求，但將此藥一刀圭，即敵大黃、朴消數兩，曾試有效。宜行於閭里間及所使輩。若小兒、女子不可服多，被攪作耳……

卒中尸遁。其狀腹脹，〔氣〕急冲心，或塊起，或牽腰脊者是。服鹽湯取吐。《孫真人方》①。尸疰鬼疰，下部蝕瘡。炒鹽布裹，坐熨之。《藥性論》②。鬼擊中惡。鹽一盞，水二盞，和服，以冷水噀之，即甦。《救急方》③。中惡心痛。或連腰臍，鹽如雞子大，青布裹，燒赤，納酒中，頓服，當吐惡物愈。甄權《藥性論》④。中風腹痛。鹽半斤，熬水乾，着口中，飲熱湯二(斤)〔升〕，得吐愈。《肘後方》⑤。脫陽虛證。四肢厥冷，不省人事，或小腹緊痛，冷汗氣喘，炒鹽(慰)〔熨〕臍下氣海，取煖。《救急方》⑥。心腹脹堅。痛悶欲死，鹽五合，水一升，煎服。吐下即定，不吐更服。○《梅師方》⑦。腹脹氣滿。黑鹽，酒服六銖。《後魏書》⑧。酒肉過多。脹滿不快，用鹽花搽牙，溫水漱下二三次，即如湯沃雪也。○《簡便方》⑨。乾霍亂病。上不得吐，下不得利，方見"發明"。霍亂腹痛。炒鹽一包，熨其心腹，令氣透，又以一包熨其背。《救急方》⑩。霍亂轉筋，欲死氣絕，腹有暖氣者，以鹽填臍中，灸鹽上七壯，即甦。○《救急方》⑪。肝虛轉筋。肝臟氣虛，風冷搏于筋，遍體轉筋入腹不可忍。熱湯三斗，入鹽半斤，稍熱(清)〔漬〕之。《聖惠方》⑫。

---

① 孫真人方：《證類》卷4"食鹽" 《孫真人食忌》……又方：主卒中尸遁，其狀腹脹氣急冲心或塊起，或牽腰脊者是。服鹽湯取吐。
② 藥性論：《藥性論》見《證類》卷4"食鹽" ……主鬼疰，尸疰，下部蝕瘡，炒鹽布裹坐熨之，兼主火灼瘡。
③ 救急方：《救急易方》卷5"物傷門" 治胸脅腹内絞急切痛，如鬼擊之狀。不可按摩。或吐血衂血……又方：用鹽一盞，水二盞，和服。以冷水噀之，即瘥。
④ 藥性論：《藥性論》見《證類》卷4"食鹽" ……主心痛中惡，或連腰臍者。鹽如雞子大，青布裹燒赤，内酒中頓服，當吐惡物……
⑤ 肘後方：《肘後方》卷3"治中風諸急方第十九" 治卒中急風，悶亂欲死方，若但腹中切痛者，取鹽半斤，熬令盡，著口中，飲熱湯二升，得便吐，愈。
⑥ 救急方：《救急易方》卷3"諸虛門" 治陽脫證，或因大吐瀉後，四肢厥冷，元氣不接，不省人事。或傷寒新瘥，誤行房事，小腹緊痛，外腎搐縮，面黑氣喘，冷汗出，不救即死……又方：用生薑二兩，切碎，酒煎服之。亦仍炒葱白，或鹽，熨臍下氣海，勿令冷氣。
⑦ 梅師方：《證類》卷4"食鹽" 《梅師方》：治心腹脹堅，痛悶不安，雖未吐下，欲死。以鹽五合，水一升，煎令消，頓服。自吐下，食出即定，不吐更服。
⑧ 後魏書：《證類》卷4"食鹽" 《後魏·李孝伯傳》：鹽九種，各有所宜。白鹽主上所自食。黑鹽，治腹脹氣滿，末之，以酒服六銖。(**按**：《魏書》卷53"李孝伯"下此文幾同。然時珍當引自《證類》。)
⑨ 簡便方：《奇效單方》卷上"八脾胃" 一治飲酒食肉過多，脹滿不快，用：鹽花擦牙，溫水漱下二三次，如湯沃雪也。
⑩ 救急方：《救急易方》卷2"諸吐門" 治霍亂吐瀉，心腹作痛，用鹽二碗，布包，置其胸前并腹肚中，以熨斗盛火，熨氣透，又以炒鹽熨其背，即愈。(出《全嬰易簡方》)。
⑪ 救急方：《救急易方》卷2"諸吐門" 治霍亂已死，腹中尚有暖氣者。用鹽納於臍中令實，就鹽上灸七壯。(出《奇效良方》)。(**按**：《奇效良方》卷20"霍亂門"有此原方。)
⑫ 聖惠方：《聖惠方》卷3"治肝風冷轉筋諸方" 治遍體轉筋入腹，不可奈何者，方：右用熱湯三斗，入鹽半升，稍熱漬之，極效。

一切脚氣。鹽三升，蒸熱分裏，近壁，以脚踏之，令脚心熱。又和槐白皮蒸之，尤良，夜夜用之。《食療本草》①。脚氣疼痛。每夜用鹽擦腿膝至足甲，淹少時，以熱湯泡洗。有一人病此，曾用驗。《救急方》②。胸中痰飲。傷寒、熱病、瘧疾須吐者，並以鹽湯吐之。《外臺秘要》③。病後脅脹。天行病後，兩脅脹滿，熬鹽熨之。《外臺秘要方》④。妊娠心痛不可忍。鹽燒赤，酒服一撮。《産寶》⑤。妊婦逆生。鹽摩産婦腹，并塗兒足底，仍急爪搔之。○《千金方》⑥。婦人陰痛。青布裏鹽，熨之。《藥性論》⑦。小兒疝氣，并内弔腎氣。以葛袋盛鹽，于户口懸之，父母用手撚〔抖〕盡，即愈。○《日華子本草》⑧。小兒不尿。安鹽于臍中，以艾灸之。《藥性論》⑨。小便不通。濕紙包白鹽，燒過，吹少許入尿孔中，立通。《普濟方》⑩。氣淋臍痛。鹽和醋服之。《廣利方》⑪。二便不通。鹽和苦酒傅臍中，乾即易。仍以鹽汁灌肛内，并内用紙裏鹽，投水中飲之。《家藏方》⑫。漏精白濁。雪白鹽一兩，并築緊固〔濟〕，煅一日，出火毒，白茯苓、山藥各一兩，爲末，棗肉和蜜丸梧子大，每棗湯下三十丸。蓋甘以濟鹹，脾腎兩得也。

① 食療本草：《證類》卷4"食鹽" 《食療》……又，治一切氣及脚氣，取鹽三升，蒸，候熱分裏，近壁，脚踏之，令脚心熱。又，和槐白皮蒸用，亦治脚氣，夜夜與之良。

② 救急方：《救急易方》卷2"脚氣門" 治脚氣……又方：每夜用鹽涂擦腿膝至足甲，淹少時，卻用熱湯泡洗。昔有一人，脚氣諸方不效，後得此法，每用淹洗，不再發。（並出《衛生易簡方》。）（按：查《衛生易簡方》無此方。）

③ 外臺秘要：《外臺》卷1"張文仲方" 又療傷寒，《近效方》凡胸中惡，痰飲，傷寒熱病，瘴瘧，須吐者：鹽末一大匙，右一味以生熟湯調下，須臾則吐。吐不快，明旦更服，甚良。

④ 外臺秘要方：《外臺》卷3"天行大小便不通脹滿及澀方" 《近效》主天行後兩脅脹滿方：熬鹽熨之。如小便澀，亦用鹽熨臍下。

⑤ 産寶：《證類》卷4"食鹽" 《産寶方》：治妊娠心腹痛，不可忍。以一斤鹽，燒令赤，以三指取一撮酒服差。

⑥ 千金方：《千金方》卷2"逆生第七" 治逆生方：以鹽塗兒足底，又可急搔之，並以鹽摩産婦腹上，即愈。

⑦ 藥性論：《藥性論》見《證類》卷4"食鹽" ……治婦人隱處疼痛者，鹽青布裏熨之……

⑧ 日華子本草：《日華子》見《證類》卷4"食鹽" ……小兒疝氣并内腎氣，以葛袋盛，於户口懸之，父母用手撚抖盡，即疾當愈。

⑨ 藥性論：《藥性論》見《證類》卷4"食鹽" ……主小兒卒不尿，安鹽於臍中灸之……

⑩ 普濟方：《普濟方》卷216"小便不通" 治小便不通方：取印成鹽七顆，搗篩作末，用青蔥葉尖盛鹽末，開便孔，内葉小頭於中吹之，令鹽末入孔，即通，非常之效。一方以鹽内莖孔中，即通。

⑪ 廣利方：《證類》卷4"食鹽" 《廣利方》：治氣淋，臍下刃痛。以鹽和醋調下。

⑫ 家藏方：《普濟方》卷39"大便秘澀不通" 治卒大便不通秘澀：用綿裏鹽丸，作三丸，如手指大，内下部中。一方用食鹽和苦酒傅臍中，乾即易。（按："家藏方"書目多種，查《楊氏家藏方》無此方，録此備參。）

《直指方》①。**下痢肛痛**不可忍者。熬鹽包坐熨之。《肘後方》②。**血痢不止**。白鹽紙包燒研，調粥喫，三四次即止也。○《救急方》③。**中蠱吐血**，或下血如肝。鹽一升，苦酒一升，煎化頓服，得吐即愈，乃支太醫方也。《小品方》④。**金瘡血出**甚多。若血冷則殺人。宜炒鹽三撮，酒調服之。《梅師方》⑤。**金瘡中風**。煎鹽令熱，以匙抄，瀝(却)〔取〕水，熱瀉瘡上，冷更着，一日勿住，取瘥，大效。《肘後方》⑥。**小兒撮口**。鹽(頭)〔豉〕搗貼臍上，灸之。《子母秘録》⑦。**病笑不休**。滄鹽煅赤，研，入河水煎沸，啜之，探吐熱痰數升，即愈。《素問》曰：神有餘，笑不休。神，心火也，火得風則焰，笑之象也。一婦病此半年，張子和用此方，遂愈。《儒門事親》⑧。**飲酒不醉**。凡飲酒，先食鹽一匕，則後飲必倍。《肘後方》⑨。**明目堅齒**，去臀，大利老眼。海鹽以百沸湯泡散，清汁于銀石器內，熬取雪白鹽花，新瓦器盛，每早揩牙漱水，以大指甲點水洗目，閉坐良久，乃洗面。名洞視千里法，極神妙。《永類鈐方》⑩。**風熱牙痛**。槐枝煎濃湯二盌，入鹽一斤，煮乾炒研，日用揩牙，以水洗目。《唐瑶經驗方》⑪。**齒𧏾齒動**。鹽半兩，皂莢兩挺，同燒赤，研，

① 直指方：《直指方》卷 10"漏濁證治"　煉鹽方：治漏精白濁。雪白鹽(入瓷瓶內，築十分實，以瓦蓋頂，黃泥塗封，火煨一日，取出放陰地上一夜，密器收)、白茯苓、山藥(炒，各一兩)，右爲末，入鹽一兩研和，用沸湯浸棗取肉研，夾煉蜜再研，爲丸桐子大。每服三十丸，空心棗湯下。蓋欲甘以濟鹹，脾腎兩得也。
② 肘後方：《證類》卷 4"食鹽"　《肘後方》……又方：治赤白久下，穀道疼痛不可忍，宜服溫湯，熬鹽熨之。又，炙枳實熨之妙。(按：今本《肘後方》無此方。)
③ 救急方：《普濟方》卷 212"血痢"　治血痢百方無效，不問遠近……又方：用濕白紙二張，裹鹽一匙，於猛火中燒作灰，研細，分爲三服，食前以粥飲服之。(按：查《新增救急易方》及《急救良方》均無此方，録此備參。)
④ 小品方：《外臺》卷 28"蠱吐血方"　《小品》療中蠱心痛，吐血欲死方：鹽一升，淳苦酒一升，煮令消和，一服立吐蠱毒出，已用良驗。
⑤ 梅師方：《證類》卷 4"食鹽"　《梅師方》……又方：治金中經脉，傷皮及諸大脉，血出多，心血冷則殺人。宜炒鹽三撮，酒調服之。
⑥ 肘後方：《證類》卷 4"食鹽"　《肘後方》……又方：治金瘡中風，煎鹽令熱，以匙抄，瀝取水，熱瀉瘡上。冷更著，一日許勿住，取差，大效。(按：今本《肘後方》無此方。)
⑦ 子母秘録：《證類》卷四"食鹽"　《子母秘録》：小兒撮口，鹽、豉臍上灸之。
⑧ 儒門事親：《儒門事親》卷 6"笑不休三十"　戴人路經古冢，逢一婦，病喜笑不止，已半年矣。衆醫治者，皆無藥術矣。求治于戴人。戴人曰：此易治也。以滄鹽成塊者二兩，余用火燒令通赤，放冷研細，以河水一大碗，同煎至三五沸，放溫分三次啜之。以釵探於咽中，吐出熱痰五升。次服大劑黃連解毒湯是也。不數日而笑定矣。《内經》曰：神有餘者，笑不休。此所謂神者，心火是也。火得風而成焰，故笑之象也。五行之中，惟火有笑矣。
⑨ 肘後方：《肘後方》卷 7"治卒飲酒大醉諸病方第七十一"　先食鹽一匕，後則飲酒，亦倍。
⑩ 永類鈐方：《永類鈐方》卷 2"雜病眼目"　明目去昏臀，大利老眼，得補益之方：海鹽，隨多少揀淨，瓷器盛，以百沸湯泡，去不淨，濾取清汁，於銀石器內熬，取雪白鹽花，用新瓦器盛。每早用一大錢，用牙藥揩擦，以水嗽動，用左右手指背遞互口内，點鹽津洗兩眼大小眥内，閉坐良久，却用水洗面。名洞視千里法，明目堅齒，極有妙法。
⑪ 唐瑶經驗方：(按：書佚，無可溯源。)

夜夜揩齒，一月後並瘥，其齒牢固。○《食療本草》①。齒齦宣露。每旦噙鹽，熱水含百遍，五日後齒即牢。《千金方》②。齒疼出血。每夜鹽末厚封齗上，有汁瀝盡乃臥。其汁出時，叩齒勿住。不過十夜，疼血皆止。忌豬魚油菜等。極驗。《肘後方》③。喉中生肉。綿裹筯頭，拄鹽揩之，日五六度。《孫真人方》④。帝鍾喉風，垂長半寸。煅食鹽頻點之，即消。○《聖惠方》⑤。風病耳鳴。鹽五升蒸熱，以耳枕之，冷復易之。《肘後方》⑥。耳卒疼痛。方同上。目中淚出。鹽點目中，冷水洗數次，瘥。《范汪方》⑦。目中浮翳遮睛。白鹽生研少許，頻點屢效，小兒亦宜。《直指方》⑧。小兒目翳，或來或去，漸大侵睛。雪白鹽少許，燈心蘸點，日三五次。不痛不礙，屢用有效。《活幼口議》⑨。塵物眯目。以少鹽并豉置水中，視之立出。《孫真人方》⑩。酒齇赤鼻。白鹽常擦之，妙。《直指方》⑪。口鼻急疳，蝕爛腐臭，斗子鹽、白麪等分，爲末，每以吹之。《普濟方》⑫。面上惡瘡五色者。鹽湯浸綿搨瘡上，五六度即瘥。○《藥性論》⑬。體如

① 食療本草:《證類》卷 4"食鹽"　《食療》……又，以皂莢兩梃，鹽半兩，同燒令通赤，細研。夜夜用揩齒。一月後有動者齒及血蟨齒，并差，其齒牢固。
② 千金方:《千金方》卷 6"齒病第六"　齒齦宣露，多是疳蟨及月蝕……每旦以一撚鹽納口中，以暖水含，揩齒即牢密。凡人齒齦不能食果菜者，皆由齒根露也，爲此鹽湯揩齒、叩齒法，無不愈也，神良。
③ 肘後方:《證類》卷 4"食鹽"　《肘後方》……又方：齒疼，齦間出血，極驗。以鹽末，每夜厚封齒齦上，有汁瀝盡乃臥。其汁出時，仍叩齒勿住。不過十夜，疼、血止。更久尤佳。長慎豬肉、油菜等。（按：今本《肘後方》無此方。）
④ 孫真人方:《千金方》卷 6"喉病第七"　治懸癰咽熱，暴腫長方……又方：鹽末，以箸頭張口柱之，日五。
⑤ 聖惠方:《聖惠方》卷 35"治懸癰腫諸方"　治懸癰腫，卒長數寸喉嚨內，食物不下，方：右以綿裹箸頭，搵鹽揩之，如此二七遍效。
⑥ 肘後方:《肘後方》卷 6"治卒耳聾諸病方第四十四"　若卒得風，覺耳中恍恍者，急取鹽七升，甑蒸使熱，以耳枕鹽上，冷復易。亦療耳卒疼痛，蒸熨。
⑦ 范汪方:《證類》卷 4"食鹽"　《范汪方》……又方：主目中淚出不得，開即刺痛方：以鹽如大豆許，內目中，習習，去鹽，以冷水數洗目差。
⑧ 直指方:《直指方》卷 20"眼目證治"　立消膏：治浮翳粟翳，霧膜遮睛。雪白鹽，淨器中，生研少許，上以大燈草蘸，輕手指定浮翳就點，凡三次。不疼痛，勿驚恐，屢效。
⑨ 活幼口議:《活幼口議》卷 20"眼患證候方議"　治小兒眼患初作粟翳浮翳，或來或去，漸發差大，侵睛減明，至妙立消膏良方：雪白食鹽（生研，少許，須以淨器），右以大燈心蘸鹽，輕手指定浮翳，就齇，凡三五次點，見效。令子勿驚恐，不疼痛，亦不礙人。多投之勿慮，屢用剋效。
⑩ 孫真人方:《證類》卷 4"食鹽"　《孫真人食忌》：主眯眼者。以少鹽并豉，置水視之，立出。
⑪ 直指方:《直指方》卷 21"鼻病證治"　酒查鼻方：白鹽常擦，妙。
⑫ 普濟方:《普濟方》卷 67"急疳"　治沉腫牙疳，不上不急者。斗子鹽　白麪，右爲末，三撚，吹入鼻中，立效。
⑬ 藥性論:《藥性論》見《證類》卷 4"食鹽"　……面上五色瘡，鹽湯綿浸搨瘡上，日五六度易差……

蟲行，風熱也。鹽一斗，水一石，煎湯浴之，三四次。亦療一切風氣。《外臺秘要》①。瘑癬痛癢初生者。嚼鹽頻擦之，妙。《千金翼》②。**手足心毒**，風氣毒腫。鹽末、椒末等分，酢和傅之，立瘥。《肘後方》③。**手足疣目**。鹽傅上，以舌舐之，不過二度，瘥。《肘後方》④。**熱病生蜃**，下部有瘡。熬鹽熨之，不過三次。○《梅師方》⑤。**一切漏瘡**。故布裹鹽，燒赤爲末，每服一錢。《外臺秘要》⑥。**臁瘡經年**。鹽中黑泥，晒研搽之。《永類方》⑦。**蠷螋尿瘡**。鹽湯浸綿，揭瘡上。《食療本草》⑧。**蜈蚣(蛟)〔咬〕人**。嚼鹽塗之，或鹽湯浸之，妙。《梅師方》⑨。**蚯蚓(蛟)〔咬〕毒**，形如大風，眉鬚皆落。惟濃煎鹽湯，浸身數遍即愈。浙西軍將張韶病此，每夕蚯蚓鳴于體，一僧用此方而安。蚓畏鹽也。《經驗方》⑩。**蜂蠆叮螫**。嚼鹽塗之。《千金方》⑪。**解黃蠅毒**。烏蒙山峽多小黃蠅，生毒蛇鱗中，嚙人初無所覺，漸痒爲瘡。勿搔，但以冷水沃之，擦鹽少許，即不爲瘡。《方輿勝覽》⑫。**毒蛇傷螫**。嚼鹽塗之，灸三壯，仍嚼鹽塗之。徐伯玉方⑬。**虱出怪病**。臨卧渾身虱出，約至五升，隨至血肉俱壞，每宿漸多，痛痒不可言狀，惟喫

① 外臺秘要：《外臺》卷30"惡疾大風方"　又療風，身體如蟲行方：鹽一斗，水一石，煎減半，澄清，濕洗浴三四遍。亦療一切風。
② 千金翼：《千金翼方》卷24"疥癬第八"　凡諸瘡癬初生時，或始痛癢，即以種種單方救之，或嚼鹽塗之，妙。
③ 肘後方：《肘後方》卷5"治癰疽妬乳諸毒腫方第三十六"　手脚心風毒腫：生椒末、鹽末，等分，以醋和敷，立瘥。
④ 肘後方：《證類》卷4"食鹽"　《肘後方》……又方：手足忽生疣目，以鹽傅疣上，令牛舐之，不過三度。
⑤ 梅師方：《證類》卷4"食鹽"　《梅師方》……又方：治熱病，下部有蜃蟲生瘡。熬鹽綿裹熨之，不過三度差。
⑥ 外臺秘要：《千金方》卷23"九漏第一"　治漏方……又方：故布裹鹽如彈丸，燒令赤，末，酒服。（**按**：《外臺》無此方，今另溯其源。）
⑦ 永類方：《永類鈐方》卷7"臁瘡"　遠年臁瘡不瘥，又，於鹽中揀如黑泥者，曬乾爲末，乾摻，濕則水調涂。
⑧ 食療本草：《證類》卷4"食鹽"　《食療》：蠷螋尿瘡，鹽三升，水一斗，煮取六升，以綿浸湯，淹瘡上。
⑨ 梅師方：《證類》卷4"食鹽"　《梅師方》……又方：治蜈蚣咬人痛不止。嚼鹽沃上及以鹽湯浸瘡，極妙。其蜈蚣有赤足者螫人，黃足者痛甚。
⑩ 經驗方：《證類》卷4"食鹽"　《經驗方》：治蚯蚓咬。濃作鹽湯，浸身數遍差。浙西軍將張韶爲此蟲所咬，其形如大風，眉須皆落。每夕蚯蚓鳴於體，有僧教以此方，愈。
⑪ 千金方：《千金方》卷25"蛇毒第二"　治蜂螫方……又方：嚼鹽塗之。
⑫ 方輿勝覽：（**按**：已查原書，未能溯得其源。）
⑬ 徐伯玉方：《肘後方》卷7"治卒青蛙蝮虺衆蛇所螫方第五十三"　徐玉治蛇毒方……又方：嚼鹽唾瘡上訖，灸三壯，復嚼鹽唾上。

水,臥牀晝夜號哭,舌尖出血不止,身齒俱黑,唇動鼻開。但飲鹽醋湯十數日即安。夏子益《奇疾方》①。**解狼毒毒**。鹽汁飲之。《千金方》②。**藥箭毒氣**。鹽貼瘡上,灸三十壯,良。《集驗方》③。**救溺水死**。以大凳臥之,後足放高,用鹽擦臍中,待水自流出,切勿倒提出水。《救急方》④。**潰癰作痒**。以鹽摩其四圍,即止。○《外科精義》⑤。

戎鹽《本經》⑥下品

【釋名】胡鹽《別録》⑦、羌鹽《日華》⑧、青鹽《綱目》、禿登鹽《唐本》⑨、陰土鹽。
【大⑩明曰】西番所食者,故號戎鹽、羌鹽。【恭⑪曰】戎鹽,即胡鹽也。沙州名禿登鹽,廓州名爲陰土鹽,生河岸山坂之陰土石間,故名。

【集解】【《別録》⑫曰】戎鹽生胡鹽山及西羌北地、酒泉福禄城東南角。北海青,南海赤。十月采。【當之⑬曰】戎鹽味苦臭,是海潮水澆山石,經久鹽凝着石,取之北海者青,南海者赤。【弘景⑭

---

① 奇疾方:《傳信適用方》卷下"夏子益治奇疾方三十八道" 第二十一:每至臨臥,渾身虱出約至五升,隨手血肉俱壞,每宿漸多,癢痛不可名狀,唯吃水,臥在牀上,晝夜號哭,舌尖出血不止,身齒俱黑,唇動鼻開。治之但飲鹽醋湯十數盞,即愈。
② 千金方:《千金方》卷24"解百藥毒第二" 狼毒毒……鹽汁……
③ 集驗方:《外臺》卷29"被刀箭傷方" 《集驗》療毒箭方:以鹽滿瘡中,灸鹽上三十壯。
④ 救急方:《救急易方》卷5"雜傷門" 救溺水死,一宿尚活……又方:救起放大凳臥著,腳後佔起磚二塊,卻用鹽擦臍中,待水自流出。初不可倒提出水。但心下温者,皆可救。
⑤ 外科精義:(按:已查原書,未能溯得其源。)
⑥ 本經:《本經》《別録》見《證類》卷5"戎鹽" 味鹹,寒,無毒。**主明目目痛,益氣,堅肌骨,去毒蟲**,心腹痛,溺血吐血,齒舌血出。一名胡鹽。生胡鹽山及西羌北地酒泉福禄城東南角。北海青、南海赤。十月採。
⑦ 別録:見上注。
⑧ 日華:《日華子》見《證類》卷5"戎鹽" ……即西蕃所出,食者號戎鹽,又名羌鹽。
⑨ 唐本:《唐本草》見《證類》卷5"戎鹽" ……其戎鹽即胡鹽。沙州名爲禿登鹽,廓州名爲陰土鹽,生河岸山坂之陰土石間,塊大小不常,堅白似石,燒之不鳴炸爾。
⑩ 大明:見本頁注⑧。
⑪ 恭:見本頁注⑨。
⑫ 別録:見本頁注⑥。
⑬ 當之:《集注》見《證類》卷5"戎鹽" 陶隱居……李云:戎鹽味苦臭。是海潮水澆山石,經久鹽凝著石,取之北海者青、南海者紫赤……
⑭ 弘景:《集注》見《證類》卷5"戎鹽" 陶隱居云……虜中鹽乃有九種:白鹽、食鹽,常食者。黑鹽,主腹脹氣滿。胡鹽,主耳聾目痛。柔鹽,主馬脊瘡。又有赤鹽、駁鹽、臭鹽、馬齒鹽四種,並不入食。馬齒即大鹽,黑鹽疑是鹵鹹,柔鹽疑是戎鹽,而此戎鹽又名胡鹽,並主眼痛,二三相亂。今戎鹽虜中甚有,從涼州來,芮芮河南使及北部胡客從敦煌來,亦得之,自是稀少爾。其形作塊片,或如雞鴨卵,或如菱米,色紫白,味不甚鹹,口嘗氣臭,正如遠雞子臭者言真。又河南鹽池泥中,自有凝鹽如石片,打破皆方,青黑色,善療馬脊瘡,又疑此或是。鹽雖多種,而戎鹽、鹵鹹最爲要用。又巴東朐䏰縣北岸大有鹽井,鹽水自凝,生粥子鹽,方一二寸,中央突張傘形,亦有方如石膏、博棋者……

曰】史書言虜中鹽有九種：白鹽、食鹽，常食者；黑鹽，主腹脹氣滿；胡鹽，主耳聾目痛；柔鹽，主馬脊瘡。又有赤鹽、駁鹽、臭鹽、馬齒鹽四種，並不入食。馬齒即大鹽，黑鹽疑是卤鹹，柔鹽疑是戎鹽，而此戎鹽又名胡鹽，二三相亂。今戎鹽虜中甚有，從涼州來，亦從燉煌來。其形作塊片，或如雞鴨卵，或如菱米，色紫白，味不甚鹹，口〔常〕〔嘗〕氣臭正如腐雞子臭者乃真。又河南鹽池泥中自有凝鹽如石片，打破皆〔方〕，青黑色，善療馬脊瘡，又疑此是戎鹽。又巴東朐䏰縣北崖有鹽井，鹽水自凝，生緻子鹽，〔方〕一二寸，中央突張如緻形，亦有方如石膏、博棋者。【恭①曰】戎鹽即胡鹽，生河崖山坂之陰土石間，大小不常，堅白似石，燒之不鳴炸也。【宗奭②曰】戎鹽成垛，裁之如枕，細白，味甘鹹。【頌③曰】陶氏所說九種，今人不能遍識。醫家治眼及補下藥多用青鹽，恐即戎鹽也。本草云：北海青，南海赤。今青鹽從西羌來者，形塊方稜，明瑩而青黑色，最奇。北海來者，作大塊而不光瑩，又多孔竅，若蜂窠狀，色亦淺于西鹽，彼人謂之鹽枕，入藥差劣。北胡又有一種鹽，作片屑，如碎白石，彼人亦謂之青鹽，緘封于匣，與鹽枕并作禮贄，不知是何色類。【時珍曰】本草《戎鹽》云，北海青，南海赤，而諸注乃用白鹽，似與本文不合。按《涼州異物志》④云：姜賴之墟，今稱龍城。剛卤千里，蒺藜之形。其下有鹽，累棋而生。出于胡國，故名戎鹽。贊云：鹽山二岳，二色爲質。赤者如丹，黑者如漆。小大從意，鏤之爲物。作獸辟惡，佩之爲吉。或稱戎鹽，可以療疾。此說與本草本方相合，亦惟赤、黑二色，不言白者。蓋白者乃光明鹽，而青鹽、赤鹽則戎鹽也。故《西涼記》⑤云：青鹽池出鹽，正方半寸，其形如石，甚甜美。《真臘記》⑥云：山間有石，味勝于鹽，可琢爲器。《梁杰公傳》⑦言，交河之間，掘磧下數尺，有紫鹽，如紅如紫，色鮮而甘。其下丈許，有璺珀。《北户錄》⑧亦言，張掖池中出桃花鹽，色如桃花，隨月盈縮。今寧夏近涼州地，鹽井所出青鹽，四方皎潔如石。山丹衛即張掖地，有池產紅鹽，紅色。此二鹽，即戎鹽之青、赤二色者。醫方但用青鹽，而不用紅鹽，不知二鹽皆名戎

---

① 恭：見 668 頁注⑨。

② 宗奭：《衍義》卷 6"戎鹽"　戎鹽成垛，裁之如枕，細白。味甘、鹹。

③ 頌：《圖經》見《證類》卷 4"食鹽"　……陶注又云：虜中鹽有九種……今人不能遍識。醫家治眼及補下藥多用青鹽，疑此即戎鹽。而《本經》云：北海青，南海赤。今青鹽從西羌來者，形塊方棱，明瑩而青黑色，最奇。北胡來者，作大塊而不光瑩，又多孔竅若蜂窠狀，色亦淺於西鹽，彼人謂之鹽枕，入藥差劣。北胡又有一種鹽，作片屑如碎白石，彼人亦謂之青鹽，緘封於匣中，與鹽枕並作禮贄，不知是何色類……

④ 涼州異物志：《御覽》卷 865"鹽"　《涼州異物志》曰：姜賴之墟，今稱龍城……（姜賴，胡國名也……）剛卤千里，蒺藜之形。其下有鹽，累祺而生。／又曰：鹽山二岳，三色爲質。赤者如丹，黑者如漆。大小如意，鏤之寫物……作獸辟惡，佩之爲吉。戎鹽可以療疾。

⑤ 西涼記：《御覽》卷 865"鹽"　《涼州記》曰：有青鹽池，出鹽，正方半寸，其形似石，甚甜美。（**按**：《説郛》弓 61《涼州記》文同。）

⑥ 真臘記：《真臘風土記·鹽醋醬麪》　……山間更有一等石，味勝於鹽，可琢以成器。

⑦ 梁杰公傳：《御覽》卷 865"鹽"　《梁四公子記》曰：……交河之間，平磧中掘深數尺，有末鹽如紅如紫，色鮮味甘，食之止痛。更深一丈，下有碧珀，黑逾純漆，或大如車輪……

⑧ 北户錄：《北户錄》卷 2"紅鹽"　……公路記鄭公虔云：琴湖池桃花鹽，色如桃花，隨月盈縮，在張掖西北，隋開皇中常進焉……

鹽也。所謂南海、北海者，指西海之南北而言，非炎方之南海也。張果《玉洞要訣》①云：赤戎鹽出西戎，稟自然水土之氣，結而成質。其地水土之氣黃赤，故鹽亦隨土氣而生。味淡于石鹽，力能伏陽精。但于火中燒汁紅赤，凝定色轉益者，即真也。亦名絳鹽。《抱朴子》②書有作赤鹽法。又嶺南一種紅鹽，乃染成者，皆非真紅鹽也。又《丹房鑑源》③云：蠻鹽可伏雌雄，紅鹽爲上。

【氣味】鹹，寒，無毒。【宗奭④曰】甘、鹹。【大明⑤曰】平。【獨孤滔⑥曰】戎鹽，赤、黑二色，能累卵，乾汞，制丹砂。

【主治】明目目痛，益氣，堅肌骨，去毒蠱。《本經》⑦。心腹痛，溺血吐血，齒舌血出。《別錄》⑧。助水臟，益精氣，除五臟癥結，心腹積聚，痛瘡疥癬。大明⑨。解芫青、斑蝥毒。時珍。

【發明】【宗奭⑩曰】戎鹽甘鹹，功在却血，入腎，治目中瘀赤澀昏。【時珍曰】戎鹽功同食鹽，不經煎鍊，而味鹹帶甘，入藥似勝。《周禮注》云，飴鹽味甜，即戎鹽，不知果否？或云以飴拌鹽也。

【附方】新六。小便不通。戎鹽湯：用戎鹽彈丸大一枚，伏苓半斤，白术二兩，水煎，服之。仲景《金匱方》⑪。風熱牙痛。青鹽一斤，槐枝半斤，水四盌，煎汁二盌，煮鹽至乾，炒研，日用揩牙洗目。唐氏《經驗方》⑫。牢牙明目。青鹽二兩，白鹽四兩，川椒四兩，煎汁拌鹽炒乾，日用揩牙洗目，永無齒疾目疾。《通變要法》⑬。風眼爛弦。戎鹽化水，點之。《普濟方》⑭。痔

---

① 玉洞要訣：《大洞鍊真實經九還金丹妙訣·修金合藥品第三》　赤戎鹽，所出西戎之上味，稟自然水土之氣，結而成質。其王土，氣本而黃赤，其鹽亦隨王氣而生，號言戎鹽。味微淡於石鹽，力能鍊伏陽精，增明光輝……欲辨其真元，於火中燒汁，流紅赤，凝定轉益其色，則是本元也。

② 抱朴子：《抱朴子內篇》卷16“黃白”　……治作赤鹽法：用寒鹽一斤，又作寒水石一斤，又作寒羽涅一斤，又作白礬一斤，合內鐵器中，以炭火火之，皆消而色赤，乃出之可用也……

③ 丹房鑑源：《丹房鑑源》卷中“諸鹽篇第九”　蠻鹽（可伏雌雄，作金用。紅鹽爲上也。）

④ 宗奭：見669頁注②。

⑤ 大明：《日華子》見《證類》卷5“戎鹽”　戎鹽，平……

⑥ 獨孤滔：《證類》卷5“戎鹽”　《丹房鏡源》云：戎鹽，赤、黑二色。累卵，乾汞，制丹砂。

⑦ 本經：見668頁注⑥白字。

⑧ 別錄：見668頁注⑥。

⑨ 大明：《日華子》見《證類》卷5“戎鹽”　……助水藏，益精氣，除五藏癥結，心腹積聚，痛瘡疥癬等……

⑩ 宗奭：《衍義》卷6“戎鹽”　味甘、鹹。亦功在却血，入腎，治目中瘀赤澀昏。

⑪ 金匱方：《金匱·消渴小便利淋病脈證並治》　小便不利，茯苓戎鹽湯方：茯苓（半斤）、白术（二兩）、戎鹽（彈丸大，一枚），右三味，先將茯苓、白术煎成，入戎鹽再煎，分温三服。

⑫ 唐氏經驗方：（按：書佚，無可溯源。）

⑬ 通變要法：（按：已查原書，未能溯得其源。）

⑭ 普濟方：《普濟方》卷73“目赤爛”　治眼赤爛，風赤開不得者（出《聖惠方》）：以戎鹽細研，水和點目中……（按：查《聖惠方》卷32“治眼赤爛諸方”方用“青鹽”。）

瘡漏瘡。白礬四兩,青鹽四兩,爲末,猪尿胖一個盛之,陰乾,每服五錢,空心温水下。○《趙氏經驗方》①。

<h1 style="text-align:center">光明鹽《唐本草》②</h1>

【釋名】石鹽《唐本》③、聖石《蜀本》④、水晶鹽《綱目》。【時珍曰】雷斅《炮炙論·序》⑤云:聖石開盲,明目而如雲離日。則光明者,乃兼形色與功而名也。

【集解】【恭⑥曰】光明鹽生鹽州五原,鹽池下鑿取之。大者如升,皆正方光徹。【頌⑦曰】今階州出一種石鹽,生山石中,不由煎錬,自然成鹽,色甚明瑩,彼人甚貴之,云即光明鹽也。【時珍曰】石鹽有山産、水産二種。山産者即厓鹽也,一名生鹽,生山厓之間,狀如白礬,出于階、成、陵、鳳、永康諸處。水産者生池底,狀如水晶、石英,出西域諸處。《吳録》⑧云:天竺有新淘,水味甘美,下有石鹽。白如水晶。又波斯出自然白鹽,如細石子。金幼孜《北征録》⑨云:北虜有鹽海子,出白鹽,瑩潔如水晶。又有鹽池鹽,色或青或白,軍士采食之。此皆水産者也。《梁四公(子)傳》⑩云:高昌國燒羊山出鹽,大者如斗狀,白如玉。月望收者,其文理粗,明澈如冰;非月望收者,其文理密。《金樓子》⑪云:胡中白鹽,産于崖,映月光明洞澈如水晶。胡人以供國廚,名君王鹽,亦名玉華鹽。此則山産者也。皆自然之鹽,所謂天成者也。《益州記》⑫云:汶山有鹹石,以水漬而煎之成鹽。此亦石鹽之類,而稍不同者。

【氣味】鹹、甘,平,無毒。

---

① 趙氏經驗方:(按:查《秘傳經驗方》,未能溯得其源。)
② 唐本草:《唐本草》見《證類》卷4"光明鹽"　味鹹,甘,平,無毒。主頭面諸風,目赤痛,多眵(音蚩)淚。生鹽州五原鹽池下,鑿取之,大者如升,皆正方光徹。一名石鹽。
③ 唐本:見上注。
④ 蜀本:《蜀本草》見《證類》卷4"光明鹽"　亦呼爲聖石。
⑤ 炮炙論·序:《證類》卷1"雷公炮炙論序"　……聖石開盲,明目而如雲離日。
⑥ 恭:見本頁注②。
⑦ 頌:《圖經》見《證類》卷4"食鹽"　……又階州出一種石鹽,生山石中,不由煎煉,自然成鹽,色甚明瑩,彼人甚貴之,云即光明鹽也……
⑧ 吳録:《御覽》卷865"鹽"　吳時外國傳曰……天竺國有新陶水,水甘美,下有石鹽,白如水精。
⑨ 北征録:《北征録》　……有鹽海子,出鹽,色白瑩,潔如水晶,疑即所謂水晶鹽也。二十八日移營於大甘泉北十里屯駐,二十九日發大甘泉,午次清水源有鹽池,鹽色或青或白,軍士皆采食……
⑩ 梁四公傳:《御覽》卷865"鹽"　《梁四公子記》曰:高昌國遣使貢鹽二顆,顆如斗狀,白似玉。帝以其自萬里絶域而来獻,數年方達命,杰公迓之謂使曰:鹽,一顆是南燒羊山,月望收之者,一是北燒羊山,非月望收者。使者具陳鹽,奉王急命,故非時爾。因問紫鹽、磬碧珀,云中路遭北凉所奪,不敢言之。帝問杰公羣物之異。對曰:南燒羊山鹽文理粗,北燒羊山鹽文理密,月望收之者明徹如冰,以氈橐煮之可驗……
⑪ 金樓子:《金樓子》卷5"志怪篇十二"　白鹽山,山峰洞澈,有如水精,及其映月光似琥珀,胡人和之,以供國厨,名爲君王鹽,亦名玉華(案:曾慥《類説》作王傘)鹽。
⑫ 益州記:《御覽》卷865"鹽"　《益州記》曰:汶山越嶲煮鹽法各異。汶山有鹹石,先以水漬,既而煎之。越嶲先燒炭以鹽井,水沃炭,刮取鹽。

【主治】頭痛諸風，目赤痛，多眵淚。《唐本》①。

【發明】【時珍曰】光明鹽得清明之氣，鹽之至精者也，故入頭風眼目諸藥尤良。其他功同戎鹽，而力差次之。

鹵鹹《本經》②下品

【釋名】鹵鹽、寒石吳普③、石鹻《補遺》④。【時珍曰】鹹音有二：音咸者，潤下之味；音減者，鹽土之名，後人作鹼、作鹻是矣。許慎《説文》⑤云：鹵，西方鹹地也。故字從西省文，象鹽形。東方謂之斥，西方謂之鹵，河東謂之鹹。《傳》⑥云"兑爲澤，其於地也爲剛鹵"，亦西方之義。

【集解】【《別録》⑦曰】鹵鹹生河東池澤。【弘景⑧曰】今俗不復見鹵鹹，疑是黑鹽。又云：是煎鹽釜下凝滓。二説未詳。【恭⑨曰】鹵鹹生河東，河東鹽不釜煎，明非凝滓。又疑是黑鹽，皆不然。此是鹹土也，今人熟皮用之，于鹹地掘取。【頌⑩曰】并州人刮鹹煎鍊，不甚佳，即鹵鹹也。【機⑪曰】鹵鹹，即鹵水也。【時珍曰】《説文》既言鹵、鹹皆斥地之名，則謂凝滓及鹵水之説皆非矣。鹵鹽與鹵鹹不同。山西諸州平野，及太谷、榆次高亢處，秋間皆生鹵，望之如水，近之如積雪。土人刮而熬之爲鹽，微有蒼黄色者，即鹵鹽也。《爾雅》所謂"天生曰鹵，人生曰鹽"者是矣。凡鹽未經滴去苦水，則不堪食，苦水即鹵水也。鹵水之下，澄鹽凝結如石者，即鹵鹹也。丹溪所謂石鹻者，乃灰鹻也，見"土類"。《吳普本草》謂"鹵鹹一名鹵鹽"者，指鹵水之鹽，非鹵地之鹽也，不妨同名。

【氣味】苦，寒，無毒。【《別録》⑫曰】苦、鹹，寒。【獨孤滔⑬曰】鹵鹽制四黄，作銲藥。同硇砂罨鐵，一時即軟。

---

① 唐本：見 671 頁注②。

② 本經：《本經》《別録》見《證類》卷 5 "鹵鹹" 味苦、鹹，寒，無毒。主大熱消渴狂煩，除邪及下蠱毒，柔肌膚，去五藏腸胃留熱結氣，心下堅，食已嘔逆喘滿，明目目痛。生河東鹽池。

③ 吳普：《御覽》卷 865 "鹽" 《本草經》曰：鹵鹽一名寒石……（按：此爲古本草傳本之一，然非吳普撰。）

④ 補遺：《衍義補遺·鹵鹹》 一名鹹，或作鹻……又云石鹻、阿魏皆消磨積塊。

⑤ 説文：《説文·鹵部》 鹵：西方鹹地也。從西省，象鹽形……東方謂之㡿，西方謂之鹵。／鹹……河內謂之䶡。

⑥ 傳：《周易正義》卷 9 "説卦" 兑爲澤……其於地也爲剛鹵……

⑦ 別録：見本頁注②。

⑧ 弘景：《集注》見《證類》卷 5 "戎鹽" 陶隱居云：今俗中不復見鹵鹹……黑鹽疑是鹵鹹……又云：鹵鹹即是人煮鹽釜底疑强鹽滓，如此二説並未詳。

⑨ 恭：《唐本草》見《證類》卷 5 "鹵鹹" 《唐》注云：鹵鹹既生河東，河東鹽不釜煎，明非凝滓。此是鹹土名鹵鹹，今人熟皮用之，斯則於鹹地掘取之。

⑩ 頌：《圖經》見《證類》卷 4 "食鹽" ……又有并州兩監末鹽，乃刮鹹煎煉，不甚佳……

⑪ 機：（按：或出《本草會編》。書佚，無可溯源。）

⑫ 別録：見本頁注②。（按：當出《本經》。）

⑬ 獨孤滔：《證類》卷 5 "鹵鹹" 《丹房鏡源》云：鹵鹽純制四黄，作焊藥。

【主治】大熱消渴狂煩,除邪及下蠱毒,柔肌膚。《本經》①。去五臟腸胃留熱結氣,心下堅,食已嘔逆,喘滿,明目目痛。《別錄》②。

【附方】新二。**風熱赤眼**,虛腫澀痛。鹵鹼一升,青梅二十七箇,古錢二十一文,新瓶盛,密封,湯中煮一炊時,三日後取點,日三五度。○《聖惠方》③。**齒腐齦爛**。不拘大人小兒,用上好鹹土,熱湯淋取汁,石器熬乾刮下,入麝香少許研,摻之。○《宣明方》④。

凝水石《本經》⑤中品

【釋名】白水石《本經》⑥、寒水石、凌水石《別錄》⑦、鹽精石、泥精、鹽枕《綱目》、鹽根。【時珍曰】拆片投水中,與水同色,其水凝動。又可夏月研末,煮湯入瓶,倒懸井底,即成凌冰,故有凝水、白水、寒水、凌水諸名。生于積鹽之下,故有鹽精以下諸名。石膏亦有寒水之名,與此不同。

【集解】【《別錄》⑧曰】凝水石,色如雲母可(拆)〔析〕者,鹽之精也。生常山山谷、中水縣及(卵)〔邯〕鄲。【弘景⑨曰】常山即恒山,屬并州。中水屬河間。邯鄲屬趙郡。此處地皆鹹鹵,故云鹽精,而碎之亦似消。此石末置水中,夏月能爲冰者佳。【時珍曰】《別錄》言凝水,鹽之精也。陶氏亦云鹵地所生,碎之似朴消。《范子計然》⑩云出河東。河東,鹵地也。獨孤滔《丹房鑑源》⑪云:鹽精出鹽池,狀如水精。據此諸說,則凝水即鹽精石也,一名泥精。昔人謂之鹽枕,今人謂之鹽根。生於鹵地積鹽之下,精液滲入土中,年久至泉。結而成石。大塊有齒稜,如馬牙消。清瑩如水精,亦有

---

① 本經:見 672 頁注②白字。

② 別錄:見 672 頁注②。

③ 聖惠方:《聖惠方》卷 32“治眼風赤諸方” 治眼風赤熱淚,虛腫赤澀痛,鹽鹵點眼煎方:鹽鹵(一升,青香者)、青梅(二十七枚)、古文錢(二十一文),右件以新甆瓶盛,密封,于湯中煮一炊久取出,經三日後,每以銅箸頭取少許點目中,日三五度。

④ 宣明方:《宣明論方》卷 15“瘡疹總論” 麝香散:治大小人口齒腐蝕出血,齦根宣爛者。上好鹹土(不以多少)、麝香(真好者少許),右熱湯淋取汁,去滓,用清汁,銀石器中熬乾,刮下,再與麝香同研勻,摻於瘡上,以紙貼,神效。

⑤ 本經:《本經》《別錄》(《藥對》)見《證類》卷 4“凝水石” 味辛、甘、寒,大寒,無毒。主身熱,腹中積聚邪氣,皮中如火燒,煩滿,水飲之。除時氣熱盛,五臟伏熱,胃中熱煩滿,止渴,水腫,小腹痺。久服不飢。一名白水石,一名寒水石,一名凌水石。色如雲母可析者良,鹽之精也。生常山山谷,又中水縣及邯鄲。(解巴豆毒,畏地榆。)

⑥ 本經:見上注白字。

⑦ 別錄:見上注。

⑧ 別錄:見上注。

⑨ 弘景:《集注》見《證類》卷 4“凝水石” 陶隱居云:常山屬并州;中水縣屬河間郡;邯鄲即趙郡,並屬冀州域。此處地皆鹹鹵,故云鹽精,而碎之亦似朴消。此石末置水中,夏月能爲冰者佳。

⑩ 范子計然:《御覽》卷 987“凝水石” 《范子計然》曰:凝水石出河東,色澤者善。

⑪ 丹房鑑源:《丹房鑑源》卷中“諸鹽篇第九” 鹽精(如水精,出鹽池,制汞,制丹砂。)

帶青黑色者。皆至暑月回潤，入水浸久亦化。陶氏注戎鹽，謂"鹽池泥中自有凝鹽如石片，打破皆方而色青黑"者，即此也。蘇頌注玄精石謂"解池有鹽精石，味更鹹苦，乃玄精之類"，又注食鹽謂"鹽枕作精塊，有孔竅，若蜂窠，可緘封爲禮贄"者，皆此物也。唐、宋諸醫不識此石，而以石膏、方解石爲注，誤矣。今正之于下。

【正誤】【恭①曰】凝水石有縱理、橫理兩種，色清明者爲上。或云縱理爲寒水石，橫理爲凝水石。今出同州韓城，色青橫理如雲母爲良；出澄州者，斜理文色白爲劣也。【頌②曰】今河東汾、隰州及德順軍亦有之，三月采。又有一種冷油石，全與此相類，但投沸油鐺中，油即冷者是也。此石性冷有毒，誤服令人腰以下不能舉。【宗奭③曰】凝水石文理通徹，人或磨刻爲枕，以備暑月之用。入藥須燒過。或市人末入輕粉以亂真，不可〔不〕察。陶氏言夏月能爲冰者佳，如此則舉世不能得矣。【閻孝忠④曰】石膏潔白堅硬，有墙壁。寒水石軟爛，可以手碎，外微青黑，中有細文。【王隱君⑤曰】寒水石堅白晶潔，狀若明礬、蓬砂之質。或有碎之，粒粒大小皆四方，故又名方解石，今人謂之硬石膏者是也。○【時珍曰】寒水石有二：一是軟石膏，一是凝水石。惟陶弘景所注，是凝水之寒水石，與本文相合。蘇恭、蘇頌、寇宗奭、閻孝忠四家所説，皆是軟石膏之寒水石。王隱君所説，則是方解石。諸家不詳本文鹽精之説，不得其説，遂以石膏、方解石指爲寒水石。唐、宋以來相承其誤，通以二石爲用，而鹽精之寒水絶不知用，此千載之誤也。石膏之誤近千載，朱震亨氏始明。凝水之誤，非時珍深察，恐終于絶響矣。

【脩治】【斅⑥曰】凡使，須用生薑自然汁煮乾，研粉用。每十兩，用（生薑一溢）〔薑汁一鎰〕也。

---

① 恭：《唐本草》見《證類》卷4"凝水石"　《唐本》注云：此石有兩種，有縱理、橫理，色清明者爲佳。或云縱理爲寒水石，橫理爲凝水石。今出同州韓城，色青黄，理如雲母爲良。出澄城者，斜理文，色白，爲劣也。

② 頌：《圖經》見《證類》卷4"凝水石"　凝水石，即寒水石也，生常山山谷，又出中水縣及邯鄲，今河東汾、隰州及德順軍亦有之……三月採。又有一種冷油石，全與此相類，但投沸油鐺中，油即冷者是也。此石有毒。若誤用之，令腰以下不能舉。

③ 宗奭：《衍義》卷5"凝水石"　又謂之寒水石。紋理通澈，人或磨刻爲枕，以備暑月之用。入藥須燒過，或市人燒入膩粉中以亂真，不可不察也。陶隱居言：夏月能爲冰者佳。如此，則舉世不能得，似乎失言。

④ 閻孝忠：《類證註釋錢氏小兒藥證直訣》卷5　瀉黄散……南方多以寒水石爲石膏，以石膏爲寒水石，正與京師相反，乃大悮也。蓋石膏潔白堅硬，有墙壁。而寒水石則軟爛，以手可碎，外微青黑，中有細紋……南人有不信此説者，孝忠嘗相與同就京師大藥肆中，買石膏、寒水石、方解石三種，又同詣惠民和濟局，及訪諸國醫詢證之，皆合此説，乃信服孝忠。頃編《保生信效方》，已爲辨論，恐小兒尤不可悮，故復見於此。（**按**：宋刻本《小兒藥證直訣》無此節。然《普濟方》卷362"脾臟"中"瀉黄散"全同此。時珍或據此作"閻孝忠曰"。）

⑤ 王隱君：《泰定養生主論》卷4"正訛"　寒水石者，又名凝水石。水寒而凝即爲冰，故其堅白晶潔，狀若明礬、鵬砂之質。或有碎之而粒粒大小皆四方者，又名方解石。今人所謂硬石膏者是也。

⑥ 斅：《炮炙論》見《證類》卷4"凝水石"　雷公云：凡使，先須用生薑自然汁，煮汁盡爲度，研成粉用。每修十兩，用薑汁一鎰。

【氣味】辛，寒，無毒。【《別錄》①曰】甘，大寒。【普②曰】神農：辛。岐伯、醫和、扁鵲：甘，無毒。李當之：大寒。【時珍曰】辛、鹹。【之才③曰】解巴豆毒，畏地榆。【獨孤滔④曰】制丹砂，伏玄精。

【主治】身熱，腹中積聚邪氣，皮中如火燒，煩滿，水飲之。久服不飢。《本經》⑤。除時氣熱盛，五臟伏熱，胃中熱，止渴，水腫，小腹痹。《別錄》⑥。壓丹石毒風，解傷寒勞復。甄權⑦。治小便白，內痹，涼血降火，止牙疼，堅牙明目。時珍。

【發明】【時珍曰】凝水石稟積陰之氣而成，其氣大寒，其味辛鹹，入腎走血除熱之功，同于諸鹽。古方所用寒水石是此石，唐、宋諸方寒水石是石膏，近方寒水石則是長石、方解石，俱附各條之下，用者詳之。

【附方】舊二，新二。男女轉脬，不得小便。寒水石二兩，滑石一兩，葵子一合，爲末，水一斗，煮五升，時服一升，即利。○《永類方》⑧。牙齦出血，有竅。寒水石粉三兩，朱砂二錢，甘草，腦子一字，爲末，乾摻。《普濟方》⑨。湯火傷灼。寒水石燒研傅之。《衛生易簡方》⑩。小兒丹毒，皮膚熱赤。寒水石半兩，白土一分，爲末，米醋調塗之。○《經驗方》⑪。

玄精石 宋《開寶》⑫

【釋名】太乙玄精石、陰精石《綱目》、玄英石。【時珍曰】此石乃鹹鹵至陰之精凝結而成，故有諸名。

---

① 別錄：見 673 頁注⑤。
② 普：《嘉祐》見《證類》卷 4"凝水石" 吳氏云：神農：辛。岐伯、醫和、扁鵲：甘，無毒。季氏：大寒……
③ 之才：古本《藥對》見 673 頁注⑤括號中七情文。
④ 獨孤滔：《證類》卷 4"凝水石" 《丹房鏡源》：凝水石可作油衣，可食，制丹砂爲匱伏玄精。
⑤ 本經：見 673 頁注⑤白字。
⑥ 別錄：見 673 頁注⑤。
⑦ 甄權：《藥性論》見《證類》卷 4"凝水石" 寒水石，能壓丹石毒風，去心煩渴悶，解傷寒復勞。
⑧ 永類方：《永類鈐方》卷 17"淋瀝、小便不通、脬轉" 滑石散：治男女轉脬，不得小便。滑石（一兩）、寒水石（二兩）、葵子（一合），右爲末，水一斗，煮取五升，時服一升，即利。吞下《局方》八味丸亦佳。
⑨ 普濟方：《普濟方》卷 69"齒間血出" 生雞桃花散：治牙齒內血出，並有竅眼，時時吐血。寒水石粉、朱砂、甘草、腦子，右等分，爲細末，每用少許，乾撚有竅處。
⑩ 衛生易簡方：《衛生易簡方》卷 10"湯火傷" 治湯火傷……又方：用寒水石燒過，爲末，水調塗之。
⑪ 經驗方：《證類》卷 4"凝水石" 《經驗方》：治小兒丹毒，皮膚熱赤。用寒水石半兩，白土一分，搗羅爲末，用米醋調傅之愈。
⑫ 開寶：《開寶》見《證類》卷 4"太陰玄精" 味鹹，溫，無毒。主除風冷，邪氣濕痹，益精氣，婦人痼冷漏下，心腹積聚冷氣，止頭疼，解肌。其色青白、龜背者良，出解縣。

【集解】【頌①曰】玄精石出解州解池，及通、泰州積鹽倉中亦有之。其色青白、龜背者佳，采無時。又解池有鹽精石，味更鹹苦，亦玄精之類也。【恭②曰】近地亦有之，色亦青白，片大不佳。【時珍曰】玄精是鹹鹵津液流滲入土，年久結成石片，片狀如龜背之形。蒲、解出者，其色青白通徹。蜀中赤鹽之液所結者，色稍紅光。沈存中《筆談》③云：太陰玄精生解州鹽澤之鹵，溝渠土內得之。大者如杏葉，小者如魚鱗，悉皆尖角端正，如龜甲狀。其裙襴小墮，其前則〔下〕剗，其後則上剗，正如穿山甲相撲之處，前是龜甲，更無異也。色緑而瑩徹，叩之則直理而坼，瑩如明鑑，(拆)〔折〕處亦六角，如柳葉大。燒過則悉解折，薄如柳葉，片片相離，白如霜雪，平潔可愛。此乃稟積陰之氣凝結，故皆六角。今天下所用玄精，乃絳州山中所出絳石也，非玄精也。

【氣味】鹹，溫，無毒。【時珍曰】甘、鹹，寒。【獨孤滔④曰】制硫黃、丹砂。

【主治】除風冷邪氣，濕痺，益精氣，婦人痼冷漏下，心腹積聚冷氣，止頭痛，解肌。《開寶》⑤。主陰證傷寒，指甲面色青黑，心下脹滿結硬，煩渴，虛汗不止，或時狂言，四肢逆冷，咽喉不利腫痛，脉沉細而疾，宜佐他藥服之。又合(大)〔他〕藥，塗大風瘡。宗奭⑥。

【發明】【頌⑦曰】古方不見用，近世補藥及傷寒多用之。其著者，治傷寒正陽丹出汗也。【時珍曰】玄精石稟太陰之精，與鹽同性，其氣寒而不溫，其味甘鹹而降，同硫黃、消石治上盛下虛，救陰助陽，有扶危拯逆之功。故鐵甕申先生⑧來復丹用之，正取其寒，以配消、硫之熱也。《開寶本草》言其性溫，誤矣。

---

① 頌：《圖經》見《證類》卷 4“太陰玄精”　太陰玄精，出解縣，今解池及通、泰州積鹽倉中亦有之。其色青白、龜背者佳，採無時。解池又有鹽精，味更鹹苦……又名泥精，蓋玄精之類也……

② 恭：《唐本餘》見《證類》卷 4“太陰玄精”　《唐本餘》：近地亦有，色赤青白，片大不佳。(按：誤注出處。)

③ 筆談：《夢溪筆談》卷 26“藥議”　太陰元精，生解州鹽澤大滷中，溝渠土內得之。大者如杏葉，小者如魚鱗，悉皆尖角端正如龜甲。其裙襴小橢，其前則下剗，其後則上剗，正如穿山甲相掩之處，全是龜甲，更無異也。色緑而瑩徹，叩之則直理而折，瑩明如鑑，折處亦六角如柳葉。火燒過則悉解折，薄如柳葉，片片相離，白如霜雪，平潔可愛。此乃稟積陰之氣凝結，故皆六角。今天下所用元精，乃絳州山中所出絳石耳，非元精也……

④ 獨孤滔：《丹房鑑源》卷下“雜藥篇第十四”　玄精(養丹砂，制硫黃。)太陰玄精(制丹砂，伏硫黃。)

⑤ 開寶：見 675 頁注⑫。

⑥ 宗奭：《衍義》卷 5“太陰玄精石”　合他藥，塗大風疾，別有法。陰證傷寒，指甲、面色青黑，六脉沉細而疾，心下脹滿結硬，躁渴，虛汗不止，或時狂言，四肢逆冷，咽喉不利，腹疼，亦須佐他藥兼之……

⑦ 頌：《圖經》見《證類》卷 4“太陰玄精”　……古方不見用者，近世補藥及治傷寒多用之。其著者，治傷寒三日，頭痛，壯熱，四肢不利。正陽丹：太陰玄精、消石、硫黃各二兩，硇砂一兩，四物都細研，入瓷瓶子中，固濟以火半斤，於瓶子週一寸，爇之，約近半日，候藥青紫色，住火。待冷取出，用臘月雪水拌令匀濕，入瓷罐子中，屋後北陰下陰乾。又入地埋二七日，取出細研，以麵糊和爲丸，如雞頭實大。先用熱水浴後，以艾湯研下一丸。以衣蓋，汗出爲差。

⑧ 鐵甕申先生：《局方》卷 5“吳直閣增諸家名方”　來復丹(鐵甕城八角桂先生方，一名王一丹)。

【附方】舊一,新八。**正陽丹**。治傷寒三日,頭痛壯熱,四肢不利。太陰玄精石、消石、硫黃各二兩,硇砂一兩,細研,入(甕)〔瓷〕瓶固濟。以火半斤,周一寸熁之,約近半日,候藥青紫色,住火。待冷取出,用臘月雪水拌匀,入鑵子中,屋後北陰下陰乾。又入地(理)〔埋〕二七日,取出細研,麪糊和丸雞頭子大。先用熱水浴後,以艾湯研下一丸,以衣蓋,汗出爲瘥。《圖經本草》①。**小兒風熱**。挾風蘊熱,體熱。太陰玄精石一兩,石膏七錢半,龍腦半兩,爲末,每服半錢,新汲水下。《普濟方》②。**肺熱欬嗽**。方見"不灰木"下。**冷熱霍亂**。分利陰陽。玄精石、半夏各一兩,流黃三錢,爲末,麪糊丸梧子大,每服飲服三十丸。○《指南方》③。**頭風腦痛**。玄精石末,入羊膽中陰乾,水調一字,吹鼻中,立止。《千金方》④。**目赤澀痛**。玄精石半兩,黄(蘗)〔蘗〕炙一兩,爲末,點之,良。《普濟方》⑤。**赤目失明**,内外障翳。太陰玄精石陰陽火煅、石決明各一兩,蕤仁、黄連各二兩,羊子肝七箇,竹刀切晒,爲末,粟米飯丸梧子大,每卧時茶服二十丸。服至七日,烙頂心以助藥力,一月見效。宋丞相言:黄典史病此,夢神傳此方,愈。朱氏《集驗方》⑥。**目生赤脉**。玄精石一兩,甘草半兩,爲末,每服一錢,小兒半錢,竹葉煎湯調下。《總微論》⑦。**重舌涎出**,水漿不入。太陰玄精石二兩,牛黄、朱砂、龍腦〔各〕一分,爲末。以鈹針舌上去血,鹽湯漱口,摻末嚥津,神效。○《聖惠方》⑧。

緑鹽《唐本草》⑨

【釋名】鹽緑、石緑《綱目》。

---

① 圖經本草:見 676 頁注⑦。
② 普濟方:《普濟方》卷 385"風熱" 珍珠散:治小兒挾風蘊熱。太陰玄精石(一兩)、石膏(三分)、龍腦(半錢),右搗研極細,每服半錢,新汲水調下。
③ 指南方:《普濟方》卷 201"霍亂吐痢" 太白丸(出《指南方》):治霍亂吐痢,分利陰陽。玄明石(或云玄精石)、半夏(各一兩)、硫黃(三錢),右爲末,麪糊丸如梧子大,每服三十丸,米飲下。
④ 千金方:《普濟方》卷 45"風頭痛" 治卒中惡風頭痛方……又方(出《千金方》):右用羊膽,入玄精石末,陰乾,水調一字,吹鼻中立止。(**按**:今本《千金方》無此方。)
⑤ 普濟方:《聖濟總錄》卷 106"目澀痛" 治眼赤澀,玄精石散方:玄精石(半兩,研如粉,無以馬牙消代之)、黄蘗(去粗皮,炙,搗末,一兩),右二味和研令極細,點兩眥頭。(**按**:《普濟方》卷 77"目澀痛"下引此方,云出《聖濟總錄》。)
⑥ 朱氏集驗方:《朱氏集驗方》卷 9"眼" 靈應丸:治内外障眼。黄連(大者)、蕤仁(各二兩)、太陰元精石(陰陽火煅)、石決明、草決明(各一兩)、羊子肝(七個,去膜,竹刀切),右用多年粟米飲爲丸,如梧桐子大。每服二十丸,臨卧時用臘茶吞下。瞖膜厚者,不過一月,近者不過十日,服至七日烙頂以助藥。此方因宋公琪丞相早歲知綿州,有典史黄仁鍔患赤眼喪明,夢得神人惠之。
⑦ 總微論:《小兒衛生總微論》卷 18"眼目病論" 治眼生赤脉:玄精石(一兩)、甘草(半兩),爲細末,每服半錢,竹葉湯調下。
⑧ 聖惠方:《聖惠方》卷 36"治重舌諸方" 治重舌,口中涎出水漿不收,牛黄散方:牛黄(一分)、龍腦(一分)、朱砂(一分)、太陰玄精(二兩),右件藥同細研爲散,每度用藥半錢,先於重舌上以鈹針鈹破出血,用鹽湯漱口,然後摻藥於舌下,咽津,神驗。
⑨ 唐本草:《唐本草》見《證類》卷 4"緑鹽" 味鹹、苦、辛,平,無毒。主目赤淚出,膚瞖眵暗。

【集解】[恭①曰]綠鹽出焉耆國,水中石中下取之,狀若扁青、空青,爲眼藥之要。今人以光明鹽、硇砂、赤銅屑,釀之爲塊,綠色,以充之。【珣②曰】出波斯國,生石上,舶上將來,謂之石綠,裝色久而不變。中國以銅、醋造者,不堪入藥,色亦不久。【時珍曰】方家言波斯綠鹽色青,陰雨中乾而不濕者爲真。又造鹽綠法:用熟銅器盛取漿水一升,投青鹽一兩在内,浸七日取出,即綠色。以物刮末,入漿水再浸一七或二七,取出。此非真綠鹽也。

【氣味】鹹、苦、辛平,無毒。

【主治】目赤淚出,膚瞖昳暗。《唐本》③。點目,明目消瞖。療小兒無辜疳氣。李珣④。

【附方】新二。(眙)〔胎〕赤眼痛。鹽綠一分,蜜半兩,于蚌蛤内相和。每夜卧時漿水洗目,炙熱點之,能斷根。《聖濟録》⑤。目暗赤澀,多淚。鹽綠一錢,蕤仁去皮一錢,(研熱)〔熟研〕,入好酥一錢,研匀,每夜點一麻子。《聖惠方》⑥。

鹽藥《拾遺》⑦

【集解】[藏器⑧曰]生海西南雷、羅諸州山谷。似芒消,末細,入口極冷。南人少有服者,恐極冷,入腹傷人,宜慎之。

【氣味】鹹,冷,無毒。

【主治】眼赤眥爛風赤,細研,水和點之。又水研服,去熱煩痰滿頭痛,明目鎮心。又主蛇虺惡蟲毒,藥箭鏃毒,疥癬癰腫瘰癧,並摩傅之,甚者水

---

① 恭:《唐本草》見《證類》卷4"綠鹽" 《唐本》注云:以光明鹽、硇砂、赤銅屑,釀之爲塊,綠色。真者出焉耆國,水中石下取之,狀若扁青、空青,爲眼藥之要。

② 珣:《海藥》見《證類》卷4"綠鹽" 謹按:《古今録》云:波斯國在石上生。味鹹、澀。主明目消瞖,點眼及小兒無辜疳氣。方家少見用也。按:舶上將來,爲之石綠,裝色久而不變。中國以銅(錯)醋造者,不堪入藥,色亦不久。

③ 唐本:見677頁注⑨。

④ 李珣:見本頁注②。

⑤ 聖濟録:《聖濟總録》卷102"目胎赤" 治目胎赤痛,點眼鹽綠膏方:鹽綠(一分)、蜜(半兩),右二味,於蚌蛤殼内相和,每夜臨卧時,於火上炙令暖,點目眥頭,立差。

⑥ 聖惠:《聖惠方》卷32"治眼風淚諸方" 治眼昏暗赤澀,淚多出,方:蕤人(一兩,湯浸,去赤皮)、鹽綠(一分),右件藥一處熟研,入好酥一分更研令匀,每夜卧時取麻子大點之。

⑦ 拾遺:《拾遺》見《證類》卷5"戎鹽" 陳藏器云:鹽藥,味鹹,無毒。主眼赤眥爛風赤,細研水和點目中。又入腹去熱煩,痰滿,頭痛,明目,鎮心,水研服之。又主蚖蛇惡蟲毒,疥癬,癰腫,瘰癧。已前入腹。水消服之,著瘡正爾摩傅。生海西南雷、羅諸州山谷。似芒消末細,入口極冷。南人多取傅瘡腫,少有服者,恐極冷,入腹傷人,且宜慎之。

⑧ 藏器:見上注。

化服之。又解獨自草箭毒。藏器①。

【附録】懸石。【保昇②曰】人若常服鍊石者，至歿，冢中生懸石，若芒消，其冷如雪，殺火毒。

朴消《本經》③上品【校正】併入《別録④·芒消》《嘉祐⑤·馬牙消》。

【釋名】消石朴《別録》⑥、鹽消《綱目》、皮消。【志⑦曰】消是本體之名，石乃堅白之號，朴者未化之義也。以其芒消、英消皆從此出，故曰消石朴也。【時珍曰】此物見水即消，又能消化諸物，故謂之消。生于鹽鹵之地，狀似末鹽，凡牛馬諸皮須此治熟，故今俗有鹽消、皮消之稱。煎鍊入盆，凝結在下，粗朴者爲朴消，在上有芒者爲芒消，有牙者爲馬牙消。《神農本經》止有朴消、消石，《名醫別録》復出芒消，宋《嘉祐本草》又出馬牙消。蓋不知消石即是火消，朴消即是芒消、馬牙消，一物有精粗之異爾。諸説不識此，遂致紛紜也。今併芒消、牙消于一云。

【集解】《別録》⑧曰〕朴消生益州山谷有鹹水之陽，采無時。色青白者佳，黃者傷人，赤者殺人。又曰：芒消，生于朴消。【敩⑨曰】朴消中〔揀〕〔鍊〕出，形似麥芒，號曰芒消。【志⑩曰】以暖水淋朴消，取汁鍊之，令減半，投于盆中，經宿乃有細芒生，故謂之芒消也。又有英消者，其狀若白石

---

① 藏器：見 678 頁注⑦。（**按**："又解獨自草箭毒"一句，乃時珍據《證類》卷 8"獨自草"條補入。"獨自草"當作"獨白草"。考見本書 1379 頁注③）

② 保昇：《蜀本草》見《證類》卷 3"芒消"　又一説：人若常煉石而服者，至歿塚中生懸石，名芒消。冷如雪，能殺火毒……

③ 本經：《本經》（《別録》《藥對》）見《證類》卷 3"朴消"　味苦、辛、寒、大寒，無毒。主百病、除寒熱邪氣，逐六府積聚，結固留癖，胃中食飲熱結，破留血閉絶，停痰痞滿，推陳致新，能化七十二種石。鍊餌服之，輕身神仙。鍊之白如銀，能寒能熱，能滑能澀，能辛能苦，能鹹能酸，入地千歲不變。色青白者佳，黃者傷人，赤者殺人。一名消石朴。生益州山谷有鹹水之陽。採無時。（畏麥句薑。）

④ 別録：《別録》（《藥對》）見《證類》卷 3"芒消"　味辛、苦，大寒。主五藏積聚，久熱胃閉，除邪氣，破留血，腹中痰實結搏，通經脉，利大小便及月水，破五淋，推陳致新。生於朴消。（石韋爲之使，惡麥句薑。）

⑤ 嘉祐：《嘉祐》見《證類》卷 3"馬牙消"　能除五藏積熱伏氣。末篩點眼及點眼藥中用，甚去赤腫障翳澀淚痛。（新補。見《藥性論》并日華子。）

⑥ 別録：見本頁注③。

⑦ 志：《開寶》見《證類》卷 3"朴消"　……消即是本體之名。石者，乃堅白之號。朴者，即未化之義也。以其芒消、英消皆從此出，故爲消石朴也。其英消，即今俗間謂之馬牙消者是也。

⑧ 別録：見本頁注③。／見本頁注④。

⑨ 敩：《炮炙論》見《證類》卷 3"芒消"　……芒消是朴消中煉出形似麥芒者，號曰芒消。

⑩ 志：《開寶》見《證類》卷 3"芒消"　今注：此即出於朴消，以煖水淋朴消，取汁鍊之，令減半，投於盆中，經宿乃有細芒生，故謂之芒消也。又有英消者，其狀若白石英，作四五棱，白色，瑩澈可愛。主療與芒消頗同，亦出於朴消，其煎煉自別有法，亦呼爲馬牙消。唐注以此爲消石同類，深爲謬矣。

英,作四五稜,瑩澈可愛,主療與芒消同,亦出于朴消,其煎鍊自别有法,亦呼爲馬牙消。【宗奭①曰】朴消是初采得一煎而成者,未經再鍊,故曰朴消。可以熟生牛馬皮,及治金銀有僞。芒消是朴消淋汁再鍊者。【時珍曰】消有三品:生西蜀者,俗呼川消,最勝;生河東者,俗呼鹽消,次之;生河北青、齊者,俗呼土消。皆生于斥鹵之地,彼人刮掃煎汁,經宿結成,狀如末鹽,猶有沙土猥雜,其色黄白,故《别録》云:朴消"黄者傷人,赤者殺人"。須再以水煎化,澄去滓脚,入蘿蔔數枚同煮熟,去蘿蔔,傾入盆中,經宿則結成白消,如冰如蠟,故俗呼爲盆消。齊、衛之消則底多而上面生細芒如鋒,《别録》所謂芒消者是也。川、晉之消則底少,而上面生牙如圭角,作六稜,縱横玲瓏,洞澈可愛,《嘉祐本草》所謂馬牙消者是也。狀如白石英,又名英消。二消之底,則通名朴消也。取芒消、英消,再三以蘿蔔煎鍊去鹹味,即爲甜消。以二消置之風日中吹去水氣,則輕白如粉,即爲風化消。以朴消、芒消、英消同甘草煎過,鼎罐升煅,則爲玄明粉。陶弘景及唐、宋諸人皆不知諸消是一物,但有精粗之異,因名迷實,謬猜亂度,殊無指歸。詳見"消石・正誤"下。

朴消《本經》②。

【氣味】苦,寒,無毒。【《别録》③曰】苦、辛,大寒,無毒。鍊白如銀,能寒能熱,能滑能濡,能辛能鹹能酸,入地千年不變。【權④曰】苦、鹹,有小毒。【時珍曰】《别録》所列神化之説,乃消石之功。詳見"消石"下。【之才⑤曰】石韋爲之使,惡麥句薑。【張從正⑥曰】畏三稜。

【主治】百病,除寒熱邪氣,逐六(臟)〔腑〕積聚,結固留癖。能化七十二種石。鍊餌服之,輕身神仙。《本經》⑦。胃中食飲熱結,破留血閉絶,停痰痞滿,推陳致新。《别録》⑧。療熱脹,養胃消穀。皇甫謐⑨。治腹脹,大小便不通。女子月候不通。甄權⑩。通泄五臟百病及癥結,治天行熱疾,頭痛,消腫毒,排膿,潤毛髮。大明⑪。

---

① 宗奭:《衍義》卷4"朴消"　是初采掃得,一煎而成者,未經再煉治,故曰朴消。其味酷澀,所以力堅急而不和,可以熟生牛、馬皮,及治金銀有僞……/《衍義》卷4"芒消"　《經》云生於朴消。乃是朴消以水淋汁,澄清,再經熬煉減半,傾木盆中,經宿,遂結芒有廉稜者,故其性和緩……

② 本經:見679頁注③白字。

③ 别録:見679頁注③。

④ 權:《藥性論》見《證類》卷3"朴消"　朴消,君,味苦、鹹,有小毒……

⑤ 之才:古本《藥對》見679頁注④括號中七情文。

⑥ 張從正:(按:查《儒門事親》,未能溯得其源。)

⑦ 本經:見679頁注③白字。

⑧ 别録:見679頁注③。

⑨ 皇甫謐:(按:未能溯得其源。)

⑩ 甄權:《藥性論》見《證類》卷3"朴消"　……能治腹脹,大小便不通,女子月候不通。

⑪ 大明:《日華子》見《證類》卷3"朴消"　主通泄五藏百病及癥結,治天行熱疾,消腫毒及頭痛,排膿,潤毛髮……

芒消《別録》①。【氣味】辛、苦，大寒，無毒。【權②曰】鹹，有小毒。

【主治】五臟積聚，久熱胃(閑)〔閉〕，除邪氣，破留血，腹中痰實結搏，通經脉，利大小便及月水，破五淋，推陳致新。《別録》③。下瘰癧黄疸病，時疾壅熱，能散惡血，墮胎。傅(膝)〔漆〕瘡。甄權④。

馬牙消宋《嘉祐》⑤。【氣味】甘，大寒，無毒。【時珍曰】鹹、微甘。即英消也。

【主治】除五臟積熱伏氣。甄權⑥。末篩，點眼赤，去赤腫障翳澀淚痛，亦入點眼藥中用。大明⑦。功同芒消。時珍。

【發明】【成無己⑧曰】《内經》云：鹹味下泄爲陰。又云：鹹以耎之。熱淫于内，治以鹹寒。氣堅者以鹹耎之，熱盛者以寒消之。故張仲景大陷胸湯、大承氣湯、調胃承氣湯皆用芒消，以軟堅去實熱，結不至堅者不可用也。【好古⑨曰】本草云朴消(未)〔味〕辛，是辛以潤腎燥也。今人不用辛字，只用鹹字，鹹能耎堅也。其義皆是。本草言芒消利小便而墮胎，然傷寒(娠妊)〔妊娠〕可下者用此，兼大黄引之，直入大(腹)〔腸〕，潤燥耎堅瀉熱，而母子俱安。《經》云"有故無殞，亦無殞也"，此之謂歟。以在下言之，則便溺俱陰；以前後言之，則前氣後血；以腎言之，總主大小便難。溺(嗇)〔濇〕秘結，俱爲水少火盛。《經》云"熱淫于内，治以鹹寒，佐之以苦"，故用芒消、大黄相須爲使也。【元素⑩曰】芒消氣薄味厚，沈而降，陰也。其用有三：去實熱，一也；滌腸中宿垢，二也；破堅積熱塊，三也。孕婦惟三四月及七八月不可用，餘皆無妨。【宗奭⑪曰】朴消是初得一煎而成者，其味酷濇，

---

① 別録：見 679 頁注④。
② 權：《藥性論》見《證類》卷 3"芒消"　芒消，使。味鹹，有小毒……
③ 別録：見 679 頁注④。
④ 甄權：《藥性論》見《證類》卷 3"芒消"　……能通女子月閉癥瘕，下瘰癧，黄疸病。主墮胎。患漆瘡，汁傅之。主時疾壅熱，能散惡血。
⑤ 嘉祐：見 679 頁注⑤。
⑥ 甄權：見 679 頁注⑤。
⑦ 大明：見 679 頁注⑤。
⑧ 成無己：《傷寒明理論》卷 4"藥方論"　大陷胸湯方……芒硝味鹹寒。《内經》曰：鹹味下陷爲陰。又曰：鹹以軟之。氣堅者，以鹹軟之。熱勝者，以寒消之。是以芒硝爲臣。
⑨ 好古：《湯液本草》卷 6"硝石"　《液》云：硝石者，硝之總名也。但不經火者謂之生硝、朴硝，經火者謂之盆硝、芒硝。古人用辛，今人用鹹。辛能潤燥，鹹能軟堅，其意皆是。老弱虚人可下者宜用。若用此者，以玄明粉代之尤佳。《本經》謂利小便而墮胎，傷寒妊娠可下者用此，兼以大黄引之，直入大腸，潤燥、軟堅、瀉熱，子母俱安。《内經》云：有故無殞，亦無殞也，此之謂歟。以在下言之，則便溺俱陰。以前後言之，則前氣後血。以腎言之，總主大小便難。溺濇秘結，俱爲水少。《經》云：熱淫於内，治以鹹寒，佐以苦。故以芒硝、大黄相須爲使也。
⑩ 元素：《本草發揮》卷 1"芒硝"　洁古云：芒硝性寒味鹹，氣薄味厚，沉而降，陰也。其用有三：去實熱一，去腸中垢二，堅積熱塊三也。孕婦忌之。(按：《醫學啓源》卷下"朴硝"所言多同。"惟三四月及七八月不可用"未能溯得其源。)
⑪ 宗奭：見 680 頁注①。

所以力緊急而不和,治食鱠不消,以此蕩(遂)〔逐〕之。芒消是朴消淋過鍊成,故其性和緩,故今多用治傷寒。【時珍曰】朴消澄下,消之粗者也,其質重濁。芒消、牙消結于上,消之精者也,其質清明。甜消、風化消,則又芒消、牙消之去氣味而甘緩輕爽者也。故朴消止可施于鹵莽之人及傅塗之藥。若湯散服餌,必須芒消、牙消爲佳。張仲景《傷寒論》只用芒消,不用朴消,正此義也。消稟太陰之精,水之子也。氣寒味鹹,走血而潤下,蕩滌三膲腸胃實熱陽强之病,乃折治火邪藥也。唐時臘日賜群臣紫雪、紅雪、碧雪,皆用此消鍊成者,通治積熱諸病有神效,貴在用者中的爾。

【附方】舊十七,新一十五。紫雪。療傷寒溫瘧,一切積熱煩熱,狂易叫走,瘴疫毒癘,卒死腳氣,五尸五疰,心腹諸疾,疔刺切痛,解諸熱毒,邪熱發黃,蠱毒鬼魅,野道熱毒,小兒驚癇百病。黃金一百兩,石膏、寒水石、滑石、慈石各三斤,搗碎,水一斛,煮四斗,去滓。入犀角屑、羚羊角、青木香、沉香各五兩,玄參洗焙、升麻各一斤,甘草炒八兩,丁香一兩,入前汁中煮取一斗五升,去滓。入鍊朴消十斤,消石三十二兩,於藥汁中,微火煎之,柳木不住攪,至水氣欲盡,傾木盆中,待欲(疑)〔凝〕,入麝香一兩二錢半,朱砂末三兩,攪勻,收之。每服一二錢,涼水服,臨時加減,甚者一兩。《和劑局方》①。

紅雪。治煩熱,消宿食,解酒毒,開三焦,利五臟,除毒熱,破積滯。治傷寒狂躁,胃爛發斑,溫瘴腳氣,黃疸頭痛,目昏鼻塞,口瘡喉痺,重舌腸癰等病。用川朴消十斤鍊去滓,羚羊角屑、黃芩、升麻各三兩,人參、赤芍藥、檳榔、枳殼麩炒、生甘草、淡竹葉、木香各二兩,木通、卮子、葛根、桑白皮、大青、藍葉各一兩半,蘇枋木六兩,並剉片。水二斗五升,煎至九升,去滓,濾過,煎沸。下消,不住手攪,待水氣將盡,傾入器中。欲凝,下朱砂一兩,麝香半兩,經宿成雪。每服一二錢,新汲水調下。欲行,則熱湯化服一兩。○《和劑方》②。碧雪。治一切積熱,天行時疾,發狂昏憒,或咽喉腫塞,口

---

① 和劑局方:《局方》卷6“治積熱” 紫雪:療港氣,毒遍内外,煩熱不解,口中生瘡,狂易叫走,瘴疫毒癘,卒死溫瘧,五屍五疰,心腹諸疾,疔刺切痛,及解諸熱藥毒發,邪熱卒黃等,並解蠱毒鬼魅,野道熱毒。又治小兒驚癇百病。石膏 黃金(一百兩)、寒水石、磁石、滑石,已上四味各三斤,搗碎,水一斛,煮至四斗,去查,入下項:犀角屑、羚羊角屑、青木香(搗碎)、沉香(搗碎,各五兩)、玄參(洗、焙、搗碎)、升麻(各一斤)、 甘草(剉,炒,八兩)、丁香(一兩,搗碎),已上八味入前藥汁中再煮,取一斗五升,去查,入下項:朴硝(精者,十斤)、硝石(四升,如缺,芒硝亦得,每升重七兩七錢半),已上二味入前藥汁中,微火上煎,柳木箟攪不住手,候有七升,投在木盆中,半日欲凝,下項:麝香當門子(一兩二錢半,研)、朱砂(飛研,三兩),已上二味入前藥中,攪調令勻,寒之二日。右件藥成霜雪紫色。每服一錢或二錢,用冷水調下,大人小兒臨時以意加減,食後服。

② 和劑方:《局方》卷6“治積熱” 紅雪通中散:治煩熱黃疸,腳氣溫瘴,解酒毒,消宿食,開三焦,利五臟,爽精神,除毒熱,破積滯,去腦悶,治眼昏,頭痛鼻塞,口瘡重舌,腸癰喉閉,及傷寒狂躁,胃爛發斑等病,並宜服之。赤芍藥、人參(去蘆)、檳榔、枳殼(去瓤,麩炒黃)、淡竹葉、甘草(生用)、木香(各二兩)、羚羊角屑、升麻、黃芩(各三兩)、梔子(去皮)、葛根、桑白皮、木通、大青(去根)、藍葉(各一兩半)、川朴硝(拾斤)、蘇枋(六兩)、朱砂(細研,一兩)、麝香(細研,半兩),右藥除朱砂、麝香外,並細剉,以水二斗五升,煎至九升,去查,更以綿濾過,再以緩火煎令微沸,然後下朴硝,以柳木箟攪勿住手,候凝,次下朱砂、麝香等末,攪令勻,頓新瓷盆中,經宿即成矣,細研。每服一錢至二錢,新汲水調下,更量老小虛實,臨時加減服……

舌生瘡，心中煩燥，或大小便不通，胃火諸病。朴消、芒消、馬牙消、消石、石膏水飛、寒水石水飛各一斤，以甘草一斤，煎水五升，入諸藥同煎，不住手攪，令消鎔得所，入青黛一斤，和勻，傾盆內，經宿結成雪，爲末。每含嚥，或吹之，或水調服二三錢。欲通利，則熱水服一兩。〇《和劑局方》①。涼膈驅積。王旻山人甘露飲：治熱壅，涼胸膈，驅積滯。蜀芒消末一大斤，用蜜十二兩，冬加一兩，和勻，入新竹筒內，半筒已上即止，不得令滿。却入炊甑中，令有藥處在飯內，其虛處出其上，蒸之。候飯熟取出，綿濾入瓷鉢中，竹篦攪勿停手，待凝，收入瓷〔拿〕〔盒〕。每卧時含半匙，漸漸嚥之。如要通轉，即多服之。劉禹錫《傳信方》②。乳石發動，煩悶。芒消，蜜水調服一錢，日三服。《聖惠方》③。骨蒸熱病。芒消末，水服方寸匕，日二，神良。《千金方》④。腹中痞塊。皮消一兩，獨蒜一箇，大黃末八分，搗作餅，帖于患處，以消爲度。邵氏《經驗方》⑤。食物過飽，不消，遂成痞膈。馬牙消一兩，吳茱萸半斤，煎汁投消，乘熱服之。良久未轉，更進一服，立效。寶群在常州，此方得效也。《經驗方》⑥。關格不通。大小便閉，脹欲死，兩三日則殺人。芒消三兩，泡湯一升服，取吐即通。《百一方》⑦。小便不通。白花散：用芒消三錢，茴香酒下。〇《簡要濟衆方》⑧。時氣頭痛。朴消末二兩，生油調塗頂上。《聖惠方》⑨。赤眼腫痛。朴消置豆腐上蒸化，取汁

---

① 和劑局方：《局方》卷6"治積熱" 碧雪：治一切積熱，咽喉腫痛，口舌生瘡，心中煩躁，咽物妨悶，或喉閉壅塞，水漿不下，天行時疫，發狂昏憒，並皆治之。芒硝、青黛、石膏（煅過，研飛）、寒水石（研飛）、朴硝、硝石、甘草、馬牙硝（各等分），右將甘草煎湯二升，去查，却入諸藥再煎，用柳木篦不住手攪令消熔得所，却入青黛和勻，傾入砂盆內候冷，結凝成霜，研爲細末。每用少許，含化咽津，不拘時候。如喉閉壅塞不能咽物者，即用小竹筒吹藥入喉中，頻用神效。

② 傳信方：《圖經》見《證類》卷3"朴消" ……劉禹錫《傳信方》著：石旻山人甘露飯療熱壅，涼膈，上歐積滯。蜀朴消成末，每一大斤用蜜，冬用十三兩，春、夏、秋用十二兩，先擣篩朴消成末後，以白蜜和令勻，便入新青竹筒，隨小大者一節，著藥得半筒已上即止，不得令滿。却入炊甑中，令有藥處在飯內，其虛處出其上，不妨甑單即得，候飯熟取出，承熱綿濾入一瓷鉢中，竹篦攪勿停手，令至凝即嚥成，收入合中。如熱月，即于冷水中浸鉢，然後攪，每食後或欲卧時，含一匙、半匙，漸漸咽之。如要通轉亦得。

③ 聖惠方：《聖惠方》卷38"治乳石發動煩悶諸方" 治乳石發動煩悶，及諸風熱，朴消散方：川朴消（煉成者，半斤），右細研如粉，每服以蜜水調下一錢，日三四服。

④ 千金方：《千金方》卷16"癰冷積熱第八" 治骨蒸……又方：水服芒硝一方寸匕，日二服，神良。

⑤ 邵氏經驗方：《秘傳經驗方》 治痞疾有效。用皮硝一兩，獨蒜一兩，二味擂爛，入大黃末八分，和成膏，敷於患處，立效。

⑥ 經驗方：《證類》卷3"馬牙消" 《經驗方》：治食物過飽不消遂成痞悶。馬牙消一兩，碎之，吳茱萸半升，陳者，煎取茱萸濃汁投消，乘熱服，良久未轉，更進一服，立愈。寶群在常州，此方得效。

⑦ 百一方：《證類》卷3"芒消" 《百一方》：療關隔大小便不通，脹滿欲死，兩三日則殺人。芒消三兩，紙裹三四重，炭火燒之，令內一升湯中盡服，當先飲湯一升已，吐出，乃服之。

⑧ 簡要濟衆方：《證類》卷3"朴消" 《簡要濟衆》：治小便不通，膀胱熱。白花散：朴消不以多少，研爲末，每服二錢匕，溫茴香酒調下，無時服。

⑨ 聖惠方：《聖惠方》卷15"治時氣頭痛諸方" 治時氣頭痛不止，方：川朴消（二兩），右搗細羅爲散，用生油調塗於頂上。

收點。《簡便方》①。**風眼赤爛**。明净皮消一盞,水二盌,煎化,露一夜,濾净澄清,朝夕洗目。三日其紅即消,雖半世者亦愈也。楊誠《經驗方》②。**退翳明目**。白龍散:用馬牙消光净者,厚紙裹實,安在懷内,着肉,養一百二十日,研粉,入少龍腦。不計年歲深遠,眼生翳膜,遠視不明,但瞳人不破散者,並宜日點之。《經驗方》③。**諸眼障翳**。牙消十兩,湯泡汁,厚紙濾過,瓦器熬乾,置地上一夜,入飛炒黄丹一兩,麝香半分,再羅過,入腦子,日點。《濟急仙方》④。**逐月洗眼**。芒消六錢,水一盞六分,澄清。依法洗目,至一年,眼如童子也。正月初三,〔二〕月初八,三月初四,四月初四,五月初五,六月初四,七月初三,八月初一,九月十三,十月十三,十一月十六,十二月初五(月)〔日〕。《聖惠方》⑤。**牙齒疼痛**。皂莢濃漿,同朴消煎化,淋于石上,待成霜,擦之。《普濟方》⑥。**食蟹齗腫**。朴消傅之,即消。《普濟方》⑦。

喉痹腫痛。《外臺》⑧用朴消一兩,細細含咽,立效。或加丹砂一錢。○氣塞不通,加生甘草末二錢半,吹之。

小兒重舌。馬牙消塗于舌上下,日三。姚和衆⑨。**口舌生瘡**。朴消含之良。《孫真人方》⑩。

小兒鵝口。馬牙消擦舌上,日五度。《簡要濟衆》⑪。

---

① 簡便方:《奇效單方》卷下"十六眼目" 治赤眼,用朴硝置豆腐上蒸化,待流下汁,以瓦器盛,點之。
② 楊誠經驗方:(**按**:書佚,無可溯源。)
③ 經驗方:《證類》卷3"馬牙消" 《經驗方》……又方:退翳明目白龍散:馬牙消光淨者,用厚紙裹令按實,安在懷内著肉處。養一百二十日取出研如粉,入少龍腦同研細,不計年歲深遠,眼内生翳膜,漸漸昏暗,遠視不明,但瞳人不破散并醫得,每點用藥末兩米許,點目中。
④ 濟急仙方:《仙傳外科》卷11"治諸雜證品" 點障翳諸眼:朴消十兩,明淨者,湯泡,以筲箕盛,好紙濾過,將瓦碗盛,以炭火静熬乾,置地上一宿,用黄丹二兩飛過,麝香半錢重,同研極細,絹羅過,加腦子再研,點眼内。
⑤ 聖惠方:《普濟方》卷81"目昏暗" 治眼目昏暗……又方:用朴硝六錢重,用水一盞,煎八分,候冷定澄清下,次分定,每月一日洗,至一年之間,眼如童子光明。正月初一日,二月初八日,三月初四日,四月初五日,五月初五日,六月初四日,七月初五日,八月初一日,九月十三日,十月十三日,十一月十六日,十二月初五日。(**按**:《聖惠方》無此方,今另溯其源。)
⑥ 普濟方:《普濟方》卷66"牙齒疼痛" 治牙疼出《經驗良方》:用皂角濃漿,同朴硝煎令溶,澄在石上成膏,手擦牙痛處……
⑦ 普濟方:《普濟方》卷68"齒齗腫" 一方:昔有人食蟹多,齒間肉壅出……又用朴硝爲末,傅壅肉上,即消尤快。
⑧ 外臺:《外臺》卷23"喉痹方" 《近效》療喉痹方……又方:朴消一兩,細細含咽汁,一食頃差。(**按**:所引"或加丹砂……",未能溯得其源。)
⑨ 姚和衆:《證類》卷3"馬牙消" 姚和衆治小兒重舌。馬牙消塗舌下,日三度。
⑩ 孫真人方:《證類》卷3"朴消" 《孫真人食忌》:主口瘡,取朴消含之。
⑪ 簡要濟衆:《證類》卷3"馬牙消" 《簡要濟衆》:治小兒鵝口。細研馬牙消,於舌上摻之,日三五度。

豌豆毒瘡。未成膿者。豬膽汁和芒消末塗之。梅師①。

代指腫痛。芒消煎湯漬之。《聖惠方》②。

火焰丹毒。水調芒消末塗之。梅師③。

一切風疹。水煮芒消湯拭之。梅師④。漆瘡作癢。芒消湯塗之。《千金》⑤。

灸瘡飛蝶。因艾灸火瘡痂退落,瘡內鮮肉片子飛如蝶狀,騰空飛去,痛不可言,是血肉俱熱,怪病也。用朴消、大黃各半兩,爲末。水調下,微利即愈。夏子益《奇疾方》⑥。

婦人難産。芒消末二錢,童子小便溫服,無不效者。《信效方》⑦。

死胎不下。方同上。豐城曾尉有貓孕五子,一子已生,四子死腹中,用此灌之即下。又治一牛亦下。《信效方》⑧。

女人紮足。脫骨湯:用杏仁一錢,桑白皮四錢,水五盌,新瓶煎三盌,入朴消五錢,乳香一錢,封口煎化。置足(子)〔于〕上,先熏後洗。三日一作,十餘次後,軟若束綿也。《閨閣事宜》⑨。

風化消。【修治】【時珍曰】以芒消于風日中消盡水氣,自成輕飄白粉也。或以瓷瓶盛,挂簷下,待消滲出瓶外,刮下收之。別有甜瓜盛消滲出刮收者,或黃牯牛膽收消刮取,皆非甜消也。

【主治】上焦風熱,小兒驚熱膈痰,清肺解暑。以人乳和塗,去眼瞼赤腫,及頭面暴熱腫痛。煎黃連,點赤目。時珍。

【發明】【時珍曰】風化消甘緩輕浮,故治上焦心肺痰熱,而不泄利。

---

① 梅師:《證類》卷3“芒消” 《梅師方》……又方:治傷寒發豌豆瘡,未成膿,研芒消,用豬膽相和,塗瘡上,立效。

② 聖惠:《聖惠方》卷65“治代指諸方” 治代指方:右單煮川芒消湯漬之。

③ 梅師:《證類》卷3“芒消” 《梅師方》:治火丹毒,水調芒消塗之。

④ 梅師:《證類》卷3“芒消” 《梅師方》……又方:治一切疹,以水煮芒消塗之。

⑤ 千金:《千金方》卷25“被打第三” 治漆瘡方……又方:芒硝五兩,湯浸以洗之。

⑥ 奇疾方:《適用方》卷下“夏子益治奇疾方三十八道” 第二十:因著灸訖,火痂便退落,瘡內鮮肉片子飛如蝶狀騰空飛去了,手捉壞痛不可忍,是血肉俱熱。治用大黃、朴硝各半兩,爲末,水調下,微利即愈。

⑦ 信效方:《婦人良方》卷17“產難子死腹中方論第五” 鄧知縣傳方,療死胎不出。朴硝爲末。每用二錢,溫童子小便調下。(按:《信效方》書佚,佚文存《婦人良方》等書。今錄近似方備參。)

⑧ 信效方:《婦人良方》卷17“產難子死腹中方論第五” 療死胎不出……知洪州進賢曾通仕定求云:昔爲豐城尉時,有貓乳孕五子,一子已生,四子死腹中,啼喚欲死,試問醫者。今用此藥灌之,死子即下,貓得再生。後有一牛亦如此,用此法亦活。醫云:本治人方,用以治畜也。後因以救人,無不驗。

⑨ 閨閣事宜:《香奩潤色》“手足部” 女兒拗腳軟足方(又名西施軟骨方):乳香、杏仁、朴硝、桑白皮(各二兩)。右先以桑白、杏仁殺新衍中,投水五碗,煎去小半,却入餘藥,緊封瓶口,再煎片時,持起,揭去封處,絮足於其上,燻之,待可容手,傾出,浸畢,仍(蕉)〔封〕收貯。經三四日後,再溫熱如前法燻洗。每劑可用三次。盡五劑,則軟若束綿,任其札縛。神效。(按:《閨閣事宜》無此文,今另溯其源)。

玄明粉《藥性》①

【釋名】白龍粉。【時珍曰】玄，水之色也；明，瑩澈也。《御藥院方》謂之白龍粉。

【修治】【時珍曰】製法：用白净朴消十斤，長流水一石，煎化去滓，星月下露一夜，去水取消。每一斗，用蘿萄一斤切片，同煮熟，濾净，再露一夜取出。每消一斤，用甘草一兩，同煎去滓，再露一夜取出。以大沙罐一個，築實盛之，鹽泥固濟厚半寸，不蓋口，置爐中，以炭火十斤，從文至武煅之。待沸定，以瓦一片蓋口，仍前固濟，再以十五斤頂火煅之。放冷一伏時，取出，隔紙安地上，盆覆三日出火毒，研末。每一斤，入生甘草末一兩，炙甘草末一兩，和勻，瓶收用。

【氣味】辛、甘，冷，無毒。【主治】心熱煩躁，并五臟宿滯癥結。甄權②。明目，退膈上虛熱，消腫毒。大明③。

【發明】【杲④曰】玄明粉，沉也，陰也。其用有二：去胃中之實熱，蕩腸中之宿垢。大抵用此以代盆消耳。【《玄明粉傳》⑤曰】唐明皇帝聞終南山道士劉玄真服食多壽，乃詔而問之。玄真曰：臣按仙經，修鍊朴消，號玄明粉，止服此方，遂無病長生。其藥無滓性溫，陰中有陽，能除一百二十種疾。生餌尚能救急難性命，何況修鍊長服。益精壯氣，助陽證陰。不拘丈夫婦人，幼稚襁褓。不問

---

① 藥性：《嘉祐》見《證類》卷3"玄明粉"　味辛、甘，性冷，無毒。治心熱煩躁，并五藏宿滯癥結。明目，退膈上虛熱，消腫毒。此即朴消煉成者。（新補見《藥性論》并《日華子》。）
② 甄權：見上注。
③ 大明：見上注。
④ 杲：《珍珠囊藥性賦》卷上"諸品藥性主治指掌"　玄明粉：味辛甘酸，性微溫，無毒。沉也，陰也。其用有二：去胃中之實熱，蕩腸中之宿垢。其妙不可盡述，大抵用此而代盆硝也。
⑤ 玄明粉傳：《證類》卷3"玄明粉"　唐明皇帝：聞説終南山有道士劉玄真，服食此藥，遂詔而問曰：朕聞卿壽約三百歲，服食何藥，得住世間，充悦如此。玄真答曰：臣按仙經修煉朴消，號玄明粉，止服此藥，遂無病長生。其藥無滓，性溫。能除衆疾。生餌尚能救急難性命，何況修煉長服。益精壯氣，助陽證陰。不拘丈夫婦人，幼稚襁褓，不問四時冷熱，即食後冷熱俱治。一兩分爲十二服，但臨時酌量加減。似覺壅熱，傷寒，頭痛鼻塞，四肢不舉，飲食不下，煩悶氣脹，不論晝夜急疾，要宣瀉求安，即看年紀高下，用藥一分或至半兩，酌量加減，用桃花湯下爲使，最上。次用葱湯下。如未通宣，更以湯一椀或兩椀，投之即驗，自然調補如常。要微暢不秘澀，但長服之，稍稍得力，朝服暮歇，應不搜刮人五藏，怡怡自泰。其藥初服之時，每日空腹，酒飲茶湯任下三錢匕，食後良久更下三錢匕。七日內常微瀉利黃黑水涎沫等，此是搜淘諸疾根本出去，勿用畏之。七日後漸覺腹藏暖，消食下氣，唯忌食苦參或食諸魚、藕菜。飲食諸毒藥解法，用葱白煎湯一茶椀，調玄明粉兩錢頓服之，其諸毒藥立瀉下。若女人身懷六甲，長服安胎，誕孩子生日，無瘡腫疾病。長服除故養新，氣血日安。如有偶中毒物，取地膽一分，薺苨、犀角各半兩，服之立解。如長服，用大麻湯下爲使。此藥偏暖水藏，女人服，補血脉，及治骨蒸五勞，驚悸健忘，熱毒風等，服之立愈。令人悦澤，開關健脾，輕身延壽，駐精神，明目。諸餘功效不可具載，有傳在《太陰經》中。朴消二斤，須是白净者，以瓷爐一個疊實，却以瓦一片蓋爐，用十斤炭火一煅，爐口不蓋，著炭一條，候沸定了，方蓋之，復以十五斤炭煅之。放冷一伏時，提爐出藥，以紙攤在地上，盆蓋之一伏時，日曬取乾。入甘草二兩，生熟用，細搗羅爲末。

四時冷熱。一切熱毒風冷，疥癬氣脹滿，五勞七傷，骨蒸（博）〔傳〕尸，頭痛煩熱，五內氣塞，大小腸不通，三焦熱淋，痤疿，欬嗽嘔逆，口苦舌乾，咽喉閉塞，驚悸健忘，營衛不調，中酒中鱠，飲食過度，腰膝冷痛，手足酸痹，久冷久熱，四肢壅塞，背膊拘急，目昏眩運，久視無力，腸風痔病，血澼不調，婦人產後，小兒疳氣，陰毒傷寒，表裏疫癘。此藥久服，令人悅澤。開關建脾，駐顏明目，輕身延壽，功效不可具載。但用一兩，分爲十二服，臨時酌量加減。似覺壅熱傷寒，頭痛鼻塞，四肢不舉，飲食不下，煩悶氣脹，須通瀉求安者，即看年紀高下，用藥二錢半或半兩，以桃花煎湯內下爲使，最上。次用蔥湯下。如未通，以沸湯投之即效。或食諸魚藕菜飲食、諸毒藥，用蔥白湯調服二錢，毒物立泄下。若女人身懷六甲，長服安胎，生子亦無瘡腫疾病。若要微暢不閉塞，但長服之，稍稍得力，朝服夕應，不搜刮人五臟，怡怡自泰。其藥初服時，每日空腹，酒飲茶湯任下二錢匕，良久更下三錢匕。七日內常微泄利黃黑水涎沫等，此是搜淘諸疾根本出去，勿用畏之。七日後漸知腹內暖，消食下氣。長服除故養新，氣血日安。用大麻子湯下爲使，惟忌苦參。詳載《太陰經》中。○【好古①曰】玄明粉治陰毒一句，非伏陽在內不可用。若用治真陰毒，殺人甚速。【震亨②曰】玄明粉火煅而成，其性當溫。曰"長服久服，輕身固胎，駐顏益壽，大能補益"，豈理也哉？予親見一二朋友，不信予言而亡，故書以爲戒。【時珍曰】《神農本草》言朴消鍊餌服之，輕身神仙，蓋方士竄入之言。後人因此製爲玄明粉。煅鍊多徧，佐以甘草，去其鹹寒之毒。遇有三焦腸胃實熱積滯，少年氣壯者，量與服之，亦有速效。若脾胃虛冷及陰虛火動者服之，是速其咎矣。

【附方】新三。熱厥氣痛。玄明粉三錢，熱童尿調下。《集簡方》。

傷寒發狂。玄明粉二錢，朱砂一錢，末之，冷水服。《傷寒蘊要》③。鼻血不止。玄明粉二錢，水服。《聖濟》④。

消石《本經》⑤上品

【釋名】芒消《別錄》⑥、苦消甄權⑦、焰消土宿⑧、火消《綱目》、地霜《蜀本》⑨、生

---

① 好古：《湯液本草》卷6"玄明粉" 《液》云……注中有治陰毒一句，非伏陽在內不可用。若止用此除陰毒，殺人甚速……

② 震亨：《衍義補遺·硝》 ……若玄明粉者，以火煅而成，當性溫，曰長服、多服、久服且輕身固胎，駐顏益壽，大能補益，豈理也哉！予觀見一二朋友，不信予言而亡，故書此爲戒云……

③ 傷寒蘊要：《傷寒蘊要》卷2"治陽毒發斑發狂之劑" 一方：用玄明粉（一錢）、寒水石（一錢）、牛黃（一分）、朱砂（末，一錢），以白蜜一匙，新水下。

④ 聖濟：《聖濟總錄》卷70"衄不止" 治鼻衄不止方：右以玄明粉，臨臥，冷熟水調下二錢匕，差。

⑤ 本經：《本經》《別錄》（《藥對》）見《證類》卷3"消石" 味苦、辛，寒、大寒，無毒。主五藏積熱，胃脹閉，滌去蓄結飲食，推陳致新，除邪氣，療五藏十二經脉中百二十疾，暴傷寒，腹中大熱，止煩滿消渴，利小便及瘻蝕瘡，鍊之如膏，久服輕身。天地至神之物，能化成十二種石。一名芒消。生益州山谷及武都、隴西、西羌。採無時。（火爲之使，惡苦參、苦菜，畏女苑。）

⑥ 別錄：見上注。

⑦ 甄權：《藥性論》見《證類》卷3"消石" ……一作苦消……

⑧ 土宿：（按：未見該書存世，待考。）

⑨ 蜀本：《蜀本草》見《證類》卷3"消石" ……按今消石，是鍊朴消，或地霜爲之，狀如釵脚……

消《宋本》①、北帝玄珠。【志②曰】以其消化諸石,故名消石。初煎鍊時有細芒,而狀若朴消,故有芒消之號。不與朴消及《別録》芒消同類。【宗奭③曰】消石是再煎鍊時取去芒消凝結在下者,精英既去,但餘滓如石而已。入藥功力亦緩,惟能發烟火。【權④曰】芒消一作苦消,言其味苦也。【時珍曰】消石,丹爐家用制五金八石,銀工家用化金銀,兵家用作烽燧火藥,得火即焰起,故有諸名。《狐剛子(鍊粉圓)〔粉圖〕》⑤謂之北帝玄珠。《開寶本草》重出生消、芒消,今併爲一,並詳下文。

【集解】【《別録》⑥曰】消石生益州山谷及武都、隴西、西羌,采無時。【弘景⑦曰】消石療病與朴消相似,仙經用此消化諸石,今無真識此者。或云與朴消同山,所以朴消一名消石朴也。又云一名芒消。今芒消乃是鍊朴消作之,並未覈研其驗。有人得一種物,色與朴消大同小異,肭肭如握鹽雪,不冰,燒之紫青烟起,云是真消石也。今宕昌以北諸山有鹹土處皆有之。【志⑧曰】此即地霜也。所在山澤,冬月地上有霜,掃取以水淋汁,後乃煎鍊而成,狀如釵脚,好者長五分以來。陶説多端,蓋由不的識之故也。【又曰】生消(石)〔生〕茂州西山岩石間,形塊大小不定,色青白,采無時。【時珍曰】一消石,諸鹵地皆産之,而河北慶陽諸縣及蜀中尤多。秋冬間遍地生白,掃取煎鍊而成。貨者苟且,多不潔净,須再以水煎化,傾盆中,一夜結成,澄在下者,狀如朴消,又名生消,謂鍊過生出之消也。結在上者,或有鋒芒如芒消,(如)〔或〕有圭稜(或)〔如〕馬牙消,故消石亦有芒消、牙消之名,與朴消之芒、牙同稱,而水火之性則異也。崔昉《外丹本草》⑨云:消石,陰石也。此非石類,乃鹹鹵煎成,今呼焰消。河北商城及懷、衛界,沿河人家,刮鹵淋汁煉就,與朴消小異,南地不産也。昇玄

---

① 宋本:《開寶》見《證類》卷 3"生消" 味苦,大寒,無毒。主風熱癲癇,小兒驚邪瘈瘲,風眩頭痛,肺壅,耳聾,口瘡,喉痺咽塞,牙頷腫痛。目赤熱痛,多眵淚。生茂州西山巖石間。其形塊大小不定,色青白,採無時。(惡麥句薑。)

② 志:《開寶》見《證類》卷 3"消石" 今注:此即地霜也。所在山澤,冬月地上有霜,掃取以水淋汁後,乃煎鍊而成,蓋以能消化諸石,故名消石。非與朴消、芒消同類,而有消名也。一名芒消者。以其初煎鍊時有細芒,而狀若消,故有芒消之號,與後條芒消全别。舊經陶注引證多端,蓋不的識之故也,今不取焉。

③ 宗奭:《衍義》卷 4"消石" 是再煎鍊時已取訖芒消,凝結在下如石者。精英既去,但餘滓而已。故功力亦緩,惟能發煙火……

④ 權:見 687 頁注⑦。

⑤ 狐剛子粉圖:《西溪叢語》卷下 《狐剛子粉圖》云:青消石一名北帝玄珠。

⑥ 别録:見 687 頁注⑤。

⑦ 弘景:《集注》見《證類》卷 3"消石" 陶隱居云:療病亦與朴消相似,仙經多用此消化諸石,今無正識别此者。頃〔向〕來尋訪,猶云與朴消同山,所以朴消名消石朴也,如此則非一種。先時有人得一種物,其色理與朴消大同小異,肭肭如握鹽雪不冰,强燒之,紫青煙起,仍成灰,不停沸如朴消,云是真消石也。此又云一名芒消,今芒消乃是鍊朴消作之。與後皇甫説同,並未得覈研其驗,須試效,當更證記爾……今宕昌以(此)〔北〕諸山有鹹土處皆有之。

⑧ 志:見本頁注②及 687 頁注⑨。(按:本條採入《蜀本草》文。)

⑨ 外丹本草:《西溪叢語》卷下 ……崔昉《爐火本草》云:消石,陰石也。此非石類,即鹹鹵煎成,今呼餤消是。河北商城及懷衛界,沿河人家刮滷淋汁所就,與朴硝、小鹽一蕃煎之。能制伏鉛,出銅暈。南地不産朴消……

子《伏汞圖》①云：消石生烏場國，其色青白，用白石英炙熱點上，便消入石中者爲真。其石出處，氣極穢惡，飛鳥不能過其上。人或單衣過之，身上諸蟲悉化爲水。能消金石爲水，服之長生。以形若鵝管者佳。謹按昇玄子所説，似與今之消石不同。而姚寬《西溪叢話》以其説爲真正消石。豈外國所産與中國異耶？抑別一種耶？當俟博物者訂正。

【正誤】【弘景②曰】《神農本經》無芒消，只有消石，一名芒消。《名醫別録》乃出芒消，療與消石同，疑即消石也。舊出寧州，黄白粒大，味極辛苦。今醫家多用煮煉作（色者）〔者，色〕全白，粒細而味不甚烈。皇甫士安言：無朴消可用消石。消石生山之陰，鹽之膽也。取石脾與消石以水煮之，（以）〔一〕斛得三斗，正白如雪，以水投中即消，故名消石。其味苦，無毒，主消渴熱中，止煩滿，三月采于赤山。朴消者，亦生山之陰，有鹽鹹苦之水，則朴消生于其陽。其味苦，無毒，其色黄白，主療熱，腹中飽脹，養胃消穀，去邪氣，亦得水而消，其療與消石小異。按如此説，是取芒消合煮，更成爲真消石，但不知石脾是何物也？以朴消作芒消者，用煖湯淋汁煮之，着木盆中，經宿即成矣。今益州人復煉礬石作消石，絶柔（曰）〔白〕，而味猶是礬爾。【又曰】朴消今出益州北部汶山郡西川、鹽陵二縣界，生山厓上，色多青白，亦雜黑斑。土人擇取白軟者，以當消石用之，當燒令汁沸出，狀如礬石也。【藏器③曰】石脾、芒消、消石，並出西戎鹵地，鹹水結成。【恭④曰】朴消有縱理、緩理二種，用之無別。其白軟者，朴消（笛）〔苗〕也，虚軟少力。煉爲消石，所得不多，以當消石，功力大劣也。【又曰】消石即是芒消，朴消一名消石朴。今煉粗惡朴消，取汁煎作芒消，即是消石。《別録》復出芒消，

① 伏汞圖：《西溪叢話》卷下　昇玄子《伏汞圖》有試烏場消石法，云：其色青，取白石英炙令熱，將點上，便消入石中。道書言出烏場國，能消金石爲水，服之盡得長生。其石出處，氣極穢惡，飛鳥不能過其上。人或單服從之過，身上諸蟲盡化爲水，而得長生矣。形若鵝管者佳。狐剛子《粉圖》云：青消石，一名北帝玄珠。

② 弘景：《集注》見《證類》卷3“芒消”　陶隱居云：按《神農本經》無芒消，只有消石，名芒消爾。後《名醫》別載此説，其療與消石正同，疑此即是消石。舊出寧州，黄白粒大，味極辛苦、頃來寧州道斷都絶。今醫家多用煮煉作者，色全白，粒細，而味不甚烈。此云生於朴消，則作者亦好。又皇甫士安《解散消石大凡説》云：無朴消可用消石，生山之陰，鹽之膽也。取石脾與消石，以水煮之，一斛得三斗，正白如雪，以水投中即消，故名消石。其味苦，無毒。主消渴熱中，止煩滿。三月採於赤山。朴消者，亦生山之陰，有鹽鹹苦之水。則朴消生於其陽，其味苦無毒，其色黄白，主療熱，腹中飽脹，養胃消穀，去邪氣，亦得水而消，其療與消石小異。按如此説，是取芒消合煮，更成爲真消石，但不知石脾復是何物？本草乃有石脾、石肺，人無識者。皇甫既是安定人，又明醫藥，或當詳。煉之以朴消作芒消者，但以煖湯淋朴消，取汁清澄煮之減半，出著木盆中，經宿即成，狀如白石英，皆六道也。作之忌雜人臨視。今益州人復煉礬石作消石，絶柔白而味猶是礬石爾……／《集注》見《證類》卷3“朴消”　陶隱居云：今出益州北部故汶山郡西川、鹽陵二縣界，生山崖上，色多青白，亦雜黑斑，俗人擇取白軟者，以當消石用之。當燒令汁沸出，狀如礬石也……

③ 藏器：《拾遺》見《證類》卷3“芒消”　陳藏器云：石脾、芒消、消石並出於西戎鹵地，鹹水結成，所主亦以類相次。

④ 恭：《唐本草》見《證類》卷3“朴消”　《唐本》注云：此物有二種，有縱理緩理，用之無別。白軟者，朴消苗也，虚軟少力，煉爲消石，所得不多，以當消石，功力大劣也。／《唐本草》見《證類》卷3“芒消”　《唐本》注云：晉宋古方，多用消石，少用芒消；近代諸醫但用芒消，鮮言消石，豈古人昧于芒消也？《本經》云：生於朴消，朴消一名消石朴，消石一名芒消，理既明白，不合重出之。

誤矣。晉宋古方，多用消石，少用芒消；近代諸醫，但用芒消，（勘）〔劘〕言消石。理既明白，不合重出。【頌①曰】舊説朴消、芒消、消石三物同種。初采得苗，以水淋汁煎成者爲朴消，一名消石朴。又煉朴消或地霜而成堅白如石者，爲消石，一名芒消。又取朴消淋汁鍊煎結成有細芒者，爲芒消。雖一體異名，而修煉之法既殊，則主治之功亦別。然本經所載，疑是二種。今醫方所用，亦不能究。但以未鍊成塊，微青色者爲朴消。鍊成盆中有芒者，爲芒消，亦謂之盆消。芒消之底澄凝者，爲消石朴。消力緊，芒消次之，消石更緩。未知孰是？蘇恭言：晉宋古方，多用消石，少用芒消。按張仲景《傷寒論》，承氣、陷胸皆用芒消。葛洪《肘後方》，傷寒時氣亦多用芒消，惟治食鱠不化，云無朴消，用芒消代之。是晉宋以前通用朴消、芒消矣。《胡洽方》十棗湯用芒消，大五飲丸用消石，並云無消石用芒消。是梁·隋間通用芒消、消石矣。以此言之，朴消、消石爲精，芒消爲粗，故陶氏引皇甫士安之言爲證，是消石當時已難得其真，故方書通以相代矣。又古方金石凌法，用朴消、消石、芒消、馬牙消四種相參，次第下之。方出唐世，不知當時如何分別也。又南方醫人著"消説"云：本草有朴消、消石、芒消，而無馬牙消。諸家所注，三種竟無斷決。或言芒消、消石是一物，不合重出。或言煎鍊朴消，經宿盆中有細芒爲芒消。或言馬牙消自是一物。今諸消之體各異，理亦易明，而惑乃如此。朴消味苦而微鹹，出蜀郡者瑩白如冰雪，内地者小黑，皆蘇脆易碎，風吹之則結霜，泯泯如粉，熬之烊沸，亦可鎔鑄。以水合甘草、猪膽煮至減半，投大盆中，又下凝水石屑，同漬一宿，則凝結如白石英者，芒消也。掃地霜煎鍊而成，試竹上如解鹽，而味辛苦，燒之成焰都（書）〔盡〕者，消石也，能（能）〔化〕金石，又性畏火，而能制諸石使拒火，亦天地之神物也。牙消即是芒消也。又有生消，不因煮

---

① 頌：《圖經》見《證類》卷3"朴消" ……舊説三物同種，初採得其苗，以水淋取汁，煎鍊而成，乃朴消也，一名消石朴。以消石出於其中，又煉朴消或地霜而成，堅白如石者，乃消石也，一名芒消。又取朴消，以煖水淋汁，煉之減半，投於盆中，經宿而有細芒生，乃芒消也。雖一體異名，而修煉之法既殊，則主治之功別矣。然《本經》各載所出，疑是二種。而今醫方家所用，亦不復能究其所來，但以未煉成塊，微青色者爲朴消。煉成盆中上有芒者爲芒消，亦謂之盆消。其芒消底澄凝者爲消石。朴消力緊，芒消次之，消石更緩，未知孰爲真者。又按：蘇恭謂晉宋古方，多用消石，少用芒消。近代諸醫但用芒消，鮮言消石，是不然也。張仲景《傷寒》方：承氣湯、陷胸丸之類，皆用芒消。葛洪《肘後方》傷寒、時氣、温病亦多用芒消，惟治食膽胸膈中不化，方用朴消。云無朴消者，以芒消代皆可用也。是晉宋以前，通用朴消、芒消矣。又《胡洽方》十棗湯用芒消，大五飲丸用消石。亦云無消石用芒消。是梁、隋間通用芒消、消石矣。以此言之，朴消、消石爲精，芒消爲粗。故陶隱居引皇甫士安煉消石法云：乃是取芒消與石脾合煮，成爲真消石，然石脾無復識者……又金石凌法，用馬牙消、芒消、朴消、消石四種相參次第下之。詳此法出於唐世，不知當時如何分別也……又南方醫人論消或小異。有著説云：本草有朴消、消石、芒消，而無馬牙消，諸家所注本草三種，竟無堅決，或言消石、消石本是一物，不合重出。又言煎煉朴消，投於盆中經宿乃有細芒，既如是，自當爲馬牙消。又云馬牙消亦名英消，自是一物，既以芒消爲朴消所出，不應更有英消。今諸消之體各異，理亦易明，而至若此之惑也。朴消味苦而微鹹，《本經》言苦，《名醫別錄》以爲辛，蓋誤謂消石也。出蜀部（郡）者，瑩白如冰雪，内地者小黑，皆蘇脆易碎，風吹之則結霜，泯泯如粉，熬之烊沸，亦可熔鑄。以水合甘草、猪膽煮之減半，投大盆中，又下凝水石屑同漬一宿，則凝結如白石英者，芒消也。掃地霜煎煉而成如解鹽，而味辛苦，燒之成焰都盡，則消石也。能化金石，又性畏火而能制諸石使拒火，亦天地之神物也。牙消則芒消是也。又有生消不因煮煉而成，亦出蜀道，類朴消而小堅也。其論雖辯，然與古人所説殊別，亦未可全信也。

鍊而成,亦出蜀道,類朴消而小堅也。其論雖辨,然與古人所説殊別,亦未可全信也。【好古①曰】消石者,消之總名也。但不經火者,謂之生消、朴消;經火者,謂之芒消、盆消。【時珍曰】諸消自晉唐以來,諸家皆執名而猜,都無定見。惟馬志《開寶本草》,以(清)〔消〕石爲地霜鍊成,而芒消、馬牙消是朴消鍊出者,一言足破諸家之惑矣。諸家蓋因消石一名芒消,朴消一名消石朴之名相混,遂致費辨不決。而不知消有水火二種,形質雖同,性氣迥別也。惟《神農本經》朴消、消石二條爲正。其《別録》芒消、《嘉祐》馬牙消、《開寶》生消,俱係多出,今並歸併之。《神農》所列朴消,即水消也,有二種。煎鍊結出細消、結出馬牙者爲牙消,其凝底成塊者通爲朴消,其氣味皆鹹而寒。《神農》所列消石,即火消也,亦有二種。煎鍊結出細芒者亦名芒消,結出馬牙者亦名牙消,又名生消。其凝底成塊者,其爲消石,其氣味皆辛苦而大温。二消皆有芒消、牙消之稱,故古方有相代之説。自唐、宋以下,所用芒消、牙消,皆是水消。南醫所辨雖明,而以凝水石、猪膽煎成者爲芒消,則誤矣。今通正其誤。其石脾,一名消石者,造成假消石也。見後"石脾"下。

【脩治】【大明②曰】真消石,柳枝湯煎三周時,如湯少,即加熱者,伏火即止。【敦③曰】凡使消石,先研如粉,用雞腸菜、柏子仁共二十五個,和作一處,丸如小帝珠子,以瓷瓶子于五斤火中煅赤,投消石四兩于瓶内,連投藥丸入瓶,自然伏火也。【《抱朴子》④曰】能消柔五金,化七十二石爲水。制之須用地蓮子、猪牙皂角、苦参、南星、巴豆、漢防己、晚蠶砂。【時珍曰】溶化,投甘草入内,即伏火。

消石。【氣味】苦,寒,無毒。【《別録》⑤曰】辛,大寒,無毒。【普⑥曰】神農:苦。扁鵲:甘。【權⑦曰】鹹,有小毒。【時珍曰】辛、苦、微鹹,有小毒,陰中之陽也。得陳皮,性疏爽。【之才⑧曰】火爲之使。惡苦参、苦菜。畏女菀、杏仁、竹葉。

【主治】五臟積熱,胃脹閉,滌去蓄結飲食,推陳致新,除邪氣。鍊之如膏,久服輕身。《本經》⑨。療五臟十二經脉中百二十疾,暴傷寒,腹中大熱,止煩滿消渴,利小便,及瘻蝕瘡。天地至神之物,能化七十二種石。《別

---

① 好古:《湯液本草》卷6"硝石" 《液》云:硝石者,硝之總名也。但不經火者謂之生硝、朴硝,經火者謂之盆硝、芒硝。
② 大明:《日華子》見《證類》卷3"消石" ……真者火上伏法,用柳枝湯煎三周時,如湯減少即入熱者,伏火即止也。
③ 敦:《炮炙論》見《證類》卷3"消石" 雷公云:凡使,先研如粉,以磁瓶子於五斤火中,煨令通赤,用雞腸菜、柏子人和作一處,分丸如小帝珠子許。待瓶子赤時投硝石於瓶子内,其硝石自然伏火。每四兩消石,用雞腸菜、柏子人共十五個帝珠子,盡爲度。
④ 抱朴子:(按:查今本《抱朴子内外篇》,未能溯得其源。)
⑤ 別録:見687頁注⑤。
⑥ 普:《證類》卷3"消石" 吳氏云:消石,神農:苦。扁鵲:甘。
⑦ 權:《藥性論》見《證類》卷3"消石" ……味鹹,有小毒……
⑧ 之才:古本《藥對》見687頁注⑤括號中七情文。
⑨ 本經:見687頁注⑤白字。

録》①。破積散堅,治腹脹,破血,下瘰癧,瀉得根出。甄權②。含嚥,治喉閉。大明③。治伏暑傷冷,霍亂吐利,五(腫)〔種〕淋疾,女勞黑疸,心腸疠痛,赤眼,頭痛牙痛。時珍。

生消。【氣味】苦,大寒,無毒。【時珍曰】辛、苦、大溫,無毒。

【主治】風熱癲癇,小兒驚邪瘛瘲,風眩頭痛,肺壅耳聾,口瘡喉痹咽塞,牙頷腫痛,目赤熱,多眵淚。《開寶》④。

【發明】【土宿真君⑤曰】消石感海鹵之氣所產,乃天地至神之物,能寒能熱,能滑能濇,能辛能苦,能酸能鹹。入地千年,其色不變。七十二石,化而爲水。制服草木,柔潤五金,制煉八石,雖大丹亦不(拾)〔捨〕此也。【時珍曰】土宿所說,乃消石神化之妙。《別錄》列于朴消之下,誤矣。朴消屬水,味鹹而氣寒,其性下走,不能上升,陰中之陰也。故惟蕩滌腸胃積滯,折治三焦邪火。消石屬火,味辛帶苦微鹹,而氣大溫,其性上升,水中之火也。故能破積散堅,治諸熱病,升散三焦火鬱,調和臟腑虛寒。與硫黃同用,則配類二氣,均調陰陽,有升降水火之功,治冷熱緩急之病。煅制礞石,則除積滯痰飲。蓋硫黃之性煖而利,其性下行;消石之性暖而散,其性上行。礞石之性寒而下,消石之性暖而上。一升一降,一陰一陽,此制方之妙也。今兵家造烽火銃機等物,用消石者,直入雲漢,其性升可知矣。《雷公炮炙論·序》⑥云"腦痛欲死,鼻投消末",是亦取其上升辛散,乃從治之義。《本經》言其寒,《別錄》言其大寒,正與龍腦性寒之誤相似。凡辛苦物未有大寒者,況此物得火則焰生,與樟腦、火酒之性同,安有性寒、大寒之理哉?《史記·倉公傳》⑦云:菑川王美人懷子不乳,來召淳于意。意往,(以飲)〔飲以〕莨菪藥一撮,以酒飲之,旋乳。意復診其脉躁,躁者有餘病,即飲以消石一劑,出血豆比五六枚而安。此去自結之驗也。

【附方】新十四。頭痛欲死。消石末吹鼻內,即愈。《炮炙論》⑧。諸心腹痛。焰消、雄黃各一錢,研細末,每點少許入眦內。名火龍丹。《集玄方》⑨。腰腹諸痛。方同上。赤

---

① 別錄:見 687 頁注⑤。
② 甄權:《藥性論》見《證類》卷 3"消石" ……主項下瘰癧,瀉得根出,破血……主破積,散堅結……甚治腹脹……
③ 大明:《日華子》見《證類》卷 3"消石" ……含之治喉閉……
④ 開寶:見 688 頁注①。
⑤ 土宿真君:(按:未見該書存世,待考。)
⑥ 雷公炮炙論序:《證類》卷 1"雷公炮炙論序" ……腦痛欲亡,鼻投硝末。(頭痛者,以硝石作末,內鼻中立止。)
⑦ 倉公傳:《史記·扁鵲倉公列傳》 菑川王美人懷子而不乳。來召臣意,臣意往,飲以莨蕩藥一撮,以酒飲之,旋乳。臣意復診其脉而脉躁。躁者有餘病,即飲以消石一齊,出血,血如豆比五六枚。
⑧ 炮炙論:見本頁注⑥。
⑨ 集玄方:(按:僅見《綱目》引錄。未能溯得其源。)

眼腫痛。消石末，卧時，以銅筯點黍米大入目眦。至旦，以鹽水洗去之。《聖惠方》①。眼目障翳。男女内外障翳，或三五箇月不見效者，一點復明。好焰消一兩，銅器鎔化，入飛過黄丹二分，片腦二分，銅匙急抄入罐内，收之。每點少許，其效如神。兖州朱秀才忽不見物，朝夕拜天，因夢神傳此方，點之而愈。《張三丰仙方》②。風熱喉痺及纏喉風病。玉鑰匙：用焰消一兩半，白僵蠶一錢，硼砂半兩，腦子一字，爲末，吹之。《三因方》③。重舌鵝口。竹瀝同焰消點之。《普濟方》④。伏暑瀉痢，及腸風下血，或酒毒下血，一服見效，遠年者不過三服。消石、舶上硫黄各一兩，白礬〔半兩〕、滑石半兩，飛麪四兩，爲末，滴水丸梧子大，每新汲水下三五十丸。名甘露丸。《普濟方》⑤。五種淋疾。勞淋、血淋、熱淋、氣淋、石淋及小便不通至甚者。透格散：用消石一兩，不夾泥土雪白者，生研爲末，每服二錢，各依湯使。勞淋，勞倦虚損，小便不出，小腹急痛，葵子末煎湯下，通後便須服補虚丸散。〔血淋〕，小便不出，時下血，疼痛滿急；熱淋，小便熱，赤色，臍下急痛，並用冷水調下。氣淋，小腹滿急，尿後常有餘瀝，木通煎湯下。石淋，莖内痛，尿不能出，内引小腹膨脹急痛，尿下砂石，令人悶絶，將藥末先入銚内，隔紙炒至紙焦爲度，再研，用温水調下。小便不通，小麥湯下，卒患諸淋，只以冷水下。並空心，調藥使消如水，乃服之。沈存中《靈苑方》⑥。蛟龍癥病。方見"雄黄·發明"下。服石發瘡，疼不可忍。用紙圈圍之，中心填消石令滿，以匙抄水淋之，覺不熱

---

① 聖惠方：《聖惠方》卷 32"治眼赤諸方" 治眼赤痛，點眼方……又方：右以消石研令極細，每夜臨卧以銅箸取如黍米大，點目皆頭，至明旦以鹽漿水洗。

② 張三丰仙方：《萬應方》卷 4"眼科" 片子眼藥：治一切雲瘴翳膜，風熱赤腫，諸般眼疾，點之神效。焰消（一兩）、卓礬（二錢），右用銅杓將火化開，刀頭挑成片子，加 腦細末三分，共入瓷罐内，勿透風，每用少許，大角内點之出淚方效。

③ 三因方：《三因方》卷 16"咽喉病證治" 玉鑰匙：治風熱喉痺，及纏喉風。焰硝（一兩半）、硼砂（半兩）、腦子（一字）、白僵蠶（一分），右爲末，研匀，以竹管吹半錢許入喉中，立愈。

④ 普濟方：《普濟方》卷 365"舌腫等疾" 治重舌（出《湯氏寶書》）：用竹瀝浸黄柏點之。焰硝亦好。

⑤ 普濟方：《普濟方》卷 211"下赤痢白痢" 甘露丸：治赤白痢，腸風臟毒，酒積下血便血，皆治之。舶上硫黄（一兩）、硝石（一兩）、白明礬（半兩）、滑石（半兩）、飛麪（四兩），右爲末極細，滴水和丸如梧桐子大，每服三十丸，或五十丸，用新汲水送下。腸風臟毒便血，一服奏效。遠年者不過三日除根。

⑥ 靈苑方：《證類》卷 3"消石" 《靈苑方》：治五種淋疾，勞淋、血淋、熱淋、氣淋、石淋、及小便不通至甚者。透格散：用消石一兩，不夾泥土，雪白者，生研爲細末。每服二錢，諸淋各依湯使如後。勞淋，勞倦虚損，小便不出，小腹急痛，葵子末煎湯下，通後，便須服補虚丸散。血淋，小便不出，時下血，疼痛滿急。熱淋，小便熱，赤色，淋瀝不快，臍下急痛，並用冷水調下。氣淋，小腹滿急，尿後常有餘瀝，木通煎湯下。石淋，莖内痛，尿不能出，内引小腹膨脹急痛，尿下砂石，令人悶絶，將藥末先入銚子内，隔紙炒至紙焦爲度，再研令細，用温水調下。小便不通，小麥湯下。卒患諸淋，並只以冷水調下。並空心，先調使藥消散如水，即服之，更以湯使送下，服諸藥未效者，服此立愈。

痛，即止。○《兵部手集》①。 **發背初起**。惡寒齒齒，或已生瘡腫隱疹。消石三兩，暖水一升，泡化，青布摺三重，(温)〔濕〕揭赤處，熱即換，頻易取瘥。《外臺秘要》②。 **女勞黑疸**。仲景曰：黃家日晡發熱，反惡寒，此爲女勞得之。膀胱急，少腹滿，身盡黃，額上黑，足下熱，因作黑疸。腹脹如水，大便黑，時溏，非水也。腹滿者難治。消石、礬石燒等分，爲末。以大麥粥汁和服方寸匕，日三。病隨大小便去，小便黃，大便黑，是其候也。《金匱》③。 **手足不遂**。大風及丹石熱風不遂。用消石一兩，生烏麻油二斤，置鐺中，以土墼蓋口，紙泥固濟，火煎。初時氣腥，熟則氣香，更以生麻油二升，合煎得所，收不津器中。服時坐室中，重作小紙屋，然火于内，服一大合，發汗，力壯者日二服。三七日，頭面疱瘡皆減也，然必以火爲使。○波羅門僧方④。

硇砂 硇音鐃 ○《唐本草》⑤

【釋名】礦砂 音硇、狄鹽《日華》⑥、北庭砂《四聲》⑦、氣砂《圖經》⑧、透骨將軍 土宿⑨。【時珍曰】硇砂性毒，服之使人硇亂，故曰硇砂。狄人以當鹽食。《土宿本草》⑩云：硇性透物，五金藉之以爲先鋒，故號爲透骨將軍。【炳⑪曰】生北庭者爲上，人呼爲北庭砂。

---

① 兵部手集：《證類》卷 3“消石” 《兵部手集》：服丹石人有熱瘡，疼不可忍方：用紙環圍腫處，中心填消石令滿，匙抄水淋之。覺甚不熱疼，即止。
② 外臺秘要：《外臺》卷 24“發背方” 療惡寒齒齒，似欲發背，或已生瘡腫隱疹起方：消石三兩，右一味以暖水一斗和令消，待冷，取故青布迭三重，可似欲赤處，方圓濕布揭根，熱即換之，頻易差。
③ 金匱：《金匱·黃疸病脉證並治》 黃家，日晡所發熱，而反惡寒，此爲女勞得之。膀胱急，少腹滿，身盡黃，額上黑，足下熱，因作黑疸。其腹脹如水狀，大便必黑，時溏，此女勞之病，非水也。腹滿者難治，消石礬石散主之。消石礬石散方：消石、礬石（燒，等分），右二味爲散，以大麥粥汁和服方寸匕，日三服。病隨大小便去，小便正黃，大便正黑，是候也。
④ 波羅門僧方：《外臺》卷 30“惡疾大風方” 《近效》：婆羅門僧療大風疾，并壓丹石熱毒熱風，手脚不隨方。硝石（一大兩）、生烏麻油（二大升），右二味内鐺中，以土墼蓋口，以紙泥固際，勿令氣出，細細進火煎之。其藥未熟氣腥，候香氣發即熟。更以生油麻油二大升和之，更微火煎之，以意斟量得所訖，内不津器中。服法：患大風者用火爲使，在室中重作小紙屋子，屋子外然火，令病人在紙屋中發汗。日服一大合，病人力壯，日二服，服之三七日，頭面疱瘡皆減……
⑤ 唐本草：《唐本草》見《證類》卷 5“硇砂” 味鹹、苦、辛，温，有毒。不宜多服。主積聚，破結血，爛胎，止痛下氣，療欬嗽宿冷，去惡肉，生好肌。柔金銀，可爲銲（音旱）藥。出西戎，形如牙消，光淨者良。驢馬藥亦用。
⑥ 日華：《日華子》見《證類》卷 5“硇砂” ……亦名狄鹽者。
⑦ 四聲：《四聲本草》見《證類》卷 5“硇砂” 蕭炳云：硇砂，使。生不宜多服。光淨者良，今生北庭爲上。
⑧ 圖經：《圖經》見《證類》卷 5“硇砂” ……彼人謂之氣砂……
⑨ 土宿：（**按**：未見該書存世，待考。）
⑩ 土宿本草：（**按**：未見該書存世，待考。）
⑪ 炳：見本頁注⑦。

【集解】【恭①曰】硇砂出西戎，形如牙消，光净者良。【頌②曰】今西涼夏國及河東、陜西近邊州郡亦有之。然西戎來者顆塊光明，大者有如拳，重三五兩，小者如指面，入藥最緊。邊界出者，雜碎如麻豆粒，又夾沙石，用之須水飛，澄去土石訖，亦無力，彼人謂之氣砂。【時珍曰】硇砂亦消石之類，乃鹵液所結，出于青海，與月華相射而生，附鹽而成質，虜人采取淋鍊而成。狀如鹽塊，以白净者爲良。其性至透，用黝罐盛，懸火上則常乾，或加乾薑同收亦良。若近冷及得濕，即化爲水，或滲失也。《一統志》③云：臨洮、蘭縣有洞出硇砂。張匡鄴《行程記》④云：高昌北庭山中，常有烟氣涌起而無雲霧，至夕光焰若炬火，照見禽鼠皆赤色，謂之火焰山。采硇砂者，乘木屐取之，若皮底即焦矣。北庭即今西域火州也。

【修治】【宗奭⑤曰】凡用須水飛過，去塵穢，入瓷器中，重湯煮乾，則殺其毒。【時珍曰】今時人多用水飛净，醋煮乾如霜，刮下用之。

【氣味】鹹、苦、辛，溫，有毒。【恭⑥曰】不宜多服。柔金銀，可爲銲藥。【權⑦曰】酸、鹹，有大毒。能消五金八石，腐壞人腸胃。生食之，化人心爲血。中其毒者，生綠豆研汁，飲一二升解之。畏漿水，忌羊血。【大明⑧曰】辛、酸，暖，無毒。畏一切酸。凡脩治，用黃丹、石灰作櫃，煅赤使用，並無毒。世人自疑爛肉，而人被刀刃所傷，以之罨傅，當時生痂。【藏器⑨曰】其性大熱，服之有暴熱，損髮，云溫者誤也。○《抱朴子》⑩曰】伏硇藥甚多：(牲)〔牡〕蠣、海螵蛸、晚蠶砂、羊銅骨、河豚魚膠、魚腥草、蘿蔔、獨帚、卷柏、羊蹄、商陸、冬瓜、羊躑躅、蒼耳、烏梅。【斅⑪曰】硇遇赤鬚，汞留金鼎。

【主治】積聚，破結血，止痛下氣，療欬嗽宿冷，去惡肉，生好肌，爛胎。

---

① 恭：見 694 頁注⑤。
② 頌：《圖經》見《證類》卷 5“硇砂” 硇砂，出西戎，今西涼夏國及河東、陜西近邊州郡亦有之。然西戎來者，顆塊光明，大者有如拳，重三五兩，小者如指面，入藥最緊。邊界出者，雜碎如麻豆粒，又夾砂石，用之須飛澄去土石訖，亦無力，彼人謂之氣砂……
③ 一統志：《明一統志》卷 36“臨洮府” 硇砂洞（在蘭州南四十五里，洞產硇砂。）
④ 行程記：《説郛》弓 56《高昌行紀》 ……北庭北山中出硇砂，山中常有煙氣涌起，而無雲霧，至夕光燄若炬火，照見禽鼠皆赤。采硇砂者著木底鞻，若皮爲底者即焦。下有穴，生青泥，出穴外即變爲砂石，土人取以治皮……
⑤ 宗奭：《衍義》卷 6“硇砂” 用之須水飛過，入瓷器中，于重湯中煮其器，使自乾，殺其毒及去其塵穢。
⑥ 恭：見 694 頁注⑤。
⑦ 權：《藥性論》見《證類》卷 5“硇砂” 硇砂，有大毒。畏漿水，忌羊血。味酸、鹹。能銷五金八石，腐壞人腸胃。生食之，化人心爲血。中者，研生菉豆汁，飲一二升解之。道門中有伏煉法……
⑧ 大明：《日華子》見《證類》卷 5“硇砂” 北庭砂，味辛、酸，暖，無毒。畏一切酸……凡修制，用黃丹、石灰作櫃，煅赤使用，並無毒，世人自疑爛肉，如人被刀刃所傷，以北庭署傅定，當時生痂……
⑨ 藏器：《拾遺》見《證類》卷 5“硇砂” 陳藏器云：有暴熱，損髮。
⑩ 抱朴子：(按：查今本《抱朴子内外篇》，未能溯得其源。)
⑪ 斅：《證類》卷 1“雷公炮炙論序” 硇遇赤鬚（其草名赤鬚，今呼爲虎鬚草是，用煮硇砂，即生火驗），永留金鼎。

亦入驢馬藥用。《唐本》①。主婦人丈夫羸瘦積病，血氣不調，腸鳴，食飲不消，腰脚痛冷，痃癖痰飲，喉中結氣，反胃吐水，令人能食肥健。藏器②。除冷病。大益陽事。甄權③。補水臟，煖子宮，消瘀血，宿食不消，食肉飽脹，夜多小便，丈夫腰胯酸重，四肢不任，婦人血氣(疼)〔心〕疼，氣塊痃癖及血崩帶下，惡瘡息肉。傅金瘡生肉。大明④。去目臀弩肉。宗奭⑤。消肉積。好古⑥。治噎膈癥瘕，積痢骨哽，除痣靨疣贅。時珍。

【發明】【藏器⑦曰】一飛爲酸砂，二飛爲伏翼，三飛爲定精，色如鵝兒黃。入諸補藥爲丸，服之有暴熱。【頌⑧曰】此藥近出唐世，而方書著古人單服一味伏火作丸子，亦有兼硫黃、馬牙消輩合餌者，不知方出何時，殊非古(去)〔法〕。此物本攻積聚，熱而有毒，多服腐壞人腸胃，生用又能化人心爲血，固非平居可(鉺)〔餌〕者。而西土人用淹肉炙以當鹽，食之無害，蓋積習之久，自不毒也。【宗奭⑨曰】金銀有僞，投硇砂鍋中，僞物盡消化，況人腹中有久積，豈不腐潰？【元素⑩曰】硇砂破堅癖，不可獨用，須入群隊藥中用之。【時珍曰】硇砂大熱有毒之物，噎膈反胃積塊內癥之病，用之則有神功。蓋此疾皆起于七情飲食所致，痰氣鬱結，遂成有形，妨礙道路，吐食痛脹，非此物化消，豈能去之？其性善爛金銀銅錫，庖人煮硬肉，入硇砂少許即爛，可以類推矣。所謂化人心爲血者，亦甚言其不可多服爾。張果《玉洞要訣》⑪云：北庭砂秉陰石之氣，含陽毒之精，能化五金八石，去穢益陽，

---

① 唐本：見 694 頁注⑤。
② 藏器：《拾遺》見《證類》卷 5"硇砂"　《陳藏器本草》云：硇砂，主婦人、丈夫羸瘦積病，血氣不調，腸鳴，食飲不消，腰脚疼冷，痃癖痰飲，喉中結氣，反胃吐水。令人能食，肥健……
③ 甄權：《藥性論》見《證類》卷 5"硇砂"　……能除冷病，大益陽事。
④ 大明：《日華子》見《證類》卷 5"硇砂"　……補水藏，暖子宮，消冷癖瘀血，宿食不消，氣塊痃癖，及血崩帶下，惡瘡息肉。食肉飽脹，夜多小便，女人血氣心疼，丈夫腰胯酸重，四肢不任……
⑤ 宗奭：《衍義》卷 6"硇砂"　……合他藥治目中臀。
⑥ 好古：《湯液大法》卷 4"五積"　肉積（硇砂、水銀。）
⑦ 藏器：《拾遺》見《證類》卷 5"硇砂"　……一飛爲酸砂，二飛爲伏翼，三飛爲定精，色如鵝兒黃，和諸補藥爲丸，服之有暴熱。飛煉有法，亦能變鐵。
⑧ 頌：《圖經》見《證類》卷 5"硇砂"　……此藥近出唐世，而方書著古人單服一味伏火作丸子，亦有兼硫黃、馬牙消輩合餌者，不知方出何時，殊非古法。此本攻積聚之物，熱而有毒，多食腐壞人腸胃，生用又能化人心爲血，固非平居可餌者。而西土人用淹肉炙以當鹽，食之無害，蓋積習之久，若魏武啖野葛不毒之義也……
⑨ 宗奭：《衍義》卷 6"硇砂"　金銀有僞，投鎔窩中，其僞物盡消散。矧人腹中有久積，故可潰腐也……
⑩ 元素：《醫學啟源》卷下"用藥備旨·法象餘品·硇砂"　破堅癖，獨不用。（按：《本草發揮》卷 1"碯砂"引"東垣云……破堅癖，去積，破結血爛胎。獨味不用，入群隊中用之。"《湯液本草》卷 6"硇砂"引"《本草》云：破堅癖，獨不用，入群隊中用之。"）
⑪ 玉洞要訣：《玉洞大神丹砂真要訣》"辨諸石藥訣"　辨北亭砂，北亭砂秉陰石之气，含陽毒之精，功能銷化五石之金，力頗並於硫黃，去穢益陽，功甚大。

本草綱目引文溯源　一　圖例百病主治水火土金石部

696

其功甚著,力並硫黃。獨孤滔《丹房鑑源》①云:硇砂性有大毒,爲五金之賊,有沉冷之疾,則可服之,疾減便止,多服則成擁塞癰腫。二説甚明,而唐、宋醫方乃有單服之法,蓋欲〔得〕其助陽以縱欲,而不虞其損陰以發禍也。其方唐慎微已收附《本草》後,今亦存之。以備考者知警。

【附方】舊四,新二十四。服食法。硇砂丸:硇砂不計多少,入罐子内,上面更坐罐子一箇,紙筋白土上下通泥了,晒乾。上面罐子内盛水,以蒼耳乾葉爲末,鋪頭蓋底,以火燒之。火盡旋添火,水盡旋添水。從辰初起至戌一伏時,住火勿動,次日取出,研,米醋麪糊和丸梧子大。每服四五丸,温酒或米飲下,並無忌。久服進食無痰。《經驗方》②。元臟虛冷,氣攻臍腹疼痛。用硇砂一兩,以纖霞草末二兩和匀,用小砂罐不固濟,慢火燒赤,乃入硇在罐内,不蓋口,加〔頂〕火一秤,待火盡爐寒取出。用川烏頭去皮臍,生研末二兩,和匀,湯浸蒸餅丸梧子大,每服三丸,木香湯、醋湯任下,日一服。○陳巽方③。腎臟積冷。氣攻心腹疼痛,面青足冷。硇砂二兩,桃仁一兩去皮,酒一小盞,煎硇十餘沸,去砂石,入桃仁泥,旋旋煎成膏,蒸餅和丸梧子大,每熱酒下二十丸。《聖惠方》④。積年氣塊,臍腹痛疼。硇砂醋煮二兩,木瓜三枚切,須去瓤,入硇在内,盌盛,于日中晒至瓜爛,研匀,以米醋五升,煎如稀餳,密收。用時旋以附子末和丸梧子大,(熟)〔熱〕酒化下一丸。○《聖惠方》⑤。疢癖癥塊。硇砂丸:治疢癖癥塊,煖水臟,殺三蟲,婦人血氣,子宮冷。臘月收桑條灰,淋水苦汁,日乾。每硇砂一兩,用水三兩,以水化硇,拌灰,乾濕得所。以瓶盛灰半寸,入硇于内,以灰填蓋固濟,文武火煅赤,冷定取出,研。以箕鋪紙三重,安藥于上,以熱水淋之,直待硇

---

① 丹房鑑源:《丹房鑑源》卷上"諸砂篇第三" 硇砂(出北庭。有黃者。)訣曰:謂之金賊,能制合群藥之中使也。亦有制雄雌之力也。/《丹房鑑源》卷下"雜論篇第二十五" 硇砂(此性有大毒。有沉冷之病可食之,疾損藥便止,多服積聚成諸大擁塞。)

② 經驗方:《證類》卷5"硇砂" 《經驗方》:硇砂丸方:硇砂不計多少,用罐子内著硇砂,上面更坐罐子一個,用紙筋、白土和上下俱塈了。窨乾後,從辰初時便用蒼耳自在落下葉,將來搗羅爲末,藥上鋪頭蓋底,上面罐子内用水坐著,水旋添,火燒從罐子外五寸已來圍繞,欲盡更添火,移向前罐子周迴,火盡更旋燒促向前,計一伏時爲度,更不移火,却閒雜人及婦人不得見,一伏時住。取來搗羅爲末,醋、麪糊爲丸如桐子大。每服逐日十丸至十五丸,温酒或米飲下,並無忌,若燒喫三二斤,進食無病。

③ 陳巽方:《證類》卷5"硇砂" 陳巽:治元藏虛冷,氣攻臍腹疼痛。硇砂一兩,川烏頭生,去皮臍,杵爲末,取二兩,硇砂生研,用纖霞草末二兩,與硇砂同研匀,用一小砂罐子,不固濟,慢火燒通赤熱,將拌了者硇砂入罐子内,不蓋口,加頂火一秤,候火盡爐寒取出研,與烏頭末同研匀,湯浸蒸餅丸如桐子大。每服三丸,熱木香湯、醋湯任下。

④ 聖惠方:《聖惠方》卷7"治腎臟積冷氣攻心腹疼痛諸方" 治腎臟積冷,氣攻心腹疼痛,面青足冷,宜服此方:硇砂(二兩)、桃人(一兩,湯浸,去皮尖,雙人,研如膏),右先以酒一小盞,煎硇砂十餘沸,候消化,澄濾取清,去砂石後,却入銚子内,與桃人膏旋旋添酒煎,約入酒一大盞已來,煎成膏,用蒸餅末和圓如梧桐子大,每服不計時候以熱酒下二十圓。

⑤ 聖惠方:《聖惠方》卷98"木瓜圓" 治積年氣塊,臍腹疼痛,木瓜圓方:木瓜(三枚)、硇砂(二兩,以醋一盞化去夾石),右件木瓜切開頭,去瓤子,内硇砂醋入其間,却以瓷碗盛,于日中曬,以木瓜爛爲度,却研,更用米醋五升煎上件藥如稀餳,以一瓷瓶子盛,密蓋,要時旋以附子末和圓如彈子大,每服以熱酒化一圓服之。

味盡即止。以鉢盛汁，于熱灰火中養之，常令魚眼沸，待汁乾入瓶，再煅一食頃，取出重研，以粟飯和丸綠豆大。每空心，酒下五丸，病去即止。《聖惠方》①。**噎膈反胃**。鄧才《(清)〔雜〕興方》②用北庭砂二錢，水和蕎麥麪包之，煅焦，待冷，取中間濕者，焙乾一錢，入檳榔二錢，丁香二箇，研匀。每服七厘，燒酒送下，日三服，愈即止。後喫白粥半月，仍服助胃丸藥。○孫天仁《集效方》③用北庭砂二兩：一兩，用人言末一兩，同入罐内，文武火升三炷香，取出，燈盞上末；一兩，以黄丹末一兩，同入罐内，如上法升過，取末。用桑灰霜一兩，研匀。每服三分，燒酒下，愈即止。○又方：平胃散各一錢，入硇砂、生薑各五分，爲末。沸湯點服二錢，當吐出黑物如石，屢驗。**一切積痢**。靈砂丹：用硇砂、朱砂各二錢半，爲末，用黄蠟半兩，巴豆仁三七粒去膜，同入石器内，重湯煮一伏時，候豆紫色爲度。去二七粒，止將一七粒同二砂研匀，溶蠟和收。每旋丸綠豆大，或三丸、五丸，淡薑湯下。《本事方》④。**月水不通**。臍腹積聚疼痛，硇砂一兩，皂〔莢〕五挺，去皮子，剉爲末，以頭醋一大盞，熬膏，入陳橘皮末三兩，搗三百杵，丸梧子大，每温酒下五丸。《聖惠方》⑤。**死胎不下**。硇砂、當歸各半兩，爲末，分作二服，温酒調下。如人行五里，再一服。《瑞竹堂方》⑥。**喉痹口噤**。硇砂、

① 聖惠方：《聖惠方》卷49"治疣癬諸方"　治疣癬冷癥塊，及療丈夫腰脚，補暖水臟，善治婦人血氣，暖子宫，殺三蟲，伏火，硇砂圓方：右先取臘月細桑條子，不限多少，燒作灰，略以水淋却苦汁後，曬令灰乾收之，每一兩硇砂，管灰三兩，先研硇砂以水化消，拌灰令乾濕得所，取一固濟了瓷瓶子，底下先鋪乾灰半寸已來，次下硇砂灰填實，口頭更著乾灰覆蓋，然用文火燒，後武火煨令通赤，候冷取出重研，於竹筲箕内鋪紙三重，然安灰以水淋之，候藥透過紙，待硇砂味斷即休淋水，別取小瓷缽子一兩個，盛藥汁於熱灰火内養之，常令魚眼沸，直至汁盡，候乾別入固濟了瓶子内，便以大火煅一食久，待冷取出細研，用粟米飯和圓如菉豆大，每日空心以暖酒下五圓。

② 雜興方：(按：書佚，無可溯源。)

③ 集效方：《萬應方》卷3"諸氣湯藥"　治噎食方：人言、硇砂各一兩，爲末，入灌内，以文武水火升三炷香，取出，灯盞上靈藥用。又用硇砂、黄丹各一兩，爲末，照前升取。桑霜一兩，各爲細末，每服三分，燒酒送下。(按：時珍所引"又方……"未能溯得其源。)

④ 本事：《本事方》卷4"臟腑泄滑及諸痢"　治積痢，靈砂丹：硇砂(一分)、朱砂(一分，並研極細)，右另用黄蠟半兩，巴豆三七粒，去殼皮膜，同於銀石器内重湯煮一伏時，候巴豆紫色爲度，去二七粒，止將一七粒與前來二味同再研極匀，再熔蠟匱藥，每旋圓菉豆大。每服三圓至五圓，水瀉生薑湯下，白痢艾湯，赤白痢烏梅湯，服時須極空腹。服畢一時，方可吃食。臨卧尤佳，次食淡粥一日。瘧疾，乳香湯面東服，不發日晚間服。

⑤ 聖惠方：《聖惠方》卷72"治婦人月水不通臍腹積聚諸方"　治婦人月水不通，臍腹積聚疼痛……又方：硇砂(一兩)、皂莢(五梃，不蚛者，去皮子，剉用)，右件藥搗羅爲末，以頭醋一大盞熬成膏，用陳橘皮末三兩拌和，更搗三二百杵，圓如梧桐子大，每食前以温酒下五圓。

⑥ 瑞竹堂方：《瑞竹堂方》卷14"婦人門"　硇砂散：治胎死腹中不下。硇砂(細研)、當歸(各一兩)，右二味，當歸極細另研，硇砂爲細末，只分作二次服，温酒調下，無時服。如重車行五里，不下，再一服。

馬牙消等分,研勻,點之。《聖濟方》①。 **懸癰卒腫**。硇砂半兩,綿裹含之,嚥津即安。《聖惠方》②。 **牙齒腫痛**。老鼠一箇去皮,以硇砂淹擦,三日肉爛化盡,取骨,瓦上焙乾,爲末,入樟腦一錢,蟾酥二分,每以少許點牙根上,立止。《孫氏集效方》③。 **偏頭風痛**。硇砂末一分,水潤豉心一分,搗丸皂子大,綿包露出一頭,隨左右內鼻中,立效。○《聖惠方》④。 **損目生瘀**,赤肉弩出不退。杏仁百箇,蒸熟去皮尖研,濾取净汁,入硇砂末一錢,水煮化,日點一二次,自落。○《普濟方》⑤。 **鼻中息肉**。硇砂點之,即落。《白飛霞方》⑥。 **鼻中毛出**。晝夜可長一二尺,漸漸粗圓如繩,痛不可忍,摘去復生,此因食豬羊血過多致(用生)〔生用〕乳香、硇砂各一兩爲末,飯丸梧子大,每空心臨卧各服十丸,水下,自然退落。○夏子益《奇疾方》⑦。 **魚骨(硬)〔哽〕咽**。硇砂少許,嚼嚥立下。《外臺秘要》⑧。 **蚰(蜒)〔蜒〕入耳**。硇砂、膽礬等分爲末,每吹一字,蟲化爲水。《聖濟録》⑨。 **割甲侵肉**久不瘥。硇砂、礬石爲末,裹之,以瘥爲度。《外臺秘要》⑩。 **蠍蠆叮螫**。水調硇砂塗之,立愈。《千金方》⑪。 **代指腫痛**。唾和白硇砂,以葯作盌子,套指

————————

① 聖濟方:《聖惠方》卷35"治咽喉閉塞不通諸方" 治咽喉閉不通……又方:硇砂、馬牙消(等分),右件藥細研令勻,用銅箸頭于水中蘸令濕,揾藥末點於咽喉中。(**按**:《聖濟總録》無此方,今另溯其源。)

② 聖惠方:《聖惠方》卷35"治懸癰腫痛諸方" 治懸癰卒腫方:硇砂(半錢),右以綿裹,細細含咽津,即差。

③ 孫氏集效方:《萬應方》卷4"咽喉口齒科" 治牙疼方:老鼠一箇,剥皮,用硇砂擦上,三日肉爛化盡,取骨,瓦上焙乾,右爲末,加樟腦一錢,蟾酥二分,共爲末,每用少許點牙根,立止。

④ 聖惠方:《聖惠方》卷40"治頭偏痛諸方" 治頭偏痛……又方:硇砂(一分,細研)、豉心(一分,入湯少許浸令軟),右件藥都搗和爲圓如皂莢子大,以綿裹露出一頭,頭左邊痛,將藥内左邊鼻中,如右邊痛,即内右邊鼻中,差。

⑤ 普濟方:《聖惠方》卷32"治眼生努肉諸方" 治眼生努肉,赤瘀遍睛不退方:杏人(一百枚,新者,於飯甑内蒸之,候冷去皮尖,研挼取汁)、硇砂(一錢,用白湯淋,熬乾),右件藥調和令勻,每用少許,點三五上,臀肉自消。(**按**:《普濟方》卷84"眼眉骨及頭痛"引《聖惠方》此方,然加改動。時珍轉引自《普濟方》,再加精簡。)

⑥ 白飛霞:《韓氏醫通》卷下 貴人鼻中肉贅,臭不可近,痛不可搖,束手待斃。予但以白礬末加硇砂少許吹其上,頃之,化水而消……

⑦ 奇疾方:《適用方》卷下"夏子益治奇疾方三十八道" 第二十五:鼻中毛出,晝夜可長五尺,漸漸粗圓如繩,痛不可忍,雖忍痛摘去莖,即復更生,此由食豬羊血過多生。治用乳石、硇砂各一兩爲末,以飯圓如桐子大,空心臨卧各一服,水下五十粒,自然退落。

⑧ 外臺秘要:《外臺》卷8"諸骨哽方" 又療魚骨哽在喉中方:以少許硇砂口中咀嚼,咽之立下。

⑨ 聖濟録:《聖濟總録》卷115"百蟲入耳" 治蚰蜒入耳,硇砂吹耳方:硇砂(研)、膽礬(研,各一分),右二味研細,用雞翎管子,吹一字許入耳,蟲化爲水。

⑩ 外臺秘要:《千金方》卷22"瘰疽第六" 割甲侵肉不瘥方:硇砂、礬石末,裹之,以瘥爲候。(**按**:《外臺》無此方,今另溯其源。)

⑪ 千金方:《千金方》卷25"蛇毒第二" 治蠍毒方:又硇砂和水塗上,立愈。

入内,一日瘥。《千金方》①。**面上疣目**。硇砂、硼砂、鐵鏽、麝香等分,研,搽三次自落。《集效方》②。**疔瘡腫毒**。好硇砂、雄黄等分研,以銀篦〔挑〕破瘡口,擠去惡血,安藥一豆入内,紙花貼住即效。毒氣入腹嘔吐者,服護心散。○《瑞竹堂方》③。**疝氣卵腫**,脹痛不可忍。念珠丸:用硇砂、乳香各二錢,黄蠟一兩,研溶和丸,分作一百單八丸。以綿縫,露一夜,次日取出,蛤粉爲衣。每用一丸,乳香湯吞下,日二服,取效。《本事方》④。**諸勞久嗽**。方見"獸部"下。

<h2 style="text-align:center">蓬砂《日華》⑤</h2>

【釋名】鵬砂《日華》⑥、盆砂。【時珍曰】名義未解。一作硼砂。或云:鍊出盆中結成,爲之盆砂,如盆消之義也。

【集解】【頌⑦曰】硼砂出南海,其狀甚光瑩,亦有極大塊者。諸方稀用,可銲金銀。【宗奭⑧曰】南番者,色重褐,其味和,入藥其效速。西戎者,其色白,其味焦,入藥其功緩。【時珍曰】硼砂生西南番,有黄白二種。西者白如明礬,南者黄如桃膠,皆是鍊結成,如硇砂之類。西者柔物去垢,殺五金,與消石同功,與砒石相得也。

【氣味】苦、辛,暖,無毒。【頌⑨曰】温、平。【時珍曰】甘、微鹹,凉,無毒。【獨孤滔⑩曰】制汞,啞銅,結砂子。【土宿真君⑪曰】知母、鵝不食草、蕓薹、紫蘇、甌帶、何首烏皆能伏硼砂。同

---

① 千金方:《千金》卷22"癭瘤第六" 治代指方……又方:以唾和白硇砂,搜面作碗子,盛唾著硇砂如棗許,以爪指著中,一日瘥。

② 集效方:《萬應方》卷4"証科·諸湯藥" 點猴瘡方(名木痣):(硇)〔硼〕砂、(硼)〔硇〕砂、鐵鏽、麝香,右研末,搽三次,自落。

③ 瑞竹堂方:《瑞竹堂方》卷13"瘡腫門" 金砂散:治疔瘡。硇砂(好者)、雄黄(好者,右等分),研細,將生蜜就於角盒子内收貯。遇患先用銀篦兒挑破瘡口,擠出惡血,然後用藥一豆大,安入瘡口内,用紙花貼即效。毒氣入腹多,嘔吐欲死者,即服後内托香粉散。

④ 本事方:《本事方》卷3"膀胱疝氣小腸精漏" 治膀胱疝氣,外腎腫脹,痛不可忍,念珠圓:乳香、硇砂(各三錢,飛)、黄蠟(一兩),右乳香研細,硇砂同研勻,熔蠟和圓,分作一百單八,以線穿之,露一夕,次日用蛤粉爲衣,旋取一粒,用乳香湯吞下。頃年有人貨疝氣藥,肩上擔人我二字,以爲招目,日貨數阡,有一國醫多金得之,用之良驗。

⑤ 日華:《嘉祐》見《證類》卷5"蓬砂" 味苦、辛,暖,無毒。消痰止嗽,破癥結,喉痺。及焊金銀用。或名鵬砂。(新補,見《日華子》。)

⑥ 日華:見上注。

⑦ 頌:《圖經》見《證類》卷5"硇砂" ……今人作焊藥,乃用鵬砂,鵬砂出於南海。性温,平。今醫家治咽喉最爲要切。其狀甚光瑩,亦有極大塊者,諸方亦稀用。

⑧ 宗奭:《衍義》卷6"蓬砂" 南番者,色重褐,其味和,其效速。西戎者,其色白,其味焦,其功緩。亦不堪作焊。

⑨ 頌:見本頁注⑦。

⑩ 獨孤滔:《丹房鑑源》卷上"諸砂篇第三" 大朋砂(能制汞,能啞銅聲。大朋砂出果州,可結砂子。)

⑪ 土宿真君:(**按**:未見該書存世,待考。)

砒石煅過,有變化。

【主治】消痰止嗽,破癥結喉痺。大明①。上焦痰熱,生津液,去口氣,消障翳,除噎膈反胃,積塊結瘀肉,陰㿉,骨哽,惡瘡〔及〕口齒諸病。時珍。

【發明】【頌②曰】今醫家用硼砂治咽喉,最為要切。【宗奭③曰】含化嚥津,治喉中腫痛,膈上痰熱。初覺便治,不能成喉痺,亦緩(別)〔取〕效可也。【時珍曰】硼砂,味甘微鹹而氣涼,色白而質輕,故能去胸膈上焦之熱。《素問》云“熱淫于內,治以鹹寒,以甘緩之”是也。其性能柔五金而去垢膩,故治噎膈積聚、骨哽結核、惡肉陰㿉用之者,取其柔物也;治痰熱、眼目障翳用之者,取其去垢也。洪邁《夷堅志》④云:鄱陽汪友良,因食誤吞一骨,哽于咽中,百計不下。恍惚夢一朱衣人曰:惟南蓬砂最妙。遂取一塊含化嚥汁,脫然而失。此軟堅之徵也。《日華》言其苦辛暖,誤矣。

【附方】新十四。鼻血不止。硼砂一錢,水服立止。《集簡方》。勞瘵有蟲。硼砂、硇砂、兔屎等分為末,蜜丸梧子大,每服七丸,生甘草一分,新水一鍾,揉汁送下。自朔至望,五更時,令病人勿言,服之。《乾坤秘韞》⑤。木舌腫強。硼砂末,生薑片蘸搵,少時即消。《普濟方》⑥。咽喉穀賊,腫痛。蓬砂、牙消等分為末,蜜和半錢,含嚥。○《直指方》⑦。咽喉腫痛。破棺丹:用蓬砂、白梅等分,搗丸芡子大,每噙化一丸。經驗方⑧。喉痺牙疳。盆砂末吹,並擦之。《集簡方》。骨哽在咽。方見“發明”。小兒陰㿉,腫大不消。硼砂一分,水研塗之,大有效。《集玄方》⑨。飲酒不醉。先服盆砂二錢,妙。《相感志》⑩。飲食毒物。鵬砂四兩,甘草四兩,真香油一斤,瓶內浸之。遇有毒者,服油一小盞。久浸尤佳。《瑞竹堂經驗方》⑪。一切惡

---

① 大明:見700頁注⑤。
② 頌:見700頁注⑦。
③ 宗奭:《衍義》卷6“蓬砂” 含化咽津,治喉中腫痛,膈上痰熱,初覺便治,不能成喉痺,亦緩取效可也。
④ 夷堅志:《夷堅志》再補“硼砂治骨哽” 鄱陽汪友良因食火肉,誤吞一骨,如小指大,哽於咽喉間,隱然見於膚革,引手可捫摸,百計不下。凡累日,雖咳嗽亦痛,僅能略通湯飲。家人憂懼。昏睡中,見一人衣朱衣來告曰:欲脫骨哽,唯南硼砂妙。恍惚驚寤,謂非夢也,殆神明陰受以方,欲全其命。索笥得砂小塊,汲水滌洗,取而含化,終食間,脫然如失。(《壬志》。見《名醫類案》卷七。)
⑤ 乾坤秘韞:(按:已查原書,未能溯得其源。)
⑥ 普濟方:《普濟方》卷59“舌腫強” 治舌腫脹:用好硼砂為細末,用薄批生薑蘸藥,搵舌腫處,少時即退。
⑦ 直指方:《直指方》卷21“咽喉證治” 谷賊方……又方:硼砂、牙硝,右件等分,細研,每服半錢,以薄綿裹,含咽。
⑧ 經驗方:(按:未能溯得其源,待考。)
⑨ 集玄方:(按:僅見《綱目》引錄。未能溯得其源。)
⑩ 相感志:《物類相感志·飲食》 飲酒欲不醉,服硼砂末。
⑪ 瑞竹堂經驗方:《瑞竹堂方》卷13“瘡腫門” 砂油:治人食毒物,及患一切惡瘡。硼砂(四兩)、甘草(四兩),右二味用真香油一斤,於瓷瓶內浸藥,遇患急令患人服油一小盞,立效。浸久尤佳。

瘡。方同上。弩肉瘀突。南鵬砂黃色者一錢，片腦少許，研末，燈草蘸點之。《直指方》①。

【附録】特蓬殺《拾遺》②。〔石藥〕《拾遺》③。【藏器④曰】味苦、寒，無毒。主折傷內損瘀血煩悶欲死者，酒消服之。南人毒箭中人及深山大蝮〔中〕人，速將病者頂上十字劈之，出血水，藥末傅之，並傅傷處，當上，下出黃水數升則悶解。俚人重之，以竹筒盛帶于腰，以防毒箭。亦主惡瘡、熱毒、癰腫、赤白遊風、瘻蝕等瘡，並水和傅之。出賀州山內石上，似碎石、硇砂之類。

石硫黃《本經》⑤中品

【釋名】硫黃吳普⑥、黃硇砂《藥性》⑦、黃牙、陽侯《綱目》、將軍。【時珍曰】硫黃秉純陽火石之精氣而結成，性質通流，色賦中黃，故名流黃。含其猛毒，為七十二石之將，故藥品中號為將軍。外家謂之陽侯，亦曰黃牙，又曰黃硇砂。

【集解】【《別錄》⑧曰】石流黃生東海牧羊山谷中，及太(行)〔山〕、河西山，礬石液也。【普⑨曰】或生易陽，或生河西，或五色。黃是潘水石液也。燒(金)〔令〕有紫焰，八月、九月采。【弘景⑩曰】東海郡屬北徐州，而箕山亦有。今第一出(湖)〔扶〕南林邑，色如鵝子初出殼者，名崑崙黃。次出外國。從蜀中來，色深而煌煌。此云礬石液。今南方則無礬(色)〔石〕，恐不必爾。【珣⑪曰】《廣州記》云：生崑崙國及波斯國西方明之境，顆塊瑩净，不夾石者良。蜀中雅州亦出之，光膩甚好，

① 直指方：《直指方》卷20"眼目證治"　南硼砂散：治弩肉瘀突。南硼砂(黃色)、腦子(少許，研細)，右以燈草蘸點其上。玄參、麥門冬煎湯，調洗心散服。

② 拾遺：《證類》卷3"三十五種陳藏器餘·特蓬殺"　味辛、苦，溫，小毒。主飛金石用之，煉丹亦須用，生西國。似石脂、蠟粉之類，能透金、石、鐵無礙下通出。

③ 拾遺：《證類》卷3"三十五種陳藏器餘·石藥"　味苦，寒，無毒。主折傷內損，瘀血，止煩悶欲死者，酒消服之。南方俚人，以傅毒箭鏃，及深山大蝮中人，速取病者當頂上十字厘之，令皮斷出血，以藥末瘡上，并傅所傷處，其毒必攻上，下泄之，當出黃汁數升，則悶解。俚人重之，帶於腰，以防毒箭。亦主惡瘡，熱毒癰腫，赤白遊，瘻蝕等瘡。北人呼腫名之曰游，並水和傅之。出賀州石上山內，似碎石、硇砂之類，土人以竹筒盛之。

④ 藏器：見上注。

⑤ 本經：《本經》《別錄》見《證類》卷4"石硫黃"　味酸，溫、大熱，有毒。主婦人陰蝕，疽痔，惡血，堅筋骨，除頭禿，療心腹積聚，邪氣冷癖在脅，欬逆上氣，腳冷疼弱無力，及鼻衄，惡瘡，下部䘌瘡，止血，殺疥蟲能化金、銀、銅、鐵奇物。生東海牧羊山谷中，及太山、河西山。礬石液也。

⑥ 吳普：《嘉祐》見《證類》卷4"石硫黃"　吳氏云：硫黃一名石留黃……

⑦ 藥性：《海藥》見《證類》卷4"石硫黃"　……仙方謂之黃硇砂……(按：誤注出處。)

⑧ 別錄：見本頁注⑤。

⑨ 普：《嘉祐》見《證類》卷4"石硫黃"　吳氏云……或生易陽，或河西。或五色。黃是潘水石液也，燒令有紫焰者。八月、九月採……

⑩ 弘景：《集注》見《證類》卷4"石硫黃"　陶隱居云：東海郡屬北徐州，而箕山亦有。今第一出扶南林邑。色如鵝子初出殼，名昆侖黃。次出外國，從蜀中來，色深而煌煌然……此云礬石液，今南方則無礬石，恐不必爾。

⑪ 珣：《海藥》見《證類》卷4"石硫黃"　謹案《廣州記》云：生昆侖日腳下，顆塊瑩淨，無夾石者良……蜀中雅州亦出，光膩甚好，功力不及舶上來者。

功力不及舶上來者。【頌①曰】今惟出南海諸番。嶺外州郡或有而不甚佳。鵝黃者名崑崙黃,赤色者名石亭脂,青色者名冬結石,半白半黑者名神驚石,並不堪入藥。又有一種水流黃,出廣南及資州,溪澗水中流出,以茅收取熬出,號真珠黃,氣腥臭。止入瘡藥,亦可煎錬成汁,以模寫作器,亦如鵝子黃色。【時珍曰】凡產石流黃之處,必有溫泉,作流黃氣。《魏書》②云:(盤盤)〔悦盤〕國有火山,山旁皆焦溶,流數十里乃凝堅,即石流黃也。張華《博物志》③云:西域硫黃出且彌山。去高昌八百里,有山高數十丈,晝則孔中狀如煙,夜則如燈光。《庚辛玉册》④云:流黃有二種。石流黃,生南海琉球山中;土流黃,生于廣南。以嚼之無聲者爲佳,舶上倭流黃亦佳。今人用配消石作烽燧烟火,爲軍中要物。

【修治】【斅⑤曰】凡使勿用青赤色及半白半青、半赤半黑者。自有黃色,内瑩淨似物命者,貴也。凡用四兩,先以龍尾蒿自然汁一鎰,東流水三鎰,紫背天葵汁一鎰,粟(逐)〔遂〕子莖汁〔一鎰〕,四件合之,攪令勻。入坩鍋内,用六乙泥固濟底下,將流黃碎之,入鍋中,以前汁旋旋添入,火煮汁盡爲度。再以百部末十兩,柳蚛末二斤,一簇草二斤,細剉,以東流水同流黃煮二伏時。取出,去諸藥,用熟甘草湯洗了,入鉢研二萬匝用。【時珍曰】凡用流黃,入丸散用,須以蘿蔔剜空,入流在内,合定,稻糠火煨熟,去其臭氣。以紫背浮萍同煮過,消其火毒。以皂莢湯淘之,去其黑漿。一法:打碎,以絹袋盛,用無灰酒煮三伏時用。又消石能化流爲水,以竹筒盛流埋馬糞中一月亦成水,名流黃液。

【氣味】酸,溫,有毒。【《別録》⑥曰】大熱。【普⑦】神農、黃帝、雷公:鹹,有毒。醫和、扁鵲:苦,無毒。【權⑧曰】有大毒,以黑錫煎湯解之,及食冷猪血。【珣⑨曰】人能制伏歸本色,服

① 頌:《圖經》見《證類》卷 4"石硫黃" ……今惟出南海諸蕃。嶺外州郡或有,而不甚佳。以色如鵝子初出殼者爲真,謂之昆侖黃。其赤色者名石亭脂,青色者號冬結石,半白半黑名神驚石,並不堪入藥。又有一種土硫黃,出廣南及榮州,溪澗水中流出。其味辛,性熱腥臭。主治疥瘡,殺蟲毒。又可煎煉成汁,以模鎬作器,亦如鵝子黃色……

② 魏書:《魏書》卷 102"西域列傳" 悦般國……其國南界有火山,山傍石皆燋鎔,流地數十里乃凝堅,人取爲藥,即石流黃也。

③ 博物志:《博物志》卷 9" 徐公曰:西域使王暢説石流黃出且彌山,去高昌八百里,有石流黃,高數十丈,從廣五六十畝。有取石流黃孔穴,晝視其孔上,狀如青煙,常高數尺,夜視皆如燃燈,光明高尺餘……

④ 庚辛玉册:(按:未見該書存世,待考。)

⑤ 斅:《炮炙論》見《證類》卷 4"石硫黃" 雷公云:凡使,勿用青赤色及半白半青、半赤半黑者。自有黃色,内瑩淨似物命者,貴也。凡用四兩,先以龍尾蒿自然汁一鎰,東流水三鎰,紫背天葵汁一鎰,粟遂子莖汁一鎰,四件合之攪令勻,一坩堝用六一泥固濟底下,將硫黃碎之入於堝中,以前件藥汁旋旋添入,火煮之汁盡爲度了。再以百部末十兩,柳蚛末二斤,一簇草二斤,細剉之,以東流水并藥等同煮硫黃二伏時,日滿去諸藥,取出用熟甘草湯洗了,入鉢中研二萬(巿)〔匝〕方用。

⑥ 別録:見 702 頁注⑤。

⑦ 普:《嘉祐》見《證類》卷 4"石硫黃" 吳氏云……神農、黃帝、雷公:鹹,有毒。醫和、扁鵲:苦,無毒……

⑧ 權:《藥性論》見《證類》卷 4"石硫黃" 石硫黃,君,有大毒。以黑錫煎湯解之,及食宿冷豬肉……

⑨ 珣:《海藥》見《證類》卷 4"石硫黃" ……人能制伏歸本色,服而能除萬病。如有發動,宜以豬肉、鴨羹,餘甘子湯並解之……

之能除百病。如有發動,宜豬肉、鴨羹、餘甘子湯並解之。【葛洪①曰】四黃惟陽侯爲尊,金石煅煉者不可用,惟草木制伏者堪入藥用。桑灰、益母、紫荷、波薐、天鹽、桑白皮、地骨皮、車前、馬鞭草、黃蘗、烏首烏、石葦、蕎麥、獨帚、地榆、蛇牀、兔絲、蓖麻、鹽砂,或灰或汁,皆可伏之。【之才②曰】曾青爲之使,畏細辛、飛廉、朴消、鐵、醋。【玄壽先生③曰】硫是礬之液,礬是鐵之精,慈石是鐵之母。故鐵砂、慈石制伏流黃,立成紫粉。【獨孤滔④曰】流能乾汞,見五金而黑,得水銀則色赤也。

【主治】婦人陰蝕,疽痔惡血,堅筋骨,除頭禿。能化金銀銅鐵奇物。《本經》⑤。療心腹積聚,邪氣冷(痛)〔癖〕在脇,欬逆上氣,脚冷疼弱無力,及鼻衄,惡瘡,下部䘌瘡,止血,殺疥蟲。《別録》⑥。治婦人血結。吳普⑦。下氣,治腰腎久冷,除冷風頑痺,寒熱。生用治疥癬,鍊服主虛損泄精。甄權⑧。壯陽道,補筋骨勞損,風勞氣,止嗽,殺臟蟲邪魅。大明⑨。長肌膚,益氣力,老人風秘,並宜鍊服。李珣⑩。主虛寒久痢,滑泄霍亂,補命門不足,陽氣暴絕,陰毒傷寒,小兒慢驚。時珍。

【發明】【弘景⑪曰】俗方用治脚弱及痼冷甚效。仙經頗用之,所化奇物,並是黃白術及合丹法。【頌⑫曰】古方未有服餌流黃者。《本經》所用,止于治瘡蝕,攻積聚、冷氣脚弱等,而近世遂火

---

① 葛洪:(按:未能溯得其源。何首烏首見於唐代,葛洪乃晉代人,不可能使用此藥。或爲道家書藉假托。)

② 之才:《日華子》見《證類》卷4"石硫黃" 石亭脂;曾青爲使,畏細辛、飛廉、鐵……(按:時珍誤注出處。)

③ 玄壽先生:《金液還丹百問訣》 ……先生曰:汝未知之聽吾細説……又硫黃是礬石之液,礬者乃鐵之津華,磁石乃鐵之母,朱砂、磁石伏制硫黃,立成紫粉,此一根也……

④ 獨孤滔:《證類》卷4"石硫黃" 《丹房鏡源》:石硫黃,可乾汞。訣曰:此硫黃見五金而黑,得水銀而赤。又曰黃牙。

⑤ 本經:見702頁注⑤白字。

⑥ 別録:見702頁注⑤。

⑦ 吳普:《嘉祐》見《證類》卷4"石硫黃" 吳氏云……治婦人血結。

⑧ 甄權:《藥性論》見《證類》卷4"石硫黃" ……能下氣,治脚弱,腰腎久冷,除冷風頑痺。又云:生用治疥癬,及療寒熱欬逆。煉服主虛損泄精。

⑨ 大明:《日華子》見《證類》卷4"石硫黃" ……壯陽道,治疥癬冷氣,補筋骨勞損,風勞氣,止嗽上氣,及下部痔瘻,惡瘡疥癬,殺腹藏蟲,邪魅等……

⑩ 李珣:《海藥》見《證類》卷4"石硫黃" ……主風冷虛憊,腎冷上氣,腿膝虛羸,長肌膚,益氣力,遺精,痔漏,老人風秘等。並宜燒煉服……

⑪ 弘景:《集注》見《證類》卷4"石硫黃" ……方用之療脚弱及痼冷,甚良。仙經頗用之。所化奇物並是黃白術及合丹法……

⑫ 頌:《圖經》見《證類》卷4"石硫黃" ……又有一種土硫黃……其味辛,性熱腥臭。主治疥瘡,殺蟲毒……謹按:古方書未有服餌硫黃者。《本經》所説功用,止於治瘡蝕,攻積聚冷氣,脚弱等。而近世遂火煉治爲常餌丸散,觀其制煉服食之法,殊無本源,非若乳石之有論議節度。故服之其效雖緊,而其患更速,可不戒之!

鍊（治）〔治〕爲常服丸散。觀其冶鍊服食之法，殊無本源，非若乳石之有論議節度。故服之其效雖緊，而其患更速，可不戒之？土流黃辛熱腥臭，止可治疥殺蟲，不可服。【宗奭①曰】今人治下元虛冷，元氣將絕，久患寒泄，脾胃虛弱，垂命欲盡，服之無不效。中病當便已，不可盡劑。世人蓋知用而爲福，而不知其爲禍，此物損益兼行故也。如病（熱）〔勢〕危急，可加丸數服，少則不效，仍加附子、乾薑、桂。【好古②曰】如太白丹、來復丹，皆用流黃佐以消石，至陽佐以至陰，與仲景白通湯佐以人尿、豬膽汁大意相同。所以治内傷生冷、外冒暑熱、霍亂諸病，能去格拒之寒，兼有伏陽，不得不爾。如無伏陽，只是陰（虛）〔證〕，更不必以陰藥佐之，何也？流黃亦號將軍，功能破邪歸正，返滯還清，挺出陽精，消陰化魄。【時珍曰】流黃秉純陽之精，賦大熱之性，能補命門真火不足，且其性雖熱而疏利大腸，又與躁澀者不同，蓋亦救危妙藥也。但鍊制久服，則有偏勝之害。況服食者，又皆假此縱欲，自速其咎，于藥何責焉？按《孫升談圃》③云：流黃，神仙藥也。每歲三伏日餌百粒，去臟腑積滯有驗。但流黃伏生于石下，陽氣溶液凝結而就，其性大熱，火鍊服之，多發背疽。方勺《泊宅編》④云：金液丹乃流黃鍊成，純陽之物，有痼冷者所宜。今夏至人多服之，反爲大患。韓退之作文戒服食，而晚年服硫黃而死，可不戒乎？夏英公有冷病，服流黃、鍾乳，莫之紀極，竟以壽終，此其稟受與人異也。洪邁《夷堅志》⑤云：唐與正亦知醫，能以意治疾。吳巡檢病不得溲，臥則微通，立則不能涓滴，遍用通利藥不效。唐問其平日自制黑錫丹常服，因悟曰：此必結砂時，硫飛去，鉛不死。鉛砂入膀胱，臥則偏重猶可溲，立則正塞水道，故不通。取金液丹三百粒，分爲十服，煎瞿麥湯下。鉛得流

① 宗奭：《衍義》卷5“石硫黃”　今人用治下元虛冷，元氣將絕，久患寒泄，脾胃虛弱，垂命欲盡，服之無不效。中病當便已，不可盡劑。世人蓋知用而爲福，不知用久爲禍。此物損益兼行，若俱棄而不用，當倉卒之間，又可闕乎……如病勢危急，可加丸數服，少則不效，仍如附子、乾薑、桂。

② 好古：《湯液本草》卷6“硫黃”　《液》云：如太白丹佐以硝石，來復丹用硝石之類，至陽佐以至陰，與仲景白通湯佐以人溺、豬膽汁，大意相同，所以去格拒之寒，兼有伏陽，不得不爾。如無伏陽，只是陰證，更不必以陰藥佐之也。硫黃亦號將軍，功能破邪歸正，返滯還清，挺出陽精，消陰、化魄、生魂。

③ 孫升談圃：《孫公談圃》卷中　公曰：硫黃，神仙藥也。每歲夏至三伏日必餌百粒，去臟腑中穢滯有驗。予因與公言，硫黃與鍾乳皆生於石，陽氣溶液凝結而就石陰也，至陽發乎地，相薄而不和，故聚而爲大熱之藥。硫黃伏於石下，泉源所發，則蒸爲湯池，其沸可以烹飪，是宜服之。殺人粉以爲劑，老幼可服得火者，多發爲背疽……

④ 泊宅編：《醫説》卷9“金液丹無妄服”　金液丹，硫黃煉成，乃純陽之物。夏至人多服之，反爲大患。有痼冷則宜服。（出《泊宅編》）（按：查《泊宅編》無此文。）

⑤ 夷堅志：《夷堅志》再續“治鉛毒方”　唐與正治吳巡檢病不得前溲，臥則微通，立則不能涓滴。醫遍通用小腸藥，不效。唐因問吳，常日服何藥？曰：常服黑錫丹。問：何人結砂？曰：自爲之。唐洒然悟曰：是必結砂時，鉛不死，硫黃飛去，鉛入膀胱，臥則偏重，猶可溲。立則正塞水道，以故不能通。令取金液丹三百粒，分爲十服，煎瞿麥湯下之。膀胱得硫黃，積鉛成灰，從水道下，猶累累如細砂，病遂愈。葛之消酒，硫黃之化鉛，皆載經方。

氣則化，累累水道下，病遂愈。流之化鉛，載在經方，苟無通變，豈能臻妙？《類編》①云：仁和縣一吏，早衰，齒落不已。一道人令以生硫黃入豬臟中煮熟搗丸，或入蒸餅丸梧子大，隨意服之。飲啖倍常，步履輕捷，年踰九十，猶康健。後醉〔食〕牛血，遂洞泄如金水，尪悴而死。內醫官管範云：豬肪能制硫黃，此用豬臟尤妙。王樞使亦常服之。

【附方】舊八，新四十一。硫黃盃②。此盃配合造化，調理陰陽，奪天地冲和之氣，乃水火既濟之方。不冷不熱，不緩不急，有延年却老之功，脱胎換骨之妙。大能清上實下，升降陰陽。通九竅，殺九蟲，除夢泄，悦容顔，解頭風，開胸膈，化痰涎，明耳目，潤（明）〔肌〕膚，添精髓，躅疝墜。又治婦人血海枯寒，赤白帶下。其法用瓷盌以胡桃擦過，用無砂石流黃生溶成汁，入明礬少許，則塵垢悉浮，以杖掠去，綿濾過，再入盌溶化，傾入盃内，盪成盃，取出，埋土中一夜，木賊打光用之。欲紅入朱砂，欲青則入葡萄，研勻同煮成。每用熱酒二盃，清早空心温服，則百病皆除，無出此方也。紫霞盃。葉石林《水雲録》③云：用流黃袋盛，懸罐内，以紫背浮萍同水煮之數十沸取出，候乾研末。十兩，用珍珠、琥珀、乳香、雄黃、朱砂、羊起石、赤石脂、片腦、紫粉、白芷、甘松、三奈、木香、血竭、没藥、韶腦、安息香各一錢，麝香七分，金薄二十片，爲末，入銅杓中，慢火溶化。以好樣酒盃一箇，周圍以粉紙包裹，中開一孔，傾硫入内，旋轉令勻，投冷水中取出。每旦盛酒飲二三盃，功同上方。昔中書劉景輝因遭勞瘵，于太白山中遇一老仙，親授是方，服之果愈。人能清心寡欲而服此，仙緣可到也。金液丹。固真氣，暖丹田，堅筋骨，壯陽道。除久寒痼冷，補勞傷虛損。治男子腰腎久冷，心腹積聚，脅下冷痛，腹中諸蟲，失精遺尿，形羸力劣，腰膝痛弱，冷風頑痺，上氣衄血，欬逆寒熱，霍亂

① 類編：《醫説》卷4"勞瘵·治羸"　仁和縣一吏，早衰，病瘵齒落不已。從貨藥道人得一單方，只碾生硫黃爲細末，實於豬臟中，水煑臟爛，碾細，宿蒸餅圓如桐子大，隨意服之。兩月後飲啖倍常，步履輕捷，年過九十，略無老態，執役如初。因從邑宰入村，醉食牛血，遂洞下數十行，所泄如金水，自是尪悴，少日而死。李巨源得其事，於臨安入内醫官管範，嘗與王樞使言之，王云：但聞豬肪脂能制硫黃，兹用臟尤爲有理，亦合服之，久當見效。（出《類編》。）
② 硫黃盃：（按：原無出處，亦未溯及其源。參下"紫霞盃"注。）
③ 水雲録：《遵生八牋》卷13"紫霞杯方"　此杯之藥，配合造化，調理陰陽，奪天地冲和之氣，得水火既濟之方，不冷不熱，不緩不急，有延年却老之功，脱胎換骨之妙，大能清上補下，升降陰陽，通九竅，殺九虫，除夢泄，悦容顔，解頭風，身體輕健，臟腑和同，開智膈，化痰涎，明目，潤肌膚，添精，躅疝墜。又治婦人血海虛冷，赤白帶下。惟孕婦不可服。其餘男婦老少，清晨熱酒服二三杯，百病皆除，諸藥無出此方。（用久杯薄，以糠皮一捥坐杯於中，瀉酒取飲。若碎破，每取杯藥一分，研入酒中充服，以杯料盡，再用另服。）真珠（一錢）、琥珀（一錢）、乳香（一錢）、金箔（二十張）、雄黃（一錢）、陽起石（一錢）、香白芷（一錢）、硃砂（一錢）、血結（一錢）、片腦（一錢）、樟腦（一錢，傾杯放入）、麝香（七分半）、甘松（一錢）、三奈（一錢）、紫粉（一錢）、赤石脂（一錢）、木香（一錢）、安息（一錢）、沉香（一錢）、没藥（一錢），製硫法：用紫背浮萍於罐内，將硫黃以絹袋盛，懸繫於礶中，煮滾數十沸，取出候乾，研末，十兩同前香藥入銅杓中，慢火溶化，取出候火氣少息，用好樣銀酒鍾一箇，周圍以布紙包裹，中間一孔，傾硫黃於内，手執酒鍾旋轉，以勻爲度，仍投冷水盆中，取出。有火症者勿服。／《册府元龜》卷615"紫霞盃贊"　紫霞盃，友人鄧君宗經傳其方於越人。先是，邵大淵得之宋中書劉景輝，景輝得之太白山異人，用飲酒以療弱疾，獻其法於徽宗，賜名太乙……（按：以上"硫黃盃""紫霞盃"二方原無出處，疑時珍或據此揉合成文。）

轉筋,虛滑下利。又治痔瘻濕䘌生瘡,下血不止,及婦人血結寒熱,陰蝕疽痔等。用石流黃十兩研(水)〔細〕,用瓷盒盛,以水和赤石脂封口,鹽泥固濟,日乾。地內先埋一小罐,盛水令滿,安盒在內,用泥固濟。慢火養七日七夜,候足,加頂火一斤煅,俟冷取出研末。每一兩,用蒸餅一兩,水浸爲丸如梧子大。每服三十丸(三)〔至〕百丸,空心米飲服。又治傷寒身冷脉微,或吐或利,或自汗不止,或小便不禁,併宜服之,得身熱脉出爲度(方)。《惠民和劑局方》①。**煖益腰膝**。王方平通靈玉粉散:治腰膝,煖水臟,益顏色,其功不可具載。流黃半斤,桑柴灰五斗,淋取汁,煮三伏時。以鐵匙抄于火上試之,伏火即止。候乾,以大火煅之。如未伏更煮,以伏爲度。煅了研末。穿地坑一尺二寸,投水于中,待水清,取和硫末,坩鍋內煎如膏。鐵錢抄出,細研,飯丸麻子大。每空心鹽湯下十丸,極有效驗。鄉人王昭遂服之,年九十,顏貌如童子,力倍常人。○杜光庭《玉函方》②。**風毒脚氣**痺弱。流黃末三兩,(鍾)〔牛〕乳五升,煮沸入水,煎至三升,每服三合。○又法:牛乳三升,煎一升半,以五合調硫黃末一兩服,厚蓋取(汁)〔汗〕,勿見風。未汗再服,將息調理數日,更服。北人用此多效。亦可煎爲丸服。《肘後方》③。**陰證傷寒**,極冷厥逆,煩躁腹痛,無脉危甚者。舶上流黃爲末,艾湯服三錢,就得睡,汗出而愈。○《本事方》④。**陰陽二毒**。黑龍丹:用舶上流黃一兩,柳木搥研二三日,巴豆一兩,和殼,計簡數,用二升鐺子一口,將硫鋪底,安豆于上,以醶米醋半斤澆之,盞子緊合定,醋紙固縫,頻以醋潤之。文武火熬,候豆作聲,可一半爲度,急將鐺子離火,便入臼中搗

---

① 惠民和劑局方:《局方》卷5"治癥冷" 金液丹:固真氣,暖丹田,堅筋骨,壯陽道,除久寒癥冷,補勞傷虛損。治男子腰腎久冷,心腹積聚,脅下冷癖,腹中諸蟲,失精遺溺,形羸力劣,脚膝疼弱,冷風頑痹,上氣衄血,咳逆寒熱,霍亂轉筋,虛滑不利。又治痔瘻濕䘌生瘡,下血不止。及婦人血結寒熱,陰蝕疽痔。硫黃(淨揀去砂石,十兩,研細飛過,用瓷盒子盛,以水和赤石脂封口,以鹽泥固濟,曬乾,地內先埋一小罐子,盛水令滿,安盒子在上,用泥固濟訖,慢火養七日七夜,候足,加頂火一斤煅,候冷取出,研爲細末),右藥末一兩,用蒸餅一兩,湯浸,握去水,搜爲丸如梧桐子大。每服三十丸,多至百丸,溫米飲下,空心服之。又治傷寒陰證,身冷脉微,手足厥逆,或吐或利,或自汗不止,或小便不禁,不拘丸數,宜並服之,得身熱脉出爲度。

② 玉函方:《證類》卷4"石硫黃" 《玉函方》:王方平通靈王粉散:治腰膝,暖水藏,益顏色,其功不可具載。硫黃半斤,桑柴灰五斗淋取汁,煮三伏時,以鐵匙抄於火上試之,伏火即止。候乾,以大火煅之。如未伏更煮,以伏爲度。煅了,研爲散。穿地坑一尺二寸,投水於中,待水清,取水和硫黃水,不得多,於坩堝中煎熬令如膏。及用鐵錢一面,不著火上,以細砂隔紙,慢抄出硫黃於紙上滴之,自然如玉色,光彩射人,此號爲玉粉散。細研,要丸以飯丸如麻子大。空心每日鹽湯下十丸,散服亦鹽湯調兩字,極有效驗。余鄉人王昭遂合服之,年九十,顏貌如童,夜視細字,力倍常人。

③ 肘後方:《肘後方》卷3"治風毒脚弱痹滿上氣方第二十一" 脚氣之病……得之無漸,或微覺疼痹,或兩脛小滿,或行起忽弱,或小腹不仁,或時冷時熱,皆其候也,不即治,轉上入腹,便發氣,則殺人……今只取單效,用兼灸法……又方:好硫黃三兩,末之,牛乳五升,先煮乳水五升,仍納硫黃,煎取三升,一服三合。亦可直以乳煎硫黃,不用水也。卒無牛乳,羊乳亦得。又方法:先煎牛乳三升,令減半,以五合,輒服硫黃末一兩。服畢,厚蓋取汗,勿令得風。中間更一服,暮又一服。若已得汗,不復更取,但好將息,將護之……北人服此治脚多效,但須極好硫黃耳,可預備之。

④ 本事方:《本事方》卷9"傷寒" 還陽散:治陰毒面色青,四肢逆冷,心躁腹痛。用硫黃末,新汲水調下二錢,良久,或寒一起,或熱一起,更看緊慢再服,汗出差。

細。再以醋兩茶脚洗鐺中藥入臼，旋下蒸餅搗丸鷄頭子大。若是陰毒，用椒四十九粒，葱白二莖，水一盞，煎六分。（熟）〔熱〕吞下一丸。陽毒，用豆豉四十九粒，葱白一莖，水一盞，煎同前，吞下不得嚼破。經五六日方可服之。若未傳入，或未及日數，不可〔拘制〕。有孕婦人吐瀉，亦可服。《博濟方》①。　**一切冷氣**，積塊作痛。流黃、焰消各四兩結砂，青皮、陳皮各四兩，爲末，糊丸梧子大，每空心米飲下三十九。鮑氏方②。　**元臟久冷**，腹痛虛泄，裏急。玉粉丹：用生流黃五兩，青鹽一兩，細研，以蒸餅丸緑豆大，每服五丸，空心熱酒下，以食壓之。《經驗方》③。　**元臟冷泄**，腹痛虛極。硫黃一兩，黃蠟化丸梧子大，每服五丸，新汲水下。一加青鹽二錢，蒸餅和丸，酒下。《普濟方》④。　**氣虛暴泄**，日夜三二十行，腹痛不止。夏月路行，備急最妙。朝真丹：用流黃二兩，枯礬半兩，研細。水浸蒸餅丸梧子大，朱砂爲衣，每服十五丸至二十丸，溫水下，鹽湯任下。○孫尚藥《秘寶方》⑤。　**伏暑傷冷**，二氣交錯，中脘痞結，或泄或嘔，或霍亂厥逆。二氣丹：流黃、消石等分研末，石器炒成沙，再研，糯米糊丸梧子大，每服四十九，新井水下。《濟生方》⑥。　**傷暑吐瀉**。流黃、滑石等分爲末，每服一錢，米飲下，即止。《救急良方》⑦。　**霍亂吐瀉**。流黃一兩，胡椒五錢，爲末，

---

① 博濟方：《證類》卷4"石硫黃"　《博濟方》：治陰陽二毒傷寒。黑龍丹：舶上硫黃一兩，以柳木槌研三兩日，巴豆一兩，和殼記箇數，用二升鐺子一口，先安硫黃鋪鐺底，次安巴豆，又以硫黃蓋之，釅醋半升已來澆之，盞子蓋合令緊密，更以濕紙周回固濟縫，勿令透氣縫，紙乾更以醋濕之。文武火熬，常著人守之，候裏面巴豆作聲，數已半爲度，急將鐺子離火，便入臼中急搗令細。再以米醋些子，并蒸餅些小，再搗，令細，可丸如鷄頭大。若是陰毒，用椒四十九粒，葱白二莖，水一盞，煎至六分，服一丸。陽毒，用豆豉四十九粒，葱白二莖，水一盞同煎，吞一丸，不得嚼破。（**按**：時珍引文或從明成化後之《政和證類》。《大觀證類》於"不得嚼破"後，尚有："患經五六日方可服之。食前喫。切在度其病勢，可下即與。雖及日數，病未傳入，或未及其日，病先在臟，亦不可拘制矣。有孕婦人亦許服，或吐或瀉爲候。不可喫熱食。或覺心頭空，以溫白粥，或服調氣湯散補之。合時忌婦人、貓狗見。"今補録此節，以供互參。）

② 鮑氏方：《普濟方》卷181"一切氣"　破氣丸（鮑氏方）：治氣積塊，久近一切氣。硫黃、焰硝（炒成子）、陳皮、青皮（各四兩），右爲末，糊爲丸，空心飲下三十九。

③ 經驗方：《證類》卷4"石硫黃"　《經驗方》：大治元藏，氣發久冷，腹痛虛瀉，應急大效。玉粉丹：生流黃五兩，青鹽一兩，已上袞細研，以蒸餅爲丸如菉豆大。每服五丸，熱酒空心服，以食壓之。

④ 普濟方：《普濟方》卷208"水瀉"　黃蠟丸：治水瀉不止，傷冷虛極。用硫黃一兩，研細，先用黃蠟鎔化，即入硫黃末和勻，丸如梧桐子大，每服五丸，新汲水下。

⑤ 秘寶方：《證類》卷4"石硫黃"　孫尚藥治氣虛傷冷，暴作水瀉，日夜三二十行，腹痛不止，夏月路行備急。朝真丹：硫黃二兩，牛角研令極細，枯白礬半兩，同細研勻。水浸蒸餅去水脉了，和丸如梧桐子大，朱砂爲衣。每服十五丸至二十九，米飲、鹽湯下。

⑥ 濟生方：《濟生方》諸暑門"中暑論治"　二氣丹：治伏暑傷冷，二氣交錯，中脘痞悶，或頭痛噁心，並皆治之。硝石、硫黃（等分），右爲末，於銀石器內，文武火上炒令鵝黃色，再研細，用糯米糊爲丸如梧桐子大，每服四十九，新汲水送下，不拘時候。

⑦ 救急良方：《普濟方》卷395"吐痢"　石黃散：治小兒吐瀉。白滑、石硫黃（等分），右爲末，糯米泔下一字。治霍亂吐瀉，用滑石一分，硫黃半兩，每服半錢。（**按**：查《急救良方》及《救急易方》皆無此方。録此以備參。》）

黃蠟一兩化，丸皂子大，每凉水下一丸。《聖濟錄》①。**小兒吐瀉**。不拘冷熱，驚吐反胃，一切吐利，諸治不效者。二氣散：用流黃半兩，水銀二錢半，研不見星。每服一字至半錢，生薑水調下，其吐立止。或同炒結砂爲丸，方見"靈砂"下。錢氏《小兒方》②。**反胃嘔吐**。方見"水銀"。**脾虚下白**。脾胃虚冷，停水滯氣，凝成白涕下出。舶上流黃一兩研末，炒麪一分同研，滴冷熱水丸梧子大，每米湯下五十丸。楊子建《護命方》③。**下痢虚寒**。流黃半兩，蓖麻仁七箇，爲末，填臍中，以衣隔，熱湯熨之，止乃已。《仁存方》④。**協熱下痢**赤白。用流黃、蛤粉等分，爲末，糊丸梧子大，每服十五丸，米飲下。○《指南方》⑤。**腸風下血**。方見"鯽魚"。**老人冷秘**，風秘或泄瀉。煖元臟，除積冷，温脾胃，進飲食，治心腹一切疝癖冷氣。流黃柳木槌研細，半夏湯泡七次焙研，等分，生薑自然汁調蒸餅，和杵百下，丸梧子大，每服十五丸至二十丸，空心温酒或薑湯下，婦人醋湯下。○《和劑局方》⑥。**久瘧不止**。鮑氏方⑦：用硫黃、朱砂等分，爲末，每服二錢，臘茶清，發日五更服。當日或大作，或不作，皆其效也。寒多倍硫，熱多倍砂。○《朱氏方》⑧用硫黃、臘茶，等分爲末。發日早冷水服二錢，二服效。寒多加硫，熱多加茶。**酒鼈氣鼈**。嗜酒任氣，血凝于氣，則

① 聖濟錄：《普濟方》卷201"霍亂吐利" 金液丹，治霍亂吐瀉：硫黃（一兩）、胡椒（五錢）、黃蠟（一兩），右爲末，鎔黃蠟爲丸如白豆大，每服一丸，凉水送下。不止再服一丸。（**按**：《聖濟總錄》無此方。今另溯其源。）

② 錢氏小兒方：《小兒藥證直訣》卷下"二氣散" 治冷熱驚吐反胃，一切吐利，諸治不效者。硫黃（半兩，研）、水銀（二錢半，研不見星，如黑煤色爲度），右每服一字至五分，生薑水調下。或同炒，結砂爲丸。

③ 護命方：《普濟方》卷211"冷熱痢" 治脾胃虚冷，停水滯氣凝而成涕，所下之痢渾是白涕，宜喫此方。初得痢時，並無壯熱頭痛，方可喫此藥。舶上黃（一兩，細研如塵），右以白麪一分，鐺内炒令熟，于冷乳鉢内與舶上黃末同研令匀，滴冷熟湯，丸如梧桐子大，每服五十丸，以止爲度，空心米湯下。若是初得痢時，先壯熱頭痛，即不可喫此藥。（**按**：楊子建《萬全護命方》書佚，《普濟方》多存其佚文。疑此方漏注出處。）

④ 仁存方：《普濟方》卷211"下赤痢白痢" 硫黃熨法（出《仁存方》）：治一切虚寒下痢赤白，或時腹痛，腸滑不禁，心腹極冷。硫黃（半兩）、萆麻子（七粒），右爲末，每用二錢，填入臍中上下，以衣服蓋定，熨斗盛火熨之，立止。

⑤ 指南方：《普濟方》卷211"熱痢" 玉粉丸：治協熱下痢燥渴，蛤粉、硫黃等分。右爲細末，麪糊丸如梧桐子大，每服十五丸，用米飲下。（**按**：史堪撰《史載之方》治痢方，有硫黃治痢單方，無蛤粉。時珍誤注。）

⑥ 和劑局方：《局方》卷6"治瀉痢" 半硫丸：除積冷，暖元臟，温脾胃，進飲食。治心腹一切疝癖冷氣，及年高風秘冷秘或泄瀉等，並皆治之。半夏（湯浸七次，焙乾，爲細末）、硫黃（明淨好者，研令極細，用柳木槌子殺過），右等分，以生薑自然汁同熬，入乾蒸餅末攪和匀，入臼内杵數百下，丸如梧桐子大。每服空心，温酒或生薑湯下十五丸至二十九丸，婦人醋湯下。

⑦ 鮑氏方：《普濟方》卷200"久瘧" 立效散（出鮑氏方）：治久瘧。硫黃、辰砂，右爲末，每服一錢，參湯下。或加黃丹倍之。大凡瘧寒多易治，熱多難治。燥甚者白虎湯加桂。但寒不熱者朴附湯。但熱不寒，由傷寒而得者小柴胡湯。冒濕而得者，因浴而得者苓术湯。餘皆究原而治之。

⑧ 朱氏方：《朱氏集驗方》卷2"諸瘧" 瘧丹：治瘧疾。臘茶、硫黃（各等分），右寒多則加硫黃少許，熱多，則加臘茶少許。臨發時，用冷水調下。甚者兩服即愈。用之屢驗。

爲氣鼈。嗜酒痼冷，敗血入酒，則爲血鼈。搖頭掉尾，大者如鼈，小者如錢。上侵人喉，下蝕人肛，或
附脇背，或隱腸腹。用生流黃末，老酒調下，常服之。《直指方》①。**欬逆打呃**。流黃燒烟，嗅之
立止。《醫方摘要》②。**頭痛頭風**。如神丹：光明流黃、消石各一兩，細研，水丸（茨）〔芡〕子大。
空心嚼一丸，茶下。○《普濟方》③。**腎虛頭痛**。《聖惠方》④用流黃一兩，胡粉〔半兩〕，爲末，飯
丸梧子大。痛時冷水服五丸，即止。○《本事方》⑤用硫黃末、食鹽等分，水調生麪糊丸梧子大，每薄
荷茶下五丸。○《普濟方》⑥用生流黃六錢，烏藥四錢，爲末，蒸餅丸梧子大，每服三五丸，食後茶清
下。**鼻上作痛**。上品流黃末，冷水調搽。《澹寮方》⑦。**酒皶赤鼻**。生流黃半兩，杏仁二錢，
輕粉一錢，夜夜擦之。○《瑞竹堂方》⑧用舶上流黃、雞心檳榔等分，片腦少許，爲末，絹包，日日擦
之。加蓖麻油更妙。**鼻面紫風**，乃風熱上攻陽明經絡。亦治風刺癮疹。舶上流黃、白礬枯，等
分爲末，每以黃丹少許，以津液和塗之，一月見效。○《宣明方》⑨。**身面疣目**。蠟紙卷硫黃末少
許，點之，焠之有聲，目去。《普濟方》⑩。**癧瘍風病**，白色成片。以布拭，醋摩流黃、附子塗之，或

---

① 直指方：《直指方》卷1"男女氣血則一論"　……然猶有所謂血鼈、氣鼈、酒鼈者，又不可不知也。
　　蓋平時酷酒，血入於酒，則爲酒鼈。平時任氣，血凝於氣，則爲氣鼈。虛勞痼冷，敗血化生，則爲
　　血鼈。搖頭掉尾，如蟲之行，上侵人之喉，下蝕人之肛，或附於背脊，或隱於胸腹，其大則如鼈，其
　　小則如錢，良可怪也。治法用蕪黃炒煎爲妙。或生硫黃爲末，老酒調下……
② 醫方摘要：《醫方摘要》卷5"咳逆"　灸咳逆法……又用：硫黃燒煙，嗅立止。
③ 普濟方：《普濟方》卷44"偏頭痛"　硫黃丸（一名如神丸，出《聖惠方》）：治頭痛，並中暑。硫黃
　　（一兩）、硝石（一兩），右同研入銚子內，鎔作汁，候冷取出，更入石膏末一兩，又同研令細，用軟
　　粳米飯和丸如梧桐子大，每服以溫水下五丸，頻服之差。一方空心臘茶下一丸，如神……（**按**：
　　《聖惠方》卷40"治頭偏痛諸方"有此方，但時珍或引自《普濟》，製法並有化裁。）
④ 聖惠方：《聖惠方》卷40"治頭痛諸方"　治頭痛不止……又方：胡粉（半兩）、硫黃（一分），右件
　　藥同研令細，以軟飯和圓如梧桐子大，當頭痛發時，以冷水下五圓，良久再服之。
⑤ 本事方：《本事方後集》卷2"治諸風等疾"　治頭疼及腦風，神砂丸：鹽、硫黃（各等分），右爲末，
　　水調生面爲丸如梧桐子大，每服十五丸，用薄荷茶食前下。荊芥酒亦得。
⑥ 普濟方：《普濟方》卷46"首風"　黃烏丸：治頭風不時發作。硫黃（六錢，生用）、烏藥（四錢），右
　　爲細末，宿蒸餅爲丸如梧桐子大，每服三五丸，食後茶清送下。稍著一服，住多日則三五服，便退。
⑦ 澹寮方：《普濟方》卷56"鼻痛"　治鼻痛，又傅塗（出《澹寮方》）：右用上品硫黃爲末，冷水調傅
　　鼻上。夜間用傅，免妨見人也。（**按**：《澹寮集驗方》卷9"鼻病門"下雖有此方，但據引文，時珍或
　　引自《普濟》。）
⑧ 瑞竹堂方：《瑞竹堂方》卷9"頭面口眼耳鼻門"　檳榔散：治鼻頭赤。雞心檳榔、舶上硫黃（各等
　　分）、片腦（少許），右爲細末，用糯絹帛包裹，時時於鼻上搽磨，鼻聞其臭效。又加蓖麻子肉爲末，
　　酥油調，臨睡少搽於鼻上，終夜得間。
⑨ 宣明方：《宣明方》卷3"諸風總論"　鉛紅散：治風熱上攻陽明經絡，面鼻紫色，風癮疹，俗呼爲肺
　　風者。以肺主鼻，而又淺在皮膚之內，皮膚屬於肺。舶上硫黃白礬灰各半兩。右末，少許入黃
　　丹，染與病人面色同，每上半錢，津液塗之，洗漱罷，臨臥再服防風通聖散，效速。
⑩ 普濟方：《普濟方》卷51"面體疣目"　治面及身上生疣目方：用蠟紙一片，炙令熱，上以硫黃末少
　　許，摻令勻，緊卷，以火燒點疣目上，待有沸聲便撥，却已去根也。

流黄、白礬擦之。○《集驗方》①。**小兒聤耳**。流黄末和蠟作挺插之,日二易。○《千金方》②。**小兒口瘡**糜爛。生流黄水調,塗手心足心,效即洗去。危氏《得效方》③。**耳卒聲閉**。流黄、雄黄等分研末,綿裹塞耳,數日即聞人語也。《千金方》④。**諸瘡胬肉**,如蛇出數寸。流黄末一兩,肉上薄之,即縮。○《聖惠方》⑤。**癰疽不合**。石流黄粉,以筯蘸插入孔中,以瘥爲度。《外臺秘要》⑥。**一切惡瘡**。真君妙神散:用好硫黄三兩,蕎麥粉二兩,爲末,井水和,捏作小餅,日乾收之。臨用細研,新汲水調傅之。痛者即不痛,不痛則即痛而愈。○《坦仙皆效方》⑦。**疥瘡有蟲**。流黄末,以雞子煎香油調搽,極效。《救急良方》⑧。**頑癬不愈**。傾過銀有蓋罐子,入流黄一兩溶化,取起冷定打開,取流同蓋研末,搽之。《孫氏集效方》⑨。**癩風有蟲**。流黄末酒調少許,飲汁。或加大風子油更好。《直指方》⑩。**女子陰瘡**。流黄末傅之,瘥乃止。《肘後方》⑪。**玉門寬冷**。流黄煎(术)〔水〕頻洗。○《心傳方》⑫。**小兒夜啼**。流黄二錢半,鉛丹二兩,研勻,瓶固煅過,埋土中七日取出,飯丸黍米大,每服二丸,冷水下。○《普濟方》⑬。**陰濕瘡疱**。流

---

① 集驗方:(**按**:書名"集驗方"者甚多,已查常見《集驗方》數種,未能溯及其源。)
② 千金方:《千金方》卷5"小兒雜病第九" 治小兒聤耳方:末石硫黄,以粉耳中,日一夜一。
③ 得效方:《得效方》卷12"口瘡" 治口瘡不能吮乳……又方:生硫黄爲末,新汲水調貼手心、脚心,效即洗去。
④ 千金方:《千金方》卷6"耳疾第八" 治耳聾方……又方:硫黄、雄黄(各等分),爲末,綿裹納耳中,數日聞人語聲。
⑤ 聖惠方:《聖惠方》卷61"治諸瘡生惡肉諸方" 治諸瘡胬肉如蛇出數寸,方:硫黄(一兩,細研),右于肉上薄塗之,須臾便縮,平復。
⑥ 外臺秘要:《外臺》卷24"癰瘑方" 療癰瘑,潰後膿不斷,及諸物刺傷不差方:取石硫黄三兩,粉之,一味,筯一片頭令碎,少濕之,内石硫黄中,刺瘡孔,以瘡差爲度。
⑦ 坦仙皆效方:《皆效方》 真君妙神散,善拔諸瘡之毒:明淨硫黄(三兩),蕎麥粉(二兩),爲末,井水和,捏作小餅,曬乾,收之。如遇惡瘡,再研細,用新汲井水調傅。痛者即不痛,不痛者則即痛而愈。
⑧ 救急良方:《救急易方》卷6"瘡瘍門" 治疥瘡……又方:用硫黄少許,入真麻油内,以雞心檳榔磨之,擦於患處,立效。(**按**:此方藥物有異,録之備參。)
⑨ 孫氏集效方:《萬應方》卷3"瘡科" 頑癬方:傾過銀子有盍罐子,加硫黄一兩入罐内,火上溶化,取起放於水中,勿令透水,待冷,將罐打碎,取硫黄并盍,研爲細末,搽癬神效。
⑩ 直指方:《直指方》卷24"癩風方論" 硫黄酒:殺癩風蟲。明硫黄(乳鉢研細),右入酒調,空心飲清汁。明日添硫黄再研,入酒如前。或添大風油更好。
⑪ 肘後方:《肘後方》卷5"治卒陰腫痛癩卵方第四十二" 女子陰瘡:末硫黄,敷上。
⑫ 心傳方:《婦人良方》卷8"婦人陰冷方論第十七" 《傳心方》治玉門寬冷。硫黄末煎湯洗。
⑬ 普濟方:《普濟方》卷361"夜啼" 硫丹丸:治小兒夜啼。硫黄(一分)、鉛丹(炒過,一兩),右研如粉,以小合子内盛,封固濟,大火煅令煙盡,候冷,以竹筒中盛,紙單子封口,埋在地下,七日取出,更研細,用飯丸如黍米大,一月及百日兒每服二丸,用冷水下。半年至一歲兒每服五丸,連夜三四服。

黄傅之,日三。《梅師方》①。

石流赤《別録②·有名未用》

【釋名】石亭脂《圖經》③、石流丹弘景④、石流芝。

【集解】【《別録》⑤曰】(埋)〔理〕如石耆,生山石間。【普⑥曰】生羌道山谷。【時珍曰】此即流黄之多赤者,名石亭脂。而近世通呼流黄爲石亭脂,亦未考此也。按《抱朴子》⑦云:石流丹,石之赤精,石流黄之類也。浸溢于涯岸之間,其濡濕者可丸服,堅結者可散服。五岳皆有,而箕山爲多。許由、巢父服之,即石流芝是矣。

【氣味】苦,温,無毒。

【主治】婦人帶下,止血。輕身長年。《別録》⑧。壯陽除冷,治瘡殺蟲,功同流黄。時珍。

【附方】新二。赤鼻作痛。紫色石亭脂,紅色次之,黄色勿用,研末,冷水調搽,半月絶根。《聖濟録》⑨。風濕脚氣。石亭脂生用一兩,川烏頭生一兩,無名異二兩,爲末,葱白自然汁和丸梧子大,每服一錢,空心淡茶、生葱吞下,日一服。○《瑞竹堂方》⑩。

石流青《別録⑪·有名未用》

【釋名】冬結石。【《別録》⑫曰】生武都山石間,青白色,故名。【時珍曰】此流黄之多青

---

① 梅師方:《證類》卷4"石硫黄" 《梅師方》:治陰生濕皰瘡:取石硫黄研如粉,傅瘡上,日三度。
② 別録:《別録》見《證類》卷30"有名未用·石硫赤" 味苦,無毒。主婦人帶下,止血,輕身長年。理如石耆,生山石間。
③ 圖經:《圖經》見《證類》卷4"石硫黄" ……其赤色者名石亭脂……
④ 弘景:《集注》見《證類》卷30"有名未用·石硫赤" 陶隱居云:芝品中有石硫丹,又有石中黄子。
⑤ 別録:見本頁注②。
⑥ 普:《御覽》卷987"石流赤" 《本草經》曰:石流赤生羌道山谷。(按:此古本草傳本之一,非出吴普。)
⑦ 抱朴子:《抱朴子内篇》卷11"仙藥" ……石硫黄芝,五岳皆有,而箕山爲多,其方言許由就此服之而長生,故不復以富貴,累意不受堯禪也。石硫丹者,石之赤精,蓋石硫黄之類也。皆浸溢於崖岸之間,其濡濕者可丸服,其已堅者可散服。如此有百二十絲綿石芝也。
⑧ 別録:見本頁注②。
⑨ 聖濟録:《普濟方》卷56"鼻痛" 治氣鼻方(出《海上名方》):右以石亭脂,以紫色爲上,紅色次之,黄色勿用。先研令極細,再滴水數點和研半日許。臨卧隨多寡以冷水調匀,痛搽患處,明早浣去。用之半月,可絶除根。(按:《聖濟總録》無此方,今另溯其源。)
⑩ 瑞竹堂方:《瑞竹堂方》卷1"諸風門" 治風濕脚氣:好川烏(一兩,生用)、無名異(二兩,研)、石亭脂(一兩,生用,研),右件爲細末,用葱白搗爛,紐自然汁爲丸如梧桐子大,每服只一錢重,空心生葱、淡茶吞下,一日止一服……
⑪ 別録:《別録》見《證類》卷30"有名未用·石流青" 味酸,無毒。主療洩,益肝氣,明目,輕身長年。生武都山石間,青白色。
⑫ 別録:見上注。

色者。蘇頌《圖經》言石亭脂、冬結石並不堪入藥,未深考此也。

【氣味】酸,温,無毒。【主治】療洩,益肝氣,明目。輕身長年。《別録》①。治瘡殺蟲,功同流黄。時珍。

【附録】流黄香。《拾遺》②。【藏器③曰】味辛,温,無毒。去惡氣,殺蟲。似流黄而香。云出〔都〕昆國,在扶南南三(十)〔千〕里。

礬石《本經》④上品【校正】併入《海藥⑤·波斯礬》《嘉祐⑥·柳絮礬》。

【釋名】涅石《綱目》、羽涅《本經》⑦、羽澤《別録》⑧。煆枯者名巴石,輕白者名柳絮礬。【時珍曰】礬者,燔也。燔石而成也。《山海經》⑨云:女牀之山,其陰多涅石。郭璞注云:礬石也。楚人名涅石,秦人名爲羽涅。

【集解】【《別録》⑩曰】礬石生河西山谷,及隴西武都、石門,采無時。能使鐵爲銅。【弘景⑪曰】今出益州北部西川,從河西來。色青白,生者,名馬齒礬。鍊成純白,名白礬,蜀人以當消石。其黄黑者名雞屎礬,不入藥用,惟堪鍍作以合熟銅,投苦酒中,塗鐵皆作銅色。外雖銅色,内質不變。

---

① 別録:見 712 頁注⑪。
② 拾遺:《證類》卷 3"三十五種陳藏器餘·流黄香" 味辛,温,無毒。去惡氣,除冷,殺蟲。似流黄而香,《外國傳》云:流黄香出都昆國,在扶南南三千里。《南洲異物志》云:流黄香出南海邊諸國,今中國用者從西戎來。
③ 藏器:見上注。
④ 本經:《本經》《別録》(《藥對》)見《證類》卷 3"礬石" 味酸,寒,無毒。主寒熱,洩痢白沃,陰蝕惡瘡,目痛,堅骨齒,除固熱在骨髓,去鼻中息肉。鍊餌服之,輕身不老增年。岐伯云:久服傷人骨。能使鐵爲銅。一名羽涅(泥結切),一名羽澤。生河西山谷及隴西武都、石門。採無時。(甘草爲之使,惡牡蠣。)
⑤ 海藥:《海藥》見《證類》卷 3"三種海藥餘·波斯白礬" 《廣州記》云:出大秦國。其色白而瑩淨,内有棘針紋。味酸,澀,温,無毒。主赤白漏下,陰蝕泄痢,瘡疥,解一切蟲蛇等毒。去目赤暴腫,齒痛。火煉之良。惡牡蠣。多入丹灶家,功力逾于河西石門者,近日文州諸番往往亦有,可用也。
⑥ 嘉祐:《嘉祐》見《證類》卷 3"柳絮礬" 冷,無毒。消痰,治渴,潤心肺。(新補。見《日華子》。)
⑦ 本經:見本頁注④白字。
⑧ 別録:見本頁注④。
⑨ 山海經:《山海經》卷 2"西山經" 西南三百里曰女牀之山……其陽多赤銅,其陰多涅石。(即礬石也。楚人名爲涅石,秦名爲羽涅也。《本草經》亦名曰石涅也……)
⑩ 別録:見本頁注④。
⑪ 弘景:《集注》見《證類》卷 3"礬石" 陶隱居云:今出益州北部西川,從河西來。色青白,生者名馬齒礬。已煉成絶白,蜀人又以當消石,名白礬。其黄黑者名雞屎礬,不入藥,惟堪鍍作以合熟銅,投苦酒中,塗鐵皆作銅色。外雖銅色,内質不變……

【恭①曰】礬石有五種：白礬多入藥用；青、黑二礬，療疳及瘡；黃礬亦療瘡生肉，兼染皮；絳礬本來綠色，燒之乃赤，故名絳礬。【頌②曰】礬石初生皆石也，采得燒碎煎鍊，乃成礬也。凡有五種，其色各異，白礬、黃礬、綠礬、黑礬、絳礬也。今白礬出晉州、慈州、無爲（州）〔軍〕，入藥及染人所用甚多。黃礬丹竈家所須，亦入藥。黑礬惟出西戎，亦謂之皂礬，染鬚鬢藥用之，亦染皮用。綠礬入咽喉口齒藥及染色。絳礬燒之則赤，今亦稀見。又有礬精、礬胡蝶、巴石、柳絮礬，皆是白礬也。鍊白礬時，候其極沸，盤心有溢溢，如物飛出，以鐵匕接之，作蟲形者，礬蝴蝶也。但成塊光瑩如水精者，礬精也。二者入藥，力緊于常礬。其煎鍊而成，輕虛如綿絮者，柳絮礬。其燒汁至盡，色白如雪者，謂之巴石。【珣③曰】波斯、大秦所出白礬，色白而瑩净，内有束針文，入丹竈家，功力逾于河西、石門者。近日文州諸番往往有之。波斯又出金線〔礬〕，打破内有金線文者爲上，多入燒鍊家用。【時珍曰】礬石析而辨之，不止于五種也。白礬，方士謂之白君，出晉地者上，青州、吳中者次之。潔白者爲雪礬。光明者爲明礬，亦名雲母礬。文如束針，狀如粉撲者，爲波斯白礬。並入藥爲良。黑礬，鉛礬也，出晉地。其狀如黑泥者，爲崑崙礬。其狀如赤石脂有金星者，爲鐵礬。其狀如紫石英，火引之成金線，畫刀上即紫赤色者，爲波斯紫礬。並不入服餌藥，惟丹竈及瘡家用之。綠礬、絳礬、黃礬俱見本條。其雜色者，則有鷄屎礬、鴨屎礬、鷄毛礬、粥礬，皆下品，亦入外丹家用。

【修治】[斅④曰]凡使白礬石，以瓷瓶盛，于火中煅，令内外通赤。用鉗揭起蓋，旋安石蜂巢入内燒之。每十兩用巢六兩，燒盡爲度。取出放冷，研粉，以紙裹，安五寸深土坑中一宿，取用。又法：取光明如水晶，酸、鹹、澀味全者，研粉，以瓷瓶用六一泥泥之，待乾，入粉三升在内，旋旋入五方草、紫（皆）〔背〕天葵各〔自然汁〕一鎰，待汁乾，蓋了瓶口，更泥上下，用火一百斤煅之。從巳至未，

---

① 恭：《唐本草》見《證類》卷3"礬石" 《唐本》注云：礬石有五種：青礬、白礬、黃礬、黑礬、絳礬。然白礬多入藥用。青、黑二礬，療疳及諸瘡。黃礬亦療瘡生肉，兼染皮用之。其絳礬本來綠色，新出窟未見風者，正如琉璃，陶及今人謂之石膽，燒之赤色，故名絳礬矣。出瓜洲。

② 頌：《圖經》見《證類》卷3"礬石" 礬石，生河西山谷及隴西武都、石門，今白礬則晉州、慈州、無爲軍。綠礬則隰州溫泉縣、池州銅陵縣，並煎礬處出焉。初生皆石也，採得碎之，煎煉乃成礬。凡有五種。其色各異，謂白礬、綠礬、黃礬、黑礬、絳礬也。白礬則入藥，及染人所用者。綠礬方入咽喉口齒藥及染色。黃礬丹灶家所須，時亦入藥。黑礬惟出西戎，亦謂之皂礬，染鬚鬢藥或用之。絳礬本來綠色，亦謂之石膽，燒之赤色，故有絳名，今亦稀見。又有礬精、礬蝴蝶，皆煉白礬時，候其極沸，盤心有溢溢者，如物飛出，以鐵匕接之，作蟲形者，礬蝴蝶也。但成塊光瑩如水晶者，礬精也。此二種入藥，力緊于常礬也。又有一種柳絮礬，亦出礬處有之，煎煉而成，輕虛如綿絮，故以名之。今醫家用治痰壅及心肺煩熱，甚佳。劉禹錫《傳信方》治氣痢巴石丸，取白礬一大斤，以炭火净地燒令汁盡，則其色如雪，謂之巴石……

③ 珣：見713頁注⑤。

④ 斅：《炮炙論》見《證類》卷3"礬石" 雷公云：凡使，須以瓷瓶盛，於火中煅令内外通赤，用鉗揭起蓋，旋安石蜂窠於赤瓶子中，燒蜂窠盡爲度，將鉗夾出放冷，敲碎入鉢中研如粉後，於屋下掘一坑，可深五寸，却以紙裹留坑中一宿，取出再研。每修事十兩，用石蜂窠六兩，盡爲度。又云：凡使，要光明如水精，酸、鹹、澀味全者，研如粉。於瓷瓶中盛，其瓶盛得三升已來，以六一泥，泥於火畔，炙之令乾，置研了。白礬於瓶内，用五方草、紫背天葵二味自然汁各一鎰，旋旋添白礬於中，下火逼令藥汁乾，用蓋子并瓶口更以泥泥上下，用火一百斤煅，從巳至未，去火，取白礬瓶出，放冷敲破，取白礬，若經大火一煅，色如銀，自然伏火，銖累不失，搗細研如輕粉，方用之。

去火取出,其色如銀,研如輕粉用之。【時珍曰】今人但煅乾汁用,謂之枯礬,不煅者爲生礬。若入服食,須循法度。按《九鼎神丹秘訣》①鍊礬石入服食法:用新桑合槃一具。于密室凈掃,以火燒地令熱,洒水于上,或洒苦酒于上,乃布白礬于地上,以槃覆之,四面以灰擁定。一日夜,其石精皆飛于槃上,掃取收上。未盡者,更如前法,數遍乃止,此爲礬精。若欲作水,〔即以〕掃下礬精〔一〕斤,納三年苦酒一斗中清之,號曰礬華,百日彌佳。若急用之,七日亦可。

【氣味】酸,寒,無毒。【普②曰】神農、岐伯:酸。久服傷人骨。扁鵲:鹹。雷公:酸,無毒。【權③曰】澀。凉,有小毒。【之才④曰】甘草爲之使,惡〔牡〕蠣,畏麻黄。【獨孤滔⑤曰】紅心灰藋制礬。

【主治】寒熱,洩痢白沃,陰蝕惡瘡,目痛,堅骨齒。鍊餌服之,輕身不老增〔年〕。《本經》⑥。除固熱在骨髓,去鼻中息肉。《別録》⑦。除風去熱,消痰止渴,煖水臟,治中風失音。和桃仁、葱湯浴,可出汗。大明⑧。生含嚥津,治急喉痹。療鼻衄齆鼻,鼠漏瘰癧疥癬。甄權⑨。枯礬貼嵌甲,牙縫中血出如衄。宗奭⑩。吐下痰涎飲澼,燥濕解毒追涎,止血定痛,食惡肉,生好肉,治癰疽疔腫惡瘡,癲癇,疸疾,通大小便,口齒眼目諸病,虎犬蛇蠍百蟲傷。時珍。

波斯白礬《海藥》⑪。【氣味】酸、澀,温,無毒。【主治】赤白漏下,陰蝕,洩痢,瘡疥,解一切毒蛇蟲等,去目赤暴腫,齒痛,火鍊之良。李珣⑫。

---

① 九鼎神丹秘訣:《黄帝九鼎神丹經訣》卷16"礬石鍊之入長生藥用法" 取吴白礬石,用新桑合盤一具,細末礬石,著盤中,密蓋勿泄。淨一室,水灑地,著盤地上一日夜。其石精飛上,蓋上,掃取更如前法,合滿三遍,飛成之矣。此入長生用,仍先熬汁盡……若欲作水,即以此精納三年苦酒中,一斤料一斗酒漬之,其精號曰礬華也。若急用,漬之七日亦可也。若不急者,百日彌佳。作法斤兩及苦酒之數如前,臨時多少任人。
② 普:《御覽》卷988"礬石" 《吴氏本草》……神農、岐伯:酸。扁鵲:鹹。雷公:酸,無毒。生河西,或隴西,或武都石門。採無時。岐伯:久服傷人骨。
③ 權:《藥性論》見《證類》卷3"礬石" 礬石,使。一名理石。畏麻黄,有小毒……
④ 之才:古本《藥對》見713頁注④括號中七情文。
⑤ 獨孤滔:《丹房鑑源》卷下"諸灰篇第十九" 紅心灰蓧(制礬。)
⑥ 本經:見713頁注④白字。
⑦ 別録:見713頁注④。
⑧ 大明:《日華子》見《證類》卷3"礬石" 白礬,性凉。除風去勞,消痰止渴,暖水藏,治中風失音,疥癬。和桃人、葱湯浴,可出汗也。
⑨ 甄權:《藥性論》見《證類》卷3"礬石" ……能治鼠漏瘰癧,療鼻衄,治齆鼻,生含咽津,治急喉痹。
⑩ 宗奭:《衍義》卷4"礬石" 火枯爲粉,貼嵌甲。牙縫中血出如衄者,貼之亦愈。
⑪ 海藥:見713頁注⑤。
⑫ 李珣:見713頁注⑤。

柳絮礬《嘉祐》①。【氣味】同礬石。

【主治】消痰止渴，潤心（肝）〔肺〕。大明②。

【發明】【弘景③曰】俗中合藥，火熬令燥，以（痛）〔療〕齒痛，多則壞齒，即傷骨之證也。而《經》云堅骨齒，誠爲可疑。【宗奭④曰】不可多服，損心肺，却水故也。水化書紙上，乾則水不能濡，故知其性却水也。治膈下涎藥多用者，此意爾。【時珍曰】礬石之用有四。吐利風熱之痰涎，取其酸苦涌泄也。治諸血痛、脫肛、陰挺、瘡瘍，取其酸澀而收也。治痰飲、泄痢、崩帶、風眼，取其收而燥濕也。治喉痺、癰疽、中蠱、蛇蟲傷螫，取其解毒也。按李迅《癰疽方》⑤云：凡人病癰疽發背，不問老少，皆宜服黃礬丸。服至一兩以上，無不作效。最止疼痛，不動臟腑，活人不可勝數。用明亮白礬一兩生研，以好黃蠟七錢溶化，和丸梧子大。每服十丸，漸加至二十丸，熟水送下。如未破則內消，已破即便合。如服金石發瘡者，引以白礬末一二匙，溫酒調下，亦三五服見效。有人遍身生瘡，狀如蛇頭，服此亦效。諸方俱稱奇效，但一日中服近百粒則有力。此藥不惟止痛生肌，能防毒氣內攻，護膜止瀉，托裏化膿之功甚大，服至半斤尤佳。不可欺其淺近，要知白礬大能解毒也。今人名爲蠟礬丸，用之委有效驗。

【附方】舊二十六，新六十。中風痰厥，四肢不收，氣閉膈塞者。白礬一兩，牙皂角五錢，爲末，每服一錢，溫水調下，吐痰爲度。陳師古方⑥。胸中痰澼，頭痛不欲食。礬石一兩，水二升，煮一升，納蜜半合，（頻）〔頓〕服。須臾大吐。未吐，飲少熱湯引之。○《外臺秘要》⑦。風痰

---

① 嘉祐：見 713 頁注⑥。

② 大明：見 713 頁注⑥。

③ 弘景：《集注》見《證類》卷3“礬石”　……仙經單餌之，丹方亦用。俗中合藥，皆先火熬，令沸燥。以療齒痛，多即壞齒，是傷骨之證，而云堅骨齒，誠爲疑也。

④ 宗奭：《衍義》卷4“礬石”　……皆不可多服。損心肺，却水故也。水化書紙上才乾，水不能濡，故知其性却水。治涩藥多須者，用此意爾。

⑤ 癰疽方：《外科集驗方》卷上“五發癰疽通治方”　神仙黃礬丸：此藥不問老幼，皆可服之，服至一兩以上，無不作效，最止疼痛，不動臟腑，活人不可勝數，委是神效。白礬（一兩，要明亮好者，研）、黃蠟（半兩，要黃色好者，熔開，一方用七錢），右和丸如梧桐子大，每服十丸，漸加至三十丸，熱水或溫酒送下。如未破則內消，已破即便合。如服金石發動致疾，更用白礬末一二匙頭，以溫酒調下，亦三五服見效。有人遍身生瘡，狀如蛇頭，服此亦效。諸方俱稱奇效，但一日之中服近百粒則方有力，此藥能防毒氣內攻，蓋能護膜也，切不可欺其淺近。余始終服半斤，瘡愈後服之尤佳。一方治蛇咬，只熔化白礬，乘熱滴傷處，痛即止，毒氣即趕出，立見效驗，要知白礬大能解毒也。（按：李迅《集驗背疽方》無此方。）

⑥ 陳師古方：《得效方》卷13“風科·通治”　救急稀涎散：治中風忽然若醉，形體昏悶，四肢不收，涎潮於上，膈氣閉不通。豬牙皂角（肆條肥實不蛀者，去黑皮）、白礬（一兩，光明者），右爲末，輕者半錢，重者三字，溫水調灌下，不至大嘔吐，但微出冷涎一二升便醒，次緩調。治不可大吐，恐虛人。（按：考陳師古乃北宋末人，未見其傳世之作。）

⑦ 外臺秘要：《肘後方》卷4“治胸膈上痰諸方第二十八”　治胸中多痰，頭痛不欲食，及飲酒則瘀阻痰方，胡洽名粉隔湯：礬石一兩，水二升，煮取一升，納蜜半合，頓服。須臾未吐，飲少熱湯。（按：《外臺》卷8引此方，云出《肘後》。）

癇病。化痰丸:生白礬一兩,細茶五錢,爲末,鍊蜜丸如梧子大。一歲十丸,茶湯下。大人五十丸。久服,痰自大便中出,斷病根。鄧筆峰《雜興》①。**小兒胎寒**,軀啼發癇。白礬煅半日,棗(内)〔肉〕丸黍米大,每乳下一丸,愈乃止,(日)〔去〕痰良。《保幼大全》②。**産後不語**。(明)〔胡〕氏孤鳳散:用生白礬末〔一〕錢,熟(之)〔水〕調下(日)。《婦人良方》③。**牙關緊急**不開者。白礬、鹽(化)〔花〕等分,搽之,涎出自開。《集簡方》。**走馬喉痹**。用(之口)〔生白〕礬末塗于綿針上,按于喉中,立破。綿針者,用〔榆條〕上以綿(立)〔纏〕作棗大也。《儒門事親》④方。**喉癰乳蛾**。濟生帳帶散:用礬三錢,針銚内溶化,入劈開巴豆三粒,煎乾去豆,研礬用之,入喉立愈。甚者,以醋調灌之。亦名通關散⑤。○法制烏龍膽:用白礬末盛入猪膽中,風乾研末。每吹一錢入喉,取涎出妙。**咽喉穀賊**,腫痛。生礬石末少少點腫處,吐涎,以瘥爲度。○《聖惠方》⑥。**風熱喉痛**。白礬半斤,研末化水,新磚一片,浸透取晒,又浸又晒,至水乾,入糞厕中浸一月,取洗,安陰處,待霜出掃收,每服半錢,水下。《普濟方》⑦。**懸癰垂長**,咽中煩悶。白礬燒灰、鹽花等分,爲末,箸頭頻點(大)〔藥〕在上,去涎。○孫用和《秘寶方》⑧。**小兒舌膜**。初生小兒有白膜皮裹舌,或遍舌根,可以指甲刮破令血出,以燒礬末半綠豆許傅之。若不摘去,其兒必啞。姚和衆《至寶方》⑨。**牙齒腫痛**。白礬一兩燒灰,大露蜂房一兩微炙,〔爲散〕,每用二錢,水煎含漱去涎。○《簡要濟衆

① 鄧筆峰雜興:(**按**:書佚,無可溯源。)
② 保幼大全:《小兒衛生總微論》卷1"胎中病論" 治小兒胎寒軀啼,發癇,礬石圓:右以馬齒礬火煅半日,爲末,棗肉和圓黍米大,每服一圓,乳汁送下,量兒大小增損,以差爲度。有痰亦去,神良。
③ 婦人良方:《婦人良方》卷18"産後不語方論第八" 胡氏孤鳳散:治産後閉目不語。白礬研細,右每服一錢,以熟水調下。
④ 儒門事親:《儒門事親》卷15"口齒咽喉第二" 治走馬咽痹……又方:用生白礬研細,塗於綿針上,按於喉中,立破。綿針,以榆條上用綿纏作棗大是也。
⑤ 通關散:《濟生續方》卷3"咽喉評治" 白礬散:治纏喉風,急喉痹。白礬(三錢)、巴豆(三枚,去殼,分作六瓣),右將白礬及巴豆於銚内慢火熬化爲水,候乾,去巴取礬,研爲細末,每用少許,以蘆管吹入喉中。(**按**:原無出處,今溯得其源。)
⑥ 聖惠方:《聖濟總録》卷123"喉中生穀賊" 治穀賊冲咽喉,兩頰上齶舌下暴腫,咽物妨悶疼痛方:礬石(生用),右一味研爲末,少少敷腫處,以差爲度,有涎即吐之。(**按**:《聖惠方》無此方,誤注出處。)
⑦ 普濟方:《普濟方》卷63"咽喉腫痛" 治喉痛(出《海上方》):用白礬半斤,研細,水和匀,新磚一片,入礬水中浸,如水不乾,取磚曬,復浸礬水乾,重五日,入大便缸中浸一月,取出洗淨,安陰處出硝,用雞毛掃收。如喉痛,服無不效。
⑧ 秘寶方:《證類》卷3"礬石" 孫用和治懸癰垂長,咽中妨悶。白礬一兩,燒灰,鹽花一兩,右二味,細研爲散,以箸頭點藥在上,差。
⑨ 至寶方:《證類》卷3"礬石" 姚和衆……又方:初生小兒產下,有皮膜如榴,中膜裹舌,或遍舌根。可以指甲刺破令血出,燒礬灰細研傅之半菉豆許。若不摘去,兒必啞。

方》①。**患齒碎壞**欲盡者。常以綿裹礬石含嚼，吐去汁。《肘後方》②。**齒齗血出**不止。礬石一兩燒，水三升，煮一升，含(秋)〔漱〕。《千金方》③。**木舌腫强**。白礬、桂心等分，爲末，安舌下。《聖惠方》④。**太陰口瘡**。生甘草二寸，白礬一粟大，噙之，嚥津。《活法機要》⑤。**口舌生瘡**，下虛上壅。定齋方⑥：用白礬泡湯濯足。○張子和方⑦：用白礬末、黃丹水飛炒，等分，研，擦之。**小兒鵝口**，滿口白爛。枯礬一錢，朱砂二分，爲末，每以少許傅之，日三次，神驗。○《普濟方》⑧。**小兒舌瘡**，飲乳不得。白礬(和雞子)〔如雞子大〕，置醋中，塗兒足底，二七〔遍〕愈。《千金方》⑨。**口中氣臭**。明礬入麝香，爲末，擦牙上。《生生編》⑩。**衄血不止**。枯礬末吹之，妙。《聖濟錄》⑪。**鼻中息肉**。《千金》⑫用礬燒末，猪脂和，綿裹塞之，數日息肉隨藥出。○一方用明礬一兩，蓖麻仁七箇，鹽梅肉五箇，麝香一字，杵丸，錦裹塞之，化水自下也。**眉毛脫落**。白礬十兩燒研，蒸餅丸梧子大，每空心溫水下七丸，日加一丸，至四十(九)〔丸〕，日減一丸，周

---

① 簡要濟衆方：《證類》卷3"礬石" 《簡要濟衆》：治牙齒腫痛。白礬一兩燒灰，大露蜂房一兩微炙，爲散。每用二錢，水一中盞，煎十餘沸，熱煠牙令吐之。

② 肘後方：《證類》卷3"礬石" 《肘後方》……又方：患歷齒，積久碎壞欲盡，常以綿裹礬石含嚼之，吐汁也。(按：今本《肘後方》無此方。)

③ 千金方：《千金方》卷6"齒病第六" 治齒齗間津液血出不止方……又方：礬石一兩，燒，水三升煮取一升，先拭血，乃含之。已後不用，朽人牙根，齒落，不用之可也。

④ 聖惠方：《聖惠方》卷36"治舌腫强諸方" 治舌强不能言語，白礬散方：白礬(一分，燒灰)、桂心(一分)，右件藥搗羅爲末，用少許傅舌下，即語。

⑤ 活法機要：《保命集》卷下"瘡瘍論第二十六" 甘礬散：治太陰口瘡。生甘草(一寸)、白礬(一栗子大)，右噙化咽津。

⑥ 定齋方：《黎居士簡易方》卷11"眼耳鼻舌咽喉嘴唇" 定齋濯足：下虛上壅，口舌生瘡。白礬末用湯化，以濯足即愈。(按：《普濟方》卷299"口舌瘡"云此方"出《簡易方》"，今據此溯得其源。)

⑦ 張子和方：《儒門事親》卷15"口齒咽喉第二" 口瘡方：白礬(一兩，飛至半兩)、黃丹(一兩，炒紅色放下，再炒紫色爲度)，右二味爲細末，摻瘡上，立愈。

⑧ 普濟方：《普濟方》卷365"口瘡等疾" 朱礬散：治小兒初生鵝口，其舌上有白屑如末者，鼻外亦有，並不能乳。如舌下有白膜，如石榴子大，令兒語不發。如鵝口，並口噤。朱砂、枯礬，右研極細，每用少許，傅兒舌上，每日三次用之。

⑨ 千金方：《普濟方》卷365"口瘡等疾" 朱礬散：治小兒初生鵝口，其舌上有白屑如末者，鼻外亦有，並不能乳。如舌下有白膜，如石榴子大，令兒語不發。如鵝口，並口噤。朱砂、枯礬，右研極細，每用少許，傅兒舌上，每日三次用之。(按：今本《千金方》無此方，另溯其源。)

⑩ 生生編：(按：僅見《綱目》引錄。)

⑪ 聖濟錄：《聖濟總錄》卷70"久衄" 治鼻久衄，吹鼻白礬散方：白礬(燒令汁盡，半兩)，右一味細研，羅爲散，以少許吹鼻中。

⑫ 千金：《千金方》卷6"鼻病第二" 治鼻中息肉，不聞香臭方：燒礬石末，以面脂和，綿裹著鼻中，數日息肉隨藥消落。

而復始，以愈爲度。《聖濟録》①。**發斑怪證**。有人眼赤鼻張，大喘，渾身出斑，毛髮如銅鐵，乃熱毒氣結于下焦也。白礬、滑石各一兩爲末，作一服。水三盌，煎減半，不住服，盡即安。夏子益《奇疾方》②。**目瞖努肉**。白礬石納黍米大入目，令淚出，日日用之，惡汁去盡，其疾日減。《外臺秘要》③。**目生白膜**。礬石一升，水四合，銅器中煎半合，入少蜜調之，以綿濾過，每日點三四度。姚和衆《延齡至寶方》④。**赤目風腫**。甘草水磨明礬傅眼胞上效，或用枯礬頻擦眉心。○《集簡方》。**爛弦風眼**。白礬煅一兩，銅青三錢，研末，湯泡澄清，點洗。《永類方》⑤。**聤耳出汁**。枯礬一兩，鉛丹炒一錢，爲末，日吹之。《聖濟録》⑥。**卒死壯熱**。礬石半斤，水一斗半，煮湯浸脚及踝，即得甦也。○《肘後方》⑦。**脚氣衝心**。白礬三兩，水一斗五升，煎沸浸洗。《千金方》⑧。**風濕膝痛**。脚氣風濕，虛汗少力，多痛及陰汗，燒礬末一匙頭，投沸湯，淋洗痛處。《御藥院方》⑨。**黃腫水腫**。推車丸：用明礬二兩，青礬一兩，白麪半斤，同炒令赤，以醋煮米粉糊爲丸，棗湯下三十丸。《濟急方》⑩。**女勞黃疸**。黃家日晡發熱而反惡寒，膀胱急，少腹滿，目盡黃，額上黑，足下熱，因作黑疸。其腹脹如水狀，大便必黑，時溏，此女勞之病，非水也。自大勞大熱，交接後入水所致，腹滿者難治。用礬石燒、消石熬黃等分，爲散，以大麥粥汁和服方寸匕，日三服。病從大

① 聖濟録：《聖惠方》卷41"令生眉毛諸方" 治眉毛脱落……又方：白礬（十兩，燒令汁盡），右細研爲末，以蒸餅和圓如梧桐子大，每日空腹以溫水下七圓，日加一圓，至四十圓，又日減一圓，周而復始，效。（按：《聖濟總録》無此方，今另溯其源。）

② 奇疾方：《傳信適用方》卷下"夏子益治奇疾方三十八道" 第二十二：眼赤鼻張大喘，渾身生斑，毛髮起如銅鐵，蓋胃中熱毒氣結于下焦。治用白礬、滑石各一兩，爲末，都作一服，水三碗煎，去半，冷，不住飲，候盡乃安。

③ 外臺秘要：《千金翼方》卷11"眼病第三" 礬石散，主目瞖及努肉方：礬石上上白者，末，内如黍米大於瞖上及努肉上，即令淚出，以綿拭之，令得惡汁盡，日一。其病逐惡汁出盡，日日漸自薄，便差。好上上礬石無過絳礬，色明淨者。慎如療眼常法也。（按：《外臺》卷21"生膚息肉方"引同方，云出《千金翼》。）

④ 延齡至寶方：《證類》卷3"礬石" 姚和衆治小兒目睛上白膜。白礬一分，以水四合，熟銅器中煎取半合，下少白蜜調之，以綿濾過，每日三度，點一芥子大。

⑤ 永類方：《永類鈐方》卷2"雜病眼目" 爛弦風，痛癢有蟲，又：煅白礬（一兩）、銅青（三錢），研細，熱湯泡，澄清，手爪點洗。

⑥ 聖濟録：《聖濟總録》卷114"耳聾有膿" 治耳聾有膿水不止方……又方：礬石（熬令汁枯，一兩）、鉛丹（炒，一錢），右二味同研匀細，每用半字摻入耳中。

⑦ 肘後方：《肘後方》卷1"救卒中惡死方第一" 又張仲景諸要方：救卒死而壯熱者，礬石半斤，水一斗半，煮消以漬脚，令没踝。

⑧ 千金方：《證類》卷3"礬石" 《千金翼》……又方：治脚氣冲心：白礬二兩，以水一斗五升，煎三五沸，浸洗脚良。（按：今本《千金方》及《千金翼方》皆無此方。）

⑨ 御藥院方：《證類》卷3"礬石" 《御藥院》：治脚膝風濕，虛汗少力，多疼痛及陰汗：燒礬作灰，細研末一匙頭，沸湯投之，淋洗痛處。（按：此乃北宋《御藥院方》。）

⑩ 濟急方：《仙傳外科》卷10"救解諸毒傷寒雜病一切等證" 推車圓：治黃腫水腫。白麪（半斤）、明礬（二兩）、青礬（一兩），右三味同炒令赤色，醋煮米糊爲圓，棗湯下三十丸。

小便去，〔小便〕正黃，大便正黑，是其候也。○張仲景《金匱方》①。**婦人黃疸**。經水不調，房事觸犯所致。白礬、黃蠟各半兩，陳橘皮三錢，爲末，化蠟丸梧子大，每服五十丸，以滋血湯或調經湯下。《濟陰方》②。**婦人白沃**。經水不利，子臟堅僻，中有乾血，下白物。用礬石〔二分〕燒，杏仁一分，研勻，煉蜜丸棗核大，納入腸中，一日一易之。張仲景《金匱方》③。**婦人陰脫**作痒。礬石燒研，空心酒服方寸匕，日三。○《千金翼》④。**男婦遺尿**。枯白礬、牡蠣粉等分，爲末，每服方寸匕，溫酒下，日三服。余居士《選奇方》⑤。**二便不通**。白礬末填滿臍中，以新汲水滴之，覺冷透腹內，即自然通。臍平者，以紙圍環之。《經驗方》⑥。**霍亂吐瀉**。枯白礬末一錢，百沸湯調下。《華佗危病方》⑦。**伏暑泄瀉**。玉華丹：白礬煅，爲末，醋糊爲丸，量大小，用木瓜湯下。○《經驗方》⑧。**老人泄瀉**不止。枯白礬一兩，訶黎勒煨七錢半，爲末，米飲服二錢，取愈。《太平聖惠方》⑨。**赤白痢下**。白礬飛過爲末，好醋，飛羅麪爲丸梧子大，赤痢甘草湯，白痢乾薑湯下。《生生方》⑩。**氣痢不止**。巴石丸：取白礬一大斤，以炭火净地燒令汁盡，其色如雪，謂之巴石。取一兩研末，熟猪肝作丸梧子大。空腹，量人加減。水牛肝更佳。如素食人，以蒸餅爲丸。或云白礬中

---

① 金匱方：《金匱·黃疸病脉證並治》　黃家，日晡所發熱，而反惡寒，此爲女勞得之。膀胱急，少腹滿，身盡黃，額上黑，足下熱，因作黑疸，其腹脹如水狀，大便必黑，時溏，此女勞之病，非水也。腹滿者難治，消石礬石散主之。消石礬石散方：消石、礬石（燒，等分），右二味爲散，以大麥粥汁和服方寸匕，日三服。病隨大小便去，小便正黃，大便正黑，是候也。

② 濟陰方：《衛生易簡方》卷11“經候不調”　治經水不調，身黃：用白礬（半兩）、陳皮（三錢），爲末，以黃蠟半兩熔開，和丸如桐子大，每服三五十丸，湯吞下。（**按**：此即胡澄書中之濟陰方。）

③ 金匱方：《金匱·婦人雜病脉證並治》　婦人經水閉不利，藏堅癖不止，中有乾血，下白物，礬石丸主之。礬石丸方：礬石（三分，燒）、杏仁（一分），右二味末之，煉蜜和丸棗核大，內藏中。劇者再內之。

④ 千金翼：《千金翼方》卷6“陰脫第三”　治婦人陰癢脫方：礬石，熬，右一味末之，每日空腹酒和，服方寸匕，日三服。

⑤ 選奇方：《選奇方後集》卷5“治大小便秘澀諸方”　治丈夫婦人遺尿，不知出時，礬石散：白礬、牡蠣（各二兩），右二味同爲末，酒服三錢，立效。

⑥ 經驗方：《證類》卷3“礬石”　《經驗方》：治大小便不通。用白礬細研末，令患人仰卧，置礬末于臍中滿，以新汲水滴之，候患人覺冷透，腹內即自然通，如爲曾灸無臍孔，即於元灸盤上，用紙作鐶子籠灸盤，高一指半已來，著礬末在內，仍依前法用水滴之。

⑦ 華佗危病方：《丹溪心法附餘》卷24“十危病方”　霍亂吐瀉：其證始因飲冷，或胃寒，或失饑，或大怒，或乘舟車傷動胃气。令人上吐，吐不止，令人下瀉。吐瀉並作，遂成霍亂，頭旋眼暈，手脚轉筋，四肢逆冷，用藥遲緩，須臾不救……如倉卒無藥，用枯白礬末，每服一錢，用百沸湯點服……

⑧ 經驗方：（**按**：未能溯得其源，待考。）

⑨ 太平聖惠方：《聖惠方》卷59“治水瀉諸方”　治老人久瀉不止，訶梨勒散方：訶梨勒（三分，煨，用皮）、白礬（一兩，燒灰），右件藥搗細羅爲散，每服不計時候以粥飲調下二錢。

⑩ 生生方：（**按**：僅見《綱目》引録。未能溯得其源。）

青黑者,名巴石。劉禹錫《傳信方》①。**冷勞泄痢**,食少,諸藥不效。白礬三兩燒,羊肝一具去脂,釅醋三升煮爛,擂泥和丸梧子大,每服二十丸,米飲下,早夜各一服。○《普濟方》②。**泄瀉下痢**。白龍丹:用明礬枯過爲末,飛羅麪醋打糊丸梧子大,每服二三十丸,白痢薑湯下,赤痢甘草湯、泄瀉米湯下。《經驗方》③。**瘧疾寒熱**。即上方,用東南桃心七箇,煎湯下。**反胃嘔吐**。白礬、流黃各二兩,銚內燒過,入朱砂一分,爲末,麪糊丸小豆大,每薑湯下十五丸。○又方:白礬枯三兩,蒸餅丸梧子大。每空心米飲服十五丸。《普濟方》④。**化痰治嗽**。明礬二兩,生參末一兩,苦醋二升,熬爲膏子,以油紙包收,旋丸豌豆大,每用〔一〕丸,放舌下,其嗽立止,痰即消。○定西侯方:只用明礬末,醋糊丸梧子大,每睡時茶下二三十丸。○《摘要》⑤用明礬半生半燒,山厄子炒黑,等分爲末,薑汁糊爲丸,如上服。○《雜興方》⑥用白明礬、建茶等分,爲末,糊丸服。**諸心氣痛**。《儒門事親》⑦方用生礬一皂子大,醋一盞,煎七分服,立止。○《邵真人方》⑧用明礬一兩燒,朱砂一錢,金薄三個,爲末,每服一錢半,空心白湯下。**中諸蠱毒**。晉礬、建茶等分,爲末,新汲水調下二錢,瀉吐即效。未吐再服。《濟生方》⑨。**蛇蟲諸毒**。毒蛇、射工、沙虱等傷人,口噤目黑,手足直,毒氣入腹。白礬、甘草等分,爲末。冷水服二錢。《瑞竹堂方》⑩。**騾馬汗毒**所傷瘡痛。白礬飛過,黃

---

① 傳信方:《圖經》見《證類》卷3"礬石" ……劉禹錫《傳信方》治氣痢巴石丸,取白礬一大斤,以炭火淨地燒令汁盡,則其色如雪,謂之巴石。取一大兩細研,治以熟猪肝作丸,空腹飲下,丸數隨氣力加減,水牛肝更佳。如素食人,蒸餅丸之亦通。或云白礬中青黑者,名巴石……

② 普濟方:《聖惠方》卷28"治冷勞諸方" 治冷勞久不差,食少泄痢,諸藥無效,宜服羊肝圓方:羊肝(一具,去脂膜,切作片子)、白礬(三兩,燒令汁盡),右件藥以釅醋三升煮羊肝令爛,入砂盆內研,後入白礬,和圓如梧桐子大,每服空心及晚食前以粥飲下二十圓,漸加至三十圓。(**按**:《普濟方》卷230"冷勞"引同上,云出《聖惠方》。)

③ 經驗方:(**按**:未能溯得其源,待考。)

④ 普濟方:《聖惠方》卷47"治反胃嘔噦諸方" 治反胃吐逆,方:硫黄(一兩)、白礬(一兩),右二味於銚子內煉過,入朱砂一分同研如面,以麪糊和圓如小豆大,不計時候以生薑湯下五圓。/《聖濟總錄》卷47"胃反" 治胃虛脹,其氣上逆,食已反出,礬石丸方:白礬(三兩,燒令汁盡),右一味細研如面,以研飯爲丸,如梧桐子大,每日空心米飲下十五丸。(**按**:《普濟方》卷36"胃反"引此二方分別出《聖惠方》和《聖濟總錄》。)

⑤ 摘要:《醫方摘要》卷3"咳嗽" 一方治久嗽:山梔子(炒黑)、明礬(半生半熟,各一兩),共爲末,薑汁糊丸,每服八十丸,食後薑湯下。

⑥ 雜興方:(**按**:書佚,無可溯源。)

⑦ 儒門事親:《儒門事親》卷15"心氣疼痛第九" 治急心痛,並男子小腸氣……又方:醋一盞,加生白礬一小塊,如皂子大,同煎至七分,溫服,立愈。

⑧ 邵真人方:《秘傳經驗方》 絳雪散:治諸心氣痛不可忍者,神效。硃砂(一錢)、明礬(一兩,枯)、金箔(三葉),右爲細末,每服一錢半,輕者一錢,空心白湯送下。

⑨ 濟生方:《濟生方》蠱毒門"蠱毒論治" 礬灰散:治中諸物毒。晉礬、建茶(各等分),右件藥爲細末,每服二錢,新汲水調下。得吐即效,未吐再服。

⑩ 瑞竹堂方:《瑞竹堂方》卷12"雜治門" 解毒散:治毒蛇、射工、沙虱等傷著人,眼黑口噤,手足直強,毒氣入腹。白礬(研)、甘草(各等分),右爲細末,每服二錢,冷水調下。

丹炒紫,等分,貼之。王氏《博濟方》①。 **虎犬傷人**。礬末納入裏之,止痛尤妙。《肘後方》②。 **蛇(蛟)〔咬〕蠍螫**。燒刀矛頭令赤,置白礬于上,汁出熱滴之,立瘥,此神驗之方也。(真)〔貞〕元十三年,有兩僧流南方,到鄧州,俱爲蛇嚙,令用此法便瘥,更無他苦。○劉禹錫《傳信方》③。 **壁鏡毒人必死**。白礬塗之。《太平廣記》④。 **刀斧金瘡**。白礬、黃丹等分,爲末,傅之最妙。《救急方》⑤。 **折傷止痛**。白礬末一匙,泡湯一盌,帕蘸乘熱(慰)〔熨〕傷處。少時痛止,然後排整筋骨,點藥。《靈苑方》⑥。 **漆瘡作痒**。白礬湯拭之。《千金方》⑦。 **牛皮癬瘡**。石榴皮蘸明礬末抹之。切勿用醋,即蟲沉下。○《直指方》⑧。 **小兒風癢**作痒。白礬燒投熱酒中,馬尾搵酒塗之。《子母秘録》⑨。 **小兒臍腫**,出汁不止。白礬燒灰傅之。《聖惠方》⑩。 **乾濕頭瘡**。白礬半生半煅,酒調塗上。《生生編》⑪。 **身面痞子**。白礬、地膚子等分,煎水,頻洗之。《多能鄙事》⑫。 **腋下胡臭**。礬石絹袋盛之,常粉腋下,甚妙。許堯臣方⑬。 **魚口瘡毒**。白礬枯研,寒食麪糊調,傅上即消。《救急良方》⑭。 **陰瘡作臼**。取高昌白礬、麻仁等分,研末,猪

---

① 博濟方:《證類》卷3"礬石" 《博濟方》:治驢涎、馬汗毒所傷,神效。白礬飛過,黃丹炒令紫色,各等分,相袞合,調貼患處。
② 肘後方:《肘後方》卷7"治卒爲獡犬所咬毒方第五十一" 療獡犬咬人方……又方:末礬石,納瘡中裹之。止瘡不壞,速愈神妙。
③ 傳信方:《圖經》見《證類》卷3"礬石" ……劉禹錫《傳信方》……又治蛇咬蝎螫,燒刀子頭令赤,以白礬置刀上,看成汁,便熱滴咬處,立差。此極神驗,得力者數十人。正元十三年,有兩僧流向南到鄧州,俱爲蛇嚙,令用此法救之,傅藥了便差,更無他苦……
④ 太平廣記:《證類》卷3"礬石" 《太平廣記》:壁鏡毒人必死,用白礬治之。
⑤ 救急方:《救急易方》卷5"折傷門" 治刀斧傷……又方:用黃丹、白礬等分,爲末,貼之。
⑥ 靈苑方:《證類》卷3"礬石" 《靈苑》:治折傷,先用止痛湯法。搗白礬爲末,每用一匙匕,沸湯一碗冲了,以手帕蘸,乘熱熨傷處,少時痛止,然後排整筋骨,貼藥。
⑦ 千金方:《千金方》卷25"被打第三" 漆瘡方……又:礬石著湯中令消,洗之。
⑧ 直指方:《直指方》卷24"疥癬證治" 又癬方:石榴根取皮,蘸明礬末擦。切莫用醋,則蟲沉也。
⑨ 子母秘録:《證類》卷3"礬石" 《子母秘録》:治小兒風疹不止:白礬十二分,暖熱酒投化,用馬尾搵酒塗之。
⑩ 聖惠方:《聖惠方》卷82"治小兒臍腫濕久不差諸方" 治小兒臍中汁出不止,兼赤腫……又方:右以白礬燒灰,細研傅之。
⑪ 生生編:(**按**:僅見《綱目》引録。)
⑫ 多能鄙事:《多能鄙事》卷6"百藥類·經效方" 治痞子(俗云生瘰):以地膚子、白礬各等分,水煎洗之即去。
⑬ 許堯臣方:《千金方》卷24"胡臭漏液第五" 治胡臭方……又方:黃礬石燒令汁盡,治末,絹囊盛,粉之即瘥。(**按**:此方未能溯及其源,録近似方以備參。)
⑭ 救急良方:(**按**:已查《救急》諸書,未能溯得其源。)

脂和膏，先以槐白皮煎湯洗過，塗之，外以楸葉貼上，不過三度愈。葛洪《肘後方》①。**足瘡生蟲**。南方地卑濕，人多患足瘡，歲久生蟲如蛭，乃風毒攻注而然。用牛或羊或豬肚，去糞不洗，研如泥，看瘡大小，入煅過泥礬半兩。已上研勻，塗帛上貼之。須臾癢入心，徐徐連帛取下，火上炙之。蟲出，絲髮馬尾千萬，或青白赤黑，以湯洗之。三日一作，不過數次，蟲盡瘡愈。○南宮從《岣嶁神書》②。**嵌甲作瘡**。足趾甲入肉作瘡，不可覆靴。礬石燒灰傅之，蝕惡肉，生好肉。細細割去甲角，旬日取愈，此方神效。《肘後方》③。**雞眼肉刺**。枯礬、黃丹、朴消等分，爲末，搽之。次日浴二三次，即愈。《多能鄙事》④。**冷瘡成漏**。明礬半生半飛，飛者生肉，生者追膿，五靈〔芝〕〔脂〕水飛，各半錢，爲末。以皮紙裁條，唾和末作小撚子，香油捏濕，于末拖過，剪作大小撚，安入漏，早安午換。候膿出盡後，有些小血出，方得乾水。住藥，自然生肉痊好。《普濟方》⑤。**魚睛丁瘡**。枯礬末，寒食麪糊調貼，消腫無膿。崔氏方⑥。**丁瘡腫毒**。雪白礬末五錢，葱白煨熟，搗和丸梧子大，每服二錢五分，以酒送下，未效再服。久病、孕婦不可服。《衛生寶鑑》⑦。**癰疽腫毒**。方見前"發明"下。**陰汗濕癢**。枯礬撲之。○又泡湯沃洗。《御藥院方》⑧。**交接勞復**，卵腫，或縮入，腹痛欲絕。礬石一分，消三分，大麥粥清服方寸匕，日三服，熱毒從二便出也。《肘後方》⑨。**女人陰痛**。礬石三分炒，甘草末半（方）〔分〕，綿裹導之，取瘥。○《肘後百一方》⑩。**丁腫惡瘡**。

---

① 肘後方：《肘後方》卷 5"治卒陰腫痛癩卵方第四十二"　療人陰生瘡，膿出白方：高昌白礬（一小兩，搗細）、麻仁（等分，研）、煉豬脂一合，于瓷器中和攪如膏，然後取槐白皮，切，作湯以洗瘡上，拭令乾。即取膏塗上，然後以楸葉粘貼，不過三。

② 岣嶁神書：（**按**：已查原書，未能溯得其源。）

③ 肘後方：《證類》卷 3"礬石"　《肘後方》……又方：足大指角忽爲甲所入肉，便刺作瘡，不可著履靴，用：礬石一物燒汁盡，取末著瘡中，食惡肉，生好肉。細細割去甲角，旬日即差。此方神效。（**按**：今本《肘後方》無此方。）

④ 多能鄙事：《多能鄙事》卷 6"百藥類·經效方"　治雞眼肉刺方：右以枯礬、黃丹、朴硝等分，爲末。搽之，待一日後，浴之，二三次即愈。

⑤ 普濟方：《普濟方》卷 272"諸瘡"　治冷漏或脅癰，或瘑毒成漏者。明礬（一半飛，一半生，用飛者生肉，生者匝膿，用一錢半）、五靈脂（揀去砂石十分乾淨，另研和合，用半錢），右用軟皮紙，用口唾裁下，津唾於藥末內一蘸，撚成小紙撚子，却用香油搵濕，略乾，放於藥末內，搵拖過帶藥末撚，令翦作小段子，應約瘡大小，用每一小段子帶藥紙撚，安入漏瘡孔內。如早晨安一個，至日午另換一個。候內中黃白瘀膿出盡，令後當有些小血水出方得。膿塞出盡，方可住藥，自然生肉痊可。

⑥ 崔氏方：《普濟方》卷 274"諸疔瘡"　治魚眼睛疔方：魚睛瘡難醫治，火內燒礬上面攤，寒食麪糊敷貼之，無膿抽腫可完全。（**按**：未能溯得其源，今録近似方備參。）

⑦ 衛生寶鑑：（**按**：已查原書，未能溯得其源。）

⑧ 御藥院方：《證類》卷 3"礬石"　《御藥院》……陰汗，燒礬作灰細研末一匙頭，沸湯投之，淋洗痛處。

⑨ 肘後方：《肘後方》卷 2"治時氣病起諸勞復方第十四"　治交接勞復，陰卵腫，或縮入腹，腹中絞痛或便絕方……又方：礬石（一分）、硝（三分，末），以大麥粥清，可方寸匕，三服，熱毒隨大小便出。

⑩ 肘後百一方：《肘後方》卷 5"治卒陰腫痛癩卵方第四十二"　女子陰瘡，若陰中痛：礬石（二分熬）、大黃（一分）、甘草（半分，末），綿裹如棗，以導之，取瘥。

二仙散:用生礬、黃丹,臨時等分,以三稜針刺血,待盡傅之。不過三上,決愈。乃太醫李管勾方。○《衛生寶鑑》①。**蟲蛇獸毒**及蠱毒。生明礬、明雄黃等分,于端午日研末,黃蠟和丸梧子大,每服七丸,念"藥王菩薩"七遍,熟水送下。○《東坡良方》②。

緑礬《日華》③

【釋名】皂礬《綱目》、青礬煅赤者名絳礬《唐本》④、礬紅。【時珍曰】緑礬可以染皂色,故謂之皂礬。又黑礬亦名皂礬,不堪服食,惟瘡家用之。煅赤者俗名礬紅,以別朱紅也。

【集解】【頌⑤曰】緑礬出隰州溫泉縣、池州銅陵縣,並煎礬處生焉。初生皆石也,煎煉乃成。其形似朴消而緑色,取置鐵板上,聚炭燒之,礬沸流出,色赤如金汁者是真也。沸定時,汁盡則色如黃丹。又有皂莢礬,或云即緑礬也。【恭⑥曰】緑礬新出窟未見風者,正如琉璃色,人以為石膽。燒之赤色,故名絳礬。出瓜州者良。【時珍曰】緑礬晉地、河內、西安、沙州皆出之,狀如焰消。其中揀出深青瑩净者,即為青礬。煅過變赤,則為絳礬。入坊墁及漆匠家多用之。然貨者亦雜以沙土為塊。昔人往往以青礬為石膽,誤矣。

【氣味】酸,凉,無毒。

【主治】疳及諸瘡。蘇恭⑦。喉痺,蟲牙,口瘡,惡瘡,疥癬。釀鯽魚燒灰服,療腸風瀉血。大明⑧。消積滯,燥脾濕,化痰涎,除脹滿黃腫瘧利,風眼口齒諸病。時珍。

① 衛生寶鑑:《衛生寶鑑》卷 13"瘡腫門"　二仙散:治疗腫惡瘡。(太醫院李管勾傳。)白礬(生用)、黃丹(各等分。一方加雄黃少許,更捷),右各另研,臨用時各抄少許和勻,三稜針刺瘡見血,待血盡上藥,膏藥蓋之,不過三易決愈……
② 東坡良方:《直指方》卷 25"蠱毒證治"　東坡雄黃丸:治蠱毒及蟲蛇畜獸毒。雄黃、明白礬生研,等分,上端午日研細,溶黃蠟為丸桐子大,每七丸,念藥王菩薩、藥王菩薩七遍,熟水送下。
③ 日華:《嘉祐》見《證類》卷 3"緑礬"　凉,無毒。治喉痺蚰牙,口瘡及惡瘡疥癬。釀鯽魚燒灰和服,療腸風瀉血。(新補,見《日華子》。)
④ 唐本:《唐本草》見《證類》卷 3"礬石"　……燒之赤色,故名絳礬矣……
⑤ 頌:《圖經》見《證類》卷 3"礬石"　礬石,生河西山谷及隴西武都、石門,今白礬則晉州、慈州、無為軍。緑礬則隰州溫泉縣、池州銅陵縣,并煎礬處出焉。初生皆石也,采得碎之,煎煉乃成礬……緑礬石五兩,形色似朴消而緑色。取此一物置於鐵板上,聚炭封之,囊袋吹令火熾,其礬即沸,流出色赤如融金汁者,是真也。看沸定汁盡,去火待冷,取出挼為末,色似黃丹,收之……又有皂莢礬亦入藥,或云即緑礬也……
⑥ 恭:《唐本草》見《證類》卷 3"礬石"　《唐本》注云……其絳礬本來緑色,新出窟未見風者,正如琉璃,陶及今人謂之石膽,燒之赤色,故名絳礬矣。出瓜洲。
⑦ 蘇恭:《唐本草》見《證類》卷 3"礬石"　《唐本》注云……青、黑二礬,療疳及諸瘡……
⑧ 大明:見本頁注③。

【發明】【時珍曰】綠礬酸涌澀收，燥濕解毒化涎之功與白礬同，而力差緩。按張三丰《仙傳方》①載"伐木丸"云：此方乃上清金蓬頭祖師所傳。治脾土衰弱，肝木氣盛，木來剋土，病心腹中滿，或黃腫如土色，服此能助土益元。用蒼术二斤，米泔水浸二宿，同黃酒麴麴四兩炒赤色，皂礬一斤，醋拌晒乾，入瓶火煅，爲末，醋糊丸梧子大。每服三四十丸，好酒、米湯任下，日二三服。時珍常以此方加平胃散，治一賤役中滿腹脹，果有效驗。蓋此礬色綠味酸，燒之則赤，既能入血分伐木，又能燥濕化涎，利小便，消食積，故脹滿黃腫瘧痢疳疾方往往用之，其源則自張仲景用礬石、消石治女勞黃疸方中變化而來。【頌②曰】劉禹錫《傳信方》治喉痹，用皂莢礬，入好米醋同研之，嚥汁立瘥。此方出于李謨，甚奇妙。皂莢礬，即綠礬也。

【附方】舊一，新一十九。**重舌木舌**。皂礬二錢，鐵上燒紅，研，摻之。陸氏《積德堂方》③。**喉風腫閉**。皂礬一斤，米醋三斤拌，晒乾，末，吹之。痰涎出盡，用良薑末少許，入茶內漱口，嚥之即愈。《孫氏集效方》④。**眼暴赤爛**。紅棗五斤，入綠礬在內，火煨熟，以河水、井水各一盌，桃、柳心各七個，煎稠，每點少許入眥上。《摘玄方》⑤。**爛弦風眼**。青礬火煅出毒，細研，泡湯，澄清，點洗。《永類方》⑥。**倒睫拳毛**。方同上。**瘧疾寒熱**。礬紅、獨蒜頭煨，等分，搗丸芡子大，每白湯嚼下一丸，端午日合之。《普濟方》⑦。**少陰瘧疾**，嘔吐。綠礬一錢，乾薑（泡）〔炮〕、半夏薑制〔各〕半兩，爲末，每服半錢，發日早以醋湯下。《聖濟錄》⑧。**翻胃吐食**。白麪二斤半，蒸作大饅頭一箇，頭上開口，剜空，將皂礬填滿，以新瓦圍注，鹽泥封固，乞土窑安放。文武火

---

① 仙傳方：《萬應方》卷1"續附補養延壽諸方" 伐木丸：此方乃上清金蓬頭祖師所傳，留與世人。乃因身土衰弱，只緣肝木氣勝，能剋脾土，故得此病也。所以脩合丸藥，久服能助土乾元。蒼术（二斤，米泔水浸二宿，同曲炒赤色）、皂礬（一斤，醋拌，曬乾入礶，火煅）、黃酒麩曲（四兩），右爲細末，醋糊爲丸如桐子大，每服三四十丸，好酒送下。米湯亦可。

② 頌：《圖經》見《證類》卷3"礬石" ……又有皂莢礬亦入藥，或云即綠礬也。《傳信方》治喉痹用之，取莢礬入好米醋，或常用釅醋亦通，二物同研，咽之立差。如若喉中偏一傍痛，即側卧，就痛處含之勿咽。云此法出於李謨，其奇……

③ 積德堂方：（按：僅見《綱目》引錄。未能溯得其源。）

④ 孫氏集效方：《萬應方》卷4"咽喉口齒科" 治喉風：皂礬（一斤）、米醋（二斤），拌均晒乾，研細末，吹喉，痰涎出盡，用良薑末少許，入茶內嗽口，嚥之即愈。

⑤ 摘玄方：（按：《丹溪摘玄》無此方，未能溯得其源。）

⑥ 永類方：《永類鈐方》卷2"雜病眼目" 爛弦風，痛癢有蟲……又：青礬火煅，出毒，熱湯泡洗。並治倒睫卷毛。

⑦ 普濟方：《奇效良方》卷12"足太陰脾瘧" 獨蒜丸：能截脾寒。右於五月五日，用大蒜不以多少，搗爛，次入礬紅拌勻，爲丸如圓眼大，每服一丸，大蒜湯嚼下。（按：《普濟方》無此方。）

⑧ 聖濟方：《聖濟總錄》卷36"足少陰腎瘧" 治足少陰瘧，嘔吐，半夏散方：半夏（湯洗去滑，生薑汁制，焙）、乾薑（炮，各半兩）、綠礬（研，一錢），右三味搗研和勻，每服半錢匕，未發日，以醋湯調下。

燒一日夜,取出研末,棗肉爲丸梧子大,每服二十丸,空心酒、湯任下。忌酒色。○《醫方摘要》①。**大便不通**。皂礬一錢,巴霜二箇,同研,入雞子內攪勻,封頭,濕紙裹,煨熟食之,酒下,即通。○《集玄方》②。**腸風下血**。積年不止,虛弱甚者,一服取效。綠礬四兩,入砂鍋內,新瓦蓋定,鹽泥固濟,煅赤取出,入青鹽、生流黃各一兩,研勻。再入鍋中固濟,煅赤取出,去火毒,研。入熟附子末一兩,粟米粥糊丸梧子大,每空心米飲、溫酒任下三十丸。○《永類方》③。**婦人血崩**。青礬二兩,輕粉一錢,爲末,水丸梧子大,每服二三十丸,新汲水下。《摘玄方》④。**血證黃腫**。綠礬四兩,百草霜一升,炒麪半升,爲末,沙糖和丸梧子大,每服三四十丸,食後薑湯下。鄭時舉所傳。○又方:小麥淘净一斤,皂礬半斤,同炒黃爲末,黑棗肉半斤搗勻,米醋打糊丸梧子大,每薑湯下八九十丸,一日三服。○《簡便方》⑤。**脾病黃腫**。青礬四兩,煅成赤珠子,當歸四兩,酒醇浸七日(倍)〔焙〕,百草霜三兩,爲末,以浸藥酒打糊丸梧子大,每服五丸至七丸,溫水下。一月後黃去立效,此方祖傳七世。○又方:綠礬四兩,百草霜、五倍子各一兩,木香二錢,爲末,酒煎飛麪丸梧子大,每空心酒下五丸。○又方:平胃散〔四兩〕,青礬二兩,爲末,醋糊丸,米飲下,或加烏沉湯四兩,酒糊丸亦可。○潔古《活法機要》⑥。**酒黃水腫**,黃腫積病。青礬半斤,醋一大盞,和勻,瓦盆內煅乾爲度;平胃散、烏藥順氣散各半兩,爲末,醋煮糊丸梧子大,每酒或薑湯下二三十丸。不忌口,加鍋灰。趙原陽真人《濟急方》⑦。**食勞黃病**,身目俱黃。青礬鍋內安炭煅赤,米醋拌爲末,棗肉和丸梧子

---

① 醫方摘要:《醫方摘要》卷5"翻胃"　治翻胃,一方:用白麪二斤半,蒸作大饅頭一個,頭上開口,取空,將皂礬裝滿,用新瓦四圍遮護饅頭,鹽泥封固,却挖土窑安放,以文武火燒一晝夜,候紅色取出,研爲細末,棗肉丸如梧桐子大,每服二十丸,空心酒湯任下。忌酒色。

② 集玄方:(**按**:僅見《綱目》引錄。未能溯得其源。)

③ 永類方:《永類鈐方》卷13"腸風下血"　治積年腸風下血不止,虛弱甚,一服取效:綠礬四兩,入砂鍋,新瓦蓋,鐵線紮,鹽泥固濟,火煅通紅爲,俟冷取出,入青鹽,同生硫黃各一兩,同礬研勻,再入鍋內封固煅紅,俟冷取出,再研勻,入炮附子末一兩,粟米粥糊丸梧子大。空心生地黃汁或溫酒、米飲下三十丸。少壯人用青蒿調小酒下。

④ 摘玄方:(**按**:查《丹溪摘玄》無此方,未能溯得其源。)

⑤ 簡便方:《奇效單方》卷下"十八五疸"　治血證黃疸,用:百草霜(一升)、炒麪(半升)、綠礬(四兩),爲末,糖丸桐子大,每服三四十丸,食遠薑湯米湯任下。/治黃病,用小麥淘净,一升,皂礬半斤,同炒黃色,爲末,黑棗肉半斤,共搗勻,米醋打糊,丸如桐子大,每八九十丸,食遠薑湯送下,一日三服,效。

⑥ 活法機要:《保命集》卷下"附:素問元氣五行稽考"　治黃腫:詩曰:白酒煎飛面,青礬百草霜,依方炮製作,消却幾多黃。綠礬(四兩)、五倍子、百草霜(一兩)、木香(二錢),右爲細末,用酒煎飛面爲丸如梧桐子大,每服五丸,空心酒下,二三服。/又方:平胃散四兩　青礬二兩,醋糊爲丸,米飲下。/又方:平胃散、烏沉湯四兩、青礬二兩,酒糊爲丸。/又方:好川當歸(四兩,用浮子酒浸七日)、青礬(四兩,制煅赤色,成珠子,爲細末)、百草霜(三兩),同研細,用當歸酒同研細,爲丸如梧桐子大,每服五丸至七丸。服後一月,黃去立效。此方祖傳七世。

⑦ 濟急方:《仙傳外科》卷10　秘方:治黃腫水腫,酒黃積痛,并皆治之。青礬(半斤,米醋一大盞,和勻,瓦盆盛之,火上煅,自乾爲度)、平胃散、烏藥順氣散(各半兩重),不忌口。可加鍋灰。右爲末,打和煮醋糊丸,每服大丸用九圓、十一圓者,多至二三十丸,空心南酒或薑鹽湯送下。

大，每服二三十丸，食後薑湯下。《救急方》①。**腹中食積**。綠礬二兩研，米醋一大盌，瓷器煎之，柳條攪成膏，入赤脚烏一兩研，丸綠豆大，每空心溫酒下五丸。《聖惠方》②。**疳蟲食土**及生物。研綠礬末，豬膽汁丸綠豆大。每米飲下五七丸。《保幼大全》③。**小兒疳氣**不可療者。綠礬煅赤，醋淬三次，爲末，棗肉和丸綠豆大，每服十丸，溫水下，日三。《集驗方》④。**走馬疳瘡**。綠礬入鍋內，炭火煅紅，以醋拌匀，如此三次，爲末，入麝香少許，溫漿水漱净，摻之。談野翁《試效方》⑤。**白禿頭瘡**。皂礬、楝樹子，燒研，搽之。○《普濟方》⑥。**小兒頭瘡**。絳礬一兩，淡豉一兩，炒黑，膩粉二錢，研匀，以桑灰湯洗净，摻之良。**小兒甜瘡**。大棗去核，填入綠礬，燒存性，研，貼之。《拔萃方》⑦。**耳生爛瘡**。棗子去核，包青礬煅，研，香油調傅之。《摘玄方》⑧。**蚰蜒入耳**。水調綠礬，灌之。《普濟方》⑨。**蛆入耳中**。綠礬摻之，即化爲水。《摘玄方》⑩。**瘡中生蛆**。綠礬末摻貼，即化爲水。《摘玄方》⑪。**湯火傷灼**。皂礬和凉水澆之，其疼即止，腫亦消。楊誠《經驗方》⑫。**癬瘡作痒**。螺螄十四箇，槿樹皮末一兩，入盌內蒸熟，入礬紅三錢搗匀，搽之。《孫氏集效方》⑬。**甲疽延爛**。《崔氏方》治甲疽，或因割甲傷肌，或因甲長侵肉，遂成瘡腫，黃水浸淫相染，五指俱爛，漸上脚(跌)〔趺〕，泡漿四邊起，如火燒瘡，日夜(怪憎)〔倍增〕，醫不能療。綠礬石五兩，燒至汁盡，研末，色如黃丹，收之。每以鹽湯洗拭，用末厚傅之，以軟帛(緩)〔纏〕裹，當日即汁斷瘡乾。每日一遍，鹽湯洗濯有膿處使净，傅，其痂乾處不須近。但有急痛，〔即〕

---

① 救急方：《救急易方》卷3"疸門·五十四"　治食勞黃，目黃身黃者，用皂礬不拘多少，放沙鍋子內，木炭燒通赤，用米醋點赤，爲末，棗肉爲丸如桐子大，每服二三十丸，食後薑湯送下。
② 聖惠方：《聖惠方》卷49"治食癥諸方"　治蟲食癥方：綠礬(二兩，搗研如粉)，右以米醋一大碗，於甕器內煎之，用柳木篦攪成膏，入赤烏脚一兩，細研和圓如菉豆大，每服空心溫酒下五圓。
③ 保幼大全：《小兒總微方論》卷12"治諸疳蟲動方"　綠礬丸：治疳疾有蟲，愛食泥土。以綠礬爲末，豬膽汁和丸綠豆大，每服五七丸，米飲下，無時。
④ 集驗方：《證類》卷3"綠礬"　《集驗方》：治小兒疳氣不可療，神效丹：綠礬用火煅通赤，取出，用釅醋淬過，復煅，如此三度，細研，用棗肉和丸如菉豆大，溫水下，日進兩三服。
⑤ 試效方：(**按**：未見原書，待考。)
⑥ 普濟方：《普濟方》卷48"白禿"　禿頭藥：楝樹子(經霜，火煉作灰)、白礬(各重半兩，火上煉)，右研爲細末，擦瘡上。
⑦ 拔萃方：《雜類名方》　治甜瘡：大棗去核，實以綠礬，火燒微存性，研細貼之。如瘡乾以小油調塗。
⑧ 摘玄方：《丹溪摘玄》卷18"耳門"　小兒耳邊耳朵疳爛瘡，一法：用棗子去核，包青(鹽)〔礬〕在內煅過，右末之，油調。
⑨ 普濟方：《普濟方》卷55"百蟲入耳"　治蚰蜒入耳方：用綠礬爲末，水調灌耳，立出。
⑩ 摘玄方：《丹溪摘玄》卷19"脣門"　蛆，此物入瘡，以綠礬灰摻點，即化爲水。
⑪ 摘玄方：同上注。
⑫ 楊誠經驗方：(**按**：書佚，無可溯源。)
⑬ 孫氏集效方：《萬應方》卷3"瘡科"　癬瘡方：用螺螄十四箇，放於碗內，上用槿樹皮末一兩盖之，入鍋蒸熟，連螺搗爛，加礬紅三錢，減水調搽。

塗酥少許令潤。五日即覺上痂起，依前洗傅。十日痂漸剝盡，軟處或更生白膿泡，即擦破傅之，自然瘥也。張侍郎病此，臥經六十日，京醫並處方無效，得此法如神。王燾《外臺秘要》①。**婦人甲疽**。婦人趾甲內生瘡，惡（內）〔肉〕突出，久不愈，名臭田螺。用皂礬日晒夜露，每以一兩，煎湯浸洗。仍以礬末一兩，加雄黃二錢，硫黃一錢，乳香、沒藥各一錢，研匀，搽之。《醫方摘要》②。**塗染白髮**。綠礬、薄荷、烏頭等分爲末，以鐵漿水浸，日染之。《相感志》③。**腋下胡氣**。綠礬半生半煅，爲末，入少輕粉，以半錢，浴後薑汁調搽，候十分熱痛乃止。○《仁齋直指方》④。

黃礬《綱目》

【集解】【恭⑤曰】黃礬，丹竈家所須，亦入染皮用。【時珍曰】黃礬出陝西瓜州、沙州及舶上來者爲上，黃色，狀如胡桐淚。人于綠礬中揀出黃色者充之，非真也。波斯出者，打破中有金絲文，謂之金線礬，磨刀劍顯花文。《丹房鑑源》⑥云：五色山脂，吳黃礬也。

【氣味】酸、澀、鹹，有毒。

【主治】療瘡生肉。蘇恭⑦。野雞瘻痔，惡瘡疥癬。李珣⑧。治陽明風熱牙疼。李杲⑨。

---

① 外臺秘要：《外臺》卷29“甲疽方”　崔氏夫甲疽之爲病，或因割甲傷肌，或因甲長侵肉，成瘡腫痛，復緣靴窄，研損四邊，腫嫩，黃水出，侵淫相染，五指俱爛，漸漸引上脚趺，泡漿四邊起，如火燒瘡，日夜倍增，萬醫所不能療之方：綠礬石（五兩，形色似朴消而綠色），右一味，置於鐵板上，聚炭封之，以囊袋吹令火熾，即沸流出，色赤如融金，看沸定汁盡，去火，待冷收取，搗爲末，色似黃丹。先以鹽湯洗瘡，拭乾，用散敷瘡上，唯多爲佳。著藥訖，以軟帛纏裹，當日即汁斷瘡乾。若患急痛，即塗少酥令潤。每日一遍，鹽湯洗濯，有膿處則洗使淨，其痂乾處不須近，每洗訖，敷藥如初，似急痛，即塗酥，五六日即覺瘡上痂漸剝起，但依前洗敷藥，十日即瘡漸漸總剝痂落。軟處或更生白膿泡，即捺破敷藥，自然總差，神驗無比。刑部張侍郎親嬰此病，臥經六十餘日，困頓不復可言。在京衆醫並經造問，皆隨意處方，了無效驗，唯此法得效如神。今故錄之，以貽好事者。
② 醫方摘要：《醫方摘要》卷9“臭田螺”　即婦人脚指甲內生瘡，惡肉凸出，久不愈者……一方：用皂礬日曬夜露半月，待用。每次以皂礬一兩，煎湯浸洗，後用本礬末五錢，加雄黃二錢、硫黃一錢、乳香、沒藥各一錢。（爲末，搽破甲處。）
③ 相感志：《物類相感志·身體》　染頭髮用烏頭、薄荷，入綠礬，染之。
④ 仁齋直指方：《直指方》卷26“拾遺”　腋氣方……又方：好綠礬半生半煅，爲細末，入少輕粉研細，每半錢匕，浴後以生薑汁研擦，候十分熱痛即止。
⑤ 恭：《唐本草》見《證類》卷3“礬石”　《唐本》注云：黃礬亦療瘡生肉，兼染皮用之。/《圖經》見《證類》卷3“礬石”　……黃礬丹竈家所須，時亦入藥……
⑥ 丹房鑑源：（**按**：查《丹房鑑源》無此文。）
⑦ 蘇恭：見本頁注⑤。
⑧ 李珣：《海藥》見《證類》卷3“三種海藥餘·金線礬”　主野雞瘻痔。惡瘡疥癬等疾。
⑨ 李杲：《湯液大法》卷4　刷牙藥（……黃礬。）（**按**：查李杲文，未得其源。今錄王好古《湯液大法》備參。）

【附方】新五。聤耳出汁。黃礬二兩燒枯,綿裹二錢塞之。《聖惠方》①。婦人㿀瘡,每年頻發。水銀一兩半,以猪脂揉擦,令消盡,入黃礬石末二兩,胡粉一兩,再加猪脂和令如泥。洗瘡净,塗之,別以胡粉塗膏上。此甘家秘方也。○《肘後方》②。身上瘢痕。黃礬石燒令汁盡,胡粉炒令黃,各八分,細研,以臘月猪脂和研如泥。以生布揩令痛,乃塗藥五度。取鷹糞、白燕窠中草燒灰,等分,和人乳塗之。其瘢自滅,肉平(故)〔如〕故。崔元亮《海上集驗方》③。急疳蝕齒。黃礬、青礬〔各〕半錢,白礬燒一錢,麝香一分,爲末,傅之,吐涎。《聖惠方》④。妬精陰瘡。黃礬、青礬、麝香等分,爲末,傅之,不過三度。○《千金方》⑤。

湯瓶內鹼《綱目》

【集解】【時珍曰】此煎湯瓶內澄結成水鹼,如細砂者也。

【主治】止消渴,以一兩爲末,粟米燒飯丸梧子大,每人參湯下二十丸。又小兒口瘡,臥時以醋調末,書十字兩足心,驗。時珍。

【附方】新二。消渴引飲。湯瓶內鹼、葛根、水萍焙等分。每服五錢,水煎服。○又方:湯瓶內鹼、菝葜根炒各一兩,烏梅連核二兩焙,爲散。每服二錢,水一盞,石器煎七分,温呷,日一服。《聖濟録》⑥。

附録諸石　二十七種

【時珍曰】《別録·有名未用》諸石及諸家所列而不詳,難以類附者,通附于此云。

---

① 聖惠方:《聖濟總録》卷115"聤耳"　治聤耳,塞耳黃礬散方:黃礬(半兩),右一味内瓶中,火燒令汁盡,細研爲散,綿裹一錢匕,塞耳中。(按:《聖惠方》無此方,今另溯其源。)
② 肘後方:《肘後方》卷5"治癰癬疥漆瘡諸惡瘡方第三十九"　婦人頰上瘡,瘥後每年又發,甘家秘方塗之,永瘥。黃礬石(二兩,燒令汁盡)、胡粉(一兩)、水銀(一兩半),搗篩,礬石、胡粉更篩,先以片許猪脂,於瓷器内熟研水銀令消盡,更加猪脂並礬石、胡粉,和使粘稠,洗面瘡,以塗上。又別熬胡粉令黃,塗膏訖,則敷此粉,數日即瘥。甘家用大驗。
③ 海上集驗方:《圖經》見《證類》卷3"礬石"　……黃礬入藥,見崔元亮《海上方》滅瘢膏,以黃礬石燒令汁出,胡粉炒令黃,各八分,惟須細研,以臘月猪脂和,更研如泥。先取生布揩令痛,即用藥塗五度,又取鷹糞、白燕窠中草燒作灰,等分,和人乳塗之,其瘢自滅,肉平如故。
④ 聖惠方:《聖惠方》卷34"治牙齒急疳諸方"　治急疳,三礬散方:青礬、黃礬(各半兩)、白礬灰(一分)、麝香(一錢),右件藥同研如粉,每用半錢傅於瘡上,有涎即吐却。
⑤ 千金方:《千金方》卷24"陰癩第八"　治妬精瘡方……又方:麝香、黃礬、青礬,右三味等分,爲末,小便後敷上,不過三度。
⑥ 聖濟録:《聖濟總録》卷58"消渴"　治渴疾,澄水飲方:銀湯瓶内鹼、水萍(焙乾)、葛根(剉),右三味各等分,粗搗篩,每服五錢匕,水一盞半,同煎至一盞,去滓,温服。/治消渴,飲水無休,菝葜飲方:菝葜(剉、炒)、湯瓶内鹼(各一兩)、烏梅(二兩,並核椎碎,焙乾),右三味粗搗篩,每服二錢匕,水一盞,於石器中煎至七分,去滓,稍熱細呷。

石脾。【《別録①·有名未用》曰】味甘，無毒。主胃中寒熱，益氣，令人有子。一名胃石，一名膏石，一名消石。生隱蕃山谷石間，黑如大豆，有赤文，色微黄而輕薄如棋子，采無時。【弘景②曰】皇甫士安言消石，取石脾與消石以水煮之，一斛得三斗，正白如雪，以水投中即消，故名消石。按此説，是取消石合煮成爲真消石，不知石脾是何物？本草有石脾、石肺，人無識者。【藏器③曰】石脾生西戎鹵地，鹹水結成者。【時珍曰】石脾乃生成者，陶氏所説是造成者。按《九鼎神丹經》④云：石脾乃陰陽結氣，五鹽之精，因礬而成，峨嵋山多有之。俗無識者，故古人作成代用。其法用白礬、戎鹽各一斤爲末，取苦參水二升，鐺中煮五沸，下二物煎減半，去滓（蒸）〔熬〕乾，色白如雪，此爲石脾也。用石脾、朴消、芒消各一斤爲末，苦參水二斗，銅鐺煎十沸，入三物煮減半，去滓煎，着器中，冷水漬一夜，即成消石。可化諸石爲水，此與焰消之消石不同，皆非真也。

石肺。【《別録》⑤曰】味辛，無毒。主癘欬寒久痿，益氣明目。生水中，狀如覆肺，黑澤有赤文，出水即乾。【弘景⑥曰】今浮石亦療欬，似肺而不黑澤，非此也。

石肝。【《別録》⑦曰】味酸，無毒。主身痒，令人色美。生常山，色如肝。

石腎。【《別録》⑧曰】味（酸）〔鹹，無毒〕。主洩痢，色白如珠。

紫石華。【《別録》⑨曰】味甘，平，無毒。主渴，去小腸熱。一名（茈）〔茈〕石華。生中（牟）〔牛〕山陰。采無時。

---

① 別録：《別録》見《證類》卷30“有名未用·石脾”　味甘，無毒。主胃寒熱，益氣，令人有子。一名胃石，一名膏石，一名消石。生隱蕃山谷石間，黑如大豆，有赤文，色微黄，而輕薄如棋子，採無時。
② 弘景：《集注》見《證類》卷3“芒硝”　陶隱居……又皇甫士安《解散消石大凡説》云：無朴消可用消石，生山之陰，鹽之膽也。取石脾與消石，以水煮之，一斛得三斗，正白如雪，以水投中即消，故名消石……按如此説，是取芒消合煮，更成爲真消石，但不知石脾復是何物？本草乃有石脾、石肺，人無識者……
③ 藏器：《證類》卷3“三十五種陳藏器餘·石脾”　……按：石脾、芒消、消石，並生西戎鹵地。鹹水結成，所生次類相似。
④ 九鼎神丹經：《黄帝九鼎神丹經訣》卷8“假別藥作硝石法”　石脾一斤，朴硝一斤，芒硝一斤，三物各搗研作末，取苦水三斗於銅鐺中，煎十沸即下，三物末煮之半，在澄取清，緩火煎之文圜起即罷，瀉著瓷器，著冷水中漬經一宿，即成硝石如霜雪，成如凍凌，以水投之，立即爲水，復以火煎之，文圜起還瀉瓷器中，還以冷水漬之，即作硝石。如此之轉鍊之，其力即微。不得穢作，又勿使風日觸之。其石脾者，陰陽結氣，五鹽之精，因礬而長，託石而生。峨嵋山中有之，俗人無一識者，所處小人亦不見，唯有求道之士，時須要用也。古人以四方分隔，覓不可得，使作代用，乃勝真者。
⑤ 別録：《別録》見《證類》卷30“石肺”　味辛，無毒。主癘咳寒，久痿，益氣，明目。生水中，狀如肺，黑澤有赤文，出水即乾。
⑥ 弘景：《集注》見《證類》卷30“石肺”　陶隱居云：今浮石亦療咳，似肺而不黑澤，恐非是。
⑦ 別録：《別録》見《證類》卷30“石肝”　味酸，無毒。主身癢，令人色美。生常山，色如肝。
⑧ 別録：《別録》見《證類》卷30“石腎”　味鹹，無毒。主泄痢。色如白珠。
⑨ 別録：《別録》見《證類》卷30“紫石華”　味甘，平，無毒。主渴，去小腸熱，一名茈石華。生中牛山陰，採無時。

白石華。【《別録》①曰】味辛，無毒。主(脾)〔癉〕消渴，膀胱熱。生(腋)〔液〕北鄉北邑山，采無時。

黃石華。【《別録》②曰】味甘，無毒。主陰痿，消渴，膈中熱。去百毒。生(腋)〔液〕北山，黃色，采無時。

黑石華。【《別録》③曰】味甘、無毒。主陰痿，消渴，去熱，療月水不利。生弗其勞山陰石間，采無時。

陵石。【《別録》④曰】味甘，無毒。主益氣耐寒，輕身長年。生華山，其形薄澤。【時珍曰】按《聖濟録》⑤云：汗後耳聾，用陵石，有竅如銀眼者，爲末，每服一錢，冷水下。

終石。【《別録》⑥曰】味辛，無毒。主陰痿痺，小便難，益精氣。生陵陰，采無時。

封石。【《別録》⑦曰】味甘，無毒。主消渴熱中，女子疽蝕。生常山及少室，采無時。【時珍曰】虎尾之山、游戲之山、嬰侯之山、豐山、服山，多封石，即此。

遂石。【《別録》⑧曰】味甘，無毒。主消渴傷中，益氣。生太山陰，采無時。

五羽石。【《別録》⑨曰】主輕身長年。一名金黃，生海水中蓬葭山中，黃如金。

紫佳石。【《別録》⑩曰】味酸，無毒。主痺，血氣。一名赤英，一名石血。生邯鄲，石如爵茈，二月采。【弘景⑪曰】《三十六水方》呼爲紫賀石。

火藥《綱目》。【時珍曰】味辛、酸，有小毒。主瘡癬，殺蟲，辟濕氣溫疫。乃焰消、硫黃、杉木炭所合，以爲烽燧銃機諸藥者。

---

① 別録：《別録》見《證類》卷30"白石華" 味辛，無毒。主癉消渴，膀胱熱。生液北鄉北邑山，採無時。

② 別録：《別録》見《證類》卷30"黃石華" 味甘，無毒。主陰痿，消渴，膈中熱，去百毒。生液北山，黃色，採無時。

③ 別録：《別録》見《證類》卷30"黑石華" 味甘，無毒。主陰痿，消渴，去熱，療月水不利。生弗其勞山陰石間，採無時。

④ 別録：《別録》見《證類》卷30"陵石" 味甘，無毒。主益氣，耐寒輕身長年。生華山，其形薄澤。

⑤ 聖濟録：《聖濟總録》卷115"耳諸疾" 治汗後耳聾，獨聖散方：靈磁石(有竅子如針眼者)，右一味搗研爲細散，每服一錢匕，冷水調下。

⑥ 別録：《別録》見《證類》卷30"終石" 味辛，無毒。主陰痿痺，小便難，益精氣。生陵陰，採無時。

⑦ 別録：《別録》見《證類》卷30"封石" 味甘，無毒。主消渴，熱中，女子疽蝕。生常山及少室，採無時。

⑧ 別録：《別録》見《證類》卷30"遂石" 味甘，無毒。主消渴，傷中，益氣，生太山陰，採無時。

⑨ 別録：《別録》見《證類》卷30"五羽石" 主輕身，長年。一名金黃。生海水中蓬葭山上倉中，黃如金。

⑩ 別録：《別録》見《證類》卷30"紫加石" 味酸。主痺血氣。一名赤英，一名石血。赤無理。生邯鄲山，如爵茈。二月採。

⑪ 弘景：《集注》見《證類》卷30"紫加石" 陶隱居云：三十六水方，呼爲紫賀石。

石耆。【《別録》①曰】味甘，無毒。主欬逆氣。生石間，色赤如鐵脂，四月采。

馬肝石《綱目》。【時珍曰】按郭憲《洞冥記》②云：郅支國進馬肝石百片，青黑如馬肝，以金函盛水銀養之。用拭白髮，應手皆黑。云和九轉丹吞一粒，彌年不飢。亦可作硯。

猪牙石《綱目》。【時珍曰】明目去醫。出西番，文理如象牙，棗紅色。

碧霞石《綱目》。【時珍曰】明目，去醫障。

龍涎石《綱目》。【時珍曰】主大風癩瘡。出齊州。一名龍仙石。

鈆光石《綱目》。【時珍曰】主哽骨。

太陽石《綱目》。【時珍曰】劉守真《宣明方》③治遠年近日一切目疾方，用太陽石、太陰石、碧霞石、猪牙石、河洛石、寒水石、紫石英、代赭石、菩薩石、金精石、銀精石、禹餘石、礜礦石、雲母石、爐甘石、井泉石、陽起石、滑石、烏賊骨、青鹽、銅青各一兩，硇砂半兩，蜜陀僧一兩，鵬砂三錢，乳香二錢，麝香、腦子〔各〕一錢，輕粉一錢半，黃丹四兩，各爲末，熊膽一斤，白砂蜜二斤，井華水九盌，同熬至四盌，點水內不散爲度，濾净收點。此方所用太陽石、太陰等石，多無考證，姑附以此。

朵梯牙《綱目》。【時珍曰】周（憲）〔定〕王《普濟方》④眼科去醫，用水飛朵梯牙，火煅大海螺，碗糖霜，爲末，日點。又方：用可鐵刺一錢，阿飛勇一錢，李子樹膠四錢，白雪粉八錢，爲末，雞子白調作錠，每以乳女兒汁磨點之。又方：安咱蘆，出回回地面，黑丁香即蠟糞，海螵蛸，各爲末，日點。所謂朵梯牙、盌糖霜、安咱蘆、可鐵刺、阿飛勇，皆不知何物也。附録于此以俟。

---

① 別録：《別録》見《證類》卷 30"石耆"　味甘，無毒。主欬逆氣。生石間，色赤如鐵脂，四月採。

② 洞冥記：《洞冥記》卷 2　元鼎五年，郅支國貢馬肝石百斤，常以水銀養之，內玉櫃中，金泥封。其上國人長四尺，惟餌此石。而已半青半白，如今之馬肝春碎，以和九轉之丹服之，彌年不饑渴也。以之拂髮，白者皆黑。帝坐羣臣於甘泉殿，有髮白者以石拂之，應手皆黑。是時公卿語曰：不用作方伯，惟須馬肝石。此石酷烈，不和丹砂，不可近髮……

③ 宣明方：《宣明方》卷 14"藥證方"　菩薩散：治遠年近日一切眼疾。菩薩石、金精石、銀金石、太陰石、太陽石、雨餘石、河洛石、礜礦石、雲母石、爐甘石、井泉石、白滑石、紫英石、寒水石、陽起石、猪牙石、代赭石、碧霞石、烏魚骨、青鹽（各一兩）、硇砂（半兩）、密陀僧（一兩）、銅青（一兩）、黃丹（四兩）、麝香、腦子（各一錢）、輕粉（一錢半）、硼砂（三錢）、乳香（二錢）、熊膽（一斤）、白砂蜜（二斤），右爲細末，以井花水九大碗，熬就作四碗，點水內落下錢許大不散，可，如散者再熬，濾滓，過露，旋點。

④ 普濟方：《普濟方》卷 78"內外障眼"　白末眼藥：去雲醫。朵梯（水飛，一兩）、碗糖霜（净五錢）、大海螺（火煅，爲末，一兩，水飛），右爲細末，用少許點眼。/《普濟方》卷 76"目睛疼痛"　白定眼藥：定痛消腫，去醫。可鐵刺（如無，以白及粉代之）、阿飛勇（各一錢）、李子樹膠（四錢）、白錫粉（炒，水飛，八錢），右爲細末，雞子清爲錠，用奶女兒乳汁於光磨石上磨汁，無時點之。/《普濟方》卷 78"內外障眼"　青末眼藥：明目去醫。安白蘆、海螵蛸、黑丁香（各三錢，即鼠糞），右爲細末，用少許點眼。

白獅子石《拾遺》①。【藏器②曰】主白虎病，江東人呼爲歷節風是也。置此于病者前自愈，亦厭伏之意也。白〔虗〕〔虎〕，糞神名，狀如猫。掃糞置門下，令人病此。療法：以雞子揩病人痛處，咒願，送于糞堆之頭上，勿反顧。

　　　鎮宅大石《拾遺》③。【藏器④曰】主災異不起。《荆楚歲時記》：十二月暮日，掘宅四角，各埋一大石爲鎮宅。又《鴻寶萬畢術》云：埋丸石于宅四隅，槌桃核七枚，則鬼無能殃也。

　　　神丹《拾遺》⑤。【藏器⑥曰】味辛，溫，有小毒。主萬病有寒溫。飛金石及諸藥合成，服之長生神仙。

　　　烟藥《拾遺》⑦。【藏器⑧曰】味辛，溫，有毒。主瘰癧，五痔瘻，瘻瘤，瘡根惡腫。乃石黃、空青、桂心並四兩，乾薑一兩，爲末，置鐵片上燒之。以豬脂塗盌覆之，待藥飛上，如此五度。隨瘡大小，以鼠屎大納孔中，麪封之，三度根出也。無孔，針破納之。

---

① 拾遺：《證類》卷3"三十五種陳藏器餘·白師子"　主白虎病。向東人呼爲歷節風，置白師子於病者前自愈，此壓伏之義也。白虎鬼，古人言如貓，在糞堆中，亦云是糞神。今時人掃糞莫置門下，令人病。此療之法，以雞子揩病人痛，咒願送著糞堆，頭勿反顧。

② 藏器：見上注。

③ 拾遺：《證類》卷3"三十五種陳藏器餘·大石鎮宅"　主災異不起。《宅經》：取大石鎮宅四隅。《荆楚歲時記》：十二月暮日，掘宅四角，各埋一大石爲鎮宅。又《鴻寶萬畢術》云：埋丸石於宅四隅，槌桃核七枚，則鬼無能殃也。

④ 藏器：見上注。

⑤ 拾遺：《證類》卷3"三十五種陳藏器餘·神丹"　味辛，溫，有小毒。主萬病有寒溫飛金石及諸藥隨寒溫共成之，長生神仙。

⑥ 藏器：見上注。

⑦ 拾遺：《證類》卷3"三十五種陳藏器餘·煙藥"　味辛，溫，有毒。主瘰癧，五痔瘻，瘻瘤瘡根惡腫。石黃、空青、桂心並四兩，乾薑一兩爲末，取鐵片闊五寸，燒赤，以藥置鐵上，用瓷碗以豬脂塗椀底，藥飛上，待冷即開，如此五度，隨瘡孔大小，以藥如鼠屎內孔中，面封之，三度根出也。無孔者鍼破內之。

⑧ 藏器：見上注。

（R-0036.01）

ISBN 978-7-5088-5572-1

9 787508 855721 >

定價:280.00 圓

科学出版社 中医药出版分社

联系电话：010－64019031 010－64037449
E-mail:med－prof@mail.sciencep.com